丁震医学教育® 护理考试丛书

丁震内科护理学（中级）

主管护师急救包®

上 应试指导

DINGZHEN NEIKE HULIXUE（ZHONGJI）
ZHUGUAN HUSHIJIJIUBAO YINGSHI ZHIDAO

丁 震 编著

北京航空航天大学出版社
BEIHANG UNIVERSITY PRESS

图书在版编目（CIP）数据

丁震内科护理学（中级）主管护师急救包/丁震编

著 . — 北京：北京航空航天大学出版社，2019.8

ISBN 978-7-5124-3082-2

Ⅰ.①丁… Ⅱ.①丁… Ⅲ.①内科学—护理学—资格

考试—自学参考资料 Ⅳ.① R473.5

中国版本图书馆 CIP 数据核字 (2019) 第 186841 号

丁震内科护理学（中级）主管护师急救包

丁 震 编著

责任编辑：张林平 马 娜

*

北京航空航天大学出版社出版发行

北京市海淀区学院路 37 号（邮编 100191） http://www.buaapress.com.cn

发行部电话：（010）82317024 传真：（010）82328026

读者信箱：yxbook@buaacm.com.cn 邮购电话：（010）82316936

北京宏伟双华印刷有限公司印装 各地书店经销

*

开本：787×1092 1/16 印张：43.5 字数：1114 千字

2019 年 9 月第 1 版 2019 年 9 月第 1 次印刷

ISBN 978-7-5124-3082-2 定价：198.00 元

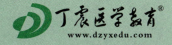

　　本书是全国护理学（中级）考试的复习参考书，为全国护考经典培训教材《丁震护士执业资格考试护考急救包》的姊妹篇。本书专门针对内科护理学（中级）亚专业（代码369）的考生编写，与传统主管护师考试书的显著区别是细化了主管护师的考试专业，在图书编写时即把主专业和亚专业复杂的共用和单独要求关系作了区分，删去了本亚专业考试不要求的内容，教材篇幅压缩了将近一半，可帮助考生大大提高复习效率。全书包括应试指导、章节练习两册纸质图书和一张网络学习卡。上册应试指导教材分为内科护理学、外科护理学、妇产科护理学、儿科护理学、护理健康教育学、医院感染护理学及护理管理学共7章，是在分析了2002～2019年共18年考试真题的基础上编写而成。下册章节练习精选试题2020道，与上册应试指导同步对应，便于考生边读教材边对照做题，巩固考点。网络学习卡中另有5套人机对话试卷。本书在编写过程中，参考了大量新版护理和临床医学相关学科主流教材、专著及部分临床疾病诊治指南，使内容更加权威、准确。

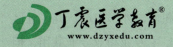

全国卫生专业技术资格（中初级）以考代评工作从 2001 年开始正式实施，参加并通过考试是单位评聘相应技术职称的必要依据。目前，除原初级护士并轨、独立为全国护士执业资格考试外，2019 年全国卫生专业技术资格（中初级）考试涵盖了护理、临床医学、药学、检验、影像、康复、预防医学、中医药等 119 个专业。考试涉及的知识范围广，有一定难度，考生对应考复习资料的需求较强烈。

2009 年，由我提出策划方案，组织全国数百名作者参与编写的全国卫生专业技术资格考试及护士执业资格考试丛书在人民军医出版社出版，共 50 余本，内容覆盖了护士执业资格、护理学（师）、护理学（中级）、药学、检验、临床医学等上百个考试专业。由于应试指导教材精练、准确，模拟试卷试题贴近考试方向、命中率高，"军医版"考试书深受全国考生认可。

2017 年，人民军医出版社按照中央要求停止有偿服务，停止出版医学考试书，我带领原班作者团队随即在原"军医版"的基础上，对图书作了较大幅度修订，并改为"丁震版"继续出版，"军医版"考试书从此成为历史。但恰逢"军医版"向"丁震版"转换的过程中，市场上众多"李鬼"纷纷登场，有冒用"军医版""军医升级版"的正规出版社或培训机构，也有直接盗版的不法商贩，更有甚者，有些正规出版社或培训机构竟敢公然抄袭或改编原"军医版"图书的内容为己有，窃取我和我作者团队的创作成果。这些抄袭、盗版、冒用考试书的错误百出，内容陈旧，欺骗、误导考生，使原创作者和读者两方的利益都受到严重侵害。

因此，请考生一定认清，丁震是原人民军医出版社考试中心主任，原"军医版"的护士、护理学（师）、护理学（中级）及药学、检验、临床医学等职称考试图书均为丁震策划编写，"军医版"已不存在，只有"丁震版"考试书才是原"军医版"原版内容的合法延续。请考生选择丁震原创，拒绝盗版，拒绝抄袭或改编的"二手"考试书。我们将对各类侵权行为保留追究其法律责任的权利！

为了使本套考试书已经形成的出版价值得到进一步延续和提升，更好地为全国考生服务，2020 年，由我编著的 38 本护理类考试图书和我担任总主编的 46 本卫生专业技术资格（中初级）考试图书全部授权北京航空航天大学出版社独家出版。

38 本护理类考试图书包括护士考试 7 本、护理学（师）考试 9 本、护理学（中级）及其亚专业考试 22 本，延续了原"军医版"编写精练、准确及命中率高的特点，但较原"军医版"的质量有了巨大提升。

主管护师考试分为护理学（中级）主专业（专业代码368）和内、外、妇产、儿、社区亚专业，共6个考试专业。考试分四个科目，第一、第二两个科目主专业和亚专业共用，但第三、第四两个科目的命题各不相同。近年来，亚专业的报考人数越来越多，但目前市场的考试图书绝大多数只针对主专业，针对亚专业的图书极少。

主专业和各亚专业的考试交叉范围错综复杂，根据我们汇总的考生提问，如果没有针对性的复习参考书，绝大多数考生完全搞不清楚自己所报考主专业或亚专业的复习范围，以至于很多考生花了大量精力，认真地做了很多无用功。例如：

社区护理学的内容仅是报考社区护理学（中级）亚专业（专业代码373）才需要复习的，报考主专业和其他亚专业的考生完全不会考到社区护理学的内容。但很多报考非社区护理学亚专业的考生，其所购买的考试书里经常会有社区护理学的内容，该不该复习，很多考生并不清楚。

报考内、外、妇产、儿亚专业的考生，第三科和第四科是本亚专业的内容，但很多考生并不清楚第一科的考试范围是内、外、妇产、儿的全部内容，比如，内科护理学亚专业的考生，第一科里还要考到外科、妇产科和儿科的内容，仅仅复习内科的内容可是相差甚远啊！

报考护理学（中级）主专业的考生，第三科和第四科的复习范围并不是内、外、妇产、儿的全部疾病，内、外、妇产、儿各自学科里的全部疾病仅仅是报考各亚专业的考生需要掌握的，主专业的学科范围大，但并不包括每个学科里的全部疾病。报考主专业的考生很多，但绝大多数考生并不清楚自己手里的那本一千多页的教材，其实跟自己考试相关的内容并不到一半！考生多花了一倍的钱购买教材，而且还多花了一倍的时间复习了很多考试无用的知识。这是目前主管护师考试复习的最大陷阱！

为此，我们将主管护师考试图书拆分成主要供主专业复习使用的《丁震护理学（中级）主管护师急救包》《丁震护理学（中级）模拟6套卷全解析》《丁震护理学（中级）考前预测5套卷全解析》《丁震护理学（中级）考前冲刺必做4套卷》，分别供内、外、妇产、儿科亚专业使用的《丁震内科护理学（中级）主管护师急救包》《丁震外科护理学（中级）主管护师急救包》和《丁震妇产科护理学（中级）主管护师急救包》以及《丁震内科护理学（中级）模拟6套卷全解析》《丁震外科护理学（中级）模拟6套卷全解析》《丁震妇产护理学（中级）模拟6套卷全解析》《丁震儿科护理学（中级）模拟6套卷全解析》。经过拆分的图书共有主管护师急救包4本、主专业试卷3本和亚专业试卷4本，考试的针对性更强。

《丁震护理学（中级）主管护师急救包》教材中将社区护理学的内容移至手机扫描的网络版中，且去掉了内、外、妇产科中主专业不要求的疾病或内容，教材篇幅大大压缩。因没有计划出版《儿科护理学（中级）主管护师急救包》，《丁震护理学（中级）主管护师急救包》中仅仅保留了儿科第三、第四两个科目要求的内容，适用报考护理学（中级）主专业（专业代码368）、儿科护理学（中级）亚专业（专业代码372）和社区护理学（中级）亚专业（专业代码 373）考生使用。而内、外、妇产三本亚专业主管护师急救包去掉了大量与本专业考试无关的内容，使复习应考的范围大大缩小。每本主管护师急救包均分为上、下两册，上册为应试指导教材，下册为章节练习（含 2020 题），另配一张网络学习卡（内含试题共 4000 余道）。教材在逐题分析历年考试的基础上编写，针对性特别强，内容简练；书中归纳总结了大量表格，帮助考生强化考点对比，加深理解，便于掌握和记忆；教材采用双色印刷，重要内容用绿色字标识，重点突出。上册的考点和下册的试题同步对照学习，特别适合于第一次报考且基础较差的考生全面复习使用。

护理学（中级）6、5、4 三本试卷的第三科和第四科去掉了主专业大纲不作要求疾病的相关试题，仅供护理学（中级）主专业（专业代码 368）考生使用。内、外、妇产、儿四本模拟 6 套卷全解析仅供各自的亚专业使用，一一对应，针对性极强。以上试卷类图书按照历年真题重新组卷。最大的特色是全解析，每道试题都配有解析，且对有干扰价值的选项逐一解析，对试题的讲解非常透彻，以达到"举一反五"的目的。三本试卷类图书可搭配为"刷题三本套"，可充分满足考生大量做题的需求。

主管护师考试除了主专业和亚专业复杂的学科和疾病复习范围划分，第一、三、四科每个科目主要或侧重考查内、外、妇产、儿科疾病的哪些内容，如病因与发病机制、解剖生理、病理和病理生理、临床表现、辅助检查、治疗要点和护理措施等（我称以上内容为"大纲要点"），也有具体要求。只有第二科比较清晰，范围是护理管理、护理健康教育和医院感染这3 章。对于第一年四科全部报考的考生来讲，这个问题可能不重要，但对于需要补考的考生来讲，第一、三、四科的大纲要点考查规则非常复杂，虽然考试大纲有具体要求，但实际考试与考试大纲并不完全相符，甚至有些方面相差巨大，完全按考试大纲复习，"掉坑"是必然的，补考失利，第三年就需要全部重新来过，这是考生最崩溃的事！

为此，我们主要针对补考的考生推出了 10 本《单科一次过考点背诵及强化 1000 题系列》，分别是共用的第一科基础知识和第二科相关专业知识，以及主专业和内、外、妇产科亚专业各自的第三科专业知识和第四科专业实践能力。单科一次过以试题为主，每本图书配套单科试卷 10 套；同时总结了需要强化背诵的重点考试内容。每个专业的第三科和第四科各自考查哪些重点内容更加清晰具体，特别适合于需要单科补考的考生，也适用于第一年参加考试习惯分拆为单科报考和复习的考生使用。

在图书编写中，我始终坚持两个基本原则，一是做考试原创内容的理念，所有的考点总结和试题解析均为原创；二是年年修订，对每年考过的试题都作详细分析、增补，使考点总结更准确，试题解析更清晰，只有经过不断修订，才能出精品图书。

与 22 本图书相配套的护理学（中级）培训课程有三类，分别是：主管护师急救包或单科一次过考点精讲课、单科预测直播课及考前模考押题直播课。考生可根据情况另行购买。

主管护师急救包考点精讲课：共有约 150 个小时，详细讲解每个疾病的重点内容，题点结合，适合基础较差的考生全面复习使用；对需要单科补考的考生，也可购买单科一次过精讲课。

单科预测直播课：分四个科目，每科 12～15 个小时。由丁震亲自讲解，是作者十多年来潜心研究护理考试规律的重磅作品，预计在考前两个月开播。

考前模考押题直播课：共有 3 套卷，每套试卷讲解 3 个小时。由丁震亲自讲解为主，是在分析历年考试高频考点的基础上，为考生提供一定比例的考前押题，预计在考前一个月开播。

经过十余年的不断积累，丁震医学教育已建成了由数万道试题构成的护理考试题库。为了向考生提供质量更高的考试用书和培训课程，我从不同角度对题库进行数据分析，总结历年考试的规律和变化趋势，从而较准确地预测下一年的考试方向和细节。在图书编写和课程录制过程中，查阅了大量教科书、诊治指南等参考资料，以学术研究的态度对待每一个考点、每一道试题，使内容更加权威、准确。

由于编写和出版的时间紧、任务重，书中如仍有不足，请考生批评指正。

总主编　丁　震

2019 年 8 月于北京

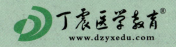

第一章　内科护理学

第二章　外科护理学

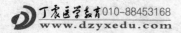
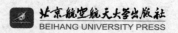

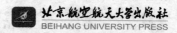

第三章　妇产科护理学

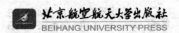

丁震医学教育 010-88453168
www.dzyxedu.com
北京航空航天大学出版社
BEIHANG UNIVERSITY PRESS

第四章　儿科护理学

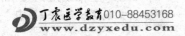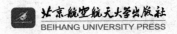

第五章　护理健康教育学

第六章　医院感染护理学

第七章　护理管理学

第一章　内科护理学

第一节　呼吸系统疾病

一、概　述

（一）呼吸系统的结构与功能

1. **呼吸道**　以环状软骨为界，分为上、下呼吸道。

（1）上呼吸道：由鼻、咽、喉组成，是气体的通道。鼻除嗅觉功能外，有湿化、加温、净化空气的作用。咽是呼吸道与消化道的共同通道，会厌软骨对防止误吸起重要作用。喉既是呼吸的管道，又是发音的器官，可随吞咽或发音而上下移动。

（2）下呼吸道：包括气管和各级支气管。气管在气管隆突处分为左右两主支气管，是支气管镜检时判断气管分叉的重要定位标记（图1-1）。主支气管向下逐渐分支为肺叶支气管、肺段支气管直至终末细支气管，均属肺的导气部，无气体交换功能；呼吸性细支气管以下的肺泡管、肺泡囊及肺泡是气体交换的场所，为肺的呼吸部（图1-2）。

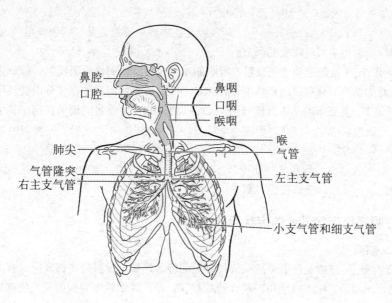

图1-1　呼吸系统体表投影

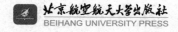

丁震医学教育 010-88453168
www.dzyxedu.com

北京航空航天大学出版社
BEIHANG UNIVERSITY PRESS

2．肺　位于胸腔内，膈的上方，纵隔的两侧。肺泡是支气管树的终末部分，其上皮细胞包括Ⅰ型细胞和Ⅱ型细胞。Ⅰ型细胞是气体交换的主要场所；Ⅱ型细胞分泌表面活性物质，可降低肺泡表面张力，防止肺泡萎缩，该物质缺乏易导致急性呼吸窘迫综合征。

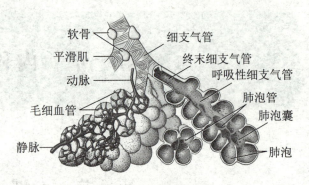

图1-2　肺小叶模式图

3．胸膜和胸膜腔　胸膜腔是脏、壁胸膜相互移行围成的封闭腔，左右各一，内有少量液体起润滑作用。胸膜腔内的压力称为胸腔内压，可随呼吸运动而发生周期性波动，并在平静呼吸时始终低于大气压，保持负压状态。胸内负压可扩张肺，使肺通气成为可能，同时有利于静脉血及淋巴液回流。因壁层胸膜有感觉神经分布，病变累及胸膜时可引起胸痛。

4．肺的血液循环　肺有双重血液供应，即肺循环和支气管循环。肺动脉、肺静脉是运送血液进行气体交换的功能性血管。支气管动脉、静脉与支气管伴行，营养各级支气管及肺。

5．肺通气　呼吸系统通过肺通气和肺换气功能与外界环境之间进行气体交换，摄取新陈代谢需要的 O_2，排出代谢产生的 CO_2。正常成年人平静呼吸时的潮气量为 400～600ml，平均约 500ml。每分钟进入肺泡进行气体交换的气体总量为肺泡通气量，又称有效通气量。正常的肺泡通气量是维持动脉血 PaO_2 的基本条件。浅而快的呼吸对肺通气不利，深而慢的呼吸可增加通气量，但同时会增加呼吸做功。

6．肺换气　是指肺泡与肺毛细血管血液之间通过呼吸膜以扩散方式进行的气体交换过程。气体分压差、扩散距离、扩散面积、通气 / 血流比值、温度和扩散系数等因素均可影响气体扩散。

7．呼吸运动的调节　呼吸运动是一种自动的节律性运动，其节律起源于呼吸中枢。其中，延髓是产生呼吸节律的基本中枢。脑桥是呼吸调整中枢，能限制吸气，促使吸气向呼气转换。大脑皮质可控制随意呼吸。脊髓是联系高位呼吸中枢和呼吸肌的中继站及整合某些呼吸反射的初级中枢。此外，神经反射和化学反射也参与对呼吸的调节。

（1）神经调节：主要包括肺牵张反射、呼吸肌本体反射及防御性呼吸反射。肺牵张反射一般不参与正常呼吸运动的调节，只有在病理情况下，如肺不张、肺水肿时发生，使呼吸变浅变快。

（2）化学调节：主要指动脉血或脑脊液中 O_2、CO_2 和 H^+ 对呼吸的调节作用。其中，CO_2 是维持和调节呼吸运动最重要的化学因素。血液中维持一定浓度的 CO_2，是呼吸中枢兴奋性保持正常的必要条件。但慢性呼吸功能障碍的患者血中 CO_2 浓度长期保持在较高水平，使呼吸中枢对 CO_2 刺激作用产生适应，则缺氧就会成为外周化学感受器驱动呼吸运动的主要刺激因素。此时若给予较高浓度 O_2 吸入，会消除缺氧的刺激，反而使通气量降低、CO_2 潴留加重。

（二）呼吸系统疾病患者的症状评估

1．咳嗽、咳痰

（1）咳嗽的特点：咳嗽是呼吸系统疾病最常见的症状，属于反射性防御反应，有助于清除呼吸道分泌物及异物，但频繁、剧烈咳嗽可对机体造成损害。不同性质咳嗽对应的常见疾病见表1-1。

（2）咳痰的特点

①痰液性质：分为黏液性、浆液性、脓性和血性等，不同性质的痰液对应的常见疾病见表1-2。

②痰液量：轻度咳痰＜10ml/d，中度咳痰 10～150ml/d，重度咳痰＞150ml/d。

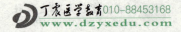 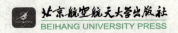

表1-1　不同性质咳嗽对应的常见疾病

咳嗽性质	常见疾病
急性干咳	上呼吸道炎症，气管异物，胸膜炎
刺激性呛咳	呼吸道刺激，支气管肺癌
起床咳嗽加剧	支气管扩张症，肺脓肿
夜间咳嗽明显	左心衰竭，肺结核
长期慢性咳嗽	慢性支气管炎，支气管扩张症，肺脓肿和肺结核
犬吠样咳嗽	百日咳，会厌、喉部疾病，气管受压或异物
金属音咳嗽	纵隔肿瘤，主动脉瘤或支气管肺癌压迫气管
嘶哑性咳嗽	声带或喉部病变

表1-2　不同性质痰液对应的常见疾病

痰液性质	常见疾病
透明黏液痰	支气管炎、支气管哮喘
黄脓痰	细菌性感染，如金黄色葡萄球菌感染
翠绿色痰	铜绿假单胞菌感染
铁锈色痰	肺炎链球菌肺炎
砖红色胶冻状痰	克雷伯杆菌肺炎
红色或红棕色痰	肺癌、肺结核、肺栓塞、支气管扩张症
咖啡样痰	阿米巴肺脓肿
果酱样痰	肺吸虫病
粉红色泡沫痰	急性左心衰竭
恶臭痰	厌氧菌感染
白色黏稠拉丝痰	真菌感染

（3）护理措施

①环境护理：保持室内空气流通，温湿度适宜。避免诱因，戒烟，保暖。

②体位护理：采取坐位或半坐位，有助于改善呼吸和咳嗽排痰。年老体弱者取侧卧位，防止痰液引起窒息。

③饮食护理：保持每天饮水量1.5～2L以上，给予高热量、高蛋白、高维生素饮食。

④促进有效排痰：体位不佳、疲乏无力、无效咳嗽、支气管痉挛可引起清理呼吸道无效。

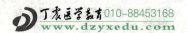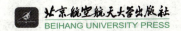

a．有效咳嗽：适用于神志清醒，尚能咳嗽者。患者取坐位或立位，屈膝，上身前倾，深呼吸末屏气 3～5 秒后收缩腹肌，或用手按压上腹部，做 2～3 次短促有力的咳嗽。

b．气道湿化：适用于痰液黏稠和排痰困难者。

c．胸部叩击：适用于久病体弱、长期卧床、排痰无力者。患者取侧卧位或坐位，护士五指并拢，向掌心微弯曲呈空心掌状或握杯状（非扇形张开），自下而上，由外向内，迅速而有节律地叩击患者胸壁。频率 120～180 次／分，力量适中，以患者不感到疼痛为宜，避开乳房、心脏及骨突部位。每次叩击 3～5 分钟，应在餐后 2 小时至餐前 30 分钟完成，以免叩击引发呕吐。

d．体位引流：适用于痰液量较多、呼吸功能尚好者，如支气管扩张症、肺脓肿。

e．机械吸痰：适用于痰液黏稠无力咳出、意识不清或建立人工气道者。可经患者的口腔、鼻腔、气管插管或气管切开处负压吸痰，每次吸引不超过 15 秒，两次吸痰间隔时间应大于 3 分钟，吸痰前、中、后提高吸氧浓度。

⑤用药护理：痰多、排痰困难、老年体弱者慎用强镇咳药，以免抑制咳嗽反射。

2．肺源性呼吸困难

（1）分型

①吸气性呼吸困难：表现为吸气费力，吸气时间显著延长，出现三凹征（即胸骨上窝、锁骨上窝和肋间隙或腹上角凹陷），由于上呼吸道部分梗阻所致。常见于喉头水肿、气管异物等患者。

②呼气性呼吸困难：表现为呼气费力，呼气时间显著延长，由于下呼吸道部分梗阻所致。常见于支气管哮喘、小支气管痉挛、慢性阻塞性肺疾病患者。

③混合性呼吸困难：吸气和呼气均感费力，呼吸表浅、频率增加。常见于重症肺炎、胸腔积液、大面积肺不张等。

（2）分度：分为轻度、中度、重度。血气分析检查是氧疗的客观指标。PaO_2 是反映缺氧的敏感指标，是决定是否给氧的重要依据，$PaO_2 < 50mmHg$（6.6kPa），应给予吸氧。PaO_2 正常值为 95～100mmHg（12.6～13.3kPa），$PaCO_2$ 正常值为 35～45mmHg（4.7～6.0kPa），SaO_2 正常值为 95%～98%。

3．咯血　在我国，引起咯血的前 3 位病因分别是肺结核、支气管扩张症和支气管肺癌。

（1）护理评估：咯血量与受损血管的性质及数量有直接关系，与疾病严重程度不完全相关。具体咯血的评估见表 1-3。

表1-3　咯血的评估

咯血量分级	划分标准
痰中带血	
少量咯血	<100ml/d
中等量咯血	100～500ml/d
大量咯血	>500ml/d，或1次>300ml

（2）并发症：窒息是咯血最严重的并发症，是直接致死的主要原因。患者出现咯血不畅、胸闷气促、面色灰暗、情绪紧张等提示窒息先兆，应紧急处理。若表现为表情恐怖，张口瞪目，双手乱抓，抽搐，大汗，神志突然丧失，提示窒息已发生。

（3）护理措施

①休息活动护理：小量咯血者应静卧休息；大咯血者绝对卧床，避免搬动。取患侧卧位，出血部

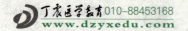

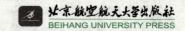

位不明者取仰卧位，头偏向一侧。

②饮食护理：大咯血者暂禁食，小量咯血宜进少量温凉、流质饮食，多饮水、多食富含纤维素的食物，保持大便通畅。

③心理护理：大咯血时，护士应守护在床旁，安慰患者，消除紧张。嘱患者不可屏气，以免诱发喉头痉挛。

④用药护理

a．止血药：大咯血者遵医嘱使用血管加压素（垂体后叶素）静脉滴注，观察有无恶心、便意、心悸、面色苍白等不良反应。冠心病、高血压、心力衰竭及妊娠者禁用。

b．镇咳药：咳嗽剧烈者给予可待因口服或皮下注射。可待因是强镇咳药，直接抑制咳嗽中枢，止咳作用迅速而强大。但年老体弱、痰多、肺功能不全者慎用，以免抑制咳嗽反射和呼吸中枢，使痰液或血块不能排出而窒息。可待因对外周和中枢的阿片受体有共同作用，可产生恶心、呕吐，抑制胃肠道运动，造成便秘等不良反应，因此用药时应重点监测排便情况，防止发生胃肠紊乱。

c．镇静药：烦躁不安者肌注地西泮。禁用吗啡、哌替啶，以免抑制呼吸。

⑤窒息的抢救护理：大咯血者窒息时，首要的护理措施是维持呼吸道通畅。一旦发现窒息征象，立即取头低足高45°俯卧位，面向一侧，轻拍背部排出血块，或刺激咽部以咳出血块，或用吸痰管进行负压吸引，必要时在气管插管或气管镜下吸取血块。气道通畅后呼吸仍未恢复，应行人工呼吸。给予高流量吸氧或遵医嘱给予呼吸兴奋药，警惕再窒息的发生。不应立即使用镇静、镇咳药。

二、急性呼吸道感染

（一）急性上呼吸道感染

急性上呼吸道感染简称上感，是指外鼻孔至环状软骨下缘，包括鼻腔、咽或喉部急性炎症的总称，是小儿最常见的疾病。

1. **病因与发病机制**　各种病毒和细菌均可引起，但70%～80%以上为病毒，如鼻病毒、呼吸道合胞病毒、流感病毒等。病毒感染后可继发细菌感染，最常见的致病菌是溶血性链球菌，其次为肺炎链球菌、流感嗜血杆菌。淋雨、受凉、气候突变、过度劳累是重要诱因。

2. **临床表现**　根据主要感染部位的不同可分为急性鼻炎、急性咽炎、急性扁桃体炎等。冬、春季节多见，主要通过空气飞沫传播。

（1）普通感冒：成年人、年长儿以鼻部症状为主，喷嚏、鼻塞、流涕、干咳、咽痛或烧灼感，查体可见鼻咽部充血，扁桃体肿大，颌下与颈淋巴结肿大，肺部听诊一般正常。多于5～7天自然痊愈。

（2）急性病毒性咽炎和喉炎：多由鼻病毒、腺病毒、流感病毒等引起。急性咽炎表现为咽痒、烧灼感，咽痛不明显，咳嗽少见。急性喉炎以明显声嘶、说话困难、咳嗽时咽喉疼痛为特征，常有发热。查体可见咽喉部充血、水肿，颌下淋巴结肿大伴触痛，有时可闻及喉部喘息声。

（3）急性咽-扁桃体炎：病原体主要是溶血性链球菌，其次为流感嗜血杆菌、肺炎球菌、葡萄球菌。起病急，咽痛明显，伴畏寒、发热，体温可达39℃以上。查体可见咽部明显充血，扁桃体肿大、充血，表面有黄色脓性分泌物，颌下淋巴结肿大伴压痛。

3. **治疗要点**　积极抗感染和对症处理。病毒感染者常选用利巴韦林等抗病毒药物；细菌感染者应用抗菌药物治疗，常选用青霉素类、头孢菌素类或大环内酯类。

4. **护理措施**

（1）休息活动护理：每天定时通风，但应避免空气对流。注意休息，减少活动，做好呼吸道隔离。

（2）饮食护理：给予高蛋白、高热量、高维生素、清淡的流质或半流质饮食，少食多餐。多饮水，

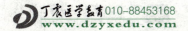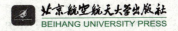

入量不足者适当静脉补液。使用退热药后应多饮水，以免大量出汗引起虚脱。

（3）发热护理：每4小时测量体温一次，超高热或有热性惊厥史者应1～2小时测量一次。体温＞38.5℃时给予物理降温，也可口服对乙酰氨基酚或布洛芬等退热药，预防高热惊厥，避免应用阿司匹林。体温＞39.5℃时全身冷疗，用温水拭浴。出汗后及时更换衣服。

（4）用药护理：指导患者遵医嘱正确使用抗生素，但不可通过长期服用抗菌药物预防，以免发生菌群失调或耐药。使用退热药后应多饮水，以免大量出汗引起虚脱；高热惊厥的患儿使用镇静药时，应注意观察药物效果及不良反应。

（二）急性气管 – 支气管炎

急性气管 - 支气管炎是由感染、物理、化学刺激或过敏因素引起的气管 - 支气管黏膜的急性炎症。

1. 病因与发病机制

（1）微生物：病毒和细菌是最主要的病因，近年来，衣原体和支原体感染明显增加。

（2）物理、化学刺激：过冷空气、空调系统污染、雾化器带菌、口腔菌误吸、免疫功能受损、刺激性气体或烟雾吸入均可引起本病。

（3）过敏反应：花粉、有机粉尘、真菌孢子、动物毛皮等常为过敏原；钩虫、蛔虫的幼虫在肺内移行以及细菌蛋白质过敏等。

2. 临床表现 先有急性上呼吸道感染症状，继而出现咳嗽，初为刺激性干咳，以后有痰，咳嗽、咳痰可延续2～3周，全身中毒症状不明显，可有发热。可闻及不固定、散在的干啰音和粗、中湿啰音。

3. 辅助检查 血常规显示白细胞正常或稍高，合并细菌感染时可明显增高。痰涂片或培养可发现致病菌。胸部X线检查无异常改变，或仅有肺纹理增粗。

4. 治疗要点

（1）控制感染：病原体以病毒为主，多不采用抗生素。怀疑细菌感染者应用抗生素。

（2）对症治疗：退热、止咳、祛痰、平喘及防治并发症。

5. 护理措施

（1）休息活动护理：注意休息，避免剧烈活动及游戏。卧位时头胸部稍抬高。

（2）饮食护理：多饮水，给予营养丰富、易消化的饮食，少量多餐。加强口腔护理。

（3）病情观察：注意观察体温的变化及咳嗽、咳痰情况。

（4）保持呼吸道通畅：保持室内空气清新，保持室温约20℃、湿度约60%。老年人因咳嗽无力，常排痰困难，因此老年急性气管 - 支气管炎的护理重点是呼吸道清理，以防窒息。

（5）发热护理：给予物理降温或药物降温。出汗后及时擦净汗液，更换衣服。

（6）用药护理：预防呼吸道感染，不可通过长期服用抗菌药物预防，以免发生菌群失调或耐药。应遵医嘱正确用药，密切观察药物疗效和不良反应。

三、慢性阻塞性肺疾病

慢性阻塞性肺疾病（COPD）简称慢阻肺，是以持续气流受限为特征的可以预防和治疗的疾病，其气流受限多呈进行性发展。COPD多由慢性支气管炎发展而来。

1. 病因

（1）个体因素：如遗传因素（α_1- 抗胰蛋白酶缺乏），免疫功能紊乱，气道高反应性，年龄增大等。

（2）环境因素

①吸烟：是最重要的环境发病因素。

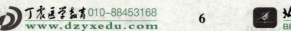 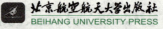

②呼吸道感染：是病情加剧发展的重要因素。包括病毒（流感病毒，鼻病毒等）、支原体、细菌（常继发于病毒感染，以肺炎链球菌、流感嗜血杆菌等为常见）感染。

③大气污染。

④职业粉尘和化学物质。

⑤气候因素：冷空气刺激。

2. **病理**　肺气肿是指终末细支气管远端的气道（即小支气管或小气道）弹性减退、气腔异常扩大、伴有肺泡及其组成部分的病理改变。可见肺过度膨胀、弹性减退，外观灰白或苍白。COPD 是在慢性支气管炎症和肺气肿的病理基础上，出现气道阻塞，肺泡弹性纤维断裂，肺泡过度膨胀，肺泡壁弹性减弱或破坏，融合成肺大疱。

3. **发病机制**

（1）炎症机制：气道、肺实质及肺血管的慢性炎症是 COPD 的特征性改变，中性粒细胞的活化和聚集是炎症过程的重要环节。

（2）蛋白酶 - 抗蛋白酶失衡机制：蛋白酶增多或抗蛋白酶不足均可导致组织结构破坏，发生肺气肿。

（3）其他机制：如氧化应激增加、自主神经功能失调、营养不良、气温变化等。

4. **临床表现**

（1）慢性支气管炎

①症状："咳、痰、喘、炎"。长期反复咳嗽、咳痰为其最突出的症状。每年发病持续 3 个月，连续两年或两年以上。

②体征：早期多无异常体征。急性发作期可在背部或双肺底听到干、湿啰音，咳嗽后可减少或消失。如伴发哮喘可闻及广泛哮鸣音并伴呼气期延长。

③分型：分为单纯型和喘息型。单纯型表现为咳嗽和咳痰；喘息型慢支除咳嗽、咳痰外，尚有喘息症状，部分可伴有哮鸣音。

④分期：按病情进展分为 3 期。

a. 急性发作期：急性发作期指在 1 周内出现脓性或黏液脓性痰，痰量明显增加，或伴有发热、白细胞计数增高等炎症表现，或 1 周内咳嗽、咳痰、喘息中任何一项症状明显加剧。

b. 慢性迁延期：指咳、痰、喘症状持续迁延不愈达 1 个月以上。

c. 临床缓解期：经治疗后或自然缓解，症状基本消失，或偶有轻微咳嗽或少量痰液，持续 2 个月以上者。

（2）COPD：特征性症状是慢性和进行性加重的呼吸困难、咳嗽和咳痰。

①症状：慢性咳嗽、咳痰，气短或呼吸困难，喘息和胸闷，均较慢性支气管炎更重。标志性症状是气促，最初表现为活动后气促，晚期患者静息时也气促，并伴食欲缺乏和体重下降等。

②体征：早期可无异常。随疾病进展出现桶状胸，呼吸变浅、频率增快，严重者可有缩唇呼吸。双侧语颤减弱。叩诊呈过清音，心浊音界缩小，肺下界和肝浊音界下降。听诊两肺呼吸音减弱，呼气延长，部分患者可闻及湿啰音和（或）干啰音，心音遥远。如剑突下可见心脏搏动，且心音较心尖部增强，提示并发早期肺源性心脏病。

③病情分期：急性加重期和稳定期。

④并发症：慢性阻塞性肺疾病、Ⅱ型呼吸衰竭、自发性气胸等。

5. **辅助检查**

（1）血常规：慢阻肺合并细菌感染时，外周血白细胞增高，核左移。

（2）痰液检查：痰培养可查出病原菌。

（3）X 线检查：两肺纹理增粗、紊乱。肺气肿时两肺野透亮度增加，肋间隙增宽。X 线胸片对确

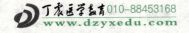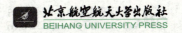

定肺部并发症及与其他肺疾病鉴别具有重要意义。

（4）动脉血气分析：PaO_2 下降，$PaCO_2$ 升高。可出现呼吸性酸中毒，pH 降低。

（5）肺功能检查：是判断气流受限的主要客观指标，对 COPD 的诊断、严重程度评价、疾病进展状况、预后及治疗反应判断等都有重要意义。

①对肺气肿具有确诊意义，其特征性改变是功能残气量、残气量和肺总量都增高，残气量与肺总量之比值增大（＞40%）。

②吸入支气管扩张药后的第 1 秒用力呼气量／肺活量（FEV_1/FVC）＜70% 可确定为不能完全可逆的气流受限，是 COPD 诊断的一项敏感指标，可检出气流轻度受限。

③第 1 秒用力呼气量占预计值百分比（FEV_1 预计值）＜80% 是中、重度气流受限的良好指标。

6. 治疗要点

（1）稳定期治疗

①教育与管理：戒烟，脱离污染环境。

②支气管扩张药：β_2 受体激动剂沙丁胺醇、特布他林、沙美特罗、福莫特罗，抗胆碱药异丙托溴铵和茶碱类药。

③糖皮质激素：吸入制剂有沙美特罗加氟替卡松、福莫特罗加布地奈德，可减少急性发作频率，增加运动耐量，提高生活质量。

④祛痰药：如盐酸氨溴索、N-乙酰半胱氨酸等。

⑤长期家庭氧疗：指征为 $PaO_2 \leqslant 55mmHg$，或 $SaO_2 \leqslant 88\%$，有或没有高碳酸血症；合并肺动脉高压、右心衰竭者 PaO_2 为 55～60mmHg，或 $SaO_2 < 89\%$ 也是氧疗的指征。氧疗的目的是使患者在静息状态下，达到 $PaO_2 \geqslant 60mmHg$ 和（或）使 SaO_2 升至 90% 以上。

（2）急性加重期治疗

①控制性氧疗：发生低氧血症者可用鼻导管或面罩吸氧。一般吸入氧流量 1～2L/min，氧浓度 28%～30%，避免吸入浓度过高引起二氧化碳潴留。

②抗感染治疗：根据病原菌及药敏结果选用抗菌药，如 β 内酰胺类、大环内酯类或喹诺酮类。

③平喘、祛痰、止咳：解痉平喘药有 β_2 受体激动剂、氨茶碱、异丙托溴铵、糖皮质激素等。祛痰药有盐酸氨溴索、溴己新等。对年老体弱及痰多者，不应使用可待因等强镇咳药。

7. 护理措施

（1）休息活动护理：急性加重期患者应卧床休息。视病情安排活动，以不感到疲劳、不加重症状为宜。

（2）饮食护理：给予高热量、高蛋白、高维生素、易消化饮食，维生素 A、维生素 C 缺乏可降低免疫力。少量多餐，避免因饱胀而影响呼吸运动。避免进食产气和易引起便秘的食物，多饮水。

（3）病情观察：观察咳嗽、咳痰及呼吸困难的程度，包括痰的颜色、量、性状及咳痰是否顺畅。监测动脉血气分析和水、电解质、酸碱平衡情况。

（4）用药护理：注意观察药物疗效和不良反应。给予镇静药时注意观察有无抑制呼吸中枢现象。

（5）保持呼吸道通畅：湿化气道，有效咳嗽，协助排痰。痰多黏稠、难以咳出的患者需多饮水（2000ml/d 以上），使痰液稀释易于咳出。雾化吸入可消除炎症。

（6）合理氧疗：给予鼻导管持续低流量给氧，氧流量 1～2L/min，一般吸入氧浓度 28%～30%，每天吸氧时间＞15 小时，夜间不可间断。氧疗有效的指标：呼吸困难减轻、呼吸频率减慢、发绀减轻、心率减慢、活动耐力增加。

（7）呼吸肌功能训练

①缩唇呼吸：患者闭嘴，经鼻吸气，缩唇（吹口哨样）缓慢呼气，同时收缩腹部，以能将距面

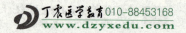
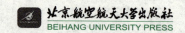

前 15 ～ 20cm 处、与口唇等高水平的蜡烛火焰吹摇动而不灭为宜。缩唇缓慢呼气可提高支气管内压，防止呼气时小气道过早塌陷，利于肺泡气排出。

②腹式呼吸：取立位、平卧位或半卧位。用鼻吸气，经口呼气，呼吸缓慢均匀。吸气时腹肌放松，腹部鼓起；呼气时腹肌收缩，腹部下陷。呼气与吸气时间比为（2 ～ 3）：1，呼吸约 10 次 / 分，每天训练 2 次，每次 10 ～ 15 分钟，熟练后可增加训练次数和时间。通过训练可减低呼吸阻力，增加肺泡通气量，提高呼吸效率。

（8）心理护理：长期呼吸困难，患者易丧失治疗的信心，产生焦虑等心理。护士应充分倾听，良好沟通，疏导患者的心理压力。

四、支气管哮喘

支气管哮喘简称哮喘，是气道的一种慢性变态反应性炎症性疾病。

1. 病因

（1）遗传因素：哮喘发病具有家族集聚现象。

（2）环境因素：是哮喘的激发因素，包括变应原性因素和非变应原性因素。

①变应原性因素：室内变应原如尘螨、家养宠物的毛、蟑螂，室外变应原如花粉等，职业性变应原如油漆、饲料，食物有海鲜、蛋、奶粉等，药物有阿司匹林、普萘洛尔、卡托普利、某些抗生素等。

②非变应原性因素：如环境污染（二氧化硫、氨气）、呼吸道感染、吸烟、运动、肥胖、妊娠、精神因素、气候改变等。

2. 发病机制

（1）气道炎症：哮喘主要由接触变应原触发或引起，哮喘的本质是免疫介导的气道慢性炎症。

（2）气道高反应性：气道对各种刺激因子如变应原、运动等呈高敏状态，接触时出现过强或过早的收缩反应。

（3）气道重构：使哮喘患者对吸入激素的敏感性降低，是哮喘的重要病理特征。

（4）神经机制：β 肾上腺素受体功能低下，胆碱能神经兴奋性增加，导致支气管口径缩小，引起哮喘发作。

3. 临床表现

（1）症状：典型表现为反复发作性伴哮鸣音的呼气性呼吸困难，气急、胸闷、或咳痰。发作严重时，表现为张口抬肩、大汗、喘气费力、烦躁不安，甚至发绀，患者常被迫坐起或端坐呼吸。持续数分钟至数小时或更长，可经药物控制或自行缓解。哮喘大多有季节性，在夜间或清晨发作和加重是哮喘的特征之一。

（2）体征：典型体征是胸部呈过度充气状态，双肺闻及广泛哮鸣音，呼气音为主。严重者有心率增快、奇脉、胸腹反常运动、发绀、意识障碍等表现。缓解期可无任何症状或体征。

（3）重症哮喘及哮喘持续状态：严重哮喘发作时，气道极度收缩且被黏液栓堵塞，哮鸣音反而减弱，甚至消失，表现为"沉默肺"；若全身情况不见好转，呼吸浅快，甚至神志淡漠和嗜睡，提示病情危重，随时可能发生心搏和呼吸骤停。一般经支气管扩张药物治疗后仍有缺氧症状，如发绀。

（4）并发症：哮喘发作时可出现自发性气胸、纵隔气肿和肺不张等，长期反复发作和感染易并发 COPD。

（5）分期

①急性发作期：哮喘突然发生或加剧，呼吸困难，常因接触变应原等刺激物或治疗不当所致。病情加重可在数小时或数天内出现，偶尔可在数分钟内即危及生命，称哮喘猝死。原因可能与哮喘突然

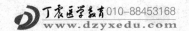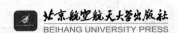

发作或加重，引起严重气流受限或其他心、肺并发症，导致心搏和呼吸骤停有关。按严重程度分为 4 级（表 1-4）。

②慢性持续期：也称为非急性发作期。部分患者在没有急性发作的期间，每周仍有不同频度和（或）不同程度的哮喘症状。

③临床缓解期：指哮喘的表现消失，肺功能恢复到急性发作前水平，并维持 1 年以上。

表1-4　哮喘急性发作期病情分级及治疗原则

分级	症状	体征	辅助检查	治疗用药
轻度	步行或上楼时气短，可有情绪焦虑	呼吸频率轻度增加，闻及散在哮鸣音	肺通气功能和血气分析正常	短效 β_2 受体激动剂吸入，效果不佳加茶碱缓释片或抗胆碱药
中度	稍事活动感气短，讲话常有中断，时有情绪焦虑	呼吸频率增快，可有三凹征，闻及响亮、弥漫的哮鸣音，心率增快，可出现奇脉	使用支气管舒张药后 PEF 值占预计值 60%～80%；SaO_2 91%～95%	短效 β_2 受体激动剂吸入，联合吸入抗胆碱药-激素混悬液，或静脉注射氨茶碱；效果不佳应尽早口服激素治疗
重度	休息时感气短，端坐呼吸，只能发单字表达，常有情绪焦虑和烦躁，大汗淋漓	常有三凹征，闻及响亮、弥漫的哮鸣音，心率增快，常>120次/分，奇脉	$PaO_2 < 60mmHg$，$PaCO_2 > 45mmHg$，$SaO_2 \leq 90\%$，pH可降低	除吸入短效 β_2 受体激动剂、抗胆碱药-激素混悬液外，尽早静脉使用糖皮质激素，待病情缓解后改为激素口服
危重	不能讲话，嗜睡或意识模糊	胸腹矛盾运动，哮鸣音减弱甚至消失，脉率变慢或不规则	$PaO_2 < 60mmHg$，$PaCO_2 > 45mmHg$，$SaO_2 < 90\%$，pH降低	除重度哮喘的治疗外，维持水、电解质平衡，纠正酸碱平衡紊乱

4. 辅助检查

（1）痰液检查涂片：可见大量嗜酸性粒细胞。

（2）肺功能检查：发作期第 1 秒用力呼气量（FEV_1）、第 1 秒用力呼气量占用力肺活量比值（$FEV_1/FVC\%$，1 秒率）、最高呼气流量（PEF）均减少，残气量、功能残气量和肺总量增加，残气量／肺总量增高。判断气流受限最重要的指标是 $FEV_1/FVC\% < 70\%$ 或 FEV_1 低于正常预计值 80%。

（3）支气管舒张试验：用于测定气道的可逆性改变。吸入支气管舒张剂沙丁胺醇、特布他林 20 分钟后重新测定肺功能，FEV_1 较用药前增加 12%，且其绝对值增加 ≥ 200ml 为阳性，提示存在气道可逆性改变。

（4）胸部 X 线检查：发作时两肺透明度增加（短暂肺气肿），合并感染时肺纹理增粗。

（5）动脉血气分析：可有不同程度的低氧血症。引起反射性过度通气导致 $PaCO_2$ 降低，表现为呼吸性碱中毒。重症哮喘气道严重阻塞，可有 PaO_2 降低而 $PaCO_2$ 增高，表现为呼吸性酸中毒。如缺氧明显，可合并代谢性酸中毒。

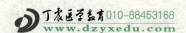
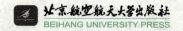

（6）特异性变应原检测：结合病史，外周血变应原特异性 IgE 增高有助于病因诊断。但对支气管哮喘的诊断价值不大。

5. 治疗要点

（1）脱离变应原：是防治哮喘最有效的方法。避免和消除过敏原及各种诱发因素，发作时应尽快使患者脱离变应原。

（2）药物治疗：哮喘治疗药物分为控制性药物（需长期使用的药物）和缓解性药物（按需使用的药物），见表1-5。

表1-5　支气管哮喘治疗常用药物

药物种类	常用药物	药理机制	临床应用
β₂受体激动剂	沙丁胺醇（舒喘灵）特布他林	激动支气管平滑肌的 β₂受体，发挥强大的舒张支气管作用，并能抑制肥大细胞释放组胺等过敏性物质。	吸入法为首选；沙丁胺醇是轻度哮喘的首选药
糖皮质激素	倍氯米松 布地奈德 氟替卡松 甲泼尼龙 氢化可的松	是目前控制哮喘最有效的抗炎药物，机制为抑制气道变应性炎症，降低气道的高反应性	吸入法：是目前推荐长期抗炎治疗哮喘的首选方法；口服给药：用于吸入法无效或需要短期加强者；静脉给药：适用于哮喘持续状态、重症或用支气管舒张药不能缓解者
茶碱类	氨茶碱 茶碱缓释片	舒张支气管平滑肌，强心、利尿等	口服：适用于轻度哮喘，尤其是夜间哮喘；静脉给药：适用于中度、重度哮喘急性发作
抗胆碱药	异丙托溴铵	与气道平滑肌上的 M₃受体结合，舒张支气管	吸入法；对夜间哮喘及痰多患者更有效
抗变态反应药	色甘酸钠	稳定肥大细胞膜，抑制过敏反应介质释放	预防运动及过敏性哮喘发作
白三烯调节剂	孟鲁斯特	抗炎，舒张支气管平滑肌	单独应用可控制哮喘发作，尤其适用于阿司匹林、运动及过敏性鼻炎引起的哮喘

（3）抗感染：有呼吸道感染者，可应用磺胺类或青霉素等抗菌药。

（4）哮喘的长期治疗：哮喘急性发作经治疗控制症状后，其哮喘的慢性病理基础仍然存在，因此必须以患者的病情严重程度为基础，根据其控制水平制订合理的长期治疗方案。

6. 护理措施

（1）休息活动护理：哮喘发作时，协助患者取端坐位或半坐位。保持室内空气清洁、流通，出汗患者要勤换衣裤，保持清洁、干爽、舒适，避免在室内放置花、草，防止灰尘飞扬。

（2）饮食护理：提供清淡、易消化、足够热量的饮食。禁食某些过敏性食物及刺激性食物，以免

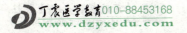
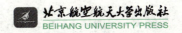

引起哮喘发作。

（3）病情观察：严密观察患者的呼吸、意识状态、面容，及有无出汗、发绀等，注意监测呼吸音、哮鸣音的变化及各项检查结果。

（4）促进排痰，改善缺氧状态：指导患者有效咳嗽，协助翻身拍背。鼓励患者多饮水，每天饮水 2500ml 以上，哮喘持续状态静脉补液 2500 ～ 3000ml 以稀释痰液。重症患者给予持续低流量吸氧。应用支气管解痉药物和抗炎药物，严重者可用负压吸引器吸痰。

（5）持续家庭氧疗：哮喘发作时患者常伴有不同程度的低氧血症，应遵医嘱给予鼻导管或面罩吸氧，氧流量 1 ～ 3L/min，氧浓度＜40%。吸氧时呼吸道应湿化，避免寒冷、干燥的气流刺激。给氧过程中监测动脉血气，如 PaO_2＜60mmHg，$PaCO_2$＞50mmHg，应准备机械通气。

（6）用药护理

①β_2 受体激动剂：易产生耐受性，不宜长期规律单独使用，应按需服药。口服沙丁胺醇或特布他林时，注意观察心悸和骨骼肌震颤等不良反应。

②糖皮质激素：长期使用应注意不良反应，如声音嘶哑、白色念珠菌感染、骨质疏松、消化道溃疡等。指导患者正确的吸入方法，两种吸入剂同时使用时，一般先用 β_2 受体激动剂，后用糖皮质激素。

③茶碱类：餐后服用可减轻胃肠道反应。静脉注射速度不宜过快，注射时间宜在 10 分钟以上。该类药的血药浓度与中毒浓度接近，用量过大或静脉注射过快易引起严重心律失常，出现头晕、心悸、血压剧降、抽搐，严重者导致心脏骤停。氨茶碱有较强碱性，局部刺激性较强，不宜肌内注射，急性心肌梗死及血压降低的患者禁用，妊娠、发热、小儿或老年人及心、肝、肾功能异常者慎用。避免与影响茶碱代谢的药物（如大环内酯类、喹诺酮类药物）同服。

④抗胆碱药：可引起口干等不良反应，注意多饮水。早期妊娠者及青光眼、前列腺肥大的患者应慎用。

⑤色甘酸钠：咽喉不适，恶心，呛咳，胸部紧迫感。

（7）疾病知识及预防指导：指导患者遵医嘱正确用药，慎用阿司匹林等易诱发哮喘的药物，不应自行停药或更改药物剂量。提高患者治疗的依从性和自我管理能力，缓解期应加强体育锻炼，加强保暖，注意避免上呼吸道感染。学会记录哮喘日记，并用峰流速仪监测最大呼气峰流速，学会如何进行紧急自我处理。

五、慢性肺源性心脏病

慢性肺源性心脏病简称慢性肺心病，是由肺组织、肺血管或胸廓的慢性病变引起肺组织结构和（或）功能异常，造成肺血管阻力增加，肺动脉压力增高，继而右心室结构和（或）功能改变的疾病。

1. 病因

（1）慢性支气管炎并发 COPD：是慢性肺心病最主要的病因。

（2）其他：支气管哮喘、支气管扩张、胸廓运动障碍性疾病、肺血管疾病等也可引起。

2. 发病机制

（1）肺动脉高压形成：是慢性肺心病发病的关键环节。呼吸性酸中毒、高碳酸血症、肺气肿、缺氧使肺血管收缩痉挛，引起肺动脉高压。其中，缺氧是肺动脉高压形成的最主要因素。

（2）心脏病变和心力衰竭：肺动脉高压使右心室后负荷加重，代偿引起右心肥厚、扩张，随着肺动脉压持续升高，右心失代偿导致心力衰竭。

3. 临床表现 常在冬、春季节和气候变化时急性发作。男女患病率无明显差异，吸烟者、地处寒冷地区患病率较高。

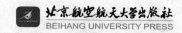

（1）肺、心功能代偿期

①症状：咳嗽、咳痰、气促，活动后心悸、呼吸困难等。偶见胸痛或咯血。

②体征：发绀，肺气肿，肺动脉高压时肺动脉第二心音（P_2）亢进。右心室肥厚时三尖瓣区有收缩期杂音，剑突下可见心脏搏动增强。部分患者可出现颈静脉充盈甚至怒张。

（2）肺、心功能失代偿期

①症状：以呼吸衰竭为主要表现，肺血管疾病引起的肺心病则以心力衰竭为主。失代偿期最突出的表现为呼吸困难加重，夜间尤甚，严重者出现谵妄、嗜睡、躁动、抽搐等肺性脑病的表现，是肺心病死亡的首要原因。心力衰竭以右心衰竭为主，表现为心悸、气短、恶心、腹胀等。

②体征：明显发绀，球结膜充血、水肿，严重时可有视神经乳头水肿等颅内压增高的表现。因CO_2潴留可出现周围血管扩张的表现如皮肤潮红、多汗；腱反射减弱或消失。心力衰竭时可见肝大，颈静脉怒张，肝颈静脉反流征阳性，心率增快，心律失常，剑突下可闻及收缩期杂音，下肢或全身水肿，重者有腹水。

（3）并发症：肺性脑病、电解质及酸碱平衡紊乱、心律失常、休克、消化道出血和弥散性血管内凝血等。

4．辅助检查

（1）血常规：红细胞和血红蛋白增高，合并感染时白细胞总数增高，中性粒细胞比例增加。

（2）血气分析：失代偿期可出现低氧血症和高碳酸血症。

（3）X线检查：急性肺部感染体征、肺动脉高压征、肺部基础疾病体征等。右下肺动脉干扩张，中心肺动脉扩张，外周分支纤细。

（4）心电图检查：诊断慢性肺心病的主要依据是电轴右偏、肺性P波、右束支传导阻滞及低电压图形等。

（5）超声心动图检查：主要表现为右心房增大，右心室肥厚、增大等，诊断肺心病的阳性率高。

5．治疗要点　肺心病的治疗以治肺为本、治心为辅原则。

（1）急性加重期

①控制感染：抗菌药物的选择应根据感染环境、痰培养和药物敏感结果确定。常用抗菌药物有青霉素类、氨基糖苷类、喹诺酮类及头孢菌素类等。注意有无真菌感染的可能。

②维持呼吸道通畅：合理氧疗，采用低浓度、低流量持续给氧，氧流量1～2L/min，24小时持续不间断地吸氧。同时，应给予扩张支气管、祛痰等治疗，必要时给予无创正压通气或气管插管有创正压通气治疗。

③控制和纠正心力衰竭：心力衰竭一般在控制感染、改善缺氧后得到改善。若上述治疗无效，需使用利尿药、正性肌力药或扩血管药物。选用温和的利尿药，小剂量、短疗程使用，如氢氯噻嗪，大剂量利尿可致痰液黏稠不易咳出。正性肌力药的选用应慎重，因肺心病缺氧易致洋地黄中毒，原则上选用作用快、排泄快的洋地黄类药物，小剂量静脉给药；注意不应依据心率快慢作为洋地黄毒性反应的观察指标，因缺氧和低钾血症都可使心率加快。钙通道阻滞剂有一定的降低肺动脉压效果，能减轻右心负荷。

④控制心律失常及抗凝治疗：可用普通肝素或低分子肝素抗凝。

（2）缓解期：可采用中西医结合治疗的方法，坚持长期家庭氧疗，营养支持，同时增强免疫力，避免诱发因素。

6．护理措施

（1）休息活动护理：失代偿期应绝对卧床休息，取半卧位或坐位。代偿期适量活动，以不引起疲劳及加重症状为原则。

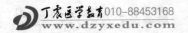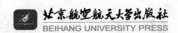

（2）饮食护理：给予高热量、高蛋白、高纤维、清淡、易消化的饮食。避免含糖高的食物，以免引起痰液黏稠。水肿患者应限制水、钠摄入，每天饮水不超过 1500ml，钠盐＜3g。

（3）病情观察：监测生命体征和意识状态。注意观察呼吸的频率、节律、幅度等变化及咳嗽、咳痰情况。

（4）氧疗护理：持续低流量（1～2L/min）、低浓度（25%～29%）给氧，保持 PaO_2 在 60mmHg 以上，防止高浓度吸氧抑制呼吸，加重缺氧和二氧化碳潴留。

（5）皮肤护理：卧床患者应每 2 小时翻身一次，防止骶尾部压疮，水肿患者限制水、钠摄入，记录 24 小时液体出入量。

（6）用药护理：见表 1-6。

表1-6　慢性肺源性心脏病用药护理

药物种类	不良反应	注意事项
镇静药	呼吸抑制，影响咳嗽反射，诱发肺性脑病	重症呼吸衰竭患者禁用
呼吸兴奋药	恶心，呕吐，烦躁，面部潮红，皮肤瘙痒，肌颤等	注意用量不宜过大
利尿药	碱中毒，脱水过度，排痰不畅等	监测电解质变化，尽量白天给药
正性肌力药	洋地黄中毒反应，心律失常等	右心衰竭患者慎用，注意观察中毒反应
血管扩张药	心率增快，血压下降，氧分压降低	观察心率、血压

六、支气管扩张症

支气管扩张症是继发于急、慢性呼吸道感染和支气管阻塞后，由于反复发作支气管炎症，致使支气管管壁结构破坏，引起支气管异常和持久性扩张的疾病。

1．病因与发病机制

（1）支气管 - 肺感染：包括细菌、真菌和病毒的感染，如儿童期的麻疹和百日咳感染。

（2）免疫缺陷：低免疫球蛋白血症，长期服用免疫抑制药物，HIV 感染。

（3）先天性疾病：α_1- 抗胰蛋白酶缺乏等。

（4）先天性结构受损。

（5）其他：气道堵塞、毒性物质吸入等。

2．临床表现

（1）症状：长期咳嗽和咳大量脓痰是最主要的症状。痰量与体位有关，常在晨起和夜间卧床时，由于体位改变致气管内痰液易流出而加重。痰液收集于玻璃瓶中静置后分为 3 层，上层为泡沫，中层为浑浊黏液，下层为脓性黏液和坏死组织沉淀物。如有厌氧菌感染，呼吸和痰液均有臭味。多数患者可发生咯血，反复肺感染。可出现发热、乏力、食欲缺乏等症状。

（2）体征：气道内有较多分泌物时，体检可闻及湿啰音和干啰音。病情较重或继发感染时，在病变部位听到局限性、固定的小水泡音。病情严重尤其是合并慢性缺氧、肺心病、右心衰竭者可出现杵状指（趾）。

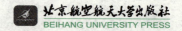

3. 辅助检查

（1）X 线检查：囊状支气管扩张的气道表现为显著的囊腔，腔内可存在气液平面，典型者可见蜂窝状透亮阴影或沿支气管的卷发状阴影。纵切面可显示"双轨征"，横切面显示"环形阴影"，并可见气道壁增厚。

（2）胸部 CT：是确诊支气管扩张症的检查，可显示扩张的征象，明确病变部位、范围及性质。

（3）纤维支气管镜检查：有助于发现患者的出血部位或阻塞原因。

4. 治疗要点

（1）治疗基础疾病。

（2）控制感染：感染急性加重时须针对性地应用抗生素，根据痰培养结果选择敏感抗生素，常用药物有阿莫西林、克拉霉素或头孢类抗生素，铜绿假单胞菌感染可联合应用氨基糖苷类或喹诺酮类抗菌药，如有厌氧菌混合感染可加用甲硝唑、替硝唑等。

（3）清除气道分泌物

①体位引流和理疗：常用振动、拍背和体位引流等。加强痰液引流是减少肺部继发感染和全身中毒症状最关键的措施，根据病变部位采取相应体位引流，头低足高位。

②雾化吸入：常用生理盐水、α-糜蛋白酶和脱氧核糖核酸酶等，有喘息者加用支气管扩张药。

③祛痰药：常用复方甘草合剂、盐酸氨溴索或溴己新。盐酸氨溴索（沐舒坦）可促进呼吸道内黏稠分泌物的排出，减少黏液的滞留，显著促进排痰。溴己新有较强的溶解黏痰作用，降低痰液黏度。

（4）外科治疗：仅限于支气管扩张症局限而内科治疗仍顽固反复者或大咯血者。

5. 护理措施

（1）休息活动护理：大咯血者绝对卧床，取患侧卧位。维持病室适宜的温湿度。

（2）饮食护理：给予高热量、高蛋白、高维生素、易消化的饮食。保持口腔清洁。多饮水，每天 1500ml 以上。

（3）用药护理：遵医嘱使用抗生素、祛痰药和支气管舒张药，指导患者掌握药物的疗效、剂量、用法和不良反应。

（4）体位引流

①早晨清醒后立即进行效果最好，或餐后 1～2 小时进行，每次引流 15～20 分钟。

②引流前 15 分钟给予支气管舒张药，必要时雾化吸入，测量生命体征。

③抬高病灶部位的位置，引流支气管开口向下，借重力的作用使痰排出。

④注意观察和记录引流出痰液的量及性状。

⑤一旦出现咯血、发绀、出汗等，应立即停止引流。

⑥高血压、呼吸衰竭、心力衰竭患者，高龄及危重患者，均禁止体位引流。

（5）咯血的护理：大量咯血者禁食，小量咯血者进少量温凉饮食，多饮水，避免刺激性食物。剧烈咳嗽者遵医嘱给予小剂量镇咳药，年老体弱、肺功能不全者慎用，防止抑制咳嗽反射。大咯血者遵医嘱使用血管加压素，冠心病、高血压和妊娠者禁用。迅速清除口喉部血块，必要时行气管切开或气管插管。

七、肺　炎

（一）肺炎链球菌肺炎

肺炎链球菌肺炎是肺炎链球菌感染引起的肺炎，居社区获得性肺炎发病率的首位。

1. 病因与发病机制　肺炎链球菌为上呼吸道正常菌群。当机体免疫力受损时，肺炎链球菌可入

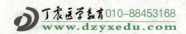
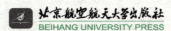

侵下呼吸道而致病。肺炎链球菌在干燥痰中可存活数月，但经阳光直射 1 小时或加热至 52℃ 10 分钟即可杀灭，对苯酚等消毒剂也较敏感。常见诱因有受凉、淋雨、疲劳、醉酒、精神刺激、上呼吸道感染、COPD、糖尿病、大手术等。

2. **临床表现**　好发于冬季、初春，以既往健康的青壮年男性、老年人或婴幼儿多见。

（1）症状：常有上呼吸道感染的前驱症状。典型表现为急性起病、寒战、高热、咳嗽、咳痰、呼吸急促和胸痛。体温高峰在下午或傍晚，多呈稽留热，伴头痛和全身肌肉酸痛。咳嗽，早期干咳，继之出现脓痰，呈铁锈色。胸痛常见，可放射至肩部或下腹部，深呼吸或咳嗽时加剧。食欲明显减退，伴有恶心、呕吐、腹胀、腹泻等表现。

（2）体征：急性病容，面颊绯红，鼻翼扇动，口角和鼻周有单纯疱疹，严重者出现发绀。早期肺部无明显体征，肺实变时表现为患侧呼吸运动减弱，语颤增强，叩诊浊音，听诊呼吸音减低及胸膜摩擦音，消散期常有湿啰音。

3. **辅助检查**

（1）血常规：白细胞计数升高至（10～30）×10^9/L，中性粒细胞比例＞0.8，可见中毒颗粒及核左移。

（2）X 线检查：早期仅见肺纹理增粗，实变期可见斑片状或大片状均匀一致的浸润阴影。

（3）痰培养：发现肺炎链球菌即可明确诊断。

4. **治疗要点**

（1）支持和对症治疗：卧床休息，增加营养，高热患者给予物理降温，低氧血症患者给予吸氧，胸痛患者给予少量镇痛药。

（2）控制感染：首选青霉素，对青霉素过敏或耐药者，应用喹诺酮类或头孢菌素类抗菌药。抗菌药疗程一般为 5～7 天，或热退后 3 天停药，或由静脉用药改口服，维持数天。

（3）休克型肺炎的抢救：广谱抗生素早期、联合、大剂量给药的同时，补充血容量，纠正酸中毒，给予血管活性药物和糖皮质激素。

5. **护理措施**

（1）休息活动护理：急性期卧床休息，采取半卧位，给氧，流量 2～4L/min。胸痛时取患侧卧位，以减轻疼痛，改善健侧通气。

（2）饮食护理：提供高热量、高蛋白、高维生素、易消化的流质或半流质饮食，多饮水，每天 1500～2000ml，以利于排痰。

（3）对症护理：畏寒、寒战时注意保暖。高热时给予物理降温，使用冰袋局部冷敷，温水或乙醇拭浴。降温时避免使用阿司匹林等解热药，必要时酌情小剂量应用，以免大量出汗导致虚脱。定时翻身拍背，痰液黏稠不易咳出时，多饮水并给予雾化吸入。鼓励患者经常漱口，加强口腔护理。

（4）休克型肺炎的护理

①严密观察生命体征、意识状态、皮肤黏膜及尿量变化。

②休克者绝对卧床，采取中凹卧位，给予中、高流量吸氧，氧流量 4～6L/min。迅速建立静脉通路，遵医嘱应用抗休克和抗感染药物。注意限制输液速度，以免发生急性心力衰竭。

③休克好转的指标：神志逐渐清醒，口唇红润，脉搏有力，呼吸平稳，肢端温暖，收缩压＞90mmHg，尿量＞30ml/h。

（二）支原体肺炎

支原体肺炎是由肺炎支原体引起的呼吸道和肺部的急性炎症病变。

1. **病因与发病机制**　肺炎支原体经口、鼻分泌物在空气中传播，健康人吸入而感染。秋冬季多

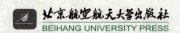

见，好发于儿童和青年人。发病前 2～3 天至病愈数周，可在呼吸道分泌物中发现肺炎支原体。

2. 临床表现　起病缓慢，起初有数天至一周的无症状期，继而乏力、头痛、咽痛、肌肉痛，咳嗽为阵发性刺激性干咳，可有少量黏痰或脓痰。一般为中等发热，也可不出现发热。胸部体检与肺部病变程度常不成比例。

3. 辅助检查

（1）血液检查：血白细胞总数或中性粒细胞增高，血支原体 IgM 抗体的测定有助于诊断。

（2）X 线检查：显示肺部可有多种形态的浸润影，节段性分布，以肺下野多见。

4. 治疗要点　首选药物为大环内酯类抗生素，如红霉素、罗红霉素和阿奇霉素，对大环内酯类抗生素过敏者，可选用四环素类或喹诺酮类药物治疗。对 β- 内酰胺类不敏感。

5. 护理措施

（1）休息活动护理：急性期卧床休息，采取半卧位。

（2）饮食护理：提供高热量、高蛋白、高维生素、易消化的流质或半流质饮食，多饮水，每天 1500～2000ml，以利于排痰。

（3）对症护理：对高热患者给予物理降温，使用冰袋局部冷敷，温水或乙醇拭浴。对剧烈咳嗽者，遵医嘱适当给予镇咳药。定时翻身拍背，痰液黏稠不易咳出时，多饮水并给予雾化吸入。鼓励患者经常漱口，加强口腔护理。

（三）军团菌肺炎

军团菌肺炎是革兰阴性嗜肺军团杆菌引起的细菌性肺部炎症。

1. 病因及发病机制　军团菌有多种，引起本病的主要菌种是嗜肺军团，该菌广泛存在于自然界，尤其是污染水中。空调、冷热水管道、雾化吸入为常见的吸入军团菌的途径。各年龄阶段均可发病，老年人、慢性病及免疫功能低下是本病的高危人群。

2. 临床表现　潜伏期 2～10 天，起病初乏力、肌痛、头痛，1～2 天后体温升高，呈稽留热同时伴有寒战。咳嗽，少量黏痰，可伴胸痛、呼吸困难等。或有恶心、呕吐、水样腹泻。严重者有呼吸、循环或肾衰竭。患者常有急性病容、相对缓脉，两肺湿啰音。

3. 辅助检查

（1）血液检查：血白细胞总数或中性粒细胞增高，血沉快，部分患者有低血钠、低血磷。

（2）X 线检查：表现为斑片状阴影或肺段实变，严重者可有空洞形成和胸腔积液。

4. 治疗要点　首选药物为大环内酯类抗生素，如红霉素、罗红霉素和阿奇霉素，对 β- 内酰胺类治疗无效。积极纠正水、电解质紊乱及酸碱失调。

5. 护理措施

（1）休息活动护理：卧床休息，以减少耗氧量，缓解头痛、肌痛。

（2）饮食护理：提供高热量、高蛋白、高维生素、易消化的流质或半流质饮食，多饮水。

（3）对症护理：对高热患者给予物理降温，使用冰袋局部冷敷，温水或乙醇拭浴。剧烈疼痛者，给予少量镇痛药，定时翻身拍背，痰液黏稠不易咳出时，多饮水并给予雾化吸入。鼓励患者经常漱口，加强口腔护理。

（4）用药护理：遵医嘱正确用药，密切观察药物疗效和不良反应。

（四）革兰阴性杆菌肺炎

革兰阴性杆菌肺炎常见于克雷伯杆菌、铜绿假单胞菌等感染，是医院获得性肺炎的常见致病菌，耐药菌不断增加，病情危重，病死率高。

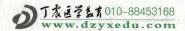
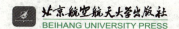

1. 病因及发病机制

（1）肺炎克雷伯杆菌肺炎：肺炎克雷伯杆菌存在于正常人的上呼吸道和肠道，好发于长期酗酒、久病体弱、慢性病如呼吸系统疾病、糖尿病、恶性肿瘤、免疫功能低下或全身衰竭的住院患者。

（2）铜绿假单胞菌肺炎：铜绿假单胞菌需氧生长，营养要求低。广泛存在于自然界，尤其是医院环境中。易感人群是老年人、有严重基础疾病、营养不良或使用免疫抑制剂治疗者。

2. 临床表现

（1）肺炎克雷伯杆菌肺炎：咳嗽、咳痰、胸痛、呼吸困难，寒战、高热等。典型痰液为砖红色胶冻样痰。

（2）铜绿假单胞菌肺炎：中毒症状明显，高热呈弛张热，常有咳嗽、咳痰，典型痰液呈翠绿色脓性痰。

3. 辅助检查

（1）肺炎克雷伯杆菌肺炎：X 线检查示肺叶实变和脓肿形成，尤其是右上肺实变伴叶间隙下坠。

（2）铜绿假单胞菌肺炎：X 线检查示弥漫性支气管肺炎。

4. 治疗要点

（1）肺炎克雷伯杆菌肺炎：首选药物为头孢菌素类和氨基糖苷类。

（2）铜绿假单胞菌肺炎：有效的抗菌药物有 β - 内酰胺类、氨基糖苷类和喹诺酮类。

5. 护理措施

（1）休息活动护理：急性期卧床休息，取舒适体位。

（2）饮食护理：给予高热量、高蛋白、高维生素、易消化的流质或半流质饮食，增强机体抵抗力。

（3）对症护理：对高热患者给予物理降温，使用冰袋局部冷敷，温水或乙醇拭浴。对剧烈咳嗽者，遵医嘱适当给予镇咳药。定时翻身拍背，痰液黏稠不易咳出时，多饮水并给予雾化吸入。鼓励患者经常漱口，加强口腔护理。

（4）预防交叉感染：革兰阴性杆菌肺炎大多为院内感染，应严格床旁隔离，尽量将同病原菌的患者安置在同一病房，医护人员及家属进出病房、所有操作均需严格执行无菌操作原则，有条件者，住单间、安排专门护士护理，可有效控制交叉感染的发生。

八、肺结核

肺结核是结核分枝杆菌引起的肺部慢性传染性疾病。

1. 病因　主要为人型结核分枝杆菌，具有抗酸性，生长缓慢，对干燥、冷、酸、碱等抵抗力强，可在干燥痰内存活 6～8 个月，但对热、紫外线和乙醇等较敏感，75% 乙醇 2 分钟、烈日曝晒 2 小时或煮沸 1 分钟可使其灭活。

2. 发病机制　大量毒力强的结核菌侵入机体而免疫力又下降时易发病。

3. 临床表现

（1）全身症状：由结核杆菌毒素所致，以发热最常见，多表现为长期午后低热。可伴有乏力、食欲缺乏、消瘦、盗汗，女性月经失调或闭经。

（2）呼吸系统症状

①咳嗽、咳痰：浸润型肺结核咳嗽轻微，干咳或仅有少量黏液痰；空洞型肺结核痰量增加，若伴继发感染，痰可呈脓性。

②咯血：1/3～1/2 患者有小量咯血，严重者可大咯血，发生窒息或失血性休克。肺结核是临床引起咯血最常见的原因。

③胸痛：病变累及壁层胸膜时发生，呼吸运动和咳嗽时加重。

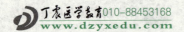
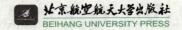

④呼吸困难：多见于干酪样肺炎、空洞型肺结核或大量胸腔积液患者。

（3）体征：早期可无异常体征。病变范围较大或干酪样坏死者，患侧呼吸运动减弱，语颤增强，叩诊浊音，听诊呼吸音减低。慢性纤维空洞型肺结核或胸膜粘连时，患侧胸廓凹陷，纵隔及气管向患侧移位。因肺结核好发于肺尖，肩胛间区或锁骨上下部位于咳嗽后闻及湿啰音，对诊断有重要意义。

4. 分型

（1）原发型肺结核：由结核杆菌初次侵入肺部后发生的原发感染，是小儿肺结核的主要类型，典型的原发综合征呈"双极"（哑铃形）病变，即一端为原发病灶，一端为肿大的肺门淋巴结、纵隔淋巴结。

（2）血行播散型肺结核：含急性血行播散型肺结核（急性粟粒型肺结核）及亚急性、慢性血行播散型肺结核。

（3）继发型肺结核：继发型肺结核含浸润性肺结核、纤维空洞性肺结核和干酪性肺炎等。

（4）其他肺外结核：如肠结核、骨关节结核、肾结核等。

（5）菌阴肺结核：为三次痰涂片及一次培养均阴性的肺结核。

5. 辅助检查

（1）痰结核杆菌检查：痰中找到结核杆菌是确诊肺结核最特异的方法，也是制订化疗方案和判断化疗效果的重要依据，以直接涂片镜检最常用。

（2）结核菌素（PPD）试验：常用于结核感染的流行病学指标，也是卡介苗接种后效果的验证指标。

①注射方法：常用 PPD，在左前臂屈侧中部皮内注射 0.1ml（5IU）的结核菌素。

②观察结果：48～72 小时测量皮肤硬结直径（表1-7）。阴性除提示无结核菌感染外，还见于初染结核菌4～8周、应用糖皮质激素、营养不良、严重结核病、HIV 感染或老年人等。

（3）X 线检查：可早期发现肺结核。有助于明确诊断，判断分型，指导治疗及了解病情变化。

（4）纤维支气管镜检查：对诊断有重要价值。

表1-7　结核菌素试验判断标准

硬结直径	判断标准
＜5mm	阴性（－）
5～9mm	阳性（＋）
10～19mm	中度阳性（＋＋），提示有结核菌感染
≥20mm	强阳性（＋＋＋），提示有活动性结核病的可能
除硬结外，还有水疱、破溃、淋巴管炎及双圈反应	极强阳性（＋＋＋＋）

6. 治疗要点

（1）化学药物治疗：是治疗和控制疾病、防止传播的主要手段。

①治疗原则：早期、联合、适量、规律和全程治疗。

②一线化疗药物：全杀菌药：异烟肼、利福平；半杀菌药：链霉素、吡嗪酰胺；抑菌药：乙胺丁醇。

③化疗方案：分为强化和巩固两个阶段。总疗程6～8个月，初治强化期2个月，巩固期4个月；复治强化期3个月，巩固期5个月。

（2）对症治疗

①全身中毒症状：经有效抗结核治疗1～3周可消退，无须特殊治疗。症状严重者短期加用糖皮

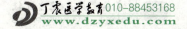 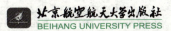

质激素，以减轻炎症和变态反应。

②咯血：痰中带血或小量咯血者，应卧床休息，口服止血药。注意年老体弱、肺功能不全者慎用强镇咳药，防止抑制咳嗽和呼吸。中、大量咯血应严格卧床，保持呼吸道通畅。大量咯血者静脉给予垂体后叶素。

（3）手术治疗。

7. 护理措施

（1）休息活动护理：有明显中毒症状、咯血或大量胸腔积液者应卧床休息，恢复期可适当增加活动。长期慢性患者或轻症患者可正常工作和生活，避免劳累和重体力活动。

（2）饮食护理：给予高热量、高蛋白、高维生素的易消化饮食。多饮水，每天不少于1500～2000ml。每周测量并记录体重1次。

（3）用药护理：注意观察抗结核药物的主要不良反应（表1-8）。

表1-8　常用抗结核药物不良反应

药　物	不良反应
链霉素	耳毒性和肾毒性：听力障碍、眩晕、口周麻木、肾损害及过敏反应
利福平	胃肠道不适、肝损害（ALT升高和黄疸）、过敏反应
异烟肼	周围神经炎、肝损害（ALT升高）
吡嗪酰胺	药物性肝炎（ALT升高、黄疸）、高尿酸血症常见，皮疹、胃肠道反应少见
对氨基水杨酸	胃肠道反应、过敏反应、肝损害
乙胺丁醇	球后视神经炎、胃肠道反应

（4）咯血的护理：咯血时禁止屏气，取患侧卧位，有利于健侧通气，并防止病灶扩散。咯血量多时采取患侧半卧位，保持气道通畅。有窒息先兆应立即通知医生，取头低足高位，迅速排出血块。大咯血者暂禁食，小量咯血给予少量温凉的流质饮食。垂体后叶素给药速度不宜过快，注意观察不良反应。

（5）预防感染传播

①管理传染源：关键在于早期发现和彻底治愈肺结核患者。

②切断传播途径：做好呼吸道隔离，单人病室，保持空气对流，每天使用紫外线消毒病室。咳嗽或打喷嚏时用双层纸巾遮掩。将痰吐在纸上用火焚烧是最简便有效的处理方法，或留置于容器的痰液经灭菌处理后再弃去。接触痰液后用流水清洗双手。餐具煮沸消毒，被褥、书籍曝晒6小时以上。

③保护易感人群：接种卡介苗是最有效的预防措施，可使人体产生对结核菌的获得性免疫力。对于高危人群，如与新发现的排菌肺结核患者密切接触的儿童及结核菌素试验新近转阳性者，应预防性给予异烟肼6～12个月。

九、肺脓肿

肺脓肿是肺组织坏死形成的脓腔。急性吸入和（或）气道阻塞导致微生物清除障碍，大量微生物导致肺组织感染性炎症、坏死、液化，由肉芽组织包绕形成脓腔。

1. 病因及发病机制　肺脓肿的主要病原体是细菌，常为上呼吸道和口腔内的定植菌，多为混合

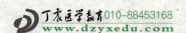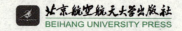

感染，包括厌氧菌、需氧菌和兼性厌氧菌感染，其中厌氧菌最常见。

2. **分类** 根据感染途径分为三类。

（1）吸入性肺脓肿：是临床上最常见的类型，多由吸入口、鼻、咽部病原菌（主要是厌氧菌）引起。误吸和气道防御清除功能降低是其发生的重要原因。吸入性肺脓肿常为单发性，其发病部位与支气管解剖和体位有关。右主支气管较陡直，且管径较粗大，吸入物易进入右肺。在仰卧位时，好发于上叶后段或下叶背段；直立位或坐位时，好发于下叶基底段；右侧位时，好发于右上叶前段或后段。

（2）继发性肺脓肿：一些基础疾病，如支气管扩张症、支气管囊肿、支气管肺癌、肺结核空洞等继发感染可引起肺脓肿；支气管异物堵塞是导致小儿肺脓肿的重要因素；肺部邻近器官的化脓性病变可直接侵犯肺组织形成肺脓肿。

（3）血源性肺脓肿：皮肤创伤感染、疖、痈、骨髓炎、腹腔感染、盆腔感染和感染性心内膜炎等所致的菌血症所致，菌栓经血行播散到肺，引起肺脓肿。致病菌以金黄色葡萄球菌、表皮葡萄球菌及链球菌为常见。

3. **临床表现**

（1）症状：典型表现为高热、咳嗽和咳大量脓臭痰。血源性肺脓肿多常有肺外原发病灶引起的畏寒、高热等全身脓毒血症的症状。经数日至2周后才出现咳嗽、咳痰、痰量不多，极少咯血。

（2）体征：与肺脓肿的大小和部位有关。疾病早期，肺部可无异常体征。当脓肿形成时，所累及的肺野可闻及空瓮音或空洞型呼吸音。病变累及胸膜可闻及胸膜摩擦音或出现胸腔积液体征。慢性肺脓肿（病程超过3个月）常有杵状指（趾）、贫血和消瘦。

4. **治疗要点** 原则是抗生素治疗和脓液引流。

（1）抗生素治疗：肺脓肿主要是以厌氧菌感染为主的混合性感染，一般对青霉素敏感，对青霉素过敏或不敏感者，可选用甲硝唑、林可霉素或克林霉素等。

（2）脓液引流：是提高疗效的有效措施；痰黏稠不易咳出者可用祛痰药或雾化吸入以利于痰液引流；引流体位应使脓肿处于最高位，每天2～3次，每次10～15分钟；有条件者宜尽早使用纤维支气管镜冲洗及吸引，并向脓腔内注入抗生素以加强局部治疗，提高疗效并缩短病程。

（3）手术适应证

①肺脓肿病程超过3个月，经内科治疗脓腔不缩小，或脓腔过大（5cm以上）不易吸收者。

②并发支气管胸膜瘘或脓胸经抽吸、冲洗治疗效果不佳者。

③大咯血内科治疗无效或危及生命者。

④肿瘤阻塞支气管。

5. **护理措施**

（1）病情观察：密切观测体温变化；观察并记录痰量、颜色、性质、气味。

（2）休息：高热及全身症状重者应卧床休息；定时开窗通风，保持室内空气流通。

（3）饮食：给予清淡、易消化饮食，保证食物中富含蛋白质及足够热量，以补充机体消耗。鼓励患者增加饮水量，以稀释痰液。

（4）口腔护理：肺脓肿患者的口腔护理尤为重要，主要原因是患者高热持续时间长，使口腔内唾液分泌减少，口腔黏膜干燥；患者咳大量脓痰，利于细菌繁殖，易引起口腔炎及黏膜溃疡；治疗中大量应用抗生素，易致菌群失调而诱发真菌感染。应协助患者及时漱口；对意识障碍者应由护士定时给予口腔护理。

（5）用药护理：肺脓肿患者应用抗生素治疗时间较长，应向患者强调坚持治疗的重要性、疗程及可能出现的不良反应，使患者坚持治疗。用药期间要密切观察药物疗效及不良反应。

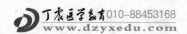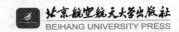

十、原发性支气管肺癌

原发性支气管肺癌简称肺癌，是起源于支气管黏膜上皮的恶性肿瘤，发病率居男性恶性肿瘤的首位。

1. 病因与发病机制

（1）吸烟：是最重要的危险因素。开始吸烟年龄越早，吸烟时间越长，吸烟量越大，肺癌的发病率越高。

（2）职业因素：长期接触石棉、砷、煤烟、焦油和石油等。

（3）空气污染：室内污染、汽车废气、工业废气、公路沥青含苯并芘等致癌物质。

（4）电离辐射：长期、大剂量电离辐射。

（5）饮食与营养：较少食用含 β 胡萝卜素的蔬菜和水果。

（6）其他：遗传因素、病毒感染、真菌感染、某些慢性肺部疾病等。

2. 分类

（1）按解剖学部位分类：中央型肺癌多为鳞癌和小细胞癌；周围型肺癌多为腺癌。

（2）按组织学分类

①鳞癌：以中央型肺癌为主，多见于老年男性，与吸烟关系最密切。

②腺癌：最常见，多见于女性，以周围型肺癌为主，对化疗、放疗敏感性较差。

③大细胞癌：恶性程度较高。

④小细胞癌：40岁左右吸烟男性多见，恶性程度最高。

3. 临床表现 40岁以上好发，男性多见。

（1）原发肿瘤症状

①咳嗽：是出现最早的症状，多为刺激性干咳或少量黏液痰。癌肿引起支气管狭窄时，咳嗽加重，为持续性高调金属音或刺激性呛咳。

②血痰或咯血：以中央型肺癌多见，常为痰中带血或间断血痰。癌肿侵犯大血管时可引起大咯血。

③喘鸣：因肿瘤部分阻塞支气管所致，胸痛和呼吸困难是晚期患者最突出的症状。

④其他：低热、体重减轻、食欲减退等。

（2）肿瘤压迫症状

①胸痛：侵袭胸膜、胸壁、肋骨所致。

②吞咽困难：侵犯或压迫食管引起。

③声音嘶哑：压迫喉返神经导致。

④上腔静脉压迫综合征：表现为面部、颈部、上肢及前胸部静脉怒张。

⑤ Horner 综合征：肺尖肿瘤压迫颈交感神经，出现患侧上睑下垂、瞳孔缩小、眼球内陷、额部少汗等。

（3）远处转移症状

①转移至中枢神经系统，引起头痛和颅内压增高。

②转移至骨骼，可有骨痛和病理性骨折，如股骨局部破坏。

③转移至肝，引起肝区疼痛和肝大、黄疸等。

④转移至淋巴结，导致淋巴结肿大。

（4）副癌综合征：骨关节痛，杵状指，库欣综合征（水肿、高血压、血糖增高），男性乳房发育，重症肌无力，多发性肌肉神经痛，钙、磷代谢紊乱。

4. 辅助检查

（1）影像学检查：是最基本、最主要、应用最广泛的检查方法，中央型肺癌可有不规则的肺门增

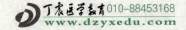 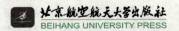

大阴影，周围型肺癌可见边缘不清或呈分叶状。

（2）痰脱落细胞检查：是简易有效的普查和早期诊断方法，找到癌细胞即可确诊。

（3）纤维支气管镜检查：是诊断中央型肺癌最可靠的手段。

5. 治疗要点　非小细胞癌（鳞癌、腺癌、大细胞癌）采取以手术治疗为主，辅以化学治疗和放射治疗的综合治疗。小细胞癌主要进行化学治疗和放射治疗。

（1）手术治疗：是肺癌最重要和最有效的治疗手段。

（2）放射治疗：小细胞癌最敏感，其次为鳞癌，腺癌最低。

（3）化学治疗：小细胞癌疗效较好，采用联合、间歇、短程用药。

（4）其他：靶向治疗、免疫治疗及中医中药治疗。

十一、自发性气胸

胸膜腔内积气称为气胸。根据病因，气胸分为自发性气胸和损伤性气胸。根据胸膜腔内压力情况，气胸分为闭合性气胸、开放性气胸和张力性气胸。

1. 病因与发病机制　肺组织及脏层胸膜因肺部疾病或靠近肺表面的肺大疱等突然自发破裂，肺及支气管内气体进入胸膜腔形成气胸。

（1）继发性气胸：常继发于慢性阻塞性肺疾病、肺结核、支气管哮喘等肺部基础疾病，在这些疾病的基础上形成的肺大疱破裂或病变直接损伤胸膜导致气胸。

（2）原发性气胸：常发生于瘦高的青壮年男性，肺部无明显病变。在无防护的作业（如航空、潜水等）、用力抬举重物、剧烈运动、大笑及高低压环境间突然转变的情况下，胸膜下的肺大疱容易破裂，形成气胸。

2. 临床表现

（1）症状：起病急骤，多数于日常活动或休息时发作，也可见于剧咳、持重物、屏气、剧烈体力活动时。最常见的症状是突感一侧胸痛，刀割样或针刺样，持续时间短，继之出现胸闷、气促、刺激性咳嗽，咳嗽为气体刺激胸膜所致，严重者可因呼吸困难而不能平卧；如侧卧，被迫健侧卧位，以减轻呼吸困难。

（2）体征：少量气胸时体征不明显。大量气胸时，患侧胸部隆起，气管向健侧移位；呼吸运动和触觉语颤减弱；叩诊呈过清音或鼓音，心浊音界缩小、肝浊音界下移甚至消失；听诊呼吸音减弱或消失。

3. 辅助检查　X线检查是诊断气胸的重要方法，可见患侧透光度增强，无肺纹理，肺被压向肺门，呈球形高密度影，纵隔和心脏移向健侧。

4. 治疗要点

（1）一般治疗：卧床休息，适当吸氧。根据患者病情给予镇静、镇痛、镇咳、扩张支气管等处理。

（2）排气治疗：促进患侧肺复张是自发性气胸的首要治疗目标。小量气胸者不需要特殊处理，积气一般可在 1～2 周自行吸收。大量气胸者需行胸膜腔穿刺或胸腔闭式引流术。

5. 护理措施

（1）病情观察：随时巡视，观察患者呼吸频率、节律、幅度等，有使用呼吸机者应观察呼吸机工作是否正常。一旦出现呼吸极度困难、发绀等异常状况应立即报告医生并协助处理。

（2）胸腔闭式引流的护理：详见第二章外科护理学第三十一节胸部损伤相关内容。

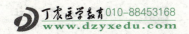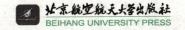

十二、呼吸衰竭

呼吸衰竭简称呼衰，指各种原因引起的肺通气和（或）换气功能严重障碍，使静息状态下亦不能维持足够的气体交换，导致低氧血症伴（或不伴）高碳酸血症，进而引起一系列的病理生理改变和相应的临床表现的综合征。

1. 病因与发病机制

（1）呼吸系统疾病：如呼吸道病变、肺组织病变、胸廓病变、肺血管疾病等，导致肺通气不足、通气/血流比例失调、肺动-静脉分流、弥散障碍以及耗氧量增加等，发生低氧血症或高碳酸血症。其中以支气管-肺疾病（如COPD、哮喘、肺炎、肺间质纤维化）最为多见。

（2）神经肌肉病变：如脑血管病变、重症肌无力、破伤风、有机磷农药中毒等。直接或间接抑制呼吸中枢。

2. 分型 呼吸衰竭是临床急危重症，按照动脉血气结果，分为Ⅰ型和Ⅱ型呼吸衰竭；按照发病急缓，分为急性和慢性呼吸衰竭；按照发病机制，分为泵衰竭和肺衰竭。

（1）Ⅰ型呼衰：仅存在缺氧而无二氧化碳潴留，即 $PaO_2 < 60mmHg$，而 $PaCO_2$ 正常或低于正常。见于肺换气功能障碍疾病，如急性呼吸窘迫综合征、严重肺部感染、间质性肺疾病、急性肺栓塞等。

（2）Ⅱ型呼衰：缺氧伴二氧化碳潴留，即 $PaO_2 < 60mmHg$ 且 $PaCO_2 > 50mmHg$，多由于肺泡通气不足所致，如慢性阻塞性肺疾病。

3. 临床表现

（1）症状

①原发病症状：如COPD的表现，如咳嗽、咳痰、喘息。

②呼吸困难：是最早、最突出的症状。表现为呼吸费力伴呼气延长，严重者可有浅快呼吸。CO_2潴留严重时，可出现CO_2麻醉现象，呼吸由浅快转为浅慢，甚至潮式呼吸。

③发绀：是缺氧的主要表现，当血氧饱和度低于90%时出现，最早因缺氧发生损害的组织器官是大脑。

④精神神经症状：智力及定向力障碍是主要表现。轻度缺氧和二氧化碳潴留可使脑血管扩张，脑血流增加；严重缺氧可使脑间质和脑细胞水肿，颅内压增高，甚至发生脑疝。

a. 缺氧的表现：早期表现注意力分散、智力和视力轻度减退，缺氧加重可出现搏动性头痛、烦躁不安、定向力和记忆力障碍、精神错乱、嗜睡甚至昏迷。

b. CO_2潴留的表现：先兴奋、后抑制，兴奋表现为失眠、躁动、昼睡夜醒；严重潴留时抑制神经中枢，可出现神志淡漠、嗜睡、昏迷、抽搐、扑翼样震颤、腱反射减弱或消失等肺性脑病的表现。

⑤心血管系统症状：CO_2过多可引起体表小静脉扩张，皮肤充血，颜面潮红，球结膜水肿，四肢及皮肤温暖潮湿。早期可反射性地使心肌收缩力加强、血压升高、心率增快；严重的缺氧和CO_2潴留可直接抑制心血管中枢，使血压下降、心动过缓，可出现严重心律失常、右心衰竭。

⑥消化和泌尿系统症状：肝、肾功能损害，尿量减少，上消化道出血等。

（2）体征：体格检查可见静脉充盈、皮肤潮红、血压先升后降、心率增快，右心衰竭时常有体循环淤血体征。

4. 辅助检查

（1）动脉血气分析：对诊断呼吸衰竭、判断酸碱失衡的类型及指导治疗具有重要意义。代偿性酸中毒或碱中毒时，pH 正常。失代偿性酸中毒时 pH < 7.35；失代偿性碱中毒时 pH > 7.45。

（2）电解质：呼吸性酸中毒合并代谢性酸中毒时，可伴高钾血症。合并代谢性碱中毒时，可伴低钾和低氯血症。

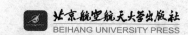

5. 治疗要点　处理原则是保持呼吸道通畅，迅速纠正缺氧，改善通气，积极治疗原发病，消除病因，纠正酸碱平衡失调及维持重要脏器的功能。

（1）缓解支气管痉挛：使用支气管扩张药，常用药物有氨茶碱、β_2 受体激动剂等。

（2）控制感染：选用有效抗菌药，如第三代头孢菌素、氟喹诺酮类等。

（3）呼吸中枢兴奋药：最常用的是尼可刹米（可拉明），可兴奋呼吸中枢，增加通气量，也可促进苏醒。洛贝林（山梗菜碱）可通过刺激颈动脉窦和主动脉体的化学感受器，反射性兴奋呼吸中枢，增加通气量。

（4）氧疗：Ⅱ型呼吸衰竭给予低浓度（< 35%）持续吸氧，不可给予高浓度氧，因高浓度氧可解除缺氧对外周化学感受器的刺激，使呼吸受到抑制，造成通气恶化。Ⅰ型呼吸衰竭给予较高浓度（> 35%）给氧，可以迅速缓解低氧血症而不引起 CO_2 潴留。对于伴有高碳酸血症的急性呼吸衰竭，常需机械通气治疗。

6. 护理措施

（1）休息活动护理：卧床休息，并尽量避免自理活动和不必要的操作。取半卧位或坐位，促进肺膨胀，有利于改善呼吸。

（2）饮食护理：意识清醒者给予高热量、高蛋白、易消化的流食或半流食。昏迷患者给予鼻饲。

（3）病情观察：密切观察呼吸困难的程度、生命体征及神志改变，准确记录出入量，监测血气分析结果。一旦出现肺性脑病的表现，应立即报告医生并协助处理。

（4）氧疗护理：当慢性呼吸衰竭患者的 PaO_2 < 60mmHg 时，应及时给予氧疗。常用鼻导管或面罩给氧。根据呼吸衰竭类型选择给氧浓度。

（5）对症护理：清醒患者指导有效咳嗽、咳痰，意识不清、咳痰无力者给予吸痰，建立人工气道和机械通气支持，保持呼吸道通畅。吸痰时动作应轻柔，每 2 小时一次，严格执行无菌操作，防止感染。

（6）用药护理：遵医嘱正确使用抗生素，注意预防"二重感染"。

十三、呼吸系统疾病患者常用诊疗技术及护理

（一）胸腔穿刺术

胸腔穿刺术常用于抽胸腔内积液或积气，以缓解压迫症状；检查胸腔积液的性质，协助诊断；通过穿刺胸膜腔内给药，协助治疗。

1. 适应证

（1）胸腔积液性质不明者，胸水检查以协助病因诊断。

（2）胸腔大量积液或积气者，缓解压迫症状。

（3）脓胸抽脓灌洗治疗，或恶性胸腔积液需胸腔内注射药物者。

2. 禁忌证　胸膜腔已消失、有明显出血倾向、血小板 < $60×10^9$/L。

3. 方法

（1）体位：协助患者坐在靠椅上并面向椅背，两前臂置于椅背上，前额伏于前臂上。不能坐起者取半坐位，患侧前臂上举高于枕部。

（2）穿刺部位：穿刺点选在胸部叩诊实音最明显部位，胸腔积液较多时一般选择肩胛线或腋后线第 7 ～ 8 肋间；有时也选择腋中线 6 ～ 7 肋间或腋前线第 5 肋间为穿刺点。气胸取患侧锁骨中线第 2 肋间隙或腋前线第 4 ～ 5 肋间隙为穿刺点。

（3）消毒和麻醉：常规消毒皮肤，术者戴无菌手套，铺消毒洞巾，用 2% 利多卡因在下一肋骨上缘的穿刺点，自皮肤至胸膜壁层逐层浸润麻醉。

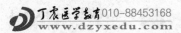
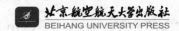

（4）穿刺：穿刺前将穿刺针后的胶皮管用血管钳夹住，穿刺时术者左手示指与中指固定穿刺部位的皮肤，右手将穿刺针沿局部麻醉处缓慢刺入，当针锋抵抗感突然消失时，再接上注射器，松开止血钳，抽吸胸腔积液，吸满后再次用血管钳夹闭胶管，然后取下注射器，将液体注入试管送检或注入弯盘记录液体量。术毕拔出穿刺针，再次消毒穿刺点后，覆盖无菌纱布，用胶布固定后协助患者静卧。

（5）抽液抽气量：每次抽液、抽气时，不宜过多、过快，防止胸腔内压骤降，发生肺水肿或循环衰竭、纵隔移位等意外。减压抽液时，首次抽液量不宜超过 600ml，以后每次抽吸量不应超过 1000ml；诊断性抽液为 50～100ml 即可，注入无菌试管送检。如治疗需要，抽液抽气后可注射药物。

4. 护理措施

（1）术前护理

①向患者及家属解释穿刺目的、操作步骤以及术中注意事项。

②术前指导患者练习穿刺体位，并告知患者在操作过程中保持穿刺体位，不要随意活动，尽量不要咳嗽或深呼吸，以免损伤胸膜或肺组织。

③用物准备包括：胸腔穿刺包、2% 利多卡因、0.1% 肾上腺素 1 支、无菌手套等。

（2）术中护理：穿刺过程中密切观察患者反应，出现头晕、面色苍白、冷汗、心悸、胸部压迫感或剧痛、晕厥等胸膜过敏反应时，应立即停止抽液，取平卧位，遵医嘱皮下注射 0.1% 肾上腺素 0.3～0.5ml，或进行其他对症处理。

（3）术后护理

①记录抽出液的颜色、量及性状，及时送检标本。

②嘱患者静卧休息，鼓励患者深呼吸，促进肺膨胀。

③注意观察患者呼吸、脉搏和血压，有无肺水肿、气胸和血胸等并发症的发生。

（二）纤维支气管镜检查术

纤维支气管镜检查（简称纤支镜）是利用光学纤维内镜对气管支气管管腔进行检查。可深入亚段支气管，甚至更细的支气管。

1. 适应证

（1）原因不明的咯血需明确病因及出血部位，或需局部止血治疗者。

（2）原因不明的喉返神经麻痹、膈神经麻痹或上腔静脉阻塞者。

（3）胸部 X 线占位改变或阴影而致肺不张、阻塞性肺炎、支气管狭窄或阻塞，刺激性咳嗽，经抗生素治疗不缓解，疑为异物或肿瘤者。

（4）用于清除黏稠的分泌物、黏液栓或异物。

（5）行支气管肺泡灌洗及用药等治疗。

（6）引导气管导管，进行经鼻气管插管。

2. 禁忌证

（1）肺功能严重损害，重度低氧血症，不能耐受检查者。

（2）严重心功能不全、高血压或心律失常、频发心绞痛者。

（3）严重肝、肾功能不全，全身状态极度衰竭者。

（4）出凝血机制严重障碍者。

（5）哮喘发作或大咯血者，近期上呼吸道感染或高热者。

（6）有主动脉瘤破裂危险者。

（7）对麻醉药物过敏，不能配合检查者。

3. 方法　纤支镜可经鼻或口插入，目前大多数经鼻插入。患者常取平卧位，不能平卧者，可取

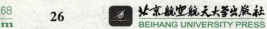

坐位或半坐位。直视下自上而下依次检查各叶、段支气管。

4. 护理措施

（1）术前护理：向患者及家属说明检查目的、操作过程及有关配合注意事项，以消除紧张情绪，取得合作；常规检查 X 胸片、心电图、乙肝五项、凝血功能等；患者术前 4 小时禁食禁水，以防误吸；患者若有活动性义齿应在检查前取出；用物准备；评估患者对消毒剂、局麻药或术前用药是否过敏等。

（2）术中护理：术中密切观察患者的生命体征和反应；按医生指示经纤支镜滴入麻醉剂作黏膜表面麻醉；配合医生做好吸引、灌洗、活检、治疗等。

（3）术后护理：术后 2 小时内禁食禁水，以防误吸；2 小时后，可进温凉流质或半流质饮食；密切观察患者有无发热、胸痛、呼吸困难；向患者说明术后数小时内可能会有少量咯血及痰中带血，不必担心，如出血较多，应及时通知医生，并配合处理。

（三）采集动脉血和血气分析

动脉血气分析是通过测量血液的酸碱度（pH）、氧分压（PaO_2）、二氧化碳分压（$PaCO_2$），判断呼吸衰竭的类型和程度，以及患者有无缺氧、二氧化碳潴留和酸碱失衡的可靠方法。对指导氧疗、纠正酸碱失衡和电解质紊乱均有重要的临床意义。

1. 适应证

（1）各种疾病、创伤或外科手术疑发生呼吸衰竭者。

（2）心肺复苏患者。

（3）进行机械通气者。

2. 护理措施

（1）操作前准备：向患者说明穿刺目的和配合的注意事项，用物准备。

（2）操作过程：护士左手食指、中指固定穿刺动脉，右手垂直或与动脉走向成 40°角刺入；注射器穿刺前抽吸肝素，湿润管腔后弃去余液；血气分析的采血量为 0.1 ～ 1ml；拔出针头后，立即将针尖斜面刺入软木塞或橡胶塞，隔绝空气，轻搓注射器使血液与肝素混匀，立即送检。采血完毕，穿刺部位用无菌纱布加压止血 5 ～ 10 分钟。

（3）操作后护理：穿刺处按压 5 分钟以上，防止局部出血或形成血肿；采血后标本立即送检，若不能及时送检，应将其保存于 4℃环境中，但不得超过 2 小时，以免影响测定结果。

第二节 循环系统疾病

一、概　述

循环系统包括心血管系统和淋巴系统。心血管系统由心脏、血管和调节血液循环的神经体液系统组成。血管由动脉、毛细血管及静脉构成。心脏不停地跳动，推动血液在心血管闭合的管道系统内按一定方向周而复始不停地流动，称为血液循环。

1. 心脏　是血液循环的射血器官，具有泵的功能。

（1）心脏的结构：由右心房、右心室、左心房和左心室 4 个腔组成，右心房、右心室之间由三尖瓣相通，右心室的出口称肺动脉口，与肺动脉干之间由肺动脉瓣相通。左心房、左心室之间由二尖

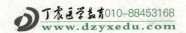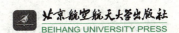

瓣相通，左心室的出口位于左房室口的右前方，称主动脉口，与主动脉之间由主动脉瓣相通。

（2）心的血管：心脏自身的血液供应主要来自于冠状动脉，有左、右冠状动脉两支。左冠状动脉起自主动脉左窦，主要分为前室间支（也称前降支）和旋支。右冠状动脉起自主动脉右窦，主要分为窦房结支、后室间支（也称后降支）、右旋支和房室结支等。

（3）心传导系：包括窦房结、结间束、房室结、房室束（希氏束）、左右束支和浦肯野（Purkinje）纤维网。窦房结是心的正常起搏点，位于上腔静脉与右心房交界处的心外膜下。

2. **血管**　分为动脉、静脉和毛细血管。动脉是运送血液离心到全身各器官的血管。静脉是运送血液回心的血管，起始于毛细血管，终止于心房。毛细血管是位于动脉与静脉之间的微小血管，是进行物质交换的场所。动脉可在特定物质作用下收缩和舒张，从而改变外周血管的阻力；静脉容量大，机体的血液主要存在于静脉中。血液循环的路径和方向（图1-3）。

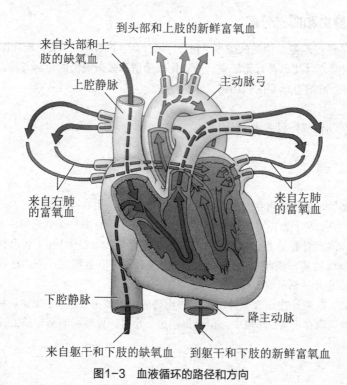

图1-3　血液循环的路径和方向

3. **神经体液调节**　心肌细胞和血管内皮细胞也具有内分泌功能，在调节心、血管的运动和功能方面有重要作用。支配心脏的传出神经为交感神经系统的心交感神经和副交感神经系统的迷走神经。交感神经兴奋时，心率加快、心肌收缩力增强，外周血管收缩，血管阻力增加，血压升高；副交感神经兴奋时则完全相反。

二、心力衰竭

心力衰竭是由于心脏结构或功能异常，导致心室充盈和（或）射血能力受损，肺循环和（或）体循环静脉淤血，主要表现为呼吸困难及液体潴留的一组临床综合征。按左心室射血分数降低或保留可分为收缩性心力衰竭和舒张性心力衰竭；按发生的部位可分为左心衰竭、右心衰竭和全心衰竭；按发生的速度和严重程度可分为急性心力衰竭和慢性心力衰竭，以慢性心力衰竭居多。

（一）慢性心力衰竭

慢性心力衰竭是指在原有慢性心脏疾病基础上逐渐出现心衰的症状和体征。其特征性的症状为呼吸困难和体力活动受限，特征性的体征为水肿。

1. 病因

（1）原发性心肌损害：冠心病、心肌梗死是引起心衰最常见的原因，其他还有心肌炎、心肌疾病等。

（2）继发性心肌损害：糖尿病，甲亢导致的心肌损害，心肌毒性药物等并发的心肌损害。

（3）心脏负荷过重

①压力负荷（后负荷）过重：左、右心室收缩期射血阻力增加的疾病。左心室后负荷增加的疾病有原发性高血压、主动脉瓣狭窄等。右心室后负荷增加的疾病有肺动脉高压、肺动脉瓣狭窄等。

②容量负荷（前负荷）过重：二尖瓣、主动脉瓣关闭不全，血液反流。左、右心分流或动静脉分流先天性心脏病。伴有全身血容量增多的疾病，如甲状腺功能亢进症、慢性贫血等。

③心室前负荷不足：二尖瓣狭窄、心脏压塞、缩窄性心包炎等，引起心室充盈受限。

2. 诱因

（1）感染：呼吸道感染是最常见、最重要的诱因，其次为感染性心内膜炎。

（2）心律失常：心房颤动是器质性心脏病最常见的心律失常，也是心衰最重要的诱因。

（3）血容量增加：钠盐摄入过多，输液过快、过多。

（4）生理或心理压力过大：妊娠、过度劳累、剧烈运动、情绪激动等。

（5）治疗不当：如不恰当地停用利尿药或降压药等。

（6）原有心脏疾病加重或合并其他疾病：如冠心病发生急性心肌梗死，合并甲状腺功能亢进症或贫血等。

3. 心功能评估

（1）心功能分级：见表1-9。

表1-9　纽约心脏病协会（NYHA）心功能分级及活动指导

分　级	心功能表现	活动指导
Ⅰ级	体力活动不受限，日常活动（一般活动）不引起明显的气促、乏力或心悸	注意休息，不限制一般的体力活动，适当锻炼，但应避免剧烈运动和重体力劳动
Ⅱ级	体力活动轻度受限，休息时无症状，日常活动（一般活动）如平地步行200～400m或以常速上3层以上楼梯的高度时，出现气促、乏力和心悸	适当限制体力活动，可从事轻体力活动和家务劳动，增加午睡时间，劳逸结合
Ⅲ级	体力活动明显受限，稍事活动或轻于日常活动（一般活动）如平地步行100～200m或以常速上3层以下楼梯的高度时，即引起显著气促、乏力或心悸	限制日常体力活动，以卧床休息为主，鼓励或协助患者自理日常生活
Ⅳ级	体力活动重度受限，休息时也有气促、乏力或心悸，稍有体力活动症状即加重，任何体力活动均会引起不适	无需静脉给药者为Ⅳa级，可在室内或床边略活动；需静脉给药者为Ⅳb级，应绝对卧床休息；日常生活由他人照顾完成，卧床时应做肢体被动运动

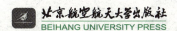

（2）心衰分度：测定 6 分钟步行距离，要求患者在走廊内尽可能快走，用于测定心衰患者的运动耐力。步行距离＜ 150m 为重度心衰，150 ～ 450m 为中度心衰，＞ 450m 为轻度心衰。

4．临床表现

（1）左心衰竭：主要表现为肺循环淤血和心排血量降低。

①不同程度的呼吸困难：是左心衰竭最主要的症状。

a．劳力性呼吸困难：是左心衰竭最早出现的症状。运动使回心血量增加，左心房内压力增大，加重肺淤血。

b．夜间阵发性呼吸困难：是心源性呼吸困难最典型的表现，患者入睡后突然因憋气而惊醒，被迫坐起，重者可出现哮鸣音，也称为心源性哮喘。其发生机制为：睡眠平卧使回心血量增加，迷走神经兴奋性增高使小支气管痉挛，膈肌抬高使肺活量减小等。

c．端坐呼吸：肺淤血达到一定程度，患者不能平卧，因平卧位会使回心血量增多，肺静脉压力增高，加重肺水肿，也可使膈肌抬高，而引起呼吸困难。

d．急性肺水肿：是左心衰竭呼吸困难最严重的情况。

②咳嗽、咳痰、咯血：是肺泡和支气管黏膜淤血、气道受刺激的表现。夜间加重，而站位、立位时减轻。

a．咳白色浆液性泡沫样痰：原因是肺毛细血管压增高，浆液样分泌物渗出。

b．痰带血丝：是由于肺微血管破损。

c．咳粉红色泡沫样痰：是急性肺水肿的表现，由于血浆渗入肺泡所致。

d．大咯血：长期慢性肺淤血可导致肺循环和支气管循环之间形成侧支，曲张破裂可致咯血。

③其他症状：心排血量降低，出现倦怠、乏力、头晕、失眠、嗜睡、烦躁等症状。重者可有少尿及肾功能损害、肾前性肾衰竭。

④一般体征：心率加快，血压下降，脉压减小，呼吸急促。

⑤肺部湿啰音：是左心衰竭的主要体征，由于肺毛细血管压力增高，液体渗出到肺泡所致，随着肺淤血的加重，湿啰音可由局限于双肺底扩大到全肺，可伴哮鸣音。

⑥心脏体征：左心室扩大，可闻及舒张早期奔马律，肺动脉瓣区第二心音亢进；心尖部可闻及收缩期杂音是左心室扩大引起相对性二尖瓣关闭不全所致。交替脉是左心衰竭的重要体征，常见于高血压、冠心病引起的心衰。

（2）右心衰竭：主要表现为体循环静脉淤血。

①消化道症状：恶心、呕吐、食欲缺乏、腹胀、肝区胀痛等是右心衰竭最常见的症状，是由胃肠道长期慢性淤血所致。肝大伴压痛，是由肝淤血肿大，肝包膜被牵拉所致。严重者可发展为心源性肝硬化。

②呼吸困难：继发于左心衰的右心衰，呼吸困难已经存在。单纯右心衰的呼吸困难是由于右心室扩大，限制了左心室充盈而引起肺淤血所致。发绀是由于体循环静脉淤血，血流缓慢，血液中的还原血红蛋白增多所致。

③颈静脉征：颈静脉充盈、怒张是右心衰竭的最早征象，怒张与静脉压升高程度成正比。肝颈静脉反流征阳性是指按压右上腹时，使回心血量增加，出现颈外静脉充盈，是右心衰竭的特征性体征。

④水肿：是右心衰竭的典型体征，由于体循环静脉压力增高所致。水肿从足、踝开始，逐渐向上蔓延，呈对称性、凹陷性，晚期出现全身性水肿，长期卧床患者以腰骶尾部最明显。

⑤胸水和腹水：双侧胸水，右侧更明显，与体循环和肺循环压力增高、胸膜毛细血管通透性增大有关。腹水是由心源性肝硬化所致。

⑥心脏体征：右心室扩大，胸骨左缘或剑突下可见心脏搏动。三尖瓣听诊区可闻及收缩期杂音，

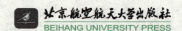

是由于相对性三尖瓣关闭不全所致。

（3）全心衰竭：右心衰竭继发于左心衰竭而形成全心衰竭。但当右心衰竭出现时，右心排血量减少，呼吸困难等肺淤血的临床表现反而减轻。

5. 辅助检查

（1）血浆脑钠肽：是心力衰竭诊断及预后判断的重要指标，未经治疗者水平正常可排除心力衰竭，而已经治疗者水平高则提示预后差。

（2）X线：是确诊心力衰竭肺淤血的主要依据。肺静脉压力增高表现为肺门血管影增强，肺动脉压力增高表现为右下肺动脉增宽，肺间质水肿表现为肺野模糊。KerleyB线表现为肺野外侧清晰可见的水平线状影，由肺小叶间隔内积液所致，是慢性肺淤血的特征性表现，间接反映心功能状态。

（3）超声心动图：是心力衰竭诊断中最有价值的检查，简便、无创，且适合于床旁检查。通过测量收缩末及舒张末的容量差，来计算左心室射血分数（正常应＞50%）。左心室射血分数是评价心脏功能的主要指标。超声心动图还可以测量各心腔大小改变、评估心脏舒张功能等。

（4）心电图检查：可提供既往心肌梗死、左心室肥厚及心律失常等信息。

（5）放射性核素检查：可相对准确地判断心腔大小和左心室射血分数，计算左心室最大充盈速率。

（6）有创性血流动力学检查：经静脉将漂浮导管插入至肺小动脉，计算心脏指数和肺小动脉楔压，直接反映左心功能。正常心脏指数应＞2.5L/（min·m²），肺小动脉楔压＜12mmHg。

6. 治疗要点

（1）病因治疗：治疗原发疾病，去除诱发因素。

（2）一般治疗

①减轻心脏负荷：失代偿期患者应休息，限制体力活动，减轻焦虑情绪，降低心脏负荷。

②给氧：仅用于急性心衰。无肺水肿的患者给氧反而会使血流动力学情况恶化。

（3）药物治疗原则：已经从传统采用强心、利尿、扩血管药物，转变为采用神经内分泌抑制剂，并积极应用非药物的器械治疗。治疗目标不仅是改善症状，提高生活质量，更重要的是延缓心肌重构的发展，从而降低心衰的病死率和住院率。

（4）利尿药：合理使用利尿药是其他心力衰竭药物治疗取得成功的基础，但单独使用利尿药并不能有效治疗心力衰竭。利尿药通过排钠、排水，减轻液体潴留，可显著减轻肺淤血，降低体重，从而改善心功能和运动耐量。分排钾和保钾两类。

①排钾利尿药：机制为阻碍肾小管对钠、钾、氯、镁、钙等离子的重吸收。

a. 袢利尿药：首选呋塞米（速尿）、布美他尼等，利尿作用强，适用于有明显液体潴留和肾功能不全的患者。

b. 噻嗪类利尿药：常用药为氢氯噻嗪（双氢克尿噻），口服利尿、降压，仅适用于轻度液体潴留、伴高血压且肾功能正常的患者。

②保钾利尿药：醛固酮受体拮抗剂类药物有螺内酯（安体舒通）、依普利酮。肾小管上皮细胞钠通道阻滞剂类药物氨苯蝶啶、阿米洛利。保钾利尿药的利尿作用较弱，常与排钾利尿药合用以防止发生低钾血症。对肝硬化和肾病综合征顽固性水肿也有效。

（5）血管紧张素转换酶抑制剂（ACEI）：常用药物有卡托普利、依那普利、福辛普利等。ACEI是目前治疗和改善慢性心力衰竭预后的首选药，其主要机制是通过抑制血管紧张素转换酶（ACE），减少血管紧张素Ⅱ（AngⅡ）生成，从而减轻AngⅡ的收缩血管、刺激醛固酮释放、增加血容量、升高血压与促心血管细胞肥大增生等作用，最终可降低血压，抑制心肌重构，延缓心力衰竭进展，降低病死率。ACEI还具有保存缓激肽活性、保护血管内皮细胞、抗心肌缺血、增敏胰岛素受体等作用。

（6）β受体阻滞剂：常用药物有美托洛尔（倍他乐克）、比索洛尔、卡维地洛等。β受体阻滞剂

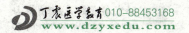 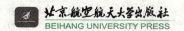

通过拮抗交感系统活性，避免心肌细胞坏死，从而抑制心肌重构，长期应用可明显改善心功能，降低病死率，而其还有明显的抗心律失常和抗心肌缺血的作用，也是能够显著降低心衰患者病死率的原因。

（7）醛固酮受体拮抗剂：常用药物有螺内酯、依普利酮等。醛固酮除具有保钾排钠的作用外，还可促进心肌纤维化和重构，使心衰恶化。因此，醛固酮受体拮抗剂可抑制心肌纤维化和重构，改善预后，降低病死率。

（8）血管紧张素Ⅱ受体拮抗剂（ARB）：常用药物有氯沙坦、缬沙坦、坎地沙坦等。可阻止Ang Ⅱ与其受体结合，从而发挥拮抗Ang Ⅱ的作用。ARB与ACEI的药理作用基本相同，当患者因ACEI引起的干咳不能耐受时，可改用ARB。

（9）洋地黄类药物：又称为强心苷，作为正性肌力药的代表，可显著缓解轻、中度心力衰竭患者的症状，提高运动耐量，改善生活质量，但对降低心力衰竭患者的病死率无明显改善。

①药理作用：在增强心肌收缩力的同时，不增加心肌耗氧量，是临床最常用的强心药物。强心苷还有减慢心率的作用。

②作用机制：可抑制Na^+-K^+-ATP酶，使细胞内Na^+增加，K^+减少。细胞内Na^+增加后，启动Na^+-Ca^{2+}双向交换机制，使Ca^{2+}内流增加，导致心肌收缩力增强。K^+可阻止强心苷与心肌细胞膜Na^+-K^+-ATP酶结合，减轻强心苷中毒，由于细胞内K^+浓度降低，成为强心苷容易中毒的重要原因。以上机制解释了钙剂不能与强心苷合用的原因，也解释了使用强心苷时应补钾的原因。

③常用药物

a. 地高辛：常用其口服制剂，适用于中度或慢性心力衰竭的维持治疗。

b. 毛花苷丙（毛花苷C，西地兰）：常用其静脉注射制剂，适用于急性心力衰竭或慢性心力衰竭加重时。

④适应证：已使用ACEI（或ARB）、β受体阻滞剂、醛固酮受体拮抗剂和利尿药之后，心力衰竭的症状仍不能改善者，尤其适用于心力衰竭伴心室率快的房颤患者。

⑤禁忌证：绝对禁忌证为强心苷中毒或过量者。重度二尖瓣狭窄、严重房室传导阻滞、肥厚型梗阻性心肌病等禁用。急性心肌梗死等缺血性心脏病、肺源性心脏病应慎用。

⑥强心苷治疗心力衰竭有效的指标：呼吸困难缓解，水肿消退，尿量增加，发绀减轻。

（二）急性心力衰竭

临床最常见的是急性左心衰竭。急性左心衰竭是指急性发作或加重的心肌收缩力明显降低，造成急性心排血量骤降、肺循环压力突然升高，引起急性肺淤血、肺水肿，以及伴组织器官灌注不足的心源性休克的一种临床综合征。

1. **病因**　最常见的是慢性心衰急性加重。

（1）新发心衰的主要原因：急性广泛心肌梗死、重症心肌炎等。

（2）可能导致心衰迅速恶化的因素：严重心律失常、急性冠脉综合征、急性肺栓塞、高血压危象、心包填塞等。

（3）慢性心衰急性失代偿的诱因：感染（包括感染性心内膜炎），贫血，肾功能不全，使用非甾体抗炎药、糖皮质激素、化疗药等，未经控制的高血压，甲状腺功能亢进或减退等。

2. **临床表现**

（1）症状：突发严重呼吸困难，呈端坐呼吸，强迫坐位，双臂支撑协助呼吸，呼吸频率增快（达30～40次／分），咳嗽频繁并咳出大量粉红色泡沫样血痰，烦躁不安，伴恐惧感。

（2）体征：心率和脉率增快，第一心音减弱，两肺布满湿啰音和哮鸣音，心尖区可闻及舒张期奔马律。

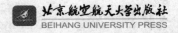

（3）心源性休克：持续性低血压（收缩压＜90mmHg），皮肤湿冷，面色苍白，口唇发绀，尿量减少甚至无尿，意识障碍。

3. 治疗要点

（1）体位：取坐位，双腿下垂以减少静脉回流，降低心脏前负荷。

（2）吸氧：使氧饱和度≥95%，高流量氧气吸入，氧流量为6～8L/min，使肺泡内压力增高，减少肺泡内毛细血管渗出液产生；同时给予20%～30%乙醇湿化，因乙醇能减低肺泡内泡沫的表面张力，使泡沫破裂消散，从而改善肺泡通气，迅速缓解缺氧症状。

（3）镇静药：阿片类药物如吗啡静脉注射，可减少急性肺水肿患者的焦虑及呼吸困难引起的痛苦。此类药物还具有扩血管的功能，主要降低心脏前负荷，同时降低交感系统兴奋性。

（4）利尿药：袢利尿药如呋塞米、布美他尼等，先静脉推注，继而连续静脉滴注。除可减轻容量负荷，还具有扩张静脉的作用。

（5）氨茶碱：扩张支气管，并有增强心肌收缩力的作用。

（6）强心药：毛花苷丙缓慢静脉注射，特别适合于有快速心室率的心房颤动并心室扩大者。

（7）血管扩张药：通过降低心室充盈压和全身血管阻力，减轻心脏负荷。扩张容量血管（小静脉）可减轻心脏前负荷，扩张外周阻力血管（小动脉）可减轻心脏后负荷。收缩压＞110mmHg是使用该类药物的前提，90～110mmHg应慎用，＜90mmHg应禁用。静脉滴注。常使用硝酸甘油和硝普钠，一般不推荐使用钙通道阻滞剂（CCB）和ACEI类药物。

①硝酸甘油：主要扩张小静脉，降低心脏前负荷。特别适合急性冠脉综合征伴心力衰竭的患者。

②硝普钠：扩张小动脉和小静脉，降低心脏后、前负荷。特别适合严重心衰、由心脏后负荷增加所导致的心力衰竭。

（8）非洋地黄类正性肌力药

①β受体兴奋剂：常用药物有多巴胺和多巴酚丁胺。特别适用于急性心肌梗死伴心力衰竭者。应短时间使用，主要帮助慢性心力衰竭加重时的患者度过难关，长时间使用反而增加病死率。

②磷酸二酯酶抑制剂：常用药有米力农和氨力农。适用于重症或顽固性心衰时的短期治疗，长期使用病死率反而更高。

（9）血管收缩药：收缩外周血管，调整血液到重要脏器。常用去甲肾上腺素、肾上腺素等。应用血管收缩药的前提是已使用正性肌力药后仍存在心源性休克及低血压。

（三）心力衰竭的护理

1. 护理措施

（1）休息与活动护理：失代偿期需卧床休息，多做被动运动以预防深部静脉血栓形成。病情缓解或稳定后，鼓励适当活动，防止肌肉废用性萎缩。慢性心衰患者病情稳定者，可每天步行多次，每次5～10分钟。

（2）饮食护理：少食多餐，限制总热量，避免增加心脏负担；进食低盐、低脂、易消化、高维生素、高纤维素、高蛋白质、不胀气的食物，戒烟，严重消瘦者应给予营养支持。心衰急性发作或有容量负荷过重的患者应严格限制水、钠摄入量，限制钠盐摄入＜2g/d，严重低钠血症者液体摄入量一般＜2000ml/d，严重心衰患者液体摄入量控制在1500～2000ml。但轻、中度心衰或稳定期心衰患者，严格限水、限制钠盐摄入对肾功能及神经体液调节机制不利，反而无益处。

（3）病情观察：观察呼吸困难加重、心率增快、烦躁、面色苍白、尿量减少情况。观察水肿的消长情况，每天测体重，准确记录液体出入量。大便时勿用力，必要时使用缓泻药，但禁忌大剂量灌肠，以免增加心脏负担。控制输液速度，一般20～30滴/分，小儿＜5ml/（kg·h）。

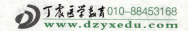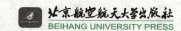

2. 用药护理

（1）利尿药：应从小剂量开始，间断使用，液体潴留纠正后可短期停用利尿药，防止电解质紊乱和利尿药抵抗。

①袢利尿药、噻嗪类利尿药

a. 主要不良反应是易引起低钠、低钾、低氯、低钙、低镁血症性碱中毒，其中低钾血症最危险。应用排钾利尿药时严密观察水、电解质变化，低钾血症易诱发洋地黄中毒和心律失常，故应同时补充氯化钾或与保钾类利尿药同时使用。含钾丰富的食物有深色蔬菜、柑橘、瓜果、大枣、菇类、豆类等。

b. 可引起高尿酸血症，痛风患者慎用。

c. 长期大剂量应用可干扰糖和胆固醇代谢，糖尿病、高脂血症患者慎用。

d. 袢利尿药、噻嗪类利尿药均为磺胺类衍生物，故具有磺胺类药物的不良反应，如皮疹、光敏性皮炎、白细胞和血小板减少等。

e. 袢利尿药还有耳毒性，与氨基糖苷类药物合用时更易导致听力障碍。

②保钾利尿药：使用后定期监测血钾和肾功能，如血钾＞5.5mmol/L，应减量或停。螺内酯可引起男性乳房增生，停药后可消失。

（2）ACEI：与血管紧张素Ⅱ被抑制有关的不良反应有首剂低血压、高钾血症、肾功能损害等；与缓激肽积聚有关的不良反应有无痰干咳、血管神经性水肿等。无痰干咳是ACEI较常见的不良反应，也是被迫停药的主要原因。出现血管神经性水肿应立即停药。此外，ACEI还有低血糖、引起胎儿畸形，皮疹，白细胞减少及恶心、呕吐等消化道反应和头晕、头痛等中枢神经系统反应。治疗应从小剂量开始，耐受后逐渐加量，直至达到目标剂量，终生用药，避免突然撤药。应注意监测血压、血钾及肾功能情况。

（3）β受体阻滞剂：常见恶心、呕吐、轻度腹泻等胃肠道反应，偶见过敏性皮疹。应用不当还可引起低血压、液体潴留及心衰恶化、窦性心动过缓、房室传导阻滞等；诱发哮喘是其严重的不良反应，机制是阻滞β_2受体，使支气管收缩。故支气管哮喘、心动过缓、房室传导阻滞、重度心力衰竭患者禁用。长期应用还可影响脂肪代谢和糖代谢，血脂异常及糖尿病患者慎用。为避免初始用药抑制心肌收缩力而可能加重或诱发心衰的不良影响，起始剂量须小，递加剂量须慢，达到目标剂量后长期维持，才能发挥其治疗心衰的作用。突然停药可致反跳现象，应避免。

（4）强心苷：治疗剂量和中毒剂量接近，易发生中毒，使用后应重点观察其中毒反应。

①心脏毒性反应：是强心苷较严重的毒性反应，主要表现为各种心律失常。

a. 快速心律失常：最常见和最早出现的是室性期前收缩，如二联律、三联律甚至室颤。

b. 慢速心律失常：房室传导阻滞或窦性心动过缓。

c. 心电图特征性表现：ST段出现鱼钩样改变。

②胃肠道反应：表现为食欲缺乏、恶心、呕吐。在普及维持量给药法以来已较少见。

③神经系统反应：表现为头痛、头晕、视物模糊、黄绿视等。

④加强用药监测：严格遵医嘱用药，用药前应先测量心率。静脉给药时务必稀释后缓慢静注，观察患者用药后的反应，同时监测心律、脉率、心电图及血压变化。当患者心律或脉搏节律由规则变为不规则，或由不规则变为规则（如长期心房颤动患者的不规则心律在使用强心苷后心律变得规则），心率或脉搏＜60次/分，均提示强心苷中毒，应暂停用药并通知医生。

⑤毒性反应处理：一旦发现中毒，应立即停用强心苷，严格卧床，半卧位；同时停用排钾利尿药，积极补钾，快速纠正心律失常。

a. 快速心律失常：给予苯妥英钠或利多卡因抗心律失常。一般不使用电复律，因易致室颤。

b. 缓慢心律失常：使用阿托品治疗。

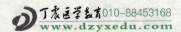 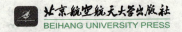

⑥配伍禁忌：注意不与奎尼丁、普罗帕酮（心律平）、维拉帕米（异搏定）、胺碘酮、钙剂、阿司匹林等药物合用。

三、心律失常

心律失常是指心脏冲动的频率、节律、起源部位、传导速度或激动次序的异常。心电图表现是诊断心律失常主要的诊断依据。

（一）窦性心律失常

正常窦性心律的冲动起源于窦房结，频率为 60～100 次/分。窦性心律失常是指由于窦房结冲动发放频率的异常或窦性冲动向心房的传导受阻而导致的心律失常。

1. 窦性心动过速

（1）定义：成人窦性心率＞100 次/分，称窦性心动过速。频率大多在 100～150 次/分，偶可高达 200 次/分。

（2）病因：可见于健康人吸烟、饮酒、饮用含咖啡因的饮料或茶、剧烈运动、情绪激动等情况下。某些病理状态如发热、贫血、甲状腺功能亢进等，应用某些药物如阿托品、肾上腺素等，也可引起。

（3）心电图特点：窦性 P 波规律出现，频率＞100 次/分，PP（或 RR）间期＜0.6 秒（图 1-4）。

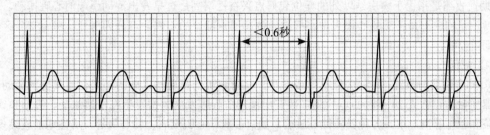

图1-4 窦性心动过速

（4）治疗：针对病因，去除诱发因素。刺激迷走神经可使其频率逐渐减慢。必要时可应用 β 受体阻滞剂如美托洛尔或钙通道阻滞剂地尔硫䓬治疗。

2. 窦性心动过缓

（1）定义：成人窦性心率＜60 次/分，称窦性心动过缓。

（2）病因：见于健康的青年人、运动员、睡眠状态。某些病理状态如颅内压增高、严重缺氧、高钾血症、窦房结病变、急性下壁心肌梗死、甲状腺功能减退、阻塞性黄疸等，应用某些药物如 β 受体阻滞剂、非二氢吡啶类钙通道阻滞剂、胺碘酮、拟胆碱药及洋地黄中毒等，也可引起。

（3）心电图特点：窦性 P 波规律出现，频率＜60 次/分，PP（或 RR）间期＞1 秒（图 1-5）。

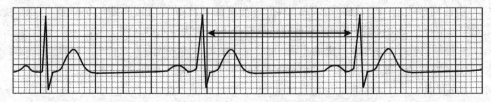

图1-5 窦性心动过缓

（4）治疗：无症状时一般无须治疗。如因心率过慢、出现排血量不足的症状，可使用阿托品、异

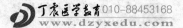

丙肾上腺素等药物，或者采用心脏起搏治疗。

3. 窦性心律不齐

（1）定义：窦性心率，但快慢不规则称窦性心律不齐。

（2）病因：常见于儿童、青年、感染后恢复期及自主神经不稳定的患者，一般无重要临床意义。多数窦性心律不齐与呼吸周期有关，称呼吸性窦性心律不齐。吸气时，迷走神经兴奋性降低，心率增快；而呼气时迷走神经兴奋性增高，心率减慢。

（3）心电图特点：窦性 P 波，PP（或 RR）间期长短不一，相差 0.12 秒以上（图 1-6）。

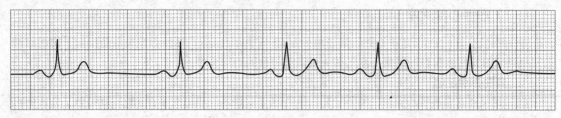

图1-6　窦性心律不齐

（二）期前收缩

期前收缩是指由于窦房结以外的异位起搏点兴奋性增高，过早发出冲动引起的心脏搏动，也称为早搏，是临床上最常见的心律失常。根据异位起搏点部位的不同，可分为房性、房室交界区性和室性期前收缩。

1. 病因

（1）房性期前收缩：简称房性早搏或房早。是指起源于窦房结以外的心房任何部位的激动。多为非器质性，正常人 24 小时心电检测多数有房性期前收缩发生。常发生在情绪激动、吸烟和饮酒、饮浓茶和咖啡等情况下。各种器质性心脏病，如冠心病、心肌疾病、肺心病等，房性期前收缩多发，且易引发其他心律失常。

（2）室性期前收缩：简称室性早搏或室早，是最常见的一种心律失常。是指房室束分叉以下部位过早发生的期前收缩。常见于有器质性心脏病的患者，如高血压、冠心病、风湿性心脏病、先天性心脏病等；使用洋地黄、奎尼丁等药物也可引起，低钾血症、精神紧张、过量烟酒也可诱发。还可见于正常健康人。

2. 临床表现
偶发期前收缩者大多无症状，可有心悸、失重感或代偿间歇后心脏有力的搏动感。听诊室性期前收缩后出现较长的停歇，脉搏减弱或不能触及。室性期前收缩可孤立，也可规律出现，每隔 1 个正常搏动后出现 1 次期前收缩称二联律，每隔 2 个正常搏动后出现 1 次期前收缩称三联律，连续发生 2 个期前收缩称成对期前收缩。

3. 心电图特点

（1）房性期前收缩：P′ 波提早出现，其形态与窦性 P 波不同；PR 间期 ≥ 0.12 秒，QRS 波群形态与正常窦性心律的 QRS 波群相同，期前收缩后有一不完全代偿间歇（图 1-7）。

（2）室性期前收缩：QRS 波群提前出现，形态宽大畸形，QRS 时限 > 0.12 秒，其前无相关的 P 波；T 波常与 QRS 波群的主波方向相反；期前收缩后有完全代偿间歇（图 1-8）。

4. 治疗要点

（1）房性期前收缩：通常不需要特殊治疗，主要的措施是充分休息，放松心情，劝导患者戒烟、限酒，避免饮用浓茶和咖啡。触发室上性心动过速时可应用 β 受体阻滞剂、普罗帕酮等。

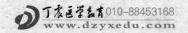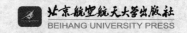

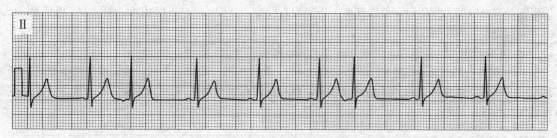

图1-7　房性期前收缩

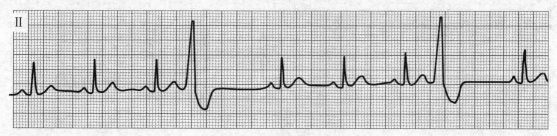

图1-8　室性期前收缩

（2）室性期前收缩

①无器质性心脏病：室性期前收缩并不会增加心脏性死亡的危险性，如无明显症状可不必使用药物治疗；如心悸症状明显，影响工作及生活者，治疗以对症为主，避免诱发因素如烟酒、浓茶、咖啡，药物可选用 β 受体阻滞剂、美西律、普罗帕酮等。

②急性心肌缺血：急性心肌梗死 24 小时内心室颤动与室性期前收缩并无直接联系，因此，出现室性期前收缩后不主张预防性应用利多卡因等抗心律失常药。如合并窦性心动过速，早期应用 β 受体阻滞剂可减少心室颤动的危险。严重心力衰竭并发室性期前收缩，应警惕有无洋地黄中毒或电解质紊乱（低钾、低镁）。

（三）心动过速

1. 病因

（1）房性心动过速：简称房速。指起源于心房，且无须房室结参与维持的心动过速。常见于心肌梗死、慢性阻塞性肺疾病、洋地黄中毒、大量饮酒等。分为自律性、折返性及多源性（紊乱性）3 种类型。

（2）阵发性室上性心动过速：简称室上速。房室结内折返性心动过速是最常见的阵发室上性心动过速。常见于无器质性心脏病的正常人，青少年至 30 岁的年轻人多见，女性多于男性。与吸烟、饮酒、情绪激动等有关，女性患者多发生在月经期。

（3）室性心动过速：简称室速。多发生于器质性心脏病患者，最常见的病因是冠心病，特别是心肌梗死。还可见于心肌疾病、心力衰竭、心脏瓣膜病、电解质紊乱等。

2. 临床表现

（1）房性心动过速：心悸、头晕、胸痛、憋气、乏力。严重者甚至可发生晕厥、心肌缺血、急性心力衰竭。听诊心律不恒定。

（2）阵发性室上性心动过速：突发突止，持续时间长短不等。发作时有心悸、胸闷、乏力、头痛等。晕厥、心绞痛、心力衰竭少见。听诊第一心音强度恒定，心律绝对规则。

（3）室性心动过速：非持续性发作（时间不超过 30 秒，可自行终止）患者可无症状。持续发作

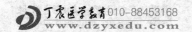
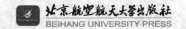

患者常伴有血流动力学障碍和心肌缺血，表现为心绞痛、血压下降、呼吸困难、晕厥等。听诊第一、二心音分裂。

3. 心电图特点

（1）房性心动过速：心房率 150～200 次／分，P 波形态与窦性者不同，常出现二度Ⅰ型或Ⅱ型房室传导阻滞，刺激迷走神经不能终止发作，仅可加重房室传导阻滞。QRS 波形态正常。发作时心率逐渐加速（图 1-9）。

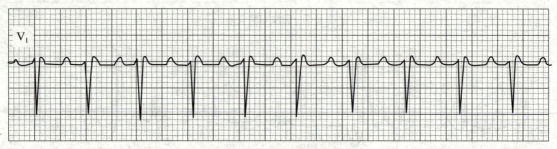

图1-9　房性心动过速

（2）阵发性室上性心动过速：心率 150～250 次／分，节律规则。QRS 波形态正常，P 波为逆行性。起始突然，通常由一个房性期前收缩触发（图 1-10）。

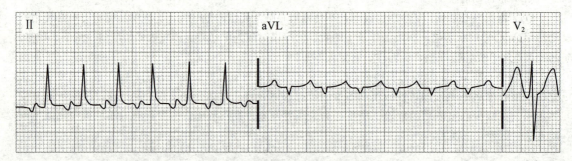

图1-10　阵发性室上性心动过速

（3）室性心动过速：心室率 150～250 次／分，QRS 波群宽大畸形，＞ 0.12 秒，ST-T 波常与 QRS 波群主波方向相反。心律规则或轻度不规则，P 波与 QRS 波群无固定关系（图 1-11）。

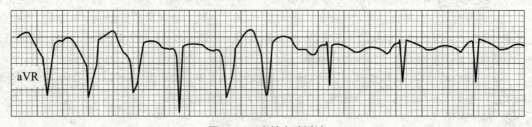

图1-11　室性心动过速

4. 治疗

（1）房性心动过速：心室率不太快且无明显的血流动力学障碍者，可不必紧急处理。心室率＞140 次／分，应紧急治疗，如为洋地黄引起，立即停用，纠正低钾、低镁，药物选择 β 受体阻滞剂；控制心室率还可选用钙通道阻滞剂。药物治疗不佳时考虑射频消融治疗。

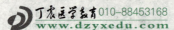 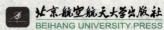

（2）阵发性室上性心动过速

①刺激迷走神经：如患者心功能和血压正常，首先采取兴奋迷走神经的方法，如刺激咽部引起呕吐反射、按摩颈动脉窦、做 Valsalva 动作、将面部浸没于冰水中等，可终止发作。

②药物治疗：首选腺苷，腺苷无效时可选用钙通道阻滞剂维拉帕米或地尔硫䓬；还可应用短效 β 受体阻滞剂如艾司洛尔等；对于合并心功能不全的患者，洋地黄静脉注射仍可作为首选。

③直接电复律：出现心绞痛、低血压、心力衰竭等严重表现，应立即电复律。但已经应用洋地黄者禁忌。

（3）室性心动过速

①无器质性心脏病、短暂室速、无血流动力学改变的患者，处理原则同室性期前收缩。

②器质性心脏病、持续性室速发作，应给予针对性治疗。终止发作可选用胺碘酮、利多卡因或普罗帕酮。出现低血压、休克、心绞痛、充血性心力衰竭等严重症状时，迅速施行直流电复律。洋地黄中毒引起的室速不宜电复律。急性发作控制后可选用 β 受体阻滞剂、胺碘酮预防复发，可显著减少心肌梗死后的心律失常及猝死。

（四）扑动和颤动

1. **心房扑动和心房颤动**　心房扑动简称房扑，可表现为阵发性或持续性发作。心房颤动简称房颤，分为初发、阵发、持续、长期和永久性 5 种类型。房扑和房颤均为心房激动频率快的心律失常。

（1）病因：常发生于器质性心脏病，如心脏瓣膜病、冠心病、高血压性心脏病、甲状腺功能亢进性心脏病、肺源性心脏病、肺栓塞、慢性心力衰竭、心肌疾病、急性酒精中毒等。房颤也可见于正常人，在情绪激动、运动或大量饮酒后发生。

（2）临床表现

①心房扑动：阵发性房扑的症状较轻，有心慌和胸闷。但心室率较快的房扑或合并二尖瓣狭窄，可诱发心源性休克或急性肺水肿。

②心房颤动：房颤并发体循环栓塞的危险性很大，血栓脱落最易引起脑栓塞。心脏听诊第一心音强弱不等、心律绝对不规则、脉搏短绌。

（3）心电图特点

①心房扑动：窦性 P 波消失，代之以振幅和间期较恒定、呈规律的锯齿状的扑动波，称为 F 波，频率 250～350 次 / 分。房扑波常以 2∶1 的比例传导到心率，心室率规则或不规则，取决于房室传导比例，一般情况下 QRS 波群形态正常（图 1-12）。

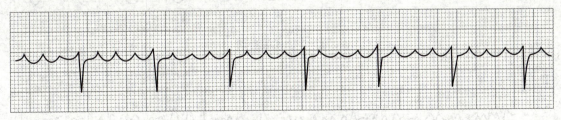

图1-12　心房扑动

②心房颤动：窦性 P 波消失，代之以小而不规则的基线波动（f 波），频率 350～600 次 / 分，一般情况下 QRS 波群形态正常。心室率极不规则，通常在 100～160 次 / 分（图 1-13）。

（4）治疗要点：房扑和房颤的治疗原则基本相同。

①转复并维持窦性心律：首选胺碘酮，因其很少引起致命性心律失常，特别适合于器质性心脏病

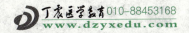
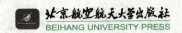

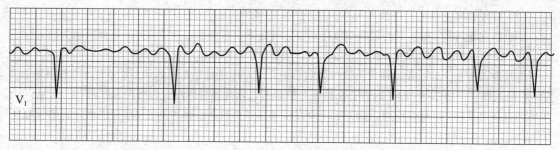

图1-13　心房颤动

的患者。奎尼丁、普罗帕酮可诱发致命性心律失常，现已很少用。

②控制心室率：治疗药物有 β 受体阻滞剂、钙通道阻滞剂（维拉帕米、地尔硫草）或洋地黄类药物。药物治疗无效者，可选用射频消融术。

③直流电复律：是终止房扑最有效的方法。房颤伴急性心力衰竭或低血压时，应紧急施行电复律治疗。

④抗凝治疗：房扑和房颤的栓塞发生率高，尤其对合并瓣膜病者，应给予华法林抗凝。

2. 心室扑动和心室颤动　心室扑动简称室扑，是指心室快而弱的无效性收缩。心室颤动简称室颤，是指心室各部位不协调的颤动，是最严重、最危险的致命性心律失常，对血流动力学的影响相当于心脏骤停。

（1）病因：最常见于急性心肌梗死,室颤往往是心肌梗死早期(24 小时内)导致死亡的最常见原因。抗心律失常药、严重缺氧、电击伤等也可引起。

（2）临床表现：意识丧失、发绀、抽搐、呼吸停止，甚至死亡。查体心音消失，脉搏触不到，血压测不到。

（3）心电图特点：室扑呈正弦波形，波幅大而规则，频率 150 ～ 300 次 / 分（图 1-14）。室颤的波形、振幅和频率完全无规则，无法辨认 QRS 波群与 T 波（图 1-15）。

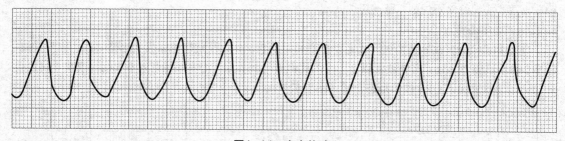

图1-14　心室扑动

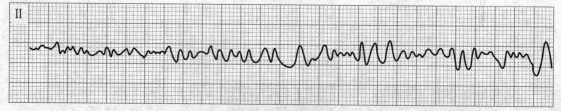

图1-15　心室颤动

（4）治疗要点：心室扑动和心室颤动可致心脏骤停，治疗见外科护理第五节复苏的相关内容。

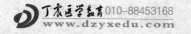
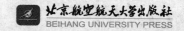

（五）房室传导阻滞

1. 病因　正常人或运动员可发生文氏型房室传导阻滞，与迷走神经张力增高有关。其他类型房室传导阻滞多见于器质性心脏病（如冠心病、心肌炎、心肌病）、原发性高血压、电解质紊乱、药物中毒等。

2. 临床表现

（1）一度房室传导阻滞：传导时间延长，全部冲动仍能传导。患者多无自觉症状。

（2）二度房室传导阻滞：患者常有心悸和心搏脱落感，也可无症状。分为二度Ⅰ型（文氏型房室传导阻滞，又称为莫氏Ⅰ型）和二度Ⅱ型（又称莫氏Ⅱ型）两型。

（3）三度房室传导阻滞：又称为完全性房室传导阻滞。症状的严重程度取决于心室率的快慢，常见的症状有疲倦、乏力、头晕、晕厥、心绞痛、心衰等。因心室率过慢或出现长停搏，可引起阿 - 斯综合征，容易发生猝死。

3. 心电图特点

（1）一度房室传导阻滞：PR 间期＞ 0.20 秒，每个 P 波之后都有 1 个下传的 QRS 波群（图 1-16）。

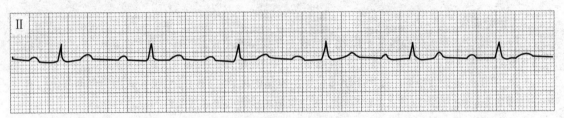

图1-16　一度房室传导阻滞

（2）二度房室传导阻滞

①二度Ⅰ型：特征为 PR 间期进行性延长，直至 P 波不能下传心室，QRS 波群脱落，传导的比例为 3：2 或 5：4，之后 PR 间期又恢复以前时限，如此周而复始。QRS 波群正常，很少进展到三度房室传导阻滞（图 1-17）。

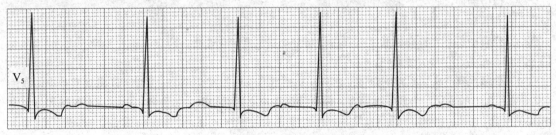

图1-17　二度Ⅰ型房室传导阻滞

②二度Ⅱ型：特征为 P-R 间期固定，时限正常或延长，QRS 波群间歇性脱落，传导比多为 2：1 或 3：1。阻滞位于房室结时，下传的 QRS 波群形态正常；位于希氏束时，呈束支阻滞图形（图 1-18）。

（3）三度房室传导阻滞：全部心房冲动均不能传导至心室，心房和心室各自独立活动，P 波与 QRS 波群完全脱离关系，心房率快于心室率（图 1-19）。起搏点如位于希氏束及其分叉以上，心室率为 40 ～ 60 次 / 分，QRS 波群形态正常；如位于希氏束分叉以下，心室率可低至 40 次 / 分以下，QRS 波群增宽。

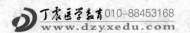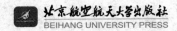

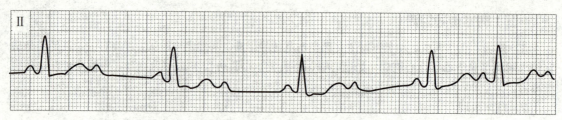

图1-18　二度Ⅱ型房室传导阻滞

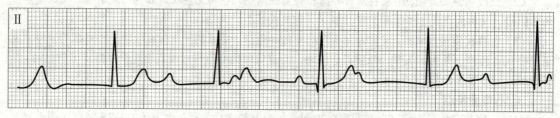

图1-19　三度房室传导阻滞

4. 治疗要点

（1）一度及二度Ⅰ型心室率不慢者，一般不需要特殊治疗。二度Ⅱ型及三度患者，心室缓慢、伴有血流动力学障碍，甚至出现阿 - 斯综合征时，应及早给予临时或永久心脏起搏治疗。

（2）阿托品可提升心率，适用于阻滞位于房室结的患者。异丙肾上腺素适用于任何部位的房室传导阻滞患者；但不良反应严重，应短期应用，仅适用于无心脏起搏条件的应急治疗。

（六）心律失常的护理

1. 休息活动护理　无器质性心脏病者，应注意劳逸结合，避免感染，鼓励其从事正常工作，维持正常生活，可不必卧床休息。对持续性室性心动过速、持续性房颤、二度Ⅱ型及三度房室传导阻滞等严重心律失常患者，应绝对卧床休息，协助其做好生活护理。心动过缓者嘱其勿屏气，以免刺激迷走神经加重病情。

2. 体位护理　心律失常发作导致胸闷、心悸、头晕时，应采用高枕卧位、半卧位，避免左侧卧位，因左侧卧位会加重其不适。

3. 饮食护理　宜选择低脂、高蛋白、高维生素、易消化饮食，避免过饱及刺激性食物，戒烟、酒及咖啡、浓茶，保持大便通畅。

4. 病情观察　密切观察生命体征，测量脉搏或心率的时间不少于1分钟。注意观察神志、面色（发绀或苍白）的变化，出现呼吸困难、晕厥等表现应立即通知医生。监测心电图、血氧饱和度、电解质的变化。频发、成联律的室性期前收缩，室速，持续性房颤，二度Ⅱ型或三度房室传导阻滞等严重心律失常，有潜在猝死的危险，应加强监护。出现室颤，应按心脏骤停做好抢救。

5. 用药护理

（1）胺碘酮：化学结构与甲状腺素相似，其作用与不良反应与甲状腺素受体有关。可抑制多种离子通道，主要用于抗心律失常，可减慢心脏传导；还可治疗心绞痛，具有舒张血管平滑肌、扩张冠状动脉、降低心肌耗氧量的作用。对房扑、房颤、室上速、室速均有效，还常用于急性心肌梗死后心律失常的治疗。常见不良反应有窦性心动过缓、房室传导阻滞，静脉给药时低血压常见，很少引起致命性心律失常，故应用较广。心外毒性最严重的为肺纤维化，长期使用可致死亡，应严密监测呼吸功能，及早发现肺损伤。长期应用还可发生角膜色素沉积，停药可恢复，不影响视力。少数患者可出现甲状腺功能亢进或减退。胃肠道反应有恶心、呕吐、便秘等。静脉给药时应选择大血管，观察穿刺局部情况，

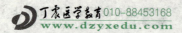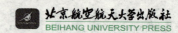

防止药液外渗。

（2）利多卡因：为钠通道阻滞剂，对因缺血或洋地黄中毒引起的心律失常有较强的抑制作用，对房性心律失常效果差，常用于治疗室性心律失常，如室性期前收缩、室速和室颤。肝功能不全的患者静脉注射过快，可出现头晕、嗜睡。大剂量可引起房室传导阻滞和低血压。眼球震颤是利多卡因中毒的早期症状。

（3）奎尼丁：对心脏毒性较严重，避免夜间给药，白天给药剂量较大时，应严密监测血压、心律变化，如血压明显下降、心率减慢或心律不规则，须暂停用药，报告医生。奎尼丁还会引起恶心、呕吐、腹痛、腹泻等消化道不良反应。

（4）腺苷：静脉快速推注，注射后迅速降低窦性心率，减慢房室传导，主要用于室上速的治疗。静脉注射速度过快可引起短暂心脏停搏。治疗剂量可有胸部压迫感、呼吸困难、面色潮红等反应。支气管哮喘患者禁用。

四、心脏瓣膜病

心脏瓣膜病是由于炎症、黏液性变性、退行性改变、先天性畸形、缺血性坏死和创伤等原因引起的单个或多个瓣膜的功能或结构异常，导致瓣口狭窄和（或）关闭不全。在我国，最常见于风湿性心脏病患者，与 A 组 β 型（A 组乙型）溶血性链球菌反复感染有关。其中，二尖瓣最常受累，其次为主动脉瓣。最常见的联合瓣膜病是二尖瓣狭窄合并主动脉瓣关闭不全。

急性风湿热是全身结缔组织的非化脓性炎症，主要侵犯心脏和关节。患者感染链球菌后产生异常免疫反应，链球菌抗原与抗链球菌抗体可形成循环免疫复合物，沉积于人体关节滑膜、心肌、心瓣膜，激活补体成分产生炎性病变。

（一）二尖瓣狭窄

1. 病理　二尖瓣狭窄最早出现的血流动力学改变是由于舒张期血流流入左心室受阻，导致左心房压力升高，造成肺静脉压和肺毛细血管压增高，导致肺水肿。随着病程延长逐渐出现左心房肥厚、扩大。

2. 症状

（1）呼吸困难：是最常见也是最早期的症状，在运动、情绪激动、妊娠、感染等情况下易诱发。原因为左心衰竭。随着病情的进展，可出现夜间阵发性呼吸困难，严重时可导致急性肺水肿。

（2）咳嗽、咳痰：多在夜间睡眠或劳动后出现。起初为无痰干咳或泡沫痰，发生急性肺水肿时咳粉红色泡沫痰。

（3）咯血：突然大咯血是由于严重二尖瓣狭窄使左心房压力增高，继而肺静脉压力增高，支气管静脉曲张破裂出血导致。痰中带血或血痰可能与支气管炎、肺部感染、肺充血或肺毛细血管扩张破裂有关。

（4）其他症状：晚期右心衰竭时可有食欲减退、腹胀、下肢水肿等体循环静脉淤血的表现。扩大的左心房压迫喉返神经引起声音嘶哑。

3. 体征　典型体征为"二尖瓣面容"，双颧绀红，口唇轻度发绀。出现右心衰竭时可有颈静脉怒张、肝颈静脉反流征阳性等。特征性的心脏杂音为心尖区舒张中晚期低调的隆隆样杂音，伴舒张期震颤。心尖区第一心音亢进，出现肺动脉高压时可有肺动脉瓣区第二心音（P$_2$）亢进、分裂。

4. 并发症

（1）心房颤动：是最常见的心律失常，也是相对早期的常见并发症，可能是患者就诊的首发症状。

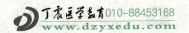
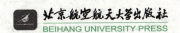

43

房颤的原因是左心房扩大及房壁纤维化。

（2）左心衰竭：是晚期最常见的并发症，也是死亡的主要原因。突然出现的急性肺水肿常由房颤引起。

（3）血栓栓塞：以脑栓塞最多见。栓子多来自于扩大的左心房伴心房颤动者。右心房血栓脱落可导致肺栓塞。

（4）右心衰竭：为晚期常见并发症。右心衰竭时，右心排出量减少，使肺淤血症状减轻，呼吸困难反而缓解。

（5）感染性心内膜炎：较少见。

（6）肺部感染：肺淤血易合并肺部感染，感染后诱发或加重心力衰竭。

5. 辅助检查

（1）超声心动图：是明确诊断瓣膜病最可靠的方法，可评估二尖瓣的病理改变和狭窄的严重程度，还可提供房室大小、心室功能、室壁厚度和运动、肺动脉压等方面的信息。

（2）心电图检查：重度二尖瓣狭窄患者可出现二尖瓣型 P 波，P 波宽度＞0.12 秒，伴切迹。

（3）X 线检查：左心缘变直，左心房增大，肺动脉段隆起，主动脉结缩小，间质性肺水肿。左心房、右心室显著增大时，心影呈梨形（二尖瓣型心脏）。

（二）二尖瓣关闭不全

1. 症状　轻度二尖瓣反流常无症状，严重反流心排血量少，表现为疲劳、乏力。病程长，呼吸困难出现晚，心力衰竭一旦发生进展迅速。

2. 体征　心脏搏动呈抬举样，向左下移位。心尖部全收缩期吹风样杂音是典型体征，在心尖区最响，伴有震颤。第一心音减弱或不能闻及。

3. 并发症　与二尖瓣狭窄相似，常有房颤。相比二尖瓣狭窄，感染性心内膜炎常见，体循环栓塞较少见。

（三）主动脉瓣狭窄

1. 症状　无症状期长。瓣口严重狭窄时出现主动脉狭窄典型三联症，即呼吸困难、心绞痛和晕厥。

（1）呼吸困难：劳力性呼吸困难是晚期常见的首发症状，继而出现左心衰竭的其他呼吸困难。

（2）心绞痛：是重度主动脉狭窄最早、最常见的症状，因心肌缺血所致，常由运动诱发。

（3）晕厥：因心排血量减少导致，常由劳力诱发。休息时晕厥常由心律失常如房颤引起。

2. 体征　心尖区可触及收缩期抬举样搏动。收缩压降低，脉压减小，脉搏细弱。胸骨右缘第 2 肋间（主动脉瓣听诊区）可闻及粗糙、响亮的收缩期吹风样杂音是最主要的体征，向颈部传导。

3. 并发症　主要有房颤、心力衰竭和胃肠道出血。心脏性猝死、感染性心内膜炎和体循环栓塞较少见。

（四）主动脉瓣关闭不全

1. 症状　轻症者无症状时间长，出现心悸、心前区不适、头部动脉搏动感与心排血量增大有关。晚期可出现左心代偿性肥大和扩张、左心衰竭、肺淤血、呼吸困难。有效心排血量降低时患者出现疲劳、乏力和体位性头晕，重度主动脉瓣反流可引起晕厥甚至猝死。

2. 体征　面色苍白，头随心搏摆动。特征性体征为主动脉瓣第二听诊区（胸骨左缘第 3、4 肋间）可闻及高调叹气样舒张期杂音，轻度反流者只有坐位前倾、呼气末才能听到。严重主动脉瓣反

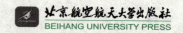

流患者收缩压升高、舒张压降低、脉压增大，出现周围血管征，如点头征、水冲脉、毛细血管搏动征、股动脉枪击音等。

3. **并发症**　感染性心内膜炎、左心衰竭、室性心律失常较常见，心脏性猝死少见。心脏瓣膜病鉴别见表 1-10。

表1-10　心脏瓣膜病鉴别

	二尖瓣狭窄	二尖瓣关闭不全	主动脉瓣狭窄	主动脉瓣关闭不全
早期症状	劳力性呼吸困难	无症状或疲劳、乏力	无明显症状	无症状或心悸、心尖区不适
严重症状	急性肺水肿常见	呼吸困难出现较晚	呼吸困难、心绞痛、晕厥三联症	呼吸困难
杂音听诊部位	心尖区	心尖区	胸骨右缘第2肋间	胸骨左缘第3、4肋间
杂音时期	舒张中晚期	全收缩期	收缩期	舒张期
杂音性质	隆隆样	粗糙吹风样	粗糙、响亮吹风样	高调叹息样
最常见并发症	房颤	房颤	房颤	感染性心内膜炎
其他并发症	左心衰竭、血栓栓塞、右心衰竭、肺炎、感染性心内膜炎	左心衰竭、感染性心内膜炎、体循环栓塞	左心衰竭、胃肠道出血	左心衰竭、室性心律失常

（五）心脏瓣膜病的治疗和护理

1. **治疗要点**

（1）内科治疗：早期以内科治疗为主。预防风湿性心瓣膜病最根本的措施是积极防治 A 组 β 型溶血性链球菌感染，控制病情进展，改善心功能，防治并发症。有风湿活动的患者应长期应用苄星青霉素。β 受体阻滞剂和非二氢吡啶类钙通道阻滞剂可改善运动耐量；避免重体力活动，预防感染性心内膜炎，出现心力衰竭、心律失常等并发症时，给予相应治疗。

（2）介入或外科治疗：外科手术或介入手术是治疗心脏瓣膜病的根本性措施。

①主要的手术方法有经皮球囊瓣膜成形术、瓣膜修补术、瓣膜分离术及人工瓣膜置换术。

②单纯二尖瓣狭窄首选经皮穿刺球囊二尖瓣成形术。

（3）并发症治疗

①二尖瓣狭窄并发急性心力衰竭时，不主张使用洋地黄，仅在急性房颤伴快速心室率时可静注毛花苷丙，减慢心室率。

②慢性房颤可考虑电复律治疗，电复律前、后应口服华法林，预防血栓栓塞。药物复律可给予 β 受体阻滞剂如艾司洛尔、非二氢吡啶类钙通道阻滞剂如地尔硫革。

2. **护理措施**

（1）休息活动护理：风湿活动期卧床休息，病情好转后逐渐增加活动。有血栓形成者应绝对卧床

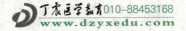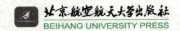

休息，以防血栓脱落造成栓塞。协助卧床患者做好生理护理，预防下肢深静脉血栓形成。

（2）饮食护理：给予高热量、高蛋白、高维生素、清淡易消化饮食，少食多餐，避免过饱，多食新鲜蔬菜、水果，保持大便通畅。

（3）病情观察：观察有无风湿活动的表现，如皮肤环形红斑、皮下结节、关节红肿及疼痛不适等。观察有无乏力、呼吸困难、心悸、胸痛、肝大、下肢水肿等症状，积极纠正心律失常，防止病情加重。

（4）用药护理：遵医嘱用药，如应用抗心律失常、抗血小板聚集及抗凝药物，预防附壁血栓形成和栓塞。一旦发生栓塞，立即报告医师，遵医嘱给予溶栓、抗凝治疗，配合抢救。应用阿司匹林和华法林时，应密切观察有无出血倾向，如鼻出血、牙龈出血、血尿、柏油样便等，定期复查凝血功能。

五、冠状动脉粥样硬化性心脏病

冠状动脉粥样硬化性心脏病是指冠状动脉粥样硬化后造成血管腔狭窄、阻塞，导致心肌缺血、缺氧或坏死引起的心脏病，简称冠心病，又称为缺血性心脏病。分为慢性心肌缺血综合征（稳定型心绞痛、缺血性心肌病、隐匿性冠心病）和急性冠状动脉综合征两大类。急性冠状动脉综合征又包括不稳定型心绞痛、非 ST 段抬高心肌梗死和 ST 段抬高心肌梗死。

本病的主要危险因素：年龄（＞40 岁）、血脂异常、高血压、吸烟、糖尿病或糖耐量异常、肥胖、家族遗传。其他危险因素还包括 A 型性格、口服避孕药、性别、缺少体力活动（久坐不动）、饮食不当等。

（一）稳定型心绞痛

稳定型心绞痛也称劳力性心绞痛，是在冠状动脉固定性严重狭窄的基础上，由于心肌负荷增加引起心肌急剧的、暂时的缺血缺氧的临床综合征，可伴心功能障碍，但没有心肌坏死。

1．病因与发病机制　冠状动脉发生粥样硬化、痉挛或小动脉病变，使冠状动脉出现固定狭窄或部分闭塞。心脏对机械性刺激并不敏感，但心肌缺血缺氧则引起疼痛。在体力劳动、情绪激动、饱餐、寒冷、吸烟等因素诱发下，心脏负荷突然增加，心肌耗氧量增加，而冠状动脉的供血却不能相应增加以满足心肌对血液的需求时，即可引起心绞痛。

2．临床表现

（1）典型症状：发作性胸痛和胸部不适。

（2）疼痛部位：主要在胸骨体上、中段之后及心前区，范围有手掌大小。

（3）放射方式：多至左肩，沿左臂尺侧至无名指和小指，向上可达颈、咽部和下颌部。

（4）疼痛特点：压迫、发闷、紧缩感，也可有烧灼感，偶伴濒死、恐惧感。不会有针刺或刀割样锐痛。

（5）持续时间：疼痛逐步加重，然后逐渐消失，一般持续 3～5 分钟。发作时，患者往往不自觉地停止原来的活动，一般会在原来诱发疼痛的活动停止后缓解。

（6）好发时段：清晨和上午，与晨间痛阈低、交感神经兴奋性增高等昼夜节律变化有关。

（7）体征：发作时可见患者心率增快、血压升高、表情焦虑、出冷汗等。

3．辅助检查

（1）心电图检查：是诊断心绞痛最常用的方法。发作期可见 ST 段压低 ≥ 0.1mV，T 波倒置。

（2）冠状动脉造影：可发现狭窄性病变的部位及程度，管腔直径狭窄达 50%～70% 出现症状。

4．治疗要点

（1）发作时治疗

①休息与给氧：一般停止活动后症状可逐渐消失。持续给氧，流量为 2～4L/min。

②药物治疗：硝酸酯类药物是最有效、作用最快终止心绞痛发作的药物，可扩张冠状动脉，降低

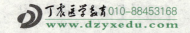
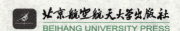

冠脉阻力，增加冠状动脉血流量；同时扩张外周静脉，减少静脉回流心脏的血量，减轻心脏容量负荷和需氧量，从而缓解心绞痛。硝酸甘油 0.5mg，舌下含化，1 ～ 2 分钟开始起效，30 分钟后作用消失。硝酸异山梨酯（消心痛）舌下含化 2 ～ 5 分钟起效，作用持续 2 ～ 3 小时。

（2）缓解期治疗

①避免诱发因素：调整生活方式，饮食不宜过饱，戒烟限酒，避免精神紧张，保持适当体力活动，一般不需要卧床休息。

②药物治疗

a．改善缺血，减轻症状：β 受体阻滞剂可减慢心率，减弱心肌收缩力，降低血压，从而降低心肌耗氧，提高运动耐量。硝酸酯类药物可减少心肌耗氧和改善心肌灌注。钙通道阻滞剂可抑制心肌收缩，减少心肌耗氧，解除冠脉痉挛。

b．预防心肌梗死，改善预后：阿司匹林、氯吡格雷可抑制血小板聚集。他汀类药物如洛伐他汀、普伐他汀、辛伐他汀等降低血脂，延缓斑块进展。β 受体阻滞剂、血管紧张素转换酶抑制剂可显著降低心血管病死亡的危险。

③血管重建：经皮冠状动脉介入治疗，冠状动脉旁路移植术。

（二）急性心肌梗死

急性心肌梗死（简称急性心梗）是指在冠状动脉病变的基础上，发生冠状动脉血供急剧减少或中断，使相应心肌严重、持久地缺血而导致的部分心肌急性坏死。本节主要讲解急性 ST 段抬高型心肌梗死。

1．病因

（1）基本病因：冠状动脉在粥样斑块的基础上形成血栓，出现固定狭窄或部分闭塞；极少数情况下虽无严重粥样硬化，因痉挛也可使管腔闭塞。而侧支循环未充分建立，一旦血供急剧减少或中断，使心肌严重而持久地发生急性缺血达 20 ～ 30 分钟以上，即可发生急性心肌梗死。

（2）诱因：晨起 6 时至中午 12 时交感神经活动增强，心率快，血压高，冠状动脉张力高。饱餐特别是进食大量脂肪后、重体力活动、情绪过分激动、用力大便等，使左心室负荷过重，促使冠脉斑块破裂出血或血栓形成，发生急性心梗。

2．临床表现　多数患者在发病前数天有乏力、胸部不适、活动时心悸等心绞痛的前驱症状。或者心绞痛发作更加频繁，持续更久，硝酸甘油疗效变差等。

（1）症状

①疼痛：心前区剧烈疼痛是最早出现和最突出的症状，其部位和性质与心绞痛相同，但诱因不明显，常发生于安静时，程度更加剧烈，持续时间 10 ～ 20 分钟以上，经休息和含服硝酸甘油不能完全缓解。患者常伴有大汗、呼吸困难、恐惧和濒死感。少数患者症状不典型，一开始即发生心力衰竭或猝死。

②胃肠道症状：有时伴恶心、呕吐、上腹胀，重者可有呃逆，由迷走神经受坏死心肌刺激导致。有时疼痛位于上腹部，易误诊为急腹症，多见于下壁心梗。

③全身症状：发热出现在梗死后 24 ～ 48 小时，一般 38℃左右，持续 1 周，由心肌坏死组织被吸收引起。

④心律失常：多数患者会在发病 1 ～ 2 天出现心律失常，尤其是 24 小时内，以室性心律失常最多见。如频发室早（每分钟 5 次以上）、成对期前收缩、短阵室速、多源性室早或 RonT 室早，为室颤的先兆。室颤常是急性心梗早期，特别是入院前患者死亡最主要的原因，半数患者在发病 1 小时内死于院外。下壁心梗常易发生完全性房室传导阻滞；前壁心肌梗死如发生房室传导阻滞，说明梗死范围广泛。

⑤心源性休克：胸痛发作中血压下降常见，未必是休克。如疼痛缓解后收缩压仍低于 80mmHg，同时伴有烦躁不安、面色苍白、皮肤湿冷、脉搏细速、尿量减少，则为休克表现。

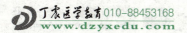
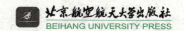

⑥急性心衰：主要是急性左心衰，发生的原因是梗死后导致心脏舒缩能力减弱或不协调。

（2）体征：心脏轻度或中度扩大，心率多增快，血压下降。心尖部第一心音减弱，出现第四心音奔马律。少数患者起病第 2～3 天出现心包摩擦音，为反应性纤维性心包炎所致。心绞痛与急性心梗鉴别见表 1-11。

表1-11　心绞痛与急性心梗鉴别

	心绞痛	心肌梗死
典型症状	发作性胸痛和胸部不适	心前区剧烈疼痛是最早出现和最突出的症状
胸痛特点	压榨、憋闷、紧缩、烧灼或窒息感	
濒死、恐惧感	偶伴	常伴
胸痛部位	胸骨后上中段或心前区	
放　射	多至左肩，沿左臂尺侧至无名指和小指；向上可至颈、咽部和下颌部	
持续时间	一般3～5分钟，不超过30分钟	10～20分钟以上
诱　因	体力劳动、情绪激动、饱餐、寒冷、吸烟	一般无明显诱因
好发时段	早晨和上午	
含服硝酸甘油	1～2分钟开始起效，10分钟以上不缓解考虑非心绞痛	无效
消化道症状	无	恶心、呕吐、上腹胀，重者可有呃逆
全身症状	无	发热，38℃左右
体　征	心率增快，血压下降	心率多增快，血压下降，第四心音奔马律
严重表现	无	心律失常、猝死、休克、心衰

（3）并发症：乳头肌功能不全或断裂、心脏破裂、栓塞、心室壁瘤等。

3．辅助检查

（1）心电图检查：是急性心肌梗死最有意义的辅助检查。特征性改变表现为在面向透壁心肌坏死区的导联上出现宽而深的 Q 波（病理性 Q 波），ST 段弓背向上抬高，T 波倒置。而在背向梗死区的导联上出现 R 波增高，ST 段压低，T 波直立并增高。多数患者 T 波倒置和病理性 Q 波永久存在。根据心电图改变的导联数来定位心肌梗死的部位见表 1-12。

（2）血清心肌坏死标志物：是诊断心肌梗死的敏感指标。

①肌钙蛋白（cTn）：cTnT 或 cTnI 的出现和增高是反映心肌急性坏死的指标。cTn 是诊断心肌坏死最特异和敏感的首选标志物，是诊断急性心梗最有意义的心脏生物标志物。但因其持续时间长（7～14 天），对判断是否有新的梗死不利。

②肌酸激酶同工酶（CK-MB）：发生急性心梗后，CK-MB 升高较早（4～6 小时），恢复也较快（3～4 天），对判断心肌坏死的临床特异性也较高，适用于诊断再发心梗，其峰值是否前移还可判定溶栓治疗后梗死冠脉是否再通。因 CK-MB 广泛存在于骨骼肌，特异性较肌钙蛋白差。

③肌红蛋白：在急性心梗后出现最早、最敏感，恢复也快，但特异性不强。

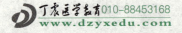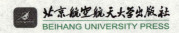

表1-12 心电图导联与心室部位

导　联	心室部位
Ⅱ、Ⅲ、aVF	下壁
Ⅰ、aVL、V_5、V_6	侧壁
$V_1 \sim V_3$	前间壁
$V_3 \sim V_5$	前壁
$V_1 \sim V_5$	广泛前壁
$V_7 \sim V_9$	正后壁
$V_{3R} \sim V_{4R}$	右心室

④其他：肌酸磷酸激酶（CPK）、乳酸脱氢酶（LDH）、天冬氨酸氨基转移酶（AST）等特异性和敏感性均较差，已不用于诊断急性心梗。

（3）其他实验室检查：可有反应性白细胞增高、中性粒细胞分类增高、C反应蛋白增高、血沉增快等。

4. 治疗要点 及早发现，尽早住院，加强住院前的就地处理。力争在患者入院10分钟内完成首份心电图，30分钟内开始溶栓，90分钟内完成球囊扩张。尽快恢复心肌的血液灌注，防止梗死扩大。及时处理严重心律失常、泵衰竭和各种并发症，防止猝死，使患者度过急性期，尽可能多地保留有功能的心肌。

（1）住院后初步处理

①吸氧：改善心肌缺氧，减轻疼痛。氧流量为4～6L/min。对发生严重肺水肿者应采用持续面罩加压给氧或气管插管并机械通气。

②监护：在冠心病监护病房密切监测心电图、生命体征及血氧饱和度。除颤仪随时备用。

③迅速有效止痛：吗啡静脉注射或哌替啶（度冷丁）肌内注射。吗啡具有强大的镇痛作用，改善由疼痛所引起的焦虑、紧张、恐惧等反应，镇静情绪，从而缓解因胸痛使交感神经过度兴奋、心动过速、血压升高、心肌收缩力增强等不利因素，减少心肌耗氧量，预防快速心律失常；对心血管系统还具有扩张血管的作用，可减小梗死病灶，减少心肌细胞死亡。

（2）溶栓治疗：具有快速、简便、经济、易操作的特点。无条件实施经皮冠状动脉介入治疗的患者，应立即（30分钟内）行溶栓疗法。在发病3小时内行溶栓治疗，梗死血管的开通率增高，病死率明显降低。常用药物有链激酶、尿激酶、人重组组织型纤溶酶原激活剂（阿替普酶）等，联合肝素治疗，防止再闭塞。链激酶30～60分钟内滴完，尿激酶30分钟内滴完。脑出血、脑血管畸形、颅内恶性肿瘤、活动性出血（不包括月经来潮）、未获良好控制的＞180/110mmHg的高血压、近3周内有创伤或大手术、近4周内有内脏出血、妊娠、活动性消化性溃疡等情况列为禁忌。

（3）经皮冠状动脉介入治疗（PCI）：具备介入治疗条件的医院，在患者抵达急诊室明确诊断之后，对需施行直接PCI者边给予常规治疗和做术前准备，边将患者送至心导管室，能在患者住院90分钟内施行PCI。

（4）抗血小板治疗：阿司匹林、氯吡格雷抑制血小板聚集。

（5）抗凝治疗：凝血酶是使纤维蛋白原转变为纤维蛋白最终形成血栓的关键环节，因此抑制凝血酶至关重要。普通肝素可作为溶栓治疗最常用的辅助用药。

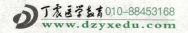 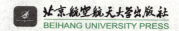

（6）抗心肌缺血治疗

①硝酸酯类药物：扩张冠状动脉，增加心肌血供；扩张外周静脉，减轻心脏前负荷。不宜用于明显的低血压患者。

②β受体阻滞剂：通过降低交感神经兴奋性、减慢心率，降低体循环血压和减弱心肌收缩力，以减少心肌耗氧量和改善缺血区的氧供需失衡，缩小心肌梗死面积；还可预防室颤等恶性心律失常，对降低急性期病死率的疗效非常确切。

③血管紧张素转换酶抑制剂（ACEI）：通过影响心肌重构、减轻心室过度扩张而减少充血性心力衰竭的发生，降低远期病死率。

（7）抗心律失常治疗

①无症状室早和非持续性室速：一般不需要抗心律失常药物治疗。预防性使用利多卡因可减少室颤发生，但可引起心动过缓或心脏骤停，应避免使用。

②持续性室速和室颤：治疗同心肺复苏。纠正低钾血症和低镁血症，复苏后给予胺碘酮和β受体阻滞剂治疗。

③室上性快速心律失常：房颤可增加脑卒中和心衰的危险，治疗原则为控制心室率和转复窦性心律，可选用钙通道阻滞剂如维拉帕米、β受体阻滞剂等。

④缓慢心律失常：窦性心动过缓可使用阿托品。严重的窦性心动过缓和房室传导阻滞应安装临时心脏起搏器。

（8）急性心力衰竭治疗：发病2小时内不可使用洋地黄，因其有增加室性心律失常的危险。合并快速房颤时，可选用胺碘酮治疗。

（三）冠状动脉粥样硬化性心脏病的护理

1. 护理措施

（1）休息活动护理

①心绞痛：发作时立即卧床休息。

②急性心梗：发病12小时内绝对卧床休息，保持环境安静，谢绝探视，解除焦虑。休息可降低心肌耗氧量和交感神经兴奋性。如无并发症，可根据病情卧床1～3天，病情不稳定及高危患者可适当延长卧床时间。一般第2天可允许使用便器坐在床旁大便，第3天可在病房内活动，第4～5天逐步增加活动，直至每天3次步行100～150m。运动以不引起任何不适为度，心率增加10～20次/分为正常反应，运动时心率增加小于10次/分，可加大运动量，进入高一阶段的训练。若运动时心率增加超过20次/分，收缩压降低超过15mmHg，出现心律失常，或心电图ST段缺血型下降大于0.1mV或上升大于0.2mV，则应退回到前一运动水平，若仍不能纠正，应停止活动。

③卧床患者血栓预防护理：24小时内应鼓励患者做床上被动运动，防止下肢静脉血栓形成。下肢静脉血栓形成及血栓性静脉炎多因术后长期卧床或下肢静脉多次输注高渗液体和刺激性药物等引起，血栓脱落最容易栓塞的器官是肺。发生静脉血栓后，应停止患肢静脉输液；抬高患肢并制动，局部硫酸镁湿热敷，配合理疗和全身性抗生素治疗；禁忌局部按摩，以防血栓脱落。

（2）判断溶栓是否成功的临床指标：胸痛2小时内基本消失；心电图的ST段于2小时内回降大于50%；2小时内出现再灌注性心律失常；血清CK-MB峰值提前出现（14小时以内），或根据冠状动脉造影直接判断冠脉是否再通。

（3）饮食护理：急性心梗患者需禁食至胸痛消失，然后给予流质、半流质饮食，逐步过渡到普通饮食。给予低钠、低脂、低热量、低胆固醇、清淡、易消化饮食，少量多餐，避免饱餐。

（4）防治便秘：急性心梗患者适当增加纤维素类食物，必要时使用缓泻药及通便药如开塞露，以

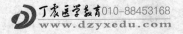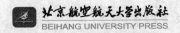

防止便秘时用力排便导致心律失常或心力衰竭，甚至心脏破裂。

（5）病情观察：急性心梗患者立即送入监护病房，连续心电监护，监测心率、心律、血压、呼吸的变化，发现心律失常、猝死、心力衰竭和休克的征兆，应及时通知医生给予处理。

（6）用药护理

①硝酸酯制剂：用药后常有头部胀痛、面色潮红、心悸等血管扩张的表现，嘱患者含药后应立即平卧，以防直立性低血压的发生；静脉用药时要控制滴速，不可擅自调节，随时监测血压变化。

②吗啡或哌替啶：注意有无呼吸抑制、血压下降等表现。

③抗栓药、抗凝药及溶栓药：应用阿司匹林、氯吡格雷、肝素等药物，使用过程中应严密观察有无出血倾向。应用尿激酶等溶栓药物应严密监测出凝血时间和纤溶酶原，注意观察有无皮肤和牙龈出血。

④他汀类药物：可引起肝损害和肌病，用药期间应严密监测血清转氨酶及肌酸激酶。

（7）PCI术后护理：停用肝素4小时后，患者继续卧床24小时，术肢制动，加压包扎。观察足背动脉搏动情况，术区有无出血、血肿。

2. 健康教育

（1）康复运动指导：制订合理的活动计划，适当参加运动，以有氧运动为主，循序渐进。活动时如出现胸闷或心前区不适，应立即停止活动，就地休息。急性心梗患者经过康复训练，可酌情恢复部分工作，但从事重体力劳动、驾驶员、高空作业等工种应予更换。

（2）用药指导：遵医嘱服药，不要擅自增减药量。随身携带硝酸甘油，以备发作时急救。硝酸甘油见光易分解，应避光放在棕色瓶内。药瓶开封后每6个月更换一次，确保疗效。

（3）病情监测指导：心绞痛患者胸痛发作时应立即停止活动，舌下含服硝酸甘油；如连续含3次仍不缓解，心绞痛程度加重，应立即就医。急性心梗是心脏性猝死的高危因素，应教会家属心肺复苏技术，危急时刻可能挽救生命。

六、心脏骤停

心脏骤停是临床中最危重的急症，是指心脏在严重致病因素的作用下射血功能突然停止，引起全身缺血、缺氧，常可迅速导致死亡，部分患者经过及时有效的心肺复苏可获存活。

1. 病因

（1）心脏因素：是指导致原发性心肌损害的疾病，如冠心病、急性病毒性心肌炎、原发性心肌疾病、瓣膜病、先天性心脏病及严重的心律失常等。其中，冠心病是成人心脏性猝死最常见的原因。

（2）呼吸因素：是指导致通气不足、上呼吸道阻塞及呼吸衰竭的疾病，如中枢神经系统疾病、气道异物阻塞、呼吸道感染、哮喘、肺水肿、肺栓塞等。

（3）循环因素：是指导致有效循环血量不足、血流循环梗阻的疾病，如出血性休克、感染性休克、张力性气胸等。

（4）代谢因素：电解质紊乱，如低钾血症、高钾血症、低钙血症等。

（5）中毒因素：药物、毒物中毒。

（6）环境因素：淹溺、触电等。

2. 临床表现　典型三联症包括：突发意识丧失、呼吸停止和大动脉搏动消失。

（1）突然倒地，意识丧失。

（2）大动脉搏动消失，触摸不到颈动脉或股动脉。

（3）呼吸停止或呈叹息样呼吸。

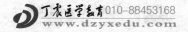
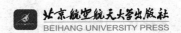

（4）双侧瞳孔散大，对光反射消失。

（5）脑缺氧常引起抽搐和大小便失禁。

（6）皮肤苍白或青紫。

（7）听诊心音消失、血压测不出、脉搏摸不到。

3. 心电图 表现为心室颤动、心室停搏及无脉性电活动 3 种类型。但 3 种血流动力学的结果相同，即心脏不能有效排血，血液循环停止。

七、原发性高血压

高血压是一种以体循环动脉收缩压和（或）舒张压持续升高为主要表现的临床综合征。可分为原发性高血压（高血压病）及继发性高血压（症状性高血压）两类。其中，原发性高血压占绝大多数。

依据《中国高血压防治指南 2010》，高血压定义为在未使用降压药物的情况下，非同日 3 次测量血压，均有收缩压 ≥ 140mmHg 和（或）舒张压 ≥ 90mmHg。患者既往有高血压史，目前正在使用降压药物，血压虽然低于 140/90mmHg，也诊断为高血压。家庭自测血压 ≥ 135mmHg 和（或）舒张压 ≥ 85mmHg 也可诊断为高血压。高血压分类水平和定义见表 1-13。

1. 病因 原发性高血压的病因为多因素，尤其是遗传和环境因素交互作用的结果。有关因素为遗传（基因显性遗传和多基因关联遗传两种方式）、饮食（高盐低钾、高蛋白质、高饱和脂肪酸、饮酒、缺乏叶酸等）、精神应激、吸烟、肥胖、药物（口服避孕药、糖皮质激素、非甾体抗炎药）、睡眠呼吸暂停低通气综合征等。

表1-13　高血压分类水平和定义（mmHg）

分　类	收缩压	舒张压
正常血压	＜120和	＜80
正常高值	120～139和（或）	80～89
高血压	≥140和（或）	≥90
1级高血压（轻度）	140～159和（或）	90～99
2级高血压（中度）	160～179和（或）	100～109
3级高血压（重度）	≥180和（或）	≥110
单纯收缩期高血压	≥140和	＜90

注：当收缩压和舒张压分属于不同级别时，以较高的分级为准；家庭自测血压135/85mmHg相当于诊室的140/90mmHg。

2. 发病机制 高血压的血流动力学特征主要是总外周阻力增高，心脏后负荷加重。

（1）神经机制：高级神经中枢功能失调在高血压发病中占主导地位，机制为交感神经系统活动亢进，血浆儿茶酚胺浓度升高，阻力小动脉收缩增强而导致高血压。

（2）肾脏机制：各种原因引起肾性水、钠潴留，血压升高成为维持体内水、钠平衡的一种代偿方式。

（3）激素机制：肾素 - 血管紧张素 - 醛固酮系统（RAAS）激活。肾小球入球动脉的球旁细胞分泌肾素，促进血管紧张素Ⅱ生成，血管紧张素Ⅱ使小动脉平滑肌收缩，并进一步刺激醛固酮分泌增加，均可使血压升高。

（4）血管机制：年龄增长、血脂异常、血糖升高、吸烟等因素损伤血管内皮功能，动脉弹性下降，

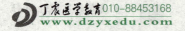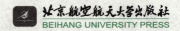

致收缩压升高，舒张压降低，脉压增大。

（5）胰岛素抵抗：继发性高胰岛素可使交感神经系统活动亢进，动脉弹性减退，使血压升高。

3. 病理生理与病理　心脏和血管是高血压作用的主要靶器官。高血压早期可无明显病理改变。长期高血压可引起左心室肥厚和扩大，血管病变则主要是全身小动脉壁／腔比值增加、管腔内径缩小，导致心、脑、肾等重要器官缺血。血管内皮功能障碍是高血压最早、最重要的血管损害。

4. 临床表现

（1）症状：多数起病隐匿，症状不明显，仅在测量血压或出现心、脑、肾等并发症后才被发现。常见症状有头痛、头晕、心悸、后枕部或颞部搏动感。还有的表现为失眠、健忘、注意力不集中、情绪激动易怒、耳鸣等神经症状。症状严重程度并不一定与血压水平成正比。

（2）体征：长期持续高血压可有左心室肥厚，主动脉瓣区第二心音（A_2）亢进。

（3）并发症

①心血管病：长期高血压使左心室后负荷加重，左心室肥厚、扩大，久之可致充血性心力衰竭。高血压还可促进冠状动脉粥样硬化的形成和发展，是冠心病的重要危险因素。

②脑血管病：包括脑出血、脑血栓形成、短暂性脑缺血发作、腔隙性脑梗死等。长期高血压使脑血管形成微动脉瘤，破裂可发生脑出血。

③慢性肾衰竭：长期高血压会使肾小动脉硬化，晚期出现慢性肾衰竭。

④视网膜病变：视网膜小动脉痉挛、硬化。

⑤主动脉夹层。

（4）高血压急症和高血压亚急症：曾被称为高血压危象。

①高血压急症：是指原发性或继发性高血压患者，在某些诱因作用下，血压突然和明显升高，超过 180/120mmHg，同时伴有进行性心、脑、肾等重要靶器官功能不全的表现。血压水平的高低与急性靶器官损害的程度并非呈正比。高血压急症包括高血压脑病、颅内出血、蛛网膜下腔出血、脑梗死、急性心力衰竭、急性冠状动脉综合征、急进性肾小球肾炎、子痫等。

②恶性高血压：是指病情发展急骤、舒张压持续 ≥ 130mmHg，除有头痛、视力模糊、眼底出血、渗出和乳头水肿外，还有突出的肾脏损害表现，如持续性蛋白尿、血尿与管型尿。

③高血压亚急症：是指血压明显升高但不伴靶器官损害。患者可以有血压明显升高造成的症状，如头痛、胸闷、鼻出血和烦躁不安等。高血压急症与高血压亚急症区分的标准不在于血压的高低，而在于是否有新近发生的急性进行性靶器官损害。

5. 危险评估及预后　见表 1-14。

6. 辅助检查　包括血液生化（钾、空腹血糖、总胆固醇、三酰甘油、高密度脂蛋白胆固醇、低密度脂蛋白胆固醇和尿酸、肌酐等）、全血细胞计数、血红蛋白和红细胞比积、尿液检查、心电图、动态血压监测等。

7. 治疗要点

（1）治疗基本原则：高血压常伴有其他危险因素、靶器官损害或临床疾病，需要进行综合干预。大多数患者需长期甚至终生坚持治疗。定期测量血压，规范治疗，尽可能坚持长期平稳有效地控制血压。

（2）治疗目标：最大限度地降低心脑血管并发症发生和死亡的总体危险，对低、中危患者进行更积极的治疗，以防止或延缓此疾病发展进入高危阶段。一般情况下应将血压降至 140/90mmHg 以下，合并糖尿病、心力衰竭、冠心病或肾脏疾病者应降至 130/80mmHg，老年收缩期高血压患者一般控制在 150mmHg 以下。

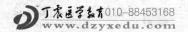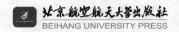

表1-14　原发性高血压心血管危险分层

其他危险因素和病史	高血压		
	1级	2级	3级
无	低危	中危	高危
1~2个其他危险因素	中危	中危	很高危
≥3个其他危险因素或靶器官损害	高危	高危	很高危
临床合并症或合并糖尿病	很高危	很高危	很高危

（3）非药物治疗：即治疗性生活方式干预。健康的生活方式在任何时候、对任何高血压患者（包括正常高值血压）都是有效的治疗方法。1级高血压的治疗以促进身心休息为主，经过数周的生活方式干预后，血压仍≥140/90mmHg时，再开始降压药物治疗。

①减少钠盐摄入：< 6g/d。增加钾盐摄入。

②控制体重：体重指数（BMI）< 24kg/m² 为正常。男性腰围< 90cm，女性< 85cm。

③合理膳食：少吃或不吃肥肉和动物内脏，多食新鲜蔬菜和水果。

④不吸烟，限制饮酒。每天白酒< 50ml，啤酒< 300ml。

⑤体育运动：每天体力活动约 30 分钟，每周有 3 次以上有氧体育锻炼。

⑥减轻精神压力，保持心理平衡。

（4）药物治疗：遵循 4 个原则，即从小剂量开始，优先选择长效制剂，联合 2 种或 2 种以上药物，个体化治疗。治疗的主要对象为 2 级或 2 级以上高血压、高血压合并糖尿病或已有心脑肾等靶器官损害及经生活方式干预效果不理想的患者。老年人、病程较长、已有靶器官损害或并发症的患者，降压速度应适度缓慢。目前常用的一线降压药物有 5 类。

①利尿药：常用药有氢氯噻嗪。降压的机制为促进体内电解质（主要为 Na^+）排出，增加尿量，减少血容量，从而降低血压。尤其适用于老年高血压、单纯收缩期高血压或伴心力衰竭患者，也是难治性高血压的基础药物之一。

②β受体阻滞剂：常用药有美托洛尔、阿替洛尔等（××洛尔）。其降压的机制是抑制心肌收缩力、减慢心率、抑制肾素释放、抑制交感神经系统活性而降低血压。

③钙通道阻滞剂（CCB）：又称为钙拮抗剂、钙离子拮抗剂。常用药有二氢吡啶类的硝苯地平（××地平）和非二氢吡啶类的维拉帕米、地尔硫草等。药理作用的主要机制是阻止 Ca^{2+} 由细胞外流入细胞内，达到舒张血管的作用，主要舒张动脉。扩张外周阻力血管，可用于治疗高血压；还可扩张冠状动脉，用于缓解心绞痛；扩张脑血管，可治疗高血压脑病及脑血管栓塞、痉挛等疾病；扩张外周血管，治疗周围血管痉挛性疾病。此外，CCB 还具有负性肌力、减慢心率及抗动脉粥样硬化等作用。高血压伴冠心病患者首选硝苯地平；伴脑血管疾病患者首选尼卡地平；伴快速心律失常患者则应首选维拉帕米治疗，如阵发性室上性心动过速、心房颤动等。

④血管紧张素转换酶抑制剂（ACEI）：如卡托普利（××普利）、依那普利、贝那普利、福辛普利等。其降压的机制为阻止血管紧张素Ⅱ生成，取消血管紧张素Ⅱ收缩血管、升高血压的作用。另外 ACEI 还具有保护血管内皮细胞、增敏胰岛素受体等作用，从而改善胰岛素抵抗，减少尿蛋白，特别适合伴有心力衰竭、蛋白尿、糖耐量异常等情况的高血压患者。

⑤血管紧张素Ⅱ受体拮抗剂（ARB）：常用药有氯沙坦（××沙坦）、缬沙坦、厄贝沙坦等。可

以避免 ACEI 类药物的不良反应。

除以上 5 类药物外，还有抑制交感神经的药物如利血平和可乐定，直接松弛血管平滑肌的药物肼屈嗪等，α_1 受体阻滞剂哌唑嗪等。但以上药物因不良反应较严重，已不主张单独使用。

（5）高血压急症的治疗：实施抢救，持续监测血压，立即进行降压治疗以阻止靶器官进一步损害。数分钟至 1 小时血压降低幅度不超过治疗前水平的 25%，在随后的 2 ～ 6 小时内降至 160/100mmHg 左右，24 ～ 48 小时内降至正常水平。

①硝普钠：通常为首选药物；可同时扩张动脉和静脉，分别降低心脏的后、前负荷。

②硝酸甘油：可扩张静脉和冠脉，主要降低心脏的前负荷。常用于高血压急症伴急性心力衰竭或急性冠脉综合征时。

③尼卡地平：钙通道阻滞剂。作用快，持续时间短。在降压的同时还可以改善脑血流量。主要用于高血压急症伴急性脑血管病时。

④拉贝洛尔：兼有 α 受体阻滞作用的 β 受体阻滞剂。主要用于高血压急症伴妊娠或肾功能衰竭时。

⑤地尔硫草：钙通道阻滞剂。可控制快速室上性心律失常。

⑥脱水药：甘露醇，快速静滴。

⑦镇静药：伴烦躁、抽搐者应用镇静类药物。

（6）高血压亚急症的治疗：可在 24 ～ 48 小时将血压缓慢降至 160/100mmHg。

8. 护理措施

（1）休息活动护理：合理安排休息、工作与活动，根据年龄及身体状况选择运动，持之以恒循序渐进。1 级高血压患者可适当休息，保证充足睡眠；若血压较高，患者出现头晕、眼花、耳鸣等症状时，应卧床休息。保持病室安静，减少探视，治疗和护理操作集中进行，保证患者充足的休息、睡眠。

（2）饮食护理：给予低盐、低脂、低胆固醇饮食，限制动物脂肪、内脏、甲壳类食物的摄入，补充适量蛋白质，多吃新鲜蔬菜、水果。多食含钾丰富的蔬菜（油菜、香菇、红枣等）、水果（柑橘、香蕉等），防止便秘。

（3）直立性低血压护理：服降压药后如有眩晕、恶心、乏力时，立即平卧，取头低足高位，增加脑部供血。指导患者改变体位要缓慢，禁止长时间站立，防止直立性低血压。避免用过热的水洗澡或洗蒸汽浴，防止周围血管扩张导致晕厥。

（4）高血压急症护理

①避免危险因素：保持心情舒畅，遵医嘱服药，避免过劳和寒冷刺激。

②病情监测：加强生命体征监测，静滴降压药过程中，每 5 ～ 10 分钟测量血压一次。发现血压急症，应立即通知医生，保持病室安静，给氧，连接好心电、血压、呼吸监护。做好生理护理。

（5）用药护理

①钙通道阻滞剂：常见不良反应为颜面潮红、头痛、眩晕、心悸、踝部及胫前水肿、牙龈增生等，踝部及胫前水肿非因水钠潴留，而是由毛细血管扩张所致。心力衰竭患者慎用二氢吡啶类钙通道阻滞剂，因其有负性肌力作用。心动过缓、房室传导阻滞患者禁用非二氢吡啶类钙通道阻滞剂，因维拉帕米、地尔硫草的减慢心率作用较明显。

②硝普钠：不良反应有恶心、呕吐、精神不安、肌肉痉挛、头痛、皮疹、发热等。口服不吸收，静脉给药后 5 分钟即见效，停药后作用仅维持 3 ～ 5 分钟，故只可静脉滴注。因其降压迅速，使用时应调整给药速度，严密监测血压变化，有条件者可用输液泵控制滴速。应现用现配，保存和应用不超过 12 小时。滴注过程中应避光，黑纸遮挡。溶液不可添加其他药物。在体内代谢可产生氰化物，肝肾功能不全的患者大剂量或连续使用可致氰化物中毒。

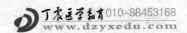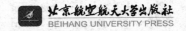

八、病毒性心肌炎

病毒性心肌炎是由病毒侵犯心肌引起的以心肌细胞的变性和坏死为病理特征的疾病。有时病变也可累及心包或心内膜。

1. **病因**　以肠道和呼吸道感染的病毒最常见，尤其是柯萨奇病毒 B 组，占发病的半数以上，其次为埃可病毒、脊髓灰质炎病毒、腺病毒、轮状病毒等。

2. **发病机制**　病毒直接对心肌的损害及病毒感染后产生的自身免疫反应。

3. **病理**　心肌间质组织和附近血管周围炎性细胞浸润，心肌细胞肿胀、溶解和坏死。慢性病例常有心脏扩大，心肌纤维化形成瘢痕组织。心包可有浆液渗出。病变累及传导系统可致终身心律失常。

4. **临床表现**　临床表现差异很大，预后大多数良好，轻者可无明显症状，重者可猝死。

（1）前驱症状：在起病前数日或发病前 1～3 周，多有上呼吸道感染或肠道病毒感染病史，表现为发热、乏力、食欲缺乏、咽痛、肌痛、腹痛或腹泻等。

（2）心肌炎症状：轻者可无症状而仅有心电图异常。一般病例常出现心悸、胸闷、呼吸困难、心前区隐痛、乏力等表现。严重者甚至出现心力衰竭、严重心律失常、心源性休克等。少数患儿呈慢性病程，演变为扩张型心肌病。

（3）体征：心脏正常或轻度扩大，第一心音减弱，可出现奔马律和交替脉等心力衰竭的体征。心律失常，心动过速与发热程度不平行。伴心包炎可闻及心包摩擦音。重症患儿可出现血压下降或心源性休克。

5. **辅助检查**

（1）实验室检查：血清肌酸激酶及其同工酶增高，肌钙蛋白增高。病毒中和抗体效价测定恢复期较急性期增高 4 倍。白细胞增高、血沉增快、C 反应蛋白增高。

（2）心电图检查：常见各种心律失常，包括室性期前收缩、室上性和室性心动过速。心肌受累明显时可出现 ST-T 段改变，T 波降低。

6. **治疗要点**　为自限性疾病，尚无特殊治疗手段，主要是减轻心脏负担，改善心肌代谢，促进心肌修复。

（1）抗病毒治疗：早期应用利巴韦林、阿昔洛韦、干扰素等药物，但疗效不确定。

（2）营养心肌、促进心肌代谢治疗：大剂量维生素 C 以葡萄糖稀释成 10%～25% 的浓度静脉注射；能量合剂治疗的药物有三磷酸腺苷、辅酶 A 等。1,6 二磷酸果糖可改善心肌能量代谢，促进受损心肌修复。维生素 C、辅酶 Q_{10} 具有保护心肌和清除自由基的作用。丹参或黄芪等中药治疗。重症患儿可使用大剂量丙种球蛋白。

（3）对症治疗：心力衰竭者使用利尿药、强心药、血管扩张药、血管紧张素转换酶抑制剂等。频发室性期前收缩或有快速性心律失常者，可选用抗心律失常药物；完全性房室传导阻滞者，可使用临时起搏器。糖皮质激素可起到减轻心肌炎症反应和抗休克的作用，轻症及早期患儿不推荐使用，仅用于危重病例。

7. **护理措施**　重点是充分休息，加强营养。

（1）休息活动护理：卧床休息至体温稳定后 3～4 周，保证充分睡眠，待症状消失，心肌酶、病毒中和抗体、白细胞等实验室检查指标及体征正常后，方可逐渐增加活动。恢复期继续限制活动，总休息时间不少于 6 个月。

（2）饮食护理：加强营养，应给予易消化、富含维生素和优质蛋白质的饮食，心力衰竭者限制钠盐摄入，避免刺激性食物，如浓茶、浓咖啡等，戒烟、酒。保持情绪稳定。

（3）病情观察：进行心电监护，注意有无心律失常和心功能改变，发现多源性期前收缩、频发室

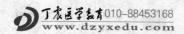

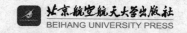

性期前收缩、高度或完全性房室传导阻滞、心动过速、心动过缓时应立即报告医生,采取紧急处理措施。心肌炎患儿对洋地黄类药物敏感,易中毒,应减少药量。

九、循环系统疾病患者常用诊疗技术及护理

（一）人工心脏起搏器和心脏电复律

1. 人工心脏起搏器　是通过发放一定形式的电脉冲电流,刺激心脏,使之收缩,即模拟正常心脏的冲动形成及传导。分为临时心脏起搏和植入式心脏起搏。

（1）适应证

①植入式心脏起搏

a. 明确的症状性心动过缓,建议植入永久性起搏器。

b. 临床症状可能与心动过缓相关,可以植入永久性起搏器。

c. 二度Ⅱ型及三度房室传导阻滞,无论有无临床症状,均应植入永久性起搏器。

d. 病态窦房结综合征、反射性晕厥患者。

②临时心脏起搏

a. 阿 - 斯综合征发作、一过性高度或完全房室传导阻滞且逸搏心律过缓。

b. 操作过程中或急性心肌梗死、药物中毒、严重感染等危急情况下出现危及生命的缓慢型心律失常。

（2）护理

①术前护理:向患者介绍人工心脏起搏器的目的和必要性、大致过程、可能出现的不适和并发症,取得其合作。遵医嘱做术前检查、记录 12 导联心电图。禁食 6 小时,排空膀胱。准备好物品、抢救药物及设备等。

②术后护理

a. 监测:持续 24 小时心电监护,监测脉率、心率及心律等。

b. 休息与活动:术后患者平卧,术侧肢体不宜过度活动,勿用力咳嗽,以防电极脱位。

c. 伤口护理:沙袋加压伤口 6 小时,保持伤口处皮肤清洁干燥,每天严格无菌换药。

2. 心脏电复律　心脏电复律是利用短促而强烈的电能使心脏各部分的心肌同时除极,消除异位心律,使之转复为窦性心律的方法。最早用于消除心室颤动,后来用于各种异位性快速心律失常。

（1）心脏电复律的种类及适应证

①同步电复律:适用于除心室颤动与扑动以外的快速型心律失常。除颤器上设有的同步装置可使放电时电流正好与心电图上 R 波同步,即电流刺激仅在心动周期的绝对不应期,避免诱发室颤。

②非同步电复律:适用于心室颤动与扑动。此时已无心动周期,也无 QRS 波,患者神志多已丧失,一旦发现应立即实施电除颤。

（2）护理

①术前护理

a. 物品:除颤器、心电图、生理盐水、导电糊、纱布垫及心肺复苏的抢救设备及药物。

b. 患者:向患者介绍心脏电复律的目的、大致过程、可能出现的不适和并发症。纠正酸碱电解质紊乱。停用洋地黄类药物 1 ～ 2 天。

②术中配合

a. 患者平卧于绝缘硬床板上,充分暴露前胸,有义齿者取下,开放静脉通道,连接心电监护仪。

b. 清洁电击处皮肤,连接心电导联线,贴放心电监测电极片时注意避开除颤部位。

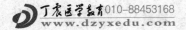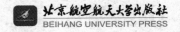

c. 遵医嘱用地西泮 0.3 ～ 0.5mg/kg 缓慢静注，至患者处于昏睡状态。

d. 连接电源，遵医嘱选择正确的电能量，将两电极板上均匀涂满导电糊或包以生理盐水浸湿的纱布，分别置于胸骨右缘第 2 ～ 3 肋间和心尖部，两电极板之间距离不应小于 10cm，与皮肤紧密接触，并有一定压力。观察患者的心率是否转为窦性。

③术后护理

a. 患者卧床休息 24 小时。

b. 持续 24 小时心电监护，密切观察神志、瞳孔、呼吸、血压、皮肤及肢体活动情况。

c. 继续按时服用抗心律失常药。

（二）冠状动脉造影术

选择性冠状动脉造影术 (SCA) 是目前诊断冠心病最为可靠的方法，它可提供冠状动脉病变的部位、性质、范围、侧支循环状况等准确资料，有助于选择最佳治疗方案。

1. **适应证**　凡疑有冠状动脉病变者。

2. **禁忌证**　严重心功能不全；外周动脉血栓性脉管炎；造影剂过敏；严重心动过缓者应在临时起搏保护下手术。

3. **方法**　将心导管经皮穿刺插入股动脉、肱动脉或桡动脉，推送至主动脉根部，使导管顶端进入左、右冠状动脉开口，注入造影剂而使其显影。常用造影剂为 76% 泛影葡胶及其他非离子型腆造影剂如优维显。

4. **护理措施**　术前需训练床上排尿及连续咳嗽动作，术前 6 小时禁食、禁水，但不禁药。术后动脉穿刺部位按压 15 ～ 20 分钟，以彻底止血，加压包扎，沙袋压迫 6 小时，术侧肢体制动 12 小时，注意观察穿刺部位有无出血、血肿及足背动脉搏动情况，观察心率、血压及心电图变化。

（三）经皮穿刺腔内冠状动脉成形术

经皮穿刺腔内冠状动脉成形术是扩张冠状动脉内径，解除其狭窄，改善其对心肌血液供应的一种非外科手术方法，其缓解症状的作用迅速可靠。

1. **适应证**　稳定型心绞痛药物疗效欠佳或不稳定型心绞痛患者有单支、孤立的局限性或不完全性狭窄；冠状动脉近端或远端的狭窄、冠状动脉旁路移植术后移植血管狭窄、不稳定型心绞痛、急性心肌梗死、冠状动脉几乎完全阻塞和成形术后再狭窄者。

2. **禁忌证**　冠状动脉僵硬或钙化性狭窄或偏心性狭窄、完全闭塞、多支广泛性弥漫性病变，狭窄程度小于 50% 或仅有痉挛者不宜做本手术治疗。左冠状动脉主干狭窄或病变在主干分叉附近时，手术有一定的危险性。

3. **方法**　先做冠状动脉造影并录像确定狭窄部位。然后用指引导管将带球囊导管置入，再通过导丝引至狭窄病灶处，以造影剂注入球囊，用 3040 ～ 6080mmHg(405 ～ 810kPa) 压力扩张球囊，每次一般持续 15 ～ 30 秒，球囊完全膨胀，血管已经扩张后逐渐减压，然后回抽造影剂，将球囊抽成负压状态撤出。术时宜将临时起搏导管预先放置于右心室内以备发生缓慢心律失常时作起搏治疗之用。

4. **护理措施**　术前口服抑制血小板药物如阿司匹林，术中肝素化。术后坚持长期服用阿司匹林，并控制冠心病危险因素，应特别重视调节血脂药的应用，以减少再狭窄的发生。本手术的主要并发症是冠状动脉闭塞、栓塞、夹层分离或破裂，需作紧急冠状动脉旁路手术治疗。严重室性心律失常亦为常见并发症。

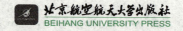

（四）经皮穿刺冠状动脉内支架安置术

经皮穿刺冠状动脉内支架安置术是将金属或塑料制成的支架，置入狭窄的冠状动脉内，支撑其管壁，以保持管腔内血流畅通。

1. **适应证**　由冠状动脉成形术治疗引起的冠状动脉急性闭塞，内膜撕裂所致，支架可撑开血管，粘合内膜。冠状动脉成形术疗效不佳或术后发生狭窄。

2. **禁忌证**　有出血倾向者、有左主干病变而无保护措施、病变血管直径＜2mm、近端血管明显扭曲、冠状动脉成形处有血栓等。

3. **方法**　手术操作与经皮穿刺腔内冠状动脉成形术相仿。多数患者先行冠状动脉成形术，然后置入导引导管使其顶端到达冠状动脉，再向导引导管腔内置入带支架的导管将支架送到预定的位置，支架脱离，留在血管病变处自动撑张；或置入带支架的球囊导管将支架送到预定的位置，快速高压充盈球囊以扩张支架，待其完全扩张后，继续维持高压 5 ～ 10 秒，然后减压退出导管，支架留在病变处。

4. **护理措施**　术中用肝素抗凝，术后口服噻氯匹定或华法林维持抗凝治疗 1 ～ 3 个月。其他处理如冠状动脉成形术。常见并发症有血管内膜撕裂、冠状动脉闭塞、心室颤动、心肌梗死、冠状动脉再狭窄、血栓栓塞、出血、支架脱落等。

第三节　消化系统疾病

一、概　述

消化系统由消化管和消化腺两部分组成。消化管包括口腔、咽、食管、胃、小肠和大肠，基本的生理功能是摄取、转运、消化食物，吸收营养和排泄废物。消化腺包括大消化腺和小消化腺。大消化腺包括大唾液腺、肝和胰，小消化腺分布于消化管壁内如胃腺及肠腺等。消化系统还能分泌多种激素，参与全身和消化系统生理功能的调节。

1. **食管**　是连接咽和胃的细长肌性管道，功能是把食物和唾液等运送到胃内。成年人食管长约 25cm，切牙距食管起点约 15cm。食管有 3 处生理狭窄，这 3 处狭窄是食管异物滞留及食管癌的多发处。食管壁由黏膜、黏膜下层和肌层组成，没有浆膜层，故食管癌等病变易扩散至纵隔。

2. **胃**　胃分为贲门、胃底、胃体和幽门 4 部分，是消化道中最膨大的部分，可容纳食物约 1500ml。胃的主要功能是暂时储存食物，排空时间为 4 ～ 6 小时。胃与食管连接处为贲门，与十二指肠连接处为幽门。幽门窦位于胃的最低部，胃溃疡和胃癌多发生于胃的幽门窦近幽门小弯处。幽门括约肌的功能是控制胃内容物进入十二指肠的速度并阻止其反流入胃。胃壁分为黏膜、黏膜下层、肌层和浆膜层。胃的泌酸腺主要分布在胃底和胃体，包括 3 种细胞。

（1）壁细胞：分泌盐酸和内因子，盐酸可激活胃蛋白酶原，使其转变为具有消化活性的胃蛋白酶，还能杀灭进入胃内的细菌。内因子可促进维生素 B_{12} 的吸收。

（2）主细胞：分泌胃蛋白酶原，被盐酸激活为胃蛋白酶，参与蛋白的消化。

（3）黏液细胞：分泌碱性黏液，可中和胃酸，保护胃黏膜。此外，胃窦部的促胃液素细胞（G 细胞），可分泌促胃液素（胃泌素），刺激壁细胞和主细胞分泌胃酸和胃蛋白酶原。

3. **小肠**　是消化管中最长的一段，成年人小肠全长 5 ～ 6m，分为十二指肠、空肠、回肠 3 部分。小肠是消化吸收的主要场所，小肠内的胰液、胆汁和小肠液对食物进行全面化学性消化，食物经过

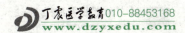
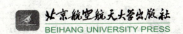

小肠后消化过程基本完成，未被消化的食物残渣进入大肠。

（1）十二指肠：呈 C 形包绕胰头部，长约 25cm，上接幽门，下续空肠，分为上部、降部、水平部和升部 4 段。十二指肠上部近侧与幽门相连接的一段肠管长约 2.5cm，由于其肠壁薄，管径大，黏膜面光滑平坦，无环状襞，被称为十二指肠球部，是十二指肠溃疡及穿孔的好发部位。降部内后侧壁有一圆形隆起，称十二指肠乳头，是胆总管和胰管汇合的共同开口处，距切牙约 75cm。十二指肠升部与空肠转折处被屈氏韧带固定于腹后壁，是上、下消化道的分界处。

（2）空肠：占小肠的 2/5，多位于左腰区和脐区。

（3）回肠：占小肠的 3/5，多位于脐区、右腹股区和盆腔内，末端连接盲肠。回肠末端是小肠最窄部分，易因异物或病变而发生梗阻。

4. 大肠　成年人大肠总长约 150cm，分为盲肠、阑尾、结肠、直肠和肛管 5 部分。大肠的主要功能是吸收水分和电解质，暂时贮存食物残渣，形成粪便后排出体外。大肠液的主要成分是黏液，可润滑粪便，保护肠黏膜。大肠内含有的多种细菌，能分解未消化的蛋白质、糖和脂肪，并能合成维生素 K 和维生素 B 供人体吸收和利用。

5. 肝　是人体最大的实质性脏器，由门静脉和肝动脉双重供血。肝脏位于右上腹，隐藏在右侧膈下和肋骨深面，大部分为肋弓所覆盖。肝上界在右侧锁骨中线第 5 肋间，相当于叩诊的相对浊音界。肝下界与右肋弓一致，如在肋弓以下触及肝脏，则多为病理性肝肿大。幼儿的肝下缘位置较低，可在肋弓下触及。肝的显微结构为肝小叶，是肝结构和功能的基本单位。肝脏的生理功能主要有：

（1）糖、脂肪、蛋白质、维生素的物质代谢均需要肝脏参与。

（2）肝脏分泌的胆汁是一种重要的消化液，其中的胆盐和胆固醇可作为乳化剂，促使脂肪裂解，有助于脂肪类食物及脂溶性维生素的消化和吸收，但胆汁中不含消化酶。

（3）肝脏是人体主要的解毒器官，外来的毒素、细菌、血氨及化学药物均需肝脏分解后排出；雌激素、抗利尿激素等多种激素可经肝脏灭活。

（4）肝脏是白蛋白及部分凝血因子合成的唯一场所，也是多种维生素贮存和代谢的主要场所。

（5）肝脏是糖异生的主要场所，当体内糖来源不足时，可利用非糖物质异生为葡萄糖，以维持血糖浓度恒定，是人体饥饿时血糖的重要来源，对于保证脑组织及红细胞的葡萄糖供应具有重要意义。

6. 胆道系统　胆道系统由左右肝管自肝门出肝脏，左右肝管汇合成肝总管，与胆囊管汇合成胆总管，开口于十二指肠大乳头。其生理作用是输送和调节肝脏分泌的胆汁进入十二指肠。肝脏连续不断地分泌胆汁，但只有在消化食物时，胆汁才排入十二指肠。在空腹状态，胆汁流入胆囊，在胆囊内浓缩、贮存。胆道系统、十二指肠与胰管。

7. 胰　是人体第二大消化腺，形态狭长，为头、颈、体、尾 4 部分。胰具有外分泌和内分泌两种功能。

（1）胰液由腺泡细胞和小的导管管壁细胞分泌，呈碱性，可中和进入十二指肠的胃酸，使肠黏膜免受胃酸的侵蚀。

（2）胰液中的消化酶主要有胰淀粉酶、胰脂肪酶、胰蛋白酶和糜蛋白酶，分别水解淀粉、脂肪和蛋白质。生理情况下，上述胰酶在胰中均以胰酶原的形式存在，胰酶原不具有消化活性，避免胰发生自身消化。

（3）但因胰管梗阻或暴饮暴食致胰液分泌增多时，胰液排出受阻，胰蛋白酶原被激活，引起胰腺组织的自身消化，发生急性胰腺炎。

（4）胰酶原在进入十二指肠后，胰蛋白酶原首先在肠激酶的作用下被激活为胰蛋白酶，继而由胰蛋白酶激活其他胰酶原。肠激酶来自十二指肠和空肠上端的黏膜，在多种胰酶级联激活中的作用最关键。

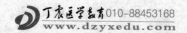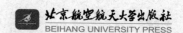

二、胃　炎

（一）急性单纯性胃炎

1. **病因**　细菌毒素或微生物污染（沙门菌属、嗜盐菌最常见）的食物、刺激性饮食、长期服用药物或浓茶、普通肠道病毒感染等因素可引起，合并肠炎时称为急性胃肠炎。若不治疗，可长期存在并发展为慢性胃炎。一般预后良好。

2. **临床表现**

（1）症状：发病快，可有中上腹不适、腹痛、食欲减退、恶心、呕吐等表现，严重者可有发热、脱水、酸中毒，甚至引起休克。

（2）体征：腹部有压痛、肠鸣音亢进。

3. **辅助检查**　胃肠炎患者粪便常规检查为阳性。

4. **治疗要点**　针对病因进行治疗，可暂时禁食，鼓励饮水，严重者可能发生水、电解质、酸碱平衡紊乱，注意观察，疼痛剧烈者遵医嘱用药。

（二）急性糜烂性胃炎

1. **病因与发病机制**

（1）饮酒：高浓度酒可直接破坏胃黏膜，胃内的氢离子进入胃黏膜加重损害，最终导致胃黏膜糜烂和出血。

（2）药物：长期服用某些药物直接破坏胃黏膜，从而引起胃黏膜糜烂、出血。

（3）应激状态：严重创伤、烧伤、大手术、休克等应激状态引起胃黏膜缺血、缺氧，胃黏膜受损，从而引起临床表现。

2. **临床表现**　上消化出血为主要表现。部分患者症状轻，或有腹部不适、恶心、呕吐等症状。

3. **辅助检查**

（1）粪便检查：大便隐血试验阳性。

（2）胃镜检查。

4. **治疗要点**　针对病因进行治疗，避免诱发因素，可使用保护胃黏膜药物。

（三）慢性胃炎

慢性胃炎指多种原因引起的胃黏膜慢性炎症。分为非萎缩性、萎缩性和特殊类型 3 类。炎症仅累及胃小弯和黏膜固有层的表层，未累及腺体，称为慢性浅表性胃炎。如炎症累及到腺体深部，并使腺体破坏，数量减少，黏膜萎缩、变薄，称为慢性萎缩性胃炎。萎缩性胃炎又分为多灶性和自身免疫性两类。

1. **病因与发病机制**

（1）幽门螺杆菌（Hp）感染：幽门螺杆菌感染是最主要的病因，其引起慢性胃炎的主要机制是产生的毒素直接损伤胃黏膜上皮细胞、诱发炎症反应及免疫反应。长期感染可导致胃黏膜萎缩和化生，易发性与遗传也有一定关系。病变多位于胃窦和胃小弯。

（2）自身免疫：患者血液中存在壁细胞抗体和内因子抗体。壁细胞抗体破坏壁细胞，导致胃酸分泌减少；内因子抗体破坏内因子，缺乏内因子使维生素 B_{12} 不能与其结合，维生素 B_{12} 吸收障碍，发生恶性贫血。

（3）十二指肠 - 胃反流：由于幽门括约肌功能不全，胆汁、胰液和肠液反流入胃，削弱胃黏膜的屏障功能。吸烟也可影响幽门括约肌的功能。

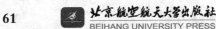

（4）胃黏膜损伤因素：长期食用过冷、过热、高盐、粗糙的食物，饮浓茶，酗酒，服用非甾体抗炎药、糖皮质激素等，均可引起胃黏膜损害。

2．临床表现　大多数患者无任何症状。有症状者的典型表现是上腹饱胀不适，钝痛、烧灼痛，餐后常加重，伴反酸、嗳气、食欲缺乏、恶心等消化不良的表现。体征不明显，可有上腹轻压痛。自身免疫性胃炎患者还可出现贫血、厌食、体重减轻等症状。

3．辅助检查

（1）幽门螺杆菌检测：$^{13}C^-$ 或 $^{14}C^-$ 尿素呼气试验，是幽门螺杆菌检查最常用的方法，不依赖内镜，准确性较高，是检测的金标准之一。取活组织做病理检查时也可查幽门螺杆菌，方法为快速尿素酶试验、胃黏膜组织切片染色镜检及细菌培养等。

（2）胃镜及活组织检查：胃镜检查是慢性胃炎最可靠的诊断方法，胃镜下取活组织还可作出病理诊断。

（3）血清学检查：自身免疫性胃炎壁细胞抗体和内因子抗体阳性。

4．治疗要点　原则是消除病因、缓解症状、控制感染、防治癌前病变。

（1）根除幽门螺杆菌：联合应用多种药物治疗，可有效根治幽门螺杆菌。

①标准三联疗法：质子泵抑制剂 + 克拉霉素 + 阿莫西林或甲硝唑（二选一）。

②经典四联疗法：质子泵抑制剂 + 铋剂 + 四环素 + 甲硝唑。四联疗法中的两种抗生素还可以选择阿莫西林、克拉霉素、呋喃唑酮、左氧氟沙星等药物。

（2）胃肠动力药：由十二指肠 - 胃反流引起的慢性胃炎，治疗常用助消化、改善胃肠动力的药物。西沙必利为选择性 $5\text{-}HT_4$ 受体激动剂，促进肠壁神经丛细胞末梢释放乙酰胆碱，增强胃肠道运动。多潘立酮为外周多巴胺受体拮抗剂，可增强胃肠蠕动，促进胃排空，防止食物反流。

（3）自身免疫性胃炎引起的恶性贫血：应用维生素 B_{12}。

（四）急、慢性胃炎的护理

1．休息活动护理　胃炎急性发作或伴有消化道出血者应卧床休息。病情缓解后适当锻炼，避免过度劳累，提高抵抗力。

2．饮食护理　避免食用过咸、过甜、过硬、生冷、刺激性食物（如辣椒）或饮料（如浓茶、咖啡）、粗纤维食物（如芹菜、韭菜）和油炸食品。胃酸缺乏者可酌情食用酸性食物如山楂、食醋、浓肉汤、鸡汤等。

3．腹痛护理　避免精神紧张，采取转移注意力、腹部按摩、深呼吸等方法缓解疼痛。在排除急腹症的前提下，遵医嘱给予局部热敷。

4．用药护理　禁用或慎用阿司匹林、糖皮质激素如强的松等药物，减少对胃黏膜的损伤。

5．健康教育　向患者及家属介绍本病的病因，及时根治幽门螺杆菌感染，避免诱发因素。避免过冷、过热、辛辣等刺激性食物及浓茶、咖啡。避免使用对胃黏膜有刺激的药物，必须使用时应同时服用抗酸药或胃黏膜保护药。

三、消化性溃疡

消化性溃疡是指发生在胃或十二指肠，被胃酸、胃蛋白酶消化而造成的慢性溃疡。

1．病因与发病机制　消化性溃疡发生的基本机制是对胃和十二指肠黏膜有损害作用的侵袭因素与黏膜自身的防御修复因素之间失去平衡。胃溃疡的发生主要是防御修复因素减弱，十二指肠溃疡主要是侵袭因素增强。高浓度胃酸和能水解蛋白质的胃蛋白酶是主要的侵袭因素，在消化性溃疡尤

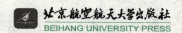

其是十二指肠溃疡的发病机制中起主导作用，而胃蛋白酶的活性又受胃酸制约，故胃酸是消化性溃疡发生的决定性因素。

（1）幽门螺杆菌（Hp）：幽门螺杆菌感染是消化性溃疡的主要原因。幽门螺杆菌一方面损害黏膜防御修复，破坏胃、十二指肠的黏膜屏障；另一方面增强侵袭因素，引起高胃泌素血症，使胃酸和胃蛋白酶分泌增加，促使胃、十二指肠黏膜损害，形成溃疡。

（2）非甾体抗炎药等药物：阿司匹林、布洛芬、吲哚美辛等非甾体抗炎药及糖皮质激素、氯吡格雷、化疗药等均可直接损伤胃黏膜。非甾体抗炎药引起消化性溃疡的机制是因其可抑制环氧合酶，使对黏膜细胞有保护作用的内源性前列腺素合成减少，削弱胃、十二指肠黏膜的防御功能。

（3）吸烟：可影响溃疡愈合，促进溃疡复发。

（4）遗传易感性。

（5）胃、十二指肠运动异常：胃排空延迟可刺激胃酸分泌。十二指肠-胃反流，反流液中的胆汁、胰液对胃黏膜有损伤作用。

（6）应激和心理因素：长期精神紧张、焦虑或情绪波动使消化性溃疡更易发。机制是通过迷走神经影响胃酸分泌和黏膜血流的调控。

（7）饮食：烈性酒、高盐饮食、浓茶、咖啡及某些刺激性饮料除直接损伤黏膜外，还能增加胃酸分泌。

2. 临床表现　以慢性、周期性发作、节律性上腹部疼痛为特点，伴反酸、嗳气、烧心、恶心、食欲减退等消化不良症状，但缺乏特异性。部分患者无症状。十二指肠溃疡比胃溃疡更多见，周期性和节律性更明显，秋冬和冬春之交更易发病，常可被进食或服用抗酸药所缓解。胃溃疡与十二指肠溃疡的鉴别见表1-15。

表1-15　胃溃疡与十二指肠溃疡的鉴别

	胃溃疡	十二指肠溃疡
好发人群	中壮年男性	青壮年男性
好发部位	胃小弯，胃角或胃窦	球部，前壁较常见
胃酸分泌	正常或偏低	增高
发病机制	防御修复因素减弱为主	侵袭因素增强为主
疼痛部位	中上腹或剑突下稍偏左	中上腹或稍偏右
疼痛性质	烧灼、隐痛、钝痛、胀痛或饥饿样不适感	
疼痛节律	"进餐—餐后疼痛—空腹缓解"规律，即餐后30分钟至1小时疼痛，1～2小时后缓解，下次进餐后再重复上述规律	"进餐—餐后缓解—空腹疼痛"规律，即餐后3～4小时疼痛，若不服药或进餐则持续至下次进餐才缓解
空腹痛	无	有
午夜痛	少有	多有（半数患者）
可否癌变	可能	极少

3. 常见并发症

（1）出血：消化性溃疡最常见的并发症是上消化道出血，消化性溃疡也是上消化道出血最常见的

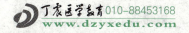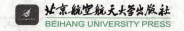

病因。十二指肠溃疡出血的发生率比胃溃疡高，出血量的多少主要与被溃疡侵蚀基底血管的大小有关。十二指肠溃疡出血多位于球部后壁，胃溃疡出血多位于胃小弯。轻者仅表现为排柏油样便，重者可出现呕血甚至低血容量性休克。出血前常有腹痛加重现象，出血后疼痛多缓解。肠腔内积血刺激肠蠕动增加，肠鸣音增强。

（2）急性穿孔：典型表现为骤发刀割样剧烈腹痛，持续性或阵发性加重，初始位于上腹部，很快波及全腹，有时伴肩胛部牵涉痛。患者出现恶心、呕吐、面色苍白、四肢冰冷、出冷汗、脉搏快、呼吸浅等。病情进一步发展还可出现血压下降、发热、白细胞增高等全身感染中毒表现及腹胀、肠麻痹症状。查体见急性痛苦面容，取屈曲体位，仰卧拒动，腹式呼吸减弱或消失，出现全腹压痛、反跳痛、腹肌紧张呈"木板样"强直等急性腹膜炎的体征。叩诊肝浊音界缩小或消失，移动性浊音阳性。听诊肠鸣音减弱或消失。B超示腹腔有液性暗区。腹部立位X线检查见膈下新月状游离气体影最具特征性，是急性穿孔最重要的诊断依据。腹腔穿刺可抽出黄色浑浊液体或食物残渣。

（3）瘢痕性幽门梗阻：呕吐是最为突出的症状，呕吐物为发酵隔夜食物，且量很大，有大量黏液，不含胆汁，有腐败酸臭味。呕吐后自觉腹胀明显缓解。患者常有低氯、低钾性碱中毒，严重时还可出现低镁血症、酮症、脱水及营养不良。典型体征为上腹可见胃型及自左肋下向右腹的蠕动波、晃动上腹部时可闻及振水声。X线钡剂造影检查和胃镜检查可明确诊断，但钡剂可造成梗阻加重。

（4）癌变：少数胃溃疡患者可发生癌变，十二指肠溃疡则一般不会癌变。发生癌变时，疼痛节律可变为无规律性。对45岁以上、溃疡久治不愈、大便隐血试验阳性者，应高度警惕。

4. 辅助检查

（1）幽门螺杆菌检测。

（2）胃镜及活组织检查：胃镜检查是消化性溃疡最可靠的首选诊断方法，也是最可靠和最有价值的检查方法。胃镜下可直接观察溃疡部位、病变大小、性质，取活组织还可作出病理诊断。消化性溃疡出血24～48小时行急诊纤维胃镜检查，可判断溃疡的性质、出血的原因，确定出血部位，还可以在内镜下进行止血治疗。

（3）X线钡剂检查：龛影是溃疡的直接征象，是诊断溃疡较可靠的依据。

（4）胃液分析：主要用于胃泌素瘤的辅助诊断。胃溃疡患者胃酸分泌正常或稍低于正常，十二指肠溃疡患者则常有胃酸分泌增高。

（5）大便隐血试验：隐血试验阳性提示溃疡有活动。如胃溃疡患者隐血试验持续阳性，且伴疼痛节律性改变，提示有癌变的可能。溃疡处于缓解期时，大便隐血试验可为阴性。

5. 治疗要点

（1）药物治疗：目的在于去除病因、控制症状、促进溃疡愈合、预防复发和防治并发症。

（2）手术治疗：胃大部切除术是消化性溃疡的主要术式，适用于非手术治疗无效或并发穿孔、出血、幽门梗阻、癌变者。

6. 护理措施

（1）一般护理

①休息活动护理：溃疡活动期、症状严重或有并发症的患者应卧床休息；溃疡缓解期可适当活动，劳逸结合，活动以不感到劳累和诱发疼痛为原则，避免餐后剧烈运动。

②饮食护理

a. 进餐方式：指导患者规律进食，定时定量，少量多餐，细嚼慢咽，每天进餐4～5次，以中和胃酸。避免餐间零食，避免急食及过饱，以减少胃酸分泌。症状控制后尽快恢复正常的饮食规律。

b. 食物选择：溃疡活动期以清淡、营养丰富、无刺激的饮食为主。缓解期给予高热量、高蛋白、高维生素、易消化的饮食。症状较重者以面食为主，因面食柔软易消化，且其因含碱，可有效中和胃酸。

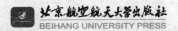

不习惯面食者，以软饭、米粥代替。如有少量出血，可给予温牛奶、米汤等温凉、清淡流质饮食，以中和胃酸，利于黏膜恢复；如合并大出血、穿孔、幽门梗阻，应禁食。避免食用过咸、过甜、过硬、生冷、刺激性食物（如辣椒）或饮料（如浓茶、咖啡）、粗纤维食物（如芹菜、韭菜）和油炸食品。戒烟、禁酒。两餐之间可给适量的脱脂牛奶，蛋白质可中和胃酸，但牛奶中的钙质有刺激胃酸分泌的作用，不宜多饮。脂肪可引起胃排空减慢，致胃酸分泌增多，故摄取应适当。

　　③疼痛护理：观察上腹部疼痛的部位、性质、节律及与进食的关系，有无恶心、呕吐、黑便、呕血。突发剧烈腹痛，考虑是否穿孔，监测患者的脉搏、血压、意识状态和腹部体征；停用非甾体抗炎药及糖皮质激素类药物；遵医嘱服用抑制胃酸分泌、弱碱抗酸及保护胃黏膜等药物，十二指肠溃疡进食碱性食物如苏打饼干后腹痛可缓解。无出血的患者也可采用局部热敷或针灸止痛。

　　④用药护理：见表 1-16。

表1-16　消化性溃疡治疗用药

类　别	药　物	机制及作用	不良反应	服药时间
H_2受体拮抗剂	××替丁（西咪/法莫/雷尼）	阻止组胺与H_2受体相结合，抑制胃酸分泌	头晕、嗜睡、腹泻、腹胀、皮疹、肝损害、骨髓抑制、心律失常	餐中或餐后即刻/睡前，与抗酸药间隔1小时以上
质子泵抑制剂	××拉唑（奥美/兰索/艾司奥美）	抑制H^+-K^+-ATP酶，是最强的抑制胃酸分泌药	头晕（避免开车及其他高度集中注意力的工作）、荨麻疹、口苦	晨起吞服或早晚各服1次，不可咀嚼
铋　剂	枸橼酸铋钾胶体果胶铋	形成胃黏膜保护屏障，兼有抗Hp的作用	便秘和粪便变黑，恶心，一过性转氨酶升高，过量蓄积会引起神经毒性，需经肾脏排泄，有肾毒性	餐前半小时，不可与抗酸药同时服
胃黏膜保护药	硫糖铝	保护胃黏膜，刺激内源性前列腺素合成，增加黏膜血流量	便秘、口干、眩晕、嗜睡	餐前1小时及睡前嚼服
弱碱抗酸药	氢氧化铝铝碳酸镁（达喜）	使胃内酸度降低	胃肠不适、消化不良、便秘	餐前0.5～1小时或疼痛嚼服（铝）餐后1～2小时或睡前嚼服（镁）
促胃肠动力药	西沙必利多潘立酮（吗丁啉）	5-HT_4受体激动剂(西)多巴胺受体拮抗剂（多）促进胃肠动力，治疗反流性疾病	心律失常甚至猝死（西）头晕、嗜睡、泌乳（多）	早餐前或睡前（西）餐前半小时（多）

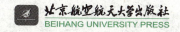

（续　表）

类　别	药　物	机制及作用	不良反应	服药时间
硝咪唑类	甲硝唑/替硝唑	抗厌氧菌/抗滴虫/抗阿米巴原虫	胃肠道反应为主，苦味、金属味感，干扰乙醛代谢，服药期间严格禁酒	餐后半小时
青霉素类	阿莫西林	敏感菌所致的呼吸道、尿路、胆道感染；抗肺炎链球菌、幽门螺杆菌效果好	恶心、呕吐、腹泻等消化道反应和皮疹为主，少数有血清转氨酶升高	餐后
大环内酯抗生素	克拉霉素/红霉素/阿奇霉素	治疗葡萄球菌、肺炎链球菌、肺炎支原体、流感嗜血杆菌、淋球菌等感染	呕吐、腹泻、腹痛，肝功能损害	多于餐后，但阿奇霉素空腹

（2）非手术治疗护理

①急性穿孔护理

a. 最重要的护理措施是禁食和胃肠减压。胃肠减压可抽出胃肠道内容物和气体，减少消化道内容物继续流入腹腔，减少胃肠内积液、积气，减少胃酸、胰液等消化液分泌，改善肠壁血运。

b. 无休克者取半卧位，使腹腔内渗液流入盆腔，有利于炎症局限和引流，减轻中毒症状，减轻腹胀对呼吸和循环的影响，放松腹肌，减轻疼痛。合并休克者应采取平卧位。

c. 监测生命体征，密切观察腹痛、腹膜刺激征及肠鸣音的变化。建立静脉通路，遵医嘱合理使用抗生素控制感染，给予镇痛治疗，缓解患者恐惧心理。吸氧，高热患者给予降温，加强营养支持。静脉补充液体和电解质，维持有效循环血量。进行抗休克治疗的同时做好急症手术准备。

②急性出血护理：取平卧位，下肢抬略高，以保证脑部供血；呕吐时头偏向一侧，防止窒息或误吸。密切监测生命体征，特别注意观察血压变化。具体措施见本节"八、上消化道出血"相关内容。

③幽门梗阻护理：不完全梗阻者给予无渣半流食，完全梗阻者术前禁食。观察呕吐情况，给予输液和营养支持，纠正低氯低钾性碱中毒。完全梗阻者术前3天每晚用300～500ml温等渗盐水洗胃，以减轻胃壁水肿和炎症，利于术后吻合口愈合。

四、肝硬化

肝硬化是由一种或多种原因引起的、以肝组织弥漫性纤维化、假小叶和再生结节为组织学特征的慢性进行性肝病。

1. 病因　在我国，最常见的病因是病毒性肝炎；而欧美国家则以慢性酒精中毒多见。

（1）病毒性肝炎：乙型、丙型和丁型病毒性肝炎均可发展为肝硬化，以乙型病毒性肝炎最常见；甲型和戊型肝炎一般不会发展为肝硬化。

（2）慢性酒精中毒：长期大量饮酒导致肝硬化的机制是乙醇及其中间代谢产物直接损伤肝细胞，引起脂肪沉积及肝脏纤维化，最终发展为酒精性肝硬化。

（3）非酒精性脂肪性肝炎：多由肥胖、糖尿病、高酯血症等引起。

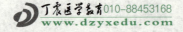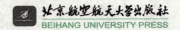

（4）胆汁淤积：任何原因引起肝内、外胆道阻塞，持续胆汁淤积，均可引起肝细胞损害，从而导致胆汁性肝硬化。

（5）循环障碍：慢性右心心力衰竭、缩窄性心包炎、肝静脉或下腔静脉阻塞等致肝长期淤血，肝细胞变性、坏死和纤维化，造成淤血性肝硬化。

（6）营养障碍：长期营养不足或饮食不均衡，以及多种慢性疾病导致消化吸收不良，可降低肝细胞对致病因素的抵抗力，成为肝硬化的直接或间接病因。

（7）药物或化学毒物：长期服用甲氨蝶呤、双醋酚丁、甲基多巴、异烟肼等损害肝脏的药物，或长期接触磷、砷、四氯化碳等化学毒物，可引起中毒性肝炎，最终导致肝硬化。

（8）遗传和代谢性疾病：由铜代谢障碍引起的肝豆状核变性、铁代谢障碍引起的血色病、半乳糖血症及 α_1- 抗胰蛋白酶缺乏症等疾病，可导致某些代谢产物沉积于肝脏，造成肝细胞坏死和结缔组织增生，演变为肝硬化。

（9）免疫紊乱：自身免疫性肝炎和多种累及肝脏的风湿免疫性疾病均可导致肝硬化。

（10）血吸虫病：反复或长期感染血吸虫者，虫卵及其毒性产物沉积在门静脉分支附近，引起肝纤维化和门静脉高压，最终形成肝硬化。

2. 临床表现　好发于 35～50 岁青壮年男性，发病隐匿，病程缓慢，可分为肝功能代偿期和失代偿期。

（1）代偿期：早期无症状或症状轻微，以乏力、食欲缺乏、低热为主要表现，可伴有腹部不适、恶心、厌油腻、腹胀、腹泻等症状。常因劳累、精神紧张或伴随其他疾病而出现，经休息或治疗可缓解。患者营养状况一般或消瘦，脾脏轻、中度肿大，肝功能检查正常或轻度异常。

（2）失代偿期：主要表现为肝功能减退和门静脉高压引起的症状和体征。

①肝功能减退的临床表现

a. 全身表现：一般情况较差，消瘦、乏力、精神不振、面色灰暗黝黑（肝病面容）、皮肤巩膜黄染、皮肤干枯粗糙、夜盲、口角炎、不规则发热等。

b. 消化系统症状：食欲减退是最常见症状，常伴恶心、呕吐，厌油腻，餐后加重，荤食后易腹泻，多由门静脉高压时胃肠道淤血水肿、消化吸收障碍和肠道菌群失调等所致。

c. 出血倾向和贫血：与肝合成凝血因子减少、脾功能亢进和毛细血管脆性增加有关。常表现为鼻出血，牙龈出血，皮肤黏膜瘀点、瘀斑，消化道出血和月经过多等症状。营养不良、肠道吸收障碍、消化道出血和脾功能亢进等因素常导致患者不同程度的贫血。

d. 内分泌失调：雌激素增多（肝对雌激素的灭活功能减退）、雄激素减少，男性出现性欲减退、毛发脱落、不育及乳房发育；女性出现月经失调、闭经、不孕等。雌激素增多的突出体征有蜘蛛痣和肝掌。蜘蛛痣主要分布在面颈部、上胸、肩背和上肢等上腔静脉引流区域。肝掌表现为手掌大小鱼际和指端腹侧部位皮肤发红。肾上腺皮质激素减少，常表现为面部和其他暴露部位皮肤色素沉着。醛固酮和抗利尿激素增多，导致腹水形成。

e. 皮肤瘙痒：与肝功能受损导致血清胆红素增高有关。

f. 低白蛋白血症：常有下肢水肿和腹水。

②门静脉高压的临床表现

a. 腹水：腹水是失代偿期最突出的临床表现。形成机制主要为：门静脉压力增高（为决定性因素）、有效循环血容量不足、低蛋白血症、肝脏对醛固酮和抗利尿激素灭活作用减弱、肝淋巴液生成过多。腹水出现前，常有餐后腹胀。大量腹水时，腹部膨隆，呈蛙状腹，腹壁紧张发亮，出现呼吸困难、心悸等。叩诊有移动性浊音，提示腹水量已超过 1000ml。

b. 侧支循环的建立与开放：当门脉高压达到 200mmH$_2$O 以上时，持续的门静脉高压引起回心血

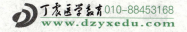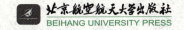

液流经肝脏受阻，使门静脉交通支开放并扩张，形成侧支循环。常见的侧支循环有食管 - 胃底静脉曲张、腹壁静脉曲张、痔静脉扩张、腹膜后吻合支曲张、脾肾分流等。

c．脾大、脾功能亢进：脾因长期淤血而肿大。继而出现脾功能亢进，表现为白细胞、红细胞、血小板等全血细胞减少，易并发感染及出血。

③肝脏体征：早期肝增大，表面尚平滑，质地稍硬；晚期肝缩小，表面可呈结节状，质地坚硬。

（3）并发症

①上消化道出血：多由食管 - 胃底静脉曲张破裂出血所致，是最常见的并发症。表现为突发大量呕血或柏油样便，易导致出血性休克或肝性脑病。

②胆石症：随着肝功能失代偿的程度加重，胆石症发生率增高。

③感染：抵抗力降低、门 - 腔静脉侧支循环开放等易导致细菌感染。

④肝性脑病：是晚期肝硬化的最严重并发症，是最常见的死亡原因。

⑤原发性肝癌：若短期内病情迅速恶化，肝脏进行性增大，表面凹凸不平，持续性肝区疼痛，腹水增多且为血性，有不明原因的发热、消瘦等，应怀疑并发原发性肝癌。

⑥肝肾综合征：又称功能性肾衰竭，形成机制主要为：肝硬化患者多种扩血管物质如一氧化氮、前列腺素、心房利钠肽等不能被肝脏灭活，引起内脏动脉扩张，有效血容量不足，反射性激活肾素 - 血管紧张素和交感系统产生肾动脉极度收缩，造成肾脏血流量灌注不足，引起肾衰竭。主要表现为在难治性腹水基础上出现少尿、无尿及氮质血症，肾脏无明显器质性损害。

⑦肝肺综合征：严重肝病伴肺血管扩张和低氧血症。表现为呼吸困难、发绀和杵状指。

⑧电解质和酸碱平衡紊乱：常有低钠血症、低钾低氯血症与代谢性碱中毒。

⑨门静脉血栓形成或海绵样变：血栓缓慢形成多无明显症状；急性或亚急性发展时，表现为腹胀、剧烈腹痛、脾大、顽固性腹水、呕血、便血。

3．辅助检查

（1）血液检查：代偿期多正常，失代偿期红细胞或"三系"血细胞减少。合并感染时，白细胞计数可升高。凝血酶原时间延长。

（2）尿液检查：代偿期多正常，失代偿期常有蛋白尿、血尿和管型尿。有黄疸时尿中可出现胆红素，尿胆原增加。

（3）肝功能检查：代偿期正常或轻度异常，失代偿期转氨酶常有轻、中度增高，肝细胞受损时多以 ALT（GPT）增高较显著，但肝细胞严重坏死时 AST（GOT）增高会比 ALT 明显。白蛋白降低，球蛋白增高，白蛋白／球蛋白比值降低或倒置。

（4）免疫功能检查：血清 IgG 显著增高；T 淋巴细胞数常低于正常。病毒性肝炎肝硬化者，乙型、丙型或丁型肝炎病毒标记可呈阳性。

（5）腹水检查：一般为漏出液。若合并自发性腹膜炎时，可呈渗出液。腹水呈血性，应怀疑癌变可能。

（6）影像学检查：X 线钡剂检查显示食管下段虫蚀样充盈缺损，胃底菊花样充盈缺损。B 超、CT 和 MRI 检查可显示肝、脾、肝内门静脉、肝静脉及腹水情况。

（7）内镜检查：上消化道内镜检查可观察有无食管 - 胃底静脉曲张，以及曲张的程度和范围，并明确上消化道出血的病因和部位。腹腔镜检查可直接观察肝、脾情况，并穿刺活检有肝小叶形成可明确诊断。

4．治疗要点　代偿期治疗旨在延缓肝功能失代偿，预防肝细胞性肝癌；失代偿期治疗主要是对症治疗，改善肝功能及处理并发症。

（1）药物治疗：进行抗肝炎病毒治疗，去除或减轻病因，避免应用损害肝脏的药物，适当使用保肝药物，如葡萄糖醛酸内酯、维生素及助消化药物，但不宜滥用，以免加重肝脏负担。

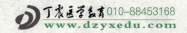 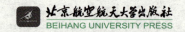

（2）腹水的治疗

①限制钠、水的摄入：限制钠盐 1.2 ～ 2.0g/d，24 小时液体入量＜ 1000ml。若合并低钠血症，应限制在 500ml 以内。

②利尿药：是目前临床应用最广泛的治疗腹水方法。首选醛固酮受体拮抗剂螺内酯，因肝硬化患者醛固酮浓度升高，使肾小管对钠的重吸收增加。同时应合用排钾利尿药呋塞米。

③提高血浆胶体渗透压：定期输注血浆、新鲜血或白蛋白。

④放腹水、输注白蛋白：适用于无并发症（如肝性脑病）、肝代偿功能尚可、凝血功能正常的难治性腹水者，在 1 ～ 2 小时内放腹水 4 ～ 6L，同时每升腹水补充白蛋白 6 ～ 8g。

⑤腹水浓缩回输：将放出的腹水经超滤或透析浓缩后，回输至患者静脉内，已较少使用。

⑥经颈静脉肝内门腔分流术：通过介入手术在肝内门静脉属支与肝静脉间建立分流通道，降低门静脉压力。

5. 护理措施

（1）体位护理：少量腹水者取平卧位，并可抬高下肢，以增加肝、肾血流量，减轻水肿；大量腹水者取半卧位，以减轻呼吸困难和心悸。阴囊水肿者可用托带托起阴囊，促进水肿消退。避免剧烈咳嗽、用力排便等腹内压骤增的动作。

（2）休息活动护理：代偿期适当减少活动，可参加轻体力工作。失代偿期应以卧床休息为主，适当活动，活动量以不感到疲劳为宜。肝硬化并发感染应绝对卧床休息。

（3）饮食护理：给予高热量、高蛋白质、高维生素、易消化饮食，禁止饮酒，适当摄入脂肪。肝功能显著损害或有肝性脑病先兆时，应限制或禁食蛋白质，病情好转后逐渐增加摄入量，并以植物蛋白为主。有腹水时限制钠、水的摄入。食管 - 胃底静脉曲张者避免食用粗纤维多和坚硬、粗糙的食物，以免曲张静脉破裂出血。

（4）病情观察：密切观察生命体征、精神状态，观察呕吐物和排泄物的颜色、性质和量，注意有无休克、肝性脑病和上消化道出血。有腹水者每天测腹围 1 次，每周测体重 1 次，准确记录液体出入量。注意监测血常规、肝肾功能、血清电解质和酸碱度的变化。

（5）用药护理：注意利尿速度不宜过快，每天体重减轻不超过 0.5（无水肿）～ 1kg（有下肢水肿），防止诱发肝性脑病和肝肾综合征。

（6）腹腔穿刺放腹水的护理：术前说明注意事项，测量腹围、体重、生命体征，排空膀胱。术后束紧腹带，避免腹内压骤然下降，并用无菌敷料覆盖穿刺部位，注意有无渗血、渗液。准确记录抽出腹水的颜色、性质和量，标本及时送检。

五、原发性肝癌

1. 病因　肝癌是发生于肝细胞与肝内胆管上皮细胞的癌。好发于 40 ～ 50 岁，男性多见。

（1）病毒性肝炎：在我国，肝癌最常见的病因是乙型肝炎及其导致的肝硬化。肝癌患者常有乙型肝炎病毒感染→慢性肝炎→肝硬化→肝癌的病史。

（2）黄曲霉毒素：主要来源于霉变的玉米和花生等。

（3）亚硝胺类化合物：在腌制食物中含量较高。

（4）其他：饮酒、饮水污染、遗传因素、毒物、寄生虫等。

2. 病理　按大体病理类型可分为结节型、巨块型和弥漫型 3 类，以结节型多见。人卫社临床医学五年制第 8 版病理学教材 P215 和内科学教材 P429 将单个结节或相邻两个结节之和直径＜ 3cm 者称为早期肝癌（小肝癌）；人卫社临床医学五年制第 8 版外科学教科将直径≤ 2cm 者划分为微小肝癌，

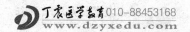 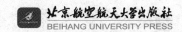

2cm＜直径≤5cm为小肝癌，5cm＜直径≤10cm为大肝癌，直径＞10cm为巨大肝癌。肝癌按组织学分型可分为肝细胞癌、胆管细胞癌和混合型肝癌3类，以肝细胞癌为主。原发性肝癌常先有肝内转移，再出现肝外转移。经门静脉系统的肝内转移是最常见的途径。肝外血行转移常见于肺，其次是骨、脑等。淋巴转移较少见，可达到肝门淋巴结，其次为胰周、腹膜后、主动脉旁及锁骨上淋巴结。中晚期可直接浸润邻近脏器或腹腔种植转移。

3. **临床表现**　早期缺乏典型表现，中晚期可有局部和全身症状。

（1）症状

①肝区疼痛：是最常见和最主要的症状，也是半数以上患者的首发症状，多为持续性胀痛、钝痛或刺痛，当肿瘤侵犯横膈时，疼痛可牵涉右肩。肿瘤生长缓慢或位于肝实质深部也可完全无疼痛表现。癌肿坏死、破裂可致腹腔内出血，表现为突发右上腹剧痛，有腹膜刺激征等急腹症表现。

②全身与消化道症状：无特异性，表现为消瘦、乏力、低热、食欲缺乏、腹胀等，晚期还可出现贫血、黄疸、腹水及恶病质等表现。

③伴癌综合征：较少见，如低血糖、红细胞增多症、高胆固醇血症及高钙血症等。

（2）体征

①肝大和肿块：为中、晚期肝癌最主要的体征。肝进行性肿大，质地坚硬，边缘不规则，表面凹凸不平，有明显结节，可伴有压痛。

②黄疸和腹水：晚期出现。

（3）并发症

①肝性脑病：为肝癌终末期最严重的并发症，约1/3的患者因此死亡。

②上消化道出血：约占肝癌死亡原因的15%。多因食管-胃底静脉曲张破裂出血所致。

③肝癌结节破裂出血：约10%的患者因此致死。肝癌结节破裂出血可局限于肝包膜下，表现为局部疼痛。也可破入腹腔引起急性腹膜炎，出现腹痛剧烈，迅速遍及全腹。

④继发感染。

4. **辅助检查**

（1）甲胎蛋白（AFP）：是诊断肝癌的特异性指标，是肝癌的定性检查，有助于诊断早期肝癌，广泛用于普查、诊断、判断治疗效果及预测复发。血清AFP＞400μg/L，并能排除妊娠、活动性肝病、生殖腺胚胎瘤等，即可考虑肝癌的诊断。

（2）B超检查：是肝癌筛查和早期定位的首选检查，具有方便易行、经济、无创等优点。能显示直径为1cm以上的肿瘤，可作为高危人群的普查手段。

（3）CT和MRI：具有较高的分辨率，可提高直径＜1.0cm小肝癌的检出率，是诊断及确定治疗策略的重要手段。

（4）选择性肝动脉造影：是创伤性检查，必要时才采用。作为肝癌诊断的重要补充手段，常用于小肝癌的诊断。

（5）肝穿刺或组织检查：细针穿刺行组织学检查是确诊肝癌最可靠的方法。

5. **治疗要点**　早期诊断，早期采用以手术切除为主的综合治疗，是提高肝癌长期治疗效果的关键。

（1）手术治疗：以手术切除为首选，是目前根治原发性肝癌的最有效方法。

（2）肿瘤消融：具有微创、安全、简便和易于多次施行的特点。适合于瘤体较小而又无法或不宜手术切除者，特别是肝切除术后早期肿瘤复发者。

（3）肝动脉化疗栓塞（TACE）：是肝癌非手术疗法中的首选方法。

（4）其他治疗：包括放射治疗、分子靶向治疗、生物治疗、中医中药治疗等。

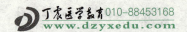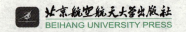

6. 护理措施

（1）疼痛护理：观察疼痛特点，帮助患者减轻疼痛，必要时应用镇痛药物。

（2）肝动脉栓塞化疗患者护理

①术前护理：行各种术前检查及碘过敏试验。术前 1 天给予易消化饮食，术前 6 小时禁食、禁水。术前半小时可遵医嘱给予镇静药并测量血压。

②术后护理：取平卧位，术后 24 ～ 48 小时卧床休息。穿刺部位压迫止血 15 分钟再加压包扎，沙袋压迫 6 ～ 8 小时，保持穿刺侧肢体伸直 24 小时，并观察穿刺部位和肢体远端皮肤情况。禁食 2 ～ 3 天，从流质饮食开始，少量多餐。术后 4 ～ 8 小时体温可升高，持续约 1 周，高温者应采取降温措施。术后 1 周后，因肝缺血影响肝糖原储存和蛋白质合成，遵医嘱静脉补充白蛋白和葡萄糖液。

六、肝性脑病

肝性脑病是由严重肝病或门体分流引起的、以代谢紊乱为基础的中枢神经系统功能失调的综合征。

1. 病因　各型肝硬化，尤其是肝炎后肝硬化是导致肝性脑病的最主要原因。此外，门体分流术、重症肝炎、暴发性肝功能衰竭、原发性肝癌、妊娠期急性脂肪肝、严重胆道感染等均可引起肝性脑病。

2. 诱因　常见诱因包括上消化道出血（最常见）、高蛋白饮食、饮酒、便秘、感染、尿毒症、低血糖、严重创伤、外科手术、大量排钾利尿、过多过快放腹水、应用催眠镇静药和麻醉药等。

3. 发病机制

（1）氨中毒：是肝性脑病的重要发病机制。

①氨主要在结肠部位以非离子型（NH_3）弥散入肠黏膜内而被吸收。游离的 NH_3 有毒性，且能透过血 - 脑屏障；NH_4^+ 不能透过血 - 脑屏障，可随粪便排出。

②氨中毒的主要机制是干扰大脑的能量代谢，阻碍脑细胞的三羧酸循环，使大脑细胞能量供应不足。

（2）神经递质变化

①γ- 氨基丁酸 / 苯二氮䓬（GABA/BZ）：弥散入大脑的氨可上调脑星形胶质细胞 BZ 受体表达，GABA/BZ 复合体被激活，促使氯离子内流而抑制神经传导。

②假神经递质：肝功能衰竭时，食物中的芳香族氨基酸不能被肝脏清除而进入大脑，形成与去甲肾上腺素化学结构相似的假性神经递质，即 β- 羟酪胺和苯乙醇胺。假性神经递质被脑细胞摄取并取代正常递质，使神经传导发生障碍，造成意识障碍甚至昏迷。

4. 临床表现　主要表现为高级神经中枢的功能紊乱以及运动和反射异常。根据意识障碍程度、神经系统表现和脑电图改变，将肝性脑病分为 5 期（表 1-17）。肝性脑病最具有特征性的体征是扑翼样震颤。

（1）0 期（潜伏期）：仅在心理测试或智力测试时有轻微异常。

（2）1 期（前驱期）：临床表现不明显，仅有轻度性格改变和行为异常，如焦虑、欣快、激动、淡漠少言等。

（3）2 期（昏迷前期）：以嗜睡、行为异常、言语不清、书写障碍、定向力障碍为主要表现。多有睡眠时间倒错，可出现幻觉、恐惧、躁狂等严重精神症状，衣冠不整或随地便溺，腱反射亢进、肌张力增高、踝阵挛及锥体束征阳性。

（4）3 期（昏睡期）：以昏睡和精神错乱为主，可唤醒，醒后能回答问话，常有神志不清和幻觉。各种神经体征持续存在或加重，肌张力增高，锥体束征阳性。

（5）4 期（昏迷期）：不能唤醒。浅昏迷时，对疼痛等强刺激仍有反应，腱反射和肌张力亢进；深

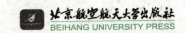

昏迷时，各种反射消失，肌张力降低，可出现阵发性惊厥、踝阵挛和换气过度。

表1-17　肝性脑病的临床分期

分　　期	意识障碍程度	神经系统表现	脑电图改变	有无扑翼样震颤
0期（潜伏期）	无	心理或智力测试轻微异常	正常	无
1期（前驱期）	无	轻度性格改变和行为异常	多数正常	有
2期（昏迷前期）	嗜睡	行为异常、言语不清、书写障碍、定向力障碍	特征性异常	有
3期（昏睡期）	昏睡	精神错乱，神经体征持续存在或加重	异常	有
4期（昏迷期）	昏迷	浅昏迷肌张力、腱反射亢进；深昏迷降低或消失	明显异常	无法引出

5. 辅助检查

（1）血氨：慢性肝性脑病，尤其是门体分流性脑病，常有血氨增高。急性肝性脑病血氨多正常。

（2）脑电图检查：2～4期表现为节律变慢，对0期和1期的诊断价值较小。

（3）心理智能测验：主要用于筛选轻微肝性脑病。

6. 治疗要点

（1）及早识别和去除诱因：纠正电解质和酸碱平衡紊乱；止血和清除肠道积血；预防和控制感染；避免使用镇静药及损害肝功能的药物。

（2）减少肠内毒物的生成和吸收

①开始数天内禁食蛋白质，因蛋白质进入体内后可分解产生 NH_3。

②使用生理盐水或弱酸溶液（如稀醋酸溶液）清洁灌肠或导泻。

③口服乳果糖或乳梨醇：酸化肠道，有利于不产尿素酶的乳酸杆菌生长，使肠道细菌产氨减少。同时，肠道的酸性环境可减少氨的吸收，促进血液中的氨渗入肠道并排出体外。乳果糖也可稀释后保留灌肠。

④口服抗菌药：抑制肠内细菌生长，减少氨的形成和吸收。常用的抗菌药有利福昔明、新霉素、甲硝唑。利福昔明是非氨基糖苷类肠道抗菌药，具有广谱、强效的抑制肠道细菌生长作用，口服不吸收，只在胃肠道局部起作用。

（3）促进有毒物质的代谢清除

①L-鸟氨酸-L-天冬氨酸：鸟氨酸可通过鸟氨酸循环（尿素循环）合成尿素而降低血氨，天冬氨酸可促进谷氨酰胺合成酶的活性。

②L-精氨酸、谷氨酸钾或谷氨酸钠：以往在临床应用广泛，但疗效无法证实，伴肝肾综合征患者禁用谷氨酸钾，以免引起高钾血症。精氨酸为酸性，适用于碱中毒时。

（4）减少或拮抗假神经递质：支链氨基酸制剂可竞争性抑制芳香族氨基酸进入大脑，从而减少假神经递质的形成。

（5）其他治疗：肝移植，人工肝，药用炭（活性炭）、树脂等血液灌流可清除血氨。

7. 护理措施

（1）休息活动护理：绝对卧床休息，昏迷者需专人护理，过意识清醒者加强巡视。保持病房安静，

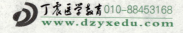
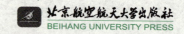

定期通风，限制探视。对烦躁不安者加用床挡，必要时使用约束带。

（2）饮食护理

①急性期发作首日禁食蛋白质，减少蛋白质分解而产生的氨。每天供给足量的热量和维生素，即无蛋白、高热量饮食，以糖类为主，限制摄入脂肪类食物。

②昏迷患者鼻饲 25% 葡萄糖液供给热量，以减少体内蛋白质代谢产氨。

③清醒后可逐渐增加蛋白质饮食，最好给予植物性蛋白如豆制品，含支链氨基酸较多，有利于保护结肠的正常菌群及酸化肠道，减少氨的生成。慢性肝性脑病患者不需禁食蛋白质。

④禁用维生素 B_6，以免多巴在外周神经处转为多巴胺，影响多巴进入脑组织，减少中枢神经系统正常递质的传导。

⑤显著腹水者给予无盐低钠饮食，24 小时摄入液体量为前一天尿量 +1000ml。

（3）去除和避免诱发因素

①积极预防和控制上消化道出血，出血停止后也应继续灌肠和导泻，以清除肠道内积血，减少氨的吸收。

②保持大便通畅。口服或鼻饲 25% 硫酸镁导泻，也可用生理盐水或弱酸溶液灌肠，禁用肥皂水等碱性溶液灌肠，以免增加氨的吸收。导泻时密切观察患者血压、脉搏、尿量及排便量等 4 个指标。

③避免应用催眠镇静药、麻醉药和对肝脏有毒性作用的药物等。出现烦躁不安或抽搐时，禁用吗啡、水合氯醛、哌替啶及巴比妥类药物，可用地西泮、氯苯那敏等，使用量为常规用量的 $1/3 \sim 1/2$，并减少给药次数。

④避免快速利尿和过快过多放腹水，在放腹水的过程中突然出现昏迷，应立即停止放腹水。

七、急性胰腺炎

急性胰腺炎是由多种病因导致胰酶在胰腺内被激活，引起胰腺组织自身消化，导致水肿、出血甚至坏死等炎性损伤，是一种化学炎症。

1. 病因　在我国，胆道疾病是最常见的病因，西方国家多由大量饮酒导致。

（1）胆道疾病（胆道梗阻）：胆石症、胆道感染或胆道蛔虫是急性胰腺炎的主要病因，其中以胆石症最多见。

（2）酗酒和暴饮暴食：大量饮酒和暴饮暴食均引起胰液分泌增加，并刺激 Oddi 括约肌痉挛，造成胰管内压增高，损伤腺泡细胞，是急性胰腺炎的第二位病因和重要诱因，也是导致其反复发作的主要原因。

（3）胰管阻塞：常见病因是胰管结石，其次胰管狭窄、蛔虫及肿瘤均可引起胰管阻塞，胰管内压过高。

（4）十二指肠液反流：球后穿透溃疡、十二指肠憩室、胃大部切除术后输入袢梗阻等可引起十二指肠内压力增高，十二指肠液向胰管内反流。

（5）手术创伤：腹腔手术、腹部钝挫伤、ERCP 等。

（6）内分泌与代谢障碍：高钙血症、高脂血症可导致胰管钙化，胰液内脂质沉着。

（7）药物：农药、磺胺类、噻嗪类、糖皮质激素及硫唑嘌呤等。

（8）感染：继发于急性流行性腮腺炎、甲型流感、柯萨奇病毒感染等，常随感染痊愈而自行缓解。

2. 临床表现

（1）症状

①腹痛：是主要表现和首发症状，多于暴饮暴食或酗酒后突然发作。疼痛剧烈而持续，可有阵发

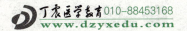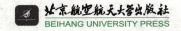

性加剧。腹痛多位于中、左上腹，向腰背部呈带状放射，取弯腰屈膝侧卧位可减轻疼痛，进食后疼痛加重，一般胃肠解痉药不能缓解。水肿型腹痛 3～5 天可缓解，坏死型腹部剧痛且持续时间较长，极少数年老体弱患者腹痛极轻微或无腹痛。

②腹胀：与腹痛同时存在，早期为反射性，继发感染后由腹膜后的炎症刺激引起。患者可停止排便、排气。

③恶心、呕吐：恶心、呕吐早期即可出现，呕吐物多为胃十二指肠内容物，偶有血液，呕吐后腹痛不缓解。

④发热：常为中度以上发热，持续 3～5 天。如持续不退 1 周以上且白细胞升高，应考虑有胰腺脓肿或胆道炎症等继发感染。

⑤水、电解质及酸碱平衡紊乱：呕吐频繁者出现代谢性碱中毒。重症者可有脱水和代谢性酸中毒，伴有低钾、低镁、低钙，血糖增高。严重低血钙可导致手足抽搐，提示预后不良。

⑥低血压或休克：多见于重症急性胰腺炎。

（2）体征

①轻症急性胰腺炎：中上腹压痛，但无反跳痛、肌紧张，肠鸣音减弱，轻度脱水貌，与腹痛程度不相符。

②重症急性胰腺炎：急性重病面容，痛苦表情，脉搏增快，呼吸急促及血压下降。全腹压痛明显，有肌紧张和反跳痛。可出现移动性浊音，腹水多呈血性。胰酶、血液及坏死组织液穿过筋膜和肌层渗入腹壁下，可导致腰部两侧皮肤呈暗灰蓝色（Grey-Turner 征），或脐周皮肤出现青紫（Cullen 征）。胰头水肿压迫胆总管可引起黄疸。

（3）并发症

①局部并发症：胰瘘、胰腺脓肿和假性囊肿。

②全身并发症：心力衰竭、急性肾衰竭、急性呼吸窘迫综合征、消化道出血、高血糖、DIC、脓毒症和菌血症等。

3. 辅助检查

（1）血常规检查：白细胞计数和中性粒细胞明显增高，核左移。

（2）淀粉酶测定：是胰腺炎早期最常用和最有价值的检查方法。淀粉酶超过正常值 3 倍即可诊断。淀粉酶升高的幅度和病情严重程度不成正比，血、尿淀粉酶及脂肪酶变化的时间对比见表 1-18。

表1-18　血、尿淀粉酶及脂肪酶变化的时间对比

	开始升高时间（小时）	达高峰时间（小时）	恢复正常时间（天）
血清淀粉酶	2～12	24	3～5
尿淀粉酶	12～14	48	7～14
血清脂肪酶	24～72	—	7～10

（3）C 反应蛋白（CRP）：组织损伤和炎症的非特异标志物，发病 48 小时＞ 150mg/L 提示病情较重。

（4）其他生化检查：持续空腹血糖＞ 10mmol/L 提示可能有胰腺坏死，预后不良。血钙降低程度与病情严重程度成正比，＜ 1.5mmol/L 提示预后不良。

（5）影像学检查：腹部超声为常规初筛检查，腹部 X 线片显示"哨兵袢"和"结肠切割征"为胰腺炎的间接指征。增强 CT 扫描是最具诊断价值的影像学检查，能鉴别是否合并胰腺组织坏死。

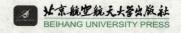

4. 治疗要点 治疗原则为减轻腹痛，减少胰液分泌，防治并发症。

（1）减少胰液分泌：减少胰液分泌是治疗急性胰腺炎最主要的措施，而减少胰液分泌最主要的措施是禁食、禁水和胃肠减压。

①禁食、禁水、胃肠减压：减少胃酸分泌，从而降低胰液分泌，减轻自身消化，减轻腹胀，降低腹内压。

②抗胆碱药及抑制胃酸分泌药：如阿托品、山莨菪碱（654-2）、H_2 受体拮抗剂或质子泵抑制剂等。

③抑制胰腺外分泌：生长抑素、奥曲肽可抑制生长激素释放，还可抑制胃酸、胰腺内分泌（胰岛素和胰高血糖素）及外分泌（胰酶），对胰腺有保护作用。生长抑素、奥曲肽还常用于严重急性上消化道出血如消化性溃疡出血、食管 - 胃底静脉曲张破裂出血的治疗，ERCP 和胰腺手术前的预防性用药。

（2）解痉止痛：在诊断明确的情况下给予解痉止痛药，常用药物有山莨菪碱、阿托品等。但抗胆碱药可诱发或加重肠麻痹，严重腹胀和肠麻痹者不宜使用。严重腹痛者可遵医嘱肌内注射哌替啶，但禁用吗啡，以免引起 Oddi 括约肌痉挛，加重病情。

（3）抗感染：早期使用对革兰阴性菌和厌氧菌敏感的抗生素，如喹诺酮类、头孢类或甲硝唑。还可应用 33% 硫酸镁或芒硝导泻清洁肠道，减少肠内细菌过生长，促进肠蠕动。

（4）静脉输液和营养支持：补充液体，抗休克，纠正水、电解质和酸碱平衡紊乱，加强营养支持。禁食期主要靠完全肠外营养，病情缓解后应尽早过渡到肠内营养。

（5）抑制胰酶活性：仅用于重症胰腺炎的早期，常用药物有抑肽酶、加贝酯。

（6）内镜下 Oddi 括约肌切开术、取石术：适用于胆源性胰腺炎，可迅速缓解症状，改善预后，防止急性胰腺炎复发。

（7）并发症的处理：对急性坏死型胰腺炎伴腹腔内大量渗液者，或伴急性肾衰竭者，给予腹膜透析治疗；急性呼吸窘迫综合征者及时做气管切开或机械通气；并发糖尿病者可进行胰岛素治疗。

5. 护理措施

（1）休息活动护理：绝对卧床休息，协助患者取弯腰屈膝侧卧位，以减轻疼痛。因剧痛辗转不安者，做好安全防护，防止坠床，避免周围放置危险物品。

（2）饮食护理：禁食 3～5 天，明显腹胀者行胃肠减压。轻症胰腺炎恢复饮食的条件是症状消失、体征缓解、肠鸣音恢复正常、出现饥饿感，而不需要等待淀粉酶完全恢复正常。开始可给予少量无脂、低蛋白流质饮食。

（3）防治低血容量性休克：禁食期间保证每天超过 3000ml 以上的液体摄入量。若患者出现血压下降、神志不清、尿量减少、面色苍白、皮肤湿冷等低血容量性休克的表现，立即配合医生进行抢救：

①协助患者平卧，给氧并注意保暖。

②迅速建立静脉通路，遵医嘱补充液体、血浆或全血。

③迅速准备好抢救用物，如静脉切开包、人工呼吸器、气管切开包等。

④如血压仍不回升，遵医嘱应用血管活性药物。

八、上消化道出血

上消化道出血是指屈氏韧带以上的消化道，包括食管、胃、十二指肠、胰腺、胆道及胃空肠吻合术后的空肠病变引起的出血。上消化道急性大量出血是指在数小时内失血量超过 1000ml 或循环血容量的 20%。

1. 病因 消化性溃疡、食管 - 胃底静脉曲张、急性糜烂出血性胃炎、胃癌等是最为常见的病因。

（1）上胃肠道疾病：食管疾病和损伤，胃、十二指肠疾病和损伤，空肠疾病。

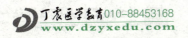
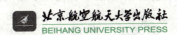

（2）肝门静脉高压：食管 - 胃底静脉曲张破裂出血或门静脉高压性胃病。

（3）上消化道邻近器官或组织的疾病：胆道出血，胰腺疾病，主动脉瘤破入食管、胃或十二指肠等。

（4）全身性疾病：血液病，尿毒症，血管性疾病，结缔组织病，应激性溃疡，急性感染性疾病。

2. 临床表现

（1）呕血与黑便：是上消化道出血的特征性表现。

（2）失血性周围循环衰竭：早期表现为头晕、心悸、乏力、口渴、晕厥等组织缺血的表现。处理不及时可发展为休克状态，出现面色苍白、血压下降、脉搏细速、呼吸急促、四肢湿冷、尿量减少等。

（3）发热：大量出血后，部分患者在 24 小时内出现低热，一般不超过 38.5℃，持续 3 ～ 5 天后可恢复正常。

（4）出血程度的评估：（表 1-19）。

表1-19　上消化道出血程度的评估

出血量	临床表现
＞5ml	大便隐血试验阳性
＞50ml	出现黑便
胃内积血＞250ml	出现呕血
1次出血量＜400ml	不出现全身症状
出血量＞400ml	出现头晕、心悸、乏力等症状
短时间内出血量＞1000ml	出现休克表现

3. 辅助检查

（1）血常规：出血 3 ～ 4 小时后出现贫血。急性出血者为正细胞正色素性贫血，慢性失血为小细胞低色素性贫血。出血 24 小时内网织红细胞增高，出血停止后逐渐恢复正常。白细胞计数在出血后 2 ～ 5 小时增高，出血停止后 2 ～ 3 天降至正常。

（2）氮质血症：大量血液中的蛋白质在肠道被吸收，血中尿素氮浓度增高，称为肠氮质血症。在出血后数小时血尿素氮增高，24 ～ 48 小时达高峰，一般不超过 14.3mmol/L，3 ～ 4 天降至正常。

（3）大便隐血试验：阳性。

（4）内镜检查：是诊断上消化道出血病因、部位和出血情况的首选检查方法。一般在上消化道出血后 24 ～ 48 小时进行胃镜或结肠镜检查，可直接观察病灶情况，明确病因，并进行紧急止血治疗。

（5）X 线钡剂造影检查：适用于有胃镜检查禁忌证或不愿进行胃镜检查者，应在出血停止数天及病情基本稳定后进行。

（6）选择性动脉造影：选择性血管造影适用于内镜未能发现病灶、估计有消化道动脉性出血者，若见造影剂外溢，则是消化道出血最可靠的征象。

4. 治疗要点

（1）急救措施：卧位休息，保持呼吸道通畅，必要时吸氧，活动性出血期间禁食。

（2）补充血容量：立即配血，可以先输平衡溶液或葡萄糖盐水，必要时及早输入浓缩红细胞或全血，保持血红蛋白在 90 ～ 100g/L 为佳。肝硬化患者需输新鲜血，以免诱发肝性脑病。

（3）止血措施

①非曲张静脉上消化道大量出血：以消化性溃疡出血最常见。

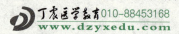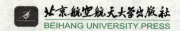

a. 药物止血：常用 H_2 受体拮抗剂或质子泵抑制剂，抑制胃酸分泌，大出血时静脉给药。

b. 内镜治疗：适用于活动性出血或暴露血管的溃疡，注射肾上腺素或硬化剂、电凝及使用止血夹等。

c. 介入治疗：通过血管介入栓塞胃十二指肠动脉。

②曲张的食管 - 胃底静脉破裂出血

a. 药物止血：常用血管活性药物，如生长抑素、奥曲肽及血管加压素（垂体后叶素），减少门静脉血流量，降低门静脉压而控制出血。其中，生长抑素和奥曲肽是治疗食管 - 胃底静脉曲张出血的最常用药物。

b. 气囊压迫止血：在药物治疗无效的大出血时暂时使用。因患者痛苦、并发症多、早期再出血率高，不可长期使用，不推荐为首选措施。

c. 内镜止血：常通过注射硬化剂、套扎食管曲张静脉等方法止血。

5. 护理措施

（1）休息活动护理：大出血时绝对卧床休息，取平卧位并将下肢略抬高，以保证脑部供血。呕血时头偏向一侧，防止误吸，保持呼吸道通畅，必要时吸氧。

（2）饮食护理：大量出血者暂禁食，消化性溃疡出血停止 24 小时后再给予温流质饮食；食管 - 胃底静脉破裂出血停止 48 ～ 72 小时后再提供半量冷流质饮食。少量出血、无呕吐者，给予温凉流质饮食，出血停止后改为营养丰富、易消化、无刺激性半流质、软食，少量多餐。避免生、冷、硬、粗糙、刺激性的食物，戒烟酒。食管 - 胃底静脉曲张破裂出血者，止血后限制钠和蛋白质的摄入量，以免加重腹水或诱发肝性脑病。

（3）病情观察：严密观察患者生命体征，出血速度是评估上消化道出血严重性的最关键指标。

（4）继续或再次出血的判断：以下表现提示有活动性出血或再出血。

①反复呕血，甚至呕吐物由咖啡色转为鲜红色。

②黑便次数及量增多，或排出暗红色甚至鲜红色血便，伴肠鸣音亢进。

③血红蛋白、红细胞计数、血细胞比容测定继续降低，网织红细胞计数持续升高。

④经充分输液、输血仍不能稳定血压和脉搏，或暂时好转后又恶化。

⑤在补液足够、尿量正常的情况下，血尿素氮持续或再次增高。

⑥原有肝门静脉高压的患者，在出血后脾暂时性缩小，若不见脾恢复提示有继续出血。出血停止的表现为患者血压、脉搏稳定在正常水平，大便转黄色，血尿素氮恢复正常。

（5）三腔二囊管的护理：经鼻腔或口腔插管至 65cm 时抽取胃液，检查管端确定在胃内，并抽出胃内积血。先向胃囊内注气 150 ～ 200ml 至囊内压 50 ～ 70mmHg，向外加压牵引，以压迫胃底。如未能止血，再向食管囊内注气约 100ml 至囊内压 35 ～ 45mmHg。管外端以绷带连接 0.5kg 沙袋，经牵引架作持续牵引。为防止黏膜糜烂，气囊充气加压 12 ～ 24 小时应放松牵引，放气 15 ～ 30 分钟，必要时可重复注气压迫。出血停止后，放气并保留管道继续观察 24 小时，未再出血可考虑拔管。气囊压迫一般为 3 ～ 4 天，继续出血者可适当延长时间。

九、肠结核

肠结核是结核分枝杆菌侵犯肠管所引起的慢性特异性感染。回盲部淋巴丰富，且结核分枝杆菌停留时间长，故为好发部位。

1. 病因 肠结核多继发于肺结核，感染方式为肺结核患者吞咽自己的痰液后，未被消化而进入肠道。此外，结核菌经血液循环进入肝脏，随胆汁进入肠道，从而引发疾病。

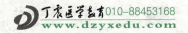 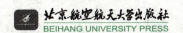

2．临床表现

（1）全身症状：乏力、食欲缺乏、消瘦、盗汗、不规则发热等。

（2）消化系统症状

①腹痛：轻者或缓解期仅有腹部不适，无腹痛。活动期可有轻、中度腹痛。

②腹泻：可与便秘交替出现，无里急后重，排便后疼痛有所缓解。活动期为黏液脓血便。

（3）体征：呈慢性病容。右下腹可有肿块，较固定，质地中等，可伴有轻、中度压痛。

3．辅助检查

（1）血常规检查：血红蛋白下降、红细胞沉降率增快。

（2）粪便结核杆菌检查：阳性率不高。

（3）X 线钡剂检查：具有重要的诊断价值。

（4）纤维结肠镜检查：可观察到肠内典型病变，取活组织行病理检查，发现肉芽肿、干酪样坏死或抗酸杆菌可确诊。

4．治疗要点

（1）药物治疗：抗结核药物治疗是关键。疗程 6～9 个月，早期、联合、适量、规律和全程。

（2）手术治疗：伴有外科并发症时考虑，包括肠穿孔形成局限性脓肿或肠瘘、伴有消化道大出血且不能控制、并发肠梗阻或弥漫性腹膜炎等。

5．护理措施

（1）饮食护理：给予高热量、高蛋白、高维生素、易消化饮食，补充足够的营养，提高机体抵抗力，以促进康复。营养不良严重者，给予静脉营养支持。

（2）病情观察：观察疼痛性质、部位等，警惕有无并发症的发生。检测营养指标，评估其营养情况。

十、溃疡性结肠炎

溃疡性结肠炎是一种由多种病因引起的、异常免疫介导的直肠和结肠慢性非特异性炎症性疾病。

1．病因与发病机制　环境因素作用于遗传易感者，在肠道菌群的参与下，启动了难以停止的、发作与缓解交替的肠道天然免疫及获得性免疫反应，导致肠黏膜屏障损伤、溃疡经久不愈、炎性增生等病理改变。多见于 20～40 岁，男女无明显差别。

2．病理　病变主要位于大肠，呈连续性、弥漫性分布，多数在直肠和乙状结肠，可扩展到降结肠和横结肠，也可累及全结肠，甚至回肠末端。肉眼可见大肠黏膜弥漫性充血、水肿、溃疡，由于病变局限于黏膜和黏膜下层，一般不会导致结肠穿孔。少数重症患者病变累及结肠壁全层，可发生中毒性巨结肠，表现为肠腔膨大，肠壁重度充血、变薄；如溃疡进一步累及肌层至浆膜层，可致急性穿孔。

3．临床表现　反复发作的腹泻、黏液脓血便及腹痛是溃疡性结肠炎的典型症状。

（1）症状

①腹泻及黏液脓血便：腹泻是最主要的症状，黏液脓血便是本病活动期的重要表现。轻者每天排便 2～4 次，粪便成糊状，便血轻或无便血。重者每天排便达 10 次以上，大量脓血，甚至呈稀水样血便。

②腹痛：多有轻或中度腹痛，为左下腹或下腹的阵痛，亦可波及全腹。有疼痛—便意—便后缓解的规律，大多伴有里急后重，为直肠炎症刺激所致。若并发中毒性巨结肠或腹膜炎，则腹痛持续且剧烈。其他症状可有腹胀、食欲减退、恶心、呕吐等。

③全身表现：轻型患者全身表现不明显。中、重型患者活动期有低热或中度发热，高热多提示有并发症或急性暴发型。重症患者可出现衰弱、消瘦、贫血、低白蛋白血症、水和电解质平衡紊乱等表现。

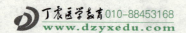
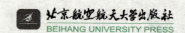

④肠外表现：结节性红斑、关节炎、眼脉络膜炎、口腔复发性溃疡等。

（2）体征：轻、中型患者仅有左下腹轻压痛，有时可触及痉挛的降结肠和乙状结肠。重者常有明显腹部压痛和鼓肠。

（3）并发症：中毒性巨结肠、肠道大出血、急性肠穿孔、肠梗阻、结肠癌等。中毒性巨结肠多由低钾血症、钡剂灌肠或肠镜检查、使用抗胆碱药物等引起，表现为病情急剧恶化，可出现肠型、腹部压痛、肠鸣音减弱或消失等表现，易引起急性肠穿孔。

4．辅助检查

（1）血液检查：血红蛋白降低。白细胞在活动期增高。血沉增快和 C 反应蛋白增高是溃疡性结肠炎活动期的标志。重症患者可有血清白蛋白降低。

（2）粪便检查：肉眼可见黏液和脓血，镜检可见多量红细胞和脓细胞。粪便病原学检查的目的是排除感染性结肠炎，是诊断本病的重要步骤，需反复多次。

（3）结肠镜检查：是本病诊断和鉴别诊断最重要的检查，可直接观察病变黏膜并取组织活检行病理学检查，患者黏膜脆、易出血，活检时应注意。

（4）X 线钡剂灌肠检查：黏膜皱襞粗乱或有细颗粒改变，也可呈多发性小龛影或充盈缺损，肠管缩短、变硬，结肠袋消失，呈铅管状。病情严重者不宜做此检查，以免诱发中毒性巨结肠。

5．治疗要点　控制急性发作，促进黏膜愈合，维持症状缓解，减少病情复发，防治并发症。

（1）5- 氨基水杨酸：在胃肠道几乎不被吸收，对肠道炎症的治疗效果显著。柳氮磺吡啶在肠道可分解成磺胺嘧啶和 5- 氨基水杨酸盐，起到抗菌、抗炎和免疫抑制的作用，是治疗溃疡性结肠炎的首选，适用于轻型、中型或经糖皮质激素治疗已缓解的重型患者。同类药物还有奥沙拉嗪和美沙拉嗪。

（2）糖皮质激素：对急性发作者的疗效较好。适用于应用氨基水杨酸制剂疗效不佳的轻、中型患者，特别是重型活动期患者及急性暴发型患者。常用药物有泼尼松口服，氢化可的松、甲泼尼龙静脉给药，琥珀酸氢化可的松、地塞米松保留灌肠等。因病变多位于直肠和乙状结肠，灌肠时常取左侧卧位。灌肠治疗的全身不良反应少。

（3）免疫抑制药：巯嘌呤、环孢素等。

（4）腹痛、腹泻治疗：抗胆碱药物阿托品可减轻平滑肌痉挛，缓解腹痛。止泻可给予地芬诺酯。重症患者禁用，以免诱发中毒性巨结肠。

（5）手术治疗：并发大出血、肠穿孔、中毒性巨结肠、结肠癌或经内科治疗无效者。

6．护理措施

（1）休息活动护理：活动期患者应充分休息，重症者卧床休息。

（2）饮食护理：急性活动期给予无渣流质或半流质软食。急性暴发型患者应禁食，遵医嘱给予静脉高营养。病情缓解后应给予质软、易消化、富含营养、高热量的少渣软食。避免进食冷、硬、含纤维素多及刺激性食物，禁食牛奶和乳制品。

（3）病情观察：观察每天排便的次数，粪便的量和性质。观察腹痛的性质、部位及生命体征变化。如腹痛性质突然改变，应警惕肠穿孔、肠出血等并发症。

（4）用药护理：柳氮磺吡啶的不良反应有恶心、呕吐、食欲减退、头痛等，餐后服药可减轻胃肠道反应；另外有皮疹、粒细胞减少、再生障碍性贫血等，服药期间应定期复查血象。

（5）心理护理：本病呈慢性过程，反复发作，患者容易产生焦虑或抑郁情绪。但随着治疗水平的提高，病死率已明显下降，应鼓励患者稳定情绪，树立战胜疾病的信心。

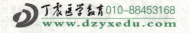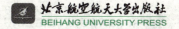

十一、消化系统疾病患者常用诊疗技术及护理

（一）肝穿刺活体组织检查术

肝穿刺活体组织检查术简称肝活检，是经皮穿刺取组织标本进行组织学检查或制成涂片做细胞学检查，明确肝脏疾病诊断，了解肝病演变过程，观察治疗效果及判断预后。

1. 适应证

（1）原因不明的黄疸及门静脉高压者。

（2）原因不明的胆大、肝功能异常者。

（3）协助各型肝炎诊断，判断疗效及预后。

2. 禁忌证

（1）严重贫血、有出血倾向者。

（2）全身衰竭者。

（3）肝外阻塞性黄疸、严重肝功能障碍、大量腹水者。

（4）肝血管瘤、肝周围化脓性感染者、肝棘球蚴病。

3. 方法

（1）体位：协助患者取仰卧位，身体右侧靠近床沿，将右手置于枕后，保持固定体位。

（2）确定穿刺点：一般取右侧腋中线 8 ～ 9 肋间肝实音处或 B 超定位穿刺。

（3）消毒麻醉：穿刺部位常规消毒，铺无菌孔巾，用 2% 利多卡因由皮肤至肝被膜进行局部麻醉。

（4）用物准备：准备 12 ～ 16 号穿刺针，根据穿刺目的的不同，选择相应的穿刺针，活检时选较粗的穿刺针。取 1 支 10 ～ 20ml 注射器与穿刺针连接，抽取 3 ～ 5ml 无菌生理盐水，使其充满穿刺针。

（5）穿刺：先用穿刺锥在穿刺点皮肤上刺孔，将穿刺针由此孔沿肋骨上缘与胸壁呈垂直方向刺入 0.5cm，将注射器内液推注 0.5 ～ 1ml，冲出存留在穿刺针内的组织，以免针头堵塞。

（6）取标本：将注射器抽吸成负压并保持，嘱患者先深吸气，然后与深呼气末屏住呼吸，术者将穿刺针迅速刺入肝内，穿刺深度不超过 6cm，抽吸标本后立即拔出。

（7）止血：穿刺部位用无菌纱布按压 5 ～ 10 分钟，再以胶布固定，用多头腹带束紧 12 小时，压上小沙袋 4 小时。

（8）送检：将抽吸的肝组织标本制成玻片，或注入 95% 乙醇或 10% 甲醛固定液中。

4. 护理措施

（1）术前护理

①测定出、凝血时间，凝血酶原时间和血小板，肝功能，若异常应根据医嘱肌内注维生素 $K_1$10mg，连用 3 天后复查，正常者方可穿刺。查血型，以备必要时输血。

②行胸部 X 线检查，观察有无肺气肿、胸腔积液、胸膜增厚等。

③向患者解释穿刺的目的、意义、方法，消除顾虑和紧张情绪，并训练屏住呼吸方法，以便术中配合。穿此前测量血压、脉搏。

（2）术后护理

①术后患者应卧床 24 小时。

②测量血压、脉搏，术后 4 小时内每 15 ～ 30 分钟测 1 次。如有内出血征象，应立即通知医生紧急处理。

③注意观察穿刺部位有无渗血、红肿、痛疼。出现异常情况及时通知医生采取相应措施。

（二）纤维胃、十二指肠镜检查术

纤维胃、十二指肠镜检查术是应用最广、进展最快的内镜检查。可直接观察食管、胃、十二指

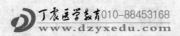

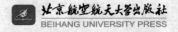

肠炎症、溃疡或肿瘤等部位、性质、大小、范围，治疗并取标本做组织学或细胞学病理检查。

1. 适应证

（1）不明原因的消化道出血。

（2）有消化道症状，需确诊者。

（3）疑有上消化道肿瘤者。

（4）需要随访观察的病变，如溃疡病、萎缩性胃炎、胃手术后及药物治疗后复查等。

（5）需内镜治疗者，如摘取异物、急性上消化道出血的止血、食管静脉曲张的硬化剂注射与结扎、食管狭窄的扩张治疗等。

2. 禁忌证

（1）严重心、肺疾病患者。

（2）各种原因所致休克、昏迷等危重状态。

（3）急性胃肠穿孔，腐蚀性食管炎的急性期。

（4）神志不清、精神失常不能配合检查者。

（5）严重咽喉部疾病、主动脉瘤及严重的颈胸段脊柱畸形等。

3. 方法

（1）检查前 5～10 分钟用 2% 的利多卡因在咽部喷雾 2～3 次进行局部麻醉。

（2）协助患者取左侧卧位，双腿屈曲，解开衣领及腰带。指导患者咬紧牙垫，口边置一弯盘。

（3）医生缓慢地经牙垫将胃镜插入，沿舌背、咽喉壁向下推进至环状软骨水平时，嘱患者做吞咽动作有助胃镜通过咽喉部，然后缓慢插镜并观察食管、胃、十二指肠黏膜有无病变。发现活动性出血或活检后出血较多时，应配合医生做镜下止血。

（4）医生插镜操作时，护士应观察监视器上图像，按医生指令摄片、录像、采取活体组织标本或刷取细胞送检。

（5）患者出现恶心、呕吐时，护士应指导患者做深呼吸，肌肉放松，将唾液流入弯盘内，可缓解症状。检查过程中密切观察患者面色、脉搏、呼吸等改变，如有异常应立即报告医生，停止检查并积极抢救。

（6）检查完毕，无活动性出血时，缓慢退出内镜。

4. 护理措施

（1）术前护理

①详细了解患者的病史，有无麻醉过敏史。进行体格检查。检测乙、丙型肝炎病毒，凝血功能，肝肾功能，血型等。老年患者需做心电图。

②向患者解释检查的目的、意义及配合方法，作好心理护理，消除患者的恐惧、紧张心理。

③检查前禁食 8 小时，有幽门梗阻者，在检查前 2～3 天进食流质，检查前 1 晚应洗胃。曾做过 X 线胃肠钡餐造影者，3 天内不宜作胃镜检查。

④术前用药：对精神紧张者，可遵医嘱肌注或静注地西泮 5～10mg；为减少胃蠕动和胃液分泌，术前半小时给予山莨菪碱 10mg 或阿托品 0.5mg 静注。

⑤准备用物

a. 胃镜检查仪器一套。

b. 地西泮、山莨菪碱、阿托品、2% 利多卡因、肾上腺素等。

c. 喉头麻醉喷雾器、无菌注射器及针头；

d. 其他用物如无菌手套、弯盘、牙垫、润滑剂、酒精棉球、纱布、甲醛固定液标本瓶等。

（2）术后护理

①术后因患者咽喉部麻醉作用尚未消退，嘱其不要吞咽唾液，以免呛咳。麻醉作用消失后，可

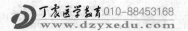 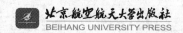

先饮少量水，如无呛咳可进饮食。当天饮食以流质、半流质为宜，行活检的患者应进食温凉饮食。

②检查后少数患者出现咽痛、咽喉部异物感，嘱患者不要用力咳嗽，以免损伤咽喉部黏膜。若患者出现腹痛、腹胀，可进行按摩，促进排气。检查后数天内应密切观察患者有无消化道穿孔、出血、感染等并发症，一旦发现及时协助医生进行对症处理。

（三）纤维结肠镜检查术

结肠镜是通过肛门插入内镜，在 X 线监视下操作，直接观察肠道病变，采取治疗措施等。

1. 适应证

（1）原因不明的慢性腹泻、便血及下腹疼痛者。

（2）疑有直肠、结肠、回肠末端肿瘤者。

（3）结肠息肉、出血、肿瘤等病变需做内镜治疗者。

（4）药物或手术治疗后复查及随访者。

（5）大肠肿瘤的普查。

2. 禁忌证

（1）严重心肺功能不全、休克及精神病患者。

（2）腹膜炎、腹腔脏器穿孔、多次腹腔手术后广泛粘连及大量腹水者。

（3）急性重度结肠炎，如急性细菌性痢疾、急性重度溃疡性结肠炎及憩室炎等。

（4）妊娠、女性月经及肠道准备不充分者。

（5）高热，极度虚弱，不能承受肠道准备者。

3. 方法

（1）协助患者取左侧卧位，双腿屈曲。嘱患者在检查中尽量不要动。

（2）医生术前先做直肠指检，了解有无狭窄、肿瘤、痔疮、肛裂等。助手将镜前端涂上润滑剂后，嘱患者张口呼吸，放松肛门括约肌，医生用左手拇指与示指、中指分开肛周皮肤暴露肛门，右手持镜，用示指将镜头压入肛门，然后缓慢推进，必要时可注适量气体，以更清晰的显示病变部位。患者出现腹胀不适，可嘱其作缓慢深呼吸。有活动性出血或息肉时，在镜下做止血或息肉切除术。

（3）其余同胃、十二指肠镜检查。

4. 护理措施

（1）术前护理

①向患者详细讲解检查目的、方法、注意事项，消除紧张、恐惧心理，取得配合。

②嘱患者检查前 3 天少渣半流质饮食，检查前 1 天进流质饮食，检查当天空腹或饮少量糖水。

③肠道清洁干净与否，直接影响诊疗效果，常用方法如下

a. 目前多用口服高渗性溶液导泻，如于检查前 4 小时口服硫酸镁 25 ～ 30g，饮水 1500 ～ 2000ml；或于检查前 2 ～ 3 小时一次口服 20% 甘露醇 250ml 时，同时饮 5 倍水或 2 倍 5% 葡萄糖盐水，可达到清洗肠道的目的。但做高频电灼前肠道准备禁用甘露醇，以免发生意外，因为甘露醇可在肠道内被细菌分解，产生易燃气体，当达到可燃浓度时，如进行高频电凝手术，可能引起爆炸。

b. 检查前 1 天晚上服泻剂，如服番泻叶 10g 或蓖麻油 30ml，或硫酸镁 20g，检查日根据肠道清洁情况决定是否要清洁灌肠，直至排出清水样无粪渣的大便为止。

④肠镜检查会引起腹胀、腹痛等不适，检查前半小时遵医嘱阿托品 0.5mg 或山莨菪碱 10mg 肌注。

（2）术后护理

①检查结束后，做好肛门清洁护理，嘱患者卧床休息。

②询问患者腹胀、腹痛及排便情况，腹胀明显者，可行内镜下排气。腹痛明显或排血便者，建

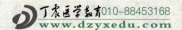
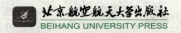

议留院观察。如发现剧烈腹痛、腹胀、面色苍白、心率增快、血压下降、大便次数增多呈黑色，提示并发肠出血、肠穿孔，应及时报告医生，并协助紧急处理。

③如肠镜检查无异常，术后应进流质饮食 1 天，少渣饮食 3 天。

第四节　泌尿系统疾病

一、概　述

（一）泌尿系统解剖生理

泌尿系统由肾、输尿管、膀胱及尿道组成。肾和输尿管称为上尿路，膀胱和尿道称为下尿路。肾生成尿液，由输尿管运送，储存于膀胱，经尿道排出体外。其主要功能为排出机体的代谢产物，保持机体内环境的平衡和稳定。

1. **肾**　肾为实质性器官，左右各一，位于脊柱的两侧、腹膜后间隙，属腹膜外位器官。肾实质分为表层的肾皮质及深层的肾髓质。皮质由肾小体和肾小管曲部组成，肾皮质伸入肾髓质称肾柱。髓质由 15～20 个肾锥体组成，主要为髓袢和集合管。2～3 个肾锥体尖端合成肾乳头，并突入肾小盏内。相邻的 2～3 个肾小盏形成 1 个肾大盏。2～3 个肾大盏汇合成 1 个肾盂。肾盂出肾门后，弯行向下，逐渐变细，移行为输尿管。肾单位是肾结构和功能的基本单位，由肾小体和肾小管组成。正常每个肾约有 100 万个肾单位。

（1）肾小体：是由肾小球和肾小囊组成的球状结构。肾小球为肾单位的起始部分，由入球小动脉、毛细血管丛、出球小动脉及系膜组织构成。肾小囊包绕肾小球，分为脏层和壁层，两层之间为肾小囊腔，与近曲小管相通。血液流经肾小球时，血浆中的水和小分子物质通过滤过膜进入肾小囊形成原尿。滤过膜是肾小球滤过作用的结构基础，由肾小球毛细血管的内皮细胞、基底膜和肾小囊脏层的足细胞组成。正常成人除血细胞和大分子蛋白质外，几乎所有血浆成分均可通过肾小球滤过膜进入肾小囊。肾小球滤过率可受有效滤过压、肾血流量、滤过膜的通透性及滤过面积影响。

①有效滤过压：是肾小球滤过作用的动力。肾小球毛细血管血压、血浆胶体渗透压、肾小囊内压共同构成有效滤过压，任何因素发生变化均可影响肾小球滤过率。肾小球毛细血管血压与肾小球滤过率成正比，而血浆胶体渗透压和肾小囊内压与肾小球滤过率成反比。

②肾血流量：肾血流量与肾小球滤过率多成正比。

③滤过膜的通透性及滤过面积：滤过膜通透性增大，滤过率增加，可发生蛋白尿、血尿。滤过膜滤过面积减少，滤过率降低，可出现少尿甚至无尿。

（2）肾小管：分为近端小管、髓袢和远端小管 3 部分。近、远端小管又分为曲部（近曲小管、远曲小管）和直部两段。集合管不属肾单位，但集合管与远端小管在尿液浓缩过程中起重要作用。肾小管的主要功能包括：重吸收功能、分泌和排泄功能、浓缩和稀释功能。

2. **输尿管**　起于肾盂，终于膀胱，是一对细长的肌性管道，位于腹膜后，也是腹膜外位器官，全长 25～30cm，按位置和行程可分为腹部、盆部和壁内部。输尿管全程有 3 个狭窄，分别为肾盂输尿管移行处、跨越髂血管处和膀胱壁内，是结石、血块及坏死组织易停留或嵌顿的部位，从而引起绞痛或血尿。

3. **膀胱**　是一个储存尿液的囊状肌性器官，位于骨盆内。膀胱有较大的伸缩性，正常成年人容

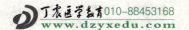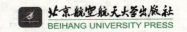

量为 300 ～ 500ml，最大容量可达 800ml。两输尿管口与尿道内口之间的三角形区域称膀胱三角，是肿瘤、结核和炎症的好发部位。

4. 尿道 男性尿道起于尿道内口，止于阴茎头的尿道外口，全长 16 ～ 22cm，具有排尿和排精功能，可分为前列腺部、膜部和阴茎海绵体部。男性尿道全程有尿道内口、膜部和尿道外口 3 处狭窄，是尿路结石最易滞留的部位。女性尿道起于尿道内口，开口于阴道前庭，长 3 ～ 5cm，较男性尿道宽、短、直，又因尿道外口邻近肛门和阴道口，易发生逆行性尿路感染。

（二）泌尿系统疾病常见症状

1. 肾源性水肿 是肾疾病最常见的症状，可分为肾炎性水肿和肾病性水肿，两者鉴别见表 1-20。
2. 肾性高血压 按病因可分为肾血管性和肾实质性，按发生机制又可分为容量依赖型和肾素依赖型，两者鉴别见表 1-21。

表1-20　肾炎性水肿和肾病性水肿鉴别

	肾炎性水肿	肾病性水肿
发生机制	肾小球滤过率下降→水钠潴留	大量蛋白尿→血浆蛋白降低→胶体渗透压下降
水肿开始部位	眼睑及颜面部	下肢
凹　陷	不明显	明显
伴随症状	血压增高，循环淤血	无高血压及循环淤血

表1-21　容量依赖型和肾素依赖型高血压鉴别

	容量依赖型	肾素依赖型
发生机制	水钠潴留引起血容量增加	肾素-血管紧张素-醛固酮系统兴奋
常见疾病	急、慢性肾炎和多数肾功能不全	肾血管疾病和少数慢性肾衰竭晚期
治疗原则	限制水钠，使用利尿药	使用ACEI、ARB、钙通道阻滞剂类药物降压

3. 尿量异常 肾小球滤过率可受有效滤过压、肾血流量、滤过膜的通透性及滤过面积影响。肾小球毛细血管血压、血浆胶体渗透压、肾小囊内压共同构成有效滤过压。滤过率增加，可发生蛋白尿、血尿；滤过率降低，可出现少尿甚至无尿。

（1）正常尿量：成年人 24 小时尿量为 1000 ～ 2000ml。
（2）少尿或无尿：尿量＜ 400ml/24h 或 17ml/h 为少尿，＜ 100ml/24h 为无尿。少尿可因肾前性（血容量不足等）、肾性（急、慢性肾衰竭等）及肾后性（尿路梗阻等）引起。
（3）多尿：尿量＞ 2500ml/24h。
（4）夜尿增多：是指夜尿量超过白天尿量或夜尿持续＞ 750ml。夜尿持续增多，尿比重低而固定可提示肾小管浓缩功能减退。

4. 蛋白尿 每天尿蛋白含量持续超过 150mg，尿蛋白定性检查呈阳性称为蛋白尿。
5. 血尿 新鲜尿沉渣每高倍视野红细胞＞ 3 个或 1 小时尿红细胞计数＞ 10 万个，称镜下血尿。

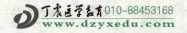 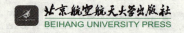

尿液外观为洗肉水样或血样即为肉眼血尿，提示 1L 尿液中含有 1ml 以上血液。

（1）初始血尿：提示病变在尿道。

（2）终末血尿：提示病变在后尿道、膀胱颈部或膀胱三角区。

（3）全程血尿：提示病变在膀胱、输尿管或肾脏。

6. **白细胞尿、脓尿和菌尿**　新鲜离心尿液每高倍视野白细胞＞5 个，或新鲜尿液白细胞计数＞40 万个，称为白细胞尿或脓尿。中段尿涂片镜检每个高倍视野均可见细菌，或尿培养菌落计数超过 105/ml 称为菌尿，仅见于泌尿系统感染。

7. **管型尿**　肾小球发生病变后，由蛋白质、细胞及其碎片在肾小管内凝聚而成，包括细胞管型、颗粒管型、透明管型等。白细胞管型是活动性肾盂肾炎的特征，红细胞管型提示急性肾小球肾炎，蜡样管型提示慢性肾衰竭。

8. **尿路刺激征**　包括尿频、尿急、尿痛，排尿不尽感及下腹坠痛。

（1）尿频：单位时间内排尿次数增多而每次尿量减少。正常一般白天排尿 4～6 次，夜间 0～2 次。

（2）尿急：有尿意即迫不及待需要排尿，难以控制。

（3）尿痛：排尿时感觉会阴、下腹部疼痛或烧灼感。

9. **肾区疼痛及肾绞痛**　急、慢性肾疾病常表现为肾区胀痛或隐痛、肾区压痛和叩击痛，多由于肾包膜受牵拉所致。肾绞痛由输尿管内结石、血块等移行所致，表现为患侧发作性剧烈绞痛，并向下腹部、大腿内侧及会阴部放射，多伴有血尿。

10. **排尿困难**　排尿时须增加腹压才能排出，病情严重时增加腹压也不能排出而形成尿潴留，见于膀胱以下尿路梗阻。

11. **尿潴留**　膀胱排空不完全或停止排尿，可分为急性和慢性尿潴留。急性尿潴留见于膀胱出口以下尿路严重梗阻，突然短时间内不能排尿，膀胱迅速膨胀。慢性尿潴留见于膀胱颈部以下尿路不完全性梗阻或神经源性膀胱。正常情况下残余尿量＜5ml，＞50～100ml 则为异常。

12. **尿失禁**　尿不能控制而自行排出。

（三）肾源性水肿的护理措施

1. **休息活动护理**　轻度水肿者休息与活动可交替进行，限制活动量。严重水肿者应卧床休息，增加肾血流量和尿量，缓解水钠潴留。眼睑、面部水肿者，休息时抬高头部；下肢水肿者抬高下肢；阴囊水肿者用吊带托起；胸腔积液者取半卧位。

2. **饮食护理**　合理的饮食可减轻肾脏负担，改善肾功能。

（1）水：尿量＞1000ml/d，不需严格限水。尿量＜500ml/d 或严重水肿者，严格限制水的摄入，量出为入，每天摄入量≤前 1 天尿量＋不显性失水量（约 500ml）。

（2）钠盐：低盐饮食，以 2～3g/d 为宜，避免进食含钠丰富的食物及饮料，如腌制食物、味精、汽水等，可用糖、醋或柠檬等增进食欲。

（3）蛋白质：严重水肿伴低蛋白血症患者，可给予正常量的优质蛋白质饮食，以 0.8～1g/（kg·d）为宜，不应给予高蛋白饮食。有氮质血症的水肿患者，应限制蛋白质的摄入，给予 0.6～0.8g/（kg·d），低蛋白饮食可延缓肾小球硬化及肾功能减退。慢性肾衰竭者根据 GFR 调节蛋白质摄入量。

（4）热量：保证热量充足，防止发生负氮平衡，摄入量≥30kcal/（kg·d）。

3. **病情观察**　肾源性水肿最重要的护理措施是准确记录 24 小时液体出入量。密切观察水肿消长情况，监测生命体征和腹围，观察有无急性心力衰竭和高血压脑病的表现，定期测量体重变化。

4. **用药护理**　遵医嘱使用利尿药、糖皮质激素或其他免疫抑制药等，注意药物的疗效及不良反应。长期使用利尿药应定期监测血清电解质和酸碱平衡情况。

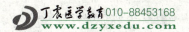

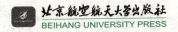

5. **皮肤护理**　保持皮肤清洁、干燥，每天温水拭浴或淋浴，但清洁时勿过分用力。衣着柔软、宽松。长期卧床者经常变换体位，以防压疮。阴囊水肿者可用丁字带将阴囊托起。严重水肿者尽量静脉给药，避免肌内注射，防止注射部位渗液而发生感染。

（四）泌尿系统疾病常用辅助检查

1. 实验室检查

（1）内生肌酐清除率：是评价肾小球滤过功能最常用的方法，24 小时内生肌酐清除率正常为 80 ～ 120ml/min，＜ 80ml/min 提示肾小球滤过功能下降，25 ～ 50ml/min 提示肾功能失代偿，10 ～ 25ml/min 提示进入肾衰竭期，＜ 10ml/min 提示已进入尿毒症期。

（2）血尿素氮（BUN）：正常值成人 3.2 ～ 7.1mmol/L，婴儿、儿童 1.8 ～ 6.5mmol/L。

（3）血肌酐：有助于判断肾功能损害的程度。全血肌酐正常值为 88.4 ～ 176.8μmol/L，肾功能代偿期＜ 178μmol/L，178 ～ 445μmol/L 提示肾功能失代偿，445 ～ 707μmol/L 提示进入肾衰竭期，≥ 707μmol/L 提示已进入尿毒症期。

2．影像学检查

（1）B 超检查：方便、无创，不影响肾功能，广泛用于筛选、诊断、治疗和随访。

（2）X 线检查

①尿路平片：是泌尿系统常用的初检方法，摄片前应做充分的肠道准备。

②排泄性尿路造影：静脉注射有机碘造影剂，造影前应做碘过敏试验。造影前日口服泻药排空肠道，禁食、禁水 6 ～ 12 小时，以增加尿路造影剂浓度；排空膀胱，防止尿液稀释造影剂而影响显影结果。妊娠，甲亢，严重肝、肾、心血管疾病及造影剂过敏为禁忌证。

③逆行肾盂造影：经膀胱镜行输尿管插管注入造影剂，检查前可不做碘过敏试验。禁用于急性尿路感染及尿道狭窄。严格无菌操作，动作轻柔，检查后多饮水、多排尿，遵医嘱应用抗生素，防止尿路感染。

④膀胱造影：经导尿管注入造影剂，可显示膀胱形态和病变。

⑤血管造影：禁用于有出血倾向、碘过敏、妊娠及肾功能不全者。造影后穿刺局部加压包扎，平卧 24 小时。造影后多饮水，必要时静脉输液，促进造影剂排出。

二、急性肾小球肾炎

急性肾小球肾炎简称急性肾炎，是以急性肾炎综合征为主要临床表现的一组疾病。其特点为急性起病，多有前驱感染，以血尿为主、伴不同程度蛋白尿、水肿和高血压，并可有一过性肾功能不全。多见于溶血性链球菌感染后，是小儿泌尿系统最常见的疾病。

1. 病因与发病机制　绝大多数病例属急性溶血性链球菌感染后引起的免疫复合物性肾小球肾炎，多继发于上呼吸道感染、猩红热、皮肤感染后。免疫复合物沉积于肾小球基底膜并激活补体系统，导致免疫损伤和炎症，造成肾小球血流量减少，肾小球滤过率降低，水钠潴留及肾小球基底膜破坏，出现少尿、无尿，严重时发生急性肾衰竭。

2. 临床表现　好发于 5 ～ 14 岁儿童和青少年，男性居多。呼吸道前驱感染 6 ～ 12 天（平均 10 天），呼吸道感染为 6 ～ 12 天（平均 10 天），皮肤感染为 14 ～ 28 天（平均 20 天）。发病，临床表现轻重不一，大多预后良好，数月内可自愈，但是部分患者可发展成慢性肾脏疾病。

（1）典型表现

①水肿、少尿：水肿是最常见和最早出现的症状。水肿主要为肾小球滤过率降低，引起尿少和

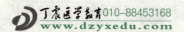
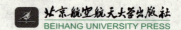

水钠潴留，多表现为晨起眼睑、面部水肿，可伴有双下肢水肿，重者全身水肿。多为轻、中度水肿，呈非凹陷性。水肿的同时尿量减少，1～2周后尿量逐渐增多而水肿消退。

②血尿、蛋白尿：起病时几乎都有血尿，50%～70%病例有肉眼血尿。约半数患者有肉眼血尿。酸性尿呈浓茶色或烟灰水样，中性或弱碱性尿呈洗肉水样。肉眼血尿持续1～2周后转镜下血尿。绝大多数患者有轻、中度蛋白尿，少数患者出现肾病综合征范围的大量蛋白尿。

③高血压：多数患儿有一过性的轻、中度高血压，多与水钠潴留有关，1～2周后随尿量增多而降至正常。

（2）严重表现

①严重循环充血：以老年患者居多，常见于起病1周内。多因水钠潴留、血浆容量增加导致循环充血。

②高血压脑病：以儿童多见，常发生于病程早期。

③急性肾衰竭：是急性肾小球肾炎死亡的主要原因，表现为少尿或无尿，持续3～5天，多数可逆。

3. 辅助检查

（1）尿常规：镜检除大量红细胞外，尿蛋白＋～＋＋＋。红细胞管型是急性肾小球肾炎的重要特征。疾病早期可见较多上皮细胞、白细胞，但并非感染。

（2）血液检查：轻、中度贫血，血沉增快。少尿期有轻度氮质血症，血肌酐、尿素氮可增高，肾小管功能正常。抗链球菌溶血素O（ASO）多增高，其滴度高低与链球菌感染的严重性相关。总补体及补体 C_3 明显下降，起病后8周恢复正常。

4. 治疗要点　本病为自限性疾病，无特异治疗。主要是休息，控制水钠摄入，对症治疗及防治严重并发症。

（1）利尿：轻者选用氢氯噻嗪，重者给予呋塞米肌内或静脉注射。

（2）降压：经休息、控制水钠摄入及利尿后血压仍高者，给予硝苯地平或卡托普利口服。高血压脑病患者首选硝普钠。

（3）抗感染：避免使用肾毒性药物，有感染灶时应用青霉素10～14天。

5. 护理措施

（1）休息活动护理：起病2周内应严格卧床休息，待水肿消退、血压恢复正常、肉眼血尿消失后，可下床轻微活动或户外散步。尿红细胞减少、血沉正常方可上学，但仍需避免体育运动。1～2个月应限制活动量，3个月内避免剧烈活动。Addis计数正常后恢复正常生活及活动。

（2）饮食护理：给予高糖、高维生素、低盐饮食。尿少、水肿时，应限制钠盐，摄入量＜60mg/（kg·d），严重水肿或高血压者宜给予无盐饮食。氮质血症者应限制蛋白质，给优质动物蛋白0.5g/（kg·d）。除非严重少尿或循环充血，一般不严格限水。待尿量增加、水肿消退、血压正常后，可恢复正常饮食。

（3）病情观察

①观察水肿的消长情况，每天或隔天测体重1次，在同一时间、使用同一体重计测量，最好在早餐前测量。准确记录24小时液体出入量。详见本节"肾源性水肿的护理措施"。

②监测尿量变化，每周检查2次尿常规。

③严密监测生命体征，观察有无高血压脑病及循环淤血的表现。

（4）用药护理

①利尿药的不良反应主要有低钾、低钠及低血容量性休克，应注意观察尿量、血压及水肿变化，定期监测电解质和酸碱平衡。

②使用降压药期间应定时监测血压、心率，并注意观察药物不良反应。

（5）减轻疼痛：肾区或膀胱区疼痛者，可行局部按摩或热敷，以解除肾血管痉挛。

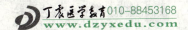
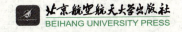

（6）心理护理：患儿可产生焦虑、抑郁、失望甚至对抗的心理，护士应态度和蔼可亲，为患儿创造良好的病室环境，病室布置应符合小儿心理特点。耐心地解释限制其活动和饮食的重要性，为患儿安排其喜爱的娱乐活动，帮助联系其同学和老师探视，给予患儿心理支持。

三、慢性肾小球肾炎

慢性肾小球肾炎简称慢性肾炎，是一组以蛋白尿、血尿、高血压和水肿为临床特征的肾小球疾病，起病方式各有不同，病情迁延，病变缓慢进展，伴有不同程度的肾功能减退，最终可导致慢性肾衰竭。

1. 病因与发病机制　多数起病即为慢性，少数由急性肾小球肾炎发展所致。发病的起始因素主要是免疫介导的炎症。非免疫性因素也可导致病程慢性化，如应用肾毒性药物、高血压、高蛋白或高脂饮食等。

2. 临床表现　可发生于任何年龄，以青中年男性为主，起病缓慢、隐匿，蛋白尿、血尿、高血压和水肿为基本表现。

（1）蛋白尿：是本病必有的表现。多为轻度蛋白尿，部分患者出现大量蛋白尿。

（2）血尿：多为镜下血尿，也可出现肉眼血尿。

（3）水肿：可有可无，一般不严重，多为眼睑和（或）下肢凹陷性水肿，晚期持续存在。

（4）高血压：血压正常或轻度升高，部分患者出现血压（特别是舒张压）持续性中等以上程度升高。

（5）肾功能损害：呈慢性进行性损害，可出现夜尿增多。感染、劳累、妊娠、血压升高、肾毒性药物、预防接种及高蛋白、高脂或高磷饮食可诱发肾功能急剧恶化，去除诱因后肾功能可有一定程度的缓解。慢性肾功能不全为其终末期并发症。

3. 辅助检查

（1）尿液检查：蛋白尿＋～＋＋＋，24小时尿蛋白定量 1～3g。镜下可见多形性红细胞和红细胞管型。

（2）血液检查：早期血常规多正常或轻度贫血。晚期红细胞计数和血红蛋白明显下降。

（3）肾功能检查：内生肌酐清除率明显下降，血尿素氮、血肌酐增高。

（4）B超检查：双肾缩小，皮质变薄。

（5）肾穿刺活体组织检查：可确定慢性肾炎的病理类型。

4. 治疗要点　目的在于防止和延缓肾功能进行性减退，改善症状及防治严重合并症，而不以消除尿蛋白和血尿为目标。一般不使用激素和细胞毒药物，多采取综合治疗。

（1）控制高血压和减少尿蛋白：是两个重要的治疗环节，因高血压和蛋白尿可加速肾小球硬化，促进肾功能恶化。血压最好控制在＜ 130/80mmHg，尿蛋白＜ 1g/d。首选药物为血管紧张素转换酶抑制剂（ACEI）或血管紧张素Ⅱ受体拮抗剂（ARB），既可降低血压，又能减少蛋白尿，保护肾脏功能。

（2）休息与饮食：休息可增加肾血流量，增加尿量，改善肾功能，减少蛋白尿。肾功能不全者采取优质低蛋白、低磷饮食，以减轻肾小球高灌注、高压力和高滤过状态，延缓肾小球硬化和肾功能减退。

（3）利尿：水肿较明显者，选用氢氯噻嗪、呋塞米等利尿药。

（4）抗血小板药物：可改善微循环，降低尿蛋白，延缓肾功能衰退。

（5）避免加重肾脏损害的因素：避免妊娠、感染、劳累及肾毒性药物等。

5. 护理措施

（1）休息活动护理：注意休息和睡眠，适度活动，避免体力活动、受凉，防止感染。

（2）饮食护理：采取低量优质蛋白、低磷饮食，蛋白质以 0.6～0.8g/（kg·d）为宜。保证热量足够，充分补充维生素及矿物质。水肿明显和高血压者给予低盐饮食，详见本节"肾源性水肿的护理措施"。

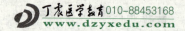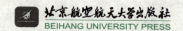

（3）病情观察：重点关注血压变化，中度以上的高血压如控制不佳，肾功能恶化较快，预后较差。准确记录24小时出入液量，监测尿量、体重，观察水肿、贫血及肾功能减退程度等情况，及时发现肾衰竭。

（4）预防感染：遵医嘱应用抗生素1～2周，以免发生感染。

（5）用药指导：遵医嘱长期正确用药，使用降压药时不宜降压过快、过低，注意观察药物疗效和不良反应。

（6）心理护理：注意观察患者的心理活动，及时发现患者的不良情绪，主动与患者交流，与家属共同做好患者的疏导工作，鼓励患者表达内心感受，建立信任的护患关系，以取得配合。

四、原发性肾病综合征

原发性肾病综合征是由各种肾疾病所致的，以大量蛋白尿（尿蛋白＞3.5g/d）、低白蛋白血症（血浆白蛋白＜30g/L）、水肿、高脂血症为临床表现的一组综合征。其中，前两项为诊断本病的必备条件。

1. **病因与发病机制** 肾病综合征不是独立的疾病，可分为原发性和继发性。原发性肾病综合征是指原发于肾脏本身的肾小球疾病，其发病机制为免疫介导性炎症所致的肾损害。继发性肾病综合征是指继发于全身或其他系统疾病的肾损害，如糖尿病肾病、狼疮性肾炎、过敏性紫癜等。

2. **病理生理**

（1）大量蛋白尿：因肾小球滤过膜屏障功能受损，导致原尿中蛋白含量增多，形成大量蛋白尿。大量蛋白尿是肾病综合征的起病根源，是最根本和最重要的病理生理改变，也是导致其他三大临床表现的基本原因，对机体的影响最大。

（2）低白蛋白血症：因大量蛋白从尿中丢失所致。肝代偿性合成白蛋白不足，胃黏膜水肿影响蛋白质吸收可进一步加重低蛋白血症。

（3）水肿：低白蛋白血症导致血浆胶体渗透压下降是水肿的主要原因。

（4）高脂血症：其发生与低白蛋白血症刺激肝合成脂蛋白增加和脂蛋白分解减少有关。

3. **临床表现** 起病缓急与病理类型有关，患儿起病或复发前常有呼吸道感染。

（1）大量蛋白尿：大量蛋白尿是肾病综合征的起病根源，是最根本和最重要的病理生理改变，也是导致其他三大临床表现的基本原因，对机体的影响最大。

（2）低白蛋白血症：因大量蛋白从尿中丢失所致。肝代偿性合成白蛋白不足，胃黏膜水肿影响蛋白质吸收可进一步加重低蛋白血症。低白蛋白血症导致血浆胶体渗透压下降是水肿的主要原因。

（3）水肿：是肾病综合征患者最常见和最突出的体征，是患者入院后护理最重要的评估内容。

（4）高脂血症：以高胆固醇血症最为常见，其发生与低白蛋白血症刺激肝合成脂蛋白增加和脂蛋白分解减少有关。

（5）并发症

①感染：是常见的并发症和致死原因，也是导致肾病综合征复发及疗效不佳的主要原因，其发生与蛋白质营养不良、免疫功能紊乱及应用糖皮质激素等有关。最常见的感染部位依次为呼吸道、泌尿道及电解质紊乱和低血容量。

②血栓、栓塞：多数患者血液呈高凝状态，易发生血管内血栓形成和栓塞，以肾静脉血栓最常见，可使肾病综合征加重，是直接影响疗效和预后的重要原因。

③肾衰竭：是肾病综合征导致肾损伤的最终后果。

4. **辅助检查**

（1）尿液检查：尿蛋白定性＋＋＋～＋＋＋＋，尿蛋白定量＞3.5g/d，尿中有红细胞、颗粒管型。

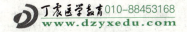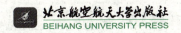

（2）血液检查：血浆白蛋白＜ 30g/L，血胆固醇、甘油三酯、低密度脂蛋白及极低密度脂蛋白均增高，血沉明显增快。

（3）肾功能检查：血尿素氮、肌酐可升高，内生肌酐清除率降低。

（4）肾活检病理检查：可以明确肾小球的病变类型，指导治疗及判断预后。

（5）B 超检查：双肾正常或缩小。

5. 治疗要点

（1）一般治疗：注意休息，合理饮食。

（2）对症治疗

①利尿消肿：噻嗪类利尿药与保钾利尿药合用。

②减少尿蛋白：血管紧张素转换酶抑制剂（ACEI）或血管紧张素 Ⅱ 受体拮抗剂（ARB），可直接降低肾小球内高压，减少尿蛋白。

（3）抑制免疫与炎症反应

①糖皮质激素：抑制免疫炎症反应，减少醛固酮和抗利尿激素分泌，是原发性肾病综合征首选的治疗药物。

②细胞毒药物：以环磷酰胺最常用，常与激素合用。

③环孢素 A：适用于激素及细胞毒药物治疗无效的难治性肾病综合征。

（4）并发症防治

①感染：用激素治疗时无须预防性使用抗生素，以免诱发真菌双重感染。一旦发生感染，及时应用敏感、强效及无肾毒性的抗生素治疗。

②血栓及栓塞：当血浆白蛋白＜ 20g/L 时，提示存在高凝状态，可预防性应用肝素并辅以抗血小板药。

③急性肾衰竭：利尿无效且达到透析指征时应进行血液透析。

（5）中医中药治疗：雷公藤具有抑制免疫和系膜细胞增生、减少尿蛋白的作用。

6. 护理措施

（1）休息活动护理：全身严重水肿、胸腹腔积液者，易引起呼吸困难，需绝对卧床休息，取半卧位，以增加肾血流量，从而增加尿量。床上适度活动，防止关节僵硬、挛缩及肢体血栓形成。水肿减轻后可下床室内活动，尿蛋白＜ 2g/d 可进行室外活动，恢复期避免剧烈活动。高血压者应限制活动量。

（2）饮食护理：一般给予正常量的优质蛋白（动物蛋白），摄入量以 0.8 ～ 1.0g/（kg·d）为宜。肾功能不全时根据内生肌酐清除率调整蛋白质摄入量。保证足够的热量，以 30 ～ 35kcal/（kg·d）为宜。为减轻高脂血症，应少进富含饱和脂肪酸的食物，多吃不饱和脂肪酸及富含可溶性纤维食物。水肿时限制钠盐＜ 3g/d，避免腌制食品。轻度水肿无须严格限水，严重水肿或每天尿量＜ 500ml 者严格限制水的摄入。

（3）预防感染：保持病室环境清洁，定期空气消毒。加强口腔护理。严格无菌操作，保持全身皮肤和会阴清洁。加强营养和休息，注意保暖。尽量减少探视，预防交叉感染。

（4）用药护理

①利尿药：定期复查电解质，遵医嘱补钾，肾衰竭者禁用保钾利尿药。注意利尿不宜过快、过猛，以免血容量不足而加重血液高凝，诱发血栓、栓塞并发症。

②糖皮质激素：严格遵医嘱用药，长期使用应注意有无消化道溃疡、继发感染、骨质疏松、高血压、糖尿病、满月脸及向心性肥胖等不良反应。用药应遵循起始足量、缓慢减药、长期维持的原则。可采取全天量顿服或维持用药期间两天量隔天 1 次顿服，以减轻不良反应。中程疗法总疗程 6 个月，长程疗法 9 个月。

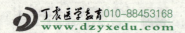 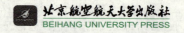

③环磷酰胺：不良反应有出血性膀胱炎、骨髓抑制、胃肠道反应、中毒性肝损害、脱发及性腺抑制（尤其男性）等。

④环孢素 A：长期应用存在肝肾毒性、高血压、高尿酸血症、多毛及牙龈增生等不良反应，停药后易复发。

五、肾盂肾炎

1. 病因与发病机制

（1）病原体：以革兰阴性杆菌为主，最常见的致病菌为大肠埃希菌。

（2）感染途径

①上行感染：是最常见的感染途径，致病菌经尿道进入膀胱，甚至沿输尿管播散至肾脏，致病菌多为大肠埃希菌。

②血行感染：较少见，多为体内感染灶的致病菌侵入血液循环后累及泌尿系统，致病菌多为金黄色葡萄球菌。

③淋巴感染：更少见，致病菌经淋巴管传播至泌尿系统。

④直接感染：偶见外伤或肾周围器官发生感染时，致病菌直接侵入所致。

（3）诱发因素

①梗阻因素：如泌尿系统结石、肿瘤等。

②机体抵抗力降低：如糖尿病或长期应用免疫抑制药的患者等。

③解剖生理因素：女性尿道短、直而宽，括约肌收缩力弱，尿道口与肛门、阴道邻近，易发生尿路感染。女性月经期、妊娠期、绝经期因内分泌等因素改变而更易发病。

④医源性因素：如留置导尿、做逆行肾盂造影等，可导致尿道黏膜损伤，致病菌侵入深部组织而发病。

2. 临床表现

（1）急性肾盂肾炎：最典型的症状为突发高热和膀胱刺激征，合并全身中毒症状，可有单侧或双侧腰痛、肾区叩击痛及脊肋角压痛。

（2）慢性肾盂肾炎：大多数因急性肾盂肾炎治疗不彻底发展而来。病程长，迁延不愈，反复发作，多见于老年人和孕妇。部分患者有"无症状性菌尿"。

（3）并发症：多见于严重急性肾盂肾炎，可有肾周围炎、肾乳头坏死、肾脓肿、脓毒症等。

3. 辅助检查

（1）尿常规：可见白细胞管型，对肾盂肾炎有诊断价值，但不会出现大量蛋白尿。

（2）血常规：急性期血白细胞计数增高，中性粒细胞核左移，血沉增快。

（3）细菌培养：可采用清洁中段尿、导尿及膀胱穿刺尿做细菌培养，其中膀胱穿刺尿培养结果最可靠。尿细菌定量培养 $\geq 10^5$/ml 为真性菌尿，可确诊尿路感染。$10^4 \sim 10^5$/ml 为可疑阳性，需复查。$< 10^4$/ml 则可能是污染。

（4）肾功能检查：慢性肾盂肾炎肾功能受损时可出现肾小球滤过率下降、血肌酐升高等。

4. 治疗要点

（1）急性肾盂肾炎

①一般治疗：休息，多饮水，勤排尿，保持每天尿量在 2500ml 以上。保持外阴清洁，也是最简单的预防措施。

②抗菌药物治疗：应用抗菌药物，首选对革兰阴性杆菌有效的药物，如喹诺酮类（氧氟沙星等）、

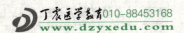
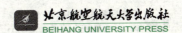

青霉素及头孢菌素类。一般疗程为 10 ～ 14 天，尿检阴性后再用药 3 ～ 5 天。如尿菌仍阳性，则应参考药敏试验结果选用敏感性药物继续治疗 4 ～ 6 周。治愈后不提倡长期应用抗菌药物，以免诱发耐药。

③碱化尿液：碳酸氢钠片口服，以碱化尿液，增强药物抗菌活性，避免尿路结晶形成。

（2）慢性肾盂肾炎：治疗的关键是积极寻找并去除易感因素，提高机体免疫力；急性发作时的治疗原则同急性肾盂肾炎。

5. 护理措施

（1）休息活动护理：急性期需卧床休息，慢性肾盂肾炎患者不宜从事重体力活动。

（2）饮食护理：给予高热量、高蛋白、高维生素饮食。鼓励多饮水，每天饮水 2000ml 以上，每 2 小时排尿 1 次，通过增加尿量起到冲洗尿路的作用，促进细菌和毒素排出，减少炎症对膀胱和尿道的刺激。多饮水、勤排尿是最简便有效的预防尿路感染的措施。

（3）高热护理：遵医嘱应用抗菌药物，口服复方磺胺甲噁唑时嘱患者多饮水，并同时服用碳酸氢钠，以碱化尿液、增强疗效、减少磺胺结晶形成，避免引起肾损伤。可进行物理降温，必要时按医嘱药物降温。

六、肾衰竭

（一）急性肾衰竭

急性肾衰竭又称急性肾损伤，是指由各种原因引起的短时间内肾功能急剧下降而出现的临床综合征。

1. 病因、病理 根据病变发生的解剖部位不同，可分为肾前性、肾后性和肾性 3 种（表 1-22）。

表1-22 急性肾衰竭的病因与发病机制

	肾前性肾衰	肾性肾衰	肾后性肾衰
发病机制	肾血流灌注不足，导致肾小球滤过率降低	肾实质损伤	急性尿路梗阻
常见疾病	血容量不足：大量脱水、出血；心输出量减少：严重心脏疾病；周围血管扩张：降压过快、感染性休克；肾血管阻力增加：使用去甲肾上腺素等	急性肾小管坏死：如挤压伤，是最常见的急性肾衰竭类型；急性间质性肾炎；肾小球或肾微血管疾病；肾大血管疾病	前列腺增生、肿瘤、输尿管结石、腹膜后肿瘤压迫

2. 临床表现

（1）起始期：未发生明显的肾实质损伤，急性肾衰竭尚可预防，持续数小时至几天。

（2）维持期（少尿期）：一般持续 7 ～ 14 天，出现一系列尿毒症表现。

①全身表现：消化系统症状常为首发症状，还可出现咳嗽、呼吸困难、高血压、心力衰竭、意识模糊、抽搐、出血倾向、感染（主要的死亡原因之一）、多脏器功能衰竭等症状。

②水、电解质和酸碱平衡失调：可表现为代谢性酸中毒、高钾血症、低钠血症、水过多等，以代谢性酸中毒和高钾血症最常见。高钾血症可致各种心律失常，严重者发生心室颤动或心脏骤停，是最主要的电解质紊乱和最危险的并发症，是少尿期的首位死因。

（3）恢复期：持续 1 ～ 3 周，可有多尿表现，每天尿量可达 3000 ～ 5000ml，随后逐渐恢复正常。多尿期早期仍可有高钾血症，后期可出现低钾血症。

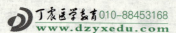 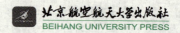

3. 辅助检查

（1）血液检查：轻、中度贫血，血尿素氮和肌酐进行性上升。血 $pH < 7.35$，血钾浓度 $> 5.5mmol/L$，血钠正常或偏低，血钙降低，血磷升高，血氯降低。

（2）尿液检查：外观浑浊，尿色深。尿蛋白多为 ± ～＋，以小分子蛋白为主，可见上皮细胞管型、颗粒管型及少许红细胞、白细胞等。尿比重低且固定，多在 1.015 以下。尿渗透压降低，尿钠增高。

（3）影像学检查：首选尿路 B 超检查。

（4）肾活组织检查：是重要的诊断方法。

4. 治疗要点　尽早明确诊断，及时纠正可逆的病因是恢复肾功能的关键。主要包括尽早识别并纠正可逆病因，维持体液稳定，营养支持，防治并发症及肾脏替代治疗等。透析治疗是治疗高钾血症最有效的方法。

5. 护理措施

（1）休息活动护理：少尿期应绝对卧床休息，以减轻肾脏负担。下肢水肿者抬高下肢，促进血液回流。当尿量增加、病情好转时，可逐渐增加活动量。

（2）饮食护理：在少尿期 3 天以内，不宜摄入蛋白质，严禁含钾食物，如橘子、榨菜、紫菜、菠菜、香蕉、香菇、薯类、山药、坚果等。少尿期 3 ～ 4 天之后，给予低蛋白、高热量、高维生素的清淡流质或半流质饮食，严格禁止摄入含钾食物或药物等。限制蛋白质 0.8g/（kg·d），以优质蛋白（肉类、蛋类、奶类）为宜。不能进食者可鼻饲或静脉营养，尽量减少钠、钾、氯的摄入量。

（3）维持水平衡：少尿期患者严格限制液体入量，坚持"量出为入，宁少勿多"的补液原则。严格记录 24 小时液体出入量，每天补充液量＝前 1 天总排出量＋ 500ml。恢复期患者，初期补充排出水分的 1/3 ～ 1/2，注意多饮水和及时补充钾、钠。

（4）病情观察：密切监测患者的生命体征、尿量、肾功能及电解质的变化，注意观察有无体液过多的表现，包括：皮下水肿，体重增加 $> 0.5kg/d$，血钠偏低且无失盐，中心静脉压 $> 12cmH_2O$，胸部 X 线显示肺充血征象，心率增快、呼吸急促、血压增高但无感染等。

（5）高钾血症的护理：当血钾 $> 6.5mmol/L$，应配合医生紧急处理。

①10% 葡萄糖酸钙 10 ～ 20ml 稀释后缓慢静脉推注（不少于 5 分钟），拮抗钾离子对心肌的抑制作用。

② 11.2% 乳酸钠或 5% 碳酸氢钠静脉滴注，纠正酸中毒并促进钾离子向细胞内移动。

③ 50% 葡萄糖和胰岛素缓慢静脉注射，促进糖原合成，使钾离子向细胞内移动。

（6）预防感染：遵医嘱适当应用抗生素，做好呼吸道护理及尿管护理。

（二）慢性肾衰竭

慢性肾脏病（CKD）指各种原因引起的慢性肾脏结构和功能异常超过 3 个月，并对健康有所影响。表现为肾脏病理学检查异常或肾脏损伤，或不明原因的 GFR 下降[$< 60ml/(min\cdot173m^2)$]超过 3 个月。慢性肾脏病进展至失代偿阶段称为慢性肾衰竭（CRF），简称慢性肾衰，是以肾功能减退，代谢产物潴留，水、电解质紊乱及酸碱平衡失调和全身各系统症状为主要表现的临床综合征。

1. 病因　在我国以原发性慢性肾小球肾炎最多见。在发达国家，糖尿病肾病、高血压肾小动脉硬化为主要病因。

2. 临床表现　起病隐匿，早期仅有原发病表现。当发展至肾衰竭失代偿期时，才出现明显症状。尿毒症期时出现全身各器官功能失调的表现。

（1）水、电解质和酸碱平衡失调：常出现水肿或脱水、低钠或高钠血症、低钾或高钾血症、低钙血症、高磷血症及代谢性酸中毒，以代谢性酸中毒和水钠平衡紊乱最多见。

（2）消化系统：食欲减退是最早期和最常见的症状，还可出现恶心、呕吐、腹胀、腹泻、消化道出血，

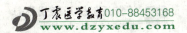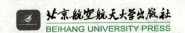

尿毒症晚期因唾液中的尿素被分解成氨，呼气有尿臭味。

（3）心血管系统：心血管病变是慢性肾衰的常见并发症和最主要的死因。

①高血压和左心室肥大：存在不同程度的高血压，主要与水钠潴留有关。

②心力衰竭：是尿毒症患者最常见的死亡原因。与高血压、水钠潴留、尿毒症性心肌病等有关。

③尿毒症性心包炎：是病情危重的表现之一，其发生多与尿毒症毒素蓄积、低蛋白血症和心力衰竭有关。轻者无症状，典型者表现为胸痛及心包积液体征，心包积液多为血性。

④动脉粥样硬化：与高血压、脂质代谢紊乱有关，动脉粥样硬化发展迅速，也是主要的致死因素。

（4）血液系统

①贫血：所有患者必有轻、中度贫血，为正细胞性、正色素性贫血，发生原因主要为肾脏促红细胞生成素减少，致红细胞生成减少和破坏增加。

②出血倾向：常有皮下出血、鼻出血、月经过多等。

（5）呼吸系统：出现气促、气短，酸中毒时呼吸深而长。晚期可出现"尿毒症肺水肿"，肺部 X 线显示"蝴蝶翼"征。

（6）精神、神经系统：早期常疲乏、失眠、注意力不集中，后期可出现性格改变、抑郁、记忆力下降，尿毒症时表现为谵妄、幻觉、昏迷等。

（7）骨骼病变：由于活性维生素 D_3 不足、低血钙症和高磷血症、继发性甲状旁腺功能亢进等因素可致肾性骨营养不良症，以高转化性骨病最多见。

（8）皮肤表现：皮肤瘙痒是最常见症状之一，与继发性甲亢引起的钙沉着于皮肤有关。尿毒症患者的特征性面容表现为面色苍白或黄褐色，与贫血、尿素霜的沉积有关。

（9）内分泌失调：常有性功能障碍，女性患者闭经、不孕，男性患者阳痿、不育。

（10）代谢紊乱：可出现糖耐量异常、高甘油三酯血症、高胆固醇血症和血浆白蛋白水平降低等。

（11）继发感染：其发生与免疫系统功能低下和白细胞功能异常有关，以肺部、泌尿和皮肤感染多见，为主要死亡原因之一。

（12）临床分期：根据肾小球滤过率的下降程度，CKD 可分为 1～5 期（表 1-23）。我国以往将慢性肾衰竭根据肾功能损害程度分 4 期：肾功能代偿期、肾功能失代偿期、肾衰竭期和尿毒症期，大致相当于慢性肾脏病 2 期和 3a 期、3b 期、4 期、5 期。

表1-23　慢性肾脏病的临床分期与治疗目标

分　期	GFR特征	GFR [ml/min · 1.73m³）]	治疗目标
肾衰竭代偿期	正常或升高	80～51	病因诊断与治疗 治疗合并症 缓解症状，保护肾功能 减少心血管患病危险因素
肾衰竭失代偿期	轻度下降	50～20	评估疾病进展
肾衰竭期	轻度下降	19～10	评价、预防和诊断并发症
尿毒症期或终末期肾衰竭	中重度下降	<0	治疗并发症

3. 辅助检查

（1）血常规：红细胞计数和血红蛋白浓度降低，白细胞与血小板正常或偏低。

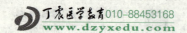 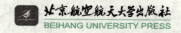

（2）尿液检查：尿量正常但夜尿增多，尿渗透压降低。尿比重测定是判断肾功能最简单的方法，严重者尿比重固定在 1.010 ～ 1.012。蜡样管型对诊断有意义。

（3）肾功能检查：内生肌酐清除率降低，血肌酐、尿素氮、尿酸增高。

（4）影像学检查：双肾缩小。

4. 治疗要点

（1）早期防治：治疗原发病和去除导致肾功能恶化的因素，是慢性肾衰竭防治的基础，也是保护肾功能和延缓慢性肾脏疾病进展的关键。

（2）饮食治疗：限制蛋白饮食是治疗的重要环节，能减少含氮代谢产物生成，减轻症状及相关并发症，延缓病情进展。适当应用必需氨基酸，避免负氮平衡。

（3）对症治疗

①高血压：严格、有效控制血压是延缓慢性肾衰竭进展的重要措施之一。肾素依赖型应首选血管紧张素转换酶抑制剂（ACEI）或血管紧张素 II 受体拮抗剂（ARB）。

②感染：结合细菌培养和药物敏感试验，及时应用无肾毒性或毒性低的抗生素治疗。

③代谢性酸中毒：在纠正酸中毒过程中同时补钙，防止低钙引起的手足抽搐。

④贫血：重组人红细胞生成素是治疗肾性贫血的特效药，血红蛋白 < 100g/L 可开始使用。

（4）透析疗法：适用于尿毒症患者经药物治疗无效时。

（5）肾移植：是目前最佳的肾脏替代疗法，为治疗终末期肾衰竭最有效的方法。

5. 护理措施

（1）休息活动护理：以休息为主，避免过度劳累。病情较重或合并心力衰竭、严重贫血者，应绝对卧床休息，并协助患者做好各项生活护理。病情较轻、能起床活动者，应适当活动，以不出现心慌、气急、乏力和头晕为宜。长期卧床患者应适当床上活动，避免肢体血栓形成或肌肉萎缩。

（2）饮食护理：给予低量优质蛋白（动物蛋白）、高热量、低磷、低钾、高钙、高维生素的易消化饮食。根据肾小球滤过率调整蛋白质的摄入量，一般为 0.4 ～ 0.8g/（kg·d）。血液透析患者的蛋白质摄入量为 1.0 ～ 1.2g/（kg·d）。主食最好采用麦淀粉，以及其他热量高、蛋白质低的食物，如藕粉、粉丝、薯类等。避免摄取含钾量高的食物。

（3）病情观察：最重要的是每天准确记录 24 小时液体出入量。密切监测患者生命体征及意识状态，每天定时测量体重，注意有无并发症的表现，尤其注意防止高钾血症，禁食含钾高的食物及使用含钾的药物，如青霉素钾、螺内酯等药物。禁止输库存血，因库存血含钾量较高。

（4）预防感染：监测患者体温变化，评估导致感染的危险因素及部位。严格执行无菌操作，避免不必要的侵入性检查和治疗。加强对皮肤、口腔及外阴的护理，卧床患者定期翻身。注意保暖，尽量少去人群密集的公共场所。血液透析者可行乙肝疫苗接种，并尽量减少输血。

（5）水肿护理：同本章"肾源性水肿的护理措施"。

（6）用药护理：遵医嘱正确用药，注意观察药物疗效和不良反应。应用促红细胞生成素皮下注射时，应定期更换注射部位。治疗期间严格控制血压，定期监测血红蛋白。

（7）心理护理：初诊为慢性肾衰竭患者往往不能接受现实，易出现震惊、否认等心理；长期住院会使患者产生焦虑、抑郁及恐惧情绪；因需透析治疗，患者担心无力承担高额医疗费用而产生焦虑和抑郁。护士提供心理支持，及时介绍治疗进展，耐心解答患者的疑问，请预后良好的患者现身说法，树立战胜疾病的信心，积极配合治疗和护理。

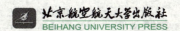

七、泌尿系统疾病患者常用诊疗技术及护理

（一）血液透析

血液透析（简称血透）是最常用的血液净化方法之一。经弥散、对流作用清除代谢废物、血液中的有毒物质及过多的水分。纠正水、电解质及酸碱平衡紊乱。

1. 适应证

（1）急性肾衰竭。

（2）慢性肾衰竭。

（3）急性药物或毒物中毒。

2. 禁忌证 血液透析无绝对禁忌证，相对禁忌证有：颅内出血或颅内压升高、药物难以纠正的严重休克、心律失常、冠心病、心力衰竭，活动性出血以及精神障碍不合作者。

3. 护理措施

（1）透析前的护理

①向患者介绍透析的有关知识，消除患者的恐惧心理，取得其配合。

②评估患者的一般情况。

③了解患者的透析方式、透析次数、透析时间及抗凝血药应用情况。

④如有血液检查项目，一般在透析前取血标本。

（2）透析过程中的护理

①低血压：常见并发症之一。

②失衡综合征：指透析中或透析结束后不久出现的以神经精神症状为主的临床综合征，多发生于严重高尿素氮血症的患者接受透析治疗之初。

③肌肉痉挛：多出现在透析中后期，常见原因包括低血压、低血容量及电解质紊乱、超滤速度过快、应用低钠透析液等。

④其他：如过敏反应、心律失常、栓塞、溶血、出血、发热等。

（3）透析后的护理

①透析结束时要测量生命体征，留取血标本作生化检查等。

②询问患者有无头晕、出冷汗等不适，如患者透析后血压下降，应补充血容量。

③测量并记录体重、血压。

（二）腹膜透析

腹膜透析（简称腹透）是慢性肾衰竭患者最常用的替代性疗法之一。利用腹膜的半透膜特性，借助毛细血管内血浆和腹腔内透析液中溶质浓度或渗透梯度不同，以清除体内代谢废物、毒素，纠正水、电解质及酸碱紊乱。

1. 适应证 同血液透析。

2. 禁忌证

（1）绝对禁忌证：各种腹壁、腹膜及腹腔严重病变，导致腹膜透析管置入困难、腹膜的超滤和溶质转运功能降低或腹膜透析无法进行。

（2）相对禁忌证：腹腔内有新鲜异物（如腹腔内血管假体术后早期）；腹部手术3天内；腹腔有外科引流管；腹腔有局部炎性病灶；肠梗阻；椎间盘疾病；严重全身性血管病变致腹膜滤过功能降低；严重肺功能不全；硬化性腹膜炎；过度肥胖或严重营养不良、高分解代谢；不合作者或精神障碍者等。

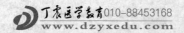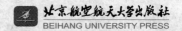

3. 护理

（1）饮食护理：由于腹膜透析可致体内大量蛋白质及其他营养成分丢失，故应通过饮食补充，保证足够的营养。蛋白质的摄入为 1.2 ~ 1.5g/（kg·d），其中 50% 以上为优质蛋白，即动物蛋白，如牛奶、鱼、瘦肉等；腹透时从透析液中吸收了大量的葡萄糖，食物中尽量避免含糖高的食品，如糖果、饼干、汽水等；烹调油最好用植物油，避免含胆固醇高的食物。

（2）透析液护理：透析液引流不畅为常见并发症，常由透析管移位、受压、扭曲、堵塞等引起。一旦发现，及时予以相应的处理。

（3）腹透管出口的护理：注意消毒和无菌操作。保持管口周围皮肤的清洁、干燥、敷料及时更换。

（4）腹膜炎：是腹膜透析的主要并发症。

（5）每天监测生命体征，记录透析液的出入量、尿量，注意有无水肿、胸闷、心悸、四肢无力等现象，以免导致心衰、低钠、低钾等加重病情。

（三）经皮穿刺肾活组织检查

肾穿刺活体组织检查术简称肾活检，用以明确肾脏疾病性质和病理类型，对确定诊断、指导治疗及评估预后均有重要意义。

1. 适应证

（1）原因不明的无症状性血尿和蛋白尿。

（2）急性肾炎治疗 2 ~ 3 个月病情无好转者。

（3）疑诊急进性肾炎需确定是否需要强化治疗者。

（4）原发性肾病综合征需要确定病理类型及治疗方案者。

（5）继发性或遗传性肾炎。

（6）移植肾出现原因不明的肾功能减退或严重排斥反应，需要确定是否必须切除移植肾者。

2. 禁忌证

（1）绝对禁忌证：有明确出血倾向、严重高血压、精神障碍不合作者或孤立肾、固缩肾。

（2）相对禁忌证：活动性肾盂肾炎、肾结核、肾盂积水或积脓、肾脓肿或肾周围脓肿、肾肿瘤或肾动脉瘤、多囊肾，重度腹水、心力衰竭、妊娠、老年人、过度肥胖等。

3. 方法

患者取俯卧位，腹下垫 10cm 厚硬枕，以将肾推向背侧，选肾下极为穿刺点，消毒、铺巾、麻醉，在 B 超导引下进针，当针尖达肾包膜时，嘱患者屏气将针刺入肾内并取材，拔针。

4. 护理措施

（1）术前护理

①指导患者练习深吸气后或平静呼吸时作屏气动作，卧床排尿。

②检查血型、血常规、凝血功能、肝肾功能等。

③遵医嘱术前 3 天使用维生素 K、停用抗凝药。

④穿刺前 24 小时停止透析。

⑤纠正贫血和控制高血压。

（2）术后护理

①砂带压迫，腹带包扎腰腹部。

②密切观察患者生命体征及尿液改变。

③有肉眼血尿时，延长卧床时间，多饮水，一般在 24 ~ 72 小时内肉眼血尿消失。若尿中有大量血块，患者有可能出现失血性休克，给予卧床、止血、输血等处理。

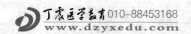

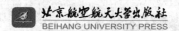

第五节　血液及造血系统疾病

一、概　述

1. 造血系统　造血器官和组织包括骨髓、胸腺、肝脏、脾脏、淋巴结及分布全身各处的淋巴组织和单核-吞噬细胞系统。

卵黄囊是胚胎期最早出现的造血场所。卵黄囊退化后，肝、脾代替其造血。胚胎后期至出生后，骨髓、胸腺及淋巴结开始造血，骨髓为人体最主要的造血器官。婴幼儿期所有骨髓均为红骨髓，造血功能活跃。5～7岁以后，红骨髓逐渐变为黄骨髓。成人红髓仅分布于扁骨、不规则骨及长骨骺端。肝、脾造血功能在出生后基本停止，但机体需要时，如大出血或溶血，肝、脾重新恢复造血，称为髓外造血。

血液由血细胞和血浆组成，血细胞包括红细胞、白细胞及血小板。红细胞进入血液循环后的平均寿命约120天，中性粒细胞平均寿命2～3天，嗜酸性粒细胞8～12天，嗜碱性粒细胞12～15天，血小板7～14天。

2. 血液病常见症状

（1）贫血：是血液病最常见的症状之一。血红蛋白浓度是反映贫血最重要的检查指标。在海平面地区，成年男性Hb＜120g/L，女性Hb＜110g/L即可诊断为贫血。临床上按血红蛋白浓度分为轻度、中度、重度及极重度贫血（表1-24）。根据红细胞形态特点分为大细胞性贫血、正常细胞性贫血及小细胞低色素性贫血（表1-25）。

表1-24　贫血的分度

	轻　度	中　度	重　度	极重度
血红蛋白浓度（g/L）	＞90	60～90	30～59	＜30
临床表现	症状轻微	活动后感心悸气促	静息状态下仍感心悸气促	常并发贫血性心脏病

表1-25　贫血的细胞形态学分类

	大细胞性贫血	正常细胞性贫血	小细胞低色素性贫血
MCV（fl）	＞100	80～100	＜80
MCHC（%）	32～35	32～35	＜32
临床类型	巨幼细胞性贫血	再生障碍性贫血、急性失血性贫血、溶血性贫血、骨髓病性贫血	缺铁性贫血、铁粒幼细胞性贫血、珠蛋白生成障碍性贫血

①常见原因：红细胞生成减少（造血祖细胞异常、造血调节异常、造血原料不足或利用障碍），红细胞破坏过多，失血。

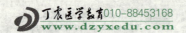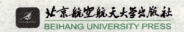

②临床表现：疲乏、困倦和软弱无力是贫血最常见和最早出现的症状。皮肤黏膜苍白是贫血最突出的体征和患者就诊的主要原因，以眼结膜、口唇、甲床多见。神经系统对缺氧最敏感，常有头晕、头痛、失眠多梦、注意力不集中等。

（2）继发感染

①常见原因：急性白血病、再生障碍性贫血、淋巴瘤等血液病引起白细胞数减少和功能缺陷，免疫抑制药的应用及贫血或营养不良等。

②临床表现：发热是感染最常见的症状。感染部位以口腔、牙龈、咽峡最常见，其次为呼吸系统、皮肤、泌尿系统等，严重者可发生败血症。

（3）出血或出血倾向：由止血和凝血功能障碍而引起自发性出血或轻微创伤后出血不止的一种症状。

①常见原因：血小板数量减少或功能异常，血管脆性增加，凝血因子缺乏，血液中抗凝血物质增加。

②临床表现：可发生在全身任何部位，以口腔、鼻腔、牙龈最常见。颅内出血最严重，可导致患者死亡。

3. 血液病患者的护理

（1）出血倾向

①休息活动护理：仅有皮肤黏膜出血且症状轻微，无须限制活动。若血小板计数 $< 50×10^9/L$，宜减少活动，增加卧床休息时间。严重出血或血小板计数 $< 20×10^9/L$ 者，绝对卧床休息，协助生活护理。

②饮食护理：给予高热量、高蛋白、高维生素、少渣软食。保持大便通畅，必要时应用缓泻药。加强口腔护理，餐前、餐后可用冷的苏打漱口水含漱。

③病情观察：定时测血压、心率，注意意识状态。严密观察出血部位、出血范围、出血量等，及时识别重症出血及其先兆。

④皮肤出血的护理：保持皮肤清洁，避免搔抓皮肤，避免肢体碰撞或外伤。护理操作动作要轻稳，尽量少用注射药物，注射或穿刺后延长按压时间，直至止血。

⑤鼻出血的护理：避免用力擤鼻或用手挖鼻痂，可用液状石蜡滴鼻，防止黏膜干裂出血。少量鼻出血可用干棉球或 1：1000 肾上腺素棉球填塞止血，并局部冷敷。出血严重可用凡士林油纱条做鼻孔填塞压迫止血。

⑥口腔、牙龈出血的护理：用软毛牙刷，勿用牙签剔牙，避免食用煎炸、坚硬的食物。牙龈渗血时，可用肾上腺素棉球吸收，明胶海绵片贴敷牙龈或局部压迫止血。并可用棉签蘸漱口液清洁牙齿。

⑦密切观察止血药的疗效和不良反应：遵医嘱输血及应用血液制品，做好"三查八对"。

（2）发热

①休息活动护理：维持适宜的温湿度，定期通风。卧床休息，取舒适体位，必要时吸氧。

②饮食护理：给予高蛋白、高热量、高维生素、易消化饮食，多饮水，每天饮水至少 2000ml 以上，必要时遵医嘱静脉补液。

③病情观察：注意观察生命体征、意识状态及进食情况，尤其是体温的变化。

④降温护理：物理降温可在颈部、腋下及腹股沟等大血管处放置冰袋，血液病或有出血倾向者禁用乙醇或温水拭浴，以免局部血管扩张造成皮下出血。大量出汗时，及时更换衣物，保持皮肤清洁干燥，防止受凉和虚脱。

⑤预防感染：定期进行病室消毒，限制探视人员，以防交叉感染。白细胞 $< 1×10^9/L$ 时应实行保护性隔离。

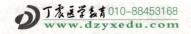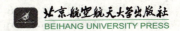

二、贫　血

（一）缺铁性贫血

缺铁性贫血是体内储存铁缺乏，导致血红蛋白合成减少而引起的一种小细胞低色素性贫血，是最常见的贫血。

1. 铁代谢

（1）铁的来源：造血所需的铁主要来自衰老破坏的红细胞。食物也是铁的重要来源。

（2）铁的吸收：吸收铁的主要部位是十二指肠及空肠上段。

2. 病因与发病机制

（1）铁摄入不足：是妇女、小儿缺铁性贫血的主要原因。多见于婴幼儿、青少年、妊娠期和哺乳期妇女。

（2）铁吸收不良：由胃酸分泌不足或肠道功能紊乱影响铁的吸收。常见于胃大部切除、慢性胃肠道疾病等。

（3）铁丢失过多：慢性失血是成年人缺铁性贫血最常见和最重要的病因，如消化性溃疡出血、痔出血、月经过多等。

3. 临床表现

（1）原发病表现：血尿、黑便、月经过多等。

（2）贫血共有表现：皮肤黏膜苍白（无发绀）、乏力、头晕、心悸、气短等。只有贫血而无出血，不存在血小板下降。

（3）缺铁性贫血的特殊表现

①组织缺铁表现：皮肤干燥、萎缩、无光泽，毛发干枯易脱落，指（趾）甲扁平、脆薄易裂，出现反甲或匙状甲。黏膜损害常有舌炎、口角炎、舌乳头萎缩，严重者吞咽困难。

②神经、精神系统异常：儿童较明显，如易激惹、烦躁、注意力不集中。少数患者有异食癖，喜吃泥土、生米等。

4. 辅助检查

（1）血象：典型血象为小细胞低色素性贫血，血红蛋白降低较红细胞更明显，白细胞、血小板正常或减低。

（2）骨髓象：增生活跃或明显活跃，以中、晚幼红细胞为主，骨髓铁染色可反映体内储存铁情况，可作为诊断缺铁的金指标。

（3）其他：血清铁和铁蛋白降低，血清铁蛋白检查能早期诊断储存铁缺乏，血清可溶性转铁蛋白受体测定是目前反映缺铁性红细胞生成的最佳指标。

5. 治疗要点

（1）去除病因：是根治贫血，防止复发的关键环节。

（2）补充铁剂：首选口服铁剂，如硫酸亚铁、富马酸亚铁等。也可用铁剂肌内注射。

6. 护理措施

（1）饮食护理：给予高蛋白、高维生素、含铁丰富的饮食。含铁丰富的食物主要有动物肝、肾、血、瘦肉及蛋黄、海带、紫菜、木耳、豆类、香菇等，其中动物食物的铁更易吸收。谷类、蔬菜、水果含铁较低，乳类含铁最低。纠正不良的饮食习惯，避免偏食或挑食。进食定时、定量，必要时少量多餐。多吃富含维生素 C 的食物，有利于铁吸收。富含铁的食物和铁剂不与浓茶、牛奶、咖啡等同服。

（2）病情观察：观察原发病和贫血症状、体征，评估其活动耐力。定期检测红细胞计数、血红蛋白浓度、网织红细胞等指标变化。

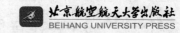

（3）用药护理

①口服铁剂的护理：最常见的不良反应是恶心、呕吐、胃部不适和黑便等胃肠道反应，应从小剂量开始，于两餐之间服用。可与维生素 C 或各种果汁同服，但避免与茶、咖啡、牛奶、植酸盐等同服，以免影响铁吸收。口服液体铁剂使用吸管，服后漱口，避免牙齿染黑。

②注射铁剂的护理：需深层肌内注射并经常更换注射部位，减少疼痛与硬结形成。注射时应注意不要在皮肤暴露部位注射。抽取药液后，更换针头注射。可采用"Z"形注射法，以免药液溢出导致皮肤染色。注射后 10 分钟至 6 小时内，密切观察不良反应，主要有注射局部肿痛、硬结形成、皮肤发黑和过敏反应等。

③疗效判断：一般补充铁剂 12 ～ 24 小时后患者自觉症状好转，精神症状减轻，食欲增加。网织红细胞能最早反映其治疗效果，用药 48 ～ 72 小时开始上升，5 ～ 7 天达到高峰。2 周后血红蛋白开始升高，通常 1 ～ 2 个月恢复至正常。铁剂治疗应在血红蛋白恢复正常后继续服用 3 ～ 6 个月，以增加铁储存。

（二）巨幼细胞性贫血

1. **病因**　多由维生素 B_{12}、叶酸缺乏所致。叶酸缺乏的主要原因是需要量增加或摄入不足，长期羊乳喂养、牛乳类制品在加工过程中叶酸被破坏可导致叶酸摄入不足。维生素 B_{12} 缺乏常与胃肠功能紊乱所致的吸收障碍有关，如自身免疫性胃炎、胃大部切除术等。

2. **临床表现**

（1）一般表现：皮肤、面色苍黄，虚胖，头发稀疏、细黄，头昏、心悸。睑结膜、口唇、指甲苍白，重者因全血细胞减少可致反复感染和出血。常有口角炎、舌乳头萎缩，舌面呈"牛肉样舌"。胃肠道黏膜萎缩可引起食欲缺乏、恶心、呕吐、腹胀等，肝、脾轻度增大。

（2）神经、精神症状：是本病的特有表现。表现为烦躁不安、易怒，对称性远端肢体麻木、深感觉障碍，肌张力增加，腱反射亢进，重者出现震颤，甚至抽搐、共济失调等。

3. **辅助检查**

（1）典型血象呈大细胞性贫血，血红细胞数下降较血红蛋白量更明显。血小板一般减低。

（2）骨髓增生活跃，红系增生明显，可见各阶段巨幼红细胞。

（3）血清维生素 B_{12} 和叶酸低于正常。

4. **治疗要点**

（1）病因治疗是有效治疗或根治的关键。

（2）有精神神经症状者，以维生素 B_{12} 治疗为主，不可单用叶酸治疗，以免加重神经、精神症状。在应用维生素 B_{12} 的基础上，口服叶酸。

5. **护理措施**

（1）休息活动护理：一般不需卧床，严重者适当限制活动。肢体麻木、感觉障碍者注意保暖，避免受伤。震颤者放置压舌板或牙垫，防止咬伤舌头，抽搐者适当应用镇静药。

（2）饮食护理：给予富含维生素 B_{12} 和叶酸的食物，绿叶蔬菜、水果、谷类和动物肉类等食物叶酸含量丰富，动物肉类、肝、肾、禽蛋及海产品等含丰富的维生素 B_{12}。改善饮食结构，改变不良的饮食习惯，纠正偏食及长期素食。减少烹饪对叶酸的破坏，注意食物的色、香、味调配，提高患者食欲。

（3）用药护理：按医嘱使用维生素 B_{12} 和叶酸，同时加服维生素 C。密切观察药物的疗效及不良反应。有效治疗 2 ～ 4 天后神经、精神症状可好转且网织红细胞增加，2 ～ 6 周后血红蛋白恢复正常。

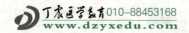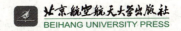

（三）再生障碍性贫血

1. 病因与发病机制

（1）药物及化学物质：是最常见的致病因素。氯霉素、磺胺药、四环素、链霉素、异烟肼、保泰松、吲哚美辛、阿司匹林、抗惊厥药、抗甲状腺药、抗肿瘤药等均可导致再生障碍性贫血（再障）。以氯霉素最多见，其致病作用与剂量无关，但与个人敏感有关。

（2）物理因素：长期接触各种电离辐射。

（3）病毒感染：病毒性肝炎与再障的关系较明确，EB 病毒、流感病毒、风疹病毒等也可引起再障。

2. 临床表现

主要表现为进行性贫血、出血、反复感染而肝、脾、淋巴结多无肿大。按临床表现的严重程度和发病缓急可分为重型和非重型（表1-26）。

表1-26　重型再障和非重型再障的临床表现

	重型再障	非重型再障
病　程	起病急，进展快，病情重	起病缓，进展慢，病情较轻
首发症状	出血与感染	以贫血为主，偶有出血
贫　血	进行性加重	首发和主要表现
感　染	持续高热，难以控制，呼吸道感染最多见	高热少见，感染易控制
出　血	除皮肤黏膜外，常有内脏出血	以皮肤黏膜出血为主
骨髓象	多部位增生极度低下	增生减低或活跃，可有增生灶
预　后	不良，多于6～12个月死亡	较好，经治疗可长期存活

3. 辅助检查

（1）血象：呈正细胞正色素性贫血，全血细胞减少，但三系细胞减少的程度不同。网织红细胞绝对值低于正常。白细胞计数减少，以中性粒细胞减少为主。血小板减少。

（2）骨髓象：为确诊再障的主要依据，骨髓颗粒极少，脂肪滴增多。

4. 治疗要点

（1）去除病因：去除或避免可能导致骨髓损害的因素，禁用对骨髓有抑制的药物。

（2）支持和对症治疗

①加强保护措施，预防感染，重型再障需保护性隔离，避免诱发或加重出血。

②止血，输血，应用广谱抗生素，再根据细菌培养结果，选择敏感抗生素。

（3）免疫抑制治疗：常用抗淋巴/胸腺细胞球蛋白和环孢素。

（4）促进骨髓造血：雄激素为治疗非重型再障的首选药物，作用机制是刺激肾产生促红细胞生成素，对骨髓有直接刺激红细胞生成的作用。常用司坦唑醇、十一酸睾酮和丙酸睾酮等，疗效判断指标为网织红细胞或血红蛋白升高。

（5）造血干细胞移植：年龄 40 岁以下，无感染及其他并发症是最佳移植对象。

5. 护理措施

（1）休息活动护理：重度以上贫血，血红蛋白＜ 60g/L 时，应绝对卧床休息，协助自理活动。中轻度贫血应休息与活动交替进行。

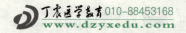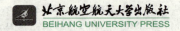

（2）出血护理：注意观察生命体征、皮肤黏膜及内脏出血的表现，一旦发生头痛、呕吐、烦躁不安等颅内出血征象，立即报告医生并配合抢救。

（3）感染护理：密切观察体温变化，发热常提示有感染存在。限制探视人数及次数，严格执行无菌操作。粒细胞绝对值≤ $0.5×10^9$/L 者，实行保护性隔离。加强营养支持和口腔护理，督促患者进餐后及晨起、睡前根据口腔 pH 值选用适当的口腔护理溶液漱口。保持皮肤清洁干燥，睡前、便后用 1：5000 高锰酸钾溶液坐浴。

（4）用药护理：丙酸睾酮为油剂，不易被吸收，注射局部易形成硬块，需采用长针头深层、缓慢、分层注射，经常更换注射部位，发现硬块要及时理疗。长期应用的不良反应有肝功能损害和女性男性化，如毛须增多、声音变粗、痤疮、女性闭经等。

三、出血性疾病

（一）特发性血小板减少性紫癜

特发性血小板减少性紫癜（ITP）是一种由免疫介导的血小板过度破坏所致的出血性疾病，是最常见的血小板减少性疾病，临床上以自发性皮肤、黏膜及内脏出血为主要表现。

1. 病因与发病机制

（1）免疫因素：是 ITP 发病的重要原因，血小板自身抗体形成导致血小板破坏。

（2）感染：多数急性 ITP 患者，在发病前 2 周左右有上呼吸道感染史。慢性 ITP 患者常因感染而使病情加重。

（3）肝、脾与骨髓因素：以脾脏最为重要。

（4）雌激素：慢性型多见于年轻女性，可能与体内雌激素水平较高有关。

2. 临床表现

（1）急性型：多见于儿童，常有呼吸道病毒感染的前驱症状，起病急骤，常伴畏寒、发热。皮肤黏膜出血较重，初起为紫红色斑丘疹，高出皮肤，压不褪色，此后颜色加深呈暗紫色，最终呈棕褐色而消退。全身皮肤现瘀点、紫癜及大小不等的瘀斑，好发于四肢，以下肢为多见。颅内出血是患者死亡的主要原因。急性型多为自限性，在 4 ～ 6 周可恢复。

（2）慢性型：多见于育龄期妇女。起病缓慢隐匿。出血症状较轻，多为反复发作的皮肤黏膜瘀点、瘀斑，女性患者常以月经过多为主，甚至是唯一症状。

3. 辅助检查

（1）血象：血小板减少，功能一般正常。红细胞和血红蛋白下降，白细胞多正常。

（2）骨髓象：巨核细胞数量正常或增加，有血小板形成的巨核细胞显著减少，粒、红两系正常。

（3）其他：束臂试验阳性，出血时间延长，血块回缩不良。

4. 治疗要点

（1）糖皮质激素为首选药物。

（2）静脉输注丙种球蛋白。

（3）脾切除：适用于糖皮质激素无效者。

（4）输血和输血小板：适用于血小板＜ $20×10^9$/L，出血严重而广泛，疑有或已存在颅内出血者。

5. 护理措施

（1）休息护理：血小板计数＞ $50×10^9$/L 者，可适当活动，避免外伤。血小板≤ $50×10^9$/L 以下者，减少活动，增加卧床休息时间。血小板≤ $20×10^9$/L 时，绝对卧床，避免严重出血或颅内出血。

（2）饮食护理：给予高热量、高蛋白、高维生素、少渣清淡饮食。

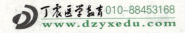
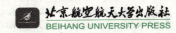

（3）病情观察：出现嗜睡、头痛、呕吐、视物模糊、瞳孔不等大、昏迷等，提示可能有颅内出血，应重点监测患者的血小板计数。

（4）症状护理：皮肤出血者不可搔抓，保持皮肤清洁。鼻腔出血不止，可用油纱条填塞。

（5）用药护理：餐后服药，长期使用糖皮质激素会引起身体外形的变化、胃肠道出血、诱发感染、骨质疏松等。

（6）心理护理：告知患者药物的不良反应可随停药而消失，理解、安慰患者，缓解其焦虑和恐惧情绪，以取得配合。

（二）过敏性紫癜

过敏性紫癜是一种常见的血管变态反应性出血性疾病。

1. 病因与发病机制

（1）感染：是最常见的、易引起疾病复发的因素。

（2）食物：鱼、虾、蟹、蛋、鸡、牛奶等。

（3）药物：抗生素（青霉素和头孢菌素）、解热镇痛药等。

（4）其他：疫苗接种、寒冷刺激、花粉、蚊虫叮咬等。

2. 临床表现

多见于 6 岁以上的儿童和青少年，男性偏多，春、秋季好发，初起为紫红色斑丘疹，高出皮肤，压不褪色，此后颜色加深呈暗紫色，最终呈棕褐色而消退。发病前 1 ～ 3 周有上呼吸道感染等前驱症状，根据受累部位及临床表现可分为 5 种类型（表 1-27）。

表1-27　过敏性紫癜的临床类型及其症状

临床类型	具体症状
紫癜型	最常见，以皮肤紫癜为首发的特征性表现，多见于下肢和臀部
腹　型	最具潜在危险、最易误诊，反复出现突发性腹痛，多位于脐周或下腹部，伴恶心、呕吐或便血
关节型	关节肿痛反复发作，多见于膝、踝、肘等关节，无关节畸形
肾　型	最严重且预后相对较差，可见血尿、尿蛋白及管型尿
混合型	具备两种以上类型的特点

3. 辅助检查

血小板计数、出凝血时间和凝血试验均正常，可有束臂试验阳性。肾穿刺活组织检查有助于肾型的临床诊断、病情和预后的判断及指导治疗。

4. 治疗要点

（1）消除致病因素，尽可能寻找并防止接触过敏原。

（2）抗组胺药。

（3）改善血管通透性药物，如维生素 C 等。

（4）糖皮质激素，症状明显时服用泼尼松。

（5）对症治疗。

5. 护理措施

（1）休息活动护理：发作期增加卧床休息时间，避免劳累，避免过早或过多的行走活动。腹痛者取屈膝平卧位，关节肿痛者局部关节制动，并注意保暖。

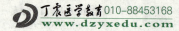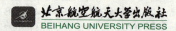

（2）饮食护理：给予清淡、少刺激、易消化饮食，避免食用易致过敏的食物（鱼、虾、蟹等）。腹型患者应提供无蛋白、无渣流食。有消化道出血时，避免食物过热，必要时禁食。

（3）病情观察：观察皮疹的分布、范围和数量，有无反复。评估腹痛变化和大便的颜色、性状，有腹痛的患者禁止热敷。注意受累关节和尿液颜色的变化，定期检查尿常规。

（4）用药护理：遵医嘱正确、规律用药。注意观察药物的疗效和不良反应。

（5）心理护理：给予患者理解和心理支持，减轻其焦虑和恐惧。

四、白血病

白血病是一类造血干细胞的恶性克隆性疾病，其克隆的白血病细胞因自我更新增强、增殖失控、分化障碍、凋亡受阻，而滞留在细胞发育的不同阶段，使正常造血受抑制并广泛浸润其他组织和器官。

（一）分类及病因

1. 分类

（1）根据病程和白血病细胞成熟程度，可分为急性和慢性两类。急性白血病（AL）起病急，进展快，病程短，仅为数月，以原始细胞及早期幼稚细胞为主。慢性白血病（CL）起病缓，进展慢，病程长，可达数年，以较成熟的幼稚细胞和成熟细胞为主。

（2）按照主要受累的细胞系列，急性白血病分为急性淋巴细胞白血病（ALL）和急性髓系白血病（AML）；慢性白血病分为慢性髓系白血病、慢性淋巴细胞白血病及少见类型的白血病。我国急性白血病比慢性白血病多见，男性偏多。成人以急性粒细胞白血病最多见，儿童以急性淋巴细胞白血病多见。

2. 病因与发病机制　病因尚不明确，可能与以下因素有关：

（1）生物因素：病毒感染和免疫功能异常，如人类 T 淋巴细胞病毒感染。

（2）物理因素：电离辐射。

（3）化学因素：苯及含苯的有机溶剂、氯霉素、保泰松、抗肿瘤药物均可致白血病。

（4）遗传因素：与染色体异常有关。

（5）其他血液病：淋巴瘤、多发性骨髓瘤等。

（二）急性白血病

1. 临床表现　起病急缓不一，急者多为高热或严重出血，缓者多为面色苍白、疲乏、低热、轻微出血等。

（1）贫血：常为首发症状，呈进行性加重。贫血的原因主要是正常红细胞生成减少及无效性红细胞生成、溶血、出血等。贫血的机制主要是骨髓中白血病细胞极度增生与干扰，造成正常红细胞生成减少。

（2）发热：为早期表现，也是最常见的症状。高热常提示有继发感染，引起感染的原因主要是成熟粒细胞缺乏或功能缺陷。感染可发生在全身任何部位，以口腔炎最多见，其次是呼吸道及肛周皮肤。最常见的致病菌为革兰阴性杆菌，如肺炎克雷伯杆菌、铜绿假单胞菌、大肠埃希菌等。疾病后期常伴真菌感染，与长期应用广谱抗生素、激素、化疗药物有关。

（3）出血：最主要原因是血小板减少。可发生在全身任何部位，以颅内出血最严重，出现头痛、呕吐，瞳孔大小不等，甚至突然死亡。

（4）白血病细胞浸润的表现

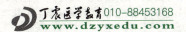

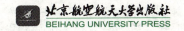

①肝、脾及淋巴结肿大。

②骨骼和关节：胸骨下段局部压痛对白血病诊断有一定价值，关节、骨骼疼痛以儿童多见。骨膜受累可形成粒细胞肉瘤（绿色瘤），以眼眶部位最常见，可引起眼球突出、复视或失明。

③中枢神经系统：最常见的髓外浸润部位，主要原因是化疗药物不易通过血 - 脑屏障。表现为头痛、呕吐、颈项强直，甚至抽搐、昏迷。

④睾丸：一侧睾丸无痛性肿大，是仅次于中枢神经系统的髓外复发的根源。

2. 辅助检查

（1）血象：多数患者白细胞计数增多，少数白细胞数正常或减少。血涂片检查数量不等的原始和幼稚白细胞是血象检查的主要特点。有不同程度的正常细胞性贫血。早期血小板轻度减少或正常，晚期极度减少。当血小板计数 $< 20 \times 10^9/L$ 时应警惕颅内出血。

（2）骨髓象：是确诊白血病的主要依据和必做检查，对临床分型、指导治疗、疗效判断和预后评估等意义重大。多数患者骨髓象增生明显活跃或极度活跃，以原始细胞和幼稚细胞为主，正常较成熟的细胞显著减少。

（3）其他：细胞化学、免疫学等检查有助于确定白血病的类型。

3. 治疗要点

（1）对症治疗

①紧急处理高白细胞血症：当白细胞 $> 100 \times 10^9/L$ 时，应紧急使用血细胞分离机。

②防治感染：严重感染是白血病主要的死亡原因，患者宜住隔离病室或无菌层流室。

③控制出血：血小板 $< 20 \times 10^9/L$ 者，输浓缩血小板悬液或新鲜血。

④纠正贫血：积极争取白血病缓解是纠正贫血最有效的方法。严重贫血可吸氧、输浓缩红细胞，维持 Hb $> 80g/L$。

⑤预防尿酸肾病：由于化疗药物造成大量白血病细胞破坏，血清及尿液中尿酸浓度明显增高，尿酸结晶的析出可阻塞肾小管，严重者可致肾衰竭。应要求患者多饮水，最好 24 小时持续静脉补液，使每小时尿量 $> 150ml/m^2$ 并保持碱性尿。还可给予别嘌醇抑制尿酸合成。

（2）化学药物治疗：是目前白血病治疗最主要的方法，也是造血干细胞移植的基础，可分为诱导缓解及缓解后治疗两个阶段。长春新碱（VCR）和泼尼松（P）组成的 VP 方案是急性淋巴细胞白血病的基础用药。急性髓系白血病最常用的是去甲氧柔红霉素（IDA）、阿糖胞苷（A）组成的 IA 方案和柔红霉素（DNR）、阿糖胞苷（A）组成的 DA 方案。

（3）中枢神经系统白血病的防治：可行药物鞘内注射，常用药物是甲氨蝶呤、阿糖胞苷，可同时加地塞米松。

（4）其他：骨髓或外周干细胞移植。

4. 护理措施

（1）休息活动护理：以休息为主，缓解期和化疗间歇期可适当活动。化疗及病情较重者，应绝对卧床休息。

（2）饮食护理：给予高热量、高蛋白、高维生素、适量纤维素、清淡、易消化饮食，以半流质为主，少量多餐。避免高糖、高脂、产气和刺激性的食物，避免化疗前后 2 小时内进食，避免进餐后立即平卧。

（3）病情观察：密切观察生命体征的变化，有无感染，皮肤黏膜淤血或出血点。重点警惕发生颅内出血等严重并发症。

（4）化疗不良反应的护理

①预防组织坏死：多数化疗药物对组织刺激大，多次静脉注射可引起静脉炎。若药液外渗可引起局部组织坏死、蜂窝织炎，故仅用于静脉注射。首选中心静脉或深静脉置管，若使用外周浅表静脉，

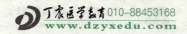
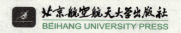

宜选择粗直的大血管。静脉给药前，最重要的注意事项是告知患者，并要求签署化疗同意书。此后用生理盐水冲管，确保针头在静脉内，推注速度要慢，边推边抽回血，以保证药液无外渗。输注完毕后再用生理盐水冲管后拔针。联合应用多种药物时，先用刺激性弱的药物。

若静脉穿刺处疼痛，首先考虑是否发生药液外渗。药液一旦外渗，应立即停止给药，保留针头接注射器回抽后，注入解毒剂再拔针，之后应用地塞米松或利多卡因局部封闭，间断冰敷24小时，肢体抬高48小时，报告医师并记录。

②保护静脉：药物适当稀释，以减轻对血管壁的刺激。长期治疗需制订静脉使用计划，左、右臂交替使用。发生静脉炎的局部血管禁止输液，患处避免受压，给予热敷，硫酸镁湿敷或理疗。

③骨髓抑制：抗肿瘤药物多数均有不同程度的骨髓抑制不良反应，应定期查血象，每次疗程结束后复查骨髓象。化疗期间最主要的观察项目就是血常规，如白细胞 $< 3.5 \times 10^9 / L$，或血小板 $< 80 \times 10^9 / L$ 时，应暂停化疗，预防感染。白细胞 $< 1 \times 10^9 / L$，实行保护隔离。血小板 $< 20 \times 10^9 / L$，绝对卧床休息，协助做好生活护理。

④预防感染：对重度骨髓抑制者，置于无菌室或层流无菌室内。若无层流室，置于单人病房，定期严格消毒，禁止探视，避免交叉感染。加强口腔、皮肤及肛周护理。

⑤胃肠道反应：化疗期间给予清淡、易消化和富有营养的饮食，少食多餐。出现恶心、呕吐时，应暂缓或停止进食，加强口腔护理。呕吐频繁可用止吐镇静药。必要时静脉补充营养。

⑥常见化疗药不良反应：见表 1-28。

表1-28　常见化疗药不良反应及护理

常见不良反应	常见药物	护理措施
心脏毒性	柔红霉素 多柔比星（阿霉素） 高三尖杉酯碱	用药前后监测心率、心律及血压，用药时缓慢静滴，速度 <40滴/分
肝功能损害	巯嘌呤 甲氨蝶呤 门冬酰胺酶	观察有无黄疸，定期监测肝功能
出血性膀胱炎	环磷酰胺（烷化类）	多饮水，每天超过3000ml，以稀释尿中药物浓度
周围神经炎 手足麻木感	长春新碱	停药后可逐渐消失
口腔黏膜溃疡	甲氨蝶呤	加强口腔护理，每天2次，用0.5%普鲁卡因含漱
脱　发	大多数化疗药	化疗结束后可再生，戴冰帽，减少药物到达毛囊

（三）慢性髓系白血病

慢性髓系白血病也称为慢性粒细胞白血病，简称慢粒，是一种发生在多能造血干细胞的恶性骨髓增生性肿瘤，主要涉及髓系。

1．临床表现　起病缓慢，早期常无自觉症状。

（1）慢性期：一般持续 1～4 年，主要有乏力、消瘦、低热、多汗或盗汗等代谢亢进的表现。脾

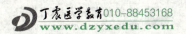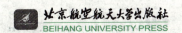

大为最突出的体征，可达脐或脐以下，质地坚实、平滑、无压痛。但脾梗死时，有明显压痛。多数患者可有胸骨中、下段压痛和肝脏中度肿大。

（2）加速期：多表现为高热、体重下降、虚弱、脾进行性肿大，骨骼疼痛及逐渐出现的贫血、出血，对原来有效的药物发生耐药，可维持数月到数年。

（3）急性变期：表现与急性白血病相似，预后极差。

2. 辅助检查

（1）血象：白细胞数显著增加，各阶段中性粒细胞均增多，以中幼、晚幼、杆状核粒细胞为主。晚期血红蛋白和血小板明显降低。

（2）骨髓象：增生明显或极度活跃。以粒细胞为主，中幼、晚幼粒细胞明显增多，原始粒细胞＜10%。巨核细胞正常或增多，晚期减少。

（3）染色体检查及其他：绝大多数慢粒患者血细胞中出现 Ph 染色体。少数患者 Ph 染色体呈阴性，预后较差。

3. 治疗要点　着重于慢性期早期治疗，避免疾病转化，力争细胞遗传学和分子生物学水平的缓解。

（1）分子靶向治疗：首选伊马替尼，需终身服用。

（2）化疗药物：首选羟基脲，其次为白消安（马利兰）。

（3）α干扰素：治疗效果较好，多数患者可获缓解。

（4）靛玉红：为我国独创，是从青黛中提取的成分。

（5）异基因造血干细胞移植：是唯一可治愈慢粒的方法。

4. 护理措施

（1）休息活动护理：血红蛋白 60g/L 以下的贫血患者，以休息为主。

（2）饮食护理：给予高热量、高蛋白、高维生素饮食，如瘦肉、新鲜蔬菜及水果，少量多餐以减轻腹胀。化疗期间每天饮水量＞3000ml，以利于尿酸的稀释和排泄。

（3）脾胀痛护理：保持环境安静、舒适，尽量卧床休息，减少活动，取左侧卧位。避免弯腰和碰撞腹部，防止脾破裂。

（4）化疗药物不良反应护理

①伊马替尼：消化道反应、水肿、肌肉骨骼疼痛、肝损害。

②靛玉红：腹泻、腹痛、便血。

（5）病情观察：注意观察患者有无原因不明的发热、骨痛、贫血、出血加重及脾迅速肿大。一旦出现异常，及时就诊。

五、造血干细胞移植

造血干细胞移植是指对患者进行放疗、化疗及免疫抑制预处理后，将正常供体或自体的造血细胞经血管输注到患者体内，使之重建正常造血和免疫系统的一种治疗方法。包括骨髓移植、外周血干细胞移植和脐血移植。

1. 适应证

（1）恶性疾病：急性白血病；急性髓细胞白血病；慢性髓细胞白血病；恶性淋巴瘤；多发性骨髓瘤等。

（2）非恶性疾病：重型再生障碍性疾病；阵发性睡眠性血红蛋白尿；其他如地中海贫血、镰形细胞贫血等。

2. 护理措施

（1）移植前准备及护理

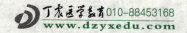

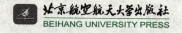

①供者的准备：供体是自体，应能承受大剂量放化疗，并要采集不被肿瘤细胞污染的足量造血干细胞；供体是异体，其原则是以健康供着与受着的人白细胞抗原配型相合为前提。

②受者的准备：心理护理、全面身体检查、患者预处理等。

（2）术中护理：造血细胞的采集和造血干细胞输注。

（3）移植后护理：包括预处理毒性、预防感染、出血、肝静脉闭塞病、移植物抗宿主病等。

六、血液及造血系统疾病患者常用诊疗技术及护理

血液及造血系统常用诊疗技术及护理有外周穿刺中心静脉导管技术、静脉输液港技术、骨髓穿刺术等。以下重点讲述骨髓穿刺术。骨髓穿刺术是一种常用诊断技术，临床上常用于协助诊断血液病、传染病和寄生虫病，观察疗效以及判断预后等。

1. 适应证　协助诊断各种贫血、造血系统肿瘤、血小板或粒细胞减少症、疟疾或黑热病。

2. 禁忌证　血友病、晚期妊娠及外周血液检查能确诊者。

3. 方法

（1）选择穿刺部位

①髂前上棘穿刺点：髂前上棘后 1～2cm 处，该处骨面平坦，易于固定，操作方便，危险极小。

②髂后上棘穿刺点：骶椎两侧、臀部上方突出的部位。

③胸骨穿刺点：胸骨柄、胸骨体相当于第 1、2 肋间隙的位置。

④腰椎棘突穿刺点：腰椎棘突突出的部位。

（2）体位：选择髂前上棘和胸骨穿刺时，患者取仰卧位；选择髂后上棘穿刺时，患者取侧卧位；选择腰椎棘突穿刺时，患者取坐位或侧卧位。

（3）麻醉：常规消毒局部皮肤，术者戴无菌手套，铺无菌洞巾。然后用 2% 利多卡因做局部皮肤、皮下和骨膜麻醉。

（4）固定：穿刺针长度将骨髓穿刺针的固定器固定在适当的长度上。髂骨穿刺约 1.5cm，胸骨穿刺约 1.0cm。

（5）穿刺：将骨髓穿刺针固定器固定在一定长度，左手拇指和示指固定穿刺部位，右手持针向骨面垂直刺入，当针尖接触骨质后则将穿刺针左右旋转，缓缓钻刺骨质，穿刺针进入骨髓腔后，拔出针芯，接上干燥的 5ml 或 10ml 注射器，用适当力量抽吸骨髓液 0.1～0.2ml 滴于载玻片上，迅速送检做有核细胞计数、形态学及细胞化学染色检查，如需作骨髓液细菌检查，再抽取 1～2ml。

（6）拔针：抽吸完毕，重新插入针芯，用无菌纱布置于针孔处，拔出穿刺针，按压 1～2 分钟后，胶布固定纱布。

4. 护理

（1）术前护理

①向患者说明穿刺的目的、意义及过程，取得配合。检查出血及凝血功能。做利多卡因皮试。

②用物准备：骨髓穿刺包（含骨髓穿刺针、2ml 和 20ml 注射器、7 号针头、孔巾、纱布等）、治疗盘、棉签、2% 利多卡因、无菌手套、玻片、培养基、酒精灯、火柴、胶布等。

③体位准备。

（2）术后护理

①观察：注意观察穿刺处有无出血，如果有渗血，立即换无菌纱块，压迫伤口直至无渗血为止。

②指导：告诉患者 2～3 天内保持穿刺部位干燥，避免沐浴，防止伤口感染。

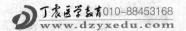 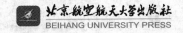

第六节　内分泌与代谢性疾病

一、概　述

1. 解剖生理　内分泌系统是机体的重要调节系统，与神经系统相辅相成，共同调节机体的物质代谢和生长发育，维持机体内环境的平衡与稳定，调控和影响生殖行为。内分泌系统由内分泌腺、内分泌组织和散在的内分泌细胞组成。常见的内分泌腺或内分泌组织包括下丘脑、垂体、甲状腺、甲状旁腺、肾上腺、胰岛、性腺等。

（1）下丘脑：位于背侧丘脑前下方，由前向后包括视交叉、灰结节和乳头体，灰结节向下延伸为漏斗，漏斗下端连接垂体。下丘脑是神经内分泌中心，通过与垂体的密切联系，将神经调节和体液调节融为一体。下丘脑合成释放激素和抑制激素，调节相关靶腺合成各类激素，构成一个神经内分泌轴。靶腺素又对垂体和下丘脑进行反馈，保持动态平衡。下丘脑也是皮质下调节内脏活动的高级中枢，对机体体温、摄食、生殖、水盐平衡和内分泌活动等进行广泛调节。下丘脑还可通过与边缘系统的联系，调节情绪活动。视交叉上核参与人体的昼夜节律的调节。

（2）垂体：位于颅底蝶骨的垂体窝内，借漏斗柄悬吊于下丘脑下方，是机体最重要的内分泌腺，可分为腺垂体和神经垂体两部分。腺垂体可分泌生长激素、催乳素、促甲状腺激素、促肾上腺皮质激素、黄体生成激素、卵泡刺激激素、促黑激素。其中，生长激素可促进骨和软组织生长，分泌缺乏可致侏儒症（儿童期发病），分泌亢进可致巨人症（儿童期发病）或肢端肥大症（成年期发病）。神经垂体为下丘脑的延伸结构，不含腺细胞，但有丰富的毛细血管，能储存和释放下丘脑合成的抗利尿激素（血管加压素）和催产素。

（3）甲状腺：是人体最大的内分泌腺，位于颈下部、气管上部的双侧和前方，呈"H"形，分为左右两叶，中间以峡部相连。甲状腺腺体被结缔组织分割成许多小叶，每个小叶均由许多滤泡构成，滤泡是甲状腺结构和分泌的功能单位，产生并分泌甲状腺素（T_4）和小部分三碘甲状腺原氨酸（T_3）。甲状腺激素是体内唯一储存在细胞外的内分泌激素，能促进机体的新陈代谢和生长发育，特别对脑和骨骼的正常发育和功能有重要的作用。甲状腺激素分泌不足可引起婴幼儿的呆小症、成人的黏液性水肿，分泌过多可致甲状腺功能亢进。滤泡旁细胞分泌的降钙素有促进成骨的作用，并有对抗甲状旁腺素的作用，使血钙浓度降低。

（4）甲状旁腺：常位于甲状腺两叶背侧，上、下各1对。甲状旁腺分泌甲状旁腺素，能升高血钙，调节钙、磷代谢，与降钙素共同维持血钙稳定。如甲状腺手术时不慎误切，可引起血钙下降，手足抽搐。

（5）肾上腺：位于腹膜后隙内脊柱的两侧，左、右肾上端。肾上腺实质由皮质和髓质构成。

①皮质：位于外周，由外向内依次分为球状带、束状带和网状带。球状带细胞分泌盐皮质激素，主要是醛固酮，能促进肾远曲小管和集合管重吸收水、钠，排出钾，维持有效血容量。束状带分泌糖皮质激素，主要是皮质醇，能升高血糖，抑制蛋白质合成，促进脂肪重新分布，并参与应激反应。网状带分泌雄激素及少量雌激素和糖皮质激素。雄激素可使生长加速，促使外生殖器发育及第二性征出现。

②髓质：分泌肾上腺素和去甲肾上腺素，能参与物质代谢和应激反应。肾上腺素使心率加快，冠状动脉和骨骼肌血管扩张，皮肤、黏膜、肾血管和平滑肌收缩，加强肌糖原和脂肪分解，促进糖异生。去甲肾上腺素使冠状动脉舒张，其他血管均收缩，血压升高。

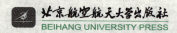

（6）胰岛：为胰腺的内分泌部，是散在分布于外分泌腺泡之间的内分泌细胞团，有多种可分泌不同激素的细胞，其中最重要的有 A 细胞和 B 细胞。B 细胞分泌胰岛素，是促进物质合成代谢、维持血糖水平稳态的关键激素，可促进全身各组织尤其是肝细胞和肌细胞摄取葡萄糖，促进葡萄糖储存和利用，促进脂肪、蛋白质合成，抑制分解，对机体能源物质的储存和生长发育具有重要作用。A 细胞分泌胰高血糖素，其生物学作用与胰岛素相反，能促进肝脏糖原分解和葡萄糖异生，使血糖明显升高；还可促进脂肪分解，使酮体增多。此外，D 细胞可分泌生长抑素，H 细胞分泌血管活性肠肽，PP 细胞分泌胰多肽。

2. 常见症状体征

（1）身体外形改变

①消瘦：多见于糖尿病、甲状腺功能亢进、肾上腺皮质功能低下者。

②肥胖：可分为单纯性肥胖和继发性肥胖。单纯性肥胖与摄入过多或消耗过少有关。继发性肥胖多见于甲状腺功能减退症、2 型糖尿病、肾上腺皮质增生、垂体功能不全等疾病。

③身材过高或矮小：身材过高见于巨人症，身材矮小见于侏儒症、呆小症。侏儒症由生长激素缺乏引起，身体比例适当，无智力障碍。呆小症因甲状腺激素分泌不足导致，下肢短，上部量＞下部量，骨龄落后，性发育迟缓，智力低下。

④面容改变：甲状腺功能亢进症患者常有眼球突出、颈部增粗。甲状腺功能减退症可见黏液性水肿面容，颜面水肿、目光呆滞。库欣综合征常有满月脸、痤疮和多血质貌等。

⑤色素沉着：皮肤或黏膜色素量增加或色素颜色增深，多见于肾上腺皮质疾病患者。

（2）生殖发育及性功能异常：包括生殖器官发育迟缓或过早，性欲减退或丧失，女性月经紊乱、溢乳、闭经或不孕，男性勃起功能障碍或乳房发育。

（3）其他症状体征：进食或营养异常、高血压、疲乏、排泄异常、骨痛与自发性骨折等。

3. 营养的评估

（1）理想体重

①男性理想体重（kg）＝身高（cm）－ 105

②女性理想体重（kg）＝身高（cm）－ 105 － 2.5

（2）实测体重占理想体重的百分比：实测体重 / 理想体重 ×100%。评价标准（表 1-29）。

（3）体质指数（BMI）及营养评价标准：$BMI = 体重（kg）/ [身高（m）]^2$。BMI 在 18.5 ～ 23.9 为正常，＜ 18.5 为消瘦，24 ～ 27.9 为超重，≥ 28 为肥胖。

表1-29　实测体重占理想体重营养评价标准

实测体重占理想体重（％）	评价标准
＜80%	明显消瘦
80%～90%	消瘦
90%～110%	正常
110%～120%	超重
120%～130%	轻度肥胖
130%～150%	中度肥胖
＞150%	重度肥胖

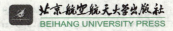

二、甲状腺功能亢进症

甲状腺毒症是指血循环中甲状腺激素过多，引起以神经、循环、消化等系统兴奋性增高和代谢亢进为主要表现的一组临床综合征。其中由于甲状腺腺体本身功能亢进，合成和分泌甲状腺激素增加所导致的甲状腺毒症称为甲状腺功能亢进症，简称甲亢。

1. **病因** 可分为Graves病、多结节性甲状腺肿伴甲亢、甲状腺自主性高功能腺瘤、碘甲亢等，其中以Graves病最为常见，属自身免疫性甲状腺疾病，有遗传倾向。此外，细菌感染、性激素、应激、精神刺激和锂剂等环境因素对本病有促发作用。

2. **临床表现** 以青、中年女性高发。多数起病缓慢，少数在感染或精神创伤等应激后急性起病。

（1）甲状腺毒症表现

①高代谢综合征：由于T_3、T_4分泌增多，导致交感神经兴奋性增高和新陈代谢加速，常有心悸、乏力、怕热、多汗、消瘦、食欲亢进等。

②神经系统：神经过敏，多言好动，紧张焦虑，焦躁易怒，失眠不安，注意力不集中，记忆力减退，手、眼睑震颤，腱反射亢进。

③心血管系统：心悸、胸闷、气短，第一心音亢进。心搏出量增加可致收缩压增高，外周血管扩张，血管阻力下降，可致舒张压下降，导致脉压增大。窦性心动过速，心律失常以房性期前收缩最常见。合并甲状腺毒症心脏病时，可出现心脏增大和心力衰竭，心律失常则以心房颤动多见。

④消化系统：胃肠蠕动增快，食欲亢进，消瘦，排便频繁。重者可有肝大、肝功能异常，偶有黄疸。

⑤肌肉与骨骼系统：可伴发周期性麻痹和近端肌肉进行性无力、萎缩。也可伴发重症肌无力及骨质疏松。

⑥生殖系统：女性常有月经减少或闭经。男性有勃起功能障碍，偶有乳腺发育。

⑦造血系统：淋巴细胞、单核细胞增高，但白细胞总数减低。伴发血小板减少性紫癜。

⑧血ACTH及24小时尿17-羟皮质类固醇升高，继而受过高T_3/T_4抑制而下降。

（2）甲状腺肿：程度不等的甲状腺肿大，呈弥漫性、对称性，质地中等，无压痛。甲状腺上下极可触及震颤，闻及血管杂音，为本病重要的体征。

（3）突眼征：可分为单纯性和浸润性突眼两类。

①单纯性突眼：与甲状腺毒症导致的交感神经兴奋性增高有关。表现为轻度突眼、瞬目减少或凝视、上眼睑挛缩，眼裂增宽、上眼睑移动滞缓、两眼内聚减退或不能、Joffroy征。

②浸润性突眼：称为Graves眼病，与眶周组织的自身免疫炎症反应有关。表现为眼内异物感、胀痛、畏光、流泪、视力下降。检查见突眼，眼睑肿胀，结膜充血水肿，眼球活动受限。严重者可形成角膜溃疡、全眼炎，甚至失明。

（4）甲状腺危象：也称为甲亢危象，表现为所有甲亢症状的急剧加重和恶化，多发生于较重甲亢未予治疗或治疗不充分，导致大量T_3、T_4释放入血的患者。

①诱因：应激状态（感染、手术、放射性碘治疗等），严重躯体疾病，口服过量TH制剂，严重精神创伤，手术中过度挤压甲状腺。

②临床表现：原有甲亢症状加重，继而出现高热或过高热（体温≥39℃），大汗，心动过速（≥140次／分），常有心房颤动或心房扑动，烦躁，焦虑不安，谵妄，恶心，呕吐，腹泻，危重患者可有心力衰竭、休克及昏迷，病死率在20%以上。

3. **辅助检查**

（1）血清促甲状腺素（TSH）：是诊断甲亢的首选指标，可作为单一指标进行甲亢筛查。

（2）血清甲状腺激素测定：血清T_3、T_4增高是甲亢最有意义的检查。血清游离T_4（FT_4）和游离

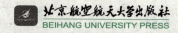

T_3（FT_3）能更准确地反映甲状腺的功能状态。

（3）基础代谢率（BMR）测定：基础代谢率% =（脉压 + 脉率）- 111。正常值为 ±10%，+20% ～ +30% 为轻度甲亢，+30% ～ +60% 为中度甲亢，+60% 以上为重度甲亢。测定应在禁食 12 小时、睡眠 8 小时以上，静卧空腹状态下进行。

（4）三碘甲状腺原氨酸抑制试验（T_3 抑制试验）：用于鉴别单纯性甲状腺肿和甲亢。也可作为抗甲状腺药物治疗甲亢的停药指标。

4. 治疗要点

（1）一般治疗：注意休息，补充足够热量和营养，如糖、蛋白质和 B 族维生素。失眠可给苯二氮䓬类镇静药。心悸明显可给 β 受体阻滞剂。

（2）硫脲类抗甲状腺药物：适用于病情轻、甲状腺轻至中度肿大及不宜手术和放射性碘治疗的患者，如儿童、青少年、年老体弱或兼有重要脏器疾病者。其作用机制为通过抑制甲状腺内过氧化物酶系及碘离子转化为新生态碘或活性碘，抑制酪蛋白的碘化和耦联，使氧化碘不能与甲状腺球蛋白结合，从而阻断甲状腺激素的合成。主要药物有咪唑类的甲巯咪唑（他巴唑）和硫氧嘧啶类的丙硫氧嘧啶，优先选择甲巯咪唑，因丙硫氧嘧啶肝毒性较强。但因甲巯咪唑可致胎儿皮肤发育不良，妊娠期（1 ～ 3 个月）甲亢应首选丙硫氧嘧啶。

（3）^{131}I 治疗：现已成为美国治疗成人甲亢的首选疗法，简单、经济，治愈率高。治疗机制是 ^{131}I 被甲状腺摄取后释放出 β 射线，破坏甲状腺组织细胞，从而减少甲状腺素的合成与释放。适用于：甲状腺肿大 II 度以上；对抗甲状腺药物过敏；药物治疗或手术治疗后复发；甲亢合并心脏病；甲亢伴白细胞减少、血小板减少或全血细胞减少；甲亢合并肝、肾等脏器功能损害；拒绝手术治疗或者有手术禁忌证。禁用于妊娠和哺乳期妇女、肝肾功能差及活动性结核等。永久性甲状腺功能减退是 ^{131}I 治疗甲亢后的主要并发症，常难以避免。

（4）手术治疗：是治疗甲亢的有效方法。

（5）碘剂：小剂量碘剂是合成甲状腺激素的原料，可预防单纯性甲状腺肿；但大剂量碘剂可产生抗甲状腺作用，通过抑制蛋白水解酶，减少甲状腺球蛋白分解，主要抑制甲状腺激素的释放，且作用迅速，还可抑制其合成。碘剂还可减少甲状腺的血流量，使腺体充血减少，因而缩小变硬。仅在手术前和甲状腺危象时使用。常用药物有复方碘化钠或碘化钾液（卢戈液）。

（6）β 受体阻滞剂：作用机制是从受体部位阻断儿茶酚胺的作用，改善甲亢所致的心率加快、心肌收缩力增强等交感神经激活症状，还可抑制外周 T_4 转化为 T_3。常用药为普萘洛尔。

（7）甲状腺危象的防治：去除诱因，积极治疗甲亢是预防甲状腺危象的关键。首选丙硫氧嘧啶，作用迅速，可抑制外周组织将 T_4 转变为 T_3。给予抗甲状腺药物 1 小时后使用碘剂。糖皮质激素静滴可防止肾上腺皮质功能低下，必要时可选用腹膜透析、血液透析或血浆置换等，迅速降低血浆甲状腺激素浓度。

（8）浸润性突眼的防治：轻度以局部治疗和控制甲亢为主，如戴有色眼镜或棱镜，使用人工泪液，抬高床头，戒烟。中度和重度在上述治疗基础上强化治疗。视神经受累是本病最严重的表现，可导致失明，应给予糖皮质激素、眶放射治疗和眶减压手术。

5. 护理措施

（1）休息活动护理：将患者安置在安静、通风良好、室温恒定的环境中，避免嘈杂，限制探视时间，治疗、护理集中进行。轻症患者可照常工作和学习，活动以不感疲劳为度，适当增加休息时间。病情重、有心力衰竭或严重感染者应严格卧床休息。大量出汗者，应随时更换衣服及床单，防止受凉。

（2）饮食护理：经常测量体重，根据患者体重变化情况调整饮食计划。给予高热量、高蛋白、高维生素及矿物质丰富的饮食。主食应足量，可增加奶类、蛋类、瘦肉类等优质蛋白，以纠正负氮平衡。

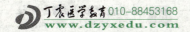
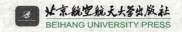

多饮水，每天饮水 2000 ～ 3000ml 以补充出汗、腹泻、呼吸加快等丢失的水分，但对并发心脏疾病者应避免大量饮水。禁止摄入刺激性的食物及饮料，以免引起精神兴奋，戒烟、酒。减少粗纤维的摄入，以免加重腹泻。避免进食含碘丰富的食物，应食用无碘盐，忌食海带、紫菜等海产品，慎食卷心菜、甘蓝等易致甲状腺肿的食物。

（3）病情观察：观察患者心率、脉压和基础代谢率的变化，以判断甲亢的严重程度。观察患者体重和症状的发展变化。观察患者精神状态和手指震颤情况，注意有无焦虑、烦躁等甲亢加重的表现，必要时使用镇静药。

（4）眼部护理：采取保护措施，预防眼睛受到刺激和伤害。睡眠或休息时抬高头部，减轻球后水肿。外出戴深色眼镜，减少光线、灰尘和异物的侵害。使用眼药水湿润眼睛，避免过度干燥。睡前涂抗生素眼膏，眼睑不能闭合者用无菌纱布或眼罩覆盖双眼。眼睛有异物感、刺痛或流泪时，勿用手直接揉眼睛，可用 0.5% 甲基纤维素或 0.5% 氢化可的松溶液滴眼。限制钠盐摄入，遵医嘱适量使用利尿药，以减轻组织充血、水肿。定期眼科角膜检查，有畏光、流泪、疼痛、视力改变等角膜炎、角膜溃疡先兆，应立即复诊。

（5）用药护理：护士应指导患者正确用药，不可自行减量或停药，并密切观察药物的不良反应，及时处理。

①硫脲类抗甲状腺药物的不良反应有粒细胞减少、皮疹、皮肤瘙痒、中毒性肝病和血管炎等。粒细胞缺乏是最严重的不良反应，可发生在服药的任何时间，表现为发热、咽痛、全身不适等，严重者可出现菌血症或脓毒症，甚至死亡。治疗中应定期复查血象，如白细胞 < $3.0×10^9$/L 或中性粒细胞 < $1.5×10^9$/L 应停药，并遵医嘱给予促进白细胞增生药。严密监测肝功能，预防暴发性肝坏死。一般药疹用抗组胺药控制，不必停药。严重皮疹则应立即停药。

② ^{131}I 治疗前和治疗后 1 个月内避免服用含碘的药物和食物。空腹服用，2 小时内不可进食固体食物，服药后 24 小时内避免咳嗽、咳痰，以减少 ^{131}I 丢失。服药后多饮水，增加排尿，并注意定期复查，以免导致永久性甲状腺功能减退。服药后第 1 周避免用手按压甲状腺。服药后患者的排泄物、衣服、被褥及用具等需单独存放，待放射作用消失后再做清洁处理。

③β 受体阻滞剂用药过程中须注意观察心率，以防心动过缓。有哮喘病史的患者禁用。

（6）甲状腺危象的护理

①避免诱因。

②休息活动护理：绝对卧床休息，避免一切不良刺激。烦躁不安者遵医嘱给予适量镇静药。呼吸困难时取半卧位，立即给氧。

③用药护理：及时、准确给药，迅速建立静脉通路。注意碘剂过敏反应，如出现口腔黏膜发炎、腹泻、恶心、呕吐、鼻出血等症状，应立即停药，通知医师配合处理。准备好抢救药物，如镇静药、血管活性药物、强心药等。

④对症护理：体温过高者给予冰敷或乙醇拭浴降温。禁用阿司匹林，该药可与甲状腺球蛋白结合而释放出游离的甲状腺激素，加重病情。躁动不安者使用床档。昏迷者加强皮肤、口腔护理。腹泻严重者应注意肛周护理，预防肛周感染。

三、甲状腺功能减退症

甲状腺功能减退症简称甲减，是由于甲状腺激素（TH）合成和分泌减少或组织利用不足而引起的全身代谢减低综合征。

1. **病因与发病机制**　原发性甲减占大多数，由甲状腺腺体本身病变引起。继发性甲减是由于垂

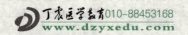
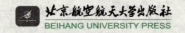

体和下丘脑病变导致 TSH 不足而继发。

2. **临床表现**　女性多见，随年龄增长患病率上升。多数发病隐袭，病程较长，部分患者缺乏特异性症状和体征。

（1）症状：主要为代谢率减低和交感神经兴奋性下降的症状。典型表现为畏寒少汗、乏力少言、关节疼痛、手足肿胀感、记忆力减退、反应迟钝、嗜睡、抑郁、便秘、少食而体重增加，女性月经过多或不孕，男性出现勃起功能障碍。

（2）体征：典型者可出现黏液性水肿面容，表情呆滞、淡漠、面色苍白、颜面和（或）眼睑水肿、唇厚舌大，毛发稀疏，皮肤干燥发凉、粗糙脱屑，呈"假面具样"。手脚掌皮肤可呈姜黄色，跟腱反射时间延长，脉率缓慢。少数患者可有胫前黏液性水肿。累及心脏可出现心包积液和心力衰竭。

（3）黏液性水肿昏迷：老人多见，预后差，其诱发因素有寒冷、感染、手术、严重疾病、中断 TH 替代治疗和使用麻醉、镇静药等。临床表现为嗜睡、精神异常，木僵甚至昏迷，低体温（体温＜35℃），呼吸减慢，心动过缓，血压下降，可危及生命。

3. **辅助检查**

（1）甲状腺功能检查：血清 TSH 升高，甲状腺素（TT_4）、FT_4 降低是诊断的必备指标。

（2）促甲状腺激素释放激素兴奋试验：主要用于原发性甲减与中枢性甲减的鉴别。

（3）其他检查：轻、中度贫血，血胆固醇、心肌酶增高。

4. **治疗要点**

（1）替代治疗：首选左甲状腺素口服，永久性甲减者需终身服用。

（2）对症治疗：贫血补充铁剂、维生素 B_{12}、叶酸等。胃酸低者应补充稀盐酸。

（3）黏液性水肿昏迷的治疗：即刻补充 TH，首选 T_3 静脉注射。保温，给氧，保持呼吸道通畅。氢化可的松持续静滴。控制感染，治疗原发病。

5. **护理措施**

（1）饮食护理：给予高蛋白、高维生素、高纤维素、低钠、低脂肪饮食。加强皮肤护理，避免血液循环不良而造成压疮。

（2）加强保暖：注意患者保暖，及时添加衣服，睡眠时加盖棉被或用热水袋保暖。监测生命体征变化，观察患者有无体温过低表现。

（3）促进排便：养成规律排便的习惯，每天定时排便。教会患者促进排便的技巧，如按摩腹部等。鼓励患者每天适度运动。必要时可根据医嘱给予轻泻剂缓解便秘，密切观察大便的次数和性质改变。

（4）用药护理：严格遵医嘱按时、按量用药。左旋甲状腺素片于每天清晨空腹服用，服用过量易出现心动过速、体重减轻。

四、皮质醇增多症

皮质醇增多症是各种原因引起肾上腺皮质分泌过多糖皮质激素（主要是皮质醇）所致病症的总称，又称库欣综合征。

1. **病因与发病机制**　ACTH 分泌过多造成肾上腺皮质增生。垂体多有微腺瘤。垂体以外最常见的是肺癌。

2. **临床表现**　表现形式多样，可引起代谢紊乱及多器官功能障碍。

（1）外形改变：满月脸、向心性肥胖、多血质外貌为特征性表现。

（2）皮肤表现：菲薄，毛细血管脆性增加。下腹两侧、大腿外侧等处可见紫纹。手、脚、指甲、肛周常出现真菌感染。部分患者皮肤色素沉着，颜色加深。

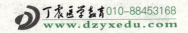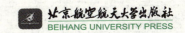

（3）心血管病变：高血压常见，伴有动脉硬化和肾小球动脉硬化。

（4）感染：长期皮质醇分泌增多使免疫功能减弱，肺部感染多见，易受某些化脓性细菌、真菌和病毒感染。

（5）代谢障碍：血糖升高，葡萄糖耐量减低，部分患者出现继发性糖尿病。大量皮质醇有保钠、排钾作用，出现水肿和低血钾表现。病程较久者肌肉萎缩、骨质疏松，脊椎可发生压缩畸形，身材变矮。儿童患者生长发育受抑制。

（6）性功能异常：女性患者月经减少或停经、痤疮。男性患者性欲减退、阴茎缩小。

（7）神经、精神障碍：出现肌无力，下蹲后起立困难。有不同程度的精神、情绪变化，如情绪不稳定、烦躁、失眠等。

3．辅助检查

（1）皮质醇测定：血皮质醇水平增高且昼夜节律消失，24 小时尿 17- 羟皮质类固醇、尿游离皮质醇增高。

（2）地塞米松抑制试验：血皮质醇不受地塞米松抑制。

（3）ACTH 试验：原发性肾上腺皮质肿瘤大多无反应。

（4）影像学检查：诊断病变部位。

4．治疗要点　首选手术切除垂体微腺瘤。其他临床类型行手术、放疗或化疗治疗，若不能根治，使用阻滞肾上腺皮质激素合成的药物，有米托坦（双氯苯二氯乙烷）、美替拉酮、氨鲁米特、酮康唑等。

5．护理措施

（1）休息活动护理：取平卧位，抬高双下肢，有利于静脉回流。

（2）饮食护理：给予低钠、高钾、高蛋白、低糖类、低热量饮食，鼓励患者食用橘子、枇杷、香蕉、南瓜等含钾高的水果蔬菜，并摄取富含钙及维生素 D 的食物。

（3）用药护理：注意观察药物疗效及不良反应。肾上腺皮质激素合成阻滞剂的不良反应为食欲缺乏、恶心、呕吐、乏力、嗜睡等。部分药物对肝损害较大，应定期检测肝功能。

（4）感染护理：病情监测，观察体温变化，定期检查血常规，注意有无感染征象。做好皮肤、口腔护理。

（5）安全护理：减少安全隐患，浴室应铺上防滑脚垫。骨质疏松和骨痛患者，适当限制运动，避免过度劳累。变换体位时动作宜轻柔，避免剧烈运动。护理操作轻稳，避免碰击或擦伤患者皮肤，引起皮下出血。

五、糖尿病

糖尿病是一组由多病因引起的以慢性高血糖为特征的代谢性疾病，由胰岛素分泌和（或）作用缺陷引起。

1．病因与发病机制　糖尿病分为 4 型，包括 1 型糖尿病、2 型糖尿病、其他特殊类型糖尿病和妊娠糖尿病，其中以 2 型糖尿病为主。

（1）1 型糖尿病：多于儿童或青少年起病，胰岛 B 细胞被破坏而导致胰岛素绝对缺乏，具有酮症倾向，需胰岛素终身治疗。

（2）2 型糖尿病：主要与遗传有关，有家族史，多见于 40 岁以上成人，多数为超重者，从胰岛素抵抗为主伴相对胰岛素缺乏，逐渐发展为胰岛素缺乏为主伴胰岛素抵抗。

2．临床表现

（1）代谢紊乱综合征："三多一少"，即多尿、多饮、多食和体重减轻。血糖升高后因渗透性利尿

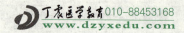
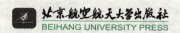

引起多尿，继而口渴多饮。外周组织对葡萄糖利用障碍，脂肪分解增多，蛋白质代谢负平衡，出现乏力、消瘦，儿童生长发育受阻。患者易感饥饿、多食。可有皮肤瘙痒，特别是外阴瘙痒，四肢酸痛、麻木、腰痛、性欲减退、阳痿不育、月经失调、便秘、视物模糊等表现。部分患者无明显症状，仅于体检或因各种疾病就诊化验时发现高血糖。

（2）糖尿病急性并发症

①糖尿病酮症酸中毒（DKA）：为最常见的糖尿病急症。糖尿病代谢紊乱加重时，脂肪动员和分解加速，大量脂肪酸在肝脏经 β 氧化产生大量乙酰乙酸、β-羟丁酸和丙酮，三者统称为酮体。乙酰乙酸和 β-羟丁酸均为较强的有机酸，在体内蓄积过多，可发生代谢性酸中毒。1 型糖尿病有自发 DKA 的倾向，2 型糖尿病常见的诱因有急性感染、胰岛素不适当减量或突然中断治疗、饮食不当、严重疾病、创伤、手术、妊娠、分娩、精神刺激等。早期三多一少症状加重，酸中毒失代偿后出现疲乏、恶心、呕吐、头痛、嗜睡、呼吸深大（库斯莫呼吸），呼气中有烂苹果味（丙酮味）。后期严重失水、尿少、血压下降、心率加快。血酮体多在 3.0mmol/L 以上，血糖一般为 16.7～33.3mmol/L。

②高渗高血糖综合征（HHS）：以严重高血糖而无明显酮症、血浆渗透压显著升高、脱水和意识障碍为特征，多见于老年 2 型糖尿病患者，多数患者原来并无糖尿病病史。与 DKA 相比，失水更严重，神经精神症状更突出。血糖多在 33.3mmol/L 以上，血钠多升高至 155mmol/L 以上。血浆渗透压显著增高是 HHS 的重要特征和诊断依据。

（3）糖尿病慢性并发症

①感染：糖尿病由于机体细胞及体液免疫功能减退、血管及周围神经病变等原因易并发各种感染，血糖控制差者更易发生也更严重。肾盂肾炎和膀胱炎常见，尤其多见于女性，常反复发作。疖、痈等皮肤化脓性感染可致菌血症或脓毒症。皮肤真菌感染如足癣、体癣也常见。肺结核发病率高，进展快，易形成空洞。

②血管病变：大血管病变是糖尿病最严重而突出的并发症，主要表现为动脉粥样硬化，可引起冠心病、脑血管病、肾动脉硬化、肢体外周动脉硬化等。微血管病变是糖尿病的特异性并发症，以肾脏和视网膜病变最为严重。糖尿病肾病表现为蛋白尿，眼睑或下肢水肿，高血压，肾功能减退、肾衰竭，血尿素氮和肌酐升高等。糖尿病视网膜病变多见于病程超过 10 年者，是糖尿病患者失明的主要原因之一。

③神经病变：以周围神经病变最为常见，呈对称性，下肢较上肢严重，表现为四肢麻木、刺痛感、蚁走感、袜套样感，感觉过敏或消失。

④糖尿病足：由于神经病变、血管病变和感染导致足部的溃疡和坏疽，是糖尿病最严重和治疗费用最多的慢性并发症之一，是糖尿病非外伤性截肢的最主要原因。

3. 辅助检查

（1）尿糖测定：尿糖阳性是诊断糖尿病的重要线索。但尿糖阳性只提示血糖值超过肾糖阈（大约 10mmol/L），尿糖阴性不能排除糖尿病可能。

（2）血糖测定：空腹及餐后 2 小时血糖升高是诊断糖尿病的主要依据，是判断糖尿病病情和控制情况的主要指标（表 1-30）。

（3）口服葡萄糖耐量试验（OGTT）：适用于血糖高于正常范围而又未达到诊断糖尿病标准者。OGTT 在无任何热量摄入 8 小时后，清晨空腹进行，成人口服 75g 葡萄糖，溶于水，5～10 分钟饮完，2 小时后测静脉血浆葡萄糖（表 1-30）。注意 OGTT 受试者不喝茶及咖啡，不吸烟，不做剧烈运动，以免影响测定的准确性。

（4）糖化血红蛋白（HbA1c）测定：可反映取血前 8～12 周血糖的总水平，可稳定而可靠地反映患者的预后。HbA1c ≥ 6.5% 可作为诊断糖尿病的参考。

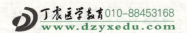 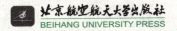

表1-30　糖尿病血糖测定标准（mmol/L）

	正常血糖	糖尿病前期	诊断糖尿病
空腹血糖	3.9～6.0	6.1～6.9	≥7.0
OGTT或餐后2小时血糖	<7.8	7.8～11.0	≥11.1
诊断糖尿病的标准	有糖尿病症状加空腹血糖≥7.0 或随机血糖≥11.1 或OGTT、餐后2小时血糖≥11.1		

（5）血浆胰岛素和C肽测定：主要用于胰岛B细胞功能（包括储备功能）的评价。

（6）尿蛋白测定：已确诊的糖尿病患者，均应密切随访尿蛋白，尤其尿微量白蛋白，是诊断糖尿病肾病的标志，尿微量白蛋白排泄率（UAER）是早期诊断糖尿病肾病最有价值的检查。血肌酐常不能准确反映糖尿病患者的肾功能状态，因糖尿病患者营养不良和肌容量减少，肌酐产生量下降。

4. 治疗要点　糖尿病应坚持早期、长期、综合治疗及治疗方法个体化的原则，以适当的饮食治疗和运动锻炼为基础，根据病情结合药物治疗。

（1）饮食治疗：控制饮食是治疗糖尿病最基本的措施，凡糖尿病患者都需要饮食治疗。饮食治疗应以控制总热量为原则，实行低糖、低脂（以不饱和脂肪酸为主）、适当蛋白质、高纤维素（可延缓血糖吸收）、高维生素饮食。

①制订总热量：根据患者理想体重、工作性质、生活习惯计算每天所需总热量。理想体重（kg）=身高（cm）－105。成年人休息状态下每天需要热量25～30kcal/kg，轻体力劳动30～35kcal/kg，中等体力劳动35～40kcal/kg，重体力劳动40kcal/kg以上。儿童、孕妇、乳母、营养不良及消耗性疾病患者相应增加5kcal/kg，过重或肥胖者相应减少5kcal/kg。

②食物组成：总热量糖类占50%～60%，蛋白质10%～15%，保证优质蛋白摄入超过50%，脂肪不超过30%，饱和脂肪、多不饱和脂肪与单不饱和脂肪的比例应为1∶1∶1，胆固醇摄入量<300mg/d。每克糖类和蛋白质可提供热量4kcal，每克脂肪可提供热量9kcal。

③热量分配：应定时定量，按每日三餐1/5、2/5、2/5或各1/3分配，对注射胰岛素或口服降糖药且病情有波动的患者，可于两餐中或睡前加餐，但应包括在总热量中。

（2）运动锻炼：成年糖尿病患者每周至少150分钟（如每周运动5天,每次30分钟）中等强度（心率=170－年龄，运动时有点用力，心搏和呼吸加快但不急促）的有氧运动。最佳的运动时间是餐后1小时。适宜的运动方式包括快走、打太极拳、骑车、乒乓球、羽毛球和高尔夫球等。运动前后要加强血糖监测，血糖>14mmol/L，应减少活动，增加休息。

（3）口服药物治疗：2型糖尿病一经诊断，首选生活方式干预和二甲双胍治疗。生活方式干预是2型糖尿病的基础治疗措施，应贯穿于糖尿病治疗的始终。如果单纯生活方式（饮食和运动）不能使血糖控制达标，应开始药物治疗。口服药物联合治疗而血糖仍不达标者，可加用胰岛素治疗。口服降糖药可分为以促进胰岛素分泌为主要作用的药物（磺脲类、格列奈类）和通过其他机制降低血糖的药物（双胍类、噻唑烷二酮类、葡萄糖苷酶抑制剂）等（表1-31）。

（4）胰岛素治疗

①适应证：1型糖尿病终身替代治疗；2型糖尿病患者在生活方式和口服降糖药联合治疗的基础上，血糖仍未达到控制目标；各种严重的糖尿病急性或慢性并发症；手术、妊娠和分娩；新发病且与1型糖尿病鉴别困难的消瘦糖尿病患者；新诊断的2型糖尿病伴有明显高血糖；或在糖尿病病程中无明显诱因出现体重显著下降者；某些特殊类型糖尿病。

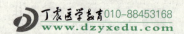
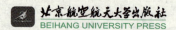

表1-31　常用口服降糖药物的药理作用及适用情况

药物分类	常用药物	药理作用	适用情况
双胍类	二甲双胍 苯乙双胍	减少肝脏葡萄糖输出；抑制肝脏糖异生（非糖物转化为糖的过程）；增加外周组织（如骨骼肌）对葡萄糖的摄取、利用和无糖酵解；延缓葡萄糖从胃肠道吸收入血；改善外周组织对胰岛素的敏感性，降低胰岛素抵抗	2型糖尿病首选二甲双胍，是联合用药中的基础用药
磺酰脲类	格列本脲（优降糖）格列吡嗪 格列喹酮 格列美脲	主要通过刺激胰岛B细胞分泌胰岛素，增加体内的胰岛素水平而降低血糖	残存一定胰岛功能者；新诊断的2型糖尿病非肥胖患者、用饮食和运动治疗控制血糖不理想时
格列奈类	瑞格列奈 那格列奈	刺激胰岛素的早时相分泌而降低餐后血糖	控制餐后高血糖
噻唑烷二酮类	罗格列酮 吡格列酮	增强靶组织对胰岛素的敏感性，改善胰岛素抵抗，而降低血糖	肥胖、胰岛素抵抗明显者
葡萄糖苷酶抑制剂	阿卡波糖（拜唐苹）米格列醇 伏格列波糖	抑制小肠α-葡萄糖苷酶而延缓糖类的吸收，降低餐后高血糖	以糖类为主要食物成分和餐后血糖升高的患者

②制剂类型：胰岛素制剂一般为皮下或静脉注射液体，按作用快慢和维持作用时间长短可分为速效、短效、中效、长效、预混胰岛素5类。

③使用原则：胰岛素应在一般治疗和饮食治疗的基础上进行。从小剂量开始，根据血糖水平逐渐调整至合适剂量，应力求模拟生理性胰岛素分泌模式。

（5）手术治疗。

（6）胰腺和胰岛移植。

（7）DKA治疗

①补液：是治疗的首要和关键环节。应先快后慢，并根据血压、心率、尿量及周围循环状况决定输液量和输液速度。

②胰岛素治疗：一般采用小剂量胰岛素静脉注射，调整血糖。

③纠正电解质及酸碱平衡失调：治疗前血钾低于正常或血钾正常、尿量＞40ml/h立即补钾。血钾正常、尿量＜30ml/h，应暂缓补钾，待尿量增加后再开始补钾。

④处理诱因和防治并发症：包括休克、严重感染、心力衰竭、心律失常、肾衰竭、脑水肿、急性胃扩张等。

（8）HHS治疗：治疗原则基本同DKA。严重失水时，补液量可达到6000～10 000ml/24h。

5. 护理措施

（1）休息运动护理：血糖＞14mmol/L、有糖尿病急性并发症、明显低血糖症、各种器官严重慢

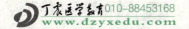 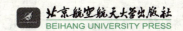

性并发症者不宜运动，增加休息。病情稳定者应安排有规律的合适运动，循序渐进，长期坚持。运动不宜在空腹时进行，防止低血糖发生。运动时应随身携带糖果等，当出现低血糖症状时及时食用并暂停运动。

（2）饮食护理：控制饮食的关键在于控制总热量。在保持总热量不变的原则下，增加一种食物时应同时减去另一种食物。出现饥饿时，可增加蔬菜、豆制品等副食。严格定时进食，严格限制甜食。超重者忌食油炸、油煎食物。炒菜宜用植物油，少食动物内脏等含胆固醇高的食物。限制饮酒，限盐＜6g/d。每周定期测量体重，如果体重改变＞2kg，应报告医师。

（3）口服降糖药护理：遵医嘱按时用药，不可擅自增减药物剂量或停药。用药期间监测血糖，观察药物不良反应及注意事项（表1-32）。

表1-32 常用口服降糖药物的不良反应及用药注意事项

药物分类	给药原则	不良反应
双胍类	餐中或餐后服，小剂量开始，每天最大剂量不超过2g	主要不良反应为恶心、呕吐、腹胀、腹泻、腹痛、消化不良等胃肠道反应，乳酸性酸中毒罕见但最严重。双胍类药物单独应用极少引起低血糖
磺酰脲类	从小剂量开始，于早餐前半小时口服	低血糖反应最重要，常见于用药剂量过大、进食少、活动量大者及老年人，还可出现体重增加、胃肠道反应、皮疹、肝功能损害等
格列奈类	餐前即刻服用	低血糖反应，体重增加
噻唑烷二酮类	每天1次，固定时间	单独使用时不会导致低血糖反应，常有体重增加、水肿；罗格列酮还可导致心血管事件、脑卒中、骨折等，已禁用；吡格列酮长期应用有增加膀胱癌的风险
葡萄糖苷酶抑制剂	与第一口饭嚼服	单独服用不会发生低血糖反应，不会增加体重，甚至有使体重下降的趋势。主要不良反应为胃肠道反应

（4）胰岛素治疗护理：准确执行医嘱，做到制剂、剂量准确，按时注射。

①普通胰岛素于餐前半小时皮下注射，宜选择上臂三角肌、臀大肌、大腿前侧、腹部等部位，腹部吸收最快。若患者自己注射，以腹部和大腿前侧最方便。

②注射部位应交替使用，以免形成局部硬结和脂肪萎缩，影响药物吸收及疗效。如产生硬结，可用热敷。在同一区域注射，必须与上一次注射部位相距1cm以上。

③注射胰岛素时应严格无菌操作，防止发生感染。必要时用70%～75%乙醇消毒局部皮肤，皮下注射前应排尽空气。

④两种胰岛素合用时，应先抽吸短效胰岛素，再抽吸长效胰岛素，以免长效胰岛素混入短效内，影响其速效性。

⑤使用胰岛素治疗过程中应定期监测尿糖、血糖变化。

⑥大量应用胰岛素会出现低血钾。

（5）低血糖反应护理：服用胰岛素促泌剂和注射胰岛素等药物后，通常在没有进餐的情况下，可出现心悸、疲乏、饥饿感、出冷汗、脉速、恶心、呕吐，重者抽搐、昏迷，甚至死亡。发生低血糖反应后，意识清楚者可用白糖以温水冲服。意识障碍者静脉注射50%葡萄糖溶液20～40ml，清醒后再进食，防止再昏迷。

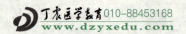
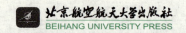

（6）预防感染：注意观察患者体温、脉搏等变化。

①皮肤护理：保持皮肤清洁，洗澡水温不可过热，香皂以中性为宜，内衣棉质、宽松、透气。皮肤瘙痒患者嘱其不要搔抓。如有皮肤感染，应选敏感抗生素，严格执行无菌技术。

②呼吸道护理：注意保暖，室内通风，避免接触上呼吸道感染人员，做好口腔护理。

③泌尿道护理：注意会阴清洁，防止和减少瘙痒和湿疹发生。

（7）糖尿病足护理：每天检查双足，观察有无水疱、皮肤破损等。保持足部清洁，避免感染。每天洗脚，水温＜37℃，不宜用热水袋、电热器等物品直接对足部保暖。避免赤脚行走、赤脚穿凉鞋和拖鞋，选择干净、透气、柔软的鞋袜。每天采用步行、腿部运动等多种方法促进肢体血液循环。足部出现鸡眼、水疱、溃疡等破损不可自搽药物，应请医生处理。戒烟。

第七节　风湿性疾病

一、概　述

1. 关节疼痛与肿胀　关节疼痛是关节受累最常见的首发症状，也是患者就诊的主要原因。不同风湿性疾病常见的关节疼痛特点（表 1-33）。

表1-33　不同风湿性疾病常见的关节疼痛特点

疾　病	疼痛部位、性质	伴随症状	预　后
风湿热	游走性	红、肿、热	预后好，无关节破坏
类风湿关节炎	腕、掌指、近端指关节，活动后减轻	发热、乏力	关节损伤，甚至畸形
骨关节炎	累及远端指间关节，膝关节痛于活动后减轻	行走失衡、活动受限	
系统性红斑狼疮	近端指关节、腕、足、膝、踝	多脏器损害	关节畸形

2. 多器官系统损害　可累及皮肤、肺、肾、心脏等各个器官系统。如系统性红斑狼疮可有肾脏、神经、消化、心血管等系统损害。

二、系统性红斑狼疮

系统性红斑狼疮（SLE）是一种具有多系统、多脏器损害表现，有明显免疫紊乱的慢性自身免疫性结缔组织疾病，血清中存在以抗核抗体为代表的多种致病性自身抗体。

1. 病因与发病机制　病因尚不明确，可能与遗传、雌激素、日光（紫外线使皮肤上皮细胞凋亡，新细胞暴露而成为自身抗原）、食物（芹菜、香菜、无花果、蘑菇及烟熏食物等）、药物（氯丙嗪、普鲁卡因胺、异烟肼、青霉胺、甲基多巴等）、病原微生物和精神刺激等因素有关。发病机制主要为免疫复合物的形成及沉积。外来抗原促发异常的免疫应答，持续产生大量的免疫复合物和致病性自身抗体，造成组织损伤。

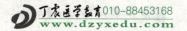
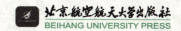

2. **病理** 主要病理改变为血管炎。受损器官的特征性改变包括：

（1）狼疮小体（苏木紫小体）：是细胞核受抗体作用变性为嗜酸性团块，是诊断 SLE 的特征性依据。

（2）"洋葱皮样"病变：指小动脉周围有显著向心性纤维增生，以脾中央动脉最明显。

3. **临床表现** 好发于 20～40 岁的育龄女性。典型表现为面部蝶形红斑，反复发作，病程迁延。临床症状复杂多样，早期表现不典型，后期多个器官可同时受累，病程多呈发作与缓解交替。

（1）全身症状：活动期患者常表现为长期低、中度发热、疲倦、乏力、体重下降等。

（2）皮肤黏膜表现：多数患者出现皮肤黏膜损害，其中最具特征性的皮肤损害是蝶形红斑，好发于鼻梁和双颧颊部。还常发生光敏感、脱发、甲周红斑、网状青斑、雷诺现象等，各种皮疹多无明显瘙痒。活动期可见口腔和鼻黏膜的痛性溃疡。

（3）肌肉关节表现：关节痛是首发症状，以指、腕、膝关节最常见，常出现对称性多关节肿痛，较少伴有红肿和畸形。也可出现肌痛、肌无力和肌炎。

（4）肾脏表现：狼疮性肾炎是最常见和最严重的临床表现，是 SLE 患者死亡的常见原因，几乎所有患者均有肾损害。早期多无症状，仅有尿检异常，病情进展后可出现蛋白尿、血尿、管型尿、水肿、高血压，甚至肾衰竭。

（5）心血管表现：以心包炎最为常见，可为纤维蛋白性心包炎或渗出性心包炎。也可发生心肌炎、心内膜炎和心肌缺血。

（6）肺部表现：常出现胸腔积液、发热、活动后气促、干咳、低氧血症等。

（7）消化系统表现：常有食欲减退、腹痛、腹泻、消化道出血、急性腹膜炎、肝大等。

（8）神经系统表现：常有情绪障碍、认知功能减退、抽搐、偏瘫、昏迷等。提示疾病处于活动期，病情危重、预后不良。

类风湿关节炎与系统性红斑狼疮的病因、临床表现、辅助检查及治疗等多方面有很多相反或相同的特点，鉴别见表1-34。

表1-34 类风湿关节炎与系统性红斑狼疮鉴别

	类风湿关节炎	系统性红斑狼疮
病　因	免疫因素	
诱　因	寒冷潮湿	阳光照射
好发人群	年轻女性	
病　理	滑膜炎和血管炎	血管炎
关节痛	对称分布（晨僵是活动性指标）	对称分布
关节畸形	有（致残）	无
肾脏损害	无	有（常见死亡原因）
皮肤表现	类风湿结节	蝶形红斑
贫　血	有（正色素性正细胞性贫血）	
免疫学检查	类风湿因子（活动性和严重性成正比）	抗核抗体筛选，抗Sm抗体特异
首选药物	阿司匹林	糖皮质激素

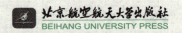

4. 辅助检查

（1）一般检查：呈正色素性正细胞性贫血，白细胞和血小板减少。活动期血沉增快，C反应蛋白升高。蛋白尿、血尿及管型尿，肝肾功能异常等。

（2）免疫学检查：血清中可查到多种自身抗体，其临床意义是SLE诊断的标记、疾病活动性的指标及提示可能出现的临床亚型。

①抗核抗体：可见于几乎所有的SLE患者，是SLE首选的筛选检查，但特异性低。

②抗Sm抗体：特异性高达99%，是SLE的标志抗体之一，与活动性无关，有助于早期和不典型患者的诊断或回顾性诊断。

③抗双链DNA抗体：特异性高达95%，是SLE的标志抗体之一，多见于活动期，其滴度与疾病活动性密切相关，与疾病预后有关。

（3）其他：CT、X线等影像学检查有助于早期发现器官损害。肾病理对狼疮肾炎的诊断、治疗和估计预后均有意义。

5. 治疗要点　尚不能根治，肾上腺皮质激素加免疫抑制药是主要的治疗方案。

（1）一般原则：急性活动期应卧床休息，避免强阳光曝晒和紫外线照射，积极控制感染，治疗并发症，避免使用可能诱发狼疮的药物（如避孕药等）。缓解期可适当工作，注意避免过劳。

（2）轻型狼疮：症状轻微，无重要脏器损害、发热及关节痛者可用非甾体抗炎药（阿司匹林等），以皮肤损害为主者可用抗疟药（如氯喹）。

（3）重型狼疮：病情严重、病情活动程度较高及实验室检查明显异常。

①糖皮质激素：是目前治疗重症SLE的首选药，具有显著抑制炎症反应和抗免疫作用。在炎症急性期可减轻充血、水肿和渗出，减少炎症介质释放，改善红、肿、热、痛等症状；在炎症慢性期可防止组织粘连和瘢痕，减轻炎症后遗症。一般给予泼尼松规律用药，病情稳定后2周或疗程6周内，缓慢减量。

②细胞免疫抑制药：有助于更好地控制SLE活动，减少复发，减少长期激素的需要量和不良反应。首选环磷酰胺或霉酚酸酯，维持应用6个月以上。

（4）急性暴发性危重SLE

①激素冲击治疗：应用大剂量甲泼尼龙静脉滴注3～5天，适用于肺泡出血、急性肾衰竭、癫痫发作或明显精神症状、严重溶血性贫血等重要脏器急性进行性损伤时。

②血浆置换：适用于危重患者或经多种治疗无效者。

（5）缓解期治疗：病情缓解后，调整用药，并长期维持缓解治疗，保护重要脏器功能和减少药物不良反应。

6. 护理措施

（1）休息活动护理：急性活动期应卧床休息，慢性期或病情稳定者可逐渐增加活动量，适当参与社会活动和日常工作，注意避免劳累，预防感染。

（2）饮食护理：给予高热量、高蛋白、高维生素、低脂肪、易消化的饮食，少食多餐，避免刺激性食物，避免食用含补骨脂素的食物，如芹菜、香菜、蘑菇、无花果等。肾功能不全者给予低盐、优质低蛋白饮食，限制水钠摄入。意识障碍者予以鼻饲流质饮食。

（3）皮肤、头发护理：保持皮肤清洁干燥，可用温水冲洗或擦洗，避免使用碱性肥皂和化妆品，防止刺激皮肤。外出时注意遮阳，避免阳光直接照射裸露皮肤，必要时穿长袖衣裤、戴遮阳帽、打伞、禁忌日光浴。脱发者宜减少洗头次数，避免染发、烫发、卷发，可用戴帽子或假发等方法遮盖脱发。

（4）口腔护理：保持口腔清洁，口腔黏膜破损者晨起、睡前、进餐前后用漱口液漱口，防止感染。有细菌感染者用1：5000呋喃西林溶液漱口。有真菌感染者用1%～4%碳酸氢钠液漱口，或用2.5%

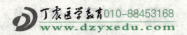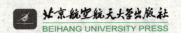

制霉菌素甘油涂敷患处。有口腔溃疡者，漱口后用中药冰硼散或锡类散涂敷溃疡部位。

（5）用药护理：遵医嘱准确用药，不可自行增减或停用药物，以免反跳。非甾体抗炎药最主要的不良反应是胃肠道反应，宜餐后服用。大剂量甲泼尼龙冲击治疗时，宜加用氢氧化铝凝胶，防止急性上消化道出血。免疫抑制药的主要不良反应为白细胞减少，注意定期查血象和肝功能。服用环磷酰胺者，注意观察有无出血性膀胱炎。抗疟药服用期间应定期查眼底，注意观察有无视网膜退行性病变、胃肠道反应及神经系统症状等。

（6）生育指导：SLE 好发于育龄女性，非缓解期的患者注意避孕，病情稳定及心、肺、肾功能正常者可在医生指导下妊娠。环磷酰胺、甲氨蝶呤、硫唑嘌呤等药物可能影响胎儿的生长发育，必须停用 3 个月以上方可妊娠。

三、类风湿关节炎

类风湿关节炎是以慢性侵蚀性、对称性多关节炎为主要表现的异质性、全身性自身免疫性疾病，是导致成年人丧失劳动力及致残的主要病因之一。

1. 病因与发病机制　可能与遗传、环境、感染、代谢障碍、营养不良及不良心理社会因素等有关。常见的诱发因素有创伤、寒冷潮湿、性激素紊乱、吸烟和饮用咖啡等。免疫紊乱是类风湿关节炎主要的发病机制。抗原进入人体后，与细胞膜的 HLA-DR 分子结合形成复合物，并引起一系列免疫反应。

2. 病理　基本病理改变是滑膜炎和血管炎，滑膜炎是关节表现的基础，血管炎是关节外表现的基础，炎症破坏软骨和骨质，最终可致关节畸形和功能丧失。

3. 临床表现　可发生在任何年龄，以 35～50 岁女性最常见。

（1）全身表现：在出现明显关节症状前，常有乏力、全身不适、发热、食欲减退和手、足发冷等表现。

（2）关节表现

①关节痛：是最早出现的症状，表现为对称性、持续性多关节炎，时轻时重，伴有压痛。常累及小关节，以近端指间关节、掌指关节及腕关节最常见，大关节也可受累。

②关节肿：关节腔内积液、关节周围软组织炎症或滑膜肥厚引起，与关节痛部位相同，常呈对称性。近端指间呈梭形肿胀是类风湿关节炎的特征性表现。

③晨僵：是类风湿关节炎的突出症状，为观察本病活动性的重要指标，持续时间常超过 1 小时，活动后缓解。

④关节畸形：是本病的结局，最常见的关节畸形有腕和肘关节强直、手指尺侧偏斜、掌指关节半脱位、天鹅颈样及纽扣花样改变等。

⑤关节功能障碍：急性期多因关节肿痛而限制关节活动。晚期多由关节畸形所致。

（3）关节外表现：常累及浆膜、心、肺、眼等器官。

①类风湿结节：为最常见的特异性皮肤表现，提示本病处于活动期。好发于前臂伸面、肘鹰嘴突附近、枕部、跟腱等关节隆突部及经常受压部位的皮下，大小不等，坚硬如橡皮，无压痛，对称性分布。

②类风湿血管炎：可发生于任何部位，常累及中小血管。眼受累多为巩膜炎，严重者可影响视力。

③肺部表现：男性居多，肺间质病变是最常见的肺病变。还可出现结节样改变、胸膜炎、肺动脉高压等。

④心脏表现：以心包炎最常见，多数无相关临床表现。

⑤神经系统表现：周围神经病变，最常累及正中神经、尺神经以及桡神经。

⑥血液系统表现：为正细胞正色素性贫血。Felty 综合征患者合并有脾大、白细胞减少和（或）贫血、血小板减少。

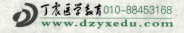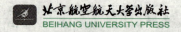

⑦干燥综合征：常有口干、眼干症状。

4. 辅助检查

（1）血液检查：轻、中度贫血，白细胞计数及分类多正常。活动期血小板增高。血沉增快、C反应蛋白增高，与本病的活动性相关。

（2）免疫学检查：类风湿因子的滴度与本病活动性和严重性成正比，临床主要检测的类风湿因子的抗体类型为 IgM。还可检查抗角蛋白抗体谱和免疫复合物。

（3）关节滑液检查：正常人关节腔内的滑液量≤ 3.5ml。关节有炎症时滑液量增多，黏稠度差，滑液中白细胞明显升高，以中性粒细胞为主。

（4）X 线检查：有助于诊断类风湿关节炎、监测疾病进展和判断疾病分期，以手指及腕关节的 X线平片最有价值。

（5）类风湿结节活检：有助于本病的诊断。

5. 治疗要点　尚无根治和预防的有效方法，早期诊断和早期治疗是治疗的关键。治疗目标在于控制炎症，减轻关节肿痛、晨僵及关节外症状，控制病情发展，保持受累关节功能，促进已破坏的关节骨修复。

（1）非甾体抗炎药：药理机制为通过抑制前列腺素的生成，达到消炎镇痛的目的。是类风湿关节炎非特异性对症治疗的首选药物，常用阿司匹林，也可应用布洛芬、吲哚美辛、美洛昔康等药物。

（2）改善病情抗风湿药物：首选甲氨蝶呤（MTX），其他常用药物有来氟米特、柳氮磺吡啶、羟氯喹和氯喹、环磷酰胺、环孢素等。常与非甾体抗炎药合用。

（3）糖皮质激素：具有强大的抗炎作用，适用于活动期关节外症状或关节炎明显而非甾体抗炎药无效者，应用小剂量、短疗程糖皮质激素治疗。

6. 护理措施

（1）休息活动护理：活动期发热或关节疼痛明显时应卧床休息，限制受累关节活动，保持正确的体位，但不宜绝对卧床。

（2）体位护理：病变发展至关节强直时，应保持关节功能位，以保持肢体生理功能。可使用矫形支架和夹板，双侧腕、指关节肿胀畸形者应保持腕关节背伸20°～30°，指关节掌屈，半握拳；膝关节维持伸直位，足底置护足板以防足下垂。

（3）晨僵及疼痛护理：晨僵患者戴手套保暖，晨起后温水浴或用热水泡手 15 分钟。对受累关节采取局部按摩、热敷、热水浴、红外线等理疗方法改善血液循环，缓解肌肉痉挛，缓解疼痛。也可用谈话、听音乐等形式分散疼痛注意力。

（4）功能锻炼：病情缓解后，鼓励患者及早进行功能锻炼，运动量要适当，循序渐进，由被动运动过渡到主动运动，防止关节僵硬和肌肉萎缩。注意训练手的灵活性和协调性，练习手部抓握、搓揉动作，伸腰、踢腿及其他全身性伸展运动等。

（5）病情观察：密切观察关节肿痛、畸形和活动受限情况，注意有无关节外症状。评估患者自理能力和心理状况。

（6）用药护理：遵医嘱定时、定量服药，不可自行增减药量或停药。非甾体抗炎药在服用后易出现胃肠道反应，应餐后服药，多饮水。改善病情抗风湿药的不良反应主要有胃肠道反应、脱发、口腔溃疡、肝损害和骨髓抑制等，应密切观察血象变化，加强口腔护理。

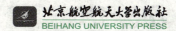

第八节　理化因素所致疾病

一、中毒概述

急性中毒是指有毒的化学物质短时间内或一次超量进入人体而造成组织、器官器质性或功能性损害。根据毒物的毒性、量和时间，将毒物分为急性中毒和慢性中毒。急性中毒发病急、病情重、变化快，如不及时救治，常危及生命。慢性中毒起病缓慢、病程长、缺乏特异性的临床表现。急性中毒患者的处理原则为：

1. 立即终止接触毒物　环境安全的情况下，迅速脱离有毒环境，吸入性中毒患者应转移至空气清新处，解开衣物；接触性中毒患者应从中毒现场搬移，将污染的衣物去除，除去肉眼可见的毒物。

2. 清除尚未吸收的毒物

（1）保持呼吸道通畅，清除呼吸道分泌物，呼吸新鲜空气，必要时吸氧治疗，多用于吸入性中毒患者。

（2）接触性中毒患者用大量清水冲洗接触部位的皮肤、毛发、指甲，特殊毒物也可使用酒精、肥皂水等，若为眼部接触毒物，使用药物可发生化学反应，造成损伤，仍应用清水或等渗盐水。冲洗时避免使用热水和擦洗，以防促进局部血液循环，促进毒物的吸收。冲洗时间应达到 15～30 分钟。

（3）催吐

①适应证：神志清楚没有催吐禁忌证的食入性中毒者均可做催吐处理，可以及早将胃内大部分毒物排出。

②禁忌证：昏迷、惊厥者；腐蚀性毒物中毒者；食管胃底静脉曲张、主动脉瘤、消化性溃疡者；年老体弱、妊娠、高血压、冠心病、休克者。

③方法：取左侧卧位，头放低，臀部略高，幼儿则俯卧。胃溶物黏稠不易咳出或空腹服毒者可先饮用微量温清水、盐水、解毒液体后再催吐。催吐时注意保持呼吸道通畅，避免误吸，引起吸入性肺炎等。

（4）洗胃

①对于毒物不明者，护士在洗胃前应抽取毒物立即送检以明确毒物的种类和性质，然后根据检验结果做对症处理，选择合适的洗胃液清除尚未吸收的毒物。

②急性中毒时宜尽早、彻底洗胃，以清除胃内毒物或刺激物，减少毒物吸收，于服毒 6 小时内洗胃效果最好。

③洗胃时根据患者情况选择合适卧位，每次灌入量以 300～500ml 为宜，不可超过 500ml。灌入量与引出量应平衡。灌入量过多可导致急性胃扩张，胃内压上升，加快毒物吸收，或引起液体反流，导致窒息；急性胃扩张还可兴奋迷走神经，有心脏骤停的危险。

（5）导泻：常用硫酸钠或硫酸镁。一般不用油脂类药物，以免促进脂溶性毒物吸收。严重脱水及口服强腐蚀性毒物患者禁止导泻。

（6）灌肠：一般用温盐水、清水或肥皂水连续多次灌肠，适用于口服中毒超过 6 小时或导泻无效者（强腐蚀性毒物中毒者除外）。

3. 促进已吸收毒物的排出

（1）利尿：用于原形由肾脏排泄的毒物，包括补液、使用利尿药、碱化或酸化尿液。

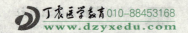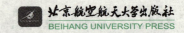

（2）吸氧：一氧化碳中毒时，吸氧可加速一氧化碳排出，高压氧疗为其特效疗法。

（3）血液净化：血液透析、血液灌流、血浆置换等。

4. 使用解毒剂

（1）金属中毒：

①依地酸钙钠：铅中毒。

②二巯基丙醇：二巯基丙醇其活性巯基可与某些金属物形成无毒、难解离、可溶的螯合物并由尿排出。此外，还能夺取已与酶结合的重金属，使酶恢复活力，达到解毒目的。主要用于治疗砷、汞、金、锑中毒。

③二巯丙磺钠：砷、汞、铜、锑中毒。

④二巯丁二钠：砷、汞、铜、锑、铅中毒。

（2）高铁血红蛋白症：小剂量亚甲蓝（美蓝）。

（3）氰化物中毒：亚硝酸盐－硫代硫酸钠疗法。

（4）有机磷杀虫药中毒：阿托品、碘解磷定、氯解磷定、双复磷等。

（5）中枢神经系统中毒：纳洛酮、氟马西尼等。

5. 对症治疗和护理

（1）积极对症支持治疗是毒物中毒患者重要的抢救措施，如惊厥者使用抗惊厥药物，心脏骤停者立即行心肺复苏，休克者应积极抗休克治疗。

（2）严格遵守有关毒物的防护和管理制度，是预防中毒的重要措施。

二、有机磷农药中毒

1. 分类　有机磷农药属于有机磷酸酯或硫代磷酸酯类化合物，有大蒜臭味，除敌百虫外，一般难溶于水，在碱性环境中易分解失效。根据有机磷农药毒性大小，可分为4类。剧毒类：甲拌磷（3911）、内吸磷（1059）、对硫磷（1605）、丙氟磷。高毒类：甲基对硫磷、甲胺磷、氧化乐果、敌敌畏。中度毒类：乐果、美曲磷酯（敌百虫）、乙硫磷（碘依可酯）。低毒类：马拉硫磷、辛硫磷和氧硫磷等。

2. 病因

（1）职业性中毒：主要发生于杀虫药精制、出料和包装过程。

（2）使用性中毒：多发生于施药人员喷洒期间。

（3）生活性中毒：多由于误服、误用或自杀等原因。

3. 发病机制　有机磷农药的主要中毒机制是抑制体内胆碱酯酶的活性。有机磷农药能与体内胆碱酯酶迅速结合成稳定的磷酰化胆碱酯酶，使胆碱酯酶丧失分解能力，导致大量乙酰胆碱蓄积，引起毒蕈碱样、烟碱样和中枢神经系统症状和体征，严重者可因呼吸衰竭而死亡。

4. 临床表现

（1）发病情况：急性中毒发病时间和症状与农药毒性大小、剂量、侵入途径和机体状态相关。不同侵入途径的发病时间不同。有机磷农药中毒无论表现轻重均有特殊大蒜气味。

（2）主要症状

①毒蕈碱样症状：又称 M 样症状，由副交感神经末梢过度兴奋引起，出现最早。主要表现为平滑肌痉挛，如瞳孔缩小、腹痛、腹泻等；腺体分泌增加，如多汗、全身湿冷、流泪和流涎；气道分泌物增多，如咳嗽、气促、呼吸困难、肺水肿等；括约肌松弛，如大小便失禁。可用阿托品对抗。

②烟碱样症状：又称 N 样症状，由横纹肌运动神经过度兴奋所致，出现颜面、眼睑、舌肌、四肢和全身肌纤维颤动，甚至强直性痉挛。患者常有全身紧缩和压迫感，后期可发生肌力减退和瘫痪。

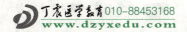
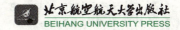

呼吸肌麻痹时常引起呼吸衰竭。刺激交感神经节，节后纤维末梢释放儿茶酚胺，表现为血压升高和心律失常。

③中枢神经系统症状：脑中乙酰胆碱酯酶浓度＜60%时，逐渐出现头晕、头痛、烦躁不安、谵妄、抽搐及昏迷等表现。

（3）中毒程度：可分为3级（表1-35）。

表1-35　有机磷农药中毒程度的分级

分　级	胆碱酯酶活力	临床表现
轻度中毒	70%～50%	以M样症状为主
中度中毒	50%～30%	M样症状加重，出现N样症状
重度中毒	＜30%	具有M、N样症状，并伴有肺水肿、抽搐、昏迷、呼吸衰竭和脑水肿

（4）迟发症和并发症

①迟发性多发神经病：急性中度和重度中毒患者症状消失后2～3周出现感觉、运动型多发性神经病变。表现为肢体末端的烧灼感、疼痛、麻木及下肢无力、瘫痪、四肢肌肉萎缩等症状。多由有机磷农药抑制神经靶酯酶并使其老化引起。

②中间综合征：急性中毒症状缓解后和迟发性神经病发生前，多在急性中毒后24～96小时和复能药用量不足的患者突然病情加重，主要表现为肌无力，出现屈颈肌、四肢近端肌无力、眼睑下垂、眼外展障碍、面瘫和呼吸肌麻痹等，多与胆碱酯酶长期受抑制，导致神经肌肉接头处传递受阻有关。

③并发症：肺水肿、脑水肿、呼吸衰竭。

5. 辅助检查

（1）全血胆碱酯酶活力测定：是诊断有机磷农药中毒的特异性指标，对判断中毒程度、疗效和预后极为重要。胆碱酯酶活性降至正常人的70%以下即可诊断。

（2）尿中有机磷代谢产物测定。

（3）血、胃内容物、粪便中有机磷测定。

6. 治疗要点

（1）迅速清除毒物

①立即脱离中毒现场，迅速脱去污染衣服。

②清洗：用肥皂水冲洗皮肤、头发和指甲，禁用热水或乙醇。眼部污染用清水、生理盐水、2%碳酸氢钠溶液或3%硼酸溶液冲洗。

③催吐：适用于神志清、能合作者，昏迷、惊厥、服腐蚀剂者禁用。

④洗胃：口服中毒者要用清水、生理盐水、2%碳酸氢钠（敌百虫禁用，会增加其毒性）或1∶5000高锰酸钾（对硫磷、乐果禁用）反复洗胃，直至洗出液清亮为止。

⑤导泻：洗胃后常用硫酸镁口服导泻，观察30分钟后，可追加用药。一般不用油脂类泻药，以免促进脂溶性毒物的吸收。

（2）紧急复苏：并发肺水肿、呼吸肌麻痹、呼吸中枢衰竭的患者，应清除呼吸道分泌物，及时行气管插管或气管切开，以维持呼吸道通畅。不可应用氨茶碱和吗啡。心脏骤停应行心肺复苏。

（3）抗胆碱药：见图1-20。

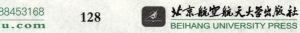

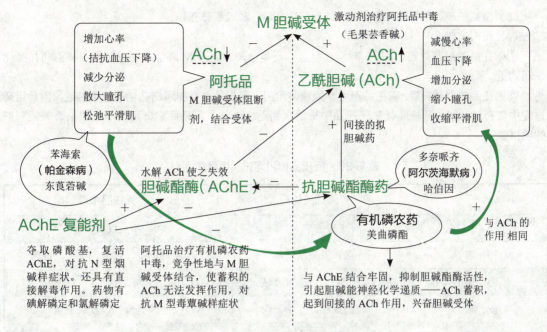

图1-20　抗胆碱药与乙酰胆碱的相互关系

①作用机制：阿托品是最常用的药物。阿托品属M胆碱能神经受体拮抗剂，能竞争性地与M胆碱受体结合，阻断乙酰胆碱（ACh）与副交感神经和中枢神经系统的M胆碱受体结合，能有效缓解M样症状和呼吸中枢抑制，但对N样症状（肌纤维颤动）无明显作用。

②药理作用：减少腺体（唾液腺、汗腺、泪腺、呼吸道腺体等）分泌；散大瞳孔；增加心率；松弛内脏（胃肠道、膀胱、尿道、支气管等）平滑肌。

（4）胆碱酯酶复能剂：常用碘解磷定和氯解磷定。其作用机制是与磷酰化胆碱酯酶中的磷形成结合物，使其与胆碱酯酶酶解部位分离，恢复胆碱酯酶活性。对缓解N样症状作用明显，但对解除M样症状效果差，不能对抗呼吸中枢的抑制，故应与阿托品合用。

（5）对症治疗：有机磷中毒主要的死亡原因是呼吸衰竭，应保持呼吸道通畅，正确氧疗。发生肺水肿时以阿托品治疗为主。休克者应用血管活性药物。脑水肿者及时使用脱水药。为防止复发，症状消失后至少留院观察3～7天。

7.护理措施

（1）迅速评估中毒情况

①毒物接触史。

②临床症状和体征。

③毒物送检：迅速采集剩余毒物及各种标本，如呕吐物、唾液、胃内容物、血液、尿、粪及其他可疑物品等送检。

（2）病情观察：密切监测生命体征、尿量、瞳孔和意识改变，及时发现并发症的表现。

（3）清除未吸收毒物：洗胃应尽早、彻底、反复进行，洗胃后保留胃管24小时以上，以防洗胃不彻底，注意洗出液体有无蒜臭味。洗胃过程中应注意观察患者生命体征，如出现呼吸、心搏骤停应立即停止洗胃并紧急抢救。

（4）保持呼吸道通畅：清醒者取半卧位，昏迷者平卧位，肩部垫高，或头偏一侧，注意随时清除痰液和呕吐物，以防误吸。必要时行气管插管或气管切开，禁用吗啡、巴比妥类等抑制呼吸的药物。

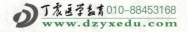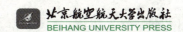

（5）吸氧护理：持续高流量吸氧，每天更换鼻导管和吸氧鼻孔。

（6）用药护理

①阿托品的用药原则：早期、联合、足量、反复给药，直至 M 样症状明显好转，或有阿托品化表现为止。

②阿托品的用药护理：阿托品不可作为预防用药。阿托品中毒和阿托品化的剂量接近，因此用药过程中应密切观察，阿托品化和阿托品中毒的区别见表1-36。阿托品中毒可使用毛果芸香碱或新斯的明拮抗。

表1-36　阿托品化和阿托品中毒的鉴别

	阿托品化	阿托品中毒
瞳　孔	较前扩大	极度扩大
神　志	意识清楚或模糊	烦躁不安、谵妄、抽搐、昏迷
心　率	快而有力，≤120次/分	心动过速，甚至室颤
皮　肤	颜面潮红，皮肤干燥	颜面紫红，皮肤干燥
体　温	正常或轻度升高	高热，>40℃

③胆碱酯酶复能剂的用药原则：在洗胃的同时尽早应用，首次足量、联合、重复用药。轻度中毒可仅用复能剂，中度以上中毒必须合用阿托品，但减少阿托品剂量。

④胆碱酯酶复能剂的用药护理：常见不良反应有一过性眩晕、视物模糊、复视、口苦、咽痛、恶心、颜面潮红、血压升高、全身麻木和灼热感等。复能剂稀释后缓慢静注或静滴，如用量过多、注射太快或未经稀释，可抑制胆碱酯酶活力，导致呼吸抑制。复能剂在碱性溶液中易水解为有剧毒的氰化物，应避免与碱性药物配伍使用。碘解磷定刺激性强，注射时确保针头在血管内，不宜肌内给药。

三、急性一氧化碳中毒

1. 病因

（1）职业性中毒：如炼钢、炼焦等生产过程中炉门关闭不严、煤气管道漏气或煤矿瓦斯爆炸。

（2）生活性中毒：以家庭煤炉取暖及煤气泄漏最常见。

2. 发病机制　主要引起氧输送和氧利用障碍。一氧化碳（CO）可与血红蛋白（Hb）结合，形成稳定的碳氧血红蛋白（COHb）。CO 与 Hb 的亲和力比氧与 Hb 亲和力大 240 倍，COHb 不能携氧且不易解离，发生组织和细胞缺氧。大脑对缺氧最敏感，故最先受累。

3. 临床表现

（1）急性中毒：与空气中 CO、血液中 COHb 浓度及患者中毒前的健康状况有关。按中毒程度，可分为 3 级（表1-37）。

（2）迟发性脑病（神经精神后发症）：多见于中度、重度中毒患者清醒，经过 2 ～ 60 天的“假愈期”后。主要表现为：

①精神意识障碍：出现痴呆木僵、谵妄状态或去皮质状态。

②锥体外系神经障碍：出现震颤麻痹综合征，表现为表情淡漠、肌张力增强、静止性震颤、慌张步态等。

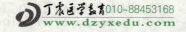 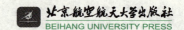

③锥体系神经损害：出现偏瘫、病理反射阳性或小便失禁。

④大脑局灶性功能障碍：出现失明、失语及继发性癫痫等。

表1-37　急性一氧化碳中毒的临床表现

分　级	临床表现	血液COHb浓度	预　后
轻度中毒	搏动性剧烈头痛，头晕，恶心，呕吐，无力，心悸	10%～20%	脱离中毒环境，吸入新鲜空气或氧疗，症状很快消失
中度中毒	面色潮红，口唇樱桃红色，脉快，多汗，意识模糊或浅昏迷	30%～40%	氧疗后患者可恢复正常，无明显并发症
重度中毒	深昏迷，呼吸抑制，休克，肺水肿，心律失常或心力衰竭	＞50%	病死率高，清醒后多有并发症

4．辅助检查

（1）血液 COHb 测定是诊断 CO 中毒的特异性指标，需在脱离中毒现场 8 小时内采集标本。

（2）脑电图检查可见缺氧性脑病波形。

5．治疗要点

（1）现场急救：立即切断煤气来源，将患者迅速转移到空气新鲜处，保持呼吸道通畅。

（2）纠正缺氧：氧疗是治疗 CO 中毒最有效的方法。头痛、恶心、COHb 浓度＞40% 者可行高压氧舱治疗。高压氧舱是 CO 中毒者最好的给氧方式。无高压氧舱治疗指征者给予高浓度吸氧治疗。

（3）防治脑水肿：给予 20% 甘露醇快速静脉给药。也可应用糖皮质激素减轻脑水肿。控制频繁抽搐的首选药物为地西泮。

（4）防治并发症及后遗症。

6．护理措施

（1）休息活动护理：昏迷者取平卧位，头偏向一侧，保持呼吸道通畅，及时清理呼吸道分泌物。清醒后应休息 2 周，警惕迟发性脑病的发生。

（2）病情观察：密切监测生命体征，注意观察神经系统功能的改变。

（3）吸氧护理：立即给予面罩或鼻导管高浓度吸氧，流量 8 ～ 10L/min。给氧时间尽量不超过 24 小时，以免氧中毒和二氧化碳潴留。重症患者尽早行高压氧舱治疗，以中毒后 4 小时内进行为佳。必要时做气管插管或气管切开。

（4）对症护理：高热者给予物理降温，惊厥者遵医嘱使用镇静药，防止坠床和自伤。

<h1 align="center">四、中　暑</h1>

中暑是指在高温、湿度大及无风的环境中，因体温调节中枢功能障碍、汗腺功能衰竭和水、电解质丧失过多，导致以中枢神经系统和心血管功能障碍为主要表现的热损伤性疾病。

1．病因

（1）环境温度过高：高温环境作业、室温＞ 32℃、烈日曝晒环境下。

（2）产热增加：重体力劳动、发热、甲亢及应用某些药物（苯丙胺、阿托品等）。

（3）散热障碍：湿度大（＞60%）、肥胖、穿透气不良衣服或通风不良等。

（4）汗腺功能障碍：人体主要通过汗腺散热，硬皮病、广泛皮肤瘢痕、先天性汗腺缺乏症、使用

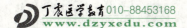 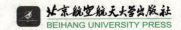

抗胆碱药物或滥用毒品可抑制排汗。

（5）诱发因素：年老体弱、产妇、营养不良、慢性疾病、睡眠不足、工作时间过长、劳动强度过大、过度疲劳等易诱发中暑。

2. 发病机制　正常人通过下丘脑体温调节中枢控制产热和散热，以维持体温的相对稳定。当外界环境温度超过体表时，辐射、传导和对流散热受限，以蒸发为主要的散热方式，可引起机体散热绝对或相对不足，汗腺疲劳，继而导致体温调节中枢功能障碍，造成体温急剧升高。

3. 临床表现

（1）先兆中暑：在高温环境下活动一定时间后，出现乏力、多汗、口渴、头晕、胸闷、恶心、心悸，体温正常或略有升高，不超过 38℃。

（2）轻度中暑：先兆中暑症状加重，同时体温＞38℃，常有面色潮红或苍白，皮肤灼热，烦躁不安、大汗淋漓、皮肤湿冷、血压下降、脉搏增快等早期循环衰竭表现。

（3）重度中暑：根据发病机制和临床表现不同，分为热衰竭、热痉挛和热射病（表1-38）。

表1-38　重度中暑的临床表现

	热衰竭	热痉挛	热射病
发病机制	体液和钠盐丢失过多，外周血管扩张，血容量不足	大量出汗和饮用低张液体后，引起低钠、低氯血症	热应激机制失代偿，使中心体温骤升，导致中枢神经系统和循环系统功能障碍
临床表现	最常见类型，好发于老年人、产妇、儿童和慢性病患者。表现为面色苍白、大汗淋漓、脉搏细速、血压下降、晕厥甚至休克	头痛、头晕，四肢、腹部和背部肌肉痉挛和疼痛，以腓肠肌最常见，呈对称性和阵发性	最严重类型，主要表现为高热、无汗和意识障碍，出现颜面潮红、皮肤干燥无汗、谵妄、昏迷、抽搐，严重者可有休克、脑水肿、肺水肿、DIC及多器官功能衰竭等严重并发症
直肠体温	≤40℃	正常	≥41℃
神志障碍	无	无	明显

4. 辅助检查　血常规白细胞计数增高，以中性粒细胞为主，血小板减少，凝血功能异常。尿常规可见尿蛋白及管型，血尿素氮、乳酸脱氢酶等增高。严重患者可出现肝、肾、胰腺和横纹肌损害。

5. 治疗要点　快速降温是治疗的基础和关键，降温速度决定患者预后。

（1）先兆中暑与轻症中暑：先兆中暑及时脱离高温环境，转移到阴凉通风处，口服淡盐水或含盐清凉饮料，安静休息即可恢复正常。轻症中暑除上述处理外，对有循环功能紊乱者，缓慢静脉滴注 5% 葡萄糖溶液，加强观察，可在 3～4 小时恢复。

（2）重症中暑

①热衰竭：纠正血容量不足，补充生理盐水或 5% 葡萄糖溶液，适当补充血浆。

②热痉挛：补充氯化钠，可静滴生理盐水或葡萄糖盐水。若痉挛性疼痛反复发作，在补钠的基础上缓慢静脉注射 10% 葡萄糖酸钙。

③热射病：迅速采取各种降温措施（表 1-39）。应在 1 小时内将直肠温度降至 38.0℃ 左右。

6. 护理措施

（1）休息活动护理：卧床休息，休克患者取中凹卧位，头偏向一侧，保持呼吸道通畅。

（2）饮食护理：给予高热量、高蛋白、高维生素、低脂肪的清淡、半流质饮食，加强口腔护理和

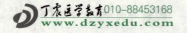

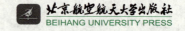

皮肤护理。

表1-39 中暑患者的降温措施

分 类	降温措施
环境降温	转移至通风阴凉处,使用电风扇或空调,维持室温20~25℃
体表降温	冰袋冷敷,冷水或乙醇拭浴,按摩四肢及躯干皮肤,促进血液循环,加速散热
体内降温	热射病伴休克时最适宜的降温措施是动脉快速推注4℃的5%葡萄糖盐水,也可用冰盐水注入胃内或灌肠
药物降温	热射病患者使用解热镇痛药无效,常用氯丙嗪、山莨菪碱和人工冬眠疗法

（3）病情观察：严密监测肛温，每 15 ~ 30 分钟测量 1 次。无论何种降温方法，肛温 38℃时即可暂停降温，避免体温过低。注意观察生命体征、皮肤出汗和末梢循环情况，出现呼吸抑制、深昏迷、血压下降则停用药物降温。

（4）降温护理：乙醇拭浴应以拍打式手法擦拭背、臀及四肢，减少产热。冰袋冷敷或冷水拭浴应用力按摩四肢及躯干，促进散热。

（5）用药护理：氯丙嗪降温时，严格遵医嘱控制滴速，注意观察血压变化。静脉给药时，输液速度不可过快，以免发生肺水肿。

第九节 传染病

一、传染病临床特征

1. 感染与免疫

（1）感染过程：病原体侵入人体后就开始了感染的过程。根据人体的防御功能和病原体数量及毒力的强弱，感染过程可产生 5 种不同的结果：显性感染、隐性感染、病原携带状态、潜伏性感染、清除病原体。

①显性感染：病原体侵入人体后，不但诱发免疫应答，并通过病原体本身的作用或机体的变态反应，导致组织损伤，引起病理改变和临床表现，如麻疹、水痘大多数表现为显性感染。显性感染最少，但最易识别。

②隐性感染：又称亚临床感染，是指病原体侵入人体后，仅诱导机体产生特异性免疫应答，而在临床上无任何症状、体征，只能通过免疫学检查才可发现。例如乙型病毒性肝炎、伤寒等传染病，隐性感染是最常见的感染，远远高于显性感染，使大多数人获得不同程度的特异性免疫，病原体同时被清除，只有少数患者可转变为病原携带状态。

③病原携带状态：细菌性痢疾、流行性脑脊髓膜炎、乙型肝炎等病原体感染后，可转变为病原携带状态，成为重要的传染源。

④潜伏性感染：单纯疱疹、带状疱疹、结核杆菌等病原体感染后，由于机体免疫功能足以将病原体局限化而不引起显性感染，待机体抵抗力下降后转变为显性感染，称为潜伏性感染。

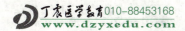

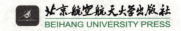

⑤清除病原体：病原体进入人体后，被机体非特异性防御能力或已经存在于体内的特异性体液免疫与细胞免疫物质清除。

（2）病原体的致病作用：主要有侵袭力，毒力（包括外毒素、内毒素及毒力因子），数量，变异。

（3）机体的免疫应答作用：可分为利于机体抵抗病原体入侵和破坏的保护性免疫应答和促进生理病理过程及组织损伤的变态反应两大类。其中保护性免疫应答又分为非特异性免疫应答和特异性免疫应答两类。

①非特异性免疫应答（先天性免疫）：是机体对进入体内异物的一种清除机制，包括天然屏障（如皮肤、黏膜），吞噬作用（单核-吞噬细胞系统），体液因子（包括补体、溶菌酶和各种细胞因子）。

②特异性免疫（变态反应）：是指对抗原特异性识别后产生的针对该抗原的特异性免疫应答，通常只针对一种传染病，主要包括由 B 淋巴细胞介导的体液免疫和 T 淋巴细胞介导的细胞免疫。

2. 传染病的流行条件及特征

（1）传染病流行的基本条件：传染源、传播途径和易感人群为传染病流行的 3 个基本条件，必须同时存在。若切断任何一个环节，流行即可终止。

①传染源：是指体内已有病原体生长、繁殖并能将其排出体外的人和动物，包括患者、隐性感染者、病原携带者及感染动物。

②传播途径：是指病原体离开传染源后，到达另一个易感者体内所经历的途径。

③易感人群：是指对某一传染病缺乏特异性免疫力的人群。

（2）传染病的特征

①病原体：每种传染病都是由特异性病原体引起的，临床上检出病原体对诊断具有重要意义。

②传染性：是与其他感染性疾病的主要区别。

③流行病学的特征：包括流行性、地方性、季节性。

④免疫性：人体感染病原体后，都可产生针对病原体及其产物的特异性免疫。

3. 临床特点　传染病的发生、发展和转归可分为 4 期。

（1）潜伏期：从病原体侵入人体到开始出现临床症状的时期。是确定传染病检疫期的重要依据，也对一些传染病的诊断有参考意义。

（2）前驱期：从发病到出现明显症状的时期。一般持续 1 ～ 3 天，已有较强传染性。

（3）症状明显期：病情逐渐加重，出现该病特有的症状和体征的时期。此期传染性较强并易产生并发症。

（4）恢复期：机体免疫力增高，体内病理生理过程基本终止，患者症状和体征逐渐消失的时期。恢复期后，机体功能仍长期不能恢复正常，称为后遗症期。

二、病毒性肝炎

病毒性肝炎简称肝炎，是由多种肝炎病毒引起的、以肝脏病变为主的一组传染性疾病。甲型、戊型为急性肝炎，经粪-口途径传播。而乙型、丙型及丁型为慢性感染，可发展为肝硬化，甚至肝癌，以血液-体液途径传播为主。丁型肝炎病毒为缺陷病毒，其复制需乙型肝炎病毒（HBV）或其他嗜肝DNA 病毒的存在。

（一）甲型病毒性肝炎

1. 病原与流行病学

（1）病原：甲型肝炎病毒（HAV）。

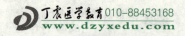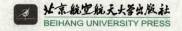

（2）流行病学

①传染源：急性期患者或隐性感染者。

②传播途径：消化道粪 - 口传播，污染的水和食物可导致流行，日常生活接触多为散发性发病。

③易感人群：学龄前儿童发病率最高，其次为青年人。感染后免疫力可持续终身。

④流行特征：散发性发病或流行暴发。秋、冬季好发。

2. 临床表现　潜伏期为 2 ~ 6 周，平均 4 周。

（1）急性黄疸型肝炎：总病程 1 ~ 4 个月，可分为 3 期。

①黄疸前期：黄疸前期传染性最强，平均 5 ~ 7 天。最突出的表现是消化道症状。常有食欲减退、厌油、恶心、呕吐等。可伴有病毒血症，畏寒、发热、疲乏及全身不适等，期末出现尿黄。

②黄疸期：热退后黄疸出现，持续 2 ~ 6 周，尿色加深呈浓茶样，巩膜、皮肤黄染；肝大有压痛和叩痛，黄疸出现后全身及消化道表现即减轻。即呈现"热退黄疸现，症状有所减"的特点。

③恢复期：持续 2 ~ 4 周，症状逐渐消失，黄疸消退，肝、脾回缩，肝功能恢复正常。

（2）急性无黄疸型肝炎：较多见，起病缓慢，症状较轻，常出现消化道症状。因易被忽视而成为重要的传染源。病程多在 3 个月内。

（3）急性淤胆型肝炎：主要表现为黄疸较重，持续的时间较长，但消化道和全身症状不明显，多有皮肤瘙痒和粪色变浅，预后较好。

（4）急性重型肝炎：病情迅速恶化，病死率高，患者极度疲乏，有严重的消化道症状。

3. 辅助检查

（1）血清抗 -HAV-IgM：是 HAV 近期感染的指标，是确诊甲型肝炎最简便可靠的标记物。

（2）血清抗 -HAV-IgG：为保护性抗体，阳性提示疫苗接种后或既往感染 HAV 的患者，一般用于流行病学调查。

（3）丙氨酸氨基转移酶（ALT）：在肝功能检测中最为常用，是判断肝细胞损害的重要指标。

（4）天冬氨酸氨基转移酶（AST）：AST 增高提示肝细胞线粒体损伤，是病情严重的表现，AST/ALT 比值越高，预后越差。

4. 治疗要点　以支持、对症治疗为主，强调早期卧床休息，辅以适当药物治疗。病情轻者适当补充维生素，避免饮酒和使用具有肝毒性的药物。急性甲型肝炎为自限性疾病，一般不采用抗病毒治疗。

5. 护理措施

（1）休息活动护理：急性肝炎应卧床休息，降低代谢率，增加肝脏血流量，利于肝细胞修复。待症状好转、黄疸减轻、肝功能改善后，逐渐增加活动量，以不感到劳累为度。肝功能正常 1 ~ 3 个月后可恢复日常生活和工作，但避免过度劳累和重体力活动。

（2）饮食护理：急性期患者宜进食清淡易消化、富含维生素的流质饮食，必要时遵医嘱静脉补液。

（3）预防感染传播

①管理传染源：急性患者隔离治疗至病毒消失（多为 3 周）。感染者不应从事食品加工、餐饮服务等。

②切断传播途径：重点在于加强粪便管理，保护水源，严格消毒饮用水，加强食品卫生和食具的消毒。

③保护易感人群：接种甲型肝炎减毒活疫苗，对接触者可给予人血清免疫球蛋白以防止发病。

6. 健康教育

（1）疾病预防指导：解释甲型病毒性肝炎病因、预防和治疗的相关知识，注意休息，加强营养，保持心情舒畅。

（2）生活指导：培养良好的生活习惯，戒烟、戒酒，注意饮食卫生，饭前便后要洗手。

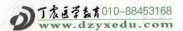
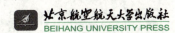

（3）用药指导：遵医嘱合理用药，避免使用对肝脏有明显损害的药物。

（4）复查指导：急性肝炎患者出院后第 1 个月复查 1 次，以后每 1～2 个月 1 次，半年后每 3 个月 1 次，定期复查 1～2 年。甲型病毒性肝炎不会转归为慢性肝炎或肝硬化。

（二）乙型病毒性肝炎

1. 病原 乙型肝炎病毒（HBV）。

2. 流行病学

（1）传染源：慢性患者和病毒携带者是最主要的传染源。

（2）传播途径：血液 - 体液传播是主要传播方式，其次是生活密切接触传播和母婴传播。

（3）易感人群：HBsAg 阴性者均易感，多见于婴幼儿及青少年。

（4）流行特征：男性偏多，无明显季节性，散发性发病，有家庭聚集现象。

3. 临床表现

（1）慢性乙型肝炎：最常见，通常无发热，查体可见面色灰暗、蜘蛛痣、肝掌或肝脾大。反复发作易发展为重型肝炎、肝硬化及肝癌。

（2）急性乙型肝炎：分为急性黄疸型、急性无黄疸型及急性淤胆型肝炎，与甲型肝炎相似，多呈自限性。

（3）重型乙型肝炎

①急性重型肝炎：又称为暴发性肝炎，相当于急性肝衰竭。以急性黄疸型肝炎起病，病情迅速恶化，病死率高，患者极度疲乏，有严重的消化道症状，肝脏明显缩小，2 周内出现肝性脑病；出血倾向明显，常在 3 周内死于脑水肿或脑疝。

②亚急性重型肝炎：相当于亚急性肝衰竭。同样以急性黄疸型肝炎起病，15 天～24 周出现极度乏力、消化疾病症状、黄疸迅速加深，血清总胆红素大于正常上限的 10 倍。常出现肝性脑病和腹水。

③慢性重型肝炎：最常见。在慢性肝炎或肝硬化的基础上出现的重型肝炎，肝功能进行性减退，腹水和肝性脑病是肝功能失代偿的主要表现。

（4）肝炎肝硬化：肝功能反复异常，门静脉高压症，肝病面容、蜘蛛痣、肝掌，脾功能亢进症，食管 - 胃底静脉曲张破裂出血等。

（5）淤胆型肝炎：多为慢性肝炎伴淤胆，黄疸持续 3 周以上，皮肤瘙痒，粪便颜色变浅。

4. 辅助检查

（1）丙氨酸氨基转移酶（ALT）持续或反复升高。白蛋白降低，球蛋白增高，白蛋白 / 球蛋白降低。血清胆红素升高。

（2）肝炎病毒病原学监测

①病毒标志物检测（表 1-40）。

②乙型肝炎病毒脱氧核糖核酸（HBV-DNA）是反映 HBV 感染最直接、最特异和最灵敏的指标。

5. 治疗要点 急性期以支持、对症治疗为主，慢性肝炎采取综合性治疗，适当地休息和营养，改善和恢复肝功能，调节机体免疫，抗病毒和抗纤维化等。

（1）改善和恢复肝功能：补充 B 族维生素，促解毒药（还原型谷胱甘肽、葡醛内酯等），促能量代谢药（肌苷等），促蛋白代谢药（复方氨基酸注射液等），改善微循环药（低分子右旋糖酐等），降转氨酶药物，退黄药物。

（2）免疫调节：胸腺肽等。

（3）抗肝纤维化：丹参、γ- 干扰素等。

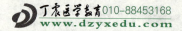

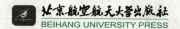

表1-40 乙型肝炎病毒标志物及其临床意义

肝炎病毒标志物	临床意义
HBsAg	阳性见于HBV感染者
抗HBs	保护性抗体，阳性提示接种过乙肝疫苗或感染乙型肝炎病毒后产生免疫力
HBeAg	阳性提示HBV复制活跃，传染性强
抗HBe	阳性提示两种可能：病毒复制减少或静止，传染性降低；仍复制活跃，甚至病情加重
抗HBc	抗HBc IgM阳性提示急性期或慢性肝炎急性发作期；抗HBc IgG阳性提示过去感染或近期低水平感染

（4）抗病毒治疗：优先选用 α- 干扰素和核苷类似物如拉米夫定。机制为抑制 HBV DNA 的复制。

6. 预防 重点在于预防通过血液 - 体液传播，做好乙型肝炎的预防接种工作。

7. 护理措施

（1）休息活动护理：急性期应卧床休息，待症状好转、黄疸减轻、肝功能改善后，逐渐增加活动量，以不感到疲劳为度。

（2）饮食护理：给予高蛋白、高热量、高维生素、易消化的食物，蛋白质以优质蛋白为主，保证热量充足，多吃水果、蔬菜。

（3）用药护理：注意观察药物的疗效和不良反应。遵医嘱及时正确用药，不可自行停药或增减药量。干扰素 -α 的不良反应主要有发热（类流感综合征）、脱发、骨髓抑制、胃肠道反应、肝功能损害、神经精神症状等。失代偿期肝硬化禁用干扰素 -α。

（4）预防感染传播

①管理传染源：急性患者行血液 - 体液隔离至 HBsAg 转阴。恢复期仍不转阴者，按病原携带者管理。

②切断传播途径：对供血者进行严格筛查，加强血制品管理。提倡使用一次性注射用具，重复使用的医疗器械要严格消毒灭菌。注意个人卫生，理发、美容和文身等器具应按规定严格消毒。若性伴侣为 HBsAg 阳性者，应使用安全套。

③保护易感人群：接种乙型肝炎减毒活疫苗是我国预防和控制乙型肝炎流行的最关键措施。医务人员、保育员、同性恋以及与 HBsAg 阳性者密切接触者，应接种乙型肝炎疫苗。

8. 健康教育

（1）疾病预防指导：进行病毒性肝炎的预防知识教育，指导易感人群采取预防措施。

（2）疾病知识指导：向患者及家属介绍病毒性肝炎的病因、治疗和预后的相关知识。指导正确的家庭隔离和自我保健方法。患者的排泄物、分泌物可用 3% 漂白粉消毒后弃去，防止污染环境。家庭中密切接触者应进行预防接种。

（3）复查指导：慢性肝炎患者定期复查肝炎病毒标记物、肝功能、肝脏 B 超等有关指标。

三、流行性乙型脑炎

流行性乙型脑炎简称乙脑，是由乙型脑炎病毒引起的急性传染病。

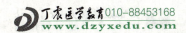
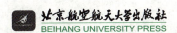

1. 病原与流行病学

（1）病原：乙型脑炎病毒。

（2）流行病学

①传染源：感染后出现病毒血症的动物和人，其中感染的猪（仔猪）是最主要的传染源。

②传播途径：通过蚊虫叮咬传播，主要传播媒介是三带喙库蚊。

③易感人群：普遍易感，以隐性感染最为常见。患者主要集中在 10 岁以下儿童。

④流行特征：农村发病高于城市，在亚热带地区有严格的季节性，多集中在 7～9 月份。

2. 临床表现　潜伏期 4～21 天，一般为 10～14 天。

（1）初期：病程 1～3 天，起病急，体温在 1～2 天升至 39～40℃，伴头痛、恶心、呕吐及嗜睡。可有神志淡漠和颈部强直。

（2）极期：病程 4～10 天，主要表现为脑实质受损症状。

①高热：体温高达 40℃。热程越长，病情越严重。

②意识障碍：多出现于病程的第 3～8 天，表现为嗜睡、定向力障碍、谵妄、昏迷等，通常持续 7 天左右。

③惊厥或抽搐：是病情严重的表现。从面肌、眼肌的小抽搐开始，发展为肢体抽搐甚至全身强直性抽搐。抽搐的原因主要是脑实质炎症和脑水肿。

④呼吸衰竭：是最严重的症状，也是乙脑最主要的死亡原因，由脑实质炎症、脑组织缺氧、脑水肿等所致。表现为呼吸表浅、叹息样呼吸、潮式呼吸、抽泣样呼吸，直至呼吸停止。高热、抽搐和呼吸衰竭是乙脑极期的严重表现，三者互相影响，相互促进。

⑤其他神经系统症状和体征：出现病理反射、脑膜刺激征等，若颅内压持续增高可并发脑疝。

⑥循环衰竭：血压下降，休克。

（3）恢复期：体温逐渐下降，症状和体征好转，一般 2 周左右完全恢复。

（4）后遗症期：少数重症患者留有精神神经症状后遗症，经积极治疗可有不同程度恢复。

3. 辅助检查

（1）血常规：白细胞计数增高，一般在 10～20×10⁹/L，中性粒细胞达 0.80 以上。

（2）脑脊液：为无菌性脑膜炎改变，外观无色透明或微浊，压力增高。

（3）血清学检查：特异性 IgM 抗体测定可作为早期诊断。补体结合试验用于回顾性诊断或流行病学调查。血凝抑制试验同补体结合试验，但可出现假阳性。

（4）病原学检查：体液中通过 PCR 检测乙脑病毒抗原或核酸。

4. 治疗要点　目前尚无特效抗病毒药。处理好高热、抽搐，控制脑水肿和呼吸衰竭等，是抢救危重患者成功的关键。

（1）高热：物理降温为主，药物降温为辅。

（2）抽搐：去除病因及镇静解痉。静脉滴注 20% 甘露醇脱水降颅压，肌内注射或缓慢静脉注射地西泮镇静。

（3）呼吸衰竭：吸氧，加强脱水治疗，应用抗生素、化痰药、呼吸兴奋药及血管扩张药。

（4）其他：使用糖皮质激素，中医中药治疗，恢复期及后遗症治疗等。

5. 护理措施

（1）休息活动护理：卧床休息，保持病室安静，避免声音、强光、操作刺激诱发惊厥或抽搐。

（2）病情观察：严密监测病情变化，尤其是意识状态、瞳孔大小，早期发现脑疝的临床表现。

（3）生活护理：做好眼、鼻、口腔的清洁，定时翻身、拍背预防压疮，床栏保护防坠床等。

（4）对症护理：高热患者采取物理或药物降温，遵医嘱脱水降颅压及解痉镇静，保证气体交换有

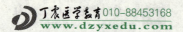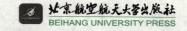

效等。

（5）预防感染传播

①管理传染源：隔离患者至体温正常为止。

②切断传播途径：蚊子是乙脑传播的重要媒介，防蚊灭蚊是防止乙脑传播的重要措施。

③保护易感人群：对免疫力差者、婴幼儿或初次进入流行区的人员应注射乙脑疫苗进行预防。

四、艾滋病

获得性免疫缺陷综合征（艾滋病）是由人免疫缺陷病毒（HIV）所引起的以免疫功能严重损害为特征的慢性传染病。

1. 病原与流行病学

（1）病原：HIV 对热、酸和常用消毒剂均敏感，56℃ 30 分钟即可灭活，能被 75% 乙醇、0.2% 次氯酸钠及漂白粉灭活。但 0.1% 甲醛、紫外线和 γ 射线均不能灭活 HIV。

（2）流行病学

①传染源：HIV 感染者和艾滋病患者，无症状而血清 HIV 抗体阳性的 HIV 感染者，是具有重要意义的传染源。

②传播途径

a. 性接触传播：为主要的传播途径，同性、异性性接触均可传播。

b. 血液传播：共用针具静脉吸毒、输入被 HIV 污染的血制品及介入医疗操作等。

c. 母婴传播：通过胎盘、阴道分娩、产后血性分泌物和哺乳等传播。

③易感人群：人群普遍易感，高危人群有男性同性恋、多位性伴侣、静脉用药成瘾者及多次接受输血或血制品者。

2. 临床表现

潜伏期平均 9 年，可短至数月，长达 15 年。感染早期常无明显异常，或仅有全身淋巴结肿大，常因机会性感染及肿瘤而发展成为艾滋病。

（1）分期

①急性感染期：初次感染 2～4 周，以发热最常见，可伴全身不适、头痛、畏食、肌肉关节疼痛及淋巴结肿大等病毒血症和免疫系统急性损伤所产生的症状，持续 1～3 周后缓解。

②无症状感染期：一般持续 6～8 年，此期 HIV 不断复制，血清可检出 HIV RNA 和 HIV 抗体，具有传染性。

③艾滋病期：是 HIV 感染的最终阶段。临床表现复杂，出现 HIV 相关症状、机会性感染及恶性肿瘤。

（2）HIV 相关症状：持续 1 个月以上的发热、乏力、盗汗、腹泻，体重下降超过 10%，伴记忆力减退、头痛、癫痫、痴呆等神经系统症状。还可出现持续性全身淋巴结肿大，表现为除腹股沟以外全身其他部位两处或两处以上淋巴结肿大，质软，无压痛，可活动，持续 3 个月以上，无自觉症状。

（3）各系统的临床表现

①呼吸系统：肺孢子菌肺炎最常见，是本病机会性感染死亡的主要原因。

②消化系统：念珠菌、疱疹病毒和巨细胞病毒导致的口腔和食管炎症、溃疡最为常见。

③中枢神经系统：机会性感染、机会性肿瘤和 HIV 直接感染中枢神经系统等。

④皮肤黏膜改变。

⑤眼部：视网膜炎、眼部卡波西肉瘤等。

3. 辅助检查

（1）血常规检查：白细胞、血红蛋白、红细胞及血小板计数均降低，红细胞沉降率加快。

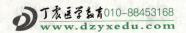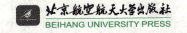

（2）免疫学检查：CD4$^+$T 淋巴细胞是 HIV 感染最主要的靶细胞，HIV 感染后，出现 CD4$^+$T 淋巴细胞进行性减少，CD4$^+$/CD8$^+$值＜1.0，比值倒置，表明细胞免疫功能受损，故 CD4$^+$/CD8$^+$值有助于判断治疗效果及预后。

（3）血清学检查：HIV-1/HIV-2 抗体检查是 HIV 感染诊断的金标准，阳性即可确诊。

（4）HIV-RNA 检测：有助于诊断，并可判断治疗效果及预后。

4. 治疗要点 早期高效抗反转录病毒是治疗的关键，至今无特效药，齐多夫定为首选药；免疫重建；治疗机会性感染和肿瘤；对症治疗；预防性治疗。

5. 护理措施

（1）休息活动护理：在急性感染期和艾滋病期应卧床休息，无症状感染期可正常工作，但应避免劳累。

（2）饮食护理：给予高热量、高蛋白、高维生素、易消化饮食，少食多餐。呕吐者于餐前 30 分钟给予止吐药。腹泻者应提供少渣、少纤维素的流食或半流食，多饮水或果汁、肉汁等。必要时遵医嘱静脉补充营养。

（3）用药护理：齐多夫定的不良反应主要有抑制骨髓、恶心、头痛、疲劳、药物热、皮疹、肌炎等，用药期间注意有无严重的骨髓抑制作用和耐药发生，定期检查血象。Hb＜80g/L 或骨髓抑制时可输血，中性粒细胞＜0.5×10^9/L 时应停药。

（4）预防感染传播：宣传教育和综合治理是预防的重点措施。

①管理传染源：患者在执行血液 - 体液隔离的同时实施保护性隔离，监控无症状 HIV 感染者。

②切断传播途径：HIV 感染者严禁捐献血液、精液及器官，避免不安全性行为。注射、手术、拔牙等应严格无菌操作，提倡使用一次性注射用具，重复使用的医疗器械要严格消毒灭菌，对职业暴露采取及时干预。HIV 感染的育龄妇女避免妊娠、生育及哺乳，以减少母婴传播。

③保护易感人群：疫苗尚在研制中。高危人群应使用避孕套，规范治疗性疾病。

6. 健康教育

（1）疾病预防指导：介绍艾滋病的传播途径及危害性。保障安全的血液供应，提倡义务献血。注意个人卫生，不要与他人共用注射器、指甲刀、剃须刀、牙刷等。大力提倡禁毒，杜绝不洁注射。告知群众一般的社交活动如握手、共同进餐、礼节性的接吻、昆虫叮咬等不会传播艾滋病。

（2）疾病知识指导：指导患者及家属艾滋病预防和治疗的相关知识，教会患者保护他人和自我健康监测的方法。

五、狂犬病

狂犬病（恐水症）是由狂犬病毒引起的，以侵犯中枢神经系统为主的急性人畜共患传染病。

1. 病原与流行病学

（1）病原：狂犬病毒。

（2）流行病学

①传染源：主要为携带狂犬病毒的病犬。

②传播途径：主要通过咬伤、抓伤、舔伤人体的皮肤或黏膜侵入人体内，为直接接触传播。

③易感人群：人群普遍易感，动物饲养者、兽医、动物实验员等是本病的高危人群。

2. 临床表现 潜伏期长短不一，大多在 3 个月内发病，也可长达 10 年以上。

（1）前驱期（持续 2～4 天）：症状多为非特异性如低热、头痛、恶心，继而可出现恐惧不安,对声、光、风等刺激敏感而有喉头紧缩感。大多患者在伤口处及其相应的神经支配区有痒、痛、麻、及蚁

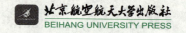

走等异样感觉，此为最有诊断意义的早期症状。

（2）兴奋期（持续 1 ～ 3 天）

①高度兴奋：恐水为本病的特有表现。表情极度恐怖，风、光、声、触动等刺激可引起咽肌痉挛和呼吸困难，严重发作时可出现全身肌肉阵发性抽搐。

②体温上升：可上升至 38 ～ 40℃。

③交感神经功能亢进：可出现大汗、流涎、心率加快、血压上升等。

（3）麻痹期（持续 6 ～ 18 小时）：肌肉痉挛停止，全身弛缓性瘫痪，逐渐进入昏迷状态，最后因呼吸、循环衰竭而死亡。

本病可分为典型和麻痹型两个临床类型，后者无兴奋期和恐水表现，全程一般不超过 6 天。

3. 辅助检查

（1）血常规及脑脊液检查：白细胞总数及中性粒细胞增多，脑脊液呈非化脓性改变。

（2）病毒分离：唾液、脑脊液、泪液、颈背部皮肤活检物接种于鼠脑分离到病毒，可明确诊断。

（3）抗体检查：ELISA 法用于检测早期的 IgM，病后 8 天 50% 为阳性，15 天时全部为阳性。血清中和抗体于病后 6 天测得。

4. 治疗要点

目前尚无特效疗法，发病后以对症综合治疗为主。患者单室隔离，专人护理，积极对症处理、预防并发症，重点是维持呼吸和循环功能。

5. 护理措施

（1）休息活动护理：保持安静，防止一切声音、光、风的刺激；保持水、电解质平衡；保持呼吸道通畅，防止窒息。

（2）管理传染源：对犬进行管理是预防狂犬病最有效的措施，如捕杀野犬、对饲养的犬进行登记管理。

（3）伤口处理：咬伤后应尽快用 20% 肥皂水或 0.1% 苯扎溴铵（新洁尔灭）反复清洗伤口至少 30 分钟，尽量除去狗涎和污血；伤口较深者，清创后应在伤口底部和周围行抗狂犬病免疫球蛋白或抗狂犬病毒免疫血清局部浸润注射。伤口一般不宜缝合或包扎，以便排血引流。

（4）预防接种：凡被猫、犬抓伤或咬伤后，或皮肤破损处被狂犬或狂犬病患者的唾液沾染后，均应在 2 天内进行疫苗接种。国内多采用地鼠肾细胞疫苗 5 针免疫方案，即咬伤后 0、3、7、14 和 28 天各肌注 1 次，每次 2ml。严重咬伤者，疫苗可加至全程 10 针，即当天至第 6 天每天 1 针，然后于 10、14、30、90 天各注射 1 针。成人必须注射于上臂三角肌，小儿注射于大腿肌肉前外侧区。

六、流行性出血热

流行性出血热也称肾综合征出血热，是由汉坦病毒引起的自然疫源性传染病。

1. 病原与流行病学

（1）病原：汉坦病毒。

（2）流行病学

①传染源：主要为鼠类。

②传播途径

a. 呼吸道传播：含病毒的鼠类排泄物污染尘埃后形成的气溶胶颗粒通过呼吸道而感染人体。

b. 消化道传播：进食被含病毒鼠类排泄物污染的食物而感染。

c. 接触传播：被鼠咬伤或经皮肤伤口接触带病毒的鼠类血液或排泄物可致感染。

d. 母婴传播：孕妇感染本病后，病毒经胎盘感染胎儿。

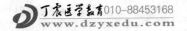
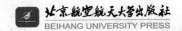

③易感人群：人群普遍易感。

2. 临床表现　潜伏期 4～46 天，一般为 1～2 周。

（1）发热期

①发热：24 小时内体温可迅速升至 39～40℃，持续 3～7 天。

②全身中毒症状："三痛"（头痛、腰痛、眼眶痛），恶心、呕吐、腹泻等消化系统症状，重症患者可有嗜睡、谵妄等神经症状。

③毛细血管损害征

a. 皮肤出血：多有皮肤"三红"（颜面、颈部、胸部潮红），重症呈醉酒貌，黏膜"三红"（眼结膜、软腭、咽部充血）。

b. 渗出与水肿：球结膜水肿。

c. 出血：多在腋下和胸背部，呈点状，搔抓样条索状淤点。

（2）低血压休克期：多在发热末期或与退热同时出现或热退后发生血压下降，轻者一过性低血压，重者可为顽固性休克，易并发 DIC、急性肾衰竭、脑水肿等。

（3）少尿期：是本病的极期，主要表现为少尿或无尿、尿毒症、水和电解质紊乱、酸碱平衡紊乱。

（4）多尿期：多表现为明显的尿量增加，每天尿量可达 3000ml。

（5）恢复期：尿量逐渐减少或正常，症状消失，但此期肾功能尚未完全恢复。

3. 辅助检查

（1）血常规：白细胞可升高达（15～30）×10^9/L，可见异型淋巴细胞。

（2）尿常规：尿蛋白一般＋～＋＋＋＋，随病情加重而增加，少尿期达高峰。部分患者尿中可出现膜状物。

4. 治疗要点　本病以综合治疗为主，原则为早发现、早休息、早治疗、就近治疗。

5. 护理措施

（1）一般护理

①休息护理：早期绝对卧床休息，过多活动可加重血浆外渗和组织脏器出血。

②饮食护理：饮食宜清淡丰富，少尿期低蛋白饮食，多尿期给予含钾丰富的饮食。

③病情观察：严密观察生命体征，尤其是血压的变化，观察神志、出血变化，准确记录出入量。

（2）不同病期的护理

①发热期：物理降温，不宜用酒精擦浴，以免加重皮肤损害。忌用强退热药。

②低血压休克期：建立静脉通路，快速补液。

③少尿期：严格控制入量，输液速度宜慢。

④多尿期：补充液体和电解质，预防继发感染。

⑤恢复期：患者不宜过度劳累，应逐渐增加活动量，给予高热量、高蛋白、高维生素饮食。

（3）预防隔离：防鼠、灭鼠是预防本病的关键，一般按虫媒传染病隔离患者至急性期症状消失。

七、伤　寒

伤寒是由伤寒杆菌引起的急性传染病，主要病理改变为全身单核 - 吞噬细胞系统的增生性反应，尤以回肠下段淋巴组织病变最明显。

1. 病原与流行病学

（1）病原：伤寒杆菌。

（2）流行病学

①传染源：为患者和带菌者。

②传播途径：消化道传播，水源污染是传播本病的重要途径。

③易感人群：人群普遍易感。

2. 临床表现

（1）初期：病程第 1 周。发热为最早的症状，体温呈阶梯形上升，可伴全身不适、头痛、咽痛等。

（2）极期：病程第 2～3 周。特征性表现为：高热（稽留热型）；皮疹（玫瑰疹）；相对缓脉；肝脾肿大；消化道症状（伤寒舌、腹泻、便秘、右下腹轻度压痛等）；神经系统症状（听力减退、表情淡漠）。

（3）缓解期：病程第 3～4 周。体温逐渐下降、症状减轻，本期内有发生肠出血或肠穿孔的危险，其中以肠穿孔最为严重。

（4）恢复期：病程第 5 周。体温恢复正常，症状消失，约 1 个月左右完全康复。

3. 辅助检查

（1）血常规：白细胞总数及中性粒细胞减少，嗜酸性粒细胞减少或消失。

（2）细菌培养：血培养是确诊的依据，病程早期即可阳性；骨髓培养阳性率高于血培养，适用于已用抗生素治疗、血培养阴性的患者；粪便培养常用于判断患者带菌情况。

（3）肥达反应（伤寒血清凝集反应）：应用伤寒杆菌"O"和"H"抗原，通过凝集反应检测患者血清中的相应抗体，对伤寒有辅助诊断价值。每 5～7 天复查 1 次，效价逐渐上升者较有诊断价值。

4. 治疗要点

（1）病原治疗：首选药为喹诺酮类药物，常用的有诺氟沙星（氟哌酸）、氧氟沙星（氟嗪酸）、环丙沙星等；其次可用氯霉素、头孢霉素类等。

（2）并发症治疗：肠出血应禁食、静卧、注射镇静药及止血药、注意水电解质紊乱；肠穿孔应禁食、胃肠减压、加用对肠道菌敏感的抗菌药物，及早手术。

5. 护理措施

（1）休息护理：应绝对卧床休息，体温正常后 1 周才能逐渐增加活动量。

（2）饮食护理：发热期饮食应给予营养丰富、清淡饮食、少食多餐。

（3）病情观察：严密观察生命体征，重点观察体温、消化道症状、腹部症状及体征。

（4）发热护理：高热时可用物理降温，不宜用大剂量退热剂，以免大量出汗后引起虚脱。还应注意口腔及皮肤清洁，经常变换体位，预防继发感染及压疮。

（5）腹胀护理：腹胀时停食牛奶及糖类食物，并注意钾盐的补充。可用松节油热敷腹部及肛管排气，禁用新斯的明。

（6）便秘护理：伤寒患者应保证至少间日大便 1 次，如有便秘则可用开塞露或温生理盐水低压灌肠。忌用泻药，并避免大便时过度用力。

八、细菌性痢疾

细菌性痢疾简称菌痢，是由痢疾杆菌引起的肠道传染病。中毒型细菌性痢疾是急性细菌性痢疾的危重型，病死率高，必须积极抢救。

1. 病因与发病机制　病原菌为痢疾杆菌，属志贺菌属，革兰阴性。该菌抵抗力弱，加热至 60℃时 10 分钟可灭活，对酸和一般消毒剂均敏感。

2. 流行病学

（1）传染源：菌痢患者及带菌者均为传染源。

（2）传播途径：通过粪 - 口途径传播。

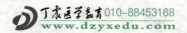

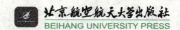

（3）易感人群：普遍易感，5 岁以下儿童病死率高。病后免疫力短暂而不稳定，且不同菌群和血清型之间无交叉免疫，故易多次复发和重复感染。

（4）流行特征：夏、秋季发病率高。

3. **临床表现**　潜伏期为 1～4 天，短者数小时，长者可达 7 天。中毒型细菌性痢疾以严重毒血症状、休克和中毒性脑病为三大主要表现，肠道症状多不明显或缺如。起病急骤，病势凶险，高热，体温高达 39～41℃以上，伴烦躁、谵妄、反复惊厥，可迅速发生中毒性休克。开始可无明显腹痛和腹泻症状，发病 24 小时内可出现痢疾样大便。

（1）休克型：周围循环衰竭型。

（2）脑型：呼吸衰竭型，以神志不清、反复惊厥为主要表现。

（3）混合型：兼有以上两型表现，最为凶险，病死率极高。

4. **辅助检查**　病初大便可正常，以后出现黏液脓血便，镜检可见大量脓细胞、少数红细胞，如有巨噬细胞有助于诊断。粪便培养出痢疾杆菌是确诊的最直接依据。送检标本应注意做到尽早、新鲜，选取黏液脓血部分多次送检。

5. **治疗要点**　因病情危重，应采取综合急救措施，力争早期治疗。

（1）降温止惊：使用物理、药物降温或亚冬眠疗法。

（2）控制感染：选用对痢疾杆菌敏感的抗生素，如阿米卡星（丁胺卡那霉素）、头孢噻肟钠或头孢曲松钠等，疗程为 5～7 天。

（3）抗休克：迅速扩充血容量，纠正酸中毒，改善微循环，及早应用糖皮质激素。

（4）防治脑水肿和呼吸衰竭：首选 20% 甘露醇快速静脉滴注或与利尿药交替使用，降低脑水肿，也可应用血管活性药物改善脑部微循环。保持呼吸道通畅，吸氧，可使用呼吸兴奋药，必要时应用人工呼吸器。

6. **护理措施**

（1）饮食护理：给予易消化、流质饮食，多饮水，避免高脂肪、高蛋白、高纤维饮食。记录每天出入液量，补充水及电解质，避免发生脱水及电解质紊乱，作为补液参考。

（2）发热护理：卧床休息，密切观察体温变化。高热时给物理降温或遵医嘱使用解热药，防止高热惊厥。

（3）腹泻护理：接触隔离，注意粪便、便器和尿布的消毒处理。密切观察排便次数、量、性状及伴随症状，每次排便后清洗肛周，并涂以润滑剂，减少刺激。

（4）休克护理：取中凹位，保暖。观察患者神志、生命体征及瞳孔等变化。给予吸氧，迅速建立静脉通路，遵医嘱予以扩容、纠正酸中毒等抗休克治疗。

（5）预防感染传播

①管理传染源：消化道隔离至临床症状消失后 7 天或连续 2 次粪便培养阴性为止。

②切断传播途径：养成良好的个人卫生习惯，餐前、便后洗手，不饮生水，禁食不洁食物。患儿餐具煮沸消毒 15 分钟，粪便用 1% 含氯石灰澄清液浸泡消毒后处理，患儿尿布、衣裤须煮沸或用沸水浸泡后再洗。

③保护易感人群：尚无有效预防志贺菌感染的疫苗，我国多采用口服活菌苗。

九、流行性脑脊髓膜炎

1. **病原学**　脑膜炎奈瑟菌，又称脑膜炎球菌，属革兰阴性菌。人感染后可对本菌群产生持久的免疫力，各菌群间有交叉免疫，但不持久。人群感染后仅 1% 出现典型临床表现，60%～70% 为无

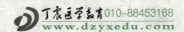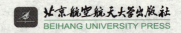

症状带菌者，约 30% 为上呼吸道感染型和出血点型。

2. 流行病学

（1）传染源：为带菌者和患者，隐性感染率高。

（2）传播途径：呼吸道飞沫传播。

（3）易感人群：普遍易感，5 岁以下儿童尤其是 6 个月～2 岁的婴幼儿发病率最高。

（4）流行特征：冬、春季节多发，可呈周期性流行。

3. 临床表现 潜伏期 2～3 天，最短 1 天，最长 10 天。按病情分为以下 4 型。

（1）普通型：最常见。分前驱期、败血症期、脑膜炎期、恢复期。

①前驱期：表现为上呼吸道感染症状，如低热、鼻塞、咽痛等。

②败血症期：表现为高热（体温骤升至 40℃ 以上）、头痛及全身痛、精神极度萎靡等。败血症期皮肤黏膜最典型的表现为鲜红色的瘀点或瘀斑，大小不一，原因为细菌侵袭皮肤血管内壁，导致栓塞、坏死、出血及细胞浸润。

③脑膜炎期：出现中枢神经系统症状，高热不退、头痛剧烈、呕吐频繁，脑膜刺激征阳性。经治疗通常在 2～5 天进入恢复期。

④恢复期：体温逐渐恢复正常，意识和精神状态改善，皮肤瘀点、瘀斑消退。多于 1～3 周痊愈。

（2）暴发型：起病急骤，病势凶险，儿童多见，如不及时治疗 24 小时内可危及生命，病死率高。可分休克型、脑膜脑炎型、混合型。

①休克型：主要特点为循环衰竭，全身出现大量出血性皮疹。

②脑膜脑炎型：表现为脑膜及脑实质损伤，常于 1～2 天出现严重的神经系统症状，甚至脑疝。

③混合型：可先后或同时出现以上两型的表现。

（3）轻型：多见于流脑流行后期，主要表现为上呼吸道感染症状。

（4）慢性型：不多见，成人较多，病程迁延至数周甚至数月。

4. 辅助检查

（1）脑脊液检查：是确诊的方法，外观混浊，压力增高，白细胞计数及中性粒细胞比例明显升高，蛋白质含量明显升高，糖含量明显下降。临床上表现为脑膜炎时，脑脊液检查应是影像学检查之前的选择。

（2）细菌学检查：检出脑膜炎球菌是确诊的重要手段。包括皮肤瘀点处的组织液或脑脊液做染色涂片，血液、皮肤瘀点刺出液或脑脊液做细菌培养。

（3）血清免疫学检查：敏感性高，特异性强。

5. 治疗要点 早期、大剂量、联合应用易透过血‐脑屏障的杀菌药，静脉持续滴注，保持脑脊液中有效的药物浓度，是治疗成功的关键。

（1）普通型：一旦高度怀疑流脑，应在 30 分钟内给予抗菌药物。青霉素是首选，还可用头孢菌素、氯霉素等。同时兼顾对症治疗，呼吸道隔离，密切监护。

（2）暴发型：休克型患者尽早使用有效抗生素，可联合用药，同时迅速纠正休克，预防 DIC，使用糖皮质激素，保护重要器官功能。脑膜脑炎型患者同前应用抗生素，减轻脑水肿，防治脑疝及呼吸衰竭。

6. 护理措施

（1）休息活动护理：急性期绝对卧床休息，治疗、护理操作应集中进行，谢绝或减少探视，减少搬动患者，避免诱发惊厥。患者呕吐时将头偏向一侧，防止误吸。颅内压增高患者应抬高头部。腰椎穿刺后，保持去枕平卧 4～6 小时。

（2）病情观察：严密监测生命体征、意识状态及瞳孔，警惕患者出现颅内压增高征象及脑疝的可能，出现异常症状应及时通知医生处理。

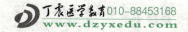
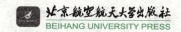

（3）皮肤护理

①保护出现瘀点、瘀斑的部位，病变局部不宜穿刺。当瘀点迅速增多或有鼻出血、消化道出血等表现时，要考虑 DIC 的可能，应及时处理。

②水疱发生破溃时，用无菌生理盐水清洗，涂以抗生素软膏保护，防止继发感染。

③昏迷患者应定时翻身、拍背，防止发生压疮。

④床褥保持清洁、平整，内衣裤应柔软、宽松、勤换洗。

⑤修剪并包裹患者指甲，避免抓破皮肤。

（4）预防感染传播

①管理传染源：早期发现患者立即就地隔离，呼吸道隔离至症状消失后 3 天，但不少于发病后 7 天。

②切断传播途径：保持室内通风，加强卫生宣教。注意尽量避免携带儿童到人群密集的公共场所。

③保护易感人群：15 岁以下儿童可接种疫苗。接触者医学观察 7 天，还可用磺胺甲唑、头孢曲松或氧氟沙星进行药物预防。

第十节　神经系统疾病

一、概　述

（一）神经系统的结构与功能

1. 周围神经系统

（1）脑神经：共有 12 对，依次为Ⅰ嗅神经，Ⅱ视神经，Ⅲ动眼神经，Ⅳ滑车神经，Ⅴ三叉神经，Ⅵ展神经，Ⅶ面神经，Ⅷ位听神经，Ⅸ舌咽神经，Ⅹ迷走神经，Ⅺ副神经，Ⅻ舌下神经。其中Ⅰ、Ⅱ、Ⅷ 3 对为感觉神经；Ⅲ、Ⅳ、Ⅵ、Ⅺ、Ⅻ 5 对为运动神经；Ⅴ、Ⅶ、Ⅸ、Ⅹ 4 对为混合神经。

（2）脊神经：共 31 对，其中颈段 8 对，胸段 12 对，腰段 5 对，骶段 5 对，尾神经 1 对。临床上根据不同部位的感觉障碍水平，判断脊髓病变的平面，对定位诊断具有重要意义，如乳头线为胸 4，剑突为胸 6，肋弓下缘为胸 8，脐孔为胸 10，腹股沟为腰 1。

2. 中枢神经系统　脑分为大脑、间脑、脑干和小脑

（1）大脑：大脑半球各脑叶的功能为：额叶与躯体运动、语言及高级思维活动有关；颞叶与听觉、语言和记忆有关；顶叶与躯体感觉、味觉、语言等有关；枕叶与视觉信息的整合有关；岛叶与内脏感觉有关；边缘叶与情绪、行为和内脏活动有关。

（2）间脑：位于大脑半球与中脑之间，病变时可影响疼痛、体温、性功能、内分泌等功能的调节。

（3）脑干：由中脑、脑桥、延髓组成，与呼吸中枢、呕吐中枢、血管运动中枢等生命中枢相互关联，尤其延髓损害时可导致呼吸、心脏骤停。

（4）小脑：与运动的平衡、协调有关。

（二）神经系统疾病患者的症状评估

1. 头痛

（1）偏头痛：头痛之前可有视物模糊等先兆症状，以发作性、多为偏侧、中重度、搏动样头痛为特征。

（2）颅内高压性头痛：常为持续性头部的胀痛，阵发性加剧，伴有喷射性呕吐和视力障碍。

（3）颅外因素所致的头痛：

①眼源性头痛：常位于眼眶周围及前额，一旦眼疾治愈头痛也将缓解。

②鼻源性头痛：多由鼻窦炎引起，伴发热、鼻腔脓性分泌物等。

③耳源性头痛：多表现为单侧颞部持续性或搏动性头痛，伴乳突的压痛。

（4）精神性头痛：头痛部位不固定，表现为持续性的闷痛。

2. 意识障碍　通过患者的言语反应、对疼痛刺激的反应、吞咽反射、角膜反射等判断意识障碍的程度。

（1）以觉醒改变为主的意识障碍

①嗜睡：是最轻度的意识障碍。患者处于持续睡眠状态,但能被言语或轻度刺激唤醒,醒后能正确、简单而缓慢地回答问题，但反应迟钝，刺激去除后又很快入睡。

②昏睡：患者处于熟睡状态，不易被唤醒。压迫眶上神经、摇动身体等强刺激可被唤醒，醒后答话含糊或答非所问，停止刺激后又很快进入熟睡状态。

③昏迷：是最严重的意识障碍。突出的特点是患者意识完全丧失，各种强刺激不能使其觉醒，失去有意识的自主活动，不能自发睁眼。

a. 浅昏迷：患者意识完全丧失，可有较少的无意识自发动作，对声、光刺激无反应，对压迫眶上缘等疼痛刺激可有痛苦表情及躲避反应。瞳孔对光反射、角膜反射、眼球运动、吞咽反射、咳嗽反射等可存在。呼吸、心率、血压无明显改变，可有大小便失禁或潴留。

b. 中昏迷：患者对外界正常刺激均无反应，自发动作少。对强刺激的防御反射、角膜反射及瞳孔对光反射减弱，大小便潴留或失禁，生命体征发生变化。

c. 深昏迷：患者对各种刺激均无反应。全身肌肉松弛，肢体呈弛缓状态，各种反射均消失，眼球固定，瞳孔散大，仅能维持循环与呼吸的最基本功能，呼吸不规则，血压下降，大小便失禁。

（2）以意识内容改变为主的意识障碍

①意识模糊：程度较嗜睡深，表现为思维和语言不连贯，对时间、地点、人物的定向力完全或部分发生障碍，可有错觉、幻觉、躁动不安、谵语或精神错乱。

②谵妄：是一种以兴奋性增高为主要特征的急性脑功能障碍，患者对周围环境的认识及反应能力下降，语言功能障碍，出现错觉、幻觉，睡眠觉醒周期紊乱等，可表现为紧张、恐惧和兴奋不安，甚至可有冲动和攻击行为。

3. 语言障碍

（1）失语

①运动性失语（表达性失语）：患者不能言语或只能讲 1 ～ 2 个简单的字，对别人的言语和书写的文字可理解。

②感觉性失语（听觉性失语）：患者发音正常，但不能理解自己和别人的言语。

③失写：患者虽存在抄写能力，但不能书写。

④失读：患者虽未失明但丧失了对视觉性符号的认识能力，不识词句和图画。

⑤命名性失语：患者丧失称呼物体名称的能力，但能表达该如何使用物品。

（2）构音障碍：发音含糊不清而用词正确。

4. 感觉障碍　是指机体对各种形式上的刺激（如痛、压、位置等）无感知、感知减退或异常的一组综合征。

5. 运动障碍

（1）评估有否瘫痪：多采用 0 ～ 5 级 6 级肌力记录法，可判断瘫痪的程度（表 1-41）。按其受累部位分为下运动神经元性和上运动神经元性瘫痪；不伴有肌张力增高的称为弛缓性瘫痪，伴有肌张力

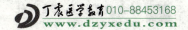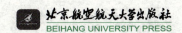

增高的称为痉挛性瘫痪。

（2）评估瘫痪的部位

①单瘫：表现为一侧上肢或一侧下肢的运动不能或运动无力。

②偏瘫：表现为一侧面部和肢体瘫痪。

③交叉性瘫痪：表现为病变侧脑神经麻痹和对侧肢体的瘫痪。

④截瘫：表现为双下肢瘫痪。

⑤四肢瘫：表现为四肢不能运动或肌力减退。

⑥局限性瘫痪：表现为某一根神经根支配区或某些肌群无力。

表1-41　　肌力分级

分　级	临床表现
0　级	肌肉无任何收缩（完全瘫痪）
1　级	有肌肉收缩，但不产生运动（不能活动关节）
2　级	肢体能水平移动，但不能对抗地心引力，不能抬起
3　级	肢体可脱离床面，但不能对抗阻力
4　级	能够对抗阻力的运动，但肌力弱
5　级	正常肌力

二、急性炎症性脱髓鞘性多发性神经病

急性炎症性脱髓鞘性多发性神经病又称吉兰 - 巴雷综合征，是一种自身免疫介导的周围神经病，主要损害多数脊神经根和周围神经，也常累及脑神经。其病因尚未完全明确，可能与空肠弯曲菌感染有关，也可能与病毒感染有关。

1. 临床表现　急性起病，好发于夏、秋季节，以学龄前期、学龄期儿童多见。发病前 1～3 周常有发热等呼吸道或胃肠道感染症状。

（1）运动障碍：肢体对称性弛缓性肌无力为首发症状。自肢体远端开始呈上行性麻痹进展，由双下肢开始逐渐累及躯体肌、脑神经。急性起病者在 24 小时内可因呼吸肌瘫痪导致呼吸困难，是本病死亡的主要原因。

（2）脑神经受损：可表现为对称或不对称的脑神经麻痹。

（3）感觉障碍：主要表现为神经根痛和皮肤感觉异常。患者可出现肢体烧灼感、麻木、刺痛和（或）手套、袜子型感觉减退或缺失。

（4）自主神经障碍：症状轻微，主要表现为多汗、便秘、皮肤潮红、手足肿胀、一过性尿潴留、血压升高及心律失常等。

2. 辅助检查　典型的脑脊液检查为细胞数正常而蛋白质明显增高，称蛋白 - 细胞分离现象。血清免疫球蛋白 IgM 显著增高。

3. 治疗要点

（1）支持治疗：摄入足够的水、能量及电解质，吞咽困难者给予鼻饲。

（2）呼吸肌麻痹的抢救：及时气管切开或气管插管，必要时使用机械通气，以保证有效的通气和

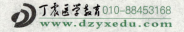 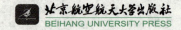

换气。

（3）免疫调节治疗：静脉注射大剂量免疫球蛋白，应用 24～48 小时病情可停止进展。

（4）血浆置换疗法：清除血中抗体及免疫复合物、炎性物质、补体等。

4. 护理措施

（1）休息活动护理：急性期保持瘫痪肢体于功能位，协助患者做肢体被动运动，防止发生足下垂、爪形手等。恢复期鼓励患者做主动运动，加强对自理生活能力的训练。

（2）饮食护理：提供高蛋白、高热量、高维生素的易消化饮食。根据患者吞咽和咀嚼能力选择流食、半流食或鼻饲饮食等。

（3）改善呼吸功能：保持室内通风，观察患者生命体征，呼吸困难者给予持续低流量氧气吸入，做好气管插管或机械通气的准备。观察患者是否有呼吸费力、烦躁、出汗、口唇发绀等缺氧症状，肺活量降至每公斤体重 20～25ml 以下，血氧饱和度降低，动脉血氧分压低于 70mmHg（9.3kPa），宜及早使用呼吸机，并加强呼吸机的管理。

（4）皮肤护理：注意评估皮肤的颜色、受压程度及完整性，保持皮肤清洁干燥，注意保暖，禁用热水袋，每 2～3 小时翻身 1 次，避免压疮。

（5）用药护理：激素治疗时，注意有无急性溃疡致消化道出血及真菌感染的发生。慎用镇静催眠药，因可导致呼吸肌麻痹或使原有症状加重。

三、癫　痫

癫痫是指多种原因导致的大脑神经元高度同步化异常放电所引起的短暂大脑功能失调的临床综合征。

1. 病因　癫痫不是独立的疾病，引起癫痫的病因非常复杂，根据病因不同分为以下 3 类。

（1）特发性癫痫：可能与遗传因素有关，多数患者在儿童或青年期首次发病。

（2）症状性癫痫：由各种明确的中枢神经系统结构损伤或功能异常，如颅脑外伤、感染、颅内肿瘤、脑血管病和遗传代谢性疾病引起。

（3）隐源性癫痫：病因不明，但临床提示为症状性癫痫。

2. 临床表现

（1）部分性发作：为最常见的类型，源于大脑半球局部神经元的异常放电。

①单纯部分性发作：发作时程短，一般不超过 1 分钟，起始与结束均较突然，表现为一侧肢体局部肌肉感觉障碍或节律性抽搐征，可出现幻觉，但无意识障碍。

②复杂部分性发作：也称精神运动性发作，可有意识障碍、自动症、运动症状，临床表现为无理吵闹、唱歌、脱衣裸体等，事后不能回忆。

③部分性发作继发全面性发作：单纯部分性发作可发展为复杂部分性发作，单纯或复杂部分性发作均可发展为全面性强直阵挛发作。

（2）全面性发作：起源于双侧脑部，多在初期就有意识丧失。可有全面强直-阵挛发作、强直性发作、阵挛性发作、失神发作、肌阵挛发作、失张力发作。

①全面强直-阵挛发作：旧称大发作，为最常见的发作类型之一，以意识丧失和全身对称性抽搐为特征。早期出现意识丧失、跌倒，发作前可有瞬间疲乏、麻木、恐惧或无意识动作等先兆表现。随后的发作分为强直期（全身骨骼肌持续性收缩）、阵挛期（肌肉交替性收缩与松弛）和发作后期（以面肌和咬肌为主的短暂阵挛）三期。

②强直期：表现为眼球上翻或凝视，口部先强张后突闭，咀嚼肌收缩可咬伤舌头，躯干先屈曲后

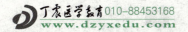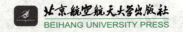

反张，持续 10 ~ 20 秒后进入阵挛期。

③每一次阵挛后有一短暂间歇。强直期和阵挛期均有呼吸停止、血压升高、瞳孔散大及分泌物增多等表现。

④发作后期牙关紧闭，大小便失禁。呼吸首先恢复，随后瞳孔、血压、心率恢复正常。从发作到意识恢复历经 5 ~ 15 分钟。醒后常有头痛、嗜睡、全身酸痛，对发作不能回忆，此时强行约束患者可发生伤人或自伤。

（3）癫痫持续状态：新的定义是指一次全面强直 - 阵挛发作持续 5 分钟以上。旧定义是指若发作间歇期仍有意识障碍，或癫痫发作持续 30 分钟以上，或在短时间内频繁发作。

3. 辅助检查

（1）脑电图：是诊断癫痫最重要的检查方法，对发作性症状的诊断有很大价值，有助于明确癫痫的诊断、分型和确定特殊综合征。

（2）头部 CT、MRI 检查：可确定脑结构异常或病变，对癫痫及癫痫综合征诊断和分类有帮助。

（3）脑血管造影：可发现颅内血管畸形和动脉瘤、血管狭窄或闭塞，颅内占位性病变。

4. 治疗要点

（1）发作期治疗：癫痫发作有自限性，多数患者不需特殊处理。给予吸氧，保持呼吸道通畅，对症治疗，降温，运用甘露醇和呋塞米减少脑水肿，同时应预防和控制感染。多次发作首选苯巴比妥肌内注射。

（2）癫痫持续状态治疗

①苯二氮䓬类药物：地西泮、劳拉西泮、氯硝西泮、咪达唑仑等。迅速制止癫痫发作，首选地西泮 10 ~ 20mg 缓慢静脉注射，速度不超过 2mg/min，复发者可在 30 分钟内重复应用。或者以 60 ~ 100mg 在 12 小时内缓慢静脉滴注。苯二氮䓬类药物用药速度过快会抑制呼吸，必要时可同时使用呼吸兴奋药。

② 10% 水合氯醛：成人 25 ~ 30ml，儿童 0.5 ~ 0.8ml/kg，加等量植物油保留灌肠。

③苯妥英钠：250mg 溶于生理盐水 20 ~ 40ml 缓慢静脉注射，速度不超过 50mg/min，时间不少于 5 分钟，每天的极限用量不超过 500mg。体重小于 30kg 小儿按每天 5ml/kg 给药。

（3）发作间期治疗用药：常用药物有卡马西平、苯妥英钠、乙琥胺、丙戊酸、托吡酯、拉莫三嗪、加巴喷丁等。

①强直性发作、部分性发作和部分性发作继发全面性发作首选卡马西平、苯妥英钠。

②全面强直 - 阵挛发作、典型失神发作、肌阵挛发作、阵挛性发作首选丙戊酸。

（4）发作间期的药物治疗原则

①半年内发作 2 次以上者，一经诊断即应进行药物治疗。

②从小剂量开始，单一用药为主，尽量避免联合用药。

③坚持长期服药，定时服用，不可随意增减药物剂量、停药或换药，停药应遵医嘱缓慢、逐渐减量，不少于 1 ~ 1.5 年。

④撤换药物时应遵循一增一减的原则，不宜过快，需要有 5 ~ 10 天的过渡期。

⑤临床无癫痫症状而仅表现为脑电图异常、偶尔发病、年龄小于 5 岁及每次发作均有发热的儿童，一般不服用抗癫痫药物。

5. 护理措施

（1）保持呼吸道通畅：是癫痫发作时的首要护理措施。应取头低侧卧或平卧头侧位，下颌稍向前。松开领带、衣扣和裤带，防止过紧压迫呼吸。取下活动性义齿，必要时使用吸引器，将舌拉出，防止舌后坠阻塞呼吸道。吸痰，必要时气管切开。不可强行喂药、喂水，防止误吸。

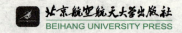

（2）安全护理：癫痫发作勿用力按压抽搐肢体，防止骨折及关节脱位，使用牙垫或压舌板防止舌咬伤，放置保护性床挡。

（3）癫痫持续状态的护理：密切监测患者生命体征，按医嘱给予抗惊厥药。控制输液量和速度，必要时输入脱水药、吸氧，尽快控制抽搐，防治脑水肿，纠正水、电解质失衡。

（4）用药护理：多数常见不良反应为短暂性反应，缓慢减量即可明显减少，餐后服药可减少恶心反应。服药前应做血、尿常规和肝肾功能检查。

（5）饮食护理：合理饮食，宜进食清淡、无刺激、营养丰富的食物，保持大便通畅，避免过饥过饱，戒烟酒。

（6）禁止从事高风险活动：如跑步、攀登、游泳、驾驶及在炉火旁、高压电机旁作业，以免发作时危及生命。

四、脑血管疾病

（一）概述

1. **病因**　脑血管疾病多为全身血管和血液系统疾病的表现，病因为血管本身原因（如动脉粥样硬化、外伤、发育异常等）；血液成分改变（血液黏滞度增高）；血流动力学改变等。

2. **危险因素**　多数学者一致认为：高血压、心脏病、糖尿病和短暂性脑缺血发作是脑血管疾病发生的最重要的危险因素。另外还有年龄、性别、遗传因素等无法干预的因素。

3. **脑血管疾病的三级预防**

（1）一级预防：指发病前的预防，是三级预防中最关键的一环。主要为积极治疗相关疾病。

（2）二级预防：是在一级预防的基础上所进行的早期诊断、早期治疗。

（3）三级预防：对已出现脑卒中的患者进行干预，防治并发症，减轻残疾程度，提高患者的生活质量，预防复发。

（二）短暂性脑缺血发作

1. **病因与发病机制**　短暂性脑缺血发作（TIA）是由颅内动脉病变致脑动脉一过性供血不足引起的短暂性、局灶性脑或视网膜功能障碍。主要病因是动脉粥样硬化。

2. **临床表现**　好发于中老年男性，发作突然，持续短暂 5 ～ 30 分钟，一般为 10 分钟左右，在 1 小时内恢复，最多不超过 24 小时，为局灶性神经功能丧失，不遗留神经功能缺失，反复发作。

（1）颈内动脉系统 TIA：常表现为病变对侧发作性的肢体单瘫、偏瘫和面瘫，以病变侧单眼一过性黑蒙或失明（眼动脉受累所致），同侧 Horner 征，大脑半球症状为特征。

（2）椎 - 基底动脉系统 TIA：常表现为眩晕、恶心、呕吐，以交叉性感觉障碍和脑神经交叉性瘫痪为特征。

3. **治疗要点**

（1）病因治疗：是预防短暂性脑缺血发作和复发的关键。

（2）药物治疗

①抗血小板治疗：常用阿司匹林、双嘧达莫、氯吡格雷等。

②抗凝治疗：适用于频繁发作、发作持续时间长、症状逐渐加重且无禁忌者，常用肝素、华法林。

4. **护理措施**

（1）休息活动护理：发作时卧床休息，枕头不宜太高。转头应缓慢且幅度不宜太大。频繁发作者避免重体力劳动，沐浴和外出应有家人陪伴，防止跌倒和外伤。

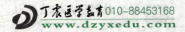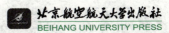

（2）病情观察：频繁发作者密切观察和记录每次发作的持续时间、间歇时间及伴随症状，警惕完全性缺血性脑卒中的发生。

（3）用药护理：按医嘱服药，不能随意调整、更改和终止用药，注意观察药物疗效和不良反应。

5. **健康教育**

（1）疾病知识指导：介绍疾病相关知识，告知患者本病为脑卒中的先兆表现，强调避免危险因素的重要性，积极治疗原发病。

（2）饮食指导：低盐、低脂、低钙、低糖、足量蛋白和高维生素饮食，戒烟酒，避免刺激性食物和暴饮暴食，避免过分饥饿。

（三）脑梗死

1. **病因与发病机制**　脑血栓形成是脑梗死最常见的类型，脑动脉粥样硬化是最常见和基本的病因，常伴有高血压。高血糖、高血脂、肥胖可加速脑动脉硬化的进程。

2. **临床表现**　多见于 50 岁以上的中老年人，起病缓慢，一般有前驱症状，如头晕、头痛、肢体麻木及短暂脑缺血发作等。常在休息或睡眠时发病，可能与此时血压下降、血流减慢、血黏度增加有关。神经症状取决于梗死灶的大小和部位，如偏瘫、失语、偏身感觉障碍和共济失调等，多无意识障碍。病情重者可并发昏迷、颅内压增高等。

3. **辅助检查**

（1）头颅 CT：是最常用的检查，早期多无改变，24 小时后出现低密度灶脑梗死区。

（2）脑血管造影：是脑血管病变检查的金标准，可显示血栓形成的部位、程度及侧支循环。

4. **治疗要点**　应遵循超早期、个体化和整体化治疗的原则。

（1）急性期治疗

①早期溶栓：是目前最重要的恢复血流措施。在发病 6 小时内，采用 rt-PA、尿激酶使血管再通，尽快恢复缺血区的血流灌注，缩小梗死灶。

②调整血压：应遵循个体化、慎重、适度原则。急性期血压应维持在较平时稍高的水平，以保证脑部灌注。只有当血压＞ 200/110mmHg 时，才需降压治疗。

③防治脑水肿：严重脑水肿和颅内压增高是急性重症脑梗死的常见并发症和主要死亡原因。常用 20% 甘露醇 125 ~ 250ml 快速静滴，也可用呋塞米、甘油果糖等。

④控制血糖：原有糖尿病或应激反应使血糖升高。当超过 10mmol/L 时，应立即予以胰岛素治疗。

⑤改善微循环：可应用低分子右旋糖酐。

⑥抗凝治疗：用于长期卧床、合并高凝状态者，常用药物有肝素、华法林。

⑦脑保护治疗：常用脑代谢复活剂（如吡拉西坦）、钙通道阻滞剂（如尼莫地平）等。但重症急性期患者，不宜口服桂利嗪和倍他司汀，因其虽有扩血管作用，但不利于脑缺血的改善。

⑧高压氧舱治疗：可提高血氧供应，增强脑组织有氧代谢，为神经组织的再生和神经功能的恢复提供良好的物质基础等。

（2）恢复期治疗：目的在于促进神经功能恢复，系统地进行运动功能和语言功能的康复锻炼。通常发病 2 周后即进入恢复期。

5. **护理措施**

（1）休息活动护理：急性期患者卧床休息，取平卧位。头部禁止放置冰袋及冷敷，以免脑血管收缩使血流量减少。

（2）饮食护理：给予低脂、低盐、高维生素、高纤维素的无刺激饮食。若有吞咽困难，可予糊状流食或半流食，必要时鼻饲。

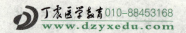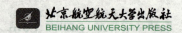

（3）病情观察：密切观察生命体征、意识状态及瞳孔变化，出现脑缺血加重和颅内压增高征象时，立即报告医生并快速使用脱水药。

（4）满足患者基本生活需要，指导早期功能锻炼。

（四）脑栓塞

1. 病因与发病机制　各种栓子随血流进入颅内动脉，使血管腔急性闭塞或严重狭窄引起脑缺血坏死及功能障碍。心源性栓子为脑栓塞最常见的病因，其中又以风湿性心瓣膜病患者房颤时附壁血栓脱落最多见。

2. 临床表现　任何年龄阶段均可发生，以青壮年多见。多在活动中急骤发病，多无前驱症状，为起病最快的脑血管病。意识障碍较轻且恢复快，神经系统表现与脑血栓形成相似，但更易复发和出血。多有导致栓塞的原发病和同时并发的脑外栓塞表现。

3. 辅助检查

（1）头颅 CT：早期多无改变，24～48 小时后出现低密度灶脑梗死区。

（2）脑血管造影：可显示脑栓塞的部位、程度及侧支循环。

（3）心电图检查：作为确定心肌梗死和心律失常的依据。

4. 治疗要点　脑栓塞治疗同脑血栓形成；原发病治疗和抗栓治疗。

5. 护理措施

（1）安全护理

①床档保护，设置扶手。

②防止烫伤。

③行走不稳或步态不稳者陪伴，应专人陪护，防止受伤。

（2）用药护理：一般联合应用溶栓、抗凝、脑代谢活化剂等多种药物，遵医嘱正确用药，注意观察疗效及不良反应。

（3）防止误吸、窒息：床旁备吸引装置，如果患者呛咳、误吸或呕吐，及时清理口、鼻腔内分泌物和呕吐物，保持呼吸道通畅，预防窒息和吸入性肺炎。

（4）饮食护理

①患者取坐位，头略前屈，不能坐起的患者取仰卧位，床头摇起 30°，头下垫枕使头部前屈。

②给予易消化饮食。

③对不能吞咽的患者，应给予鼻饲饮食。

（五）脑出血

1. 病因　高血压并发细小动脉硬化（最常见）；颅内动脉瘤；脑动静脉畸形；其他如脑淀粉样血管病、血液病、抗凝及溶栓治疗等。

2. 发病机制　动脉硬化或产生小动脉瘤，当血压骤然升高时易造成血管破裂。高血压脑出血好发部位为基底节区，此处豆纹动脉从大脑中动脉近端呈直角发出，受高压血流冲击最大，最易破裂出血。

3. 临床表现

（1）临床特点：多见于 50 岁以上男性患者，常有高血压史，易发于冬季。常在活动中或情绪激动时突然发生，无前驱症状。可有肢体瘫痪、失语等局灶定位症状和颅内压增高表现，意识障碍出现迅速。发病后血压多有明显升高。

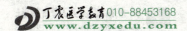

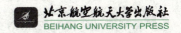

（2）基底节区出血：是最多见的脑出血。累及内囊表现为"三偏症"，即病灶对侧肢体偏瘫、对侧偏身感觉障碍和同向偏盲。丘脑出血累及优势半球常伴失语，也可有丘脑性痴呆。出血量小，临床症状较轻。出血量大可有意识障碍，易引起脑疝，甚至死亡。

（3）脑干出血：多数为脑桥出血。多为交叉性瘫痪和共济失调性偏瘫，两侧瞳孔缩小如针尖（脑桥出血的特征性表现）、中枢性高热、呼吸衰竭，多于48小时内死亡。

（4）小脑出血：常有眩晕呕吐、枕部头痛、共济失调等，出血量较多形成枕骨大孔疝而死亡。

4．辅助检查

（1）影像学检查：CT 检查是诊断脑出血的首选方法，具有确诊价值。MRI 和脑血管造影能检出更细微病变。

（2）脑脊液检查：血性脑脊液，压力增高。一般不主张行腰穿检查，防止诱发脑疝。如需排除颅内感染或蛛网膜下腔出血，可谨慎进行。

5．治疗要点

原则是脱水降颅压，调整血压，防止再出血，促进神经功能恢复和防治并发症。

（1）一般治疗：卧床休息 2～4 周，避免情绪激动和血压升高，吸氧，保持肢体的功能位，预防感染，维持水、电解质平衡等。

（2）降低颅内压：是脑出血急性期处理的重要环节，常用 20% 甘露醇 125～250ml 静脉滴注。

（3）调控血压：脑出血急性期一般不首先使用降压药物，因患者血压升高是在颅内压增高的情况下，为了保证脑组织供血出现的脑血管自动调节反应，当颅内压下降后，血压也随着下降，故首先应先脱水，降低颅内压。当血压≥200/110mmHg 时，为防止出血加重，可在降低颅内压的同时慎重地采用降压治疗，但幅度不可过大，防止发生颅内低灌注。

（4）其他治疗：止血和凝血治疗、手术治疗、亚低温疗法及康复治疗等。

6．护理措施

（1）休息活动护理：绝对卧床休息，取侧卧位，头胸抬高15°～30°，减轻脑水肿。发病24～48小时避免搬动患者，治疗、护理操作集中进行，避免各种引起颅内压增高的因素，病室保持安静。

（2）饮食护理：急性脑出血患者在发病 24 小时内禁食，24 小时后如病情平稳、无颅内压增高和严重消化道出血时，给予高蛋白、高维生素、高纤维素、低盐、低脂的半流质饮食。

（3）病情观察：定时监测生命体征、意识状态及瞳孔变化，有无颅压增高、脑疝早期、上消化道出血的表现。

（4）脑疝护理：保持呼吸道通畅，给予吸氧。迅速开放静脉，遵医嘱快速静滴脱水药，甘露醇应在 15～30 分钟内滴完，避免药液外渗。备好气管切开包、脑室穿刺引流包、呼吸机、监护仪和抢救药品等。

7．健康教育

（1）疾病预防指导：高血压者规律服药，避免使血压骤然升高的各种因素。指导患者注意病情，每天定时测血压，定期随诊，适当体育活动，如散步、太极拳等。

（2）功能锻炼指导：康复训练应在病情稳定后早期开始，坚持瘫痪肢体被动及主动的功能锻炼。对言语障碍、智力障碍的患者，进行耐心的语言和智力训练。

（3）生活指导：卧床患者定期翻身、按摩，防止压疮。禁止用力屏气排便，禁止灌肠。

（六）蛛网膜下腔出血

1．病因与发病机制

先天性脑动脉瘤是最常见病因，其次为动静脉畸形、颅内肿瘤、血液疾病等。用力、情绪激动、酗酒等为常见诱因。

2．临床表现

以中青年多见，起病急骤，持续性剧烈头痛，喷射性呕吐。可出现脑膜刺激征，

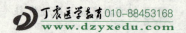
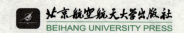

是最具特征性的体征。一般无定位性神经系统体征及肢体瘫痪。

3. **辅助检查**

（1）头颅 CT：是首选的检查方法，蛛网膜下腔显示高密度影像。

（2）脑血管造影：是确诊病因的最有价值和最具定位意义的检查。

（3）腰椎穿刺：是最具诊断价值和特征性的检查，脑脊液呈均匀一致血性，压力增高。

4. **治疗要点**　治疗原则为防治再出血，降低颅内压，防治脑血管痉挛，减少并发症，预防复发。

（1）预防再出血：避免血压和颅内压增高的因素。适当调控血压，使用 6- 氨基己酸、氨甲苯酸等抗纤溶药物。头痛和躁动不安者予以镇痛、镇静药。

（2）降低颅内压：常用甘露醇 125～250ml 快速静脉滴注，30 分钟滴完。

（3）解除脑血管痉挛：维持血容量和血压，避免过度脱水。可应用钙通道阻滞剂，如尼莫地平。

（4）手术治疗：动静脉畸形及颅内动脉瘤可行手术治疗、血管内介入治疗。

5. **护理措施**

（1）心理护理：告知患者疾病的过程与预后，消除其紧张和恐惧心理。

（2）休息活动护理：绝对卧床 4～6 周，抬高床头 15°～20°，改变体位或转头时动作缓慢，避免搬动和过早下床活动。

（3）缓解疼痛：指导患者学会放松技术，转移患者注意力，必要时给予镇静、镇痛药物。

（4）用药护理：甘露醇低温出现结晶时，需加温溶解后再用，定期监测肾功能和电解质。尼莫地平可致皮肤发红、多汗、胃肠不适、血压下降等不良反应，应适当控制输液速度。

（5）预防并发症：蛛网膜下腔出血再发率较高，以首次出血后 1 个月内再出血的危险最大，2 周再发率最高。若病情稳定后，突然再次剧烈头痛、呕吐、昏迷、脑膜刺激征明显加重等，应及时报告医生。

五、帕金森病

帕金森病又称震颤麻痹，是一种常见于中老年的神经系统变性疾病，临床上以静止性震颤、运动迟缓、肌强直和姿势平衡障碍为主要特征。

1. **病因与发病机制**

（1）环境因素：甲苯基四氢吡啶在化学结构上与某些杀虫剂相似，环境中结构类似的化学物质可能是帕金森病的病因。

（2）遗传因素：部分患者有家族史，绝大多数患者为散发性。

2. **临床表现**　多见于 60 岁以上男性，起病隐匿。

（1）静止性震颤：为帕金森的特征性症状。典型表现是拇指与食指出现"搓丸样"动作，多始于一侧上肢远端，静止时出现，随意运动时停止，紧张时加剧，入睡后消失。

（2）肌强直：呈"铅管样强直"、"齿轮样强直"等。

（3）运动迟缓：面容呆板，双眼凝视，似"面具脸"。书写字体越写越小，称"写字过小征"。

（4）姿势障碍：慌张步态是帕金森患者特有的体征，表现为行走时起步困难，一迈步即以极小的步伐向前冲，越走越快，不能立刻停下脚步。

3. **治疗要点**

（1）药物治疗：是最主要的治疗方法，早发型患者在不伴有智能减退的情况下，可选择非麦角类多巴胺受体激动剂、单胺氧化酶 B 型抑制剂、金刚烷胺等。晚发型患者或伴智能减退者，一般首选

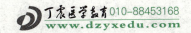 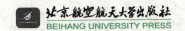

复方左旋多巴。

（2）手术及干细胞治疗：早期药物治疗显效，而长期治疗疗效明显减退，同时出现异动症者可考虑手术治疗。

4. 护理措施

（1）安全护理：是帕金森病最重要的护理措施，主要有

①床档保护，设置扶手。

②防烫伤和烧伤。

③防自伤、自杀、走失、伤人等意外发生，如患者有幻觉、错觉、忧郁、欣快等精神症状或意识模糊、智能障碍，应专人陪护。

④禁止患者自行使用锐利器械和危险品。

（2）饮食护理：给予高热量、高维生素、低脂、优质蛋白、易消化饮食，根据病情变化及时调整和补充各种营养素，戒烟、酒，鼓励患者多食新鲜蔬菜、水果，及时补充水分。

（3）用药护理：一般开始多以单药治疗，也可采用优化的小剂量多种药物，以最小剂量达到满意效果为原则，遵医嘱长期用药或终身用药，注意观察疗效及不良反应。服药期间尽量避免使用维生素 B_6、氯氮草、利血平、氯丙嗪、奋乃静等药物。

（4）皮肤护理：勤洗澡、勤换衣裤，保持皮肤清洁干燥。晚期患者应嘱其勤翻身，防止皮肤压疮。

5. 健康教育

（1）饮食指导

①增加饮食中的热量和纤维素的含量，保持大便通畅。

②给予有粗大把手的叉子或汤匙，使患者易于进食。如患者手指颤抖厉害，可协助其进食。

（2）安全指导：避免登高和操作高速运转的机器，不单独使用煤气或热水器等。

（3）药物指导：遵医嘱准确、及时服药。蛋白质可影响左旋多巴的吸收，服用前避免进食高蛋白食物，如牛奶、豆浆、鱼类、肉类等，更不可用牛奶、豆浆替代开水服药。

（4）康复指导

①坚持主动运动，如散步、太极拳等，以保持关节运动达到最大范围，防止和推迟关节僵直和肢体挛缩。温水浴、按摩等物理治疗有助于缓解肌肉僵硬，并可预防挛缩。

②加强日常生活动作训练，进食、洗漱、穿脱衣服等应尽量自理。

③保持头颈部直立，预防畸形。卧床时尽量不垫枕头，应定时取仰卧姿势。

④指导迈步困难或木僵者思想放松，目视前方，不要将注意力集中于地面，尽量跨大步，双臂自然摆动，脚抬高，足跟先着地。

六、重症肌无力

1. 病因　本病是一种与胸腺异常有关的获得性自身免疫性疾病，可能与某些遗传因素有关。

2. 临床表现

（1）任何年龄均可发病。主要表现为部分或全身骨骼肌易疲劳。晨起症状较轻，下午或晚上加重，肌无力在活动后明显加重，休息后症状可缓解。

（2）多数患者眼外肌最先受累，表现为上睑下垂、斜视和复视，眼球活动受限。

（3）面肌受累时出现面部皱纹减少，表情淡漠。

（4）口咽肌肉受累时出现连续咀嚼无力、饮水呛咳、发音障碍。

（5）颈肌及四肢近端肌群受累，表现为抬臂、上楼梯困难等。

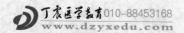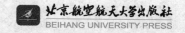

（6）重症肌无力危象：患者发生呼吸肌严重无力，使得换气功能不能正常维持。

3. 辅助检查

（1）疲劳试验：嘱患者用力眨眼后眼裂明显变小或两臂持续平举后出现上臂下垂，休息后又恢复正常者为阳性。

（2）新斯的明试验：肌内注射新斯的明 0.5～1mg，10～20 分钟后症状明显减轻者为阳性。

（3）重复电刺激：停用新斯的明 24 小时后，以重复低频电刺激尺神经、面神经或腋神经，记录远端诱发电位及衰减程度，递减程度在 10%～15% 以上者称为阳性。

（4）AChR-Ab 测定：常用放射免疫法和酶联免疫吸附试验进行测定，80% 以上的病例 AChR 抗体滴度增高。

4. 治疗原则

（1）药物治疗：常用药物有抗胆碱酯酶活性药物，如溴化新斯的明片剂、吡斯的明片剂、美斯的明片剂等；糖皮质激素；免疫抑制剂（首选硫唑嘌呤）。

（2）血浆置换法和淋巴细胞置换法

（3）胸腺摘除和放射治疗：主要用于胸腺肿瘤、胸腺增生和药物治疗困难者。

（4）重症肌无力危象的处理：立即改善呼吸功能，呼吸困难者立即行人工呼吸；保持呼吸道通畅，预防肺不张和肺部感染。根据患者病情对症处理。

5. 护理措施

（1）活动与休息：指导患者充分休息并自我调节活动量，以不感到疲劳为原则。

（2）饮食：给予高蛋白、高维生素、高热量、富含营养的食物，有呛咳、吞咽困难时，改用鼻饲，以防误吸和窒息。

（3）病情监测：密切观察患者的病情，注意其呼吸频率和节律，观察药物的疗效及不良反应等，必要时配合行气管插管、气管切开或人工呼吸。

（4）药物治疗

①抗胆碱酯酶药物治疗时应从小剂量开始，按时服药，有咀嚼和吞咽无力者应在餐前 30 分钟口服。

②长期应用糖皮质激素治疗者，要加强病情观察，如发现有消化道出血、骨质疏松、股骨头坏死等并发症，应及时处理。

③使用免疫抑制剂者，应定时检查肝肾功能。

④禁止使用对神经 - 肌肉传递阻滞的药物，以免加重病情。

七、神经系统疾病患者常用诊疗技术及护理

1. 腰椎穿刺

（1）目的：诊断性穿刺可测脑脊液压力，检查脑脊液成分，检查椎管有无阻塞现象。治疗性穿刺可向鞘内注射药物或放出炎性、血性脑脊液。

（2）禁忌证：有颅内压增高，或已有脑疝迹象者；穿刺部位有感染或脊柱结核；开放性颅脑损伤或脑脊液漏者；脊髓压迫症的脊髓功能处于即将丧失的临界状态者；明显出血倾向或病情危重不宜搬动者。

（3）术前准备：向患者解释穿刺目的、过程，穿刺采取的特殊体位及注意事项。患者签署知情同意书。嘱患者排空大小便，静卧 15～30 分钟。备齐用物，做普鲁卡因过敏实验。

（4）术中护理：协助患者取去枕侧卧位，屈颈弯腰抱膝，背齐床沿，增加椎间隙宽度。穿刺点以

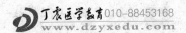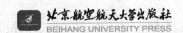

第 3 ～ 4 腰椎间隙最佳。术中密切观察患者呼吸、脉搏和面色变化，禁止患者乱动，避免造成断针、软组织损伤及穿刺部位污染。

（5）术后护理：24 小时内严格卧床，去枕平卧 4 ～ 6 小时，不可抬头，可适当转身，以防头痛、呕吐、眩晕等穿刺后反应。多饮水或遵医嘱静滴生理盐水，颅内压较高者除外。保持穿刺部位的纱布干燥，24 小时内不宜淋浴。

2. 脑血管造影

（1）适应证：诊断脑血管疾病，如颅内动脉瘤、动静脉畸形、动脉狭窄闭塞、脑动脉痉挛等；诊断颅内占位病变，如脑肿瘤、颅内血肿、硬膜外和硬膜下血肿、硬膜下积液等。

（2）禁忌证：有严重出血倾向者；对造影剂和麻醉剂过敏者；病情危重不能耐受手术者；穿刺部位皮肤感染者。

（3）方法：颈动脉造影（于胸锁关节上 4 ～ 5cm，胸锁乳突肌内侧缘，颈动脉搏动明显处进针）、椎动脉造影（在颈椎 5 ～ 6 横突孔处直接穿刺）、数字减影全脑血管造影（DSA）。

（4）术前准备：向患者和家属说明造影的必要性和造影过程中可能发生的反应。嘱患者排空膀胱，术前禁食 4 ～ 6 小时。备齐用物，做普鲁卡因和碘过敏实验，阳性者禁忌。

（5）术后护理

①穿刺部位用沙袋压迫止血，股动脉穿刺者肢体制动 6 ～ 12 小时。注意观察足背动脉是否有搏动、皮肤颜色、温度等，观察穿刺部位有无渗血或血肿。

②卧床休息 4 小时后进食或起床活动。

③术后 24 小时多饮水，以促进造影剂排泄。

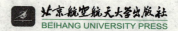

第二章 外科护理学

第一节 水、电解质及酸碱平衡紊乱

一、正常体液平衡

1. 水平衡

（1）体液的含量与分布：人体内体液总量与性别、年龄及体重有关。肌肉组织含水量较多，脂肪细胞不含水分。由于男性的体脂含量比女性少，因此成年男性的体液量约为体重的 60%，成年女性约为 50%，婴幼儿为 70% ～ 80%。体液可分为细胞内液和细胞外液，男性细胞内液占体重的 40%，女性占 35%。细胞外液分为血浆和组织间液两部分，男、女性细胞外液均占体重的 20%，组织间液为 15%，血浆为 5%；小儿间质液的比例较成人高。

（2）24 小时液体出入量的平衡：显性失水为尿、粪和失血等的总和，不显性失水为皮肤和呼吸道挥发的水分，一般为 600 ～ 1000ml/d。内生水为体内代谢所产生的水分，约 300ml/d。肾功能正常时尿液浓缩后可含溶质 1200mmol/L，要排出全部溶质每天至少需排尿 500ml。

（3）体液平衡的调节：体液的正常渗透压通过下丘脑 - 神经垂体 - 抗利尿激素系统来恢复和维持，血容量的恢复和维持是通过肾素 - 醛固酮系统。

2. 电解质平衡

（1）Na^+ 的平衡：Na^+ 是细胞外液的主要阳离子，正常值为 135 ～ 145mmol/L。钠的主要生理功能是维持细胞外液的渗透压及神经肌肉的兴奋性。

（2）K^+ 的平衡：体内 K^+ 总含量 98% 存在于细胞内，是细胞内液主要的阳离子。血清 K^+ 正常值为 3.5 ～ 5.5mmol/L。K^+ 的作用极其重要，可参与、维持细胞的正常代谢，维持细胞内液的渗透压和酸碱平衡，维持神经肌肉组织的兴奋性，以及维持心肌正常功能等。

（3）Cl^- 和 HCO_3^-：Cl^-、HCO_3^- 和蛋白质是细胞外液中的主要阴离子，二者含量有互补作用，以维持细胞外液阴离子的平衡。

（4）Ca^{2+} 的平衡：血清 Ca^{2+} 浓度为 2.25 ～ 2.75mmol/L。Ca^{2+} 的生理功能包括：是构成骨髓和牙齿的重要成分；调节心脏和神经的传导以及肌肉的收缩；参与凝血过程；是多种酶的激活剂；降低毛细血管和细胞膜的通透性。

（5）磷的平衡：血清磷正常值为 1.1 ～ 1.3mmol/L。磷是核酸、磷脂及高能磷酸键的基本成分，此外，磷还参与蛋白质的磷酸化、参与细胞膜的组成，以及参与酸碱平衡等。

（6）Mg^{2+} 的平衡：Mg^{2+} 是细胞内的主要阳离子，正常血清 Mg^{2+} 浓度为 0.75 ～ 1.25mmol/L。Mg^{2+} 可影响神经活动的控制、神经肌肉兴奋性的传递、肌肉收缩及心脏激动性。

3. 酸碱平衡 人体代谢过程中不断产生的酸性和碱性物质，必须通过体内缓冲系统及肺、肾的调节作用使 pH 稳定在正常范围。

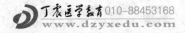丁震医学教育 010-88453168
www.dzyxedu.com

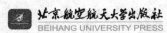北京航空航天大学出版社
BEIHANG UNIVERSITY PRESS

（1）血液缓冲系统：最重要的是 HCO_3^-/H_2CO_3，正常比值为 20：1，对于维持细胞外液的 pH 起决定作用。

（2）肺：通过呼吸，肺将 CO_2 排出，使血中 $PaCO_2$ 下降，调节血中的 H_2CO_3。

（3）肾：是调节酸碱平衡的重要器官。肾脏通过改变排出固定酸及保留碱性物质的量，来维持正常的血浆 HCO_3^- 浓度，保持血浆 pH 稳定。

二、水和钠代谢紊乱

临床将水、钠代谢紊乱分为 4 种类型：等渗性脱水、低渗性脱水、高渗性脱水和水中毒。外科最常见的为等渗性缺水。

不同性质脱水的临床特点及治疗　见表 2-1。

表2-1　不同性质脱水的临床特点及治疗

	等渗性	低渗性	高渗性	水中毒
血钠（mmol/L）	135～150	轻度<135 中度<130 重度<120	>150	
病因	消化液或体液急性丧失，如大量呕吐、肠瘘、肠梗阻、烧伤等	消化液持续丢失，长期胃肠减压失钠；限盐的肾脏、心脏疾病反复利尿；大面积烧伤慢性渗液；等渗性脱水补水过多等	摄入水分不足，如食管癌吞咽困难鼻饲高浓度营养液；高热大量出汗；大面积烧伤暴露疗法等	机体水分摄入量超过排出量，如肾功能不全；各种原因导致的抗利尿激素分泌过多；大量摄入不含电解质的液体或静脉补充水分过多等
水、钠丢失比例	水、钠等比例丢失	失钠多于失水	失水多于失钠	
主要丧失液区	细胞外液	细胞外液	细胞内液	
临床表现	恶心、乏力、少尿，但不口渴；眼窝凹陷，皮肤干燥；体液丢失达体重5%，可有脉速、肢冷等血容量不足表现，体液丢失达体重的6%～7%可有严重休克	初期无口渴，恶心、视物模糊、乏力、尿量正常或略增多；中度可出现脉搏加速、血压下降、站立性晕倒，尿量减少；严重者神志不清，肌痉挛性抽痛，腱反射消失，昏迷，休克；尿钠、氯低，尿比重低	体液丢失达体重2%～4%为轻度，口渴明显，无其他症状；4%～6%为中度，极度口渴，烦躁，乏力，眼窝凹陷，尿少，尿比重高；重度缺水者除上述症状外，出现躁狂、幻觉、错乱、瞻望、抽搐、昏迷甚至死亡	急性水中毒起病急骤，可出现神经、精神症状，重者发生脑疝；慢性水中毒发病缓慢，易被原发疾病掩盖，出现体重增加、软弱无力、恶心、呕吐、嗜睡等表现

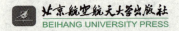

（续　表）

	等渗性	低渗性	高渗性	水中毒
治疗原则	消除病因是关键，补液选择平衡盐溶液或等渗盐水。平衡盐溶液更为安全合理，等渗盐水的Cl^-含量高于血清Cl^-含量，大量补充有导致高氯性酸中毒的危险	轻症者仅静脉输注高渗盐水；休克者首先补充血容量，先晶（复方乳酸氯化钠、等渗盐水）后胶（羟乙基淀粉、右旋糖酐或血浆），再补高渗盐水（5%氯化钠）	鼓励患者饮水和静注5%葡萄糖或0.45%氯化钠溶液	立即停止水分摄入，进行脱水治疗，如甘露醇、呋塞米（速尿）等

三、钾代谢异常

正常人体内约90%的钾存贮于细胞内，K^+是细胞内液主要的阳离子。血钾正常值为3.5～5.5mmol/L，但钾的作用极其重要，可参与、维持细胞的正常代谢，维持细胞内液的渗透压和酸碱平衡，维持神经肌肉组织的兴奋性，以及维持心肌正常功能等。钾代谢紊乱的临床特点及治疗见表2-2。

表2-2　钾代谢紊乱的临床特点及治疗

	低钾血症	高钾血症
血钾浓度	<3.5mmol/L	>5.5mmol/L
病因	①长期进食不足 ②丢失过多：严重呕吐、腹泻，持续胃肠减压，肠瘘，长期使用排钾利尿药（呋塞米等）、盐皮质激素（醛固酮），急性肾衰多尿期等 ③钾向细胞内转移：大量注射葡萄糖和胰岛素、代谢性或呼吸性碱中毒、纠正酸中毒的过程中	①排钾减少：急性肾衰竭、长期使用保钾利尿药（螺内酯） ②补钾过多：补过量、过快、浓度过高，输入大量库存血 ③钾向细胞外转移：严重组织损伤、溶血、缺氧、休克、代谢性酸中毒等
临床表现	①骨骼肌：肌无力最早出现，一般先出现四肢软弱无力，后累及躯干和四肢。严重时腱反射迟钝或消失，呼吸肌受累致呼吸困难或窒息 ②心脏：心肌收缩无力，心音低钝，心动过速，室颤，心衰，猝死 ③胃肠道及泌尿道平滑肌：恶心，食欲缺乏，肠蠕动减弱，腹胀，肠鸣音减弱，便秘，肠麻痹，尿潴留 ④泌尿系统：因低钾、低氯性碱中毒，出现反常性酸性尿 ⑤神经系统：表情淡漠，反应迟钝，定向力差，昏睡、昏迷	①心脏：抑制心脏传导系统，抑制心肌收缩，心动过缓，房室传导阻滞，心脏停搏 ②骨骼肌：四肢软弱无力，腱反射迟钝或消失，严重者呈弛缓性瘫痪 ③神经系统：精神萎靡，嗜睡
心电图	T波低平，ST段下降，QT间期延长，出现u波	T波高尖，PR间期延长，P波下降或消失，QRS波群增宽，ST段升高

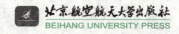

（续　表）

	低钾血症	高钾血症
治疗原则及护理	①轻度缺钾首选口服补钾，最安全，一般用量3～6g/d，即可使血钾浓度升高1.0～1.5mmol/L ②中度、重度缺钾需静脉补钾，静滴浓度＜0.3%（40mmol/L） ③严重低钾者每天补钾＜15g，速度＜20mmol/h，滴速＜60滴/分 ④尿量＞40ml/h方可补钾（特别重要） ⑤禁止静脉推注补钾，补钾浓度过高会抑制心肌致停搏，刺激静脉致疼痛	①立即停止口服和静脉补钾，避免进食水果等含钾高的食物，停用保钾利尿药及含钾的药物 ②静脉缓慢推注10%葡萄糖酸钙或5%氯化钙，对抗钾离子对心肌的抑制作用 ③促进钾向细胞内转移：5%碳酸氢钠碱化细胞外液，快速静滴；葡萄糖加胰岛素快速静滴 ④加速排钾：排钾利尿药呋塞米，阳离子交换树脂，腹腔或血液透析

四、钙、镁、磷代谢异常

1. 钙代谢异常　血清钙浓度正常值为2.25～2.75mmol/L。低钙血症血清钙浓度＜2.25mmol/L；高钙血症＞2.75mmol/L。

（1）低钙血症：见于急性重症胰腺炎、坏死性筋膜炎、肾功能衰竭和甲状腺手术误伤或颈部放射影响使甲状旁腺功能受损等。

（2）高钙血症：多见于甲状旁腺功能亢进症，其次是骨转移性癌。

2. 镁代谢异常　正常血清镁浓度为0.75～1.25mmol/L。低镁血症血清镁浓度＜0.75mmol/L；高镁血症＞1.25mmol/L。钾、钙、镁三种离子的相互作用、表现及护理见图2-1。

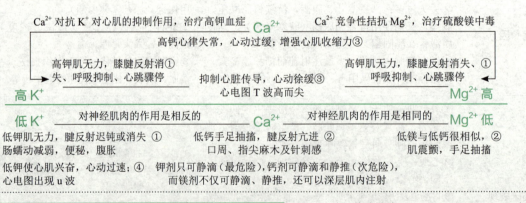

临床表现	K^+	Ca^{2+}	Mg^{2+}
①腱反射迟钝或消失，肌无力	低钾/高钾	—	高镁
②腱发射亢进，手足搐搦，肌震颤	—	低钙	低镁
③心动过缓	高钾	高钙	高镁
④心动过速	低钾	—	低镁

钾：静滴浓度＜0.3%（40mmol/L），一般用量3～6g/d，严重低钾者每天补钾＜15g，速度＜20mmol/h，尿量＞40ml/h方可补钾

钙：静推＞10分钟，心率＜80次/分应停用

镁：静滴速度以1～2g/h，呼吸＜16次/分、尿量＜400ml/d或17ml/h、膝腱反射消失应停药

图2-1　钾、钙、镁三种离子的相互作用、表现及护理

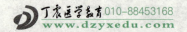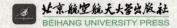

（1）低镁血症：饥饿、长时期的胃肠道消化液丧失（如肠瘘），以及长期静脉输液中不含镁等。

（2）高镁血症：主要发生于肾功能不全时，偶见于应用硫酸镁治疗子痫的过程中。

3. 磷代谢异常　正常血清磷浓度为 1.1 ～ 1.3mmol/L。低磷血症血清磷浓度＜ 0.8mmol/L；高磷血症＞ 1.6mmol/L。

（1）低磷血症：可见于甲状旁腺功能亢进症、严重烧伤或感染；大量葡萄糖及胰岛素输入使磷进入细胞内，以及长期肠外营养未补充磷制剂等。

（2）高磷血症：临床少见，可见于急性肾衰竭、甲状旁腺功能减退、挤压伤等。

五、酸碱平衡失调

正常血液的 pH 为 7.35 ～ 7.45，pH ＜ 7.35 为酸中毒，pH ＞ 7.45 为碱中毒。怀疑患者酸碱平衡失调时，作血气分析可明确诊断，具体对比见表 2-3。

表2-3　酸碱代谢紊乱血气分析对比

		pH	$PaCO_2$	HCO_3^-	BE（碱剩余）
正常值	——	7.35～7.45	35～45mmHg（4.67～6.0kPa）	22～27mmol/L	−3～＋3mmol/L
代谢性酸中毒	代偿期	正常	正常	稍降低	负值增大
	失代偿期	下降	正常或稍降低	明显降低	负值增大
代谢性碱中毒	代偿期	正常	正常	稍升高	正值增大
	失代偿期	升高	正常或稍升高	明显增高	正值增大
呼吸性酸中毒	——	下降	升高	正常或稍升高	正常
呼吸性碱中毒	——	升高	降低	代偿降低	正常
代酸＋呼碱	——	可正常	降低	——	负值增大
代酸＋代碱	——	变化不大，据临床资料判断			
呼酸＋代碱	——	可正常	升高	——	正值增大
混合型酸碱中毒	代酸＋呼酸	明显下降	升高	降低	负值增大
	代碱＋呼碱	明显升高	降低	升高	正值增大

1. 代谢性酸中毒　是最常见的酸碱平衡紊乱，主要由细胞外液的 H^+ 增加或 HCO_3^- 丢失导致。常见病因

①碱性物质从消化道或肾脏丢失：如腹泻，肠瘘，小肠、胆管引流，肾小管酸中毒等。

②摄入过多的酸性物质：如氯化钙、氯化镁等，静脉输入过多不含 HCO_3^- 的含钠液。

③酸性代谢产物堆积：是代谢性酸中毒最主要的原因。如摄入热量不足使体内脂肪氧化增加，产

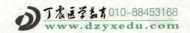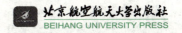

生酮体；血容量减少，组织缺氧，乳酸堆积等；糖尿病酮症酸中毒。

2．代谢性碱中毒

常见病因

①胃液丢失过多：外科代谢性碱中毒最常见的原因。如幽门梗阻或高位肠梗阻严重呕吐或长期胃肠减压。

②碱性物质摄入过多：如大量输入库存血，抗凝剂入血后转化为 HCO_3^-。

③低钾血症：使细胞内的 K^+ 和细胞外的 Na^+、H^+ 交换，引起细胞外碱中毒。呋塞米等排钾利尿药可导致低钾低氯性碱中毒。

3．呼吸性酸中毒的常见病因

（1）呼吸系统抑制：应用麻醉药或镇静药、颅内损伤、脑血管意外等。

（2）气道梗阻或肺实质病变：慢性阻塞性肺疾病、哮喘等。

（3）人工呼吸机使用不当：呼吸机参数调整不当。

（4）胸廓、胸膜病变：气胸、血胸、胸腔积液等。

4．呼吸性碱中毒的常见病因：主要为通气过度。癔症、疼痛、发热、创伤、呼吸机辅助过度通气等。

第二节　外科休克

休克是机体受到强烈的致病因素侵袭后，引起有效循环血容量锐减、组织灌注不足、细胞代谢紊乱和功能受损为特征的病理性综合征。氧供给不足和需求增加是休克的本质，产生炎症介质是休克的特征。

1．病因与分类　根据病因分类可分为 5 类（表2-4）。低血容量性休克和感染性休克在外科最常见。

表2-4　休克的病因与分类

分　类	病　因
低血容量性休克	失血性、创伤性休克：消化道大出血，严重损伤，骨折，肝、脾破裂出血等
心源性休克	心排出量急剧减少所致，如大面积急性心梗、严重心律失常等
感染性休克	细菌及毒素作用所致，如严重胆道感染、急性化脓性腹膜炎、脓毒症等
过敏性休克	药物、血清制剂或疫苗等过敏所致
神经源性休克	剧烈疼痛、高危脊髓麻醉或损伤引起血管运动中枢抑制

2．病理生理　有效循环血量锐减、组织灌注不足及产生炎症介质是各类休克共同的病理生理基础。

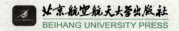

（1）微循环的变化

①微循环收缩期：又称为缺血缺氧期，机体通过一系列代偿机制调节和矫正病理变化。毛细血管前括约肌收缩，后括约肌相对开放，大量真毛细血管网关闭，同时直捷通路和动静脉间短路开放，回心血量增加，血液重新分布，以保证心、脑等重要器官血供。微循环处于"只出不进"的低灌注状态。

②微循环扩张期：又称为淤血缺氧期，毛细血管前括约肌舒张，后括约肌收缩，微循环处于"只进不出"的再灌注状态，血液滞留，进一步减少回心血量。

③微循环衰竭期：又称为不可逆休克期，血液浓缩、高凝，形成微血栓，甚至发生DIC，微循环处于"不进不出"的停滞状态。凝血因子大量消耗和纤维蛋白溶解系统激活，易导致严重出血倾向。由于细胞严重缺氧，细胞自溶、死亡，最终引起广泛组织损害，甚至多器官功能受损。多系统器官功能障碍（MODS）是休克患者主要的死亡原因。

（2）代谢改变

①能量代谢障碍：由于组织灌注不足和细胞缺氧，体内的葡萄糖以无氧酵解为主，产生的能量较少，造成机体能量严重不足。创伤和感染使机体处于应激状态，使机体儿茶酚胺和肾上腺皮质激素明显升高，抑制蛋白合成、促进蛋白分解，以便为机体提供能量和合成急性期蛋白的原料，同时胰岛素分泌减少、胰高血糖素分泌增多，促进糖异生、抑制糖降解，导致血糖水平升高。

②代谢性酸中毒：葡萄糖无氧酵解增强，乳酸生成增多。肝脏对乳酸的代谢能力下降，使乳酸堆积，出现代谢性酸中毒。

（3）内脏器官的继发性损害

①肺：休克引起MODS时最常累及。低灌注和缺氧状态下可损伤肺毛细血管的内皮细胞和肺泡上皮细胞，血管壁通透性增加，导致肺间质水肿。肺泡表面活性物质生成减少，肺泡表面张力升高，可继发肺泡萎陷，出现局限性肺不张，进而出现急性呼吸窘迫综合征（ARDS）。

②肾：休克时儿茶酚胺、血管升压素和醛固酮分泌增加，肾血管收缩、血流量减少，肾小球滤过率降低，尿量减少。同时肾内血流重新分布，使血流主要转向髓质，滤过尿量减少，肾皮质肾小管发生缺血坏死，引起急性肾衰竭。

③心：休克早期一般无心功能异常。休克加重后，可出现心肌坏死和心力衰竭。

④脑：休克早期脑的血液供应基本能够保证。随着休克的发展，脑灌注压下降和血流量减少，导致脑缺氧。可继发脑水肿严重者形成脑疝。

⑤胃肠道：胃肠道最早发生缺血和酸中毒，胃肠道黏膜发生糜烂、出血或应激性溃疡。

⑥肝：休克时肝血流量减少，肝细胞因缺血、缺氧而明显受损。肝脏的解毒和代谢能力下降，可发生内毒素血症，严重时出现肝性脑病和肝衰竭。

3. 外科常见的休克

（1）低血容量性休克：短时间内大量出血及体液丢失所致，多见于上消化道大出血、异位妊娠破裂、腹部实质脏器破裂、大血管破裂等。

（2）创伤性休克：多由严重外伤导致血液和体液同时丢失所致，如严重烧伤、挤压伤、大面积撕脱伤等。

（3）感染性休克：常继发于各种感染，主要为革兰阴性菌感染，又称内毒素休克。可分为冷休克和暖休克。冷休克外周血管收缩，阻力增高，血容量和心排量减少，为低动力性；暖休克外周血管扩张，阻力降低，心排量正常，为高动力型。

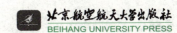

第三节　多器官功能障碍综合征

一、概　述

在急性危重病情况下，出现两个或者两个以上器官或系统同时或先后发生功能不全或衰竭，称为多器官功能不全综合征（MODS）。

严重的损伤感染、心脏骤停复苏后、重症胰腺炎、各种原因引起的休克、原有基础疾病加重以及免疫功能低下均可引起 MODS。输血、输液、用药或呼吸机使用不当也可引起 MODS。肺脏是多器官功能障碍最常见的器官，同时也是最常见的首发器官。其次是肾、肝、心、中枢神经系统、胃肠、免疫系统以及凝血系统。

二、急性呼吸窘迫综合征

急性呼吸窘迫综合征（ARDS）是指由肺内、肺外因素导致的急性弥漫性肺损伤，以及由此而发展的急性呼吸衰竭。急性肺损伤（ALI）和 ARDS 为同一疾病过程的两个阶段，ALI 代表早期和病情相对较轻的阶段，ARDS 代表后期病情较严重的阶段。

1. **病因与发病机制**　可分为肺内因素（直接损伤）和肺外因素（间接损伤）两类。ARDS 的本质是肺部炎症反应，即系统性炎症反应综合征（SIRS）的肺部表现。常见的危险因素包括肺炎、大面积创伤、吸入性肺损伤、非心源性休克、药物过量、输血相关急性肺损伤、溺水等。

2. **病理**　弥漫性肺泡损伤是 ARDS 的病理改变。病理过程的 3 个阶段（渗出期、增生期和纤维化期）常重叠存在。

（1）渗出期：肺泡和（或）肺血管内皮受损，血管通透性增高，肺泡渗出液中富含蛋白质，导致肺间质和肺泡水肿，肺泡内透明膜形成，炎症细胞浸润，常伴肺泡出血。大体表现为暗红或紫红肝样变，有"湿肺"之称。肺水肿和肺泡萎陷，导致功能残气量和肺泡数量相对减少，称为"小肺"。以上变化导致严重的通气/血流比例失调、肺内分流和弥散障碍，从而造成顽固性低氧血症和呼吸窘迫。

（2）增生期和纤维化期：1～3 周后可见 II 型肺泡上皮细胞、成纤维细胞增生；部分肺泡透明膜经吸收而消散，也有部分形成肺泡纤维化。

3. **辅助检查**

（1）X 线胸片：类似肺水肿的特点，快速多变。早期无异常，肺纹理可增多；进展期 X 线胸片有广泛性点、片状阴影。

（2）动脉血气分析：是疾病诊断与病情判断的重要检查。PaO_2 降低、$PaCO_2$ 降低、pH 升高是典型的变化。氧合指数（PaO_2/FiO_2）是指在吸入某一氧浓度（FiO_2）时的 PaO_2 与该 FiO_2 的比值，$PaO_2/FiO_2 \leqslant 300mmHg$ 是 ARDS 诊断的必备条件，$PaO_2/FiO_2 \leqslant 300mmHg$ 为轻度低氧血症，$PaO_2/FiO_2 \leqslant 200mmHg$ 为中度，$PaO_2/FiO_2 \leqslant 100mmHg$ 为重度。

（3）肺功能监测：肺顺应性降低，无效腔通气量比例增加。

三、急性肾衰竭

急性肾衰竭又称急性肾损伤，是指由各种原因引起的短时间内肾功能急剧下降而出现的临床综

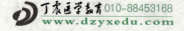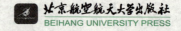

合征。

病因、病理　根据病变发生的解剖部位不同，可分为肾前性、肾后性和肾性 3 种（表 2-5）。挤压伤是最常见的急性肾衰竭，横纹肌溶解，肌红蛋白堵塞肾小管，致其坏死所致。

表2-5　急性肾衰竭的病因与发病机制

	肾前性肾衰	肾性肾衰	肾后性肾衰
发病机制	肾血流灌注不足，导致肾小球滤过率降低	肾实质损伤	急性尿路梗阻
常见疾病	血容量不足：大量脱水、出血；心输出量减少：严重心脏疾病；周围血管扩张：降压过快、感染性休克；肾血管阻力增加：使用去甲肾上腺素等	急性肾小管坏死：如挤压伤，是最常见的急性肾衰竭类型；急性间质性肾炎；肾小球或肾微血管疾病；肾大血管疾病；庆大霉素、链霉素等肾毒性药物；蛇毒、鱼胆等生物毒素	前列腺增生、肿瘤、输尿管结石、腹膜后肿瘤压迫

四、弥散性血管内凝血

弥散性血管内凝血（DIC）是以微血管体系损伤为病理基础，凝血及纤溶系统被激活，导致机体弥散性微血栓形成、凝血因子大量消耗并继发纤溶亢进，从而引起全身性出血和微循环障碍的临床综合征。

1. 病因与发病机制

（1）严重感染：最多见，包括细菌、病毒、立克次体等。

（2）严重创伤与恶性肿瘤：休克、急性白血病、淋巴瘤、前列腺癌、胰腺癌、大面积烧伤、严重挤压伤、大手术等。

（3）其他：严重疾病、中毒、产科意外、输血反应、移植排斥等。

2. 病理

（1）高凝期：血液呈高凝状态，循环血液中有血栓形成。护士抽血取化验标本时发现血液不易抽出、易凝固，重者皮肤出现瘀点或紫斑。血液凝血时间缩短，血小板黏附性增高。

（2）消耗性低凝期：血管内凝血消耗大量的凝血因子和血小板，使血液转入低凝状态。以出血为主要表现，全身各个部位均可发生。实验室检查表现为出、凝血时间和凝血酶原时间延长，凝血因子减少。

（3）继发性纤溶期：由于大量纤溶酶与纤维蛋白（原）降解产物的纤溶和抗纤凝作用，此期血液凝固性更低，出血倾向更为明显，表现为严重出血和渗血、休克等。实验室检查见血浆鱼精蛋白副凝固试验（3P 试验）阳性。

第四节　外科感染

一、概　述

外科感染是指需要外科干预治疗的感染，包括与创伤、烧伤以及与手术相关的感染。

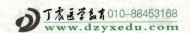 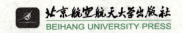

1．分类

（1）按致病菌种类和病变性质分类

①非特异性感染：又称化脓性或一般性感染，如疖、痈、急性淋巴结炎、急性阑尾炎等。

②特异性感染：指由一些特殊的病菌、真菌等引起的感染。如结核、破伤风、气性坏疽、念珠菌病等，可引起较为独特的病变。

（2）按病变进程分类：分为急性感染、亚急性感染与慢性感染3种。病程在3周之内为急性感染，超过2个月为慢性感染，介于两者之间为亚急性感染。

2．**病因与发病机制**　外科感染发生的原因包括2个方面，即病原菌的致病因素和机体的易感因素。病原菌的数量和毒力直接影响了外科感染的病程及程度。正常情况下，人体天然免疫和获得性免疫共同参与抗感染的防御机制，当某些局部因素或全身因素导致防御机制受损时，就可能引起感染。常见致病菌包括革兰阴性杆菌、革兰阳性球菌、无芽胞厌氧菌、真菌等。

3．辅助检查

（1）实验室检查：血常规可见白细胞计数增加；做细菌培养可确定致病菌；深部的感染灶可行穿刺取得脓液进行培养；必要时可重复培养。

（2）影像学检查：B超、X线、CT和MRI。

4．**浅部组织化脓感染**

（1）疖：指单个毛囊及其周围组织的化脓性感染，多由金黄色球菌感染所致，局部表现为早期为红、肿、热、痛的小硬结，直径＜2cm。后期硬结中央出现脓栓，一般无全身症状。面疖，尤其是危险三角区，即上唇、鼻、鼻唇沟的疖，被挤压时，易致颅内化脓性海绵状静脉。

（2）痈：指相邻多个毛囊及其周围组织的急性细菌性化脓性感染，好发于颈部、背部。局部暗红硬肿，其中可有多个脓点。

（3）急性淋巴管炎：可分为网状淋巴管炎（丹毒）和管状淋巴管炎。丹毒好发于下肢和面部，患者皮肤出现鲜红色片状红疹、略隆起，红肿区可有水疱，下肢丹毒反复发作可发展为橡皮肿。浅层急性淋巴管炎会在表皮下形成红色线条，很少发生化脓。自原发病灶向近心端延伸，质硬、有压痛。深层淋巴管炎皮肤无红线，但患肢肿胀，沿淋巴管有压痛。

（4）急性蜂窝织炎：是发生在皮下、筋膜下、肌间隙或深部结缔组织的一种急性弥漫性化脓性感染。多由A组β溶血性链球菌、金黄色葡萄球菌所致。首选青霉素或磺胺类药物，合并厌氧菌感染用甲硝唑。

二、全身性感染

全身性感染是指致病菌侵入人体血液循环，并在体内生长繁殖或产生毒素而引起的严重的全身性感染中毒症状。全身性外科感染主要包括脓毒症和菌血症。

1．**病因**　全身性外科感染常继发于严重创伤后的感染或各种化脓性感染，感染的发生与致病菌数量、毒力和（或）机体抗感染能力低下有关。

2．**病理病生**

（1）革兰阴性杆菌感染：最常见，主要有大肠埃希菌、铜绿假单胞菌、变形杆菌。革兰阴性杆菌所致的脓毒症一般较严重，此类细菌的主要毒性在于内毒素。可出现"三低"现象（低温、低白细胞、低血压），早期即可发生感染性休克。

（2）革兰阳性球菌感染：较常见的有金黄色葡萄球菌、表皮葡萄球菌、肠球菌。其外毒素能使周围血管麻痹、扩张，易经血液播散，可在体内形成转移性脓肿，感染性休克出现较晚。金黄色葡萄球菌可产生血浆凝固酶，使感染局限化和形成血栓，常不发生全身感染。

（3）无芽胞厌氧菌感染：易被忽略。厌氧菌感染有 2/3 同时有需氧菌。两类细菌有协同作用，能使坏死组织增多，形成脓肿。脓液可有粪臭样恶臭。常见的无芽胞厌氧菌包括拟杆菌、梭状杆菌、厌氧葡萄球菌和厌氧链球菌。

（4）真菌：可经血性播散，常同细菌感染混合存在，临床不易区别，容易漏诊、误诊。

3. 辅助检查 血白细胞计数显著增高或降低，中性粒细胞核左移、幼稚型增多，出现中毒颗粒。寒战、高热时做血液细菌或真菌培养，血培养找到致病菌是诊断菌血症最重要、最可靠依据。

三、破伤风

破伤风是由破伤风梭菌经皮肤或黏膜伤口侵入人体，在缺氧环境中生长繁殖所导致的特异性感染，常继发于创伤后，尤其是窄而深的伤口，伤口分泌物无恶臭。

病因、病理生理 破伤风梭菌为专性厌氧菌，革兰染色阳性。其发病的主要因素是缺氧环境，致病因素主要是外毒素（痉挛毒素和溶血毒素）。其中痉挛毒素是引起临床症状的主要毒素，可致全身横纹肌持续性收缩与阵发性痉挛，血压升高、心率加快、发热、大汗等。而溶血毒素可引起局部组织坏死和心肌损害。

第五节 损 伤

一、概 述

损伤是指各类致伤因素对人体所造成的组织结构完整性的破坏或功能障碍。

1. 分类 按皮肤完整性，可分为闭合性损伤和开放性损伤。

（1）闭合性损伤：损伤部位的皮肤黏膜完整，多由钝性暴力所致。具体类型及表现见表2-6。

表2-6 闭合性损伤的常见类型和表现

分 类	发生原因	表 现
挫 伤	最常见的软组织损伤，钝性暴力引起	局部肿胀、触痛，皮肤红或青紫
挤压伤	肌肉丰富部位受重物长时间挤压	挤压综合征，出现高钾血症和急性肾衰竭
扭 伤	间接暴力使关节超出生理活动范围	
爆震伤（冲击伤）	爆炸产生的强烈冲击波造成	体表无明显损伤，但脏器或鼓膜可出血、破裂或水肿

（2）开放性损伤：损伤部位的皮肤黏膜破损，深部组织经伤口与外界相通。具体类型及表现见表2-7。

2. 病理生理

（1）局部反应：主要表现为局部创伤性炎症反应，与一般炎症基本相同。

（2）全身反应：是非特异性应激反应，表现为发热、神经内分泌反应、分解代谢增强、免疫力下降。

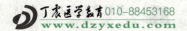 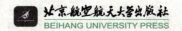

表2-7　开放性损伤的常见类型和表现

分　类	发生原因	表　现
擦　伤	与表面较粗糙的物体快速摩擦造成	创面有擦痕、小出血点和浆液渗出
切割伤	锐利器械切割	创缘平整，创口小、深，易造成血管、神经、肌腱等深部组织损伤
刺　伤	尖锐物体刺入组织	伤口深而细小，可伤及深部器官
撕脱伤	浅表和深部组织撕脱、断裂	组织破坏较严重，出血多，易休克和感染。最严重的头皮损伤是头皮撕脱伤
裂　伤	钝器打击造成皮肤及皮下组织断裂	伤口不规则，创缘多不整齐
火器伤	枪弹或弹片所致	贯通或盲管伤，损伤范围大，坏死组织多，病情复杂，易感染

3．创伤的修复　组织修复的过程分为炎症反应阶段、组织增生和肉芽形成阶段及组织塑形阶段。愈合类型有一期愈合和二期愈合。

（1）一期愈合：又称原发愈合。组织修复以原来细胞为主，仅含少量纤维组织，伤口边缘整齐、严密、呈线状，组织结构和功能修复良好。

（2）二期愈合：又称瘢痕愈合。以纤维组织修复为主，修复较慢，瘢痕明显，愈合后对局部构和功能有不同程度的影响。

（3）影响创伤愈合的因素

①局部因素：以伤口感染最常见。

②全身性因素：包括老年、营养不良、大量使用细胞增生抑制剂、免疫功能低下、慢性疾病及全身严重并发症等。

二、烧　伤

烧伤是指由火焰、热液、高温气体、激光、炽热金属液体或固体等所引起的组织损害。

病理生理

（1）急性体液渗出期（休克期）：体液渗出在6～12小时内最快，持续24～36小时，严重烧伤可延迟至48小时。休克是烧伤后48小时内最大的危险，也是导致患者死亡的最主要原因。大面积烧伤使毛细血管通透性增加，大量血浆外渗至组织间隙及创面，引起有效循环血量锐减，而发生低血容量性休克。

（2）急性感染期：严重烧伤由于皮肤、黏膜屏障功能受损，机体免疫功能受抑制，抵抗力降低，易感性增加，易发生全身性感染。

（3）创面修复期：创面的修复与烧伤的深度、面积及感染的程度密切相关。

（4）康复期：进行锻炼、工疗、体疗和整形以促进恢复。

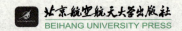

第六节 肿 瘤

概 述

肿瘤是各种始动与促进因素引起组织细胞异常增生和分化而形成的新生物。其生长不受正常生理调节，可破坏正常组织与器官。

1. **分类** 按肿瘤的形态和对机体的影响，可分为良性肿瘤和恶性肿瘤两大类（表2-8）。良性肿瘤一般称为"瘤"。恶性肿瘤来自上皮组织称为"癌"，来自间叶组织称为"肉瘤"。此外，少数肿瘤形态上属良性，但浸润性生长，易复发，甚至转移，称为交界性肿瘤；癌变细胞局限于上皮层，未突破基底膜的早期癌为原位癌。

表2-8 良性肿瘤和恶性肿瘤鉴别

	良性肿瘤	恶性肿瘤
细胞分化程度（根本区别）	高，成熟	低，不成熟
生长速度	缓慢	较快
生长方式	膨胀性生长有包膜，与周围组织分界清楚，能推动；外生性生长	浸润性生长无包膜，与周围组织分界不清，不能推动；外生性生长常伴侵袭性生长
继发改变	很少发生坏死、出血	常发生出血、坏死、溃疡
转 移	无	常有
复 发	很少	容易
对机体影响	局部压迫或阻塞	局部压迫、阻塞，破坏原发处和转移处组织，造成恶病质和死亡

2. **病因、病理**

（1）致癌因素（外源性因素）：环境因素，包括化学、物理、生物因素等；不良生活方式；慢性刺激和炎症。

（2）促癌因素（内源性因素）：遗传因素，内分泌因素，免疫因素，心理社会因素。

（3）转移途径：肿瘤的转移途径包括直接蔓延、淋巴转移、血行转移、种植性转移，其中最常见的转移途径为淋巴转移。常见病理类型、转移途径及部位见表2-9。

3. **辅助检查** 病理检查是确定肿瘤直接而可靠的方法。包括细胞学检查和组织学检查。

 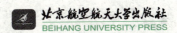

表2-9　恶性肿瘤的常见病理类型、转移途径及转移部位

肿瘤	常见病理类型	转移途径	转移部位
甲状腺癌	乳头癌	淋巴途径	颈部淋巴结
食管癌	鳞癌	淋巴途径	颈部、左锁骨上、纵隔、膈下、胃周及肺门淋巴结
胃癌	腺癌	淋巴途径主要 血行途径	胃旁、胸导管、左锁骨上淋巴结 肝
原发性肝癌	大体：结节型 组织：肝细胞型	门静脉系统血行途径 肝外血行途径	肝内转移 肺、骨、脑
胰腺癌	导管细胞腺癌	淋巴途径 血行途径	锁骨上淋巴结（晚期） 肝
大肠癌	大体：溃疡型 组织：腺癌	淋巴途径主要 血行途径	肠系膜血管周围淋巴结 肝
肾癌	成人：肾细胞癌（腺癌） 小儿：肾母细胞瘤	淋巴途径 血行途径	肾蒂淋巴结 肺
膀胱癌	上皮性肿瘤	淋巴途径最主要 血行途径（晚期）	盆腔淋巴结 肝
子宫颈癌	大体：外生型 组织：鳞癌	直接浸润（最常见） 淋巴途径 血行途径极少见	阴道壁 子宫旁及子宫颈旁 —
子宫内膜癌	内膜样腺癌	直接浸润 淋巴途径主要	输卵管、宫颈管及阴道 腹主动脉旁、腹股沟淋巴结
卵巢癌	上皮性肿瘤	直接浸润、腹腔种植 淋巴途径	盆、腹腔内广泛转移灶 —
侵蚀性葡萄胎、绒毛膜癌	滋养细胞肿瘤	血行途径	最常见肺转移 最主要的死亡原因是脑转移
乳腺癌	导管上皮癌	淋巴途径最主要 早期已有血行转移	同侧腋窝淋巴结 骨、肺、肝
骨肿瘤	骨肉瘤	血行途径	肺
支气管肺癌	鳞癌、腺癌	淋巴途径 血行途径	同侧颈部、右锁骨上淋巴结 骨、脑、肝

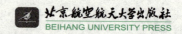

第七节　颈部疾病

一、解剖生理概要

1. 解剖

（1）甲状腺：甲状腺是人体最大的内分泌腺，位于颈下部、气管上部的双侧和前方，呈"H"形，分为左右两叶，中间以峡部相连，借外层被膜固定于气管和环状软骨上。成人约重 30g。甲状旁腺常位于甲状腺两叶背侧，上、下各 1 对。甲状腺的血液供应主要来自两侧的甲状腺上动脉和甲状腺下动脉。甲状腺有 3 条主要静脉，即甲状腺上、中、下静脉。在甲状腺两叶背面一般附有 4 个甲状旁腺。

（2）喉返神经和喉上神经：喉返神经来自迷走神经，支配声带运动；喉上神经也来自迷走神经，可分为内支和外支。内支支配声门上方咽部的感觉；外支支配环甲肌，使声带紧张。

2. 生理

（1）甲状腺：可合成、贮存和分泌甲状腺素，滤泡是其基本结构单位。产生并分泌甲状腺素（T_4）和小部分三碘甲状腺原氨酸（T_3）。甲状腺激素是体内唯一储存在细胞外的内分泌激素，能促进机体的新陈代谢和生长发育，特别对脑和骨骼的正常发育和功能有重要的作用。滤泡旁细胞分泌的降钙素有促进成骨的作用，并有对抗甲状旁腺素的作用，使血钙浓度降低。

（2）甲状旁腺：分泌甲状旁腺素，能升高血钙，调节钙、磷代谢，与降钙素共同维持血钙稳定。如甲状腺手术时不慎误切，可引起血钙下降，手足抽搐。

二、甲状腺功能亢进症

甲状腺腺体本身功能亢进，合成和分泌甲状腺激素增加所导致的甲状腺毒症称为甲状腺功能亢进症，简称甲亢。

1. 病因　可分为 Graves 病、多结节性甲状腺肿伴甲亢、甲状腺自主性高功能腺瘤、碘甲亢等，其中以 Graves 病最为常见，属自身免疫性甲状腺疾病，有遗传倾向。此外，细菌感染、性激素、应激、精神刺激和锂剂等环境因素对本病有促发作用。

2. 分类

（1）原发性甲亢：是一种自身免疫性疾病。在甲状腺肿大的同时，出现功能亢进症状。患者年龄多在 20～40 岁之间。表现为腺体弥漫性、两侧对称肿大，常伴有眼球突出，又称"突眼性甲状腺肿"。

（2）继发性甲亢：较少见，如继发于结节性甲状腺肿的甲亢。发病年龄多在 40 岁以上。腺体呈结节状肿大，两侧多不对称，无突眼，易发生心肌损害。

（3）高功能腺瘤：少见，甲状腺内有单或多个自主性高功能结节，无突眼，结节周围的甲状腺组织呈萎缩改变。

3. 辅助检查

（1）基础代谢率（BMR）测定：基础代谢率 % ＝（脉压＋脉率）－ 111。正常值为 ±10%，＋20%～＋30% 为轻度甲亢，＋30%～＋60% 为中度甲亢，＋60% 以上为重度甲亢。测定应在禁食12 小时、睡眠 8 小时以上，静卧空腹状态下进行。

（2）血清促甲状腺素（TSH）：是诊断甲亢最敏感的指标，对甲状腺激素尚正常的亚临床甲亢有

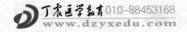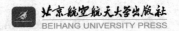

诊断筛查，可作为单一指标进行甲亢筛查。

（3）血清甲状腺激素测定：血清 T_3、T_4 增高是甲亢最有意义的检查。血清游离 T_4（FT_4）和游离 T_3（FT_3）能更准确地反映甲状腺的功能状态。

（4）三碘甲状腺原氨酸抑制试验（T_3 抑制试验）：用于鉴别单纯性甲状腺肿和甲亢。也可作为抗甲状腺药物治疗甲亢的停药指标。

（5）甲状腺摄 ^{131}I 率测定：正常 24 小时为 ^{131}I 量的 30%～40%，若 2 小时内摄 ^{131}I 量超过 25%，或 24 小时内超过 50%，并且吸 ^{131}I 高峰提前出现，均可诊断甲亢，但不反映甲亢的严重程度。

三、甲状腺肿瘤

1. **概述**　与甲状腺有关的肿瘤区别于其他颈部肿块的特点是随吞咽上下移动。

（1）甲状腺腺瘤：是最常见的甲状腺良性肿瘤。多见于 40 岁以下的妇女。按形态可分为滤泡状和乳状囊性腺瘤两种，滤泡状腺瘤多见。颈部出现圆形或椭圆形结节，多为单发，稍硬，表面光滑，无压痛，随吞咽上下移动。大部分患者无任何症状，腺瘤生长缓慢。当乳头状囊性腺瘤因囊壁血管破裂发生囊内出血时，肿瘤可在短期内迅速增大，局部出现胀痛。

（2）甲状腺癌：是最常见的甲状腺恶性肿瘤。组织学分型主要包括乳头状、滤泡状癌、未分化癌及髓样癌 4 类。

①乳头状癌：最常见。30～45 岁女性多见，生长缓慢，低度恶性，较早出现颈部淋巴结转移，但预后较好。

②滤泡状癌：50 岁左右女性多见，中度恶性，有侵犯血管倾向，常有血行转移，预后较乳头状癌差。

③未分化癌：70 岁左右老年人多见，高度恶性，50% 早期发生颈淋巴结转移，也常血行转移至肺、骨等处，预后最差。

④髓样癌：来源于滤泡旁细胞，恶性程度中等，较早发生淋巴和血行转移，预后较乳头状癌及滤泡状癌差，但较未分化癌好。

2. **辅助检查**　超声检查是分化型腺癌的首选诊断方法；细针穿刺细胞学检查是术前诊断甲状腺癌诊断率最高的方法。

四、其他常见颈部肿块

1. **甲状腺舌管囊肿**　是与甲状腺发育有关的先天性畸形，多见于 15 岁以下儿童，男性为女性的 2 倍。表现为颈前区中线、舌骨下方直径 1～2cm 边界清晰的光滑圆形肿块，无压痛，有囊性感，并随吞咽或伸、缩舌而上下移动。需彻底切除囊肿及残余的管状结构。

2. **颈部淋巴结结核**　多见于儿童和青年。表现为颈部一侧或双侧出现多个大小不等的肿大淋巴结，一般位于胸锁乳突肌的前、后缘。少数患者可有低热、盗汗等全身中毒症状。实验室检查血红细胞沉降率加快，淋巴结穿刺或切片病理学检查有助于诊断。

3. **慢性淋巴结炎**　多继发于头、面、颈部的炎性病灶。肿大的淋巴结分散在颈侧区或颌下、颏下区。黄豆大小、较扁平，质软或中等、表面光滑、活动，可有或无压痛需与恶性病变鉴别，必要时应切除肿大淋巴结作病理检查。

4. **恶性淋巴瘤**　包括霍奇金病和非霍奇金淋巴瘤，是来源于淋巴组织恶性增生的实体瘤，多见于男性青壮年。肿大的淋巴结可表现单侧或双侧可粘连成团，生长迅速，伴腋窝、腹股沟等全身淋巴结肿大，肝脾肿大，发热。淋巴结组织学病理检查可确诊。

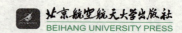

5. 转移性肿瘤　发病率仅次于慢性淋巴结炎和甲状腺疾病。以鼻咽癌和甲状腺癌转移最为多见。肿大的淋巴结坚硬，表面不平、固定。锁骨上窝转移性淋巴结的原发灶多在胸腹部，胃肠道、胰腺、妇科恶性肿瘤多经胸导管转移至左锁骨上淋巴结。

第八节　乳房疾病

一、解剖生理概要

1. 乳房的解剖　成年女性乳房是两个半球形的性征器官，位于胸大肌浅面，约在第 2～6 肋骨水平的浅筋膜浅、深层之间。乳头位丁乳房的中心，周围的色素沉着区为乳晕。乳腺有 15～20 个腺叶，每一腺叶分成很多腺小叶，腺小叶由小乳管和腺泡组成，是乳腺的基本单位。每一腺叶有其单独的导管（乳管），腺叶和乳管均以乳头为中心呈放射状排列。小乳管汇至乳管，乳管开口于乳头，乳管靠近开口的 1/3 段略为膨大，为输乳管窦，是乳管内乳头状瘤的好发部位。腺叶、小叶和腺泡间有结缔组织间隔，腺叶间还有与皮肤垂直的纤维束，上连浅筋膜浅层，下连浅筋膜深层，称 Cooper 韧带。

2. 乳腺的生理　乳腺是许多内分泌腺的靶器官，其生理活动受腺垂体、卵巢及肾上腺皮质等分泌的激素影响。妊娠及哺乳时乳腺明显增生，腺管延长，腺泡分泌乳汁。哺乳期后，乳腺又处于相对静止状态。平时，育龄期妇女在月经周期的不同阶段，乳腺的生理状态在各激素影响下呈周期性变化。绝经后腺体渐萎缩，为脂肪组织所替代。乳房的淋巴网甚为丰富，其淋巴液输出有 4 个途径。

（1）乳房大部分淋巴液经胸大肌外侧缘淋巴管回流至腋窝淋巴结，再流向锁骨下淋巴结。部分乳房上部淋巴液可经胸大、小肌间淋巴结，直接到达锁骨下淋巴结。通过锁骨下淋巴结后，淋巴液继续流向锁骨上淋巴结。

（2）部分乳房内侧的淋巴液通过肋间淋巴管流向胸骨旁淋巴结。

（3）两侧乳房间皮下有交通淋巴管，一侧乳房的淋巴液可流向另一侧。

（4）乳房深部淋巴网可沿腹直肌鞘和肝镰状韧带通向肝。

二、乳腺癌

乳腺癌是主要由乳腺导管上皮发生的恶性肿瘤，是女性最常见的恶性肿瘤之一，也是女性最常见的肿瘤死亡原因。

1. 病因

（1）遗传因素：有家族聚集的特征。

（2）激素分泌紊乱：雌激素（雌酮和雌二醇）对乳腺癌的发病有直接关系。

（3）月经婚育史：月经初潮早（< 12 岁）、绝经期晚（> 52 岁）、不孕或初次足月产迟（> 35 岁）均与乳腺癌发病有关。

（4）乳腺良性疾病。

（5）饮食与营养：营养过剩、肥胖、高脂饮食。

（6）环境和生活方式。

2. 病理　分为非浸润性癌、早期浸润癌、浸润性特殊性癌和浸润性非特殊癌。其中，浸润性非特殊癌最常见，分化低，预后差。转移途径有直接浸润、淋巴转移和血行转移。淋巴转移为主要的

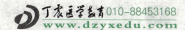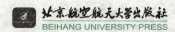

转移方式，最易累及患侧腋窝淋巴结。血行转移最常见的转移部位依次为骨、肺、肝。

三、乳房良性肿块

常见乳房良性肿块及其对比见表2-10。

表2-10　常见乳房良性肿块

疾病	病因病理	好发部位	临床特点
乳腺纤维腺瘤	可能与纤维细胞所含雌激素受体的量或质的异常有关。好发于20～25岁青年女性	乳房外上象限	无痛肿块，圆形或扁圆形，质坚韧，表面光滑或结节状，分界清楚，活动度大
乳腺囊性增生病	女性激素代谢障碍，特别是雌、孕激素比例失调；部分乳腺实质成分中女性激素受体的质和量异常。好发于中年妇女	乳房外上象限或分散于整个乳房	肿块大小与质地可随月经周期变化，增厚区与周围组织分界不明显。周期性乳房胀痛，月经前疼痛加重，月经来潮后减轻或消失
乳管内乳头状瘤	与癌的发生有一定的关系，是乳腺癌发生的危险因素之一。好发于40～50岁的经产妇	大乳管近乳头的壶腹部	瘤体很小，常不可触及，带蒂，有绒毛，血管壁薄，易出血。乳头溢液为血性、暗棕色或黄色液体

第九节　腹外疝

腹外疝是由腹腔内的脏器或组织连同壁腹膜，经腹壁薄弱点或孔隙向体表突出而形成的。

1. 病因　腹壁强度降低和腹内压力增高是腹外疝的两个主要原因。

（1）腹壁强度降低：某些组织穿过腹壁部位的自然通道；腹白线发育不全；腹部手术切口愈合不良、腹壁外伤、感染等引起腹壁缺损；老年、久病、过度肥胖导致腹肌萎缩。

（2）腹内压力增高：慢性咳嗽、长期便秘、排尿困难、腹水、妊娠、搬运重物、婴儿经常啼哭等。

2. 病理　典型的腹外疝由疝囊、疝内容物和疝外被盖组成。

（1）疝囊：是壁腹膜经疝环向外突出的憩室样或囊袋状物，疝囊颈是疝囊比较狭窄的部分，疝环即在此部位，疝环是疝内容物突向体表的门户，是腹壁的薄弱或缺损处。

（2）疝内容物：是进入疝囊的腹内脏器或组织，以小肠最多见，其次是大网膜。

（3）疝外被盖：是覆盖在疝囊外的各层组织，多由筋膜、皮下组织和皮肤等组成。

3. 分类　分为易复性疝、难复性疝、嵌顿性疝和绞窄性疝。

（1）易复性疝：疝内容物在患者站立、行走、腹内压增高时突出进入疝囊，平卧、休息或用手轻推即可回纳腹腔者。

（2）难复性疝：疝内容物不能或不能完全回纳腹腔内，但不引起严重症状的疝。疝内容物多为大网膜，多因疝内容物反复突出致损伤粘连、疝内容物多和滑动性疝引起。病程长、疝环大的腹外疝，因疝内容物进入疝囊时产生的下坠力量，导致盲肠、乙状结肠、膀胱等随腹膜滑入疝囊，并成为疝囊壁的一部分，即为滑动性疝。

（3）嵌顿性疝：疝环较小而腹内压突然增高时，疝内容物强行扩张囊颈而进入疝囊，因疝囊颈的

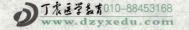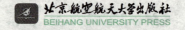

弹性收缩，将内容物卡住，使其不能回纳。可有某些临床症状，如腹痛和消化道梗阻等表现，但尚未发生血运障碍。若不能及时解除嵌顿，终将发展成为绞窄性疝。

（4）绞窄性疝：嵌顿时间过久，肠管及其系膜受压程度不断加重可使动脉血流减少，甚至完全阻断，疝内容物缺血坏死，导致绞窄性疝。若处理不及时，可发生肠穿孔、腹膜炎等严重并发症。继发感染还可引起疝外被盖组织的急性蜂窝织炎，甚至脓毒症。

第十节　急性化脓性腹膜炎

一、急性化脓性腹膜炎

急性化脓性腹膜炎是一种常见的急腹症，可由细菌感染、化学性、物理性损伤等引起。按病因可分为细菌性和非细菌性两类；按发病机制可分为原发性和继发性两类，其主要区别是腹腔内有无原发病灶；按临床经过可分为急性、亚急性和慢性三类；按累及的范围可分为弥漫性和局限性两类。

1. 病因与发病机制

（1）继发性化脓性腹膜炎：是最常见的化脓性腹膜炎。腹腔内空腔脏器穿孔、损伤引起的腹壁或内脏破裂是最常见的病因，其中，急性阑尾炎坏疽穿孔最常见，胃、十二指肠急性穿孔次之。引起腹膜炎的细菌主要是胃肠道内的常住菌群，其中以大肠埃希菌最为多见，其次为厌氧拟杆菌、链球菌、变形杆菌等。一般都是混合性感染，故毒血症状严重。

（2）原发性腹膜炎：又称自发性腹膜炎，腹腔内无原发病灶，多为单一细菌感染，致病菌多为溶血性链球菌、肺炎链球菌或大肠埃希菌。其发生往往与原有疾病密切相关，细菌经血行播散、直接扩散、来自女性生殖道的细菌上行感染、肠道细菌移位、淋巴途径引起感染。

2. 病理生理

腹膜炎的结局依赖两方面，一方面是患者全身和局部的免疫能力，另一方面是污染细菌的性质、数量和时间。细菌及其产物（内毒素）刺激患者的细胞免疫机制，激活许多炎性介质，这些炎性介质在腹腔渗出液中浓度更高，早期对细菌和毒素的破坏作用占主导。在疾病后期，腹腔内细胞因子具有损害器官的作用，能阻断三羧酸循环而致细胞氧化供能过程停止，并会导致多器官功能衰竭甚至死亡。此外，腹内脏器浸泡在大量脓液中，将吸收大量有毒物质，腹膜严重充血、水肿并大量渗液，引起有效血容量减少、水电解质紊乱、血浆蛋白降低以及贫血。肠管因麻痹而扩张、胀气，可使膈肌抬高而影响心肺功能，使血液循环和气体交换受到影响，加重休克，进而导致死亡。

3. 辅助检查

（1）常规检查：白细胞计数及中性粒细胞比例增高。

（2）腹部立位平片：小肠普遍胀气，且有多个小液平面的肠麻痹征象。

（3）超声检查：可显示腹内有不等量的液体，但不能鉴别液体的性质，可协助诊断。

（4）CT检查：对腹腔内实质性脏器病变的诊断帮助较大，对评估腹腔内渗液量有一定帮助。

二、腹腔脓肿

（一）膈下脓肿

1. 病理病生　患者平卧时膈下部位最低，急性腹膜炎时腹腔内的脓液易积聚此处。

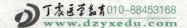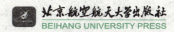

2. 辅助检查

（1）X 线透视：可见患侧膈肌升高，随呼吸活动度受限或消失，肋膈角模糊，积液。

（2）X 线平片：显示胸膜反应、胸腔积液、肺下叶部分不张等，膈下可见占位阴影。

（3）超声检查或 CT 检查：对膈下脓肿的诊断及鉴别诊断帮助较大。

（二）盆腔脓肿

盆腔脓肿是急性腹膜炎治疗过程中最常见的残余脓肿。因盆腔腹膜面积小，吸收毒素能力较低，故盆腔脓肿时全身中毒症状较轻。

1. 病理病生 盆腔处于腹腔最低位，腹内炎性渗出物或腹膜炎的脓液易积聚于此而形成脓肿。

2. 辅助检查

（1）直肠指检：对疑有盆腔脓肿者可首先进行检查。可发现肛管括约肌松弛，在直肠前壁触及直肠腔内膨出，有触痛，偶有波动感。

（2）阴道检查：适用于已婚妇女，盆腔炎性肿块或脓肿，可通过后穹窿穿刺抽脓有助于诊断。

（3）超声检查或 CT 检查：有助于进一步明确诊断。

第十一节　腹部损伤

1. 分类与病因 分为开放性和闭合性两大类（表 2-11）。腹部内脏中最容易受伤的器官是脾，其次是肝。

表2-11　腹部损伤的分类与病因

	病　因	受损内脏
开放性损伤	利器或火器伤	肝、小肠、胃、结肠、大血管等
闭合性损伤	钝性暴力	脾、肾、小肠、肝、肠系膜等

2. 辅助检查

（1）实验室检查：实质脏器损伤时，红细胞、血红蛋白、血细胞比容进行性下降。空腔脏器损伤时，白细胞、中性粒细胞明显升高。

（2）影像学检查：X 线检查显示腹腔内游离气体是胃肠道破裂的主要证据。B 超、CT 检查主要用于诊断实质脏器损伤。

（3）诊断性腹腔穿刺和灌洗术：对疑有腹部损伤的患者，诊断性腹腔穿刺是最有意义的检查。抽到不凝血，提示为实质性器官或血管破裂所致的内出血。抽到血液迅速凝固，提示误入血管或血肿。穿刺液中淀粉酶含量增高，提示胰腺或胃十二指肠受损。下消化道损伤腹穿可有粪臭味。

第十二节 胃、十二指肠疾病

一、解剖生理概要

1. 胃的解剖生理 在中等程度充盈时,大部分位于左季肋区,小部分位于腹上区。胃分为贲门、胃底、胃体和幽门4部分,主要功能是暂时储存食物,排空时间为4～6小时。胃与食管连接处为贲门,与十二指肠连接处为幽门。幽门窦位于胃的最低部,胃溃疡和胃癌多发生于胃的幽门窦近胃小弯处。幽门括约肌的功能是控制胃内容物进入十二指肠的速度并阻止其反流入胃。胃壁分为黏膜、黏膜下层、肌层和浆膜层。胃的泌酸腺主要分布在胃底和胃体,包括3种细胞。

(1)壁细胞:分泌盐酸和内因子,盐酸可激活胃蛋白酶原,使其转变为具有消化活性的胃蛋白酶,还能杀灭进入胃内的细菌。内因子可促进维生素B_{12}的吸收。

(2)主细胞:分泌胃蛋白酶原,被盐酸激活为胃蛋白酶,参与蛋白的消化。

(3)黏液细胞:分泌碱性黏液,可中和胃酸,保护胃黏膜。

2. 十二指肠的解剖生理 十二指肠呈C形包绕胰头部,长约25cm,上接幽门,下续空肠,分为上部、降部、水平部和升部4段。十二指肠球部,是十二指肠溃疡及穿孔的好发部位。降部内后侧壁有一圆形隆起,称十二指肠乳头,是胆总管和胰管汇合的共同开口处,距切牙约75cm。

二、胃、十二指肠溃疡的外科治疗

1. 病因与发病机制 消化性溃疡发生的基本机制是对胃和十二指肠黏膜有损害作用的侵袭因素与黏膜自身的防御修复因素之间失去平衡。胃酸是消化性溃疡发生的决定性因素。

(1)幽门螺杆菌(Hp):幽门螺杆菌感染是消化性溃疡的主要原因。

(2)胃酸分泌异常:胃酸过多激活胃蛋白酶可使胃十二指肠黏膜发生"自我消化"。

(3)胃黏膜屏障受损:阿司匹林、布洛芬、吲哚美辛等非甾体抗炎药及糖皮质激素、酒精、咖啡因、化疗药等均可破坏胃黏膜屏障,造成氢离子逆流入黏膜细胞,引起胃黏膜水肿、糜烂甚至溃疡。

(4)其他:遗传、吸烟、饮食、心理因素、胃、十二指肠运动异常等。

2. 辅助检查

(1)幽门螺杆菌检测。

(2)胃镜及活组织检查:胃镜检查是消化性溃疡最可靠的首选诊断方法,也是最可靠和最有价值的检查方法。

(3)X线钡剂检查:龛影是溃疡的直接征象,是诊断溃疡较可靠的依据。

(4)大便隐血试验:隐血试验阳性提示溃疡有活动。

三、胃 癌

1. 病因 胃癌的病因未完全清楚,可能与下列因素有关:地域环境、饮食生活因素、胃幽门螺杆菌感染、慢性疾病和癌前病变、遗传因素等。

2. 病理

(1)大体分型:早期胃癌是指癌组织浸润仅限于黏膜或黏膜下层。进展期胃癌是指癌组织浸润深

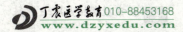
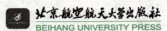

度已超过黏膜下层到达肌层或更远。胃癌好发部位以胃窦部为主，其次为贲门部。

（2）组织学分型：乳头状腺癌、管状腺癌、低分化腺癌、黏液腺癌、印戒细胞癌、未分化癌及特殊类型癌。以腺癌多见。

（3）转移途径：有直接浸润、淋巴转移、血行转移和腹腔种植4种途径。淋巴转移是主要的转移途径，终末期胃癌可经胸导管向左锁骨上淋巴结转移。血行转移多发生在晚期，以肝转移最常见。

3. 辅助检查

（1）X线钡剂检查：中晚期胃癌不规则充盈缺损或腔内壁龛影。

（2）纤维胃镜检查：镜下取活组织做病理学检查，可有效诊断早期胃癌，是目前最可靠、最有价值、最有意义的检查手段。

第十三节　肠疾病

一、解剖生理概要

1. **小肠**　分为十二指肠、空肠、回肠3部分。小肠是消化吸收的主要场所，小肠内的胰液、胆汁和小肠液对食物进行全面化学性消化，食物经过小肠后消化过程基本完成，未被消化的食物残渣进入大肠。空肠多位于左腰区和脐区，回肠多位于脐区、右腹股区和盆腔内，末端连接盲肠。机体水分的吸收主要在空肠。回肠末端是小肠最窄部分，易因异物或病变而发生梗阻。

2. **大肠**　分为盲肠、阑尾、结肠、直肠和肛管5部分。大肠的主要功能是吸收水分和电解质，暂时贮存食物残渣，形成粪便后排出体外。盲肠是大肠的起始部，位于右髂窝内。结肠分为升结肠、横结肠、降结肠和乙状结肠4部分。升结肠在右髂窝起始于盲肠，向上至肝右叶下方左曲，移行于横结肠；横结肠向左横行至脾下方，下折续于降结肠；降结肠沿左侧腹后壁向下，至左髂嵴处移行于乙状结肠。大肠在空腹时最常见的运动形式是袋状往返运动。

3. **阑尾**　位于右髂窝，根部连接于盲肠后内侧壁，体表投影在脐与右髂前上棘连线中外1/3交点处，称为麦氏点。阑尾动脉系回结肠动脉的分支，为无侧支的终末动脉，当血运障碍时易导致阑尾坏死。

二、急性阑尾炎

急性阑尾炎是外科最常见的急腹症。致病菌多为肠道内的各种革兰阴性杆菌和厌氧菌。

1. **病因**　阑尾管腔阻塞是急性阑尾炎最常见的病因。引起阻塞的主要原因是淋巴滤泡增生，其次是粪石，异物、炎性狭窄、蛔虫、食物残渣等原因，较少见。在已发生阻塞的基础上，存留于阑尾管腔的细菌繁殖，是阑尾炎发病的另一个重要原因。

2. **病理**

（1）急性单纯性阑尾炎：病变只局限于黏膜和黏膜下层，阑尾黏膜和黏膜下层充血、水肿，小溃疡和出血点，临床症状和体征较轻。

（2）急性化脓性阑尾炎：病变累及到阑尾壁的全层，阑尾明显肿胀，浆膜高度充血，表面覆以脓性渗出物，腔内有积脓，临床症状和体征较重。

（3）坏疽性及穿孔性阑尾炎：阑尾管壁坏死或部分坏死，阑尾管壁缺血呈紫色或黑色，是急性阑

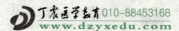
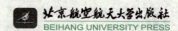

尾炎最严重的类型。

（4）阑尾周围脓肿：急性阑尾炎穿孔进程较慢时，穿孔的阑尾被大网膜及邻近肠管包绕，形成阑尾周围脓肿。

3. 辅助检查

（1）直肠指检：盆腔位阑尾炎常在直肠右前方有触痛，阑尾穿孔时可有直肠前壁广泛疼痛，形成脓肿时可触及痛性肿块。

（2）实验室检查：血白细胞计数和中性粒细胞比例增高，核左移。

（3）影像学检查：腹部 X 线平片可见盲肠扩张和气液平面，超声检查可见肿大的阑尾或脓肿。

三、肠梗阻

任何原因引起肠内容物通过障碍，并有腹胀、腹痛等临床表现时，称为肠梗阻，是外科常见急腹症之一。

1. 分类及病因

（1）按基本病因分类

①机械性肠梗阻：是临床最常见类型，是由于机械性因素导致肠腔狭小，肠内容物不能通过所致。粘连性肠梗阻是最常见的类型。其余原因还包括肿瘤压迫、嵌顿疝等；肠壁有肠套叠、肠扭转等；肠腔内有蛔虫、异物、粪石堵塞等。

②动力性肠梗阻：又分为麻痹性和痉挛性两类。肠腔并无器质性狭窄，梗阻是由于神经抑制或毒素刺激引起肠壁肌运动紊乱所致。麻痹性肠梗阻多见于腹部手术、创伤或弥漫性腹膜炎后，常与低钾血症有关。痉挛性肠梗阻少见，可发生于急性肠炎、肠道功能紊乱或慢性铅中毒患者。

③血运性肠梗阻：由于肠系膜血管栓塞或血栓形成，肠管血供障碍所致。肠腔虽无狭小或阻塞，但肠迅速发生坏死，失去蠕动能力。

（2）按肠壁血供有无障碍分类：分为单纯性和绞窄性两类。单纯性肠管无血供障碍，而绞窄性伴有血供障碍。

（3）按梗阻发生部位分类：分为高位小肠（空肠）梗阻、低位小肠（回肠）梗阻和结肠梗阻。结肠梗阻由于回盲瓣的作用，肠内容物不可从结肠反流至回肠，形成完全阻塞；小肠扭转时肠袢两端也完全阻塞，称为闭袢性肠梗阻。

（4）按梗阻程度分类：分为完全性和不完全性两类。

（5）按病程发展快慢分类：分为急性和慢性两类。

2. 病理生理

（1）局部变化：单纯性机械性肠梗阻发生后，梗阻以上肠蠕动增强，以克服阻塞的障碍，肠腔积气、积液，肠管膨胀；梗阻以下肠管则塌陷、空虚或仅存少量粪便。梗阻部位越低，时间越长，腹胀越明显。液体主要来自于胃肠道分泌液；气体大部分来自咽下的空气。急性完全性梗阻时，肠管迅速膨胀，肠壁变薄，肠腔内压力不断升高，使肠壁静脉回流受阻，肠壁充血、水肿，液体外渗；肠壁及毛细血管通透性增加，血性渗出液进入肠腔和腹腔。如不及时解除梗阻，出现动脉血运受阻，肠壁失去活力，变为紫黑色，肠管缺血坏死，肠内容物和大量细菌渗入腹腔，引起腹膜炎。

（2）全身变化

①脱水：肠梗阻后，吸收功能障碍致胃肠道液体积存于肠腔，肠壁液体向腹腔渗出；且高位肠梗阻有剧烈呕吐，常导致脱水。

②代谢性碱中毒：高位肠梗阻呕吐丢失大量胃酸和氯离子，致代谢性碱中毒。

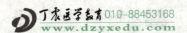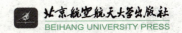

③代谢性酸中毒：低位小肠梗阻会有大量碱性消化液丢失，加之组织缺氧，代谢产物积聚，可导致代谢性酸中毒。

④血容量下降及休克：大量液体渗入肠腔和腹腔，发生绞窄还可使大量血浆和血液丢失，血容量下降。肠腔细菌渗入腹腔及肠壁坏死穿孔，导致弥漫性腹膜炎及全身感染。引起严重的低血容量性休克和感染性休克。

3. 辅助检查

（1）实验室检查：单纯性肠梗阻早期无明显改变。随着病情进展，因脱水和血液浓缩，白细胞计数、血红蛋白和血细胞比容升高，尿比重增高。高位肠梗阻因呕吐频繁可发生低钾、低氯血症和代谢性碱中毒。低位肠梗阻可发生代谢性酸中毒。绞窄性肠梗阻可有血象和血生化的明显改变。

（2）X线检查（表2-12）：对鉴别和诊断诊断最有价值。一般梗阻4～6小时后，腹部X线可见多个气液平面。麻痹性肠梗阻X线可见肠袢充气扩张。钡灌肠可显示结肠梗阻的部位与性质；但小肠梗阻尤其疑有肠穿孔时禁用钡灌肠，以免加重病情。

表2-12　单纯性肠梗阻与绞窄性肠梗阻鉴别

	单纯性肠梗阻	绞窄性肠梗阻
发　病	较缓慢	急骤，发展迅速
腹痛特点	阵发性绞痛	持续性剧烈绞痛
腹　胀	均匀全腹胀	不对称，有局部隆起的肿块
压　痛	轻，部位不固定	腹膜刺激征：固定压痛，反跳痛，腹肌紧张
全身情况	尚好	全身中毒症状及感染性休克
腹腔穿刺	无特殊	可见血性液体或炎性渗出液
血性粪便	无	可有
腹部X线检查	小肠袢扩张呈鱼骨刺状、梯形排列，结肠显示结肠袋	孤立扩大的肠袢
治疗原则	先行非手术治疗	手术治疗

四、肠　瘘

肠瘘是指肠管与其他脏器、体腔或体表之间存在病理性通道，肠内容物经此通道进入其他脏器、体腔或至体外，引起严重感染、体液失衡等改变。

1. 分类及病因　先天性畸形；腹部损伤；腹腔感染、肠道疾病或腹腔脏器恶性病变。

2. 病理　可分为高位瘘和低位瘘。高位瘘水、电解质紊乱及营养丢失较严重；低位瘘继发性感染较明显。如以胃液丢失为主，丢失的电解质主要为 H^+、Cl^-、K^+，患者可出现低钾低氯性碱中毒；而伴随肠液丢失的电解质主要为 N^+、K^+、HCO_3^-，患者表现为代谢性酸中毒及低钠、低钾血症。

3. 辅助检查

（1）实验室检查：血常规显示血红蛋白、红细胞计数下降。伴感染时白细胞及中性粒细胞比值增高。

（2）特殊检查：口服染料或药用炭，简单实用；瘘管组织活检及病理学检查。

（3）影像学检查：超声及CT检查、瘘管造影等。

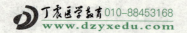

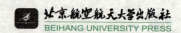

五、大肠癌

1. 病因　在我国，直肠癌最多见，好发于直肠中下段，其次为乙状结肠癌。大肠癌的病因尚未明确，可能与以下因素有关。

（1）饮食与运动：高脂肪、高蛋白和低纤维素饮食，缺乏适度的体力活动。

（2）遗传因素。

（3）癌前病变：以绒毛状腺瘤及家族性肠息肉病癌变率最高。

2. 病理　按大体形态分为肿块型、溃疡型、浸润型，以溃疡型最常见。按组织学类型分为腺癌、腺鳞癌和未分化癌，以腺癌为主，未分化癌预后最差。淋巴转移是最常见的转移途径，血行转移多见于肝，其次为肺、骨等。也可直接浸润邻近器官，如子宫、膀胱，还可经腹膜种植转移。

3. 辅助检查

（1）直肠指检：是诊断直肠癌最重要、最简单有效的检查方法，可了解癌肿的部位，距肛缘的距离，癌肿的大小、范围、固定程度及与周围脏器的关系等。

（2）大便隐血试验：可作为普查或高危人群的初筛手段。

（3）纤维结肠镜：加病理可确诊，是最可靠的检查方法。

（4）血清癌胚抗原（CEA）和CA19-9：是目前公认是结直肠癌诊断和术后监测有意义的肿瘤标志物，主要用于预测大肠癌的预后和监测复发。

（5）其他：X线钡剂灌肠、B超和CT检查。

第十四节　直肠肛管疾病

一、直肠肛管的解剖生理

1. 直肠　位于盆腔的后部，上接乙状结肠，向下移行为肛管，长 10～14cm，是粪便暂存的部位。直肠内面有 3 个直肠横襞，其中，中间的横襞大而明显，距肛门 7cm，相当于直肠前壁腹膜返折的水平，是乙状结肠镜检查的标志（图2-2）。

2. 肛管　上界为直肠穿过盆膈的平面，下界为肛门，长约 4cm，被肛提肌和肛门括约肌包绕，有控制排便的作用。肛窦为开口向上的隐窝，底部有肛腺的开口，容易积存粪便，感染后可形成肛周脓肿或瘘。肛管内面有 6～8 条纵行的黏膜皱襞称肛柱。

齿状线以上为单层柱状上皮，血供来源于直肠上、下动脉，回流至肝门静脉，淋巴引流至肠系膜下淋巴结和髂内淋巴结，受内脏神经支配，无疼痛感；齿状线以下为复层扁平上皮，血供来源于肛

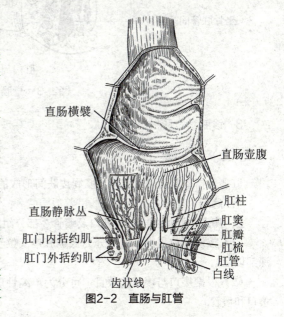

图2-2　直肠与肛管

（图中标注：直肠横襞、直肠壶腹、直肠静脉丛、肛门内括约肌、肛门外括约肌、齿状线、肛柱、肛窦、肛瓣、肛梳、肛管、白线）

门动脉，回流至下腔静脉，淋巴引流至腹股沟浅淋巴结，受躯体神经支配，痛觉敏锐。发生在齿状线以上的痔为内痔，以下的为外痔。

直肠内层的环肌在直肠下端增厚而成为肛门内括约肌，受内脏神经支配，可协助排便，但无括约肛门的功能。肛门外括约肌为骨骼肌，位于肛管平滑肌之外，分为皮下部、浅部和深部，受意识支配，有较强的控制排便功能。由肛门外括约肌的浅部和深部、肛门内括约肌、直肠纵肌的下部和肛提肌共同组成的肛管直肠环，对肛管起着极重要的括约作用，若手术损伤将引起大便失禁。

在直肠与肛管周围有数个间隙，充满脂肪结缔组织，是感染的常见部位。常见的有骨盆直肠间隙、坐骨肛管间隙（坐骨直肠间隙）和肛门周围间隙。

二、常见直肠肛管疾病

（一）直肠肛管周围脓肿

直肠肛管周围脓肿是指直肠肛管周围软组织或其周围间隙内的急性化脓性感染，并形成脓肿。

1. **病因** 主要原因为肛腺感染，也可由肛周皮肤感染、损伤、肛裂、内痔、药物注射等引起。常见的致病菌有大肠埃希菌、金黄色葡萄球菌、链球菌和铜绿假单胞菌，偶有厌氧性细菌和结核杆菌，常是多种病原菌混合感染。

2. **病理** 肛腺形成脓肿后，可蔓延至直肠肛管周围间隙的疏松结缔组织，感染极易蔓延、扩散，形成不同部位的脓肿（图 2-3）。

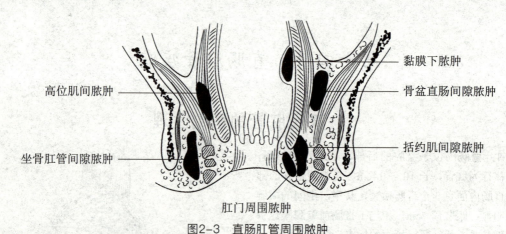

图2-3 直肠肛管周围脓肿

3. **诊断** 直肠指检对直肠肛管周围脓肿有重要意义。局部穿刺抽出脓液即可确诊。

（二）肛 瘘

肛瘘是指直肠远端或肛管与肛周皮肤间形成的肉芽肿性管道。

1. **病因** 主要的病因是直肠肛管周围脓肿；少数因结核、外伤感染等引起。

2. **病理** 肛瘘由内口、外口及瘘管 3 部分组成。

（1）按瘘管位置高低，可分为低位肛瘘（位于外括约肌深部以下）和高位肛瘘（位于外括约肌深部以上）。

（2）根据瘘口与瘘管的数目，可分为单纯性肛瘘（只存在单一瘘管）和复杂性肛瘘（存在多个瘘口和瘘管）。

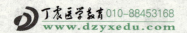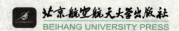

（三）肛裂

肛裂是指齿状线以下的肛管皮肤裂伤后所形成的小溃疡。

病因、病理 直接原因多为长期便秘、粪便干结引起排便时机械性损伤。慢性裂口上端的肛瓣和肛乳头水肿，形成肥大乳头；下端皮肤水肿，静脉、淋巴回流受阻，形成突出的袋状皮垂，称为前哨痔。肛裂、肛乳头肥大和前哨痔合称肛裂三联症。

（四）痔

痔是肛垫的支持结构病理性肥大和移位，直肠下端黏膜下和（或）肛管皮肤下的静脉丛淤血、扩张和纡曲所形成的局部团块，是最常见的直肠肛管疾病。

1. **病因与发病机制** 肛垫下移学说和静脉曲张学说。
2. **病理** 按痔所在部位分为内痔、外痔和混合痔 3 种。

第十五节 门静脉高压症

门静脉高压症是指门静脉的血流受阻、血液淤滞，引起门静脉系统压力增高，继而造成脾大、脾功能亢进，食管 - 胃底静脉曲张及破裂出血、腹水等一系列临床表现的疾病。门静脉高压症时，压力大都增至 25 ～ 50cmH$_2$O。

1. **解剖生理** 门静脉压力的正常值范围为 13 ～ 24cmH$_2$O。门静脉系与腔静脉系之间有 4 个主要交通支：胃底 - 食管下段交通支，直肠下端 - 肛管交通支，前腹壁交通支（附脐静脉）和腹膜后交通支，其中胃底 - 食管下段交通支是最重要的交通支。

2. **病因** 在我国，以肝炎后肝硬化导致的肝内型门静脉高压症最常见。肝外门静脉血栓形成、门静脉先天性畸形、上腹部肿瘤压迫、血吸虫、缩窄性心包炎及严重右心衰竭等也可引起门静脉高压症。

3. **病理生理** 门静脉系统无瓣膜，肝硬化后假小叶形成，肝窦变窄或闭塞，门静脉回流受阻，导致门静脉压力增高。血吸虫性肝硬化引起门静脉阻塞的部位在窦前，窦前阻塞继续发展，引起肝细胞营养不良和肝小叶萎缩。典型的病理变化包括 3 方面，有脾大、脾功能亢进，静脉交通支扩张和腹水。充血性脾大最先出现，脾组织增生，继发不同程度的脾功能亢进。门静脉回流受阻后，门静脉压力增加，交通支逐渐扩张，其中，胃冠状静脉 - 胃短静脉通过食管静脉丛与奇静脉、半奇静脉相吻合，血液流入上腔静脉，形成胃底 - 食管下段静脉曲张，其破裂出血是引起上消化道大出血的主要原因之一。

4. **辅助检查**

（1）血常规检查：脾功能亢进时，"三系"血细胞减少，白细胞计数 < 3×10^9/L、血小板 <（70 ～ 80）×10^9/L。

（2）肝功能检查：白蛋白降低，球蛋白增高，白 / 球蛋白比例倒置。凝血酶原时间延长。

（3）食管吞钡 X 线检查：钡剂充盈时，食管轮廓呈虫蚀状改变；排空时，曲张静脉呈蚯蚓样或串珠状负影。

（4）其他：肝脏 B 超、CT 检查，腹腔动脉造影，纤维镜检查。

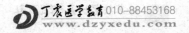
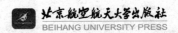

第十六节　肝脏疾病

一、解剖生理概要

1. 解剖　肝是人体最大的实质性脏器，成人肝重约 1200～1500g，肝的血供 25%～30% 来自肝动脉，70%～75% 来自门静脉。肝脏位于右上腹，隐藏在右侧膈下和肋骨深面，大部分为肋弓所覆盖。肝上界在右侧锁骨中线第 5 肋间，相当于叩诊的相对浊音界。肝下界与右肋弓一致，如在肋弓以下触及肝脏，则多为病理性肝肿大。幼儿的肝下缘位置较低，可在肋弓下触及。肝的显微结构为肝小叶，系肝结构和功能的基本单位。

2. 生理

（1）糖、脂肪、蛋白质、维生素的物质代谢均需要肝脏参与。

（2）肝脏每天分泌 600～1000ml 胆汁，是一种重要的消化液，其中的胆盐和胆固醇可作为乳化剂，促使脂肪裂解，有助于脂肪类食物及脂溶性维生素的消化和吸收，但胆汁中不含消化酶。

（3）肝脏是人体主要的解毒器官，外来的毒素、细菌、血氨及化学药物均需肝脏分解后排出；雌激素、抗利尿激素等多种激素可经肝脏灭活。

（4）肝脏是白蛋白及部分凝血因子合成的唯一场所，也是多种维生素贮存和代谢的主要场所。

二、原发性肝癌

1. 病因　肝癌是发生于肝细胞与肝内胆管上皮细胞的癌。

（1）病毒性肝炎：在我国，肝癌最常见的病因是乙型肝炎及其导致的肝硬化。

（2）其他：黄曲霉毒素、亚硝胺类化合物、饮酒、饮水污染、遗传因素、毒物、寄生虫等。

2. 病理　按大体病理类型可分为结节型、巨块型和弥漫型 3 类，以结节型多见。病理学和内科学教材将单个结节或相邻两个结节之和直径＜ 3cm 者称为早期肝癌（小肝癌）；外科学教材将直径≤ 2cm 者划分为微小肝癌，2cm ＜直径≤ 5cm 为小肝癌，5cm ＜直径≤ 10cm 为大肝癌，直径＞ 10cm 为巨大肝癌。肝癌按组织学分型可分为肝细胞癌、胆管细胞癌和混合型肝癌 3 类，以肝细胞癌为主。原发性肝癌常先有肝内转移，再出现肝外转移。经门静脉系统的肝内转移是最常见的途径。肝外血行转移常见于肺，其次为骨、脑等。淋巴转移较少见，可达到肝门淋巴结，其次为胰周、腹膜后、主动脉旁及锁骨上淋巴结。中晚期可直接浸润邻近脏器或腹腔种植转移。

3. 辅助检查

（1）甲胎蛋白（AFP）：是诊断肝癌的特异性指标，是肝癌的定性检查，有助于诊断早期肝癌，广泛用于普查、诊断、判断治疗效果及预测复发。

（2）B 超检查：是肝癌筛查和早期定位的首选检查。

（3）CT 和 MRI：具有较高的分辨率，可提高直径＜ 1.0cm 小肝癌的检出率。

（4）选择性肝动脉造影：是创伤性检查，必要时才采用。

（5）肝穿刺或组织检查：细针穿刺行组织学检查是确诊肝癌最可靠的方法。

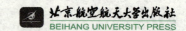

三、肝脓肿

（一）细菌性肝脓肿

细菌性肝脓肿是指由细菌侵入肝脏而形成的肝内化脓性感染疾病。

1. 病因

（1）入侵途径：胆道是最主要的入侵途径，胆道蛔虫病、胆管结石等并发化脓性胆管炎时，细菌沿胆管上行。其他途径还有肝动脉、门静脉、淋巴系统、肝外伤、隐匿性感染等。

（2）致病菌：胆管源性或门静脉播散者以大肠埃希菌最常见；肝动脉播散或隐源性感染者，以金黄色葡萄球菌最常见。

2. 辅助检查

（1）实验室检查：白细胞计数、中性粒细胞增高，有明显核左移。血清转氨酶升高。

（2）影像学检查：B超检查可明确肝脓肿的部位和大小，是首选的检查方法。X线检查显示肝影增大，右叶脓肿可见右膈肌升高，局限性隆起及运动受限。必要时行CT检查。

（3）诊断性肝穿刺：在B超定位下或肝区压痛最剧烈处穿刺，抽出脓液即可确诊，并可行脓液细菌培养。

（二）阿米巴肝脓肿

阿米巴肝脓肿由溶组织内阿米巴通过门静脉到达肝脏，引起细胞坏死，从而形成脓肿，其主要继发于肠道阿米巴病，也可在没有阿米巴痢疾的患者中发生。

病因　肠壁的溶组织内阿米巴滋养体经门静脉、淋巴管或直接蔓延侵入肝内。少数存活并繁殖，在肝门静脉内引起栓塞，使肝组织坏死形成脓肿。

第十七节　胆道疾病

一、解剖生理概要

1. 解剖

（1）胆囊：呈梨形，位于肝下的胆囊窝内，分底、体、颈、管4部分。胆囊底的体表投影在右腹直肌外缘或右锁骨中线与右肋弓的交点处。胆囊结石或炎症时，该处可有压痛。

（2）肝管与肝总管：胆道系统从毛细肝管开始，逐渐汇集为小叶间肝管和左、右肝管，出肝门合成为肝总管。肝总管下行，与胆囊管以锐角结合成为胆总管。肝总管、胆囊管与肝下缘构成的三角形区域称胆囊三角（Calot三角），内有胆囊动脉通过，是寻找胆囊动脉的标志，也是手术中易发生误伤的危险区。

（3）胆总管：胆总管在十二指肠降部中段的十二指肠后内侧壁与胰管汇合成膨大的共同管道，称Vater壶腹或肝胰壶腹，开口于十二指肠乳头。在肝胰壶腹周围有Oddi括约肌包绕，Oddi括约肌具有调节胆囊充盈，控制胆汁、胰液流入十二指肠、阻止十二指肠液反流的功能，也是胰腺和胆道疾病相互关联的解剖学基础（图2-4）。

2. 生理　胆汁胆道系统主要的生理功能是输送和调节肝脏分泌的胆汁进入十二指肠。

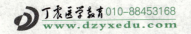
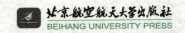

（1）胆汁的分泌和贮存：肝脏连续不断地分泌胆汁，但只有在消化食物时，胆汁才排入十二指肠。在空腹状态，胆汁流入胆囊，胆囊黏膜吸收水和电解质的功能很强，可将胆汁浓缩 5～10 倍而储存于胆囊内。

（2）胆汁的功能：水解和乳化食物中的脂肪，促进胆固醇和各种脂溶性维生素的吸收；刺激胰脂肪酶的分泌并使之激活；中和胃酸，刺激肠蠕动，抑制肠道内致病菌生长繁殖等。

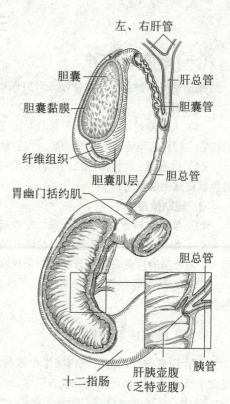

图2-4　胆道系统、十二指肠与胰管

二、胆石症和胆道感染

（一）概述

1. 胆固醇类结石　占结石种类比例较高，大多发生于胆囊。外观呈白黄、灰黄或黄色，质硬，表面多光滑。主要原因是胆汁成分改变、胆固醇过饱和析出；胆汁中成核过程异常；胆囊功能异常。

2. 胆色素类结石　占结石种类比例较低，大多发生于胆管。主要发生在肝内、外胆管内。胆道感染和胆汁淤滞是胆色素结石形成的主要因素。

3. 其他结石　碳酸钙、磷酸钙等为主要成分，少见。

（二）胆囊结石及急性胆囊炎

1. 病因

（1）胆囊结石：主要为胆固醇结石或以胆固醇为主的混合性结石，常见于 40 岁后女性。

（2）急性胆囊炎：是胆囊管梗阻和细菌感染引起的炎症。胆囊结石堵塞胆囊管是急性胆囊炎的主要病因。细菌感染以大肠埃希菌最常见。

2. 辅助检查　首选 B 超检查，可见胆囊增大，胆囊壁增厚，囊内显示强回声，其后有结石声影即可确诊。

（三）胆管结石及急性胆管炎

1. 病因

（1）原发性结石：多为胆色素结石，与胆道感染、胆汁淤积、胆管节段性扩张及胆道异物（胆道蛔虫、华支睾吸虫等）有关。

（2）继发性结石：以胆固醇结石为主，多为胆囊结石排进胆管并停留在胆总管内。

2. 病理　胆总管结石所引起的病理变化主要取决于结石的部位、大小及有无继发性感染的发生。胆管结石可导致胆道梗阻，造成急、慢性胆管炎，全身感染，肝损害，胆源性胰腺炎等。

3. 辅助检查　白细胞计数及中性粒细胞比例增高，血清胆红素升高，转氨酶、碱性磷酸酶升高。B 超作为首选检查，可发现胆总管增粗，内有结石影像。CT、MRI 可显示梗阻部位、程度及结石大小、数量等。也可进行 PTC、ERCP 等有创性检查，可清晰显示结石及部位。

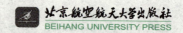

（四）急性梗阻性化脓性胆管炎

1. 病因 主要由急性胆管梗阻和化脓性感染引起。

（1）胆管梗阻：最常见的原因是肝内、外胆管结石，其次为胆道寄生虫和胆管狭窄。

（2）细菌感染：致病菌多为大肠埃希菌、克雷伯杆菌等肠道细菌。

2. 辅助检查

（1）实验室检查：白细胞计数及中性粒细胞比例增高，可出现肝功能损害，凝血酶原时间延长及血培养阳性。

（2）影像学检查：B超可显示梗阻的部位和性质。

三、胆道肿瘤

辅助检查

（1）胆囊息肉：首选B超，但很难分辨良恶性。确诊需行组织学检查。

（2）胆囊癌：B超、CT检查可见胆囊壁增厚或显示胆囊内新生物，亦可发现肝转移和淋巴结肿大。腹部超声穿刺活检可明确诊断。

（3）胆管癌：血清胆红素、APK、ALP显著升高。首选B超，可见肝内、外胆管扩张或胆管肿瘤。MRCP能清楚显示肝内、外胆管的影像，显示病变部位的效果优于腹部超声检查、CT和MRI。

第十八节 胰腺疾病

一、解剖生理概要

1. 解剖 是人体第二大消化腺，形态狭长，为头、颈、体、尾4部分。胰的前面隔网膜囊与胃相邻，后方有下腔静脉、胆总管及肝门静脉等重要结构，右端（胰头）被十二指肠包绕，左端（胰尾）抵达脾门，上缘和下缘各在脐上约10cm和5cm处。胰的位置较深，病变早期的腹壁体征往往不明显。胰管位于胰实质内，走行与胰的长轴一致，从胰尾经胰体走向胰头，最后在十二指肠降部的后内侧壁内与胆总管汇合成肝胰壶腹，常共同开口于十二指肠乳头。

2. 生理 胰具有外分泌和内分泌两种功能。胰腺的外分泌液为胰液，每天分泌量为750～1500ml，其中的消化酶主要有胰淀粉酶、胰脂肪酶、胰蛋白酶和糜蛋白酶，分别水解淀粉、脂肪和蛋白质。胰腺内的胰岛细胞承担内分泌功能，分泌胰岛素、胰高血糖素等物质。

二、急性胰腺炎

急性胰腺炎是由多种病因导致胰酶在胰腺内被激活，引起胰腺及其周围组织水肿、出血甚至坏死等炎性损伤。

1. 病因 在我国，胆道疾病是最常见的病因，西方国家多由大量饮酒导致。

（1）胆道疾病（胆道梗阻）：胆石症、胆道感染或胆道蛔虫是急性胰腺炎的主要病因，其中以胆石症最多见。

（2）酗酒和暴饮暴食：大量饮酒和暴饮暴食均引起胰液分泌增加，并刺激Oddi括约肌痉挛，造

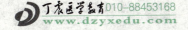
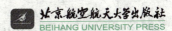

成胰管内压增高，损伤腺泡细胞，是急性胰腺炎的第二位病因和重要诱因，也是导致其反复发作的主要原因。

（3）胰管阻塞：常见病因是胰管结石，其次胰管狭窄、蛔虫及肿瘤均可引起胰管阻塞，胰管内压过高。

（4）十二指肠液反流：球后穿透溃疡、十二指肠憩室、胃大部切除术后输入袢梗阻等可引起十二指肠内压力增高，十二指肠液向胰管内反流。

（5）其他：手术创伤、内分泌与代谢障碍、药物、感染。

2. 病理 基本病理改变为胰腺水肿、充血、出血及坏死。

3. 辅助检查

（1）血常规检查：白细胞计数和中性粒细胞明显增高，核左移。

（2）淀粉酶测定：是胰腺炎早期最常用和最有价值的检查方法。血清淀粉酶在发病后数小时开始升高，8～12小时标本最有价值，24小时达高峰，持续4～5天后恢复正常。血清淀粉酶超过正常值3倍即可诊断。尿淀粉酶于24小时才开始升高，48小时达高峰后缓慢下降，1～2周后逐渐降至正常。淀粉酶升高的幅度和病情严重程度不成正比。

（3）血清脂肪酶测定：血清脂肪酶常在发病后24～72小时开始升高，持续7～10天。脂肪酶超过正常值3倍即可诊断。

（4）C反应蛋白（CRP）：是组织损伤和炎症的非特异标志物，发病48小时＞150mg/L提示病情较重。

（5）其他生化检查：持续空腹血糖＞10mmol/L提示可能有胰腺坏死，预后不良。血钙降低程度与病情严重程度成正比，＜1.5mmol/L提示预后不良。

（6）影像学检查：腹部超声为常规初筛检查，腹部X线片显示"哨兵袢"和"结肠切割征"为胰腺炎的间接指征。增强CT扫描是最具诊断价值的影像学检查，能鉴别是否合并胰腺组织坏死。

三、胰腺癌和壶腹部癌

（一）胰腺癌

1. 病因

（1）吸烟是胰腺癌发病的主要危险因素。

（2）饮酒和高蛋白、高脂肪饮食。

（3）糖尿病、慢性胰腺炎和胃大部切除术后等。

2. 病理 按部位可分为胰头癌、胰体尾癌，以胰头癌为主。组织学类型以导管细胞腺癌最多见，黏液性囊腺癌和腺泡细胞癌较少。转移途径主要是局部浸润和淋巴转移，晚期可累及锁骨上淋巴结。血行转移可至肝、肺、骨等，也可发生腹腔种植。恶性程度高、不宜早期发现、切除率低、预后差，早期即可直接浸润门静脉、肠系膜上动静脉等。

3. 辅助检查

（1）实验室检查：胆道梗阻者血清胆红素明显增高，碱性磷酸酶升高。血清中CEA、CA19-9等肿瘤标记物可能升高。其中CA19-9最常用于辅助诊断、疗效判断、监测复发和评估预后。

（2）B超检查：是首选的检查方法。

（3）逆行胰胆管造影（ERCP）：显示胰胆管狭窄、扩张情况，并可引流胆汁减轻黄疸。

（4）经皮肝胆管造影（PTC）：对判定梗阻部位和胆管扩张程度具有重要价值。

（二）壶腹周围癌

壶腹周围癌是指发生于距十二指肠乳头2cm以内的肿瘤，主要包括壶腹癌、胆总管下端癌和

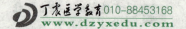

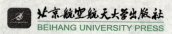

十二指肠腺癌。病理以腺癌最多见,其次为乳头状癌、黏液癌。

1. **病因** 吸烟是已被证实的致病因素。可能的致病因素包括脂肪和蛋白质摄入过多、大量饮用浓咖啡、饮酒、糖尿病、慢性胰腺炎、恶性贫血、胆石病及腹部手术史等。

2. **辅助检查** 同胰腺癌。CT 和 MRI 是壶腹周围癌的首选检查方法,ERCP 检查因可直接观察十二指肠乳头部病变,且可作活检,同时作胆胰管造影和减压,对明确诊断有十分重要的价值。

四、胰岛素瘤

胰岛素瘤是来源于胰岛 β 细胞的一种胰腺内分泌肿瘤。高发于 40 ~ 50 岁,多为单发良性。

辅助检查

(1)定性诊断

① Whipple 三联征:对诊断具有重要意义。空腹或运动后低血糖;发作时血糖低于 2.8mmol/L;进食或静脉注射葡萄糖后症状缓解。

② 72 小时快速饥饿试验:是最简单可靠的诊断方法。

(2)定位诊断:超声、CT 和 MRI 定位阳性率较低。胰腺薄层扫描增强 CT 及三维重建可对绝大多数胰岛素瘤进行准确定位。动脉造影诊断率可高达 80%。术中探查、触诊结合术中超声检查能有效发现 95% ~ 100% 的胰岛素瘤。

第十九节 急腹症

急腹症是一组起病急、变化多、进展快、病情重,以急性腹痛为主要特征,需要紧急处理的腹部病症。

1. **病因** 见表 2-13。

表2-13 急腹症的病因

病因分类		常见疾病
空腔脏器	穿孔	胃十二指肠溃疡穿孔、阑尾穿孔等
	梗阻	幽门梗阻、肠套叠、胃肠道肿瘤导致的梗阻等
	感染	急性阑尾炎、急性胆囊炎等
	出血	胃癌或结肠、直肠癌伴出血等
实质性脏器	破裂出血	肝癌破裂,肝或(和)脾创伤性破裂,异位妊娠等
	炎症感染	急性胰腺炎、肝脓肿等
血 管	腹主动脉瘤破裂	
	肠系膜血管血栓形成或栓塞	
	其他原因引起的器官血供障碍,如绞窄痛、肠扭转	

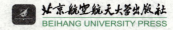

2. 病理生理

（1）内脏痛：由内脏神经感觉纤维传入的疼痛，感受胃肠道膨胀等机械和化学刺激。其特点为疼痛定位模糊，范围大，不准确。对切、刺、割、灼等刺激迟钝，对牵拉、膨胀、痉挛、缺血及炎症刺激敏感。常伴有恶心、呕吐等消化道症状。

（2）躯体痛：由躯体神经痛觉纤维传入的疼痛，感受壁层和脏层腹膜的刺激。其特点为感觉敏锐、定位准确。

（3）牵涉痛：又称放射痛，是指内脏病变产生的感觉信号被定位于远离该内脏的身体其他部位而引起疼痛。

3. 辅助检查

（1）实验室检查：白细胞计数和分类提示有无炎症感染。红细胞、血红蛋白和红细胞比容连续测定有助于评估有无出血及出血速度。

（2）影像学检查：X 线检查是最常用的检查方法，有助于诊断消化道穿孔、肠梗阻及泌尿系结石。B 超、CT 或 MRI 检查可诊断腹腔实质脏器损伤、破裂和占位。内镜检查可诊断胃肠疾病。

（3）诊断性腹腔穿刺：对疑有腹部损伤的患者，诊断性腹腔穿刺是最有意义的检查。

第二十节　周围血管疾病

一、深静脉血栓形成

深静脉血栓形成是指血液在深静脉内不正常凝固，阻塞回流和引起静脉壁的炎症性改变。是常见的血栓类疾病。最常见于下肢。

1. 病因　静脉炎、骨折碎片损伤等导致静脉壁损伤；手术、肢体制动、长期卧床或久坐等导致血流缓慢；肿瘤、产后、长期服用避孕药、创伤等所致的血液高凝状态。

2. 病理　静脉血栓以红血栓（凝固血栓）最常见。主要病理改变是静脉回流障碍。阻塞远端静脉压升高、毛细血管淤血、通透性增加，阻塞远端肢体出现肿胀。同时静脉交通支扩张开放，浅静脉扩张，血栓向远端延伸。血栓碎块可脱落，随血液回流入心脏，最终引起肺栓塞。

3. 辅助检查

（1）放射性同位素检查：操作简便，无创伤，正确率高，进而发现较小静脉隐匿型血栓。

（2）多普勒超声检查：可显示下肢深静脉血栓及其部位。

（3）静脉造影：为最准确的检查方法。

二、血栓闭塞性脉管炎

血栓闭塞性脉管炎是一种主要累及四肢远端中小动、静脉的慢性、节段性、周期性发作的血管炎性病变，又称 Buerger 病，简称脉管炎。

1. 病因　外来因素主要与吸烟、寒冷潮湿、慢性损伤、感染等因素有关；内在因素主要与自身免疫功能紊乱、男性激素和前列腺素失调及遗传等有关。其中，主动或被动吸烟是本病发生和发展的重要环节，烟碱可使血管收缩；免疫功能紊乱是发病的重要机制。好发于男性青壮年。

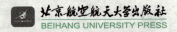

2. **病理**　病变呈节段性分布，主要侵及四肢中、小动静脉，尤其是下肢的小动脉，如胫前动脉、胫后动脉、足背动脉等，由远端向近端发展。

3. **辅助检查**

（1）B 超检查：可了解病变部位及缺血的程度。

（2）血管造影检查：是一种有创性检查，对于诊断血栓闭塞性脉管炎的价值最确切。有磁共振血管造影、螺旋 CT 血管造影及数字减影血管造影等。可显示患肢动、静脉的节段性病变及狭窄程度。患肢中、小动脉多节段狭窄或闭塞是典型的 X 线表现。数字减影血管造影还可显示闭塞血管周围有无侧支循环。

（3）其他检查

①皮肤温度检查：若双侧肢体对应部位皮肤温度相差＞2℃，提示皮温降低侧动脉血流减少。

②跛行距离和时间检查。

③肢体抬高试验：患者平卧，患肢抬高 45°，3 分钟后如出现麻木、疼痛，足部皮肤苍白、蜡黄为阳性，提示动脉供血不足。再让患者坐起，患肢自然下垂于床沿下，正常人皮肤色泽可以 10 秒内恢复，若超过 45 秒足部皮肤色泽仍不均匀或出现潮红或斑片状发绀，提示患肢有严重的血供障碍。

第二十一节　颅内压增高

一、颅内压增高

颅内压增高是指在病理状态下，颅腔内容物体积增加或颅腔容积减小，超出颅腔可代偿调节的范围，导致颅内压力超过 200mmH$_2$O（2.0kPa），常以头痛、呕吐、视神经乳头水肿为三大主症，是颅内多种疾病所共有的临床综合征。

1. **病因**　脑组织体积增大（脑水肿）、脑脊液增多（脑积水）、颅内血容量增多、颅内占位性病变、先天性颅腔畸形等。

2. **病理生理**　正常成人颅内压为 70 ～ 200mmH$_2$O，儿童为 50 ～ 100mmH$_2$O。颅腔内容物体积增大或颅腔容量缩减可导致颅内压增高。颅腔内容物主要包括脑组织、血液和脑脊液。脑脊液是这 3 种内容物中最容易改变的成分，颅内压的调节主要依靠脑脊液量的增减来实现。

3. **辅助检查**

（1）CT 或 MRI：首选 CT 进行定位和定性诊断，在 CT 不能确认时进一步行 MRI。

（2）脑血管造影或数字减影血管造影：判断脑血管是否有畸形。

（3）头颅 X 线摄片：慢性颅内压增高时可见脑回压迹增多、加深，蝶鞍扩大，颅骨局部破坏或增生。小儿可见颅缝分离。

（4）腰椎穿刺：可直接测出颅内压。有明显颅内压增高者禁止腰穿，以免引起枕骨大孔疝。

二、急性脑疝

由于颅内压增高导致脑组织从高压区向低压区移位，部分脑组织被挤入颅内生理空间或裂隙，当移位超过一定的解剖界限时，产生相应的临床症状，称为脑疝。脑疝是颅内压增高的严重后果。脑疝是神经系统疾病最严重的症状之一，可直接危及生命。

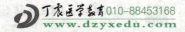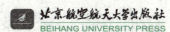

解剖概要 颅腔有 3 个彼此相通的分腔，被大脑镰、小脑幕分隔。小脑幕上腔容纳大脑，被大脑镰分为大脑左、右半球，小脑幕下腔容纳小脑、脑桥、延髓。颅腔与脊髓相连处的出口为枕骨大孔，延髓经此孔与脊髓相连，小脑扁桃体位于延髓下端的背侧，其下与枕骨大孔后缘相对。

第二十二节　颅脑损伤

一、颅骨骨折

颅骨骨折是指颅骨受暴力作用引起颅骨结构的改变。其严重性并不在于骨折本身，而在于可能同时并发的脑、脑膜、颅内血管和脑神经的损伤。

1. **骨折机制** 按骨折部位分为颅盖骨折和颅底骨折。按骨折是否与外界相通分为开放性骨折和闭合性骨折。按骨折形态分为线形骨折和凹陷性骨折。

2. **辅助检查** 颅盖骨折主要依靠 X 线确诊，诊断颅底骨折最可靠的是有脑脊液漏的临床表现。颅底骨折 X 线价值不大，查体检查有助于了解有无合并脑损伤。

二、脑损伤

按损伤后脑组织是否与外界相通，脑损伤分为开放性脑损伤和闭合性脑损伤。开放性脑损伤主要表现为头皮裂伤、颅骨骨折、硬脑膜破裂、脑脊液漏等。以下主要介绍闭合性脑损伤。

（一）脑震荡

辅助检查 神经系统检查无阳性体征，脑脊液中无红细胞，CT 检查颅内无异常，无明显器质性改变。

（二）脑挫裂伤

辅助检查 CT 或 MRI 检查可了解脑挫裂伤的部位、范围，脑水肿的程度，有无脑室受压及中线结构移位。腰椎穿刺检查脑脊液是否含血，可与脑震荡相鉴别，但颅内压明显增高者，禁忌腰穿。

（三）颅内血肿

颅内血肿是颅脑损伤中最常见、最严重的继发病变。按血肿的来源和部位，分为硬膜外血肿、硬膜下血肿和脑内血肿。按血肿引起颅内压增高或早期脑疝所需时间分型，分为急性型（72 小时以内）、亚急性型（3 天至 3 周）和慢性型（3 周以上）。

辅助检查

（1）硬膜外血肿：CT 示颅骨内板与脑表面间双凸镜形或弓形高密度影。

（2）硬膜下血肿：CT 示颅骨内板下新月形或半月形高密度、等密度或混合密度影。

（3）脑内血肿：CT 示脑挫裂伤灶附近或脑深部白质圆形或不规则形高密度影，周围有低密度水肿区。

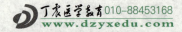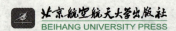

第二十三节　常见颅脑疾病

一、颅内肿瘤

颅内肿瘤又称脑瘤，好发于大脑半球，以 20～50 岁多见。神经上皮组织肿瘤，又称胶质瘤是颅内最常见的恶性肿瘤。脑转移性肿瘤多来自肺、乳腺、甲状腺、消化道等部位的恶性肿瘤。

二、颅内动脉瘤

颅内动脉瘤是颅内动脉壁的囊性膨出，极易破裂出血，是蛛网膜下隙出血最常见的原因，以 40～60 岁多见。

三、颅内动静脉畸形

颅内动静脉畸形是由发育异常动脉、静脉形成的病理性血管团，属于先天性中枢神经系统血管发育异常。多在 40 岁前发病，男性稍多于女性。

四、脑卒中的外科治疗

脑卒中是各种原因引起的脑的供应动脉狭窄或闭塞及非外伤性的脑实质性出血。包括缺血性脑卒中及出血性脑卒中，缺血性脑卒中约占 60%～70%。

（一）缺血性脑卒中

辅助检查：脑血管造影可发现病变部位、性质、范围及程度。发病 24～48 小时后，CT 出现低密度灶脑梗死区，MRI 较 CT 敏感。

（二）出血性脑卒中

多见于 50 岁以上的高血压动脉硬化患者。男性多见，常因血压突然升高诱发粟粒状微动脉瘤破裂出血，是高血压病死亡主要原因。出血多位于基底核壳部。

第二十四节　胸部损伤

一、解剖生理概要

1. **解剖**　胸部的骨性胸廓支撑保护胸内脏器，参与呼吸功能，由胸壁、胸膜及胸腔内脏器组成。胸壁由胸椎、胸骨和肋骨组成的骨性胸廓以及附着在其外面的肌群、软组织和皮肤组成。胸部的上

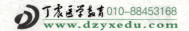
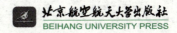

口由胸骨上缘和第 1 肋组成，下口为膈所封闭。

2. **生理** 胸膜是附着于胸壁内面和覆盖于肺表面的浆膜。脏胸膜被覆在肺的表面，与肺紧密结合，伸入叶间裂内。壁胸膜贴附于胸内筋膜内面、膈上面和纵隔侧面，向上突至颈根部。胸膜腔为脏、壁胸膜在肺根处相互延续共同围成左、右各一的密闭窄隙，腔内为负压，并有少量浆液，起润滑作用。腔内保持 −0.78～−0.98kPa（−8～−10cmH$_2$O）的压力，吸气时负压增大，呼气时减小；稳定的负压可以维持正常的呼吸，且能防止肺萎缩。

二、肋骨骨折

1. **病因、病理** 肋骨骨折的病因有外来暴力和病理因素，是最常见的胸部损伤。

（1）肋骨骨折的特点：因第 4～7 肋骨长而薄，最易折断，故第 4～7 肋骨骨折最多见。第 1～3 肋短粗，且被锁骨保护，不易骨折。第 8～10 对假肋及第 11、12 对浮肋的弹性大，也不易骨折。

（2）连枷胸：单根或多根肋骨单处骨折时对呼吸影响不大，若刺破壁胸膜、肺组织和肋间血管可出现明显症状。相邻多根、多处肋骨骨折使局部胸壁失去完整肋骨的支撑而软化，可导致连枷胸，是最严重的肋骨骨折。患者常发生吸气时软化区胸壁内陷，呼气时外突，这种现象称为反常呼吸运动。若软化区范围较大，可致呼吸时双侧胸腔内压力不平衡，造成纵隔左右摆动，影响换气和静脉血回流，重者可出现呼吸和循环衰竭。

2. **辅助检查** 胸部 X 线和 CT 检查可见肋骨骨折断裂线、断端错位及血气胸等，但不能显示前胸肋软骨骨折。

三、气 胸

胸膜腔内积气称为气胸。多由利器或肋骨断端刺破胸膜、肺及支气管后，胸膜腔与外界沟通，外界空气进入所致。根据胸膜腔内压力情况，气胸分为闭合性气胸、开放性气胸和张力性气胸。

1. **病理生理**

（1）闭合性气胸：胸膜腔内压低于大气压。空气通过胸壁或肺的伤口进入胸膜腔后，伤口立即闭合，患侧肺组织部分受压。

（2）开放性气胸：胸膜腔内压几乎等于大气压。胸壁存在开放性伤口，患侧胸膜腔与大气直接相通，空气自由进入胸膜腔，胸膜腔内负压消失，肺组织萎陷。由于呼吸时两侧胸膜腔的压力发生变化，可出现吸气时纵隔向健侧移位，呼气时又移回患侧，导致纵隔位置随呼吸而左右摆动，称为纵隔扑动。

（3）张力性气胸：胸膜腔内压高于大气压。较大的肺泡或支气管破裂、肺裂伤等形成的裂口所产生的单向活瓣与胸膜腔相通，吸气时开启，呼气时关闭，使胸膜腔内积气不断增加、患侧胸膜腔内压力进行性增高，纵隔向健侧移位，患侧肺严重萎陷，从而使呼吸和循环功能发生严重障碍。同时也会造成皮下气肿等。

2. **辅助检查** X 线检查是诊断气胸的主要方法。

（1）闭合性气胸：胸部 X 线检查可显示不同程度的肺萎陷和胸膜腔积气，有时伴有少量胸腔积液。

（2）开放性气胸：胸部 X 线检查示患侧肺明显萎缩，患侧胸壁大量积气，气管、心脏及纵隔明显移位。

（3）张力性气胸：胸部 X 线检查示胸膜腔严重积气，患侧肺完全萎缩，伴有纵隔和皮下气肿。胸膜腔穿刺有高压气体外推针筒活塞，气管和心脏向健侧移位。

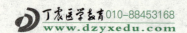
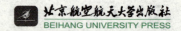

四、血　胸

胸膜腔内积血称为血胸。血胸与气胸同时存在，称为血气胸。

1. **病因、病理**　胸膜腔积血多来源于心脏、胸内大血管及其分支、肺组织和胸壁、膈肌等出血。肺裂伤出血多能自行停止；肋间血管、胸廓内血管或动脉出血不易自行停止；心脏和大血管受损出血易造成循环衰竭。血胸的发生可引起循环功能障碍，压迫肺组织，使呼吸面积减少。纵隔因血胸偏移向健侧，可导致健侧肺受压，静脉回流受阻。

2. **辅助检查**

（1）血常规：可见血红蛋白和血细胞比容下降。

（2）胸部 X 线检查：小量血胸肋膈角消失，大量血胸可见胸膜腔有大片积液阴影，纵隔可向健侧移位。

（3）胸腔穿刺：抽得血性液体即可确诊。

五、心脏损伤

心脏损伤分为钝性心脏损伤和穿透性心脏损伤。

（一）钝性心脏损伤

1. **病因**　多因胸前区撞击、减速、挤压、高处坠落、冲击等暴力所致，在等容收缩期遭受钝性暴力打击最易致伤。分为心肌挫伤和心脏破裂，心肌挫伤最常见。

2. **辅助检查**　心电图可见 ST 段抬高、T 波低平或倒置，房性、室性早搏等心律失常。超声心动图可显示心脏结构和功能改变。肌酸激酶同工酶和心肌肌钙蛋白 I 或 T 升高。

（二）穿透性心脏损伤

1. **病因**　多由锐器、火器或刃器所致。穿透性心脏损伤好发的部位依次为右心室、左心室、右心房和左心房。

2. **辅助检查**　心包穿刺抽得血液可确诊。胸部 X 线有助于诊断，超声心动图可明确有无心包积血及积血量。

第二十五节　脓　胸

一、急性脓胸

1. **病因**　多为继发性感染，最主要的原发病灶是肺部感染，常见的致病菌为金黄色葡萄球，其他如肺炎双球菌、链球菌、大肠埃希菌、真菌、结核杆菌和厌氧菌等。

2. **病理生理**

（1）浆液性渗出期：感染侵犯胸膜后，引起大量炎性胸水渗出。若排尽脓液，肺能完全膨胀。

（2）脓性渗出期：随着病程进展，脓细胞及纤维蛋白增多，渗出液逐渐由浆液性转为脓性，纤维蛋白沉积于脏、壁胸膜表面。病变局限者为局限性脓胸；病变广泛，脓液布满全胸膜时为全脓胸。

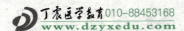
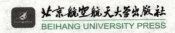

（3）脓腔形成期：初期纤维素膜附着不牢固，易脱落，随着纤维素层的不断加厚，韧性增强而易粘连，使脓液局限，形成局限性或包裹性脓胸。脓液被分割为多个脓腔时称多房脓胸；若伴有气管、食管瘘，脓腔内有气体，出现液平面，形成脓气胸。脓胸穿破胸壁，成为自溃性脓胸或外穿性脓胸。

3. 辅助检查

（1）影像学：X 线检查可见患侧胸腔呈均匀一致的密度增高影、CT 有助于判断脓腔大小、部位。超声检查可确定胸腔积液部位及范围，有助于脓胸穿刺定位。

（2）胸腔穿刺：抽出脓液可确立诊断。

二、慢性脓胸

一般急性脓胸的病程超过 3 个月，即进入慢性脓胸期。

1. 病因　急性脓胸引流不及时，引流部位不当，或过早拔出引流管，脓液未能排尽；异物存留于胸膜腔内；伴有支气管胸膜瘘或食管瘘；出现结核、真菌及寄生虫等感染；邻近组织有慢性感染，如肋骨骨髓炎、膈下脓肿、肝脓肿等。

2. 病理生理　在急性脓胸的基础上发展而来，毛细血管及炎性细胞形成肉芽组织，纤维蛋白沉着机化并在脏、壁胸膜上形成韧厚致密的纤维板，构成脓腔壁。纤维板日益增厚，可使纵隔向患侧移位，并限制胸廓的活动，降低呼吸功能。

3. 辅助检查

（1）X 线：见胸膜增厚，肋间隙变窄及大片密度增强模糊阴影，膈肌升高，纵隔移向患侧。

（2）胸腔穿刺：脓腔穿刺行化验检查，做细菌培养及药敏试验。

（3）脓腔造影或瘘管造影：明确脓腔范围和部位，支气管胸膜瘘者慎用或禁忌。

第二十六节　肺部疾病外科治疗

一、解剖生理概要

肺位于胸腔内，膈的上方，纵隔的两侧。左肺狭长，被斜裂分为上、下两叶；右肺宽短，被斜裂和右肺水平裂分为上、中、下三叶。在肺叶内，肺叶支气管又依支气管和血管分支再分为肺段。气管隆突的位置相当于胸骨角水平，气管在隆突处分为左右两主支气管，是支气管镜检时判断气管分叉的重要定位标记。呼吸系统通过肺通气和肺换气功能与外界环境之间进行气体交换，摄取新陈代谢需要的 O_2，排出代谢产生的 CO_2。

二、肺结核

肺结核是由结核分支杆菌引起的慢性传染性肺部疾病。大多数患者经内科治疗可痊愈，少数经内科治疗无效者才需外科手术治疗。

临床表现及诊断　患者出现午后低热、乏力、盗汗等全身症状和咳嗽、咳痰、咯血、胸痛等呼吸系统症状。痰结核菌检查阳性。胸部 X 线可早期发现肺结核。胸部 CT 可发现微小或隐蔽性病变。

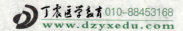
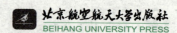

三、肺　癌

肺癌多数起源于支气管黏膜上皮，又称支气管肺癌。

1. **病因**　肺癌的病因尚未完全明确，吸烟是最重要的危险因素。其他危险因素包括职业因素（长期接触石棉、砷、煤烟、焦油和石油等）、空气污染、电离辐射、饮食与营养、某些慢性肺部疾病等。

2. **分类及病理**

（1）按解剖学部位分类：中央型肺癌多为鳞癌和小细胞癌；周围型肺癌多为腺癌。分布以右肺多于左肺，上叶多于下叶。

（2）按组织学分类：鳞癌以中央型肺癌为主，多见于老年男性，与吸烟关系最密切；腺癌目前发病率上升，已成为最常见的类型，女性多见，以周围型肺癌为主，对化疗、放疗敏感性较差；大细胞癌恶性程度较高；小细胞癌40岁左右吸烟男性多见，恶性程度最高。

（3）转移途径：有直接扩散、淋巴转移及血行转移3种转移方式。淋巴转移最常见，常转移至同侧颈部、右锁骨上淋巴结。晚期可发生血行转移，累及骨、脑、肝等。

3. **辅助检查**

（1）影像学检查：是最基本、最主要、应用最广泛的检查方法。

①胸部X线：是常用的筛查方法，可发现大部分肺内病灶。

②CT：可发现X线检查隐藏区的早期肺癌病变，可作为制定中心型肺癌的手术或非手术治疗方案的重要依据。

（2）痰脱落细胞检查：是简易有效的普查和早期诊断方法。

（3）纤维支气管镜检查：是诊断肺癌最可靠的手段。

第二十七节　食管癌

一、解剖生理概要

食管是连接咽和胃的细长肌性管道，功能是把食物和唾液等运送到胃内。成年人食管长约25cm，切牙距食管起点约15cm。食管壁由黏膜、黏膜下层和肌层组成，没有浆膜层，故食管癌等病变易扩散至纵隔。

二、食管癌

1. **病因**　吸烟与重度饮酒是重要原因；亚硝胺及真菌；遗传因素；营养不良及微量元素缺乏；不良饮食习惯，食物过烫或过硬，进食过快；食管炎症及黏膜损伤等。

2. **病理**　食管癌以鳞癌为主，好发于胸中段食管，下段次之，上段较少。按病理形态可分为髓质型、蕈伞型、溃疡型、缩窄型，以髓质型最常见，恶性程度高。可通过直接扩散、淋巴、血行3条途径转移，其中淋巴转移最主要，血行转移较晚。

3. **辅助检查**

（1）脱落细胞学检查：为我国首创，适用于普查。

（2）食管吞钡造影：出现皱襞粗糙或中断，充盈缺损、管腔狭窄等。

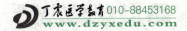 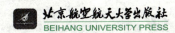

（3）纤维食管镜检查：合并病理学检查，有确诊价值。

（4）CT：能显示食管癌侵犯的范围及淋巴结转移情况。

第二十八节 心脏疾病

一、概 述

1. **解剖生理** 心脏是血液循环的射血器官，具有泵的功能。似倒置的圆锥体，有 4 个腔：左心房、右心房、左心室和右心室。心脏是血液循环的动力装置，它将来自静脉系统未氧合的血液经右心室泵入肺，再流回左心房，形成肺循环；并将已氧合的血液经左心室泵入全身组织器官（包括心肌），最终返回右心房，形成体循环，从而供应全身组织代谢所需的氧和营养素，以保证人体新陈代谢的正常进行，维持生命活动和血压。

（1）心壁：由内向外可分为心内膜、心肌层和心外膜 3 层。心外膜与心包壁层形成心包腔，心包腔内液体有 15～50ml，可起到润滑的生理作用。

（2）心的血管：心脏自身的血液供应主要来自于冠状动脉，有左、右冠状动脉两支。

（3）心传导系：窦房结是心的正常起搏点，窦房结产生的节律性兴奋依次传至结间束、房室结区、房室束、左右术支和浦肯野纤维，调节心脏的舒缩活动。

（4）心音

①第一心音：产生主要是由于二尖瓣和三尖瓣瓣膜关闭（即房室瓣关闭），瓣叶突然紧张产生振动而发出声音。标志心室收缩期的开始，与心尖搏动同时出现，在心尖部听诊最响。

②第二心音：主要由于主动脉瓣和肺动脉瓣的关闭引起瓣膜振动所致。标志心室舒张期的开始，在心底部听诊最响。

③第三心音：由于心室射血引起心室壁、腱索和乳头肌的振动所致。

④第四心音：由于心房收缩震动所致。正常情况不可闻及，属病理性。

2. **心脏疾病的特殊检查方法**

（1）心导管检查术：目的是明确诊断心脏和大血管病变的部位与性质、病变是否引起了血流动力学改变及其程度，为采用介入性治疗或外科手术提供依据。可以发现心内畸形；测量心血管各部位的压力；在各部位采血标本测量氧饱和度，明确异常分流；做心血管造影、描记心内心电图、计算心排出量等。方法：局麻后自股静脉、上肢贵要静脉或锁骨下静脉（右心导管术）或股动脉（左心导管术）插入导管到达相应部位。连续测量并记录压力，必要时采血行血气分析。

（2）心导管造影：可检查心脏和大血管的形态及缺损。根据不同的检查目的，选择左心室、右心室、肺动脉、升主动脉及其分支进行造影。

（3）冠状动脉造影术：可以提供冠状动脉病变的部位、性质、范围、侧支循环状况等的准确资料，有助于选择最佳治疗方案，是诊断冠心病最可靠的方法。

（4）以上各项心内检查，尤其是冠状动脉造影术，均可能引起各种并发症，甚至死亡。故做好术前、术后的护理措施十分重要。

①操作前备好心肺复苏术及各种抢救所需要的药品、物品与器械。

②目前常用碘造影剂，过敏反应为常见的不良反应，重者可出现过敏性休克和惊厥，故用前应进行过敏试验。

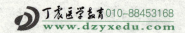
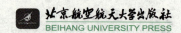

③术中严密观察病情，极少数患者注入造影剂后出现皮疹、寒战，地塞米松可缓解，应警惕因造影剂过敏而发生过敏性休克。

④术后用沙袋压迫穿刺部位并妥善固定，以防出血。观察局部渗血情况，出现异常时及时报告医师。

⑤术后常规静脉滴注抗生素，预防心内膜感染。

⑥术后卧床时间：右心检查后 6 ~ 12 小时；左心检查后 12 ~ 24 小时。

二、后天性心脏病的外科治疗

心脏瓣膜病是成人主要的后天性心脏病之一。最常见的是风湿热所致的风湿性瓣膜病。其中，二尖瓣最常受累，其次为主动脉瓣。最常见的联合瓣膜病是二尖瓣狭窄合并主动脉瓣关闭不全。

（一）二尖瓣狭窄

发病率女性多于男性，在儿童和青年期发作风湿热后，多在 20 ~ 30 岁后才出现临床症状。

辅助检查

（1）超声心动图：是明确诊断瓣膜病最可靠的方法，可评估二尖瓣的病理改变和狭窄的严重程度，还可提供房室大小、心室功能、室壁厚度和运动、肺动脉压等方面的信息。

（2）心电图检查：中、重度二尖瓣狭窄患者可出现二尖瓣型 P 波，P 波宽度＞ 0.12 秒，伴切迹。病程长者可见房颤。

（3）X 线检查：左心缘变直，左心房增大，肺动脉段隆起，主动脉结缩小，间质性肺水肿。左心房、右心室显著增大时，心影呈梨形（二尖瓣型心脏）。

（二）二尖瓣关闭不全

主要由风湿性炎症累及二尖瓣所致，常合并二尖瓣狭窄。

辅助检查 心电图轻者正常，较重者可出现电轴左偏、二尖瓣型 P 波、左心室肥大和劳损。胸部 X 线可见左心房、左心室扩大和肺淤血。超声心动图可发现左心房、左心室扩大，二尖瓣活动度大且关闭不全。

（三）主动脉瓣狭窄

单纯主动脉瓣狭窄少见，常合并主动脉瓣关闭不全和二尖瓣病变。

辅助检查 超声心动图可见主动脉瓣叶开放振幅减小、主动脉瓣增厚、变形或钙化等征象。胸部 X 线早期患者心影可无改变，后期呈现左心室增大，心脏左缘向左向下延长，升主动脉显示狭窄后扩大。心电图可见电轴左偏、左室肥大伴劳损，T 波倒置，部分患者可出现左束支传导阻滞。

（四）主动脉瓣关闭不全

辅助检查 超声心动图可显示主动脉瓣关闭不全的原因和瓣膜形态，了解血液反流的严重程度。X 线检查可见左心室明显增大，向左下方延长，主动脉结隆起，升主动脉和弓部增宽。心电图检查可出现电轴左偏和左心室肥大、劳损。

三、冠状动脉粥样硬化性心脏病

1. 病因 主要危险因素包括年龄（＞ 40 岁）、血脂异常、高血压、吸烟、糖尿病或糖耐量异常、

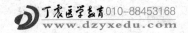

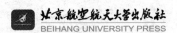

肥胖、家族遗传。其他危险因素还包括 A 型性格、口服避孕药、性别、缺少体力活动、饮食不当等。

2. **病理病生**　冠状动脉血流量是影响心肌供氧最主要的因素。当冠状动脉粥样硬化使管腔狭窄时，冠状动脉血流量减少，心肌供氧和需氧失去平衡，此时心肌需氧量增加，但冠状动脉供血量不能相应增加，临床上呈现心肌缺血的症状。长时间心肌缺血可导致心肌细胞坏死。

3. **辅助检查**

（1）冠状动脉造影术：是临床诊断冠心病的"黄金标准"，有助于选择最佳治疗方案及判断预后。

（2）超声心动图：可提供冠状动脉、心肌、心腔结构及血管、心脏的血流动力学检查结果。

第二十九节　泌尿、男性生殖系统疾病的辅助检查

1. **实验室检查**

（1）尿液检查

①尿液收集：尿常规检查是诊断泌尿系统疾病最基本的方法，以清晨第 1 次尿最佳。

②尿细菌学检查：可用于泌尿系感染的诊断和临床用药指导。尿培养以清晨第 1 次清洁中段尿为宜，耻骨上膀胱穿刺留取标本最为准确。

③尿脱落细胞学检查：用于膀胱肿瘤初筛或肿瘤切除术后的随访。需连续 3 天留取新鲜尿进行沉渣涂片检查，阳性结果可提示泌尿系肿瘤。

④尿三杯试验：用于判断镜下血尿或脓尿的来源和病变部位。以排尿初期的 5～10ml 尿为第 1 杯，排尿最后的 5～10ml 为第 3 杯，中间部分为第 2 杯。若第 1 杯尿液异常，提示病变在尿道；第 3 杯尿液异常提示病变在膀胱颈部或后尿道；若 3 杯尿液均异常，提示病变在膀胱或上尿路。

（2）肾功能检查

①尿比重测定：是最简单的肾功能测定方法。正常人尿比重为 1.015～1.025，尿比重持续固定在 1.010 左右，提示肾浓缩功能严重损害。

②血肌酐和血尿素氮测定：有助于判断肾功能损害的程度。

③内生肌酐清除率：是评价肾小球滤过功能最常用的方法，24 小时内生肌酐清除率正常为 80～120ml/min，< 80ml/min 提示肾小球滤过功能下降，< 10ml/min 提示已进入尿毒症期。

（3）血清前列腺特异性抗原（PSA）：是目前最常用的前列腺癌生物标记。健康男性血清 PSA 为 0～4ng/ml，如血清 PSA > 10ng/ml 应高度怀疑有前列腺癌的可能。

（4）精液检查：有助于男性不育症的诊断。精液检查前应禁欲至少 3 天，但不超过 7 天。

2. **影像学检查**

（1）B 超检查：方便、无创，不影响肾功能，广泛用于筛选、诊断、治疗和随访。

（2）X 线检查

①尿路平片：是泌尿系统常用的初检方法，摄片前应做充分的肠道准备。

②排泄性尿路造影：可显示尿路形态，有无扩张、推移、受压和充盈缺损等，同时可了解双侧肾功能。由于需静脉注射有机碘造影剂，造影前应做碘过敏试验。造影前日口服泻药排空肠道，禁食、禁水 6～12 小时，以增加尿路造影浓度。妊娠，甲亢，严重肝、肾、心血管疾病及造影剂过敏为禁忌证。

③逆行肾盂造影：能显示尿路形态，有无扩张、推移、受压和充盈缺损等，同时可了解双侧肾功能。经膀胱镜行输尿管插管注入造影剂，检查前可不做碘过敏试验。禁用于急性尿路感染及尿道狭窄。

严格无菌操作，动作轻柔，检查后多饮水、多排尿，遵医嘱应用抗生素，防止尿路感染。

④膀胱造影：经导尿管注入造影剂，可显示膀胱形态和病变。

⑤血管造影：禁用于有出血倾向、碘过敏、妊娠及肾功能不全者。造影后穿刺局部加压包扎，平卧 24 小时。造影后多饮水，必要时静脉输液，促进造影剂排出。

3. 器械检查

（1）导尿：诊断性导尿主要用于监测尿量、膀胱尿道造影以及尿动力学检查。

（2）尿道探条检查：用于探查尿道是否通畅及尿道狭窄的部位和程度，亦可用于扩张狭窄尿道。两次尿道扩张间隔时间至少是 3 天。

（3）尿道膀胱镜检查：是膀胱肿瘤和尿道肿瘤的确诊方法，也可用于经其他各项检查不能确诊的下尿路疾病。

第三十节 泌尿系损伤

一、肾损伤

1. 病因

（1）开放性损伤：常因弹片、枪弹、刀刃等锐器致伤，常伴其他组织器官损伤。

（2）闭合性损伤：因直接暴力（撞击、跌打、挤压、肋骨或横突骨折等）或间接暴力（对冲伤、暴力扭转等）所致。

2. 病理

（1）肾挫伤：大多数患者属此类损伤，症状轻微，可自愈。损伤局限于部分肾实质，表现为肾瘀斑和（或）包膜下血肿。

（2）肾部分裂伤：肾实质部分裂伤伴肾包膜破裂及肾周血肿，通常不需手术，可自行愈合，但需绝对卧床。

（3）肾全层裂伤：症状严重，常有肾周血肿、严重的血尿，需手术治疗。肾横断或破裂时，可导致远端肾组织缺血坏死。

（4）肾蒂损伤：少见但最严重，肾蒂或肾段血管部分或完全撕裂引起大出血、休克，常来不及就诊即死亡。

3. 辅助检查

（1）实验室检查：血尿是诊断肾损伤最重要的依据。尿常规检查可见大量红细胞。若血红蛋白与血细胞持续降低提示有活动性出血。血白细胞增多应注意有无继发感染。

（2）CT 检查：为首选检查，可清晰显示肾损伤程度。B 超能提示肾损伤的部位和程度。

（3）排泄性尿路造影和动脉造影检查：可评价肾损伤的范围和程度。

二、膀胱损伤

1. 病因

（1）开放性损伤：如火器或锐器致伤，常合并直肠、阴道损伤。

（2）闭合性损伤：分为直接暴力损伤和间接暴力损伤。直接暴力多发生于膀胱充盈状态下的下腹

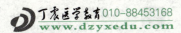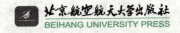

部损伤，如拳击、踢伤、碰撞伤等；间接暴力常发生于骨盆骨折时，骨折断端或游离骨片可刺伤膀胱，多由交通事故引起。

（3）医源性损伤：多由膀胱镜检查、盆腔手术、腹股沟手术、阴道手术等伤及膀胱。

2. 病理

（1）挫伤：伤及膀胱黏膜或肌层但未穿破膀胱壁，无尿液外渗，但可有血尿。

（2）膀胱破裂

①腹膜外型：膀胱壁破裂但腹膜完整，尿液外渗至膀胱周围间隙，多由膀胱前壁损伤所致。

②腹膜内型：膀胱破裂伴腹膜破裂，尿液流入腹腔，引起腹膜炎。

3. 辅助检查 尿常规检查可见镜下及肉眼血尿。膀胱造影见造影剂漏至膀胱外。导尿试验是确定膀胱破裂简单有效的检查方法。膀胱损伤时，导尿管可顺利插入膀胱（尿道损伤常不易插入），但仅流出少量血尿或无尿液流出。X线检查可发现骨盆骨折。

三、尿道损伤

1. 病因 尿道损伤在泌尿系统损伤中最常见，尿道损伤分为开放性、闭合性和医源性3类。开放性损伤多因火器、锐器所伤，常有阴囊、阴茎、会阴部贯通伤。闭合性损伤多为挫伤、撕裂伤，会阴部骑跨伤可引起尿道球部损伤，骨盆骨折可引起膜部尿道撕裂。医源性损伤为腔内器械直接损伤。

2. 病理 尿道损伤多见于男性，以尿生殖膈为界，可分为前尿道（球部、阴茎部）损伤和后尿道（前列腺部、膜部）损伤。其中球部和膜部的损伤最为常见。

（1）前尿道损伤可有挫伤、裂伤及断裂。

（2）后尿道损伤时，骨折及盆腔血管丛的损伤引起大出血，在前列腺和膀胱周围形成大血肿。后尿道断裂后，尿液外渗至耻骨后间隙和膀胱周围，但当尿生殖膈撕裂时，会阴、阴囊部也会出现血肿及尿外渗。

3. 辅助检查

（1）导尿可检查尿道是否连续、完整。若能顺利插入导尿管，说明尿道连续且完整。若一次插入困难，不可勉强反复试插，以免加重创伤和导致感染。

（2）X线检查骨盆前后位片显示骨盆骨折。尿道造影可显示尿道损伤部位及程度。尿道断裂可有造影剂外渗，尿道挫伤则无外渗征象。

第三十一节　泌尿系结石

一、概　述

1. 病因 尿路结石是泌尿外科常见病，以男性多发。大多数结石成因不清，其主要因素是尿中存在呈超饱和状态的结石晶体。可分为上尿路结石和下尿路结石。上尿路（肾、输尿管）结石以草酸钙结石多见，下尿路（膀胱、尿道）结石以磷酸镁铵结石常见，上尿路结石较下尿路结石更常见。

（1）流行病学因素：年龄、性别、种族、职业、饮食、水分摄入、代谢、气候、遗传等。

（2）尿液因素

①形成结石的物质增加，如骨质脱钙、甲状旁腺功能亢进等造成钙、草酸或尿酸排出量增加。

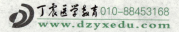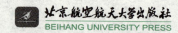

②尿 pH 改变，碱性尿中易形成磷酸钙及磷酸镁铵沉淀，酸性尿中易形成尿酸和胱氨酸结晶。

③尿液浓缩及尿中抑制晶体形成物质减少。

④尿路感染使尿基质增加，晶体易黏附。

（3）泌尿系统解剖因素：尿路狭窄、梗阻、憩室。

（4）遗传性疾病。

2. **病理**　尿路结石在肾和膀胱内形成，多数输尿管、尿道结石是结石排出过程中停留该处所致。结石可损伤泌尿系统并引起感染、梗阻，甚至恶变。

二、上尿路结石

辅助检查

（1）实验室检查：尿常规检查有肉眼或镜下血尿，伴感染时表现为脓尿。

（2）影像学检查

①X 线检查：泌尿系统 X 线平片能发现 95% 以上的结石。

②排泄性尿路造影：充盈缺损提示有 X 线透光的尿酸结石可能。

③逆行肾盂造影：少用，通常在其他方法不能确诊时采用。

④B 超：可显示结石的特殊声影，发现 X 线平片不能显示的小结石和透 X 线结石，还能显示肾积水及萎缩。

⑤CT 检查：虽能显示较小结石，但很少作为首选的诊断方法。

（3）内镜检查：包括肾镜、输尿管镜和膀胱镜。适用于其他方法不能确诊时。

三、膀胱结石

辅助检查　X 线检查能发现绝大多数结石。B 超能显示结石声影，同时可发现膀胱憩室、前列腺增生。膀胱镜检查可直视结石，并发现膀胱病因，最可靠。直肠指检较大的结石可经直肠腹壁双合诊被扪及。

第三十二节　泌尿、男性生殖系统结核

一、肾结核

肾结核为最常见的泌尿系结核，通常发生于肺部感染结核后。

1. **病因**　血行感染最常见。常发生于 20 ～ 40 岁的青壮年，绝大多数为单侧性。

2. **病理**　早期病变主要是肾皮质内多发性结核结节，中央常为干酪样物质，边缘为纤维组织增生。随着病变发展，结核结节彼此融合，形成干酪样脓肿，逐渐扩大蔓延累及全肾。肾盏颈或肾盂出口因纤维化发生狭窄，可形成局限的闭合性脓肿或结核性脓肾。

（1）病理性肾结核：患者免疫状况良好，感染细菌数量较少或毒力较小，使早期微小病灶自行愈合，不出现临床症状，仅尿中检测到结核分枝杆菌。

（2）临床肾结核：患者免疫低下，感染细菌数量较多或毒力较强，结核病灶逐渐扩大，穿破肾乳

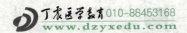 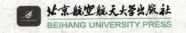

头到达肾盂、肾盏，出现临床症状和影像学改变。

二、男性生殖系统结核

男性生殖系统结核多继发于肾结核。前列腺、精囊结核临床表现不明显而不易被发现。附睾结核易被发现。多见于 20～40 岁青壮年。

（一）附睾结核

病理 主要病理改变为结核肉芽肿、干酪样变、空洞形成和纤维化。一般从头部开始，最终可破坏整个附睾。病变可蔓延至睾丸。

（二）前列腺、精囊结核

病理 病变早期一般在前列腺，精囊结核常由其扩展而来。病理改变与其他器官相似、纤维化较重。前列腺结核和精囊结核一般同时存在。

第三十三节 泌尿系统梗阻

一、概 述

泌尿系统是由肾小管、集合管、肾盏、肾盂、输尿管、膀胱和尿道组成的管道系统，主要功能是将肾脏产生的尿液排出体外。泌尿系统任何部位出现梗阻，都将影响尿液的排出，导致肾积水、肾功能损害，甚至肾衰竭。

1. **病因** 肾和输尿管的结石、肿瘤、某些先天性疾病均可引起梗阻。
2. **病理** 泌尿系梗阻引起的基本病理改变是梗阻以上的尿路扩张。膀胱以上梗阻，发生肾积水较快。膀胱以下梗阻，由于下尿道的缓冲作用，对肾的影响较慢，后期因输尿管膀胱连接部活瓣作用丧失，尿液自膀胱逆流至输尿管，可发生双侧肾积水。

二、良性前列腺增生

良性前列腺增生简称前列腺增生，也称前列腺肥大，是最常见的引起老年男性排尿障碍的疾病。
1. **病因** 与老龄、性激素平衡失调等有关。主要病理改变为细胞增生，增生组织挤压外周的腺体，使前列腺尿道伸长、受压变窄，尿道阻力增加，引起排尿困难。
2. **病理** 前列腺分为外周区，中央区，移行区和尿道周围腺体区。增生起始于围绕尿道精阜部位的移行区，而前列腺癌多起源于外周区。
3. **辅助检查**
（1）直肠指检：是诊断前列腺增生最重要、最简单易行的方法，多数患者可触到增大的前列腺，表面光滑，边缘清楚，质地柔软有弹性。
（2）超声检查：可经腹壁、直肠或尿道途径进行，直接测出前列腺的大小及测量残余尿量。
（3）尿流率检查：可确定患者的尿道梗阻程度。最大尿流率≥15ml/s 属正常，15～10ml/s 者表

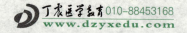
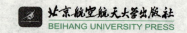

明排尿不畅，＜ 10ml/s 者则梗阻严重，是手术的指征。

（4）前列腺特异抗原（PSA）测定：是鉴别前列腺增生和前列腺癌的重要指标，敏感性高但特异性有限。

三、急性尿潴留

急性尿潴留是一种因突发无法排尿导致尿液滞留于膀胱内而产生的综合征。可由下尿路梗阻，膀胱神经受损和（或）膀胱逼尿肌功能受损引发。是泌尿外科最常见的急症之一。

病因和分类

（1）机械性梗阻：任何导致膀胱颈部及尿路梗阻的病变，如前列腺增生、尿道损伤、尿道狭窄、膀胱尿道结石、异物和肿瘤等。

（2）动力性梗阻：膀胱出口、尿道无器质性梗阻病变，尿潴留系排尿动力障碍所致。最常见的原因为中枢或周围神经系统病变，如脊髓或马尾损伤、肿瘤、糖尿病等。

第三十四节　泌尿、男性生殖系统肿瘤

一、肾　癌

1. **病因**　病因尚不明确，与吸烟、肥胖、环境污染、职业暴露、遗传因素等有关。居于泌尿系肿瘤第 2 位。

2. **病理**　肾肿瘤包括肾癌、肾母细胞瘤和肾盂癌。肾癌以透明细胞癌为主，是成人最常见的类型。肾母细胞瘤是小儿最常见的类型。肾癌可直接扩散到肾静脉、腔静脉形成癌栓，还经血行和淋巴途径转移。血行途径最常见的转移部位是肺、肝、骨、脑等。淋巴途径最先累及肾蒂淋巴结。肾癌具有内分泌功能，肾癌时肾素值升高，常伴高血压。

3. **辅助检查**

（1）实验室检查：尿脱落细胞检查具有决定性意义。

（2）影像学检查：B 超检查有助于准确的区分肿瘤和囊肿，是普查肾肿瘤的方法。静脉肾盂造影（IVP）可见肾盏肾盂不规则变形、狭窄拉长、移位或充盈缺损。CT 是目前诊断肾癌最可靠的影像学方法。肾动脉造影。

（3）输尿管肾镜：对可疑组织活检，可明确诊断。

二、膀胱癌

1. **病因**　居于泌尿系肿瘤首位，发病与以下因素有关。

（1）长期接触致癌物质。

（2）吸烟是最常见的致癌因素。

（3）膀胱慢性感染与异物长期刺激。

（4）其他：长期大量服用镇痛药、盆腔肿瘤术后放疗等。

2. **病理**　膀胱癌多见于膀胱侧壁、后壁，其次是三角区和顶部。组织类型多为上皮性肿瘤，以移行细胞乳头状癌为主，还有鳞癌和腺癌。肿瘤可向膀胱壁内浸润。淋巴途径最主要，常侵袭盆腔

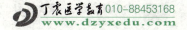
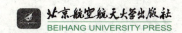

淋巴结。血行途径多在晚期，到达肝、肺、肾上腺和小肠等处。

3. 辅助检查

（1）尿脱落细胞学检查：简便易行，可作为血尿的初步筛选和肿瘤治疗效果的评价。

（2）膀胱镜检查：是诊断膀胱癌最直接、重要的方法，可以显示肿瘤的数目、大小、形态和部位。膀胱镜观察到肿瘤后应获取组织做病理检查。

（3）影像学检查：膀胱镜下取活组织做病理检查是最直接和重要的检查手段，是最可靠的检查方法。膀胱造影和静脉肾盂造影可见充盈缺损。B超、CT和MRI检查。

三、前列腺癌

1. 病因 尚不清楚，可能与年龄、遗传、种族、饮食、环境污染、癌前病变有关，好发于65岁以上男性。

2. 病理 前列腺癌常从腺体外周带发生，很少单纯发生于中心区域。前列腺癌转移常直接向精囊，和膀胱底部浸润。血行转移主要转移至骨，以脊椎骨最为常见，其次为股骨近端、盆骨和肋骨。多采用TNM分期系统。根据肿瘤侵犯范围不同，分为4期。

3. 辅助检查

（1）直肠指诊：可触及硬性前列腺结节，质地坚硬，表面不光滑。

（2）实验室检查：前列腺特异性抗原（PSA）是目前诊断前列腺癌、评估各种治疗效果和预测预后的重要肿瘤标志物。前列腺癌者血清PSA常升高，有转移病灶者血清PSA可显著升高。

（3）影像学检查：经直肠B型超声、MRI、CT；全身核素骨显像检查。

（4）前列腺穿刺检查：经直肠超声引导前列腺穿刺活检可确诊前列腺癌。

第三十五节　男性性功能障碍

男性性功能包括性欲、阴茎勃起、性交、射精和性高潮等方面，其中任何环节发生改变而影响正常性生活，即称为男性性功能障碍。

辅助检查

（1）实验室检查：包括肝肾功能、睾酮、促性腺激素（LH、FSH）、血糖等。

（2）特殊检查：包括夜间阴茎胀大试验、彩色多普勒双功能超声、阴茎海绵体静脉造影等。

第三十六节　肾上腺疾病外科治疗

肾上腺组织结构分为皮质和髓质，其中皮质占90%。皮质由外向内分为由球状带、束状带和网状带。皮质分泌类固醇激素，其球状带分泌盐皮质激素，主要是醛固酮，调节水盐代谢；束状带分泌糖皮质激素，主要是皮质醇，调节糖、蛋白质和脂肪代谢；网状带分泌主要分泌雄激素。肾上腺髓质主要分泌儿茶酚胺类激素，包括肾上腺素、去甲肾上腺素和少量多巴胺，以肾上腺素居多。皮质功能亢进可出现醛固酮症、皮质醇症及性征异常等，髓质功能亢进可引起儿茶酚胺症。

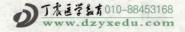
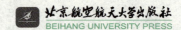

一、皮质醇症

皮质醇症，亦称库欣综合征，是机体组织长期暴露于异常增高糖皮质激素引起的一系列临床症状和体征。以垂体促肾上腺皮质激素（ACTH）分泌亢进最多见，即库欣病。

1. 病因与发病机制

（1）ACTH 依赖性：垂体瘤或下丘脑 - 垂体功能紊乱所致腺垂体分泌过量 ACTH，约占本病 70%；异位 ACTH 综合征最常见的为小细胞肺癌。

（2）非 ACTH 依赖性：肾上腺皮质腺瘤和皮质癌、肾上腺结节和腺瘤样增生等自主分泌大量皮质醇，但 ACTH 不高且肿瘤以外的肾上腺萎缩。

2. 辅助检查

（1）实验室检查

①皮质醇测定：血皮质醇水平增高且昼夜节律消失，24 小时尿 17- 羟皮质类固醇、尿游离皮质醇增高。

②血浆 ACTH 持续 > 3.3pmol/L，提示为 ACTH 依赖性疾病，如 2 次 ACTH < 1.1pmol/L，提示为 ACTH 非依赖性疾病。

（2）地塞米松抑制试验

①小剂量地塞米松试验：可定性诊断，鉴别皮质醇增多症和单纯性肥胖症，皮质醇症的血皮质醇不受抑制。

②大剂量地塞米松试验：用于判断病因，可鉴别肾上腺皮质肿瘤引起的库欣综合征与库欣病。肾上腺皮质肿瘤或异位 ACTH 综合征血皮质醇不被抑制。

（3）影像学检查：诊断病变部位。

二、原发性醛固酮增多症

原发性醛固酮增多症（原醛症、Conn 综合征）是肾上腺皮质分泌过量的醛固酮激素，引起以高血压、低血钾、高血钠、低血浆肾素活性和碱中毒为主要表现的临床综合征，30 ～ 50 岁多见。

1. 病因与分类 特发性醛固酮增多症最常见，症状多不典型，约占 60%；肾上腺皮质腺瘤次之，约 40% ～ 50%，临床表现典型，单侧多见。其余病因还包括单侧肾上腺增生、肾上腺皮质腺癌、糖皮质激素可抑制性醛固酮增多症等。

2. 辅助检查 实验室检查可明确病因，影像学检查可定位诊断。

（1）实验室检查：血钾低，肾素活性降低，尿钾高。血浆醛固酮 / 肾素浓度比值（ARR）是高血压患者中筛选原醛症最可靠的方法。体位试验和 18- 皮质酮（18-OHB）测定可区别特发性皮质增生和皮质腺瘤。

（2）影像学检查：超声检查能显示直径 > 1cm 的肾上腺肿瘤；CT 为肾上腺肿瘤首选检查手段，肾上腺 CT 平扫加增强可检出直径 > 5mm 的肾上腺肿瘤；MRI 仅用于 CT 造影过敏者。

三、儿茶酚胺症

儿茶酚胺增多症是嗜铬细胞瘤和肾上腺髓质增生的总称，其共同特点是肿瘤或肾上腺髓质的嗜铬细胞分泌过量的儿茶酚胺，而引起高血压、高代谢、高血糖等临床症状。嗜铬细胞瘤好发于 30 ～ 50 岁。

辅助检查

（1）实验室检查：定性诊断。血浆肾上腺素、去甲肾上腺素和多巴胺测定是诊断嗜铬细胞瘤最敏

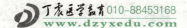
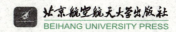

感的方法，尿液儿茶酚胺、香草扁桃酸（VMA）检测适用于低危人群的筛选，药物试验则适用于临床可疑而儿茶酚胺不高的患者。

（2）影像学检查：定位诊断。超声检查和 CT 能清楚显示肾上腺部位的肿瘤，是首选的检查方法。^{131}I- 间位碘苄胍（^{131}I-MIBG）扫描诊断较准确，除可诊断还可治疗。

第三十七节　骨与关节损伤

一、骨折概述

1. 定义、病因与分类

（1）定义：骨的完整性和连续性中断即为骨折。

（2）病因：骨折可由创伤和骨疾病（如骨髓炎、骨结核、骨肿瘤等）所致。受轻微外力即发生的骨折为病理性骨折。

①直接暴力：暴力直接作用使受伤部位发生骨折，常伴不同程度的软组织损伤，如小腿受撞击发生胫腓骨骨干骨折。

②间接暴力：暴力通过传导、杠杆、旋转和肌收缩使受力部位的远处发生骨折，如跌倒时以手掌撑地，暴力向上传导致桡骨远端或肱骨髁上骨折。

③疲劳性骨折：骨质持续受到长期、反复、轻度劳损引起的骨折，如远距离行军致第 2、3 跖骨骨折及腓骨下 1/3 骨干骨折，也称应力性骨折。

（3）分类

①根据骨折处皮肤、筋膜或骨膜的完整性：分为闭合性骨折和开放性骨折。开放性骨折的骨折端与外界相通，易引起感染。

②根据骨折的程度及形态：分为不完全骨折和完全骨折。不完全骨折骨的完整性和连续性部分中断，按其形态又分为青枝骨折、裂缝骨折。完全骨折骨的完整性和连续性全部中断，按骨折线方向及其形态又分为横形骨折、斜形骨折、螺旋形骨折、粉碎性骨折、嵌插骨折、压缩性骨折、骨骺损伤等。

③根据骨折端稳定程度：分为稳定性骨折和不稳定性骨折。前者为在生理外力作用下骨折端不易移位的骨折，如不完全性骨折及横形骨折、压缩性骨折、嵌插骨折等。后者为在生理外力作用下骨折端易移位的骨折，如斜形骨折、螺旋形骨折、粉碎性骨折等。

（4）骨折移位：由于暴力作用、肌肉牵拉以及不恰当的搬运等原因，大多数完全骨折均有不同程度的移位。常见移位有 5 种（可同时存在），包括成角移位、侧方移位、缩短移位、分离移位、旋转移位。

2. 骨折体征　畸形、异常活动、骨擦音或骨擦感。具备以上 3 个体征之一者，即可诊断为骨折。其中，畸形为骨折与脱位共有的体征，骨擦音或骨擦感为骨折的特征性体征。

3. 辅助检查　X 线检查是诊断骨折最可靠的、必不可少的检查，可明确诊断并了解骨折类型及移位情况。CT 检查、MRI 检查等。

二、常见的四肢骨折患者的病因

（一）锁骨骨折

病因　主要由间接暴力所致，多发生在儿童及青壮年。常见受伤机制是侧方摔倒，肩部着地，

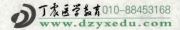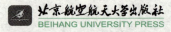

力传导至锁骨，发生斜形骨折。

（二）肱骨干骨折

病因　肱骨外科颈下 1～2cm 至肱骨髁上 2cm 段内的骨折。直接暴力常由外侧打击肱骨干中部导致横形或粉碎性骨折。间接暴力多由手部或肘部着地产生的剪式应力引起，多出现中下 1/3 骨折。

（三）肱骨髁上骨折

病因　多由间接暴力所致，多发生于儿童，分为伸直型骨折和屈曲型骨折。伸直型较常见，易合并肱动静脉及正中神经、桡神经、尺神经损伤。屈曲型少有合并神经血管损伤。

（四）桡骨远端伸直型骨折（Colles 骨折）

病因　由间接暴力所致，多为腕关节处于背伸位、手掌着地、前臂旋前时受伤。

（五）股骨颈骨折

病因　多发生于中、老年女性。按骨折线部位分为股骨颈头下骨折、股骨颈骨折、股骨颈基底骨折。前两类骨折易引起股骨头血供中断，导致股骨头坏死或骨折不愈合。

（六）股骨干骨折

病因　多发生于青壮年，重物直接打击、车轮碾轧等直接暴力作用引起股骨干横形或粉碎性骨折，伴有广泛软组织损伤。高处坠落伤、机器扭转伤等间接暴力常致股骨干斜形或螺旋形骨折，周围软组织损伤较轻。可分为上 1/3 段骨折、中 1/3 段骨折、下 1/3 段骨折。

（七）胫腓骨干骨折

病因　多见于青壮年和儿童。直接暴力引起胫腓骨同一平面的横形、短斜形或粉碎性骨折，如合并软组织开放伤，成为开放性骨折。胫腓骨干骨折是长骨骨折中最多发的一种，易出现骨筋膜室综合征。

三、脊柱骨折

（一）脊椎骨折

1. **病因、病理**　多由间接暴力引起，常并发脊髓或马尾神经损伤，易严重致残或致命。以胸腰段骨折最多见。
2. **辅助检查**　X 线、CT、MRI。

（二）脊髓损伤

1. **病因、病理**　脊髓损伤是脊椎骨折、脱位的严重并发症。胸腰段脊髓损伤出现下肢感觉和运动障碍，称截瘫。颈段脊髓损伤，出现四肢神经功能障碍，称四肢瘫痪或四瘫。
2. **辅助检查**　X 线、CT 检查是最常规的影像学检查。MRI 检查对于有脊髓和神经损伤者为重要检查手段，可了解椎骨、椎间盘对脊髓的压迫，脊髓损伤后的血肿、液化和变性等。

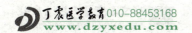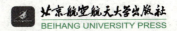

四、骨盆骨折

1. **病因、病理**　多有强大暴力外伤史，年轻人常见于交通事故、高空坠落和工业意外。老年人最常见的原因是摔倒。

2. **辅助检查**　X线、CT检查可显示骨折类型及移位情况。

五、关节脱位

（一）概　述

由于直接或间接暴力，使组成关节的各骨面失去正常的对合关系。

1. 病因

（1）创伤性脱位：由外界暴力引起的脱位，青壮年多见，是脱位的最常见病因。

（2）先天性脱位：胚胎发育异常，骨关节结构缺陷，出生后已发生脱位且逐渐加重。

（3）病理性脱位：关节结核、类风湿关节炎等疾病，破坏骨端，难以维持关节面正常的对合关系。

（4）习惯性脱位：习惯性脱位常与初次脱位治疗不当有关。

2. 分类

（1）按脱位的程度，分为全脱位和半脱位。

（2）按远侧骨端关节面移位方向，分为前脱位、后脱位、侧方脱位和中央脱位。

（3）按脱位发生的时间，分为新鲜性脱位（脱位时间在2周以内）和陈旧性脱位（脱位时间超过2周）。

（4）按脱位后关节腔是否与外界相通，分为闭合性脱位和开放性脱位。

3. 辅助检查　X线检查对确定脱位的方向、程度、有无合并骨折、有无骨化性肌炎或缺血性骨坏死等有重要作用。

（二）常见关节脱位

关节脱位以肩关节和肘关节脱位最常见，其次为髋关节。常见关节脱位鉴别见表2-14。

表2-14　常见关节脱位鉴别

	肩关节脱位	肘关节脱位	髋关节脱位
病因病理	间接暴力所致，前脱位多见	间接暴力所致，后脱位常见，易致神经血管损伤	强大暴力所致，后脱位最常见，严重时可致股骨头坏死
临床表现	三角肌塌陷，呈"方肩"畸形，关节盂处空虚，可触及肱骨头，杜加试验阳性	明显畸形，肘部弹性固定在半屈位，肘后三角关系失常	患肢短缩，髋关节呈屈曲、内收、内旋，臀部可触及股骨头
功能锻炼	固定时活动腕部与手指。解除固定后行肩关节各方向的主动活动	固定时做伸掌、握拳、手指屈伸及肩、腕关节活动。解除固定后练习肘关节屈伸和前臂旋转活动	固定时患肢股四头肌的等长收缩锻炼，3周后开始活动关节，4周后可扶拐下地，3个月内患肢不能负重

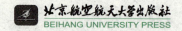

六、断肢（指）再植

肢（指）体离断多由外伤所致，包括完全或不完全性离断的肢（指）体。断肢（指）再植是对离断的肢（指）体，采用显微外科技术对其进行清创、血管吻合、骨骼固定以及修复肌腱和神经，将肢（指）体重新缝合到原位，使其完全存活并恢复一定功能的精细手术。

病因、病理 按照病因病理，可分为切割伤、碾压伤和撕裂伤。

第三十八节　骨与关节感染

一、化脓性骨髓炎

化脓性骨髓炎是由化脓性细菌感染引起的骨膜、骨密质、骨松质及骨髓组织的炎症，可分为急性和慢性骨髓炎两类。

1. 病因、病理

（1）急性血源性骨髓炎：最常见的致病菌是金黄色葡萄球菌，其次为β溶血性链球菌。好发于12岁以下骨骼生长快的儿童，男性居多，因儿童干骺端骨滋养血管为终末血管，血流缓慢，容易使细菌滞留，引发急性感染。本病早期以骨质破坏为主，晚期以死骨形成为主。好发部位为胫骨、股骨、肱骨等长骨的干骺端，感染途径以血源性播散为主。

（2）慢性血源性骨髓炎：多因急性骨髓炎未能彻底控制而反复发作所致。致病菌以金黄色葡萄球菌多见，但多数为混合感染。病理特点是死骨、骨性包壳、无效腔和窦道。

2. 辅助检查

（1）急性骨髓炎

①实验室检查：血白细胞及中性粒细胞显著增高，血沉加快，C反应蛋白增高。

②X线检查：早期无异常，起病2周后显示干骺端稀疏，散在虫蚀样骨破坏。

③局部分层穿刺：抽出脓液可以确诊。

（2）慢性骨髓炎：X线检查平片显示骨骼失去正常形态，增粗变形，骨质硬化，骨髓腔不规则。

二、化脓性关节炎

1. 病因、病理 金黄色葡萄球菌是最常见的致病菌。血源性传播或直接蔓延至关节腔是最常见的感染途径。多见于儿童，尤其是营养不良小儿，男性居多。好发部位为髋关节和膝关节。

2. 辅助检查 血白细胞和中性粒细胞增高，血沉加快。关节腔穿刺抽脓，细菌培养可发现致病菌。X线检查显示骨质疏松、关节间隙进行性变窄和虫蚀样改变，严重者骨性强直。

三、骨与关节结核

（一）概　述

骨与关节结核是由结核分枝杆菌侵入骨或关节而引起的一种继发性结核病。好发于儿童和青少年，脊柱结核多见，其次为膝关节结核和髋关节结核。

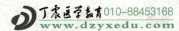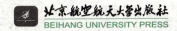

1. **病因**　骨关节结核绝大部分由肺结核引起。

2. **病理**　最初的病理变化是单纯性骨结核或单纯性滑膜结核。发病初期表现为关节腔积液。病变进一步发展可形成全关节结核，出现结核性浸润、肉芽增生、干酪样坏死、寒性脓肿和窦道。

3. **辅助检查**

（1）实验室检查：可有轻度贫血，少数患者白细胞计数升高。脓肿穿刺或病变部位的组织学检查可确诊。

（2）影像学检查：X线、CT和MRI。

（二）脊柱结核

1. **病理**　中心型多见于儿童，好发于胸椎。边缘型多见于成人，好发于腰椎。

2. **辅助检查**　X线检查可见骨质破坏和椎间隙狭窄，CT对腰大肌脓肿有独特价值，MRI可见脊髓有无受压，有早期诊断价值。

（三）髋关节结核

1. **病理**　以单纯滑膜结核多见、其次为单纯骨结核和晚期全关节结核。

2. **辅助检查**　X线检查早期病变可见骨质疏松，关节囊肿胀，后期出现死骨、空洞、股骨头破坏或消失，可伴病理性脱位。CT、MRI可发现X线检查不能显示的病灶。关节镜检查具有早期诊断价值，可同时行关节液培养、组织活检等。

（四）膝关节结核

1. **病理**　早期滑膜结核多见，病变发展缓慢，以炎性浸润和渗出为主，表现为膝关节肿胀和积液，进一步发展形成全关节结核。易发生寒性脓肿破溃，并发混合感染形成慢性窦道。

2. **辅助检查**

（1）X线检查：早期病变可见关节囊肿胀、骨质疏松，后期出现死骨、空洞，关节间隙消失，可伴病理性脱位。

（2）其他：CT、MRI等。在诊断有疑问时，应做滑膜活检病理切片检查。

第三十九节　腰腿痛及颈肩痛

一、腰椎间盘突出症

腰椎间盘突出症是指腰椎间盘退行性变后，外力作用下纤维环破裂和髓核、软骨终板突出，刺激、压迫神经根或马尾神经而引起的以腰腿痛为主要症状的综合征，是腰腿痛最常见的原因。

1. **病因、病理**

（1）病因：腰椎间盘退行性变是腰椎间盘突出症的基本病因。积累损伤是椎间盘退变的主要原因，最易由反复弯腰、扭转等动作引起。此外也与长期震动、过度负荷、外伤、遗传、妊娠、发育异常、吸烟和糖尿病等有关。

（2）病理：好发部位主要为脊柱活动大，承重较大或活动较多处，以腰4～5和腰5至骶1最易发生。其病理分型包括膨出型、突出型、脱出型、游离型、Schmorl结节及胫骨突出型。

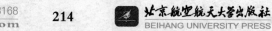

2. **辅助检查**　X 线正位片显示腰椎侧弯，侧位片显示生理前凸减少或消失，椎间隙狭窄。CT 和 MRI 检查可显示椎管形态、椎间盘突出的程度和位置。

二、腰椎管狭窄症

腰椎管狭窄症指腰椎管发生骨性或纤维性结构异常，引起 1 处或多处管腔狭窄，压迫马尾神经或神经根而造成的综合征。

1. **病因、病理**　先天性椎管狭窄病多因骨发育不良。后天性椎管狭窄常由椎管退行性变所致。椎管退行性病变后纤维环破裂、髓核突出，神经根受压或充血、水肿出现相应压迫症状。

2. **辅助检查**　X 线检查可显示腰椎间隙狭窄，骨质增生。椎管造影、CT 和 MRI 有较高的辅助诊断价值。

三、颈椎病

颈椎病是指因颈椎间盘退变及其继发性改变，刺激或压迫相邻脊髓、神经、血管和食管等组织，并引起相应的症状和体征。

1. **病因、病理**　颈椎间盘退行性变，是最基本的病因；损伤，使原已退变的颈椎和椎间盘损害加重，如长期伏案工作或不良睡眠姿势；颈椎先天性椎管狭窄，50 岁以上男性多见，好发部位为颈 5～6、颈 6～7。

2. **辅助检查**　X 线检查显示颈椎生理前凸减少或消失，椎间隙狭窄或增生，椎间孔变窄等。CT 或 MRI 显示颈椎间盘突出，椎管和神经根管狭窄，脊髓、脊神经受压。

第四十节　骨肿瘤

1. **分类和病理**

（1）分类：按肿瘤来源分为原发性和继发性，原发性骨肿瘤以良性多见。良性骨肿瘤中以骨软骨瘤常见，恶性骨肿瘤中以骨肉瘤发病率最高，均以男性居多。

（2）病理：根据外科分级（G）、肿瘤区域（T）及转移（M）情况进行外科分期。G（grade）表示病理分级，共分 3 级：G_0 为良性，G_1 为低度恶性，G_2 为高度恶性。T 表示肿瘤解剖定位，M 表示远处转移。

2. **辅助检查**

（1）X 线表现：良性肿瘤界限清楚、密度均匀，无骨膜反应。骨肉瘤表现为成骨性、溶骨性或混合性骨质破坏，边界不清，肿瘤生长顶起骨外膜，骨膜下产生新骨，表现为三角状骨膜反应阴影，称 Codman 三角。"葱皮样"现象常见于尤因肉瘤。"日光射线"影像多见于生长迅速的恶性肿瘤。

（2）实验室检查：血清碱性磷酸酶、乳酸脱氢酶升高，与肿瘤细胞成骨活动有关，如骨肉瘤。男性酸性磷酸酶增高，提示骨肿瘤来自晚期前列腺癌。

（3）病理检查：是确诊骨肿瘤的唯一可靠检查。

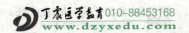
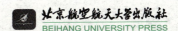

第三章 妇产科护理学

第一节 女性生殖系统解剖与生理

一、外生殖器

1. 外生殖器的范围 外生殖器又称外阴，是女性生殖器官的外露部分，位于耻骨两股内侧间，前为耻骨联合，后为会阴。

2. 外生殖器 由阴阜、大阴唇、小阴唇、阴蒂、阴道前庭组成。解剖结构见图3-1。

（1）阴阜：青春期阴阜上开始生长呈倒三角形的阴毛，为女性第二性征之一。

（2）大阴唇：含有丰富的血管、淋巴管和神经，故外阴受伤易形成血肿。

（3）小阴唇：位于大阴唇内侧的一对薄皱襞，表面湿润无毛，富含神经末梢，极敏感。

（4）阴蒂：位于两侧小阴唇顶端的联合处，有勃起功能，富含神经末梢，最为敏感。

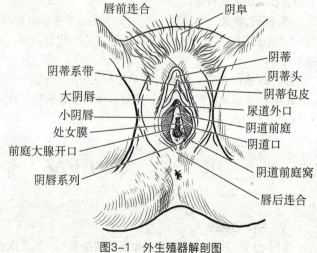

图3-1 外生殖器解剖图

（5）阴道前庭：为两侧小阴唇间的菱形区域，前为阴蒂，后为阴唇系带。

①前庭球：又称球海绵体，位于前庭两侧，有勃起性。

②前庭大腺（巴氏腺）：位于大阴唇后部，向内开口于阴道前庭后方小阴唇与处女膜之间的沟内。性兴奋时可分泌黏液润滑阴道。正常情况下不可触及，感染时易致腺管口闭塞，形成脓肿或囊肿。

③尿道口：尿道后壁有一对尿道旁腺，有分泌润滑尿道口的作用，此处常为细菌潜伏之处。

④阴道口及处女膜：阴道口位于前庭后部、尿道口下方。阴道口处覆盖有一层黏膜，为处女膜，在初次性交时会破裂，阴道分娩时会进一步破损。

⑤舟状窝：位于阴道口和阴唇系带之间，分娩后此窝会消失。

3. 会阴 会阴又称会阴体，是指阴道口与肛门之间的楔形软组织，由皮肤、皮下脂肪、筋膜、部分肛提肌和会阴中心腱组成，厚3～4cm。妊娠后期可变软，有利于分娩。分娩时注意保护会阴，防止裂伤。如行会阴切开术，需剪开的肌肉由外向内分别是球海绵体肌、会阴深横肌和耻尾肌。

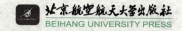
丁震医学教育 010-88453168
www.dzyxedu.com
北京航空航天大学出版社
BEIHANG UNIVERSITY PRESS

二、内生殖器

女性内生殖器位于真骨盆内，包括阴道、子宫、输卵管和卵巢。

1. **阴道**　位于真骨盆腔内，上宽下窄，后壁较前壁长，为性交器官，也是月经血排出及胎儿娩出的通道。后壁与直肠贴近，前壁与膀胱、尿道相邻，下端开口于阴道前庭，上端环绕子宫颈形成阴道穹窿。阴道后穹窿最深，其顶端为直肠子宫陷凹，是盆腔最低点。当盆腔积液或积血，经后穹窿穿刺或引流可诊断和治疗疾病。阴道壁由黏膜、肌层和纤维构成，伸展性大，受性激素影响，有周期性变化。阴道壁富有静脉丛，损伤后易出血或形成血肿。阴道黏膜上皮为复层鳞状上皮（复层扁平上皮）。

2. **子宫**　位于盆腔中央，呈倒置梨形，站立时呈前倾前屈位，前与膀胱，后与直肠为邻，可发生周期性变化，能孕育胚胎、胎儿和产生月经。长 7～8cm，宽 4～5cm，厚 2～3cm，重50g，容量为 5ml。解剖结构见图 3-2。

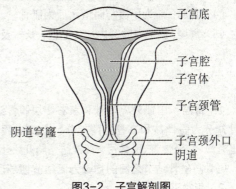

图3-2　子宫解剖图

（1）宫体及宫颈：子宫上部较宽，称子宫体，其隆起顶部称子宫底。子宫下部较窄部分为子宫颈，成人子宫体与子宫颈比例为 2：1，婴儿比例为 1：2。

（2）子宫峡部：子宫体与子宫颈之间的最狭窄部分为子宫峡部，在非孕时长 1cm，其上端因解剖上较狭窄，称为解剖学内口，下端宫腔内膜开始转变为宫颈黏膜，称为组织学内口。

（3）上皮组织：子宫内膜受性激素影响可发生周期性变化，其上皮为单层柱状上皮。宫颈黏膜无周期性剥落，其上皮为单层高柱状上皮。宫颈阴道部为复层鳞状上皮覆盖。宫颈外口鳞状上皮与柱状上皮交界处是宫颈癌的好发部位。

（4）韧带：子宫的正常位置依靠 4 对子宫韧带维持，分别是圆韧带、阔韧带、主韧带及宫骶韧带。韧带位置见图 3-3。圆韧带呈圆索状，起于两侧子宫角前面输卵管的稍下方，向前外侧延伸达两侧骨盆壁，越过腹股沟管终止于大阴唇前端。阔韧带为子宫体两侧的一对翼形双层腹膜皱襞，从子宫体两侧起向外延伸达骨盆壁而成。主韧带又称子宫颈横韧带，位于阔韧带的下部，横行于宫颈两侧和骨盆侧壁之间。宫骶韧带从子宫颈两侧起，绕过直肠达第 2、3 骶椎处。其作用见表 3-1。

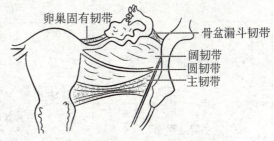

图3-3　子宫韧带

表3-1　子宫韧带的作用

子宫韧带	作　　用
圆韧带	直接维持子宫前倾位
阔韧带	维持子宫在盆腔正中位
主韧带	固定子宫颈，防止子宫下垂
宫骶韧带	向后上方牵引子宫颈 间接维持子宫前倾位

3. **输卵管**　长 8～14cm，为一对细长弯曲的肌性管道，内侧与子宫角相连，外侧游离，是精子、卵子相遇受精的部位，也是运送卵子、精子、受精卵的通道。由外向内分为伞部、壶腹部（正常受精的部位）、峡部及间质部。

4. **卵巢**　位于子宫两侧，输卵管的后下方，借卵巢系膜与阔韧带相连，是产生、排出卵子和分泌性激素的性器官。青春期前表面光滑，青春期开始排卵后，表面逐渐凹凸不平。育龄期大小约4cm×3cm×1cm，重5～6g。绝经后萎缩变小、变硬。卵巢覆盖单层立方上皮，表面无腹膜，利于排卵，但卵巢癌易扩散。外层为皮质，内层为髓质。

5. **邻近器官** 与尿道、膀胱、输尿管、直肠及阑尾相邻。

（1）尿道：位于阴道前、耻骨联合后，开口于阴道前庭。

（2）膀胱：位于子宫与耻骨联合之间。充盈的膀胱影响妇科检查，手术时易误伤，因此妇科检查和手术前必须排空膀胱。

（3）输尿管：从肾盂开始下行，距子宫颈旁约2cm处从子宫动脉后方穿过，向前进入膀胱。施行子宫及附件切除术时应避免损伤输尿管。

（4）直肠：前为子宫与阴道，后为骶骨。

（5）阑尾：位于右髂窝内，其位置、长短及粗细变异较大，下端有时可达右侧输卵管及卵巢位置。

三、骨 盆

1. **骨盆** 由骶骨、尾骨和左右2块髋骨组成。以耻骨联合上缘、髂耻缘及骶岬上缘连线为界，将骨盆分为假骨盆和真骨盆两部分。上部为假骨盆（大骨盆），下部为真骨盆（小骨盆）。真骨盆的标记有骶岬、坐骨棘、耻骨弓。真骨盆是胎儿娩出的骨产道。在骨盆关节与耻骨联合周围均有韧带附着，骶、尾骨与坐骨结节之间的韧带为骶结节韧带，骶、尾骨与坐骨棘之间的韧带为骶棘韧带。

2. **骨盆平面**

（1）入口平面：为真假骨盆的交界面，呈横椭圆形，前方为耻骨联合上缘，两侧为髂耻缘，后面为骶岬上缘。其平面径线见表3-2。入口前后径是决定胎先露进入骨盆入口的重要径线。

表3-2 骨盆各平面径线

骨盆平面	平面径线	径线值
入口平面	入口前后径	11cm
	入口横径	13cm
	入口斜径（左、右各一）	12.75cm
中骨盆平面	中骨盆前后径	11.5cm
	中骨盆横径	10cm
出口平面	出口横径	9cm

（2）中骨盆平面：最狭窄，呈纵椭圆形，前为耻骨联合下缘，两侧为坐骨棘，后为骶骨下部。

（3）出口平面：由两个不在同一平面的三角形组成，其共同底边为坐骨结节间径，前三角顶点为耻骨联合下缘，两侧为耻骨弓，后三角平面顶点为骶尾关节，两侧为骶结节韧带。若出口横径稍短，但出口横径与出口后矢状径之和＞15cm，仍可阴道分娩。

3. **骨盆轴及骨盆倾斜度** 连接骨盆各平面中心点的假想轴线，称为骨盆轴（产轴）。此轴上段向下向后，中段向下，下段向下向前。骨盆倾斜度指妇女站立时骨盆入口平面与地平面形成的角度，一般为60°。骨盆倾斜度过大，常影响胎头衔接和娩出。

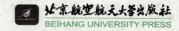

四、血管、淋巴及神经

1. **血管**　女性生殖器的血液供应来源于卵巢动脉、子宫动脉、阴道动脉及阴部内动脉，静脉与动脉伴行。其中卵巢动脉自腹主动脉分出，进入卵巢门前分出分支供应输卵管；右侧卵巢静脉汇合回流至下腔静脉，左侧回流至左肾静脉。

2. **淋巴**　女性生殖器官淋巴主要分为外生殖器淋巴组和盆腔淋巴组，淋巴管多伴动脉而行，淋巴回流依次汇入髂动脉各淋巴结、腹主动脉周围腰淋巴结、第2腰椎前方的乳糜池。

3. **神经**

（1）外生殖器：主要来源于阴部神经，由第Ⅱ、Ⅲ、Ⅳ骶神经的分支组成，属于躯体神经，分布于会阴、阴唇及肛门周围。

（2）内生殖器：由交感神经和副交感神经组成。交感神经由腹主动脉前神经丛分出，分为卵巢神经丛和骶前神经丛；其中卵巢神经丛分布于卵巢和输卵管，骶前神经丛分布于子宫体、子宫颈、膀胱上部等。子宫平滑肌有自主节律性，切除其神经后仍有节律收缩。

五、骨盆底

1. **解剖特点**　骨盆底有3层组织，外层由球海绵体肌、坐骨海绵体肌、会阴浅横肌和肛门外括约肌组成；中层由上、下两层筋膜及其间的一对会阴深横肌与尿道括约肌组成；内层即盆膈，为最坚韧的一层，由肛提肌及其筋膜组成，其中肛提肌由耻尾肌、髂尾肌和坐尾肌组成。

2. **生理特点**　骨盆底组织能够封闭骨盆出口，保持、承托盆腔脏器于正常位置，其中以肛提肌的托力为主。

六、妇女一生各阶段的生理特点

女性一生各阶段的生理特点见表3-3。

表3-3　女性各阶段的生理特点

女性各阶段	划分时间	生理特点
新生儿期	生后4周内	有泌乳、假月经等特殊生理变化，短期会自然消退
儿童期	出生4周～12岁	8岁前主要为身体生长发育 8岁后乳房和内、外生殖器开始发育
青春期	10～19岁	月经初潮是青春期的标志 第一性征有所变化，卵巢增大、阴阜隆起、色素沉着、宫体宫颈比例变为2：1、已初步具有生育能力 第二性征开始出现，思想、情绪非常不稳定，胸和肩部皮下脂肪增多、骨盆变宽、阴毛和腋毛开始出现、声调变高、乳房发育是第二性征的最初特征
性成熟期	18岁开始，历时30年左右	有周期性排卵和行经，生育活动最旺盛
绝经过渡期	40岁开始，短至1～2年，长至10～20年	卵巢功能逐渐减退，失去周期性排卵能力，月经开始不规则，直至绝经，生殖器官开始萎缩
绝经后期	60岁以后进入老年期	卵巢功能进一步衰退、老化，易出现萎缩性阴道炎、骨质疏松等

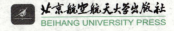

七、卵巢的周期性变化及内分泌功能

1. 卵巢的周期性变化 表现为卵泡的发育和成熟、排卵、黄体形成及黄体萎缩。女性一生仅有 400～500 个卵泡发育成熟并排卵，进入青春期后，每个月经周期一般只有 1 个卵泡发育成熟。成熟卵泡逐渐向卵巢表面移动，破裂而出现排卵。排卵多发生在下次月经来潮前 14 天左右。排卵后，卵泡壁塌陷，卵泡颗粒细胞和内膜细胞向内侵入，由卵泡外膜包围，共同形成黄体。若卵子未受精，黄体会在排卵后 9～10 天开始萎缩，成为白体。若卵子受精，黄体则转变为妊娠黄体，至妊娠 3 个月末才退化。

2. 卵巢分泌的激素 雌激素孕激素的生理作用，见表3-4。

（1）雌激素：在排卵前达到高峰，排卵后稍减少，之后随黄体发育又逐渐增加，在排卵后 7～8 天达到第二高峰，随后雌激素水平急剧下降，在月经前达最低水平。其能促进和维持子宫发育。

（2）孕激素：在排卵后 7～8 天黄体成熟时，分泌量达最高峰，以后逐渐下降，至月经来潮时恢复到排卵前水平。具有生物活性的最主要孕激素是孕酮。

（3）雄激素：促使阴蒂、阴唇及阴阜的发育，促进阴毛、腋毛的生长。对雌激素有拮抗作用，可促进非优势卵泡闭锁，提高性欲。能促进蛋白质合成、肌肉生长、骨骼发育。促进骨髓中红细胞增生。促进水、钠重吸收并保留钙质。

表3-4 雌激素与孕激素的生理作用

作用部位	雌激素	孕激素
子宫内膜	↑增殖变厚，异常增殖可引起子宫出血	↑由增生期转变为分泌期，利于受精卵着床
子宫平滑肌	↑对缩宫素的敏感性增强	↓对缩宫素的敏感性下降
宫颈黏液	↑促进分泌，变稀薄，利于精子穿透	↓分泌减少变黏稠，形成黏液栓，减少精子进入
阴道上皮	↑细胞增生角化，糖原增多，酸度增强	↓细胞角化消失，脱落加快
输卵管	↑促进肌层发育、上皮分泌和纤毛生长	↓抑制节律性收缩和纤毛生长
排卵	↑小剂量刺激促性腺激素，促进排卵 ↓大剂量减少促性腺激素，抑制排卵	↓抑制垂体黄体生成素，抑制排卵，可避孕
乳腺	↑小剂量促进腺管增生，乳头、乳晕着色 ↓大剂量抑制催乳素，减少乳汁分泌	↑促进腺泡发育，为哺乳作准备
神经系统	促进神经细胞生长、分化、存活及再生，促进乙酰胆碱等神经递质合成	调节体温中枢，影响散热，基础体温升高 0.3～0.5℃；中枢抑制和催眠；增加通气，降低 $PaCO_2$
代谢	水钠潴留，升高血压 增加骨骼钙盐沉着，促进骨骺愈合 升高甘油三酯，降低胆固醇和低密度脂蛋白，增加高密度脂蛋白，降低糖耐量	促进水钠排泄 促进蛋白质分解，增加尿素氮排泄 增加低密度脂蛋白 诱导肝药酶，促进药物代谢

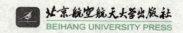

八、生殖器官的周期性变化

1. 子宫内膜的周期性变化 以一个正常周期28天为例，子宫内膜变化可分为3期。子宫内膜分为功能层和基底层。

（1）增生期：月经周期的第5～14天，子宫内膜的增生与修复在月经期已开始。

（2）分泌期：月经周期的第15～28天，与卵巢周期中的黄体期对应，是最适于受精卵着床的时期。其中月经周期的第24～28天为月经前期，子宫内膜可厚达10mm，呈海绵状。

（3）月经期：月经周期的第1～4天，是雌激素、孕激素撤退的最后结果。表现为子宫内膜螺旋小动脉出现节律性、阵发性收缩、痉挛，继而发生缺血、缺氧并坏死脱落。

2. 宫颈黏液的周期性变化 宫颈黏液受雌激素影响，会分泌增多、黏液变稀薄而透明，在排卵前黏液可拉丝长达10cm以上，在显微镜下可见羊齿植物叶状结晶。排卵后，黏液受孕激素影响，分泌减少、浑浊黏稠、拉丝易断，显微镜下可见成行排列的椭圆体。

3. 输卵管的周期性变化 雌激素能促使输卵管黏膜上皮纤毛细胞生长、非纤毛细胞的分泌增加、输卵管发育及增强输卵管收缩振幅。孕激素能抑制输卵管收缩振幅，抑制纤毛细胞的生长，减少黏液分泌。雌孕激素协同作用能使受精卵顺利移至子宫腔。

4. 阴道黏膜的周期性变化 阴道上段黏膜受雌孕激素的影响最明显。雌激素能使黏膜上皮增生，表层细胞角化，糖原分解增加、以保持阴道酸性环境。孕激素能使黏膜上皮大量脱落，可通过阴道脱落细胞的检查，了解雌孕激素变化。

第二节 妊娠期

一、妊娠生理

1. 妊娠 成熟卵子受精是实际妊娠的开始，胎儿及其附属物自母体排出是妊娠的终止，一般为40周。

2. 受精与着床 精子与卵子相遇于输卵管，结合形成受精卵的过程称为受精。受精发生在排卵后12小时内，整个受精过程约需24小时。受精后72小时分裂为16个细胞的实小胚，称为桑椹胚；受精后第4天早期胚胎进入宫腔。晚期囊胚种植于子宫内膜的过程称受精卵着床。着床时间约在受精后第6～7天开始，第11～12天结束，需经过定位、黏附和侵入三个阶段。

3. 胎儿附属物形成与功能 胎儿附属物指胎儿以外的组织，包括胎盘、胎膜、脐带和羊水，对维持胎儿生命和生长发育起重要作用。

（1）胎盘

①组织结构：胎盘是母儿唯一的结合体，由胎儿部分的羊膜、叶状绒毛膜和母体部分的底蜕膜共同构成，是母体与胎儿间进行物质交换的重要器官，于妊娠6～7周至12周末形成。其中叶状绒毛膜能构成胎盘的胎儿部分，是胎盘的主要部分。

②胎盘功能：有物质交换、防御、合成及免疫等功能，胎盘合体滋养细胞能合成多种激素、酶和细胞因子，对维持正常妊娠期具有重要作用。激素主要有蛋白、多肽和甾体激素。蛋白质激素有人绒毛膜促性腺激素（hCG）和人胎盘生乳素（HPL）。甾体激素有雌激素和孕激素。一般hCG在妊娠第8～10周达到分泌高峰，持续1～2周迅速下降；HPL在妊娠5～6周开始分泌，至妊娠34～36周达到

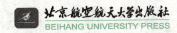

高峰。

（2）胎膜：由绒毛膜（外层）和羊膜（内层）组成。绒毛膜发育过程中退化成平滑绒毛膜，妊娠晚期与羊膜紧贴，但可完全分开。胎膜可保持羊膜腔的完整性，具有保护胎儿、预防宫腔感染的作用，并参与维持羊水平衡和分娩的发动。

（3）脐带：是连接胎儿与胎盘的条索状组织，胚胎及胎儿借助脐带悬浮于羊水中。妊娠足月的脐带长 30～100cm，平均长 55cm。脐带内的血管包括 2 条脐动脉、1 条脐静脉。脐带是母体与胎儿气体交换、营养物质供应和代谢产物排出的重要通道。

（4）羊水：为充满于羊膜腔内的液体。

①羊水性质：妊娠早期羊水来源于母体血清透析液，中期以后羊水主要来源于胎儿尿液。妊娠早期羊水为无色澄清液体，足月时羊水略浑浊，内含胎脂、上皮细胞及大量激素和酶。妊娠时羊水量会逐渐增加，足月时约 800～1000ml。

②羊水功能

a. 保护胎儿，使胎儿能够自由活动，避免受到挤压或发生粘连。

b. 保护母体，减少胎动所致的母体不适感。

c. 通过羊水检查可监测胎儿成熟度、性别及某些遗传性疾病。

d. 临产后前羊水囊扩张子宫颈口及阴道。

e. 破膜后羊水冲洗和润滑产道，减少感染的机会。

4. **胎儿的发育**　以 4 周为一个孕龄单位。受精后 8 周的人胚称胚胎，为主要器官结构完全分化的时期。从受精第 9 周起称胎儿，为各器官进一步发育成熟的时期。胎儿发育的特征见表 3-5。

表3-5　胎儿发育的特征

胎龄（周）	外形特征	大约身长（cm）	大约体重（g）
8周末	初具人形，内脏器官基本形成，B超可见胎心搏动		
12周末	胎儿外生殖器已发育，部分可辨出性别	9	20
16周末	部分孕妇可自觉胎动，外生殖器已可确定性别	16	110
20周末	18～20周临床可用听诊器在腹壁听到胎心音，出生后有心搏、呼吸、排尿及吞咽动作	25	320
28周末	出生后能啼哭及吞咽，但生活力弱。20～28周娩出者称有生机儿	35	1000
36周末	指甲已达指端，出生后能啼哭及吸吮，基本可成活	45	2500
40周末	外观丰满，皮肤粉红色。男性胎儿睾丸降至阴囊，女性胎儿大、小阴唇发育良好。出生后哭声响亮，吸吮能力强，能很好成活	50	3400

妊娠 20 周前：估算胎儿身长（cm）＝妊娠月数^2　估算胎儿体重（g）＝妊娠月数^3×2

妊娠 20 周后：估算胎儿身长（cm）＝妊娠月数×5 估算胎儿体重（g）＝妊娠月数^3×3

5. **胎儿的生理特点**

（1）循环系统：来自胎盘的血液经胎儿腹前壁进入体内。进入右心房的下腔静脉血是混合血，有

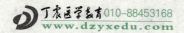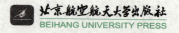

来自脐静脉含氧较高的血，也有来自下肢及腹、盆腔脏器的静脉血，以前者为主。

（2）血液系统：在受精后 3 周末，主要由卵黄囊生成红细胞。妊娠 10 周肝脏是红细胞的主要生成器官，以后骨髓、脾逐渐有造血功能。妊娠足月时，约 90% 红细胞由骨髓产生。

（3）呼吸系统：是由母儿血液在胎盘进行气体交换完成的，胎盘代替了肺脏功能。

（4）消化系统：妊娠 11 周小肠有蠕动，妊娠 16 周胃肠功能已建立，胎儿能吞咽羊水，吸收水分、葡萄糖、氨基酸等可溶性营养物质。

（5）泌尿系统：妊娠 11～14 周胎儿肾已有排尿功能。

（6）内分泌系统：甲状腺是胎儿最早发育的内分泌腺，于妊娠第 6 周开始发育。

二、妊娠期母体变化

1. 生理变化

（1）生殖系统变化：包括子宫、输卵管、卵巢、阴道及外阴变化。

①子宫：是妊娠期变化最大的器官。妊娠后，子宫体增大变软，妊娠 12 周超出盆腔，在耻骨联合上方可触及宫底。妊娠晚期由于盆腔左侧有乙状结肠占位，会出现不同程度的子宫右旋。妊娠晚期宫腔容量增加到约 5000ml。妊娠 12～14 周起出现 Braxton Hicks 收缩，表现为稀发、不规律不对称、腹部可触及的无痛性收缩。

②其他器官：子宫峡部在妊娠后逐渐拉长变薄，形成子宫下段，成为软产道的一部分。子宫颈在早期充血、水肿、变软，呈紫蓝色。宫颈黏液分泌增多，形成黏液栓，保护宫腔免受外来致病菌侵袭。输卵管伸长。卵巢略增大，停止排卵。阴道黏膜变软着色、皱襞增多，伸展性增加，阴道脱落细胞及分泌物增多。外阴充血，大、小阴唇着色，结缔组织松软，伸展性增加。

（2）乳腺：妊娠早期乳房开始增大、充血，孕妇自觉乳房胀痛。乳头、乳晕着色。乳晕处皮脂腺肥大隆起，称蒙氏结节。妊娠晚期挤压乳房时，可有少量黄色液体溢出，称初乳。

（3）循环系统：妊娠期血容量于 6～8 周开始增加，至妊娠 32～34 周达高峰，增加 40%～45%，约 1450ml。心搏出量约在妊娠 10 周开始增加，心脏容量在妊娠末期约增加 10%，心率每分钟增加约 10～15 次。血沉增快，血浆增加多于红细胞增加，血液相对稀释，出现生理性贫血。妊娠时收缩压无明显变化，舒张压会略降低。在妊娠 32～34 周、分娩期及产褥期最初 3 天，因心脏负荷较重，易发生心力衰竭。妊娠末期易出现下肢及外阴静脉曲张、仰卧位低血压综合征。

（4）血液成分：妊娠时白细胞稍增加，主要为中性粒细胞增加。凝血因子增加，使血液处于高凝状态，血沉加快。血浆蛋白降低，主要表现为白蛋白减少。由于血液稀释，红细胞比容下降，易出现缺铁性贫血。

（5）泌尿系统：妊娠早期膀胱受增大子宫的压迫，可出现尿频。妊娠 12 周后，子宫体高出盆腔，尿频症状消失。妊娠晚期胎头入盆后，孕妇会再次出现尿频甚至尿失禁。妊娠期受孕激素影响，泌尿系统平滑肌张力降低，肾盂及输尿管轻度扩张，且右侧输尿管常受右旋妊娠子宫的压迫，可致肾盂积水。因此孕妇易患急性肾盂肾炎，并以右侧居多。

（6）呼吸系统：妊娠早期，孕妇的胸廓横径、周径增大，呼吸时膈肌活动幅度增加。妊娠中期，孕妇有过度通气现象，有利于提供孕妇和胎儿所需的氧气。妊娠后期，孕妇以胸式呼吸为主，气体交换保持不减。妊娠期呼吸道黏膜会轻度充血、水肿，易发生上呼吸道感染；在妊娠后期孕妇平躺时，横隔上升会有呼吸困难感。

（7）体重：妊娠 13 周后平均每周增加 350g，至足月时平均增加 12.5kg。

2. 心理变化

孕妇常见的心理反应有惊讶和震惊、矛盾接受、情绪波动及内省，可出现筑巢反

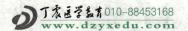

223

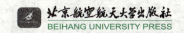

应。妊娠期良好的心理适应有利于产后亲子关系的建立及母亲角色的完善。

三、妊娠诊断

根据妊娠不同时期的特点，临床上将妊娠分为 3 个时期。妊娠 13 周末以前为早期妊娠，妊娠第 14 ～ 27 周末为中期妊娠，妊娠第 28 周及其以后为晚期妊娠。

1. 早期妊娠诊断

（1）停经：孕龄期有性生活史的健康妇女，平时月经周期规则，一旦月经过期，应考虑妊娠。停经是最早、最重要的症状，但不是妊娠的特有症状。

（2）早孕反应：约半数妇女在停经 6 周左右有困倦、择食、恶心等早孕反应，一般于妊娠 12 周左右自行消失。

（3）尿频：前倾增大的子宫在盆腔内压迫膀胱所致，妊娠 12 周后消失。

（4）乳房变化：乳房增大，乳头乳晕着色。

（5）妇科检查：阴道黏膜和宫颈阴道部充血呈紫蓝色。停经 6 ～ 8 周时，双合诊检查子宫峡部极软，感觉宫颈与宫体之间似不相连，称为黑加征。子宫逐渐增大变软，呈球形。

（6）辅助检查

①妊娠试验：受精后 10 天即可测定血、尿 hCG（绒毛膜促性腺激素），阳性可协助诊断。

②超声检查：主要目的是确定宫内妊娠、排除异位妊娠和滋养细胞疾病，估计孕龄。妊娠 6 周时，可见到胚芽和原始心管搏动。

③宫颈黏液检查：宫颈黏液量少、黏稠、拉丝度差，涂片干燥后光镜下仅见排列成行的椭圆体，不见羊齿植物叶状结晶，则早孕的可能性大。

④基础体温测定：双相型基础体温的已婚妇女，高温持续 18 天不见下降者，早期妊娠的可能性大。

2. 中、晚期妊娠诊断

（1）胎动：妊娠 18 ～ 20 周时，孕妇可自觉胎动，约 3 ～ 5 次/小时，若 12 小时内胎动次数小于 10 次或逐日下降＞50% 不能恢复者，应及时就诊。

（2）胎心：妊娠 18 ～ 20 周时，一般胎背上部听诊胎心最清，胎心率为 110 ～ 160 次/分。

（3）胎体：妊娠 20 周以后，经腹壁可触及子宫内的胎体。不同妊娠周数的子宫底高度及子宫长度见表 3-6。子宫底位置可见图 3-4。

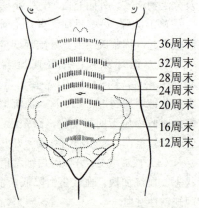

| 36周末 |
| 32周末 |
| 28周末 |
| 24周末 |
| 20周末 |
| 16周末 |
| 12周末 |

图3-4　孕周与子宫底高度

表3-6　不同妊娠周数的子宫底高度及子宫长度

妊娠周数	手测子宫底高度	尺测耻上子宫底高度（cm）
满12周	耻骨联合上2～3横指	
满16周	脐耻之间	
满20周	脐下1横指	18（15.3～21.4）
满24周	脐上1横指	24（22.0～25.1）

（续　表）

妊娠周数	手测子宫底高度	尺测耻上子宫底高度（cm）
满28周	脐上3横指	26（22.4～29.0）
满32周	脐与剑突之间	29（25.3～32.0）
满36周	剑突下2横指	32（29.8～34.5）
满40周	脐与剑突之间或略高	33（30.0～35.3）

四、胎产式、胎先露、胎方位

1. **胎产式**　胎体纵轴与母体纵轴的关系称胎产式。两轴平行称为纵产式，约有 99.75%；两轴垂直称为横产式，约有 0.25%；两者交叉称为斜产式，分娩时可转为纵产式。正常胎产式为纵产式。

2. **胎先露**　最先进入骨盆入口的胎儿部分称胎先露。纵产式有头先露、臀先露，横产式有肩先露。头先露因胎头屈伸程度不同分为枕先露、前囟先露、额先露及面先露，以枕先露最常见。

3. **胎方位**　胎儿先露部的指示点与母体骨盆间的关系称为胎方位，简称胎位。枕先露以枕骨、面先露以颏骨、臀先露以骶骨、肩先露以肩胛骨为指示点。根据指示点与母体骨盆入口左、右、前、后、横的关系而有不同的胎位。其中，枕左前位和枕右前位为正常胎方位，枕左前位最常见。若有胎位不正，多在妊娠 30 周后进行矫正。

第三节　分娩期

一、影响分娩的因素

1. **产力**　包括子宫收缩力、腹肌和膈肌收缩力及肛提肌收缩力。产力的作用时间和特点见表3-7。其中子宫收缩力是临产后的主要产力，又称宫缩。宫腔内压力会随产程进展而增强，间歇时仅为 6 ～ 12mmHg，临产初期升至 25 ～ 30mmHg，第一产程末增至 40 ～ 60mmHg，第二产程末高达 100 ～ 150mmHg。

表3-7　产力的作用时间和特点

产　力	作用时间	特　点
子宫收缩力	贯穿于分娩的全程	临产后节律性、对称性、极性及缩复作用
腹肌和膈肌收缩力	第二产程	为重要辅助力
	第三产程	促使胎盘娩出
肛提肌收缩力	第二产程	协助胎先露在骨盆腔内完成内旋转及仰伸
	第三产程	协助胎盘娩出

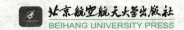

（1）节律性：持续 30 秒以上，间歇 5 ～ 6 分钟，是临产的重要标志之一。

（2）对称性：从两侧宫角发动宫缩的同时向内腔扩散。

（3）极性：宫缩以宫底最强、最持久，子宫下段最弱。

（4）缩复作用：宫缩时肌纤维缩短变宽，舒张时不恢复到原状。

2. 产道

（1）骨产道：指真骨盆，在分娩过程中几乎无变化，但其大小、形状与分娩是否顺利关系密切。

（2）软产道：是由子宫下段、子宫颈、阴道及骨盆底软组织组成的弯曲通道。子宫下段形成生理缩复环，自腹部不易见到。宫颈管消失，宫口扩张。阴道外口开向前上方，腔道加宽，肛提肌变薄，分娩时如会阴保护不当，容易造成裂伤。

3. 胎儿

（1）胎儿大小：胎头是胎体最大部分，也是胎儿通过产道最困难的部分。胎头由额骨、顶骨、颞骨各 2 块及枕骨 1 块构成。胎头径线包括双顶径（9.3cm，胎头最大横径）、枕下前囟径（9.5cm）、枕额径（11.3cm）、枕颏径（13.3cm）。可通过超声检查双顶径的长短判断胎儿发育大小。

（2）胎位：头先露时矢状缝和囟门是确定胎位的重要标志。胎儿颅骨间膜状缝隙为颅缝，两颅缝交界处的较大空隙称为囟门，胎头前方的菱形囟门称前囟（大囟门），胎头后方的三角形囟门称后囟（小囟门）。

（3）胎儿畸形：胎儿某一部分发育异常，如脑积水、连体儿等。

4. 精神心理状态 分娩对产妇是一种持久而强烈的应激源。产妇的情绪变化会使机体产生一系列变化，如心率加快、呼吸急促、肺内气体交换不足，致使宫缩乏力、产程延长、胎儿窘迫。在分娩过程中，医护人员应耐心安慰产妇，告知其分娩是生理过程，缓解产妇焦虑和恐惧情绪，顺利进行分娩。

二、正常分娩

1. 枕先露的分娩机制 指胎儿先露部随骨盆各平面的不同形态，被动地进行一系列适应性转动，以其最小径线通过产道的过程。临床以枕左前位最常见，故以枕左前位为例阐述分娩机制。

（1）衔接：胎头双顶径进入骨盆入口平面，胎头最低点接近或达到坐骨棘水平，称为衔接。初产妇多在预产期前 1 ～ 2 周、经产妇多在分娩开始后胎头衔接。

（2）下降：是胎儿娩出的首要条件，贯穿于分娩的全过程。临床上将胎头下降程度作为判断产程进展的重要标志。

（3）俯屈：胎头遇到肛提肌的阻力，由枕额径变成枕下前囟径。

（4）内旋转：胎头为适应中骨盆，枕部向前旋转 45°，使矢状缝与中骨盆及骨盆出口前后径相一致，于第一产程末完成。

（5）仰伸：胎头枕骨下部到达耻骨联合下缘时，以耻骨弓为支点，胎头逐渐仰伸。

（6）复位：胎头娩出后，枕部顺时针旋转 45° 以恢复与胎肩的正常关系。

（7）外旋转：胎儿双肩径转成与出口前后径相一致的方向，胎头枕部在外随之顺时针旋转 45°，以保持头肩的正常关系。

（8）胎儿娩出。

2. 先兆临产

（1）胎儿下降感：自觉上腹部较前舒适，呼吸轻快，食量增加，系胎先露部进入骨盆入口所致。

（2）假临产：宫缩不规律，强度不增，宫颈管不短缩，宫口不扩张，常于夜间出现，强镇静药可抑制。

（3）见红：正式临产前 24 ～ 48 小时，经阴道排出少量血性分泌物，是即将临产最可靠的征象。

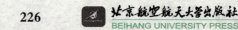

3. **临产诊断**　临产开始的标志是有规律且逐渐增强的宫缩,持续时间30秒以上,间歇5～6分钟,伴进行性宫颈管消失、宫口扩张和胎先露下降。用强镇静药不能抑制宫缩。

4. **总产程及产程分期**　总产程即分娩全过程,指从开始规律宫缩直到胎儿胎盘娩出的全过程,可分为3个产程(表3-8)。总产程超过24小时为滞产。

表3-8　产程分期

产　程	划分标准	初产妇所需时间	经产妇所需时间	临床表现
第一产程 (宫颈扩张期)	从规律宫缩开始到宫口开全	11～12小时	6～8小时	规律宫缩 宫口扩张 胎头下降 胎膜破裂
第二产程 (胎儿娩出期)	从宫口开全到胎儿娩出	1～2小时	数分钟至1小时	宫缩增强 有排便感 胎头拨露 胎头着冠
第三产程 (胎盘娩出期)	从胎儿娩出到胎盘娩出	5～15分钟,不应超过30分钟		子宫收缩 胎盘剥离 胎盘娩出 阴道出血

三、分娩镇痛

病因　产生疼痛的因素有宫颈扩张刺激盆壁神经,引起后下背疼痛;腹部肌张力增高;子宫血管收缩引起的子宫缺氧;会阴部受压、被动伸展;会阴切开或裂伤;膀胱、尿道及直肠受压;出现害怕-紧张-疼痛综合征。

第四节　产褥期

产褥期母体变化

从胎盘娩出至产妇全身各器官(除乳腺外)恢复或接近正常未孕状态所需的一段时间,称产褥期,一般为6周(42天)。

1. **生殖系统变化**　产褥期生殖系统的改变最显著,其中又以子宫变化最大(表3-9)。子宫在分娩结束时约1000g重,产后1周约500g,产后2周约300g,产后6周恢复正常约50～70g。

2. **乳房变化**　主要变化是泌乳。产后7天内分泌的乳汁称初乳,富含蛋白质。产后7～14天分泌的乳汁称过渡乳。产后14天以后分泌的乳汁称成熟乳,蛋白质含量减少,脂肪和乳糖增多。母乳中含有大量免疫蛋白,其中,IgA可保护新生儿的胃肠系统。

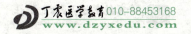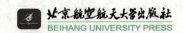

表3-9　产褥期生殖系统变化

部　位		生理变化
子　宫	子宫体肌纤维缩复	肌纤维不断缩复，子宫体逐渐缩小，产后10天子宫降至骨盆腔内，产后6周恢复正常
	子宫内膜再生	胎盘附着部位完全修复需6周，未附着部位需3周
	子宫颈复原及子宫下段	产后2～3天宫颈口可通过2指，产后1周宫口关闭、宫颈管复原，产后4周宫颈恢复至未孕形态
阴　道		产后3周阴道黏膜皱襞复现，但6周不能恢复到未孕状态
外　阴		产后外阴轻度水肿，2～3天可自行消退
盆底组织		坚持产后健身操，盆底组织有可能恢复或接近未孕状态

3. **循环系统**　产后 72 小时内，尤其是产后 24 小时，循环血量增加 15%～25%，心脏负担加重，心脏病产妇易诱发心力衰竭。产后 2～3 周血容量恢复至未孕状态。产褥早期血液仍处于高凝状态，以减少产后出血。

4. **消化系统**　产后 1～2 天常口渴，食欲缺乏。因缺少运动，肠蠕动减慢，易发生便秘和肠胀气。

5. **泌尿系统**　分娩中膀胱受压，肌张力下降，会阴疼痛，不习惯床上排尿等，易致尿潴留。

6. **内分泌系统**　不哺乳者产后 6～10 周月经复潮，产后 10 周恢复排卵。哺乳者月经复潮延迟，产后 4～6 个月恢复排卵。但哺乳者首次月经来潮前多有排卵，故未见月经来潮，却有受孕的可能。

（1）雌孕激素：在产后 1 周可降至未孕水平。

（2）胎盘生乳素：在产后 6 小时已测不出。

（3）人绒毛膜促性腺激素：在产后 2 周下降至消失。

（4）催乳素：若产妇不哺乳，催乳素在产后 2 周降至非孕水平；若需哺乳，催乳素虽降低，但仍高于非孕水平。

7. **腹壁**　妊娠期下腹正中线色素沉着消退，紫红色妊娠纹变为银白色。腹壁紧张度需 6～8 周恢复。

第五节　新生儿保健

正常新生儿的特点与护理

正常足月新生儿是指胎龄 ≥ 37 周并 < 42 周，出生体重 ≥ 2500 并 < 4000g 无畸形或疾病的活产婴儿。新生儿期是从胎儿出生后到满 28 天的一段时间。

新生儿生理特点

（1）循环系统：新生儿出生后 15 小时内会发生动脉导管功能性关闭，出生后 2～3 个月会完全闭锁为动脉韧带。卵圆孔在出生数小时后功能性关闭，数月后永久关闭。新生儿红细胞、白细胞较高，

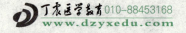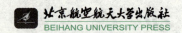

血红蛋白约 150 ～ 200g/ml，之后逐渐下降。血液多集中在内脏、躯干，能触及肝脾，四肢易发冷。

（2）呼吸系统：呈腹式呼吸，出生 2 天后呼吸降至 20 ～ 40 次 / 分。

（3）消化系统：新生儿胃容量小约 30 ～ 60ml，1 ～ 3 个月时约 90 ～ 150ml，1 岁时约 250 ～ 300ml。胃呈水平状，贲门括约肌不发达，易发生溢乳。消化蛋白能力强，但消化淀粉能力较差。

（4）泌尿系统：肾小球滤过功能差，易发生水电解质紊乱，若有呕吐、腹泻等，易发生脱水。输尿管较长，易受压发生尿潴留或泌尿系统感染。

（5）神经系统：新生儿有吸吮、吞咽、觅食、握持、拥抱等先天性反射活动，在神经系统发育成熟后，部分反射会随之消失。

（6）免疫系统：新生儿在胎儿期通过胎盘获取 IgG，出生后有一定免疫力，但免疫系统发育尚不完善。常缺乏 IgA，易患消化道、呼吸道感染；若自身产生 IgM 不足，易引起败血症。

（7）生理表现

①出生后 2 ～ 4 天，因尿液、粪便的排出，新生儿会出现体重生理性下降，下降一般不超过 10%，7 ～ 10 天恢复正常。

②足月儿出生后 2 ～ 3 天出现生理性黄疸，持续 4 ～ 10 天消退。

③受母体雌孕激素影响，出生后 3 ～ 4 天会出现乳腺肿胀，2 ～ 3 周后消失，女婴在出生后 1 周内可有假月经出现，持续 1 ～ 2 天自然消失。

④新生儿体温调节中枢发育不完善，皮下脂肪少，体温受外界环境影响大。

⑤新生儿两面颊部有厚脂肪垫，可帮助吸吮；硬上腭中线两旁的上皮珠、齿龈上的牙龈粟粒点为生理性表现，数周后可消失，应避免挑破发生感染。

第六节　高危妊娠

一、高危妊娠及监护

高危妊娠是指妊娠期具有的各种危险因素，可能危害孕妇、胎儿及新生儿健康或导致难产。

1. 高危因素

（1）环境及个人因素：孕妇年龄＜ 16 岁或≥ 35 岁、妊娠前体重过轻或过重、身高＜ 145cm，收入低、生活条件差，营养不良等。

（2）疾病因素

①有异常妊娠史：如复发性自然流产、异位妊娠、早产、死胎、难产、新生儿死亡、新生儿溶血性黄疸、新生儿畸形、新生儿先天性或遗传性疾病等。

②有妊娠合并症：如心脏病、糖尿病、高血压、肾脏病、肝炎、血液病、精神异常等。

③有妊娠并发症：如妊娠期高血压疾病、前置胎盘、胎盘早期剥离、羊水过多或过少、胎儿发育迟缓、母儿血型不合等。

④可能发生难产者：如胎位异常、巨大儿、多胎妊娠、骨盆异常等。

⑤其他因素：如胎盘功能异常、妊娠早期接触大量放射线或化学性毒物、曾有子宫或盆腔手术史者。

（3）心理因素：过度焦虑、抑郁、恐惧等。

2. 诊断鉴别　询问孕妇病史，根据 Nesbitt 评分指标对孕妇进行高危妊娠评分，低于 70 分则属

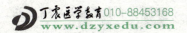
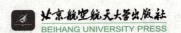

于高危妊娠。

3. 监护措施

（1）人工监护：根据末次月经、早孕反应及胎动出现的时间、B型超声推算胎龄；监测宫高及腹围，估计胎儿发育情况；进行胎动计数，判断胎儿宫内情况。

（2）绘制妊娠图：包括血压、体重、宫高、腹围、胎位、胎心率等值，以宫高为最重要曲线。

（3）仪器监护

①B型超声：能显示出胎儿数目、胎位、有无胎心搏动、胎盘位置及功能，能测量出胎儿大小，包括胎头双顶径、腹围及股骨长。能观察羊水性状、评估羊水量，观察脐带是有无打结、绕颈等异常。

②胎心听诊：通过听诊胎心率的变化，可以判断胎儿宫内状况。

③电子胎儿监护：能连续记录胎心率（FHR）的动态变化，还能了解胎动、宫缩与胎心的关系，是判断胎儿安危的重要指标。胎心率基线是指在无宫缩、无胎动时，持续观察10分钟以上的胎心率平均值，一般为110～160次/分。在受到胎动、宫缩等刺激时，胎心率会出现一过性变化，包括加速和减速两种情况。

a. 加速：指受到刺激时，胎心率会加速≥15次/分，持续时间≥15秒，可能为胎儿躯干局部和脐静脉暂时受压。短暂的加速是胎儿情况良好的表现，若持续受压，胎心率会发展为减速。

b. 减速：可分为3种情况。

早期减速：一般发生在第一产程后期，不随孕妇体位变化和吸氧改变，可能为胎头受压引起。表现为胎心率下降＜50次/分，持续时间＜15秒，与子宫收缩几乎同时发生，在子宫收缩后迅速恢复正常。

变异减速：指胎心率减速与宫缩无固定关系，可能为脐带受压引起。表现为胎心率下降＞70次/分，下降迅速，恢复易迅速，持续时间长短不一。

晚期减速：指胎心率减速在宫缩高峰后开始，时间差多为30～60秒，可能为胎盘功能不良。表现为胎心率下降小于50次/分，但恢复所需时间长。

（4）预测胎儿宫内储备能力：胎心率基线在振幅和频率上出现波动被称为胎心率基线变异或基线摆动，有变异则说明胎儿有一定宫内储备能力。正常的振幅变动范围为6～25次/分，摆动频率即波动次数，应≥6次/分。预测胎儿储备能力的试验有以下两种。

①无应激试验（NST）：指在无任何刺激下进行胎心率和宫缩的监测、记录，一般用于产前监护。一般监护20分钟，在监护时间内若出现2次或以上的胎心加速，称为NST有反应型，若超过40分钟没有足够的胎心加速称为NST无反应型。

②宫缩应激试验（CST）：包括用于产时监护的CST试验，和用于产前监护及引产时胎盘功能评价的缩宫素激惹试验（OCT）。OCT试验指通过给予缩宫素诱导宫缩，同时使用电子胎心监护，诱导的宫缩应达到≥3次/10分钟，每次持续≥40秒。若多次宫缩后连续重复出现晚期减速，胎心率基线变异减少，胎动后无胎心率增快，为OCT阳性，提示胎儿有缺氧；相反则为OCT阴性，提示胎盘功能良好。

（5）胎盘功能检查

①进行雌三醇（E_3）测定：24小时尿雌三醇含量＞15mg为正常，若多次测得＜10mg，表示胎盘功能低下。足月妊娠时孕妇血清游离雌三醇为40nmol/L，若测得其持续缓慢下降应有过期妊娠发生，较快下降可能有胎儿发育迟缓，急骤下降或下降＞50%时胎儿有宫内死亡危险。

②进行孕妇血清人胎盘生乳素（HPL）测定：足月妊娠时应为4～11mg/L，若＜4mg/L或突然降低50%，则有胎盘功能低下。

③进行血清妊娠特异性β_1糖蛋白测定：足月妊娠时若＜100mg/L，提示有胎盘功能障碍。

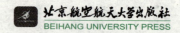

④进行脐动脉血流 S/D 值测定：即妊娠晚期脐动脉收缩末期峰值（S）和舒张末期峰值（D）的比值，正常 S/D 值为 < 3，若 S/D 值 ≥ 3 为异常，需及时处理。

（6）胎儿成熟度检查：除测量宫高和腹围、B 超测量胎头双顶径外，还可进行羊水穿刺检测。

①卵磷脂 / 鞘磷脂（L/S）值 > 2 时提示肺成熟。磷脂酰甘油（PG）测定值 > 3% 时提示肺成熟。进行泡沫试验或震荡试验，若两管羊水液面均有完整泡沫环，则提示胎儿肺成熟。

②羊水中肌酐值的测定能检查胎儿肾的成熟度。

③胆红素类物质含量的测定能检查出胎儿肝的成熟度。

④淀粉酶值的测定能检查胎儿唾液腺的成熟度。

⑤脂肪细胞出现率可用于胎儿皮肤成熟度的检查。

（7）胎儿畸形检查：有高风险遗传缺陷患儿应进行产前诊断，了解胎儿的发育情况，诊断有无先天性或遗传性疾病。有非侵袭性和侵袭性检查，前者包括孕妇血尿成分检测、B 超、X 线、CT、磁共振等，后者包括羊膜腔穿刺术、绒毛穿刺取样、经皮脐血穿刺术、胎儿组织活检。

（8）胎儿缺氧程度检查：可进行胎儿头皮血 pH 测定，正常值为 7.25 ～ 7.35，当 pH ≤ 7.20 提示有酸中毒。也可进行血氧饱和度测定，其 < 30% 时，可能有胎儿窘迫或新生儿酸中毒的发生，应立即进行干预。

（9）羊膜腔穿刺术：羊水穿刺一般在妊娠 16 ～ 22 周进行，判断出胎儿异常后引产也宜在妊娠 16 ～ 26 周进行。该检查可用于：

①有染色体、基因遗传病及先天性代谢异常的产前诊断，有无母儿血型不合。

②孕早期应用致畸药物或接触大量放射线、怀疑胎儿有异常时。

③了解宫内胎儿成熟度、胎盘功能、胎儿血型及胎儿神经管缺陷。

④通过染色体或细胞学检查确定胎儿性别。

二、胎儿窘迫及新生儿窒息

（一）胎儿窘迫

胎儿宫内窘迫是指胎儿在子宫内有缺氧征象，危及胎儿健康和生命的综合症状。可分为急性和慢性两种。急性的主要发生在分娩期，慢性的多发生在妊娠后期。

1. 病因 母体因素（母体缺氧）、胎儿因素及脐带胎盘因素。

2. 病理 胎儿宫内窘迫的基本病理变化是缺血、缺氧引起的一系列表现。缺氧早期机体通过减少胎盘和自身耗氧量代偿，胎儿通过减少对肾与下肢供血等方式来保证心、脑血流量，胎心监护会出现短暂且重复的晚期减速。若持续缺氧，由于乳酸堆积，会加重胎儿脑及心肌的损害。缺氧严重还会引起吸入性肺炎等严重并发症。

3. 辅助检查

（1）胎盘功能检查：多次检查尿雌三醇 < 10mg/24h 或者急剧减少 30% ～ 40%。

（2）胎心监测：出现晚期减速或变异减速等。

（3）胎儿头皮血血气分析，pH < 7.20（酸中毒）。

（二）新生儿窒息

新生儿窒息是指胎儿娩出后 1 分钟仅有心搏，无自主呼吸或未建立规律呼吸的缺氧状态，而导致低氧血症、高碳酸血症、代谢性酸中毒及全身多脏器损伤，是新生儿死亡及伤残的重要原因之一。

病因 详见儿科第二节新生儿窒息。

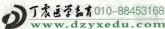
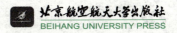

第七节　妊娠期并发症

一、流　产

妊娠不足 28 周，胎儿体重不足 1000g 而终止妊娠者，称为流产。发生在妊娠 12 周前者为早期流产；发生在 12 周至不足 28 周者为晚期流产。

1. 病因、病理

（1）胚胎因素：基因异常（染色体异常）是早期流产最常见的原因。

（2）母体因素：全身性疾病、生殖器官异常、内分泌异常、免疫功能异常、强烈应激及不良习惯等。

（3）胎盘因素：滋养细胞发育和功能不全、前置胎盘、胎盘早剥等。

（4）环境因素：过多接触放射性和有害化学物质。

2. 辅助检查

（1）妇科检查：了解宫颈口是否扩张，羊膜囊是否膨出，有无妊娠物堵塞于宫颈口内，子宫大小与孕周是否相符，有无压痛，双侧附件有无肿块、增厚及包块等。

（2）B 超检查：显示有无胎囊、胎动及胎心，以确定胎儿是否成活，协助确诊流产类型。

（3）实验室检查：连续测定血 hCG、血孕酮的动态变化，有助于妊娠诊断和预后判断。

二、异位妊娠

受精卵在子宫体腔以外着床发育称异位妊娠，习称宫外孕。根据受精卵种植部位的不同，可分为输卵管妊娠、卵巢妊娠、腹腔妊娠、阔韧带妊娠及宫颈妊娠，以输卵管妊娠最常见，约占 95%。

1. 病因、病理

（1）病因：输卵管炎症是引起输卵管妊娠的主要原因。还包括输卵管发育不良或功能异常；输卵管妊娠史或手术史；辅助生殖技术；避孕失败；其他：输卵管周围肿瘤，盆腔子宫内膜异位等。

（2）输卵管妊娠的特点：输卵管妊娠的发病部位以壶腹部最多见，约占 78%，其次为峡部、伞部，间质部较少见。

①输卵管妊娠流产：多见于妊娠 8 ～ 12 周的壶腹部妊娠。胚泡常向管腔内突出，突破包膜与管壁分离后，妊娠物经由伞端排入腹腔。其出血的量及持续时间与输卵管壁上的残留滋养细胞多少有关。

②输卵管妊娠破裂：多见于妊娠 6 周左右的峡部妊娠。绒毛侵蚀管壁的肌层及浆膜，最终导致输卵管破裂。可发生大量腹腔内出血，造成休克。也可反复出血，形成积血和血肿，见图3-5。

③陈旧性宫外孕：输卵管妊娠破裂或流产后未及时治疗，内出血逐渐停止，较长时间后盆腔血肿机化变硬，与周围组织粘连。

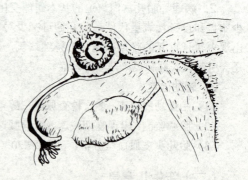

图3-5　异位妊娠破裂

④继发性腹腔妊娠：输卵管妊娠破裂或流产后，偶尔有排入盆腔的胚胎继续发育，形成继发性腹

腔妊娠或阔韧带妊娠。

⑤持续性异位妊娠：手术未完全清除妊娠物，残留滋养细胞继续生长。

（3）子宫的变化：停经，子宫增大变软，子宫内膜发生蜕膜样变。

2. 辅助检查

（1）hCG 测定：是早期诊断异位妊娠的主要方法。

（2）超声检查：宫腔内无妊娠产物，宫旁有低回声区，内有胚囊或胎心搏动，可确诊异位妊娠。

（3）阴道后穹窿穿刺：是简单可靠的诊断方法，直肠子宫陷凹抽出暗红色不凝血。若抽出较红血液，可静置 10 分钟，血液凝固则表明误入血管。当无内出血、血肿位置较高或直肠凹陷处有粘连时，可能抽不出血液。

（4）腹腔镜检查：是异位妊娠诊断的金标准，并可同时行镜下手术治疗。

（5）子宫内膜病理检查：仅适用于阴道出血量较多者。宫腔内容物病理检查见到绒毛，可诊断为宫内妊娠。仅见蜕膜未见绒毛，有助于诊断异位妊娠。

三、妊娠期高血压疾病

妊娠期高血压疾病是妊娠 20 周以后出现以高血压、水肿、蛋白尿为特征性临床表现的综合征，分娩后随即消失。

1. 病因　初产妇、年龄≤18 岁或年龄≥35 岁的孕妇，中枢神经系统功能紊乱者，气温变化较大的环境，有慢性高血压、糖尿病、肾炎等病史，有贫血低蛋白等营养不良者，体重指数＞24 者，子宫张力过高，家族有高血压史者易发妊娠期高血压疾病。

2. 病理生理　基本病变为全身小动脉痉挛。动脉痉挛会导致管腔狭窄、周围阻力增大，会出现组织器官缺血、缺氧等损害，严重时会出现脑、心、肝、肾及胎盘损害，如抽搐、脑水肿、心肾衰竭、肺水肿、肝损害等。

3. 辅助检查

（1）常规检查：首选尿常规蛋白定量确定病情严重程度，根据镜检管型判断肾功能受损情况。

（2）特殊检查

①眼底检查：出现眼底小动脉痉挛，视网膜水肿、渗出及出血。是反映妊娠期高血压疾病严重程度的重要参考指标。

②凝血功能检查：了解有无凝血功能异常。

③其他检查：B 超及其他影像学检查，电解质检查，心功能测定，脐动脉血流等。

四、前置胎盘

孕 28 周后若胎盘附着于子宫下段，下缘达到或覆盖宫颈内口，其位置低于胎先露部，称前置胎盘。前置胎盘是妊娠晚期阴道出血最常见的原因，多见于经产妇及多产妇。

1. 病因　多次流产刮宫、高龄孕产导致子宫内膜病变或损伤，胎盘面积过大或形状异常，受精卵滋养层发育迟缓，宫腔形态异常。

2. 辅助检查

（1）超声检查：是最安全、有效的首选检查，可清楚显示子宫壁、胎头、宫颈及胎盘的位置，确定前置胎盘的类型。

（2）阴道检查：阴道检查有可能扩大前置胎盘剥离面导致阴道大出血，危及生命，一般不主张采用。

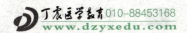 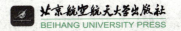

五、胎盘早期剥离

妊娠 20 周后或分娩期，正常位置的胎盘在胎儿娩出前，部分或全部从子宫壁剥离，称为胎盘早期剥离，简称胎盘早剥。

1. **病因** 妊娠期高血压疾病最常见，宫腔内压力骤减如胎膜早破，机械性因素如腹部外伤、脐带缠绕，高龄孕妇、经产妇、吸烟及子宫肌瘤等。

2. **病理** 主要病理改变是底蜕膜层出血并形成血肿，使胎盘自附着处分离。剥离有 3 种类型，即显性剥离或外出血、隐性剥离或内出血、混合性出血。内出血严重时，血液向子宫肌层浸润，使肌纤维分离、断裂、变性，称为子宫胎盘卒中，表现为子宫表面出现紫蓝色瘀斑，以胎盘附着处最明显。

3. **辅助检查**

（1）超声检查：胎盘与子宫壁之间有液性低回声区，提示胎盘后血肿。

（2）实验室检查：主要了解贫血程度及凝血功能，防止发生 DIC 和产后出血。重型应检查肾功能和二氧化碳结合力。

六、早 产

早产指妊娠满 28 周至不足 37 周之间分娩者或新生儿出生体重 1000 ~ 2499 克。

病因

（1）孕妇因素：孕妇合并子宫畸形、急慢性疾病、妊娠并发症、不良行为及精神刺激等。

（2）胎儿及胎盘因素：胎膜早破、绒毛膜羊膜炎最常见。此外，前置胎盘、胎盘早剥、胎儿畸形、羊水过多及多胎妊娠等也可致早产。

七、过期妊娠

平时月经规律，妊娠达到或超过 42 周（≥ 294 天）尚未分娩者为过期妊娠，是胎儿宫内窘迫、胎粪吸入综合征、新生儿窒息、成熟障碍综合征、巨大儿及难产等的重要原因。

1. **病因** 雌、孕激素比例失调；子宫收缩刺激机制反射减弱，如头盆不对称、胎儿过大及胎位异常等；胎儿畸形；遗传因素。

2. **病理**

（1）胎盘及胎儿：胎盘功能正常，仅重量略有增加，维持胎儿正常生长，部分发育成巨大儿。胎盘功能减退，胎儿发育停滞，出现胎儿过熟综合征，生长受限。

（2）羊水：迅速减少，污染率明显增高。

3. **辅助检查**

（1）胎动计数：12 小时 < 10 次或逐日下降 50%，提示胎儿宫内缺氧。

（2）胎心监护：NST（无应激试验）无反应，OCT 试验（缩宫素激惹试验）多次反复出现晚期减速，提示胎盘功能减退。

（3）B 超检查：观察胎盘成熟度、羊水量及胎儿宫内情况。

（4）羊膜镜检查：观察羊水颜色，了解有无胎粪污染。

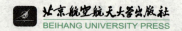

八、羊水量异常

（一）羊水过多

妊娠期间羊水量超过 2000ml，称为羊水过多。

1. **病因** 胎儿疾病，如胎儿畸形（神经系统和消化道畸形最多见）、胎儿肿瘤、代谢性疾病等；多胎妊娠；脐带胎盘病变；妊娠合并症，如妊娠期糖尿病、母儿血型不合、妊娠期高血压疾病及严重贫血等；特发性羊水过多。其中以胎儿畸形最多见，约 18% ～ 40% 的羊水过多合并胎儿畸形。

2. **辅助检查** 羊水指数是以脐为中心的四个象限，各象限最大羊水暗区垂直径之和。B 超检查显示羊水最大暗区垂直深度（AFV）≥ 8cm，羊水指数（AFI）≥ 25cm，即可诊断为羊水过多。当 AFV 为 8 ～ 11cm 时为轻度羊水过多，12 ～ 15cm 为中度，＞ 15cm 为重度；AFI 为 25 ～ 35cm 为轻度羊水过多，36 ～ 45cm 为中度，＞ 45cm 为重度。

（二）羊水过少

妊娠晚期至足月时羊水量少于 300ml，称为羊水过少。

1. **病因** 胎儿畸形，以泌尿系统畸形多见；胎盘功能减退；羊膜病变；母体因素；胎膜早破。

2. **辅助检查** B 超检查妊娠晚期羊水最大暗区垂直深度≤2cm 为羊水过少，≤1cm 为严重羊水过少；羊水指数≤5cm 为羊水过少，≤8cm 为羊水偏少。

九、多胎妊娠

一次妊娠宫腔内同时有两个或两个以上胎儿时称为多胎妊娠。

1. **双胎分类及特点**

（1）双卵双胎：约占双胎妊娠的 2/3。是由两个卵子分别受精形成，双胎有各自的胎盘和胎囊，血液不通。两个胎儿基因不同，性别、血型可相同或不同。其发生率受年龄、孕产次、种族、促排卵药物和辅助生育技术等因素影响，有家族遗传倾向。

（2）单卵双胎：由一个受精卵分裂形成，两个胎儿性别、血型、基因均一致。有双羊膜囊双绒毛膜单卵双胎、双羊膜囊单绒毛膜单卵双胎、单羊膜囊单绒毛膜单卵双胎、联体双胎四种类型。双羊膜囊双绒毛膜的单卵双胎在受精后 72 小时内的桑椹期前分裂成两个胚胎。双羊膜囊、单绒毛膜的单卵双胎于受精后 72 小时至 6 ～ 8 天分裂。单羊膜囊单绒毛膜单卵双胎于受精后 8 ～ 12 天分裂。联体双胎于受精 13 天以后分裂，导致联体。

2. **辅助检查** B 超可见宫腔内有两个妊娠囊或胎儿。胎心听诊可听到两个胎心音，且心率每分钟相差 10 次以上。电子监护时若两胎心率同时发生加速或相差在 15 秒内，称为同步加速，证明胎儿宫内状态良好。

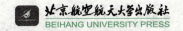

第八节　妊娠期合并症

一、心脏病

妊娠期、分娩期及产褥期均可使心脏病患者的心脏负担加重而诱发心力衰竭。妊娠合并心脏病孕妇的主要死亡原因是发生心功能衰竭与感染。妊娠 32～34 周、分娩期及产后 3 天是心脏负担最重的时间，极易诱发心力衰竭和心律失常。

1. 心脏病与妊娠的相互影响

（1）妊娠期对心脏病的影响：妊娠 6 周后血容量逐渐增加，至 32～34 周达高峰，心排血量增加，心率增快，易导致心力衰竭。

（2）分娩期对心脏病的影响：产妇血流动力学变化最显著，热量及氧消耗增加，是心脏负担最重的时期（表 3-10）。

表3-10　分娩期对心脏病的影响

产　程	血流动力学变化	对心脏病的影响
第一产程	宫缩使血液挤入周围循环，增加外周阻力和回心血量，增加心排血量	加重心脏负担
第二产程	宫缩加强，产妇屏气，腹压升高，能使内脏血液涌入心脏，肺循环压力增加	心脏负担最重，最易发生心力衰竭
第三产程	胎儿娩出后，腹压骤减，大量血液流向内脏，回心血量急剧减少； 胎盘娩出后，胎盘循环停止，子宫进一步收缩使大量血液进入体循环，回心血量急剧增加	易发生心力衰竭

（3）产褥期对心脏病的影响：产后 3 天内，子宫收缩使大量血液进入体循环，妊娠期组织间隙内潴留的大量液体也回到体循环，仍应警惕心力衰竭的发生。

（4）心脏病对妊娠的影响：心脏病不影响受孕。但心功能不全者早产、流产、宫内发育迟缓、胎儿宫内窘迫、胎死宫内及新生儿窒息的发生率明显增高。

2. 辅助检查　心电图显示严重心律失常，X 线检查显示心脏显著扩大，超声心动图显示心肌肥厚、瓣膜运动异常或心内结构畸形。

二、病毒性肝炎

病毒性肝炎是由多种病毒引起的以肝脏病变为主的传染性疾病。乙型病毒性肝炎在妊娠期更容易进展为重型肝炎，是我国孕产妇死亡的主要原因之一。

1. 病毒性肝炎与妊娠的相互影响

（1）妊娠对肝炎的影响

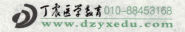
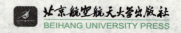

①妊娠本身不增加对肝炎病毒的易感性，但因妊娠期基础代谢率高，营养物质消耗增多，肝内糖原储备降低，体内营养物质相对不足，蛋白质缺乏，使肝脏抗病能力降低。

②妊娠期有大量雌激素需在肝内灭活；胎儿代谢产物需经母体肝内解毒；分娩时体力消耗、缺氧、酸性代谢物质产生增多以及产后失血等因素可使肝脏的负担增加，导致病毒性肝炎病情加重、复杂。

（2）肝炎对妊娠的影响：孕妇常出现凝血功能障碍、并发 DIC，妊娠期高血压疾病、产后出血率增高，合并重症肝炎后死亡率高达 60%。急性病毒性肝炎患者最好在痊愈 2 年后计划妊娠。

（3）母婴传播：该病毒可通过垂直传播、产时传播、产后传播使胎儿感染，使早产率增高，胎儿畸形率增加。

2. 辅助检查

（1）肝功能检查：血清中 ALT 增高。血清胆红素＞ 17μmol/L。尿胆红素阳性、凝血酶原时间延长。

（2）血清病原学检测及意义

①甲型肝炎：检测血清中抗 HAV 抗体，发病第 1 周即可阳性，特异性高，有助于早期诊断。

②乙型肝炎：特异性标志为 HBsAg 阳性。

三、糖尿病

妊娠合并糖尿病可分为两种类型：糖尿病合并妊娠，即已确诊糖尿病的基础上合并妊娠。妊娠期糖尿病，即妊娠前糖代谢正常，妊娠期首次出现糖尿病。

1. 糖尿病与妊娠的相互影响　见表 3-11。

表3-11　糖尿病与妊娠的相互影响

妊娠、分娩对糖尿病的影响	妊娠期	受孕率基本不受影响、易发生酮症酸中毒
	分娩期	易发生低血糖和诱发酮症酸中毒
	产褥期	易发生低血糖症
糖尿病对妊娠、分娩的影响	母体	易引起自然流产、妊娠期高血压疾病、感染、羊水过多、子宫收缩乏力、产程延长及产后出血
	胎儿	极易发生巨大儿、易发生畸形儿、早产及胎儿生长受限，围生儿死亡率增高，处于高血糖状态
	新生儿	新生儿呼吸窘迫综合征、新生儿低血糖、低钙血症及低镁血症

2. 辅助检查　妊娠期糖尿病患者通常无症状，故所有孕 24 ～ 28 周的孕妇均应做糖筛查试验。

（1）妊娠前未进行过血糖测定的孕妇，达到以下任何一项标准可诊断为孕前糖尿病（PGDM）。

①空腹血糖（FPG）：测量≥ 7.0mmol/L（126mg/dl）。

②有高血糖症状或危象者：随机血糖≥ 11.1mmol/L（200mg/dl）。

③糖化血红蛋白：测量≥ 6.5%。

④ 75g 口服葡萄糖耐量试验：服糖后 2 小时血糖≥ 11.1mmol/L（200mg/dl）。

（2）妊娠期糖尿病（GDM）的测定

① 75g 口服葡萄糖耐量试验（OGTT）：测量前 3 天正常活动，每天碳水化合物摄入量不少于 150g，检查前 1 天晚餐后开始禁食至少 8 小时，之后摄入 75g 葡萄糖。测量空腹及服糖后 1、2 小时的血糖应为 5.1mmol/L（92mg/dl）、10.0mmol/L（180mg/dl）、8.5mmol/L（153mg/dl），任何一次测量

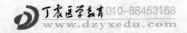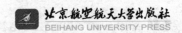

值超过该标准可诊断为妊娠期糖尿病。

②空腹血糖：在有糖尿病高危因素时，测量 FPG ≥ 5.1mmol/L 可直接诊断为糖尿病。FPG ≥ 4.4mmol/L 者尽早行 OGTT。

四、急性肾盂肾炎

急性肾盂肾炎是妊娠期最常见的泌尿系统合并症。

1. **病因**　妊娠期雌孕激素增多，能造成输尿管平滑肌松弛、膀胱对张力不敏感、排尿不全，利于细菌繁殖。胎头压迫膀胱，使排尿不畅，尿液返流入输尿管。妊娠期还可有生理性糖尿，利于细菌生长。增大的子宫压迫输尿管，使肾盂扩张。致病菌以大肠埃希菌最常见。

2. **辅助检查**　血液检查可见白细胞增多，尿中可见白细胞或脓细胞，尿培养为阳性。

五、贫　血

贫血是妊娠期常见的合并症，以缺铁性贫血最常见。巨幼细胞贫血主要是由叶酸和维生素 B_{12} 缺乏引起。

1. **贫血与妊娠的相互影响**

（1）对母体的影响：妊娠可使原有贫血加重，而贫血易导致孕妇发生贫血性心脏病、产后出血、产褥感染等并发症。

（2）对胎儿的影响：母体过度缺铁时，造成胎盘供氧和营养不足而致胎儿发育受限、胎儿宫内窘迫、早产，甚至死胎。

2. **辅助检查**

（1）血常规检查：呈小细胞低色素性贫血，血红蛋白 < 110g/L，血细胞比容 < 0.33 或红细胞计数 < 3.5×10^{12}/L，可诊断为妊娠期贫血。

（2）血清铁测定：能更敏锐地反映缺铁状况，血清铁 < 6.5μmol/L 即可诊断缺铁性贫血。

第九节　异常分娩

一、产力异常

病因

（1）子宫收缩乏力：多与头盆不称或胎位异常、子宫因素、精神因素、内分泌失调、药物影响等因素有关。

（2）子宫收缩过强：主要原因有经产妇软产道阻力小、使用宫缩药不当、精神过度紧张、极度疲劳、胎膜早破、过多粗暴的阴道检查及宫腔操作刺激等。

二、产道异常

产道异常包括骨产道异常及软产道异常，临床上以骨产道异常多见。产道异常可使胎儿娩出受阻。

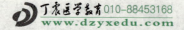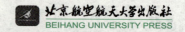

三、胎位、胎儿发育异常

（一）胎位异常

分娩时除枕前位为正常胎位外，其余均为异常胎位。胎位异常是造成难产的原因之一。胎位异常时，若骨盆无异常、胎儿不大，可试产；若合并骨盆异常等，应剖宫产结束妊娠。

1. 持续性枕后位、枕横位的临床表现　在分娩过程中，胎头枕骨持续不能转向前方，直至临产后仍位于母体骨盆后方或侧方，致分娩发生困难者，称为持续性枕后位或持续性枕横位。一般枕后位在宫缩作用下可转为枕前位，应严密观察，不可过早干预。枕后位的产妇自觉肛门坠胀及排便感，致使宫口尚未开全时过早使用腹压，发生宫颈前唇水肿和产妇疲劳，影响产程进展使第二产程延长；常需手术助产，易发生软产道损伤，增加产后出血及感染的机会；由于第二产程延长，常出现胎儿窘迫和新生儿窒息，围生儿死亡率高。

2. 臀先露的临床表现　臀先露是最常见的异常胎位，约占 3% ～ 4%，以单臀先露最常见。表现为孕妇常感肋下或上腹部有圆而硬的胎头，脐左（右）上方可听到响亮胎心。由于胎臀不能紧贴子宫下段及宫颈，常导致子宫收缩乏力，产程延长。腹部检查可见子宫为纵椭圆形，在宫底部可触及硬而圆、有浮球感的胎头。易出现胎膜早破、脐带脱垂、胎儿窘迫、新生儿产伤。

3. 其他胎位

（1）胎头高直位：胎头不屈不仰进入骨盆，矢状缝与入口前后径一致，分为高直前位（枕耻位）和高直后位（枕骶位）。

（2）前不均倾位：指枕横位的胎头前顶骨先入盆，需行剖宫产。

（3）面先露：指胎头以颜面为先露，常由额先露继续仰伸形成，可引起宫缩乏力或子宫破裂。

（4）肩先露：常出现宫缩乏力和胎膜早破，甚至导致胎儿窘迫甚至死亡。

（5）复合先露：常见一手或一前臂沿胎头脱出。

（二）胎儿发育异常

1. 巨大胎儿　指出生体重≥ 4000g 者，多见于父母身材高大、孕妇患轻型糖尿病、过期妊娠等。临床表现为子宫增大过快，妊娠后期孕妇可出现呼吸困难、自觉腹痛等。

2. 胎儿畸形　主要为脑积水和连体儿。脑积水指胎头颅腔内、脑室内外有大量脑脊液潴留，临床表现为明显头盆不称，若处理不及时可致子宫破裂。

第十节　分娩期并发症

一、胎膜早破

胎膜早破指在临产前胎膜自然破裂，是常见的分娩期并发症。

1. 病因　缺乏维生素 C、锌及铜等营养，使胎膜抗张能力下降；下生殖道感染；羊膜腔压力增高，如多胎妊娠、羊水过多、巨大儿等；胎膜受力不均如头盆不称；宫颈内口松弛；机械性刺激，如创伤或者晚期性交等。在妊娠满 37 周后为足月胎膜早破，发生率 8% ～ 10%；在 37 周前为未足月胎膜早破，其单胎妊娠早破发生率为 2% ～ 4%，双胎发生率为 7% ～ 20%。

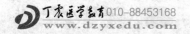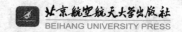

2. 辅助检查

（1）正常阴道液 pH 值为 4.5 ～ 5.5，羊水 pH 值为 7.0 ～ 7.5，阴道液 pH ≥ 6.5 提示有胎膜早破。

（2）阴道液涂片检查可见羊齿植物叶状结晶。

（3）羊膜镜检查可直视胎先露，看不见前羊膜囊。

（4）超声检查显示羊水量减少。

二、产后出血

产后出血指胎儿娩出后 24 小时内失血量超过 500ml，是分娩期严重并发症，在我国居产妇死亡原因的首位。

病因　子宫收缩乏力是最常见原因。胎盘因素：胎盘滞留、胎盘粘连或植入、胎盘部分残留；软产道损伤；凝血功能障碍。

三、子宫破裂

子宫破裂是指子宫体部或子宫下段于妊娠晚期或分娩期发生的破裂，是直接危及产妇和胎儿的严重并发症。

1. **分类**　根据发生的时间分为妊娠期破裂和分娩期破裂。根据部位分为子宫体部破裂和子宫下段破裂。根据程度分为完全性破裂和不完全性破裂。根据破裂原因分为自然破裂和损伤性破裂。

2. **病因**　瘢痕子宫最常见。还有梗阻性难产，如头盆不称、骨盆狭窄、胎位异常、胎儿畸形等；子宫收缩药使用不当；手术损伤。

四、羊水栓塞

羊水栓塞指在分娩过程中羊水突然进入母体血液循环引起急性肺栓塞、过敏性休克、DIC、肾衰竭等一系列病理改变的严重分娩并发症。

1. **病因**　子宫收缩过强，将羊水挤入破损的微血管，羊膜腔压力可高达 100 ～ 175mmHg。分娩时宫颈裂伤、子宫破裂、胎盘早剥等会使血窦开放，羊水可从此进入血液循环。胎膜破裂，羊水从蜕膜破损小血管处进入血液循环。

2. **病理**

（1）肺动脉高压：羊水中有形成分可进入肺循环形成栓子，堵塞小血管，引起肺小血管痉挛，羊水物质还可激活凝血过程，形成广泛血栓，可导致急性右心衰竭、呼吸衰竭、休克等。

（2）过敏性休克：羊水中有形成分可成为过敏原，引起变态反应，出现血压骤降、过敏性休克。

（3）弥散性血管内凝血：羊水中有大量促凝物质，可广泛形成小血栓，引起 DIC；羊水中还有纤溶激活酶，纤溶系统和凝血物质的消耗使产妇血转为难凝状态，易引起失血性休克。母体肾脏可发生急性缺血，导致肾衰竭。

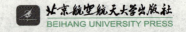

第十一节 产后并发症妇女的护理

一、产褥感染

产褥感染是指产褥期生殖道受病原体侵袭，引起局部或全身的炎症变化。产褥病率是指分娩 24 小时以后的 10 天之内，用口表每天测量体温 4 次，间隔 4 小时，有 2 次 ≥ 38℃。产褥病率常由产褥感染引起，但也可由生殖道以外感染引起。产褥感染与产后出血、妊娠合并心脏病、严重的妊娠期高血压疾病是导致孕产妇死亡的四大原因。

病因

（1）病原体：以需氧性链球菌属为主，其中 β - 溶血性链球菌致病性最强；还有大肠埃希菌、葡萄球菌、厌氧菌、支原体和衣原体等。

（2）感染途径

①内源性感染：寄生于正常孕妇生殖道或其他部位的病原体，当出现感染诱因时可致病。

②外源性感染：由外界的病原体侵入生殖道而引起的感染。常由被污染的衣物、用具、手术器械等途径感染。

（3）诱发因素：任何削弱产妇防御能力的因素，如胎膜早破，羊膜腔感染，产前、产后出血，孕妇贫血等。

二、晚期产后出血

晚期产后出血是指分娩 24 小时后，在产褥期内发生的子宫大量出血。

病因 胎盘、胎膜残留最常见。还有蜕膜残留，子宫胎盘附着面复旧不全，感染，剖宫产术后子宫切口裂开，其他：产后子宫滋养细胞肿瘤、子宫黏膜下肌瘤等。

三、泌尿系统感染

约有 2% ～ 4% 的产妇在产后会发生泌尿系统感染，以大肠埃希菌感染多见。一般细菌从尿道外口侵入，上行感染膀胱，继而沿输尿管感染肾盂、肾盏。

病因

（1）分娩时，膀胱受压引起黏膜充血、水肿，且会阴伤口疼痛，易出现尿潴留和膀胱炎等。

（2）分娩时会常规插尿管，尿道无尿液冲刷易出现感染，过多的阴道检查会增加感染几率。

（3）女性尿道短直，尿道口离肛门近，产妇产后抵抗力差，产后恶露等分泌物较多，易感染。

四、产后心理障碍

产褥期妇女精神疾病的发病率明显高于其他时期，尤其以产后抑郁症较常见，是一组非精神病性的抑郁综合征。还包括产后沮丧、产后精神病。

病因 病因不明。受社会因素、心理因素、遗传因素、内分泌因素及妊娠分娩因素影响。其中遗传因素是产后心理障碍的潜在因素。

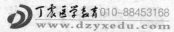
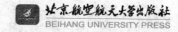

第十二节　女性生殖系统炎症

一、概　述

1. 女性生殖系统自然防御功能　女性生殖器的解剖特点和生理特点具有较完善的自然防御功能。

（1）解剖特点：大阴唇自然合拢，遮盖尿道口、阴道口；阴道前后壁紧贴且呈酸性环境；宫颈内口闭合，形成"黏液栓"堵塞；内膜周期性剥落，还可分泌溶菌酶；输卵管纤毛的摆动及输卵管的蠕动；生殖道黏膜有散在的淋巴组织和细胞，有一定免疫功能；均有助于防止病原体入侵。

（2）生理特点：雌激素使阴道上皮发生周期性的增生变厚及糖原含量增多，糖原经阴道乳杆菌分解为乳酸，可维持阴道正常酸性环境（pH ≤ 4.5，多在 3.8 ～ 4.4），抑制弱碱性环境中繁殖的病原体，称为自净作用。同时，子宫内膜的周期性脱落也可消除宫腔感染。

但女性外阴与尿道、肛门相邻，易受污染。且外阴和阴道由于性交、分娩和宫腔操作，易受损伤和外界病原体感染。尤其在月经期、妊娠期、分娩期和产褥期，容易造成病原体的繁殖，引起生殖道的炎症。

2. 病原体　多为混合感染，常见病原体为细菌，以化脓菌多见，如葡萄球菌、链球菌、大肠埃希菌、厌氧菌、淋病奈瑟菌、结核杆菌等。其他病原体还包括原虫、真菌、病毒、螺旋体、衣原体等。

3. 传播途径

（1）沿生殖器黏膜上行：多发生在非妊娠期、非产褥期，常见病原体为淋病奈瑟菌、沙眼衣原体及葡萄球菌。

（2）沿血液循环：是结核菌感染的主要途径。

（3）经淋巴系统：多发生在产褥期、流产后或放置宫内节育器后，常见病原体为链球菌、大肠埃希菌、厌氧菌。

（4）直接蔓延：腹腔其他脏器的感染直接蔓延，如阑尾炎能引起右侧输卵管炎。

4. 感染特点

（1）葡萄球菌：属于革兰阳性球菌，以金黄色葡萄球菌致病力最强。常见于产后、手术后炎症，伤口感染。

（2）结核分枝杆菌：其感染称为生殖器结核，又称结核性盆腔炎。多见于 20 ～ 40 岁妇女及绝经后老年妇女。以输卵管结核最多见，是引起不孕的主要原因之一。

二、外阴部炎症

（一）外阴炎

病因　主要指外阴部皮肤与黏膜的炎症，常见于大、小阴唇。诱发因素主要有阴道分泌物、经血、尿液、粪便等刺激；不注意皮肤清洁；长期穿化纤内裤，月经垫通透性差；局部潮湿等。因此，诱因评估时应重点了解患者的卫生习惯。

（二）前庭大腺炎

病因　前庭大腺位于两侧大阴唇后部 1/3 深处，开口于小阴唇与处女膜之间的沟内。在性交、流产、

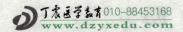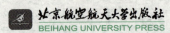

分娩或其他情况污染外阴部，炎症侵入腺管时可发生前庭大腺炎。腺管开口阻塞，脓液不能外流，易形成前庭大腺囊肿。多见于育龄妇女。

三、阴道炎症

（一）滴虫阴道炎

1. 病因与发病机制　由阴道毛滴虫引起。滴虫适宜在 pH 为 5.2～6.6、温度为 25～40℃的潮湿环境中生长，在 pH5.0 以下或 7.5 以上的环境中不生长。阴道滴虫炎患者阴道 pH 一般为 5.0～6.5，多＞6.0。传播方式以性交直接传播为主，也可经浴池、浴巾、污染的器械等间接传播。

2. 辅助检查　检查滴虫最简单的方法是生理盐水悬滴法，属阴道分泌物检查，在阴道分泌物中找到滴虫即可确诊。

（二）外阴阴道假丝酵母菌病

1. 病因与发病机制　由假丝酵母菌引起，也称念珠菌性阴道炎。酸性环境适宜假丝酵母菌生长，感染后阴道 pH 多为 4.0～4.7，通常＜4.5。对日光、干燥、紫外线及化学制剂的抵抗力强，但不耐热，加热至 60℃ 1 小时即死亡。假丝酵母菌为机会致病菌，内源性感染为主要传播途径，机体抵抗力降低和环境条件适宜时可发病。常见的诱发因素有：妊娠、肥胖、糖尿病、大量应用免疫抑制药及广谱抗生素、大量雌激素治疗、穿紧身化纤内裤等。

2. 辅助检查　可用生理盐水悬滴法，10%KOH 悬滴法或革兰染色检查分泌物中的芽胞和假菌丝。pH 测定＜4.5 为单纯感染，pH＞4.5 可能存在混合感染。

（三）萎缩性阴道炎

病因与发病机制　旧称为老年性阴道炎。多见于绝经妇女及卵巢去势后妇女，产后闭经或药物假绝经治疗等也可引起。雌激素水平低，阴道壁萎缩，黏膜变薄，上皮细胞糖原减少，阴道 pH 增高，达到 5.0～7.0，局部抵抗力降低，病菌易入侵繁殖。

四、子宫颈炎症

1. 病因　包括子宫颈阴道部炎症和子宫颈管黏膜炎症。以急性子宫颈管黏膜炎多见，若急性子宫颈炎未及时治疗或病原体持续存在，可发展为慢性子宫颈炎症。急性宫颈炎的主要病原体为淋病奈瑟菌、沙眼衣原体等，常见于性传播疾病的高危人群。慢性宫颈炎的病原体有葡萄球菌、链球菌、大肠埃希菌、淋菌或沙眼衣原体等。

2. 病理

（1）宫颈糜烂：曾被认为是慢性子宫颈炎最常见的病理改变。但目前已明确子宫颈糜烂样改变只是一个临床征象，可为生理性改变，也可为病理性改变。

（2）宫颈肥大：长期炎症刺激导致宫颈组织充血、水肿、腺体及间质增生，宫颈肥大，但表面光滑，硬度增加。

（3）宫颈息肉：慢性炎症长期刺激使宫颈局部黏膜增生，并向子宫颈外口突出形成息肉。常为单个，也可为多个，色红质脆易出血。

（4）宫颈腺囊肿：多数为生理性变化，不需处理。

（5）宫颈黏膜炎。

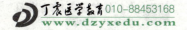 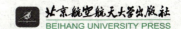

五、盆腔炎症

盆腔炎症是指女性上生殖道的一组感染性疾病，包括子宫内膜炎、输卵管炎、输卵管卵巢脓肿、盆腔腹膜炎。

（一）急性盆腔炎

病因

（1）感染因素：外源性病原体主要为性传播疾病的病原体，如沙眼衣原体、淋病奈瑟菌等。内源性病原体主要为寄居于阴道内的微生物群，包括需氧菌（金黄色葡萄球菌等）及厌氧菌（脆弱类杆菌等）。

（2）高危因素：年龄，年轻妇女易发病；有不良性行为；产后或流产后感染；宫腔内手术操作后感染；经期卫生不良；感染性传播疾病；邻近器官炎症蔓延；盆腔炎性疾病再次急性发作。

（二）慢性盆腔炎

病因病理　急性盆腔炎性疾病如未得到及时治疗，可转变为盆腔炎性疾病后遗症，即慢性盆腔炎。主要病理改变为组织破坏、广泛粘连、增生及瘢痕形成，导致输卵管阻塞、增粗、积水或输卵管卵巢肿块、囊肿。盆腔结缔组织病变广泛，可使子宫固定而形成"冰冻骨盆"。

六、尖锐湿疣

1. **病因与传播途径**　尖锐湿疣是由人乳头瘤病毒感染引起的鳞状上皮增生性疣状病变，其中90%与低危型 HPV6 型和 11 型有关。危险因素有：过早性交、多个性伴侣、免疫力低下、高性激素水平、吸烟等。主要经性交直接传播，也可通过污染的物品间接传播。

2. **辅助检查**　一般肉眼见赘生物便可确诊。体征不明显者可行细胞学检查、醋酸试验、阴道镜检查和 HPV 核酸检测。取湿疣组织做巴氏染色检查，可见挖空细胞及角化不良细胞。

七、淋　病

1. **病因与传播途径**　淋病是由淋病奈瑟菌引起的泌尿生殖系统化脓性感染，也可导致眼、咽、直肠感染和散播性淋病奈瑟菌感染。发病率占我国性传播疾病首位，一般消毒剂和肥皂等便可使其灭活。人是淋病奈瑟菌的唯一天然宿主，因此，淋病患者和淋病奈瑟菌携带者是淋病主要传染源。成人主要通过性接触传染极少经间接传染，淋病奈瑟菌可通过黏膜上行感染。

2. **病理特点**　潜伏期 1～10 天，平均 3～5 天。最初多无症状，好发于子宫颈、尿道、前庭大腺等下泌尿生殖道；若未治疗，淋病奈瑟菌可上行感染引起子宫内膜炎、输卵管炎、输卵管积脓、盆腔腹膜炎、输卵管卵巢脓肿、盆腔脓肿等，导致淋菌性盆腔炎。若治疗不当，迁延不愈或反复发作，可导致不孕或输卵管妊娠。

八、梅　毒

病因与传播途径　梅毒是由苍白密螺旋体引起的侵犯多系统的慢性性传播疾病。病变范围广泛，临床表现复杂，危害极大。主要通过性接触传播，未经治疗的患者在感染后 1 年内最具传染性。病

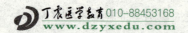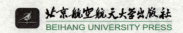

期即使超过 4 年，仍可通过胎盘感染胎儿，为先天性梅毒。少数患者可因医源性途径、接触、哺乳等途径感染梅毒。

九、获得性免疫缺陷综合征

获得性免疫缺陷综合征（艾滋病）是由人免疫缺陷病毒（HIV）所引起的以免疫功能严重损害为特征的慢性传染病。

1. **病因与传播途径**

（1）传染源为 HIV 感染者和艾滋病患者。

（2）传播途径

①性接触传播：为主要的传播途径，同性、异性性接触均可传播。

②血液传播：共用针具静脉吸毒、输入被 HIV 污染的血制品及介入医疗操作等。

③母婴传播：通过胎盘、阴道分娩、产后血性分泌物和哺乳等传播。

（3）易感人群：人群普遍易感，高危人群有男性同性恋、多位性伴侣、静脉用药成瘾者及多次接受输血或血制品者。

2. **辅助检查**　详见内科第九节艾滋病。

第十三节　月经失调

一、异常子宫出血

排卵障碍性异常子宫出血是由于生殖内分泌轴功能紊乱引起的异常子宫出血，但全身及内外生殖器官无明显器质性病变，可发生在月经初潮至绝经的任何年龄。

1. **病因与发病机制**

（1）无排卵性异常子宫出血：最常见，以青春期和围绝经期多见，但育龄期也可出现。

①青春期：下丘脑-垂体-卵巢轴调节未成熟，对雌激素的正反馈作用异常。

②围绝经期：卵巢功能衰退，对促性腺激素反应低下，导致卵泡发育受阻。

③育龄期：应激等因素引起短暂的无排卵。

（2）黄体功能异常：好发于育龄期妇女。由于黄体功能不足；黄体发育良好，但萎缩过程延长，造成子宫内膜不能如期完整脱落；排卵前后激素水平波动出现异常子宫出血。

2. **辅助检查**

（1）诊断性刮宫：可同时达到止血和明确诊断的目的。多于月经前 3～7 天或月经来潮 6 小时（不超过 12 小时）内刮宫确定排卵和黄体功能。黄体功能异常者在月经期第 5～6 天刮宫，增生期和分泌期内膜共存可确诊子宫内膜不规则脱落。不规则出血者可随时刮宫。

（2）基础体温测定：是判断排卵简易可行的方法。单相型提示无排卵。双相型但高体温持续时间短，提示黄体功能不足；双相型但体温下降缓慢，提示子宫内膜不规则脱落。

（3）宫颈黏液结晶检查：经前羊齿状结晶提示无排卵，经前有卵圆体提示有排卵。

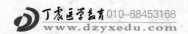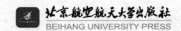

二、闭 经

病理性闭经分为两类：原发性闭经和继发性闭经。原发性闭经是指女性年逾 16 岁，虽有第二性征发育但无月经来潮，或年逾 14 岁，尚无第二性征发育及月经。继发性闭经为月经来潮后停止 3 个周期或 6 个月以上。

1. 病因

（1）原发性闭经：较少见，多数由于遗传因素或先天性发育异常所致。可分为第二性征存在和第二性征缺乏两类。

（2）继发性闭经：发生率明显高于原发性闭经，按生殖轴病变和功能失调的部位分为下丘脑性闭经、垂体性闭经、卵巢性闭经、子宫性闭经以及其他内分泌功能异常引起的闭经。

①下丘脑性闭经：最常见。病因包括精神应激如环境改变、过度紧张等；肥胖；药物性闭经如口服避孕药等；长期剧烈运动引起体脂下降等；下丘脑肿瘤压迫等。

②垂体性闭经：垂体肿瘤；垂体梗死；空蝶鞍综合征等。

③卵巢性闭经：子宫内膜不发生周期性变化。常见于卵巢早衰；卵巢功能性肿瘤等。

④子宫性闭经：由感染、创伤导致的宫腔粘连引起。如 Asherman 综合征，即人工流产或流产后过度清宫、放疗引起的内膜损伤。

⑤其他：雄激素增高的疾病如多囊卵巢综合征、先天性肾上腺皮质增生症等；甲状腺疾病如为桥本氏病及 Graves 病等。

2. 辅助检查

（1）功能、激素测定如药物撤退试验（孕激素实验、雌孕激素序贯试验）、垂体兴奋试验、血清激素测定等。

（2）影像学检查如盆腔超声检查、CT、静脉肾盂造影等。

（3）腹腔、宫腔镜检查。

（4）染色体检查，可鉴别性腺发育不良。

（5）其他如基础体温测定、子宫内膜取样等。

三、痛 经

痛经指经期或月经前后，出现下腹疼痛、坠胀、腰酸及其他不适，影响工作或生活质量者，可分为原发性和继发性两类。

病因与发病机制

（1）原发性痛经：最常见，其发生与月经期子宫内膜前列腺素升高有关。生殖器官无器质性病变，好发于青少年期，多于初潮后 1～2 年发病。

（2）继发性痛经：因盆腔器质性病变所致，最常见为子宫内膜异位症。

四、绝经综合征

绝经指卵巢功能停止所致永久性无月经的状态。停经后 12 个月随访可判定绝经。绝经综合征指妇女绝经前后因性激素波动或减少所引起的一系列躯体和精神心理症状。

病因与发病机制　其发病主要与内分泌因素、神经递质因素、种族因素、遗传因素等有关。

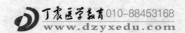

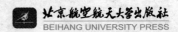

第十四节　妊娠滋养细胞疾病

一、葡萄胎

妊娠后胎盘绒毛滋养细胞增生，间质水肿，形成大小不等的水泡，水泡间借蒂相连成串，形如葡萄，称为葡萄胎。葡萄胎是滋养细胞的良性病变，可发生在任何年龄的生育期妇女，分为完全性葡萄胎和部分性葡萄胎两类，以前者多见。

1. 病因

（1）完全性葡萄胎：地区因素；营养状况和社会经济因素，如维生素A、胡萝卜素和动物脂肪缺乏等；>35岁或<20岁妊娠妇女多见；有既往葡萄胎史；遗传因素：染色体核型为二倍体，均来向父系；有流产和不孕史等。恶变的高危因素有：hCG>100 000U/L、子宫明显大于相应孕周、卵巢黄素化囊肿直径>6cm、年龄>40岁和重复葡萄胎。

（2）部分性葡萄胎：可能与不规则月经和口服避孕药有关，与饮食和年龄无关。

2. 病理　病变一般局限于宫腔内，不侵袭肌层，无远处转移。完全性葡萄胎仍有15%可能发生局部侵犯、4%可能发生远处转移。滋养细胞可穿破血管、侵蚀周围组织、直接从母体血管获取营养。镜下可见滋养细胞不同程度增生，绒毛间质水肿且体积增大，间质内血管稀少或消失。

3. 辅助检查

（1）B超：是诊断葡萄胎的可靠和敏感的检查方法，无胎心搏动或妊娠囊，呈落雪状改变。

（2）hCG测定：明显高于正常孕周的相应值，而且在停经8～10周以后继续持续上升。

（3）组织送检：清宫术时取临近宫壁种植部位、无坏死的组织送检。

二、侵蚀性葡萄胎

侵蚀性葡萄胎是滋养细胞的恶性病变，全部继发于葡萄胎。葡萄胎排空后半年内恶变者多为侵蚀性葡萄胎，恶性程度低，预后好。

1. 病理　病灶侵入子宫肌层或转移至子宫外。镜下可见水泡状组织，绒毛结构及滋养细胞增生和分化不良，绒毛结构也可退化，仅见绒毛阴影。恶性程度一般不高，多数仅局部侵犯。病灶侵犯子宫浆膜层时，子宫表面有紫蓝色结节。

2. 辅助检查

（1）血hCG测定：是主要的诊断依据，葡萄胎排空9周以上，血、尿hCG仍持续高水平，或一度下降后又上升。

（2）B超检查：是诊断子宫原发病灶的最常用方法。

（3）组织学检查：子宫肌层内或子宫外转移灶组织中可见绒毛或退化的绒毛阴影。

（4）其他：X线胸片、CT、MRI等。

三、绒毛膜癌

绒毛膜癌属于滋养细胞的恶性病变，可继发于葡萄胎妊娠，也可继发于流产、足月妊娠、异位

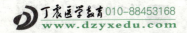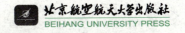

妊娠。葡萄胎排空后 1 年以上恶变者多为绒毛膜癌,半年至 1 年者可为绒毛膜癌也可为侵蚀性葡萄胎,时间间隔越长,绒毛膜癌的可能性越大。绒毛膜癌的恶性程度极高,发生转移早而广泛,在有效化学治疗问世前,病死率高达 90% 以上。

1. **病理** 水泡状组织与周围组织分界清,质软而脆,无固定形态,呈单个或多个,可突向宫腔或穿破浆膜,恶性程度极高,发生转移早而广泛。镜下滋养细胞极度不规则增生,绒毛或水泡状结构消失,周围有大片出血、坏死。

2. **辅助检查**

（1）血 hCG 测定:是主要的诊断依据,葡萄胎排空 9 周以上或足月产、流产、异位妊娠 4 周以上,血、尿 hCG 仍持续高水平,或一度下降后又上升。

（2）B 超检查:是诊断子宫原发病灶的最常用方法。

（3）其他:X 线胸片、CT、MRI、组织学检查等。

第十五节　妇科肿瘤

一、子宫颈癌

1. **病因** 子宫颈癌是最常见的妇科恶性肿瘤。发病因素有不良性行为和孕育史:过早性生活（< 16 岁）、早育、多产、密产。人乳头瘤病毒感染。其他:吸烟、长期口服避孕药、种族、经济状况和地理环境等。

2. **病理** 宫颈癌发展程度经历不典型增生→原位癌→浸润癌 3 个阶段。

（1）宫颈上皮内瘤变:宫颈癌的癌前病变称为宫颈上皮内瘤样变（CIN）,分类见表 3-12。一般从宫颈上皮内病变发展为浸润癌需 10 ～ 15 年,但约 25% 患者在 5 年内能发展为浸润癌。

表3-12　宫颈上皮内瘤样变分类

2014WHO分类	2003WHO分类	表现
低度鳞状上皮内病变（LSIL）	CIN I 级（轻度不典型增生）	上皮下1/3层细胞核增大,核色稍深,核分裂象少,极性正常
高度鳞状上皮内病变（HSIL）是真正意义的宫颈癌前病变	CIN II 级（中度不典型增生）	上皮下1/3～2/3层细胞核明显增大,核深染,分裂象较多,极性尚存在
	CIN III 级（重度不典型增生和原位癌）	病变细胞几乎全部占据上皮全层,分裂象多,排列紊乱,极性消失;原位癌仅限于上皮内,基底膜完整,无间质浸润

（2）宫颈癌:组织学类型以鳞癌为主,其次为腺癌。子宫颈癌的主要转移途径为直接浸润和淋巴转移。直接浸润最常见,常向下累及阴道壁。血行转移极少见。

①鳞癌:占宫颈癌 75% ～ 80%,好发于鳞 - 柱状上皮交界处。肉眼见外生型,有向阴道突出的

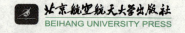

菜花样赘生物，质脆易出血；内生型，宫颈肥大、质硬，或宫颈段膨大如桶状；溃疡型，有溃疡或空洞形成；颈管型，癌灶侵入宫颈管、子宫峡部或盆腔淋巴。

②腺癌：占宫颈癌20%～25%。发生于宫颈管内，向外生长侵犯宫旁组织；向内生长使宫颈管膨大如桶状。

③其他：腺鳞癌，少见，占3%～5%，内含有腺癌和鳞癌。还有神经内分泌癌、未分化癌等。

3. 辅助检查

（1）宫颈刮片细胞学检查：用于筛查子宫颈癌，是早期发现的主要方法。其结果采用巴氏分级：Ⅰ级正常；Ⅱ级炎症；Ⅲ级可疑癌；Ⅳ级高度可疑癌；Ⅴ级癌细胞阳性。

（2）宫颈和宫颈管活组织检查：是确诊宫颈癌前病变和宫颈癌最可靠的方法。正常宫颈阴道部鳞状上皮含丰富糖原，可被碘液染成棕色。宫颈管柱状上皮、瘢痕、宫颈糜烂部位及异常鳞状上皮区均无糖原，故不着色。采用碘试验或醋酸染色法，在碘不着色区或醋酸白区取材行活检，可提高诊断率。

（3）人乳头瘤病毒（HPV）检测：HPV感染是宫颈癌的主要原因。

（4）碘试验：宫颈不能染色处可能缺乏糖原，有炎性病变。

（5）阴道镜检查：观察宫颈表面病变，选择可疑病变区行活检，提高确诊率。

（6）宫颈锥切术：细胞检查学阳性、宫颈活检阴性，或活检为高度鳞状上皮内病变需确诊者，可行锥切术。

二、子宫肌瘤

子宫肌瘤是女性生殖器最常见的良性肿瘤，30～50岁女性高发，绝经后肌瘤萎缩或消失。

1. 病因　发病可能与雌、孕激素水平过高或长期刺激有关。

2. 病理　肌瘤单个或多个，大小不一，为实质性球形肿块，表面光滑，质地较子宫肌层硬，肿瘤外有被压缩的肌纤维束和结缔组织构成的假包膜覆盖。

（1）肌瘤变性：肌瘤失去原有典型结构为变性。

①玻璃样变：也叫透明变性，最常见。肌瘤的病变肌细胞变为均匀透明样、无结构物质。

②囊性变：为玻璃样变继续发展而来。肌细胞坏死液化，肌瘤变软，出现大小不等囊腔，腔内有无色液体或凝固胶状物。

③红色样变：多见于妊娠期或产褥期，可能与肌瘤内小血管发生退行性变引起血栓、溶血、血红蛋白渗入肌瘤有关。肌瘤增大，有压痛，呈暗红色、有腥臭味、质软、结构消失。患者可发生剧烈腹痛伴恶心呕吐、发热，白细胞计数增高。

④肉瘤样变：绝经后伴疼痛、出血患者可出现，肌瘤增大，脆软、呈灰黄色，与周围组织界限不清。

⑤钙化：多见于蒂部细小血供不足的浆膜下肌瘤及绝经后妇女。

（2）肌瘤分类：按肌瘤与子宫肌壁的关系分为肌壁间肌瘤、浆膜下肌瘤和黏膜下肌瘤，以肌壁间肌瘤最常见，发生率约60%～70%。按肌瘤生长部位可将子宫肌瘤分为子宫体部肌瘤和子宫颈部肌瘤，其中子宫体部肌瘤最常见，约占90%。

3. 辅助检查　B型超声是最常用而简便的辅助检查，可确定肌瘤大小、数目及部位。还可进行MRI、宫腔镜、子宫输卵管造影等检查。

三、子宫内膜癌

1. 病因　子宫内膜癌是女性生殖器三大恶性肿瘤之一，其发病原因尚不明确，可能与无孕激素

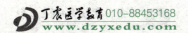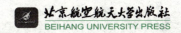

拮抗的雌激素长期刺激和遗传因素有关。多见于绝经后妇女，平均发病年龄为 60 岁。肥胖、高血压、糖尿病、不孕不育及绝经延迟是常见的高危因素。

2. 病理 子宫内膜癌以腺癌为主，大体分为弥漫型和局限型。多数子宫内膜癌生长缓慢，转移晚。少数特殊病理类型和低分化腺癌可早期转移。主要转移途径有直接浸润和淋巴转移，晚期有血行转移，以淋巴转移为最主要途径。

3. 分类

（1）病理分类

①内膜样腺癌：约占 80%～90%。内膜腺体高度异常增生，上层呈复层和筛孔状结构，细胞异型明显，核分裂活跃，腺结构消失，为实性癌块。分为 3 级，Ⅰ级为高度分化癌，Ⅱ级为中度分化癌，Ⅲ级为低度分化癌，分级越高、恶性程度越高。

②浆液性腺癌：占 1%～9%。细胞异型明显，为不规则复层排列，呈乳头状或簇状生长。恶性程度高，多有深肌层浸润和腹腔、淋巴、远处转移。

③黏液性癌：有大量黏液分泌，病理与内膜样癌相似，预后较好。

④透明细胞癌：多呈实性片状、腺管状或乳头状排列，细胞胞质丰富、透明，恶性程度高，易早期转移。

⑤其他：腺癌伴鳞状上皮分化，神经内分泌癌，混合细胞腺癌，未分化癌。

（2）转移分类

①Ⅰ期：癌肿局限于子宫体。其中ⅠA 指无或＜1/2 肌层浸润。ⅠB 指有≥1/2 肌层浸润。

②Ⅱ期：癌肿累及子宫颈间质，但未扩散至宫外。

③Ⅲ期：癌肿有局部和（或）区域扩散。其中ⅢA 指癌肿累及子宫体浆膜层和（或）附件。ⅢB 指累及阴道和（或）宫旁。ⅢC1 指转移至盆腔淋巴结；ⅢC2 指转移至腹主动脉旁淋巴结，有／无盆腔淋巴结转移。

④Ⅳ期：癌肿累及膀胱和（或）肠黏膜，或远处转移。ⅣA 指累及膀胱和（或）肠黏膜。ⅣB 指有远处转移，包括腹腔转移及（或）腹股沟淋巴结转移。

4. 辅助检查 分段诊断性刮宫是早期确诊最常用、最可靠的检查方法，可区分宫颈和宫腔的病变。吸取分泌物做细胞学检查可用于筛查。还可进行 B 超和宫腔镜等检查。

四、卵巢肿瘤

1. 病因 病因可能与初潮年龄早、绝经年龄晚、少育、不孕、激素替代治疗、高胆固醇饮食及遗传等有关，约 20%～25% 卵巢恶性肿瘤患者有家族史。恶性卵巢肿瘤是女性生殖器三大恶性肿瘤之一，可发生于任何年龄，病死率居妇科恶性肿瘤之首。

2. 病理 组织学分类主要包括上皮性肿瘤、性索间质肿瘤、生殖细胞肿瘤和转移性肿瘤。直接浸润、腹腔种植和淋巴转移是主要的转移途径，可出现盆腔、腹腔内广泛转移灶。血行转移较少见。

（1）卵巢上皮性肿瘤：是最常见的卵巢肿瘤，多见于中老年妇女。80% 患者血清 CA125 水平有升高。

①浆液性肿瘤

a. 浆液性囊腺瘤：为良性肿瘤，多为单侧，大小不等，表面光滑。其中单纯性为单房；乳头状为多房，囊内有乳头状突起。

b. 交界性浆液性囊腺瘤：中等大小，多为双侧，多向囊外生长，预后好。

c. 浆液性囊腺癌：最常见的恶性肿瘤，多为双侧，体积大，半实质性，囊壁有乳头生长，囊液混浊，预后差。

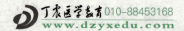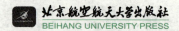

②黏液性肿瘤

a．黏液性囊腺瘤：良性肿瘤，为单侧多房性，表面光滑，灰白色。

b．交界性黏液性囊腺瘤：一般大小，多为单侧多房。

c．黏液性囊腺癌：为恶性肿瘤，肿瘤较大，多为单侧。

③卵巢子宫内膜样肿瘤：多为恶性肿瘤，单侧多，中等大。

④透明细胞肿瘤：罕见良性，单侧多，呈囊实性。

（2）卵巢生殖细胞肿瘤

①畸胎瘤：肿瘤中可见牙齿、骨骼等。

a．成熟畸胎瘤：又称皮样囊肿，为最常见的生殖道良性肿瘤。多为单侧单房、实性囊肿。

b．未成熟畸胎瘤：是恶性肿瘤，多为单侧实性瘤。复发及转移率高，复发后可见未成熟肿瘤组织向成熟转化，恶性程度减小，应立即手术。

②无性细胞瘤：中等恶性实性肿瘤，多为右侧单侧，中等大小，对放疗敏感。

③卵黄囊瘤：又称内胚窦瘤，为高度恶性肿瘤，可产生甲胎蛋白（AFP），生长迅速，易早期转移，预后差，对化疗敏感。

（3）卵巢性索间质肿瘤

①颗粒细胞瘤：最常见的功能性肿瘤，属于低度恶性肿瘤，预后好，5 年生存率达 80% 以上，仍有复发倾向。可分泌雌激素，出现月经紊乱或绝经后阴道流血，常合并子宫内膜增生过长或发生癌变。

②卵泡膜细胞瘤：良性肿瘤，多为单侧，可分泌雌激素，有女性化作用。

③纤维瘤：良性肿瘤，多为单侧，表面光滑或有结节，偶见梅格斯综合征，即有腹水或胸腔积液。

④支持细胞 - 间质细胞瘤：也称睾丸母细胞瘤，高分化为良性，中低分化为恶性，多数具有男性化作用。

（4）卵巢转移性肿瘤：库肯勃瘤是原发于胃肠道、转移至卵巢的肿瘤，组织为典型印戒细胞。

3．瘤样病变　属于卵巢非赘生性肿瘤，包括滤泡囊肿、黄体囊肿、黄素囊肿、多囊卵巢、卵巢子宫内膜异位囊肿。其中黄素囊肿有滋养细胞增生，可产生大量 hCG，为双侧囊肿，表面光滑、呈黄色，一般无需手术。

4．辅助检查　B 超检查为诊断卵巢肿瘤的主要手段。此外，可行 CT 检查、肿瘤标志物、腹腔镜检查及细胞学检查等。

五、子宫内膜异位症

具有生长功能的子宫内膜组织出现在子宫腔被覆内膜及宫体肌层以外的部位时称为子宫内膜异位症。

1．病因　病因与发病机制至今未明，有种植学说、体腔上皮化生学说、诱导学说，其中种植学说为目前较公认的学说。

2．发病机制　异位内膜可侵犯全身任何部位，但绝大多数位于盆腔脏器和壁腹膜，以卵巢最常见，其次为宫骶韧带。发生于卵巢者，易形成卵巢子宫内膜异位囊肿，内含暗褐色、似巧克力黏糊状陈旧血，又称为卵巢巧克力囊肿。异位内膜在肌层弥漫性生长为子宫腺肌病。

3．辅助检查

（1）腹腔镜：是目前诊断子宫内膜异位症的最佳方法，对不明原因不孕或腹痛者是首选的有效诊断方法。

（2）其他：B 超检查、血清 CA125。

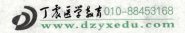
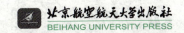

第十六节　外阴、阴道手术

一、外阴癌

外阴恶性肿瘤包括外阴恶性黑色素瘤、外阴基底细胞瘤、外阴鳞状细胞癌；其中鳞状细胞癌最常见，占外阴恶性肿瘤80%～90%，多见于绝经后妇女。

1. **病因**　病因尚不完全清楚，可能因素有人乳头瘤病毒（HPV）感染；慢性外阴非上皮内瘤变发展为外阴癌；淋巴肉芽肿、尖锐湿疣、淋病、梅毒等性传播疾病；5%～10%外阴不典型增生者可发生癌变，包括外阴慢性单纯性苔藓、硬化性苔藓、扁平苔藓、贝赫切特病等。

2. **病理病生**　转移途径常见有直接浸润、淋巴转移，晚期可经血行扩散。

3. **辅助检查**

（1）病理组织学检查：是确诊外阴癌的唯一方法。

（2）其他：有细胞学检查、超声、CT、膀胱镜检和直肠镜检。

二、外阴、阴道创伤

病因

（1）分娩是导致外阴、阴道创伤的主要原因，也可因外伤所致。

（2）创伤可伤及外阴、阴道或穿过阴道损伤尿道、膀胱或直肠。

（3）幼女遭到强暴可致软组织损伤。

（4）初次性交可致处女膜破裂，绝大多数可自行愈合，少数伤及小阴唇、阴道或穹窿引起大量阴道出血。

三、先天性无阴道

先天性无阴道是由于在胚胎时期，双侧副中肾管发育不全所导致。常合并发生先天性无子宫或只有始基子宫，卵巢功能多正常。

四、子宫脱垂

子宫脱垂是指子宫从正常位置沿阴道下降，宫颈外口达坐骨棘水平以下，甚至子宫全部脱出于阴道口以外。

病因

（1）分娩损伤：为子宫脱垂的主要病因，如产褥期过早重体力劳动或多次分娩。

（2）长期腹压增加：如慢性咳嗽，习惯性便秘，经常蹲位或举重。

（3）盆底组织发育不良或退行性病变。

（4）医源性原因。

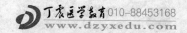
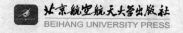

五、尿　瘘

尿瘘是指生殖道和泌尿道之间形成异常通道，尿液自阴道排出，不受控制。根据解剖位置，可分为膀胱阴道瘘、尿道阴道瘘、膀胱尿道阴道瘘、膀胱宫颈瘘、膀胱宫颈阴道瘘、输尿管阴道瘘及膀胱子宫瘘。膀胱阴道瘘最常见。

1. **病因**　常见病因为产伤和盆腔手术损伤。外伤、放射治疗后、膀胱结核、子宫托安放不当等均能导致尿瘘。其中最主要的原因是产伤，约占90%。

2. **辅助检查**

（1）亚甲蓝试验，用于鉴别膀胱阴道瘘、膀胱宫颈瘘或输尿管阴道瘘。

（2）靛胭脂试验，可确诊输尿管阴道瘘。

（3）其他：膀胱镜、输尿管镜检查、静脉肾盂造影等。

第十七节　不孕症

凡婚后未避孕、有正常性生活、夫妇同居1年而未受孕者，称为不孕症。从未妊娠者称为原发不孕，有过妊娠而后不孕者称为继发不孕。

1. **病因**

（1）女性不孕因素：最主要因素为输卵管因素，其次为排卵障碍。其他因素：子宫因素、宫颈因素、免疫因素等。

（2）男性不孕因素：精子生成障碍、精子运送受阻、精子异常等。

（3）免疫因素：精子免疫、女性体液免疫异常等。

（4）男女双方因素：性生活障碍、缺乏性知识等。

（5）其他：不明原因不孕。

2. **辅助检查**

（1）女方检查

①体格检查：重点检查生殖器与第二性征的发育。

②超声影像学检查：是诊断不孕的常用手段，具有无损伤、方便、检出率和准确率高的优点。

③排卵及内分泌功能测定：包括基础体温测定、子宫内膜病理学检查、血激素水平测定。周期性连续基础体温测定可以大致反映排卵和黄体功能，排卵后基础体温平均上升0.5℃。

④输卵管通畅度检查：包括输卵管通液术、子宫输卵管碘油造影、B型超声下输卵管过氧化氢溶液通液术、腹腔镜直视下行输卵管通液（美蓝液）等。

⑤宫颈与子宫因素检查：可进行宫颈黏液评分。

⑥生殖免疫学检查：包括精子抗原、抗子宫内膜抗体等检查。

（2）男方检查

①体格检查：重点检查外生殖器是否畸形、发育情况等。

②精液检查：为不孕症夫妇的首选检查项目。正常精液量一般为2～6ml，精子密度≥20×10^6/ml，总活动率≥40%，精子正常形态率≥4%，精子存活率为58%，精液中一般含有灰白色凝块，在室温中放置5～30分钟会完全液化，变成半透明的稀薄黏液。正常精液pH值为7.2～7.8。

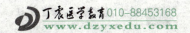
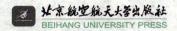

第四章 儿科护理学

第一节 生长发育

一、小儿生长发育及其影响因素

（一）小儿年龄阶段的划分及各期特点

1. **胎儿期** 从受精卵形成至小儿出生为止，共 40 周。

2. **新生儿期** 从出生脐带结扎到出生后满 28 天称为新生儿期。胎龄满 28 周（体重 > 1000g）至出生后 7 足天，称围生期。此期在生长发育和疾病方面具有非常明显的特殊性，发病率高，死亡率高，特别是新生儿早期（出生后 1 周内）。

3. **婴儿期** 自出生到 1 周岁之前为婴儿期。此期为小儿体格、动作和认知能力生长发育最迅速的时期，对营养的需求量相对较高。此时，各系统器官的生长发育还不够成熟完善，尤其是消化系统，因此容易发生消化道功能紊乱。同时，婴儿体内来自母体的抗体逐渐减少，母体 IgM 不能通过胎盘，自身免疫功能尚未成熟，故小儿易患革兰阴性细菌感染。

4. **幼儿期** 自 1 岁至满 3 周岁之前。此期生长发育速度较前稍减慢，而智能发育迅速，活动范围渐广，接触社会事物渐多，但对危险的识别和自我保护能力有限，因此意外伤害发生率非常高，应格外注意监护。

5. **学龄前期** 从 3 周岁到 6 ～ 7 岁的小儿。此期生长发育速度已经减慢，智能发育更加迅速。接触同龄儿童和社会事物扩大，自理能力和初步社交能力得到锻炼，应注意培养小儿良好的道德品质和生活能力，为入学做准备。

6. **学龄期** 从入小学开始（6 ～ 7 岁）到青春期前为学龄期。此期除生殖系统外，各系统器官外形均已接近成年人，智能发育更加成熟，可以接受系统的科学文化教育。

7. **青春期** 从第二性征出现到生殖功能基本发育成熟、身高停止增长的时期称青春期。其年龄范围一般从 11 ～ 20 岁，青春期的开始和结束年龄存在较大的个体差异，相差 2 ～ 4 岁。女孩从 11 ～ 12 岁到 17 ～ 18 岁，男孩从 13 ～ 14 岁到 18 ～ 20 岁为青春期。此期体格生长发育再次加速，出现第二次高峰，同时生殖系统迅速发育，并逐渐成熟。

（1）女孩青春期性发育的顺序为：乳房发育，骨盆变宽，脂肪丰满，阴毛、外生殖器改变，月经来潮，腋毛出现。

（2）男孩性发育的顺序为：睾丸容积增大，阴茎增长增粗，出现阴毛、腋毛及声音低沉等。

（二）生长发育

1. **生长发育的规律** 小儿生长发育的模式不尽相同，但遵循共同的规律（表 4-1）。

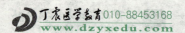
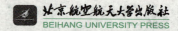

表4-1　生长发育的规律

生长发育规律	特　点
连续性和阶段性	第1年是第一个生长高峰，青春期是第二个生长高峰
不平衡性	神经系统发育先快后慢；生殖系统先慢后快；淋巴系统先快而后回缩；皮下脂肪年幼时较发达；肌肉组织到学龄期时才加速
顺序性	由上到下，由近到远，由粗到细，由简单到复杂，由低级到高级
个体差异性	在一定范围内受遗传、环境的影响，生长差异较大

2. **影响生长发育的因素**　遗传因素和环境因素是影响儿童生长发育的两个最基本因素。环境因素主要包括：

（1）营养：年龄越小，受营养因素的影响越大。

（2）疾病：急性感染常使体重减轻，慢性疾病影响体重和身高的增长，内分泌疾病对小儿生长发育影响最大。

（3）母亲情况。

（4）家庭环境和社会环境等。

二、小儿体格生长及评价

生长是机体量的变化，即各器官、系统以及身体形态、大小的变化，可以通过测量体格生长常用指标表达。

1. **体重**　为各器官、组织和体液的总重量，在体格生长指标中最易波动，是最易获得的反映儿童生长和营养状况的重要指标，常用于计算临床给药量和输液量。通常宜在清晨，空腹，排空大、小便后，只穿贴身衣裤，不穿鞋的情况下测量体重。不同年龄阶段的体重估计值及计算方法见表4-2。

2. **身高（长）**　指头部、脊柱与下肢长度的总和，是反映骨骼发育的重要指标，应测量从头顶至足底的垂直长度。3岁以下儿童仰卧位测量，3岁以上立位测量。不同年龄阶段的身高（长）估计值及计算方法见表4-3。上部量是从头顶至耻骨联合上缘，下部量是从耻骨联合上缘到足底。临床上通过测量上部量和下部量，以判断头、脊柱、下肢所占身高的比例。出生时上部量＞下部量，中点在脐部。随着下肢长骨增长，中点下移。12岁时上部量与下部量相等，中点在耻骨联合上缘。

3. **坐高**　指头顶至坐骨结节的长度，反映头颅与脊柱的生长。

4. **头围**　指经眉弓上缘、枕后结节绕头一周的长度，反映颅骨与脑的发育。头围测量在2岁前最有价值。头围过小常提示脑发育不良，头围过大或增长过速则提示脑积水。不同年龄阶段的头围估计值见表4-4。

5. **胸围**　指从乳头下缘，经肩胛角下缘绕胸一周的长度，反映胸廓和肺的发育。不同年龄阶段的胸围估计值及计算方法见表4-5。

6. **腹围**　指平脐水平（小婴儿以剑突与脐之间的中点）绕腹1周的长度。小儿2岁前腹围与胸围大约相等，2岁后腹围较胸围小。

7. **上臂围**　指沿肩峰与鹰嘴连线中点水平绕臂一周的长度，代表骨骼、肌肉、皮下脂肪和皮肤的发育。常用于筛查1～5岁小儿的营养状况。上臂围＞13.5cm为营养良好；12.5～13.5cm为营养中等；＜12.5cm为营养不良。

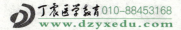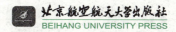

8. **牙** 出生后 4 ～ 10 个月乳牙开始萌出，12 个月未出牙者为乳牙萌出延迟。不同年龄阶段的出牙情况及乳牙计算方法见表 4-6。

9. **囟门** 可根据头围大小，骨缝及前、后囟闭合时间来评价颅骨的发育。前囟是位于两块额骨与两块顶骨间形成的菱形间隙，其大小是测量菱形对边中点连线的距离。婴儿出生时前囟为 1.5 ～ 2cm，最迟 2 岁闭合。前囟早闭、头围小，提示脑发育不良、小头畸形；前囟迟闭、过大见于佝偻病、先天性甲状腺功能减低症等。前囟饱满常提示颅内压增高，见于脑积水、脑膜炎、脑出血、脑肿瘤等。后囟出生时很小或闭合，最迟出生后 6 ～ 8 周闭合。骨缝 3 ～ 4 个月闭合。

表4-2　不同年龄阶段的体重估计值及计算方法

年龄阶段	体　重
出生时	3kg
出生后3个月	6kg（出生时的2倍）
1岁时	9kg（出生时的3倍）
2岁时	12kg（出生时的4倍）
1～6个月	出生体重（kg）＋月龄×0.7（kg）
7～12个月	6（kg）＋月龄×0.25（kg）
1～12岁	年龄×2＋8（kg）

表4-3　不同年龄阶段的身高（长）估计值及计算方法

年龄阶段	身　高（长）
出生时	50cm
6个月	65cm
1岁	75cm
2岁	87cm
2～12岁	年龄×7+75（cm）

表4-4　不同年龄阶段的头围估计值

年龄阶段	头　围
出生时	33～34cm
1岁	46cm
2岁	48cm
5岁	50cm

表4-5　不同年龄阶段的胸围估计值及计算方法

年龄阶段	胸围	特点
出生时	32cm	
1岁	46cm	头围与胸围大致相等
1岁至青春前期	＝头围＋小儿年龄－1	胸围大于头围

表4-6　不同年龄阶段的出牙情况及乳牙计算方法

年龄阶段	出牙情况
出生后4～10个月	乳牙开始萌出
3岁前	乳牙出齐
6岁	萌出第一颗恒牙
12岁	萌出第二恒磨牙
17～18岁	萌出第三恒磨牙（智齿）
乳牙	月龄－4（或6）

10. 长骨　小儿出生时腕部无骨化中心，出生后逐渐出现头状骨、钩骨（3～4个月）、下桡骨骺（约1岁）、三角骨（2～2.5）、月骨（3岁左右）、大小多角骨（3.5～5岁）、舟骨（5～6岁）、下尺骨骺（6～8岁）、豆状骨（9～10岁），10岁时出全，共10个。

11. 脊柱　3个月左右形成颈曲为脊柱第1个弯曲；6个月后形成胸曲为脊柱第2个弯曲；1岁形成腰曲为脊柱第3个弯曲。

第二节　新生儿及新生儿疾病

一、足月新生儿的特点

1. 正常新生儿的特点

（1）外观特点：正常新生儿与早产儿的特点鉴别见表4-7。

（2）呼吸系统：呼吸节律不规则，较表浅，40～45次/分，以腹式呼吸为主。

（3）循环系统：心率100～150次/分，波动范围较大。足月儿血压平均70/50mmHg。因血液多分布于躯干和内脏，四肢易出现冰冷及发绀。

（4）消化系统：胃呈水平位，贲门括约肌松弛，幽门括约肌较紧张，易发生溢乳。出生后10～12小时开始排出墨绿色胎粪，2～3天可排完。若24小时仍不排胎便，应检查是否有消化道畸形。

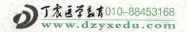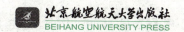

表4-7　正常足月儿与早产儿的外观特点鉴别

	正常足月儿	早产儿
哭　声	响亮	轻弱
皮　肤	红润，胎毛少	红嫩，胎毛多
头　发	分条清楚	细而乱
耳　廓	软骨发育好，轮廓清楚	软骨发育不好，轮廓不清
指（趾）甲	达到或超过指（趾）尖	未达到指（趾）尖
足　纹	遍及整个足底	足底纹少，足跟光滑
肌张力	四肢屈曲	颈肌软弱，四肢肌张力低下
乳　房	乳晕清晰，结节>4mm	乳晕不清，无结节或结节<4mm
外生殖器	男婴睾丸降至阴囊	

（5）血液系统：出生时红细胞数和血红蛋白量高，以后逐渐下降。白细胞计数较高，3天后明显下降。胎儿肝脏维生素 K 储存量少，凝血因子活性低，出生后需常规注射维生素 K_1。

（6）泌尿系统：出生后24小时内排尿，如生后48小时仍无尿，需要查找原因。肾小球滤过率低，易出现脱水或水肿。肾脏排磷功能较差，易致低钙血症。

（7）神经系统：新生儿脑相对大，大脑皮质兴奋性低，睡眠时间长。出生时已具有觅食反射、吸吮反射、握持反射、拥抱反射等原始反射。正常情况下，上述反射生后数月可自然消失。若新生儿期反射减弱、消失或数月后仍存在，提示有神经系统疾病。

（8）免疫系统

①特异性免疫能力不足，但可通过胎盘从母体获得 IgG，因此新生儿对一些传染病不易感染。

②IgA 和 IgM 不能通过胎盘，易患呼吸道、消化道等细菌感染。

③血脑屏障发育不完善，易感染细菌性脑膜炎。

④新生儿肠道面积大，肠壁薄，通透性高，胃酸胆酸少，杀菌力差。

⑤血浆中补体含量低。

（9）能量和体液代谢：新生儿基础热量消耗为105kJ/kg，每天总热量需 418～502kJ/kg。液体需要量与体重、日龄有关。患病时易发生代谢性酸中毒，需及时纠正。

（10）体温调节：体温调节中枢发育不完善，皮下脂肪薄，体表面积相对较大，易散热。室温过低时依靠棕色脂肪产热，产热量相对不足，易发生低体温或寒冷损伤综合征。室温过高、进水少及散热不足，可致体温增高，引起脱水热。

2. 新生儿的特殊生理状态

（1）生理性黄疸：足月儿生后2～3天出现黄疸，4～5天达高峰，5～7天消退，最迟不超过2周。小儿一般情况良好，食欲正常。

（2）生理性体重下降：新生儿出生数日内，因失水较多和胎粪排出导致体重下降，出生后3～4天最低，但不超过10%（一般3%～9%），出生后10天左右恢复出生体重。

（3）假月经：少数女婴出生后5～7天有少量阴道血性分泌物，可持续1周，因出生后母体雌激素突然中断引起，一般无须处理。

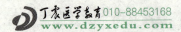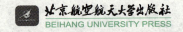

（4）乳腺肿大：男、女新生儿在出生后 4～7 天均可出现，如蚕豆或核桃大小，切勿挤压，防止感染。多于 2～3 周消退，无须特殊处理。

（5）"马牙"和"螳螂嘴"：新生儿上腭中线和牙龈切缘上常有黄白色、米粒大小的斑点，是上皮细胞堆积或黏液腺分泌物积留所致，称为"马牙"，出生后数周自行消退。新生儿两颊部有脂肪垫，称为"螳螂嘴"，对吸乳有利。两者均属正常现象，不可挑破，以免发生感染。

二、早产儿的特点

早产儿又称未成熟儿，是指出生时胎龄满 28 周，但未满 37 周，出生体重多不足 2500g 的活产婴儿。

（1）外观特点：见表 4-7。

（2）呼吸系统：早产儿呼吸中枢系统不成熟，呼吸表浅、不规则，甚至有呼吸暂停。肺部发育不成熟，肺泡表面活性物质缺乏，易发生肺透明膜病。

（3）循环系统：早产儿心率快，部分可有动脉导管未闭。

（4）消化系统：早产儿吸吮及吞咽能力差，易出现呛乳及乳汁吸入引起肺炎。胃容量小且贲门括约肌松弛，易发生胃食管反流和溢乳。消化酶不足，胆酸分泌少，消化吸收较差。缺血、缺氧或喂养不当可引起坏死性小肠结肠炎。肝脏不成熟，葡萄糖醛酸转移酶不足，故生理性黄疸程度重，持续时间长。因胎粪形成少及肠蠕动弱，常有胎粪排出延迟。

（5）血液系统：由于维生素 K 及维生素 D 贮存较足月儿少，更易发生出血和佝偻病。因红细胞生成素水平低下、先天储铁不足，生理性贫血出现早，程度重。

（6）泌尿系统：早产儿肾浓缩功能更差，葡萄糖阈值低，肾小管排酸能力差，更易发生低钠血症、糖尿和代谢性酸中毒。

（7）神经系统：早产儿神经系统成熟度与胎龄有关，胎龄越小，反射越差。早产儿易缺氧而致缺氧缺血性脑病。脑室管膜下存在发达的胚胎生发层组织，易致颅内出血。

（8）免疫系统：早产儿特异性和非特异性免疫发育不够完善，IgG 和补体水平较足月儿更低，特别是 SIgA 缺乏，极易发生感染。

（9）体温调节：早产儿体温调节功能更差，棕色脂肪少，产热能力差（早产儿体温过低主要原因），皮肤薄、体表面积大，体温易随环境温度改变而改变。寒冷时更易出现低体温，甚至寒冷损伤综合征（硬肿症）。

（10）生长发育：早产儿生长发育速度较足月儿快。易发生佝偻病。

三、新生儿窒息

新生儿窒息是指胎儿娩出后 1 分钟仅有心搏，无自主呼吸或未建立规律呼吸的缺氧状态，而导致低氧血症、高碳酸血症、代谢性酸中毒及全身多脏器损伤，是新生儿死亡及伤残的重要原因之一。

1. 病因

（1）母体因素：慢性或严重疾病，妊娠并发症，孕母吸毒、吸烟，年龄＞35 岁或＜16 岁。

（2）胎盘因素：前置胎盘、胎盘早剥、胎盘老化等。

（3）脐带因素：脐带脱垂、绕颈、打结等。

（4）胎儿因素：早产儿，巨大儿，先天性畸形，宫内感染，呼吸道阻塞如吸入羊水、胎粪等。

（5）分娩因素：难产，产钳术，产程中药物使用不当等。

2. 辅助检查　分析缺氧程度，宫内缺氧胎儿，胎头露出宫口时取头皮血进行血气分析：生后应

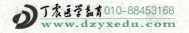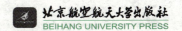

检测动脉血气，血糖、电解质、血尿素氮和肌酐等生化指标。

四、新生儿缺氧缺血性脑病

新生儿缺氧缺血性脑病是指各种围生期因素引起的部分或完全缺氧、脑血流减少或暂停而导致胎儿和新生儿的脑损伤，是新生儿窒息的严重并发症。

1. 病因 缺氧是本病发病的核心。

（1）围生期窒息是最主要原因，防治围生期窒息是预防本病的主要措施。

（2）反复呼吸暂停。

（3）严重的呼吸系统疾病。

（4）右向左分流型先天性心脏病。

（5）心脏骤停或严重循环系统疾病。

（6）颅内出血或脑水肿。

2. 发病机制 脑组织所需的能量主要来源于葡萄糖的氧化过程，脑缺氧后脑细胞氧化代谢受损，大量神经元死亡。

3. 辅助检查

（1）头颅 CT 检查：明确脑损伤的部位、范围、严重程度和评估预后。

（2）血清肌酸磷酸激酶同工酶（CPK-BB）：正常值 < 10U/L，脑组织受损时升高。

（3）神经元特异性烯醇化酶（NSE）：正常值 < 6μg/L 神经元受损时血浆中该酶活性升高。

（4）脑电图：生后 1 周内检查，有助于临床确定脑病变严重程度、判断预后和对惊厥的诊断。

五、新生儿颅内出血

新生儿颅内出血主要因缺氧或产伤引起，是新生儿期严重脑损伤的常见形式。早产儿发病率较高，预后较差，严重者常留有神经系统后遗症。

1. 病因与发病机制

（1）早产：胎龄 < 32 周的早产儿，仍留存胚胎生发基质。该结构脑血流缺乏自主调节功能，易破裂出血。

（2）缺血、缺氧：任何引起缺氧的原因均可导致颅内出血，以早产儿常见。

（3）产伤：头部受挤压是产伤性颅内出血的重要原因，足月儿居多。常见于急产、产程过长、胎头过大、头盆不称、高位产钳、胎头吸引器及臀牵引等。出血部位主要为硬脑膜下。

（4）其他：高渗液体快速输入、机械通气不当、气胸、肝功能不成熟、出血性疾病或脑血管畸形等。

2. 辅助检查 B 超对脑室周围 - 脑室内出血敏感，CT 对蛛网膜下腔、小脑和脑干出血敏感，B 超为首选检查，若 B 超未确诊病灶部位应 CT 进一步明确。MRI 检查是确诊各型颅内出血、评估预后最敏感的检测手段。脑脊液检查急性期为均匀血性和皱缩红细胞，重症患者糖含量降低，5 ～ 10 天乳糖降低最明显，但不能作为确诊检查。

六、新生儿黄疸

新生儿黄疸是指胆红素（以未结合胆红素为主）在体内积聚，而引起巩膜、皮肤或其他器官黄染，可分为生理性黄疸和病理性黄疸。新生儿血清总胆红素 > 5 ～ 7mg/dl（成人 > 2mg/dl）可出现肉眼

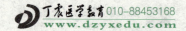 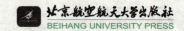

可见的黄疸。由于新生儿胆红素生成较多、转运胆红素能力不足、肝功能发育未完善、肠道内细菌含量少等特点，容易发生黄疸。

1. 病因与发病机制

（1）胆红素生成相对较多：如红细胞数量过多、寿命偏短等。

（2）血浆白蛋白联结胆红素的能力不足：游离的非结合胆红素为脂溶性，易透过血-脑屏障，进入中枢神经系统，引起胆红素脑病。

（3）肝细胞处理胆红素的能力差：生成结合胆红素量少。

（4）肝肠循环：肠蠕动差、肠道菌群尚未完全建立，致非结合胆红素水平升高。

（5）形成病理性黄疸的其他因素：感染、胆道闭锁、新生儿溶血、新生儿肝炎、母乳性黄疸、遗传性葡萄糖-6-磷酸脱氢酶（G-6-PD）缺陷等。

（6）新生儿溶血病：是指母婴血型不合，母血中血型抗体通过胎盘进入胎儿循环，导致胎儿、新生儿红细胞破坏而引起的溶血。ABO 血型不合多为母亲 O 型，婴儿 A 型或 B 型；如母为 AB 型或婴儿为 O 型则均不会发生溶血。溶血的机制是 A 型或 B 型血型抗原通过胎盘进入母体，刺激母体产生相应血型抗体，抗体进入胎儿血循环后，与胎儿红细胞的相应抗原结合，引起溶血。若母婴血型不合的胎儿红细胞在分娩时才进入母血，则母亲产生的抗体不使这一胎发病，而可能使下一胎血型相同的胎儿发病。

2. 辅助检查

（1）生理性黄疸与病理性黄疸鉴别：见表4-8。

表4-8　新生儿生理性黄疸与病理性黄疸鉴别

	生理性黄疸	病理性黄疸
血清胆红素	足月儿＜221μmol/L（12.9mg/dl） 早产儿＜256μmol/L（15mg/dl）	足月儿＞221μmol/L（12.9mg/dl） 早产儿＞256μmol/L（15mg/dl）
胆红素每天上升	＜85μmol/L（5mg/dl）	＞85μmol/L（5mg/dl）
结合胆红素	＜34μmol/L（2mg/dl）	＞34μmol/L（2mg/dl）
黄疸出现时间	足月儿出生后2～3天 早产儿出生后3～5天	出现早，在出生后24小时内
黄疸消退时间	足月儿2周 早产儿3～4周内	足月儿＞2周 早产儿＞4周
黄疸持续时间	短	长，或退而复现
伴随症状	一般情况良好 体温、食欲及大小便均正常	一般情况差 伴有原发疾病症状
治疗原则	注意黄疸变化，不需要特殊治疗	采取光照疗法，以蓝光最有效

（2）胆红素脑病：血清胆红素＞342μmol/L（20mg/dl）。

（3）血清特异性抗体检测：是新生儿溶血确诊实验。Rh 和 ABO 溶血病一般均为阳性。

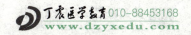
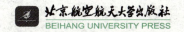

七、新生儿肺透明膜病

新生儿肺透明膜病又称新生儿呼吸窘迫综合征，多见于早产儿，由缺乏肺表面活性物质所致。

1. 病因与发病机制 肺表面活性物质的缺乏使肺泡壁表面张力增高，肺顺应性降低，呼气时肺泡容易萎缩，吸气时难以充分扩张，导致肺泡通气量较少，出现缺氧发绀等表现。

2. 辅助检查

（1）X线胸片：早期两肺野普遍透明度降低，内有散在细小颗粒和网状阴影，即毛玻璃样改变，以后可有支气管充气征。严重者可出现"白肺"，即双肺野均呈白色，肺肝界及肺心界均消失。

（2）动脉血气分析：pH 值和 PaO_2 降低、$PaCO_2$ 升高。

（3）羊水检测：分娩前抽取羊水测磷脂和鞘磷脂的比值低于 2 ∶ 1，提示胎儿肺发育不成熟。

八、新生儿肺炎

（一）胎粪吸入性肺炎

胎儿在宫内或娩出时吸入被胎粪污染的羊水，称胎粪吸入性肺炎，又称胎粪吸入综合征，病死率最高；吸入无污染羊水致肺炎，称羊水吸入性肺炎；乳汁吸入而致肺炎，称乳汁吸入性肺炎。

1. 病因与发病机制 当胎儿在宫内或分娩过程中缺氧，肠道及皮肤血流量减少，迷走神经兴奋，肠壁缺血，肠蠕动增快，导致肛门括约肌松弛而排出胎粪。缺氧使胎儿产生呼吸运动将胎粪吸入气管内或肺内，或在胎儿娩出建立有效呼吸后，将其吸入肺内。胎龄越大，发生率越高。

2. 辅助检查

（1）动脉血气分析：pH 值下降，PaO_2 降低等。

（2）X线检查、超声波检查：X线可见两侧肺纹理增粗并伴有肺气肿。

（二）感染性肺炎

细菌、病毒、衣原体都可引起新生儿感染性肺炎，可发生在出生前、出生时及出生后。是新生儿常见疾病，也是新生儿死亡的重要原因之一。

1. 病因与发病机制

（1）出生前感染：孕母受到感染，病原体通过胎盘经血行传给胎儿，引起感染，或吸入因胎膜早破等原因而污染的羊水而发生肺部感染。病原菌以革兰阴性杆菌为主（如大肠埃希菌等）。

（2）出生时感染：产时感染发生在分娩过程中，胎儿吸入母亲产道内细菌污染的分泌物所致。

（3）出生后感染：主要通过婴儿呼吸道、血行或医源性途径传播。

2. 辅助检查

（1）血液检查：细菌感染者白细胞数升高；病毒感染者白细胞数降低。

（2）X线检查：胸片可见肺纹理增粗。

九、新生儿败血症

新生儿败血症是细菌侵入血循环并生长繁殖，产生毒素而造成的全身感染。细菌从脐部侵入机体为新生儿败血症最常见的感染途径。出生后 7 天内出现症状者称为早发型败血症，7 天以后出现者称为迟发型败血症。

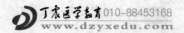
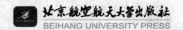

1．病因与发病机制

（1）自身因素：新生儿免疫系统功能不完善，屏障功能差，病原体入侵容易发生全身感染。胎龄越小、出生体重越轻，发病率及病死率越高。

（2）病原体：在我国，以葡萄球菌、大肠埃希菌为主。

（3）感染途径：感染可发生在产前、产时或产后。产前感染与孕妇有明显感染有关，产时感染与胎儿通过产道时被细菌感染有关，产前、产中感染发生在出生后 3 天内；产后感染与病原体从脐部、皮肤黏膜损伤处侵入有关，发生在出生 3 天后。

2．辅助检查

（1）细菌培养：使用抗生素前做血培养，查找致病菌以确诊。新生儿抵抗力低下，即使血中培养出机会致病菌也应予以重视，阴性结果不能排除败血症。部分患儿合并化脓性脑膜炎，可行脑脊液培养。做尿培养时，最宜在耻骨上膀胱穿取标本，避免污染。

（2）直接涂片：脑脊液直接涂片找细菌意义大。

（3）血常规：白细胞总数 $< 5.0×10^9/L$ 或 $> 20×10^9/L$，出现中毒颗粒或空泡、或血小板计数 $< 100×10^9/L$ 有诊断价值。

十、新生儿寒冷损伤综合征

新生儿寒冷损伤综合征又称为新生儿硬肿症，是由多种原因引起的皮肤硬肿和低体温，重症可伴有多器官功能损害。

病因与发病机制　寒冷、早产、感染、低体重、窒息为主要病因。

（1）散热多：新生儿体温调节中枢发育不成熟，体表面积相对较大，皮肤薄，血管丰富，易散热。

（2）产热少：新生儿缺乏寒战反应。早产儿棕色脂肪含量少，导致产热能力更差。

（3）皮下脂肪特点：新生儿皮下脂肪中饱和脂肪酸较多，低体温时易凝固而硬化。

（4）其他：缺氧、酸中毒、休克、心力衰竭及严重感染时，增加热量的消耗。严重的颅脑疾病可抑制体温调节中枢。

十一、新生儿破伤风

新生儿破伤风是由破伤风梭菌经脐部侵入人体引起的急性感染性疾病，常 7 天左右发病。

病因、病理生理　破伤风梭菌为专性厌氧菌，革兰染色阳性。其致病因素主要是外毒素（痉挛毒素和溶血毒素）。其中痉挛毒素是引起临床症状的主要毒素，可致全身横纹肌持续性收缩与阵发性痉挛，血压升高、心率加快、发热、大汗等。而溶血毒素可引起局部组织坏死和心肌损害。

十二、新生儿胃-食管反流

小婴儿食管下端括约肌（LES）发育不成熟或功能障碍引起的胃内容物反流到食管甚至口咽部。

1．病因与发病机制

（1）阻止反流屏障功能障碍：正常情况下吞咽食物 LES 松弛，当食物进入胃内并胃内压力增高时，LES 缩进超过胃内压力，阻止食物反流；当因一些因素如 LES 压力降低、LES 周围组织缺陷时会使抗反流机制破坏，造成食管反流。婴儿 LES 压力降低是引起食管反流的主要原因。

（2）食管黏膜屏障破坏、蠕动功能低下、胃-十二指肠病变等均可引起胃-食管反流。

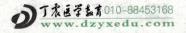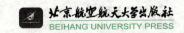

2. 辅助检查

（1）食管钡餐：钡剂反流、食管和胃连接处组织做出判断，还可判断是否存在食管裂孔疝等先天性疾病。

（2）食管动态 PH：是最可靠的诊断方法。可区分生理性或病理性疾病。

十三、新生儿低血糖

新生儿低血糖是指早产儿 3 天内全血血糖 < 1.1mmol/L（20mg/dl），1 周后 < 2.2mmol/L（40mg/dl），足月儿 3 天内全血血糖 < 1.67mmol/L（30mg/dl），三天后 < 2.2mmol/L（40mg/dl），现在认为全血血糖低于 2.2mmol/L（40mg/dl）即可诊断为新生儿低血糖。

病因与发病机制

（1）葡萄糖产生过少和需要量增加：早产儿、小于胎龄儿多见，主要与肝糖原、脂肪、蛋白不足和糖异生作用低下有关。其他疾病导致的低血糖，可与能量摄入不足、代谢率高等因素有关。

（2）葡萄糖消耗增加：多由高胰岛素血症所致，如婴儿胰岛细胞增生症、Rh 溶血、糖尿病母亲婴儿等。

第三节　营养性疾病

一、营养不良

营养不良是由于缺乏热量和（或）蛋白质引起的一种营养缺乏症。

1. 病因与发病机制

（1）摄入不足：喂养不当是最主要的原因。

（2）消化吸收不良：消化系统先天畸形、迁延性腹泻等。

（3）需要量增加：急慢性传染病恢复期、糖尿病、发热性疾病等。

2. 辅助检查　血清白蛋白降低为特征性改变。胰岛素样生长因子 1 较敏感，是早期诊断灵敏、可靠的指标。

二、小儿肥胖症

小儿肥胖症是由于长期能量摄入超过人体的消耗，使体内脂肪过度积聚、体重超过参考值范围的一种营养障碍性疾病。

1. 病因与发病机制

（1）能量摄入过多：为本病的主要原因。

（2）活动量过少：本病的重要因素。

（3）遗传因素：肥胖具有高度遗传性。肥胖双亲的后代发生肥胖的几率高达 70% ～ 80%。

（4）其他：饥饿中枢调节失衡、精神创伤及心理异常等因素。

2. 辅助检查　甘油三酯、胆固醇增高，严重者血清 β 白蛋白增高。肝脏超声可见脂肪肝。

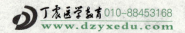 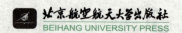

三、维生素D缺乏性佝偻病

维生素 D 缺乏性佝偻病是维生素 D 不足引起钙、磷代谢失常，产生的一种以骨骼病变为特征的全身慢性营养性疾病。

1. 病因

（1）围生期维生素 D 不足。

（2）日照不足：是主要的致病因素，体内维生素 D 的来源主要是皮肤中的 7- 脱氢胆固醇经光照合成。紫外线不能透过玻璃，婴幼儿缺乏户外活动，可致内源性维生素 D 不足。

（3）生长速度快，需要增加。

（4）维生素 D 摄入不足。

（5）疾病及药物影响。

2. 发病机制

本病可看作机体为维持血钙水平而对骨骼造成的损害。维生素 D 缺乏时，肠道吸收钙、磷减少，血钙水平降低，而刺激甲状旁腺素分泌增加，动员骨释放钙、磷，以维持血钙正常或接近正常。

3. 辅助检查

（1）初期（早期）：多见于 6 个月内，特别是 3 个月以内，主要为神经兴奋性增高的表现，如易激惹、烦躁，汗多刺激头皮，致婴儿摇头擦枕，出现枕秃。此期并无明显骨骼改变，骨骼 X 线可正常或钙化带稍模糊，血清 25-(OH) D_3 下降（是最可靠的诊断指标），一过性血钙下降，血磷降低，碱性磷酸酶正常或稍高。

（2）活动期（激期）：主要为骨骼改变和运动功能及智力发育迟缓。

①骨骼改变：6 个月以内以颅骨软化为主，重者有压乒乓球样的感觉。6 个月以上四肢出现手镯或足镯征。7～8 个月出现方颅，前囟闭合延迟，出牙迟，牙釉质缺乏，易患龋齿。会坐或站立后可发生脊柱后凸或侧凸畸形。1 岁左右可见胸廓畸形，胸部骨骼出现肋骨串珠，以第 7～10 肋最明显；膈肌附着处的肋骨内陷形成郝氏沟；胸骨突出形成鸡胸，内陷形成漏斗胸，影响呼吸功能。1 岁左右患儿由于行走负重，下肢弯曲，还可导致"O"形腿或"X"形腿。

②运动功能发育迟缓：全身肌肉松弛，肌张力减低，表现为头颈软弱无力，坐、立、行等运动功能落后，腹部膨隆如蛙腹。

③神经、精神发育迟缓：表情淡漠，语言发育落后，条件反射形成缓慢，免疫力低下，常伴感染及贫血。

④血生化：血清钙稍低，其余指标改变更加明显。X 线检查长骨钙化带消失，干骺端呈毛刷样、杯口状改变，骨密度减低，骨皮质变薄，可有骨干弯曲或青枝骨折。

（3）恢复期：临床症状和体征逐渐减轻或消失。血清钙、磷恢复正常，碱性磷酸酶开始下降，1～2个月恢复正常。治疗 2～3 周后 X 线改变有所改善，出现不规则的钙化线。

（4）后遗症期：多见于 2 岁以后小儿。遗留不同程度的骨骼畸形，临床症状消失，血生化正常，X 线检查骨骼干骺端病变消失。

四、维生素D缺乏性手足搐搦症

维生素 D 缺乏性手足搐搦症是由于维生素 D 缺乏、血钙降低，而出现惊厥、喉痉挛或手足抽搐等神经肌肉兴奋性增高症状。

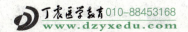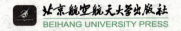

1. 病因与发病机制

（1）维生素 D 缺乏导致血钙降低是引起惊厥、喉痉挛、手足抽搐的直接原因。

（2）接受日照急骤增多或开始大量维生素 D 治疗时骨骼加速钙化，肠道吸收钙相对不足，导致血钙降低。

（3）发热、感染、饥饿时，组织细胞分解释放磷，使血磷增加，可致血钙下降。

2. 辅助检查 总血钙低于 1.75 ～ 1.88mmol/L，离子钙＜ 1.0mmol/L，血磷正常或偏高。

五、锌缺乏症

1. 病因 锌摄入不足，动物性食物含锌丰富，素食者易缺锌；吸收障碍，长期牛奶喂养、肠病性肢端皮炎；婴儿迅速发育需要量增加，若没有及时补充可发生缺锌；其他如失血、大面积烧伤、长期透析、外伤等均会引起锌丢失。

2. 辅助检查 血清锌浓度反应试验＞ 15%，血清锌浓度＜ 11.47μmol/L，提示缺锌。

第四节　消化系统疾病

一、小儿消化系统解剖生理特点

1. 口腔 足月新生儿出生时已具有较好吸吮和吞咽功能。新生儿及婴幼儿口腔黏膜薄嫩，血管丰富，唾液腺发育不够完善，易受损伤和感染。3 ～ 4 个月涎液分泌开始增加，5 ～ 6 个月显著增多，而婴儿口底浅，不能吞咽所分泌的全部唾液，常发生生理性流涎。

2. 食管 似漏斗状，弹力组织及肌层尚不发达，食管下段贲门括约肌发育不成熟，常发生胃 - 食管反流。吸奶时吞咽过多空气易发生溢乳。

3. 胃 略呈水平位，平滑肌发育尚未完善，在充满液体食物后易扩张。由于贲门和胃底部肌张力低，幽门括约肌发育较好，故易发生幽门痉挛而出现呕吐。为容量新生儿为 30 ～ 60ml，1 ～ 3 个月为 90 ～ 150ml，1 岁为 250 ～ 300ml，5 岁为 700 ～ 850ml。胃排空时间因食物种类不同而异：水 1.5 ～ 2 小时，母乳 2 ～ 3 小时，牛乳 3 ～ 4 小时。

4. 肠 婴儿肠道相对比成人长，一般为身长的 5 ～ 7 倍（成人 4 倍）。小肠是消化吸收的主要场所。肠系膜柔软而长，易患肠套叠及肠扭转。肠壁薄、通透性高、屏蔽功能差，肠内毒素、过敏原等易经肠黏膜进入体内，引起全身感染及过敏性疾病。肠乳糖酶活性低，易发生乳糖吸收不良。

5. 肝 小儿年龄越小，肝相对越大。正常情况下，婴幼儿肝脏在右肋缘下 1 ～ 2cm 可触及，6 岁后肋缘下即触不到。

6. 胰 胰液及其消化酶的分泌易受疾病影响，容易发生消化不良。新生儿和小婴儿胰蛋白酶和胰脂肪酶的活性较低，对蛋白质和脂肪的消化功能较差；胰淀粉酶的活性更低，故 3 个月以下的小儿不宜喂淀粉类食物。

7. 肠道细菌 受食物成分影响，母乳喂养者以双歧杆菌为主，人工喂养儿和混合喂养者大肠埃希菌、嗜酸杆菌、双歧杆菌及肠球菌所占比例基本相等。正常肠道菌群对入侵的致病菌有一定的抑制作用。

8. 健康小儿粪便 出生后 10 ～ 12 小时开始排出墨绿色胎粪，2 ～ 3 天可排完。若 24 小时仍

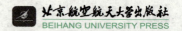

不排胎便，应检查是否有消化道畸形。母乳喂养儿粪便呈金黄色、均匀糊状，偶有细小乳凝块，较稀薄，不臭，有酸味，每天2～4次。牛乳、羊乳喂养儿粪便呈淡黄色或灰黄色，较稠，多成形，含乳凝块较多，较臭，每天1～2次，易发生便秘。混合喂养儿粪便与喂牛乳者相似，但质地较软、颜色较黄。添加谷类、蛋、肉及蔬菜等辅食后，粪便性状逐渐接近成人。

9. 异常小儿粪便　小儿排便呈灰白色提示胆道梗阻。若大便带血丝多由肛裂、直肠息肉所致。大便呈黑色系肠上部、胃出血或用铁剂药物所致。

二、小儿腹泻

小儿腹泻也称腹泻病，是一组由多病原、多因素引起的以大便次数增多和大便性状改变为特点的消化道综合征。是我国婴幼儿最常见的疾病之一。6个月～2岁婴幼儿发病率高，也是造成婴幼儿营养不良、生长发育障碍甚至死亡的主要原因之一。

1. 病因与发病机制

（1）感染因素：分为肠道内感染和肠道外感染。

①肠道内感染：可由细菌、病毒、真菌、寄生虫等引起。寒冷季节的婴幼儿腹泻绝大多数由病毒感染引起，主要病原为轮状病毒。细菌感染以大肠埃希菌常见。

②肠道外感染：如中耳炎、肺炎等疾病，可因发热及病原体释放的毒素作用而导致腹泻。

（2）非感染因素

①饮食不当，人工喂养不定时、饮食量不当、过早给予大量淀粉或脂肪类食物、过早添加辅食等。

②对牛奶蛋白、大豆蛋白过敏而引起腹泻。

③腹部受凉或天气过热等可诱发消化功能紊乱。

（3）易感因素

①小儿消化系统发育不完善：胃酸及消化酶分泌少、活性低，不能适应食物质和量的较大变化；婴儿对缺水的耐受力差，失水后容易发生体液紊乱。

②生长发育快：营养物质需求量相对较多，肠道负荷重。

③机体防御功能差：胃酸分泌水平低，对病原杀灭能力弱。血清免疫球蛋白、胃肠SIgA水平低。

④肠道菌群失调：新生儿尚未建立正常肠道菌群，或因滥用广谱抗生素使正常菌群平衡失调。

⑤人工喂养易受污染：与母乳相比，SIgA、乳铁蛋白等可抗感染的物质缺乏，或在加热中被破坏。

2. 辅助检查　见表4-9。

表4-9　几种常见类型肠炎及生理性腹泻的临床特点

	发病特点	胃肠道症状	腹痛	全身症状	水电解质紊乱	大便特点	大便检查
轮状病毒肠炎	又称秋季腹泻，是秋、冬季腹泻最常见的类型，6个月～2岁婴幼儿多见，粪-口传播为主	急性起病，病初呕吐，随后腹泻	腹痛、里急后重少见	常伴发热、上感症状，无明显感染中毒症状	常有	大便次数多、水分多，黄色水样或蛋花汤样便，带少量黏液，无腥臭味	偶见少量白细胞

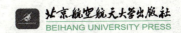

（续　表）

	发病特点	胃肠道症状	腹　痛	全身症状	水电解质紊乱	大便特点	大便检查
诺如病毒肠炎	暴发流行易见于冬季和冬春季，是集体机构急性暴发性肠炎的主要致病原	急性起病，首发症状为腹痛、恶心、呕吐和腹泻	阵发性痉挛性腹痛	明显，有畏寒、发热、头痛、肌痛、乏力，有呼吸道症状	脱水、酸中毒、低钾	无特殊	无特殊
产毒性细菌肠炎	夏季多见	腹泻频繁，量多，伴呕吐	不明显	发热	常有	水样或蛋花汤样，混有黏液	无白细胞
侵袭性细菌肠炎	夏季多见，常见病原有侵袭性大肠埃希菌、空肠弯曲菌等	急性起病，腹泻频繁，恶心、呕吐	腹痛和里急后重明显。空肠弯曲菌腹痛剧烈	高热甚至惊厥，严重的中毒症状甚至休克	严重	黏液脓血便，有腥臭味	大量白细胞和红细胞，粪便培养找到致病菌
出血性大肠埃希菌肠炎	夏季多见	腹泻	常有	溶血尿毒综合征，血小板减少性紫癜		黄色水样便转为血水便，特殊臭味	大量红细胞，无白细胞
金黄色葡萄球菌肠炎	多继发于使用大量抗生素，菌群失调	呕吐、腹泻	不明显	发热，不同程度的中毒症状甚至休克	严重	暗绿色，量多带黏液，少数为血便	大量脓细胞，成簇革兰阳性细菌
真菌性肠炎	多继发于使用大量抗生素，白色念珠菌感染	大便次数增多	不明显	常并发鹅口疮	无	黄色稀便，泡沫较多，带黏液，豆腐渣样细块	真菌孢子和菌丝
生理性腹泻	多见6个月内婴儿，出生不久出现腹泻	大便次数增多	无	虚胖，湿疹，食欲、精神好，体重增长正常	无	添加辅食后，大便逐渐转为正常	无特殊

三、急性坏死性小肠结肠炎

1. 病因与发病机制　病因不明，可能是多因素共同作用所致。

（1）早产：由于肠道屏障功能不成熟、胃酸分泌少、胃肠道动力差、消化酶活力低、消化黏膜通透性高、消化吸收功能差，易出现肠黏膜损伤。最常受累回肠末端和近端升结肠。

（2）肠黏膜缺氧缺血、感染、肠道菌群异常、喂养方法不当等。

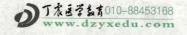
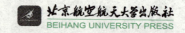

2. 辅助检查

（1）血象：血小板减少，血细菌培养阳性有助于诊断。

（2）腹部 X 线平片：肠壁积气和门静脉充气征为本病的特征性表现。

四、肠套叠

肠套叠是部分肠管及其肠系膜套入邻近肠腔内造成的一种绞窄性肠梗阻。多见于 1 岁内小儿，男孩发病多于女孩，比例为 4∶1。

1. 病因与发病机制

（1）原发性：约 95%，多见于小儿，可能与小儿回盲部发育不成熟和活动度大有关。

（2）继发性：约 5%，多见于大龄儿童，可与肠道疾病如肿瘤、肠息肉等牵拉导致。

（3）其他：饮食不当、腹泻、感染等致肠蠕动正常节律紊乱是最主要原因，可发生绞窄，回结肠套叠最常见。根据套入部位不同分为回盲型、回结型、回回结型、小肠型、结肠型和多发型，其中回盲型最常见。

2. 辅助检查

（1）腹部 B 超：常用检查方法，可以通过肠套叠的特征性影像协助临床确定诊断。

（2）空气灌肠：杯口阴影，可同时复位治疗。

（3）钡餐灌肠：见杯口影、线条状或弹簧状阴影。适应于病程＜ 48 小时，便血＜ 24 小时。慢性肠套叠。

（4）其他：B 超下水压灌肠等。

五、先天性巨结肠

先天性巨结肠又称先天性无神经节细胞症，由于直肠或结肠远端的肠管持续痉挛导致粪便淤堵，造成近端结肠肥厚、扩张。遗传倾向发病。

病因与发病机制　与多基因遗传和环境共同作用有关。病变部位的肠壁肌间和缺乏神经节细胞导致该段肠管持续痉挛、收缩，形成梗阻。

第五节　呼吸系统疾病

一、小儿呼吸系统解剖生理特点

1. **解剖特点**　小儿呼吸系统的解剖、生理、免疫特点与小儿时期易患呼吸系统疾病有密切关系（表 4-10）。以环状软骨为界划分为上、下呼吸道。

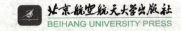

表4-10 小儿呼吸系统解剖生理特点

	解剖生理特点	临床意义
鼻	鼻腔相对短小，鼻道狭窄，无鼻毛，黏膜柔嫩，血管丰富	易感染、充血肿胀，导致呼吸困难、张口呼吸，影响吮乳
咽	咽鼓管相对宽、短、直，呈水平位	鼻咽部感染易致中耳炎
扁桃体	咽扁桃体生后6个月，腭扁桃体1岁末，4～10岁发育达高峰，14～15岁退化	扁桃体炎常见年长儿
喉	呈漏斗形，软骨柔软，喉腔及声门狭小，黏膜柔嫩，血管及淋巴丰富	喉部炎症易引起声嘶和吸气性呼吸困难
气管与支气管	管腔狭小，软骨柔软，黏液腺分泌不足；右主支气管较左侧直、短、粗	易感染、充血水肿，导致呼吸道不畅；异物易进入右主支气管
肺	弹力组织发育差，血管丰富，间质发育旺盛，肺含血量多而含气量少	易感染，且感染时易引起肺间质性炎症、肺不张和肺气肿等
胸廓	呈圆桶状，肋骨水平位，膈位置较高，呼吸肌发育差；胸腔小，纵隔宽大	胸廓活动范围小，肺不能充分换气，患病易缺氧、发绀；积液、气胸易致纵隔移位

2. 生理特点

（1）呼吸频率与节律：年龄越小，肺容量越小、潮气量越小，呼吸频率越快（表4-11）。婴儿呼吸中枢发育不完善，尤其是新生儿易出现呼吸节律不齐或暂停。

表4-11 不同年龄小儿的呼吸频率

年 龄	平均呼吸频率（次/分）
新生儿	40～44
1个月～1岁	30
1～3岁	24
4～7岁	22
8～14岁	20

（2）呼吸类型：婴幼儿呼吸肌发育不全，胸廓运动幅度小，主要靠膈肌运动，多呈腹式呼吸。小儿行走后膈肌下降，肋骨变斜位，可变为胸腹式呼吸。7岁后逐渐接近成人。

（3）呼吸功能：呼吸储备能力差，呼吸系统病变时易发生呼吸衰竭。

3. 免疫特点 小儿呼吸道的非特异性与特异性免疫功能均较差。咳嗽反射及纤毛运动功能差，难以有效清除吸入的尘埃和异物颗粒。由于婴幼儿分泌型 IgA、IgG 含量较低，肺泡巨噬细胞功能不足，易患呼吸道感染。

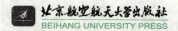

二、急性上呼吸道感染

急性上呼吸道感染简称上感，是指外鼻孔至环状软骨下缘，包括鼻腔、咽或喉部急性炎症的总称，是小儿最常见的疾病。

1. **病因** 各种病毒和细菌均可引起，90% 以上为病毒，如鼻病毒、呼吸道合胞病毒、流感病毒等。病毒感染后可继发细菌感染，最常见的致病菌是溶血性链球菌，其次为肺炎链球菌、流感嗜血杆菌。淋雨、受凉、气候突变、过度劳累是重要诱因。

2. **辅助检查**

（1）病毒感染者白细胞计数正常或偏低，中性粒细胞比例降低，淋巴细胞比例增高。病毒分离和血清学检查可明确病原。

（2）细菌感染者白细胞计数和中性粒细胞比例增高，核左移。在使用抗菌药物前行咽拭子培养可发现致病菌。

三、急性感染性喉炎

急性感染性喉炎是喉黏膜的急性弥漫性炎症，以犬吠样咳嗽、声嘶、喉鸣和吸气性呼吸困难为特征。冬、春季多发，常见于婴幼儿。

1. **病因**

（1）病毒感染：常见病毒有副流感病毒、流感病毒和腺病毒等。

（2）细菌感染：金黄色葡萄球菌、溶血性链球菌等。

（3）解剖因素：由于小儿抵抗力低，喉腔狭小，黏膜下淋巴组织丰富，声门下组织疏松，炎症时易发生水肿，引起气道阻塞。

2. **辅助检查**

（1）间接喉镜：喉部、声带不同程度充血、水肿，发声时两侧声带不能闭紧。

（2）直接喉镜：喉部充血、肿胀，声门下区变窄。黏膜表面可见黏稠分泌物。

四、急性支气管炎

急性支气管炎是指由于各种致病原引起的支气管黏膜感染，常继发于上呼吸道感染，或为急性呼吸道传染病的一种临床表现。

1. **病因与发病机制** 病原为各种病毒或细菌，或为混合感染。特异性体质、免疫功能失调、营养障碍、佝偻病和支气管局部结构异常等均为本病的危险因素。气候变化、空气污染、化学因素的刺激也是本病的发病因素。好发于婴幼儿。

2. **辅助检查** 血常规显示白细胞正常或稍高，合并细菌感染时可明显增高。胸部 X 线检查无异常改变，或仅有肺纹理增粗。

五、小儿肺炎

1. **分类**

（1）病因分类：细菌性肺炎、病毒性肺炎、支原体肺炎、衣原体肺炎、真菌性肺炎等。

（2）病理分类：大叶性肺炎、支气管肺炎、间质性肺炎等。小儿以支气管肺炎最常见。

（3）病程分类：急性肺炎（病程＜1 个月）、迁延性肺炎（病程 1～3 个月）、慢性肺炎（病程＞

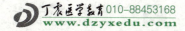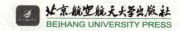

3 个月）。

（4）病情分类：轻症（以呼吸系统症状为主，无全身中毒症状）、重症（呼吸衰竭，其他系统也受累，全身中毒症状明显）。

（5）临床表现是否典型分类：典型肺炎（肺炎链球菌、金黄色葡萄球菌、肺炎克雷伯杆菌、流感嗜血杆菌、大肠埃希菌等导致的肺炎）和非典型肺炎（支原体、衣原体、病毒、军团菌等导致的肺炎）。

2. **病因**　常见病原体为细菌、病毒。发达国家以病毒为主，呼吸道合胞病毒最常见，其次为腺病毒、流感病毒、副流感病毒等。发展中国家以细菌为主，以肺炎链球菌多见，还有金黄色葡萄球菌、支原体、衣原体和流感嗜血杆菌等。多发生于营养不良、维生素 D 缺乏性佝偻病、先天性心脏病、低出生体重儿等的小儿。

3. **发病机制**　病原体入侵肺部后，引起支气管、肺泡炎症，而致通气和换气障碍，进而出现缺氧和 CO_2 潴留，造成心力衰竭、中毒性脑病、中毒性肠麻痹、消化道出血及酸碱平衡失调和水、电解质紊乱。

4. **几种不同病原体所致肺炎的特点**　见表 4-12，最常见为呼吸道合胞病毒肺炎。

表4-12　不同病原体所致肺炎的特点

	呼吸道合胞病毒肺炎	腺病毒肺炎	金黄色葡萄球菌肺炎	支原体肺炎
好发年龄	1岁以内婴幼儿	6个月～2岁	新生儿及婴幼儿	婴幼儿及年长儿
临床特点	起病急，喘憋为突出症状，呼气性呼吸困难	骤起稽留热，中毒症状重，咳嗽频繁，喘憋，呼吸困难，发绀	起病急，病情重，发展快，中毒症状明显，呈弛张热	起病缓慢，以刺激性干咳为突出症状
肺部体征	肺部听诊以喘鸣为主，可有细湿啰音	肺部体征出现较晚，多在发热3～7天出现肺部湿啰音	肺部体征出现早，双肺可闻及中、细湿啰音	体征不明显，体征与剧烈咳嗽及发热不平行
X线检查	小点片状、斑片状阴影	X线改变出现较体征早，大小不等的片状阴影或融合成大病灶	小片浸润阴影，可见脓肿、肺大疱、脓气胸等	均匀一致片状阴影；肺门阴影增浓
白细胞计数	正常或降低	正常或降低	明显增高，核左移	正常或偏高
药物治疗	抗病毒药物	抗病毒药物	甲氧西林或万古霉素	大环内酯类抗菌药

5. **辅助检查**

（1）实验室检查：病毒性肺炎白细胞计数正常或降低；细菌性肺炎白细胞计数和中性粒细胞比例增高。

（2）病原学检查：鼻咽分泌物病毒分离，气管分泌物、胸腔积液、脓液及血标本等细菌培养可确定病原体。病原特异性抗体和特异性抗原检测以及聚合酶链反应有助于快速诊断。

六、支气管哮喘

支气管哮喘简称哮喘，是由 T 淋巴细胞、肥大细胞和嗜酸性粒细胞等参与的气道慢性炎症性疾病。

1. **病因**　为多基因遗传病，与过敏体质有关，多数患儿伴有湿疹、过敏性鼻炎、食物过敏等。

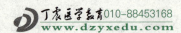
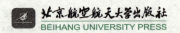

大多 5 岁前发病。呼吸道感染（常见合胞病毒）、尘螨、花粉、易致敏食物（如鱼、虾、奶等）、非甾体类抗炎药物（阿司匹林等）、环境寒冷、干燥、情绪方面等均可诱发哮喘发作。

2. 发病机制　主要气道慢性炎症为哮喘的本质，肥大细胞激活、嗜酸细胞与活化 T 淋巴细胞浸润、许多炎性介质产生为特点。

3. 辅助检查

（1）肺功能检测：是诊断哮喘的重要手段，适用于 5 岁以上患儿。1 秒用力呼气峰流速（PEF）及呼气量占肺活量的比值均降低。PEF 日间变异率是诊断哮喘和反应哮喘严重程度的重要指标。

（2）胸部 X 线：无特殊表现，急性发作期可有肺气肿或肺不张，两肺透亮度增加。

（3）血常规：嗜酸性粒细胞增高。

（4）过敏原诊断：是诊断变态反应的首要诊断。在皮肤上试验各种致敏原以明确过敏原。

第六节　循环系统疾病

一、小儿循环系统解剖生理特点

1. 心脏的胚胎发育　心脏于胚胎第 2 周开始形成，第 3 周末在心房腔的前背部长出一镰状隔。约于第 4 周起有循环作用，至第 8 周房室间隔完全形成，成为四腔心脏。故胚胎发育的第 2～8 周为心脏胚胎发育的关键期，也是预防先天性心脏病的重要时期。

2. 心脏的大小和位置　新生儿心脏重 20～25g，心脏重量与体重的比值比成人大，随着年龄的增长，相对比值逐渐下降，1 岁时为出生时的 2 倍。小儿心脏的位置随年龄的增长而改变，新生儿和 2 岁以下婴幼儿的心脏多呈横位，心尖搏动位于左侧锁骨中线外侧第 4 肋间，心尖部主要为右心室。3～7 岁心脏由横位转为斜位，心尖搏动位于左侧锁骨中线第 5 肋间，心尖部主要为左心室。7 岁以后心尖搏动逐渐移到左锁骨中线第 5 肋间内侧 0.5～1cm。

3. 胎儿血液循环的特点　胎儿只有体循环，没有有效的肺循环。营养物质与气体交换是通过胎盘与脐血管来完成的。胎儿体内绝大部分是混合血。静脉导管、卵圆孔及动脉导管是胎儿血液循环的特殊通道。新生儿动、静脉内径比为 1∶1。

4. 出生后血液循环的改变　出生后，胎盘血液循环停止，肺循环建立，血液的气体交换场所由胎盘转换至肺。脐血管、卵圆孔及动脉导管随之关闭。出生后 3～4 个月约 80% 婴儿会形成动脉导管的解剖闭合；到 1 岁时会有约 95% 的婴儿形成动脉导管的解剖闭合。

5. 心率　小儿新陈代谢旺盛和交感神经兴奋性较高，故心率较快，随着年龄增长而逐渐减慢。平均心率见表 4-13。进食、活动、哭闹、发热和情绪激动等可使心率加快，一般体温每升高 1℃，心率增加 10～15 次 / 分。入睡后心率减少 10～12 次 / 分。

6. 血压　动脉血压的高低主要取决于心排血量和外周血管阻力。小儿年龄越小，动脉压力越低。新生儿收缩压平均为 60～70mmHg。1～2 岁婴儿的收缩压平均为 70～80mmHg，2 岁以后收缩压＝（年龄 ×2+80）mmHg，高于此标准 20mmHg 为高血压。舒张压约为收缩压的 2/3。小儿下肢血压通常比上肢血压高 20mmHg。

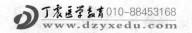 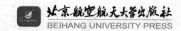

表4-13　小儿平均心率

年龄阶段	心　率（次/分）
新生儿	120～140
1岁内（婴儿）	110～130
1～3岁（幼儿）	100～120
4～7岁（学龄前期）	80～100
8～14岁	70～90

二、先天性心脏病

先天性心脏病是在胎儿时期心脏及大血管发育异常所致的心血管畸形，是儿童最常见的心脏病。发病率为活产婴儿的 7～8‰左右。

1. **病因**　与遗传、母体和环境因素有关。

（1）遗传因素：多基因或单基因的遗传缺陷，染色体畸变。大多数为多基因遗传。

（2）母体和环境因素：早期宫内感染，特别是病毒感染，如风疹、流行性感冒、流行性腮腺炎和柯萨奇病毒感染等。孕妇接触大剂量放射线、服用抗肿瘤等药物、患有糖尿病等代谢性疾病、缺乏叶酸或妊娠早期饮酒、吸食毒品等。

2. **分类**　根据左、右两侧心腔及大血管之间有无分流和青紫，分为3类。

（1）左向右分流型（潜伏青紫型）：常见于房间隔缺损、室间隔缺损或动脉导管未闭。在左、右心之间或主动脉与肺动脉之间有异常通路。正常情况下，由于体循环压力高于肺循环，血液自左向右分流，不会出现青紫，当剧烈哭闹或屏气时，右心室压力增高，超过左心室，血液自右向左分流，可出现暂时性青紫。

（2）右向左分流型（青紫型）：常见于法洛四联症和大动脉转位。右室流出道狭窄等原因造成右心室压力增高并超过左心室时，血液从右向左分流；或因大动脉起源异常，使大量静脉血流入体循环，出现持续性青紫。

（3）无分流型（无青紫型）：常见肺动脉狭窄和主动脉缩窄。在心脏左、右两侧或动、静脉之间无异常通路或分流，故无青紫。

3. **辅助检查**

（1）实验室检查：法洛四联症患儿周围血红细胞增多，血红蛋白增高。

（2）X线检查：先天性心脏病 X 线检查及主要体征鉴别见表 4-14。

（3）心电图：可提示房、室增大或肥厚，判断心律失常的类型。

（4）超声心动图：可准确地探查到室间隔或房间隔缺损的部位、大小、数目和类型及未闭合的动脉导管，多普勒彩色血流显像还可明确分流的方向和大小，且属无创检查，故超声心动图检查是先天性心脏病最有价值的辅助检查。

（5）其他检查：心导管检查、心血管造影是进一步明确诊断和手术前的有创性检查，可确定畸形的部位、性质，并可明确血流动力学的情况。

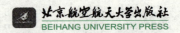

表4-14　先天性心脏病X线检查及主要体征鉴别

		室间隔缺损	房间隔缺损	动脉导管未闭	法洛四联症
X线检查	肺门舞蹈征	有	有	有	无
	肺动脉段	凸出	凸出	凸出	凹陷
	肺野	充血	充血	充血	清晰
	肺门阴影	增粗	增粗	增粗	缩小
	房室增大	左室（早）、右室（晚）	右房（早）、右室（晚）	左室、偶有左房	右室，靴形心
体征	杂音部位	胸骨左缘第3、4肋间	胸骨左缘第2、3肋间	胸骨左缘第2肋间	胸骨左缘第2～4肋间
	杂音性质	粗糙，全收缩期杂音	收缩期喷射性杂音	连续性机器样杂音	喷射性收缩期杂音
	P_2	亢进	亢进且固定分裂	亢进	减弱
	其他体征	艾森曼格综合征	艾森曼格综合征	周围血管征，差异性青紫	杵状指（趾），心前区隆起

注：①肺门舞蹈征：左向右分流先天性心脏病患儿，胸部透视下可见肺门肺动脉总干及分支随心脏搏动而一明一暗变化。

②靴形心：法洛四联症患儿，心尖圆钝上翘，肺动脉段凹陷，肺野清晰。

③艾森曼格综合征：室间隔缺损及房间隔缺损患儿，随着病情进展，严重的左向右分流使肺循环血量增加，导致肺动脉高压，右心室压力显著增高，逆转为右向左分流，出现持久性青紫。室间隔缺损患儿出现艾森曼格综合征时失去手术机会。

④周围血管征：动脉导管未闭患儿，由于主动脉血液不断流入肺动脉，使外周动脉舒张压下降，脉压增大，出现周围血管体征，如水冲脉、毛细血管搏动征。

⑤差异性青紫：动脉导管未闭患儿，晚期当肺动脉压力大于主动脉时，肺动脉血流逆向分流入降主动脉，出现差异性青紫，即下半身青紫，左上肢轻度青紫，而右上肢正常。

⑥杵状指（趾）：法洛四联症患儿，由于患儿缺氧，指（趾）端毛细血管扩张增生，局部软组织和骨组织随之增生肥大，指（趾）末端膨大如鼓槌状。

三、病毒性心肌炎

病毒性心肌炎是由病毒侵犯心肌引起的以心肌细胞的变性和坏死为病理特征的疾病。有时病变也可累及心包或心内膜。

1. **病因**　以肠道和呼吸道感染的病毒最常见，尤其是柯萨奇病毒B组，占发病的半数以上，其次为埃可病毒、脊髓灰质炎病毒、腺病毒、轮状病毒等。

2. **发病机制**　病毒直接对心肌的损害及病毒感染后产生的自身免疫反应。

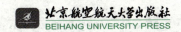

第七节　血液系统疾病

一、小儿造血和血液特点

1. **小儿造血特点**　小儿造血分为胚胎期造血和生后造血。

（1）胚胎期造血：胚胎第 3 周开始卵黄囊造血。卵黄囊退化后，肝脏自胚胎 6～8 周，脾脏自胚胎 8 周，开始参与造血，胎儿 5 个月造红细胞、粒细胞功能消失，造淋巴细胞功能维持终生。肝脏是胎儿中期主要的造血场所。胚胎 6 周出现骨髓，但至胎儿 4 个月开始造血，直至生后 2～5 周后成为唯一的造血器官。

（2）生后造血：主要是骨髓造血。婴幼儿因缺乏黄骨髓，造血潜力较差，容易出现骨髓外造血。婴幼儿时期，当严重感染或溶血性贫血等需要造血增加时，肝、脾和淋巴结可恢复到胎儿时期的造血状态。

2. **小儿血液特点**

（1）红细胞数和血红蛋白量：胎儿期处于相对缺氧状态，红细胞数和血红蛋白量较高。至 2～3 个月时，红细胞数和血红蛋白量下降，出现轻度贫血，称为"生理性贫血"。3 个月以后，红细胞数和血红蛋白量逐渐升高，12 岁达成年人水平。

（2）白细胞数与分类：出生时白细胞数较多，随后逐渐下降，8 岁后接近成人水平。中性粒细胞与淋巴细胞比例相等有两次时间交叉，分别是在出生后 4～6 天和在 4～6 岁，7 岁以后白细胞分类与成年人相似。

（3）血小板：血小板由骨髓造血组织中的巨核细胞产生，约为（150～250）$\times 10^9$/L，与成人相差不大。

（4）血容量：新生儿血容量占体重比例约为 10%，儿童约为 8%～10%，成人约为 6%～8%。

二、小儿贫血

（一）概　述

1. **诊断标准**　根据血红蛋白浓度可诊断贫血（表 4-15）。

表4-15　小儿贫血的诊断标准

年龄阶段	血红蛋白浓度（g/L）
新生儿	＜145
1～4个月	＜90
4～6个月	＜100
6个月至6岁	＜110
6～14岁	＜120

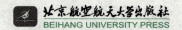

2．小儿贫血的分度及分类

（1）分度：根据外周血中血红蛋白浓度可将贫血分为 4 度。轻度＞ 90g/L，中度为 60 ～ 90g/L，重度为 30 ～ 59g/L，极重度＜ 30g/L。

（2）分类

①病因分类：临床最常用，主要依据贫血的原因和发病机制。

a．红细胞和血红蛋白生成不足性贫血：造血物质缺乏，如营养性缺铁性贫血；骨髓造血功能障碍，如再生障碍性贫血；慢性感染、肾病伴发的贫血等。

b．溶血性贫血：如遗传性球形红细胞增多症、新生儿溶血病等。

c．失血性贫血：各种急性和慢性失血性贫血。

②形态学分类：根据红细胞平均容积、红细胞平均血红蛋白和红细胞平均血红蛋白浓度，可分为正细胞正色素性、大细胞性、单纯小细胞性及小细胞低色素性贫血。

（二）营养性缺铁性贫血

营养性缺铁性贫血是体内储存铁缺乏，导致血红蛋白合成减少而引起的一种小细胞低色素性贫血，是最常见的贫血。

1．病因

（1）铁摄入不足：食品铁供应不足是小儿缺铁性贫血的主要原因。婴儿未及时添加辅食、儿童挑食或偏食、生长发育快（婴儿期和青春期最快）等均可引起贫血。

（2）铁储存不足：4 ～ 6 个月内婴儿铁主要来源于宫内储备，正常足月婴儿出生时从母亲获得的储备铁可足够维持生后 4 个月的生长发育需要。当孕母患缺铁性贫血时，可使胎儿先天铁储存不足而致病。

（3）铁丢失过多：牛奶蛋白过敏引起小肠出血为婴儿常见原因。

2．辅助检查

（1）血象：典型血象为小细胞低色素性贫血，血红蛋白降低较红细胞更明显，白细胞、血小板正常或减低。

（2）骨髓象：增生活跃或明显活跃，以中、晚幼红细胞为主，粒细胞及巨核细胞无明显异常。骨髓铁染色检查可见细胞外铁减少或消失，铁粒细胞数＜ 15%，可作为诊断缺铁的金指标。

（3）血清铁、总铁结合力、转铁蛋白饱和度：血清铁＜ 10.7μmol/L，总铁结合力＞ 62.7μmol/L。转铁蛋白饱和度＜ 0.15。

（三）营养性巨幼细胞贫血

1．病因　多由维生素 B_{12}、叶酸缺乏所致。叶酸缺乏的主要原因是需要量增加或摄入不足，长期羊乳喂养、牛乳类制品在加工过程中叶酸被破坏可导致叶酸摄入不足。维生素 B_{12} 缺乏常与胃肠功能紊乱所致的吸收障碍有关，如自身免疫性胃炎、胃大部切除术等。多见于 6 ～ 18 个月婴幼儿。

2．辅助检查

（1）典型血象呈大细胞性贫血，中央淡染区不明显。血红细胞数下降较血红蛋白量更明显。血小板一般减低。中性粒细胞分叶过多。

（2）骨髓增生活跃，红系增生明显，可见各阶段巨幼红细胞。

（3）血清维生素 B_{12} 和叶酸低于正常。

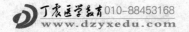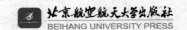

（四）其他贫血

1. **葡萄糖 -6- 磷酸脱氢酶缺乏症** 与遗传有关，常见于进食蚕豆或服药后出现黄疸、血红蛋白尿、贫血。G-6-PD 活性下降，Hb、RBC 减少，血清间接胆红素、网织红细胞增高。
2. **遗传性球形红细胞增多症** 常染色体遗传，红细胞膜缺陷。
3. **再生障碍性贫血** 原发或理化性等因素使骨髓造血功能受抑制。
4. **地中海贫血（海洋性贫血）** 与遗传有关，珠蛋白生成障碍。

三、特发性血小板减少性紫癜

是一种正常血小板被免疫性破坏的异质性自身免疫性疾病，又称为免疫性血小板减少症，包括体液免疫和细胞免疫紊乱，是小儿最常见的出血性疾病（占 25% ～ 20%）。

1. **病因与发病机制** 机体被病毒感染后产生抗体，一方面产生的抗体可与血小板发生交叉反应，使血小板受损，被单核 - 巨噬细胞系统清除，另一方面机体被感染后形成的抗原 - 抗体复合物黏附于血小板，使其被破坏清除，最终血小板的寿命缩短、减少。

2. **辅助检查**

（1）血常规：血小板减少至 $100×10^9$/L 以下，出血程度与血小板高低成正比，$< 50×10^9$/L 时自发出血，$< 20×10^9$/L 时出血明显，$< 10×10^9$/L 时出血严重。出血症状严重时可合并失血性贫血。

（2）骨髓象：巨核细胞成熟障碍。原巨核细胞和幼稚巨核细胞百分比正常或稍高。

（3）血小板抗体检查：抗血小板抗体增高。

四、血友病

血友病是遗传性凝血因子缺乏的出血性疾病。分为三种：血友病 A，即 F Ⅷ（抗血友病球蛋白）缺乏症。血友病 B，即 F Ⅸ（血浆凝血活酶成分）缺乏症。遗传性 F Ⅺ缺乏症。以血友病 A 最常见。

病因 血友病 A 和血友病 B 为 X 连锁隐性遗传，由女性遗传，男性发病。遗传性 F Ⅺ缺乏症为常染色体隐性遗传，男女均可发病，双亲均可遗传。

五、急性白血病

辅助检查

（1）血象：多数患者白细胞计数增多，少数白细胞数正常或减少。血涂片检查数量不等的原始和幼稚白细胞是血象检查的主要特点。有不同程度的正常细胞性贫血。早期血小板轻度减少或正常，晚期极度减少。当血小板计数 $< 20×10^9$/L 时应警惕颅内出血。

（2）骨髓象：是确诊白血病的主要依据和必做检查，对临床分型、指导治疗、疗效判断和预后评估等意义重大。多数患者骨髓象增生明显活跃或极度活跃，以原始细胞和幼稚细胞为主，正常较成熟的细胞显著减少。

（3）其他：细胞化学、免疫学等检查有助于确定白血病的类型。

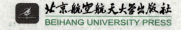

第八节　泌尿系统疾病

一、小儿泌尿系统解剖、生理特点

1. 解剖特点

（1）肾：小儿肾脏在 2 岁以后始达髂嵴以上。小儿年龄越小，肾相对越大。婴儿期肾位置较低，2 岁以下腹部触诊可扪及。

（2）肾盂和输尿管：婴儿肾盂和输尿管比较宽，管壁肌肉及弹力纤维发育不全，易扩张受压、扭曲而致梗阻，从而引起尿潴留和泌尿系感染。

（3）膀胱：婴儿膀胱位置相对较高，充盈时易在腹部触及。

（4）尿道：女婴尿道较短，外口暴露，且接近肛门，易受污染而引起上行感染。男婴尿道较长，但常因包茎，污垢积聚也易导致上行感染。

2. 生理特点

（1）肾功能：新生儿及婴幼儿的肾小球滤过率较低，重吸收、排泄、浓缩和稀释等功能均不成熟，表现为排尿次数增多，易发生水、电解质紊乱及酸中毒。小儿 1～1.5 岁时，肾功能达成年人水平。

（2）排尿特点：约 93% 的新生儿在出生后 24 小时内，99% 在 48 小时内开始排尿。3 岁左右小儿已经能控制排尿。在 1.5 岁～3 岁之间，儿童可以通过会阴肌和控制尿道外括约肌控制排尿。正常尿液为透明、淡黄色，尿量与液体入量、气温、湿度、食物种类、活动量及精神因素有关。小儿各年龄阶段正常尿量及少尿、无尿判别见表 4-16。

表4-16　小儿各年龄阶段正常尿量及少尿、无尿判别

年龄阶段	正常	少尿	无尿
新生儿	1～3ml/（kg·h）	<1ml/（kg·h）	<0.5ml/（kg·h）
婴儿期	400～500ml/d	<200ml/d	<50ml/d
幼儿期	500～600ml/d	<200ml/d	<50ml/d
学龄前期	600～800ml/d	<300ml/d	<50ml/d
学龄期	800～1400ml/d	<400ml/d	<50ml/d

二、急性肾小球肾炎

1. 病因与发病机制　绝大多数病例属急性溶血性链球菌感染后引起的免疫复合物性肾小球肾炎，常见致病菌为 A 组 β- 溶血性链球菌。多继发于上呼吸道感染、猩红热、皮肤感染后。免疫复合物沉积于肾小球基底膜并激活补体系统，导致免疫损伤和炎症，造成肾小球血流量减少，肾小球滤过率降低，水钠潴留及肾小球基底膜破坏，出现少尿、无尿，严重时发生急性肾衰竭。

2. 辅助检查　见内科第四节急性肾小球肾炎。

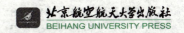

三、原发性肾病综合征

原发性肾病综合征是由各种肾疾病所致的，以大量蛋白尿（尿蛋白＞3.5g/d）、低白蛋白血症（血浆白蛋白＜30g/L）、水肿、高脂血症为临床表现的一组综合征。其中，前两项为诊断本病的必备条件。

1. **病因与发病机制** 见内科第四节原发性肾病综合征。
2. **病理生理** 见内科第四节原发性肾病综合征。
3. **分型** 可通过糖皮质激素反应判断。
（1）激素敏感型肾病：足量泼尼松治疗≤8周尿蛋白转阴。
（2）激素耐药型肾病：足量泼尼松治疗＞8周尿蛋白仍未阳性。
（3）激素依赖型肾病：连续2次减量或停药2周内复发，对激素敏感。
（4）肾病复发与频复发：复发是连续3天尿蛋白由阴性转阳性。频复发指半年内复发≥2次，或1年内复发≥3次。
4. **辅助检查** 见内科第四节原发性肾病综合征。

四、泌尿道感染

1. **病因**
（1）致病菌：大多数为肠道革兰阴性杆菌，以大肠埃希菌最常见。
（2）感染途径：上行感染最常见，其他有血行感染（多继发于新生儿及婴儿败血症、菌血症等）、淋巴感染和直接蔓延。
（3）易感因素
①小儿输尿管长而弯曲，管壁肌层发育不全，易因扩张引起尿潴留而利于细菌生长。
②小儿的机体免疫功能发育不全。
③小儿再发性和慢性泌尿系统感染常与先天畸形和膀胱、输尿管尿液反流有关。
2. **辅助检查**
（1）尿液检查：尿细菌培养及菌落计数是诊断尿道感染的主要依据。清洁中段尿离心沉渣镜检中白细胞＞10个/HP，即可怀疑为尿路感染，也可有血尿。尿细菌定量培养≥10^5/ml为真性菌尿，可确诊尿路感染。10^4～10^5/ml为可疑阳性，需复查。＜10^4/ml则可能是污染。
（2）影像学检查：有助于检查泌尿系统有无畸形、了解肾损害的病程等，包括B超、肾盂造影、排泄性膀胱造影、CT等。

第九节　内分泌系统疾病

一、生长激素缺乏症

生长激素缺乏症又称垂体性侏儒症，是由于垂体分泌生长素不足导致，造成患儿低于正常儿童平均身高2个标准差或低于正常儿童生长曲线3百分位以下。

病因
（1）原发性：遗传因素，Ⅰ型（常染色体隐性遗传）、Ⅱ型（常染色体显性遗传）、Ⅲ型（X连锁

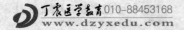
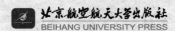

遗传）；特发性下丘脑、垂体功能障碍是生长激素缺乏的主要原因；发育异常。

（2）继发性：肿瘤、感染、放射性损伤或头部损伤。

（3）暂时性：心理、精神因素或外界不良因素刺激导致，可逐渐恢复。

二、先天性甲状腺功能减低症

先天性甲状腺功能减低症简称甲减，又称呆小症或克汀病，是由于甲状腺激素合成不足导致的患儿生长障碍、智能落后的一种疾病。

1. 病因与发病机制

（1）散发性先天性甲低：甲状腺不发育、发育不全或异位为最主要原因，占 90%；其次是甲状腺激素合成途径障碍；其他还包括激素缺乏、母亲在妊娠期服用抗甲状腺药物在成暂时性甲低、靶器官反应低下等有关。

（2）地方性先天性甲低：主要为胎儿期缺碘导致，造成不可逆的神经系统损害。

2. 病理生理　甲状腺主要生理作用是加速细胞内氧化过程，促进代谢，增高基础代谢率；促进蛋白质合成，增加酶活性；加速脂肪分解、氧化；提高糖的利用率；促进细胞、组织的分化、成熟；促进钙、磷在骨质中的合成代谢和骨、软骨生长；促进中枢神经系统的生长发育最为重要。甲状腺不足时会造成生长发育迟缓、智能低下、代谢障碍等。

3. 辅助检查

（1）甲状腺功能检查：T_4 降低、T_3 降低或正常、TSH 增高即可确诊。

（2）新生儿筛查：作为初筛，TSH $> 15 \sim 20$mU/L，再监测 T_4、TSH 以确诊。

（3）X 线：观察手腕、膝关节骨化中心出现及大小来测定骨龄。

（4）TRH 刺激试验：判断是垂体性还是下丘脑性甲低。

（5）甲状腺扫描：检查甲状腺先天缺如或异位。

（6）基础代谢率测定：基础代谢率低下。

三、儿童糖尿病

糖尿病是一组由多病因引起的以慢性高血糖为特征的代谢性疾病，由胰岛素分泌和（或）作用缺陷引起。

1. 病因与发病机制　糖尿病分为 4 型，包括 1 型糖尿病（胰岛素依赖型）、2 型糖尿病（非胰岛素依赖型）、其他特殊类型糖尿病和妊娠糖尿病。

（1）1 型糖尿病：占儿童糖尿病 98%，为多基因遗传病，胰岛 B 细胞被破坏而导致胰岛素绝对缺乏，其有酮症倾向，需胰岛素终身治疗。免疫系统对自身组织的攻击可认为是发生 1 型糖尿病的病理生理基础，病毒感染（风疹病毒、腮腺炎病毒、柯萨奇病毒等）、化学毒素（如亚硝胺、链尿菌素等）、饮食中某些成分（如牛奶蛋白）、胰腺遭到缺血损伤等因素均可触发。

（2）2 型糖尿病：儿童较少，近年来儿童肥胖症增多，15 岁之前发病患者也呈增加趋势。

2. 辅助检查

（1）尿糖测定：尿糖阳性是诊断糖尿病的重要线索。尿糖阴性不能排除糖尿病可能。糖尿病酮症酸中毒患儿尿糖呈强阳性（++++），当肾功能正常时尿酮体呈强阳性（++++）。

（2）血糖测定：空腹血糖及餐后 2 小时血糖升高是诊断糖尿病的主要依据，是判断糖尿病病情和控制情况的主要指标。有症状且空腹血糖 ≥ 7.0mmol/L 或餐后 2 小时血糖 ≥ 11.0mmol/L 即可确诊。

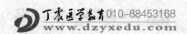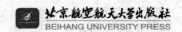

（3）口服葡萄糖耐量试验（OGTT）：适用于血糖高于正常范围而又未达到诊断糖尿病标准者。OGTT 在无任何热量摄入 8 小时后，清晨空腹进行，患儿口服 1.75/kg 葡萄糖，溶于 2.5ml 水，3 ～ 5 分钟饮完，糖尿病患儿血糖＞ 11.1mmol/L。

（4）糖化血红蛋白（HbA1c）测定：可反映取血前 8 ～ 12 周血糖的总水平，可稳定而可靠地反映患者的预后。HbA1c ≥ 6.5% 可作为诊断糖尿病的参考。

（5）血气分析：PH ＜ 7.30，HCO_3^- ＜ 15mmol/L，提示有酮症酸中毒。

第十节　神经系统疾病

一、小儿神经系统解剖生理特点

在小儿生长发育过程中，神经系统发育最早，且速度快。其解剖生理特点见表 4-17。

表4-17　小儿神经系统的解剖生理特点

部　位	特　点	
脑	出生时脑相对重，神经细胞数目已与成人接近；神经纤维髓鞘不完善，对外来刺激反应缓慢且易泛化；对缺氧的耐受性较成年人差；随年龄增长，脑功能逐渐成熟与复杂化	
脊　髓	新生儿脊髓下端在第2腰椎下，腰椎穿刺时位置要低，以第4～5腰椎间隙为宜	
脑脊液	新生儿脑脊液量少、压力低，抽取困难；随年龄增长，脑脊液量逐渐增多	
神经反射	出生时存在，终身不消失	角膜反射，瞳孔反射，结膜反射，吞咽反射
	出生时存在，2～7个月消失	觅食反射，吸吮反射，拥抱反射，握持反射，颈肢反射，迈步反射，支撑反射，交叉伸展反射
	出生时不存在，出现后永不消失	腹壁反射，降落伞反射，提睾反射及各种腱反射
	病理反射	2岁内出现巴宾斯基征属生理现象，单侧出现或2岁后异常
	脑膜刺激征	颈强直，凯尔尼格征，布鲁津斯基征阳性

二、化脓性脑膜炎

化脓性脑膜炎是由各种化脓性的细菌感染引起的脑膜炎症，部分患者病变累及脑实质，是小儿尤其是婴幼儿时期常见的中枢神经系统感染性疾病之一。

1. **病因**　血行感染为最常见的途径，致病菌大多从呼吸道侵入，也可通过感染邻近组织器官或因颅腔存在直接通道而侵入。新生儿及 2 ～ 3 个月以的患儿以革兰阴性细菌（如大肠埃希菌、变形杆菌）、B 组溶血性链球菌和金黄色葡萄球菌为主。2 ～ 3 个月至 4 岁小儿以流感嗜血杆菌为主。5 岁以上患儿以脑膜炎双球菌或肺炎链球菌为主。

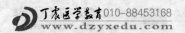
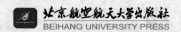

2．辅助检查

（1）外周血象：白细胞明显增高，以中性粒细胞为主。

（2）脑脊液检查：是确诊本病的重要依据。脑脊液检查压力增高，外观浑浊或呈脓性，似米汤样。糖含量显著降低，蛋白质含量显著增高，氯化物含量下降。涂片或细菌培养可找到致病菌。

（3）皮肤瘀点、瘀斑涂片：是发现脑膜炎双球菌重要而简单的检查。

三、病毒性脑膜炎、脑炎

病毒性脑膜炎、脑炎是由多种病毒引起的颅内急性炎症，以发热、头痛、呕吐、精神异常及意识障碍为主要临床特征，多为自限性。

1．**病因** 大多数病毒性脑膜炎、脑炎由肠道病毒引起，常见柯萨奇病毒、艾柯病毒等。

2．辅助检查

（1）脑脊液检查：多数压力正常或增高，外观清亮，白细胞正常或轻度增高（10～500）×10^6/L，早期以中性粒细胞为主，晚期以淋巴细胞为主，蛋白含量正常或稍高，糖和氯化物正常。涂片和培养无细菌发现。

（2）病毒学检查：部分患儿病毒培养阳性及特异性抗体检测阳性。恢复期血清特异性抗体滴度高于急性期4倍以上有诊断价值。

（3）脑电图检查：以弥漫性或局限性异常慢波背景活动为特征，有助于早期诊断检查。某些患者脑电图可正常。

（4）其他：脑CT或磁共振在疾病早期可正常，随着病情进展，可出现基底核阴影增强，脑池密度增高、模糊、钙化，脑室扩大、脑水肿或早期局灶性梗死症。

四、急性炎症性脱髓鞘性多发性神经病

急性炎症性脱髓鞘性多发性神经病又称吉兰-巴雷综合征，是一种自身免疫介导的周围神经病，主要损害多数脊神经根和周围神经，也常累及脑神经。一年四季均可发病，7～9月份为发病高峰。

1．**病因与发病机制** 本病是免疫介导的迟发型超敏反应，而病毒感染可能对免疫反应起启动作用。详见内科护理学第十节神经系统疾病的相关内容。

2．辅助检查

（1）脑脊液检查：典型的脑脊液检查为细胞数正常而蛋白质明显增高，称蛋白-细胞分离现象。

（2）血清免疫球蛋白：IgM显著增高。

（3）神经肌电检查：神经传导速度减慢或正常，运动神经反应电位波幅明显减低。

五、脑性瘫痪

由于各种原因造成发育期胎儿或婴儿非进行性的脑损伤，简称脑瘫。

1．病因与发病机制

（1）母亲妊娠情期情况异常：宫内感染、某些药物的摄入、接触放射线、缺氧、中毒、糖尿病、营养不良、多胎妊娠、先天遗传等因素引起脑发育异常。

（2）出生时的不良因素：早产、过期产、产伤、缺氧缺血性脑病、极低体重等。

（3）婴儿期感染或创伤：外伤、颅内出血、感染、胆红素脑病等。

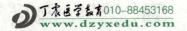 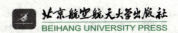

2. **辅助检查**　影像学及脑电图检查可确定脑损伤部位。MRI 应用最广泛，比 CT 更清楚。脑电图检查对伴有癫痫发作的患儿可明确发作类型。

六、注意缺陷多动障碍

智力正常或基本正常的儿童表现出与年龄不相符合的注意力不集中，不分场合的过多活动，情绪冲动并可有认知障碍或学习困难的综合征，也称多动症，是儿童最常见的发育行为问题之一。

病因与发病机制　尚不十分清楚，与生物因素、社会心理因素等协同作用有关。

第十一节　免疫缺陷和结缔组织疾病

一、小儿免疫特点

1. **非特异性免疫**
（1）屏障防御：皮肤 - 黏膜屏障、血 - 脑脊液屏障、血 - 胎盘屏障、淋巴过滤等，均发育不健全。
（2）吞噬功能：新生儿吞噬功能差。吞噬细胞细胞色素基因突变，导致慢性化脓性感染，易形成肉芽肿。
（3）补体作用：3 ～ 6 个月达成人水平。
2. **特异性免疫**　T 淋巴细胞主要担负细胞免疫功能。胸腺发育不全症是 T 细胞免疫缺陷病。

二、风湿热

风湿热是由咽喉部 A 组 β 溶血性链球菌感染后反复发作的全身结缔组织炎症，主要累及关节、心脏、皮肤和皮下组织。

1. **病因、病理**　与 A 组 β 溶血性链球菌咽峡炎引起的变态反应和自身免疫有关。寒冷和潮湿是重要的诱因，故冬春阴雨季节常发病。病变过程可分为渗出期、增生期和硬化期，各期可同时存在。基本病理特点为形成特征性的风湿小体，是诊断风湿热的病理依据，提示风湿活动。
2. **辅助检查**
（1）风湿热活动指标：血常规检查白细胞计数和中性粒细胞增高，血沉明显增快，C 反应蛋白和黏蛋白增高，能反映疾病的活动情况，但对诊断本病并无特异性。
（2）抗链球菌抗体测定：血清抗链球菌溶血素 O（ASO）增高、抗链球菌激酶增高、抗透明质酸酶增高、抗脱氧核糖核酸酶 B 增高，提示近期有过链球菌感染，即有风湿热可能，不说明风湿的活动。

三、幼年特发性关节炎

是一组原因不明，以慢性关节滑膜炎为主要特征的儿童时期常见的结缔组织疾病。
1. **病因**　至今尚未明确，一般认为可能与免疫遗传、感染、外伤有关。
2. **辅助检查**
（1）血液检查：白细胞数增高，以中性粒细胞增高为主，C 反应蛋白、黏蛋白大多增高。

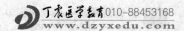
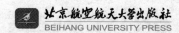

（2）免疫检测：IgG、IgA、IgM 均升高，补体 C_3 正常或升高，可见类风湿因子和抗核抗体为阳性。

（3）X 线检查：早期可见关节附近软组织肿胀、关节周围骨质疏松。晚期可见骨质疏松和破坏等征象。

四、过敏性紫癜

过敏性紫癜是一种常见的血管变态反应性出血性疾病。

1. 病因与发病机制

（1）感染：是最常见的、易引起疾病复发的因素。

（2）食物：鱼、虾、蟹、蛋、鸡、牛奶等。

（3）药物：抗生素、解热镇痛药等。

（4）其他：疫苗接种、寒冷刺激、花粉、蚊虫叮咬等。

2. 辅助检查　血清免疫学血清检查 IgA 升高，IgG、IgM 正常亦可轻度升高。血小板计数、出凝血时间和凝血试验均正常，可有束臂试验阳性。肾穿刺活组织检查有助于肾型的临床诊断、病情和预后的判断及指导治疗。

五、皮肤黏膜淋巴结综合征

是一种以全身血管炎为主要病变的急性发热出疹性小儿疾病，又称川崎病。

1. 病因与发病机制　病因尚未清楚，目前认为是机体受到病原体感染，触发免疫介导的全身血管炎。以全身性中、小动脉炎性病变为主要病理特征。

2. 辅助检查

（1）血液检查：白细胞数升高，中性粒细胞增高为主，可有轻度贫血，血沉增快。血小板早期正常，第 2～3 周增多。

（2）影像学检查：X 线检查可见肺纹理增多、模糊或片状阴影。冠状动脉造影是诊断冠状动脉病变最准确的方法。

（3）心电图：早期示窦性心动过速，非特异性 ST-T 变化；心包炎时可有广泛 ST 段抬高和低电压；心肌梗死时相应导联有 ST 段明显抬高，T 波倒置及异常 Q 波。

（4）超声心动图：急性期可见心包积液，左室内径增大，二尖瓣、主动脉瓣或三尖瓣反流。

第十二节　遗传性疾病

一、概　述

1. 遗传物质基础

（1）染色体：位于细胞核内，染色体的数目和形态相对稳定是遗传信息相对稳定的基础。正常人体有 23 对染色体，22 对男女相同，另外一对为性染色体，正常女性染色体为 22 对＋XX，正常男性染色体为 22 对＋XY。

（2）基因：是有功能的 DNA 序列，成对的位于染色体上。每个细胞含有 2 万～2.5 万个基因，

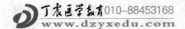
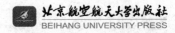

分为结构基因和调控基因。

2. 遗传病分类

（1）染色体病：染色体数目或结构异常引发机体畸形、智力低下、生长发育迟缓等。临床上常见21-三体综合征、18-三体综合征，Tuner 综合征、XYY 综合征等。发病原因与接触有害化学物质、放射线、孕期病毒感染、孕母年龄过大及父母携带异常染色体等因素有关。

（2）单基因遗传

①常染色体显性遗传：父母有一方患病，子女患病几率 50%；若父母双方患病，子女患病几率为 75%；父母无病，子女一般不会患病。如软骨发育不全、遗传性舞蹈病等。

②常染色体隐性遗传：父母无病，患者为纯合子，同胞 25% 发病，25% 正常，50% 为携带者，近亲结婚发病率高。如苯丙酮尿症、白化病等。

③X 连锁显性遗传病：男性患者后代中女孩发病，男孩正常，女性患者后代中 50% 发病。如抗维生素 D 佝偻病等。

④X 连锁隐性遗传病：男性患者与正常女性婚配，后代男性都正常，女性都是携带者；携带者女性与正常男性婚配，后代男性 50% 患病，女性 50% 为携带者。如血友病、进行性营养不良等。

⑤Y 连锁遗传病：性反转症、外耳道多毛症。

（3）多基因遗传病：多种基因与环境共同作用的结果。如 2 型糖尿病、高血压、唇裂等。

3. 遗传病预防

（1）一级预防：携带者筛查，普遍开展生殖健康教育、遗传咨询、婚前检查及孕期保健，防止出生缺陷的发生。

（2）二级预防：产前诊断，对高危孕妇进行必要的产前诊断，及早确诊、及时处理，减少缺陷儿出生。

（3）三级预防：新生儿筛查，新生儿护理及疾病筛查、早期诊断和及时治疗，治疗出生时的缺陷。

二、21-三体综合征

21-三体综合征又称唐氏综合症，也称先天愚型。常染色体畸变疾病。第 21 号染色体呈三体型。发病率为 1：1000～1：600，孕妇年龄越大，发病率越高。

辅助检查

（1）染色体核型分析：最具有确诊意义。

①标准型：体细胞染色体为 47 条，有一条额外的 21 号染色体，核型 47，XX（XY），＋21。

②异位型：母方为 D/G 易位，则每一胎都有 10% 的风险率，如父方为 D/G 易位，则风险为 4%，核型为 46，XY（或 XX），－41，＋t（41q21q）；G/G 异位，核型为 46，XY（或 XX），－21，＋t（21q21q）。

③嵌合型：核型为 46，XY（或 XX）/47，XY（或 XX），＋21。

（2）荧光原位杂交：可快速、准确地进行判断。本病患儿细胞中呈现 3 个 21 号染色体荧光信号。

三、苯丙酮尿症

苯丙酮尿症是由苯丙氨酸羟化酶基因突变所致的常染色体隐性遗传病。我国发病率为 1：11000。

1. 病因与发病机制

（1）典型病例：占 99%，由于肝细胞缺乏苯丙氨酸氢化酶，使大量的苯丙氨酸在体内蓄积，导致脑损伤，毛发、皮肤色素减少。

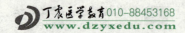
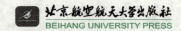

（2）非典型病例：由于四羟生物蝶呤缺乏，造成多巴胺等重要神经递质缺乏，加重神经损害。

2. 辅助检查

（1）新生儿疾病筛查：采婴儿足底血滴于采血滤纸上，晾干送检。苯丙氨酸浓度大于切割值，需进一步检查和确诊。

（2）苯丙氨酸浓度测定：血清苯丙氨酸浓度明显升高（血游离氨基酸浓度增高）可明确诊断。正常浓度＜ 120μmol/L（2mg/dl），典型 PKU ＞ 1200μmol/L，轻度 HPA 为 120μmol/L ～ 360μmol/L，中度 PKU 为 360μmol/L ～ 1200μmol/L。

（3）尿蝶呤图谱分析：鉴定 BH_4 缺乏症。

（4）DNA 分析

第十三节　常见传染病

一、概　述

1. 感染过程　病原体侵入人体后就开始感染的过程。根据人体的防御功能和病原体数量及毒力的强弱，感染过程可产生 5 种不同的结果：显性感染、隐性感染、病原携带状态、潜伏性感染、清除病原体。

2. 传染病流行的基本条件　传染源、传播途径和易感人群为传染病流行的 3 个基本条件，必须同时存在。若切断任何一个环节，流行即可终止。

（1）传染源：是指体内已有病原体生长、繁殖并能将其排出体外的人和动物，包括患者、隐性感染者、病原携带者及感染动物。

（2）传播途径：是指病原体离开传染源后，到达另一个易感者体内所经历的途径。

（3）易感人群：是指对某一传染病缺乏特异性免疫力的人群。

3. 传染病基本特征　有病原体、有传染性、有流行性、有免疫性。

二、麻　疹

麻疹是由麻疹病毒引起的急性出疹性呼吸道传染病。

1. 病因与发病机制　麻疹的抗原体为麻疹病毒，属 RNA 病毒。不耐热，对阳光和一般消毒剂敏感，日光照射 20 分钟即可失去致病力。麻疹病毒侵入上呼吸道和眼结膜，大量复制后入血，引起第一次病毒血症。被单核细胞吞噬后大量增殖，再次侵入血液，引起第二次病毒血症，导致临床症状出现。

2. 流行病学

（1）传染源：麻疹患者是唯一的传染源。出疹前、后 5 天内均有传染性，有并发症者传染性可延至出疹后 10 天。

（2）传播途径：病毒经呼吸、咳嗽和说话等排出体外，通过呼吸道空气传播。

（3）易感人群：易感人群是未接种麻疹疫苗的人，以 6 个月～ 5 岁的小儿多见，病后可获得持久免疫。

（4）流行特征：发病季节以冬、春季为主。

3. 辅助检查　出疹前 2 天至出疹后 1 天，取鼻咽分泌物、痰、尿沉渣涂片，可见多核巨细胞或

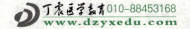
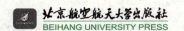

包涵体细胞；麻疹特异性 IgM 抗体检测有早期诊断价值。

三、水 痘

水痘是由水痘 - 带状疱疹病毒所引起的传染性极强的出疹性疾病。

1. 病因、病理 水痘 - 带状疱疹病毒是病原体，人是该病毒唯一的宿主。该病毒在体外抵抗力弱，不耐酸和热，对有机溶剂敏感，不能在痂皮中存活，主要存在于上呼吸道鼻咽分泌物及疱疹液中。通过两次病毒血症，向全身扩散。由于病毒间歇性入血，导致皮疹分批出现，且不同性状的皮疹同时存在。皮肤病变局限于表皮棘细胞层，结痂脱落后不留痕迹。

2. 流行病学

（1）传染源：水痘患者是唯一的传染源，出疹前 1 ~ 2 天至疱疹全部结痂均有传染性。

（2）传播途径：以呼吸道空气传播为主，也可直接接触传播或通过接触被污染的用具传播。

（3）易感人群：普遍易感，多见于 2 ~ 6 岁儿童。感染后可获得持久免疫，但以后可发生带状疱疹。

（4）流行特征：任何季节均可发生，以冬、春季高发。

3. 辅助检查 白细胞多正常，继发感染时偏高。疱疹刮片可见多核巨细胞或核内包涵体。血清水痘病毒特异性 IgM 抗体检测有助于早期诊断。

四、猩红热

猩红热是由 A 组 β 链球菌引起的急性呼吸道传染病。

1. 病原学 A 组 β 溶血性链球菌是本病的致病菌，具有较强的侵袭力，能产生致热性外毒素（红疹毒素）和溶血素。该菌在外界生活力较强，在痰液和脓液中可生存数周，但对热、干燥抵抗力不强。

2. 流行病学

（1）传染源：患者及带菌者，尤其是咽峡炎患者是主要的传染源。

（2）传播途径：通过呼吸道飞沫传播。

（3）易感人群：普遍易感，但 3 ~ 7 岁儿童最为多见。

（4）流行特征：多在冬、春季节发病。

3. 辅助检查 血白细胞计数明显增高，以中性粒细胞（＞ 0.80）为主。咽拭子或伤口分泌物涂片免疫荧光法检测可进行快速诊断。细菌培养发现溶血性链球菌。

五、百日咳

百日咳是由百日咳嗜血杆菌引起的急性呼吸道传染病。病程可迁延数月，故称"百日咳"。

1. 病因与发病机制 百日咳杆菌为革兰阴性杆菌，寄生性，离开人体会很快死亡，对外界抵抗力差，不耐干燥，60℃ 15 分钟即死亡，对消毒剂和紫外线很敏感。百日咳杆菌进入呼吸道大量繁殖，侵入坏气管、支气管黏膜，阻碍分泌物排出，滞留的分泌物刺激引起痉挛性咳嗽，分泌物排出异常，易引起不同程度呼吸道阻塞，并发肺气肿、百日咳脑病及颅内出血等。

2. 流行病学

（1）传染源：患者是唯一的传染源，发病第 1 周传染性最强。少见带菌者。

（2）传播途径：飞沫传播，易感者吸入带菌飞沫被感染，病菌体外生存力弱，间接传播可能性小。

（3）易感人群：普遍易感。5 岁以下儿童易感性最高。

（4）流行特征：冬、春季高发，全世界流行，病后持久免疫。

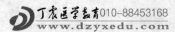
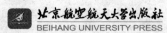

3. 辅助检查　白细胞一般$(20 \sim 40) \times 10^9/L$，高达$100 \times 10^9/L$，淋巴细胞在 0.6 以上，最高可达 0.9。鼻咽拭培养法越早培养，阳性越高。血清学检查特异性 IgM 可作早期诊断。

六、流行性腮腺炎

流行性腮腺炎是由腮腺炎病毒引起的急性呼吸道传染病。

1. 病因与发病机制　人是腮腺炎病毒的唯一宿主，病毒主要存在于唾液、血液、尿液及脑脊液中。病毒经口、鼻侵入人体后，扩散至多种腺体（腮腺、颌下腺、舌下腺、胰腺、性腺等）和中枢神经系统，引起非化脓性炎症。病毒抵抗力弱，紫外线、甲醛和 56℃ 温度均可使其灭活。

2. 流行病学

（1）传染源：腮腺炎患者和隐性感染者均为传染源，在腮腺肿大前 7 天到肿大后 9 天均可排出病毒。

（2）传播途径：以呼吸道飞沫传播为主。

（3）易感人群：5 ～ 15 岁儿童和青少年多见。感染后可获较持久的免疫力。

（4）流行特征：任何季节均可发病，以冬、春季为主。

3. 辅助检查　白细胞计数和尿常规多正常，血、尿淀粉酶增高。血脂肪酶增高有助于胰腺炎的诊断。血清或脑脊液中特异性 IgM 抗体增高。

七、中毒型细菌性痢疾

细菌性痢疾简称菌痢，是由痢疾杆菌引起的肠道传染病。中毒型细菌性痢疾是急性细菌性痢疾的危重型，病死率高，必须积极抢救。

1. 病因与发病机制　病原菌为痢疾杆菌，属志贺菌属，革兰阴性。该菌抵抗力弱，加热至 60℃ 时 10 分钟可灭活，对酸和一般消毒剂均敏感。痢疾杆菌致病性很强，释放内毒素和外毒素。内毒素造成全身中毒症状，如发热、毒血症、休克等。外毒素具有细胞毒性、神经毒性和肠毒性，分别导致相应的临床症状。

2. 流行病学

（1）传染源：菌痢患者及带菌者均为传染源。

（2）传播途径：通过粪 - 口途径传播。

（3）易感人群：普遍易感，5 岁以下儿童病死率高。

（4）流行特征：夏、秋季发病率高。

3. 辅助检查　病初大便可正常，以后出现黏液脓血便，镜检可见大量脓细胞、少数红细胞，如有巨噬细胞有助于诊断。粪便培养出痢疾杆菌是确诊的最直接依据。送检标本应注意做到尽早、新鲜，选取黏液脓血部分多次送检。

第十四节　结核病

一、概　述

结核病是指由结核分枝杆菌引起的慢性感染性疾病，以肺结核最为常见。

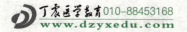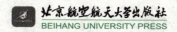

1. **病原**　主要为人型结核分枝杆菌，分枝杆菌细长稍弯，无芽胞、无鞭毛、不能活动，具有抗酸性，生长缓慢，对干燥、冷、酸、碱等抵抗力强，可在干燥痰内存活 6～8 个月，但对热、紫外线和乙醇等较敏感，75% 乙醇 2 分钟、烈日曝晒 2 小时或煮沸 1 分钟、湿热 68℃ 20 分钟即可使其灭活。

2. **流行病学**

（1）传染源：痰中带菌的肺结核患者。

（2）传播途径：以呼吸道传播为主，也可通过消化道传播、母婴传播或经皮肤伤口感染等。

（3）易感人群：普遍易感，以婴幼儿、青春后期及老年人多见。居住拥挤、营养不良、糖尿病、恶性肿瘤、过度劳累、妊娠及免疫抑制状态者易发病。

3. **发病机制**　大量毒力强的结核菌侵入机体而免疫力又下降时易发病。机体受到感染后，在 T 细胞介导下产生免疫力及变态反应。

（1）细胞介导的免疫反应：主要表现为淋巴细胞致敏和巨噬细胞功能增强，对初次感染结核者有保护作用。

（2）迟发型变态反应：结核杆菌侵入人体 4～8 周后，机体对结核杆菌及其代谢产物可产生Ⅳ型（迟发型）变态反应。有利于清除结核菌，但可引起细胞坏死及干酪样改变，形成空洞。

（3）原发感染与继发感染：感染结核菌后机体获得免疫力，大部分为终生不发病，少数免疫力低下者可当即发病，即为原发性肺结核。另有少数部分患者在日后免疫力低下时发病，即为继发性肺结核，是成人肺结核的主要类型。

4. **辅助检查**

（1）结核菌素（PPD）试验：患儿受感染 4～8 周后即呈阳性反应。

①注射方法：常用 PPD，在左前臂屈侧中部皮内注射 0.1ml（5U）的结核菌素。若患儿患结节性红斑、疱疹性结膜炎等疾病，用 1U 结核菌素做试验。

②观察结果：48～72 小时测量皮肤硬结直径（表4-18）。

表4-18　结核菌素试验判断标准

硬结直径	判断标准
＜5mm	阴性（-）
5～9mm	阳性（+）
10～19mm	中度阳性（++），提示有结核菌感染
≥20mm（儿童≥15mm）	强阳性（+++），提示有活动性结核病的可能
除硬结外，还有水疱、破溃、淋巴管炎及双圈反应	极强阳性（++++）

③临床意义

a. 阴性、假阴性：除提示无结核菌感染外，还见于初染结核菌 4～8 周、应用糖皮质激素、营养不良、严重结核病、HIV 感染或老年人等。

b. 阳性：可见于接种卡介苗后；年长儿无明显临床症状阳性反应一般，表示感染过结核杆菌；3 岁以下尤其是 1 岁以下未接种卡介苗且阳性反应为中度者，表示体内有新的结核病灶，年龄越小，活动性结核可能性愈大；由阴性转阳性反应，或反应强度从原直径＜10mm 增大至＞10mm，且增幅超过 6mm 者，表示新近有感染。

（2）痰结核杆菌检查：痰中找到结核杆菌是确诊肺结核最特异的方法，也是制订化疗方案和判断化疗效果的重要依据。

（3）X线检查：是筛查儿童肺结核的重要手段。可早期发现肺结核。有助于明确诊断，判断分型，指导治疗及了解病情变化。

（4）纤维支气管镜检查：对诊断有重要价值。

（5）血液检查：血沉增快，可反应结核病的活动性。

（6）免疫学诊断及分子生物学诊断：酶联免疫吸附试验、聚合酶链反应等。

二、原发型肺结核

1. 病因与发病机制　由结核杆菌初次侵入肺部后发生的原发感染，是小儿肺结核的主要类型。原发型肺结核包括由肺原发病灶、局部淋巴结病变和两者相连的淋巴管炎组成的原发综合征和以胸腔内肿大淋巴结为主的支气管淋巴结结核。病理转归为吸收好转最常见（钙化或硬结）和进展、恶化。

2. 辅助检查

（1）原发综合征：年长儿X线检查多呈小圆形或小片状影；小儿X线胸片呈典型哑铃"双极影"少见，即一端为原发病灶（多位于胸膜下，肺上叶底部和下叶的上部），一端为肿大的肺门淋巴结、纵隔淋巴结。

（2）支气管淋巴结结核：在儿童原发型肺结核X线胸片最为常见，分炎症型和结节型。

（3）结核菌素试验：常用于结核感染的流行病学指标，也是卡介苗接种后效果的验证指标。对婴幼儿的诊断价值大于成年人，3岁以下呈强阳性，提示新近感染的活动性结核病。

三、急性粟粒型肺结核

也称急性血行播散性肺结核，是结核分枝杆菌经血行播散而引起的肺结核，常是原发综合征发展的后果，主要见于小儿时期，尤其是婴幼儿。

1. 病因与发病机制　多于原发感染后3～6个月内发生。原发灶或淋巴结干酪样坏死破溃时，大量病原体入血引起粟粒型肺结核。年龄幼小、营养不良、机体免疫力低下易诱发本病。

2. 辅助检查　X线检查对诊断起决定性作用。起病2～3周后可见大小一致、分布均匀的粟粒状阴影，密布于两侧肺野。

四、结核性脑膜炎

结核性脑膜炎简称结脑，是儿童结核病中最严重的类型。在结核原发感染后1年内、尤其在3～6个月最易发生，病死率和后遗症的发生率较高。

1. 病因与发病机制　常为急性粟粒性肺结核的一部分，婴幼儿血-脑屏障功能不完善，中枢神经系统发育不成熟，免疫力低下，结核菌易血行播散累及脑膜。结核菌使软脑膜弥漫充血、水肿、炎性渗出，并形成许多结核结节。大量炎性渗出物积聚于脑底部，易引起脑神经损害和脑脊液循环受阻。此外，还可发生脑部血管病变、脑实质病变、脑积水及室管膜炎等。

2. 辅助检查

（1）脑脊液：葡萄糖和氯化物含量同时降低是结核性脑膜炎的典型改变。常见脑炎、脑膜炎的脑脊液检查鉴别见表4-19。

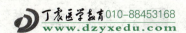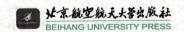

（2）其他：X线胸片可有结核病改变。结核菌素试验可呈假阴性。结核菌抗原检测是敏感、快速诊断的辅助方法。脑脊液结核菌培养是诊断结核性脑膜炎的可靠依据。

表4-19　常见脑炎、脑膜炎的脑脊液检查鉴别

	压　力	外　观	蛋白质	葡萄糖	氯化物	细胞计数
化脓性脑膜炎	显著增高	浑浊	显著增高	显著减低	稍低	中性粒细胞显著增加
结核性脑膜炎	增高	毛玻璃样	增高	减低	减低	淋巴细胞增加
病毒性脑膜炎	稍高	清晰或微浊	稍高	正常或稍高	正常	淋巴细胞增加
流行性乙型脑炎	稍高	清晰或微浊	增高	正常或稍高	正常	先中性粒细胞增加，后淋巴细胞增加

第十五节　寄生虫病

一、蛔虫病

似蚓蛔线虫简称蛔虫，是常见严重危害儿童健康发育的寄生虫病之一，儿童由于食入人感染期虫卵而被感染，寄生于小肠，异位寄生可导致肠梗阻、胆道蛔虫病等并发症。

1. 流行病学

（1）传染源：蛔虫病患者为传染源。蛔虫每天产卵20多万只，在荫蔽环境可存活数月或更久。

（2）传播途径：虫卵经粪-口传播，被吞后虫卵中一部分被胃液杀死，一部分胚蚴破壳而出，侵入肠壁通过静脉、门静脉循环至肝，经右心入肺泡，沿支气管、气管道咽部再次经胃进入小肠，发育成成虫可向别处移行、钻孔，引起胆道蛔虫病、肠梗阻等。

（3）易感人群：人群普遍易感。儿童感染率最高。

（4）流行特征：农村高于城市，常年易感，我国春、夏为主。

2. 辅助检查　粪便查出虫卵即可确诊。血中嗜酸性粒细胞增高有助于诊断。

二、蛲虫病

蛲虫又称蠕形住肠线虫，寄生于小肠末端、盲肠和结肠，是常见的寄生虫病，多见于幼儿。

1. 病因及流行病学　乳白色线头状，雄虫2～5mm，雌虫8～13mm，寿命约1个月左右。雌虫于夜间宿主熟睡后从肛门爬出，大量排卵后死亡，少数会再进入肛门、阴道、尿道等处引起异位损害。虫卵6小时即可发育成为感染期虫卵，患儿被污染的手指，经口食入而自身感染。患儿是唯一感染源，经粪-口传播，人群普遍易感，儿童高于成人，城市高于农村。

2. 辅助检查　患儿夜间入睡后1～3小时观察肛门周围有无白色线虫或用透明胶带纸紧压肛周粘取虫卵，多次检查提高阳性率。外周血象见嗜酸性粒细胞增多。

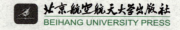

第十六节　急性中毒和常见急症患儿的护理

一、急性中毒

急性中毒是指某些毒性物质进入人体，破坏组织器官和正常生理机能，出现暂时性或永久性中毒症状，甚至危及生命。

中毒原因　小儿中毒主要原因是年幼无知，不能辨别有毒物质而误食。婴幼儿时期常误服药物中毒；学龄前期主要误服有毒物质中毒。如接触有毒食物，有毒动物、植物，工、农业的化学药品，医疗药物，生活中消毒防腐剂、杀虫剂和去污剂等，都可能发生中毒。

二、小儿惊厥

惊厥是全身或局部骨骼肌群突然发生不自主收缩，主要表现为强直性或阵挛性收缩，常伴意识障碍，是儿科常见的急症。

1. 病因与发病机制

（1）感染性疾病：颅内感染多由各种细菌、病毒等引起的脑膜炎、脑炎，常表现为反复而严重的惊厥发作。颅外感染包括热性惊厥、感染中毒性脑病等。

（2）非感染性疾病：颅内疾病主要有颅内损伤与出血、先天性发育畸形、颅内占位性病变。颅外疾病包括缺氧缺血性脑病、中毒、水电解质紊乱等。

2. 辅助检查　血生化、脑脊液、脑电图检查。

三、急性颅内压增高

颅内压增高是指在病理状态下，颅腔内容物体积增加或颅腔容积减小，超出颅腔可代偿调节的范围，导致颅内压力超过 200mmH$_2$O，常以头痛、呕吐、视神经乳头水肿为三大主症，是颅内多种疾病所共有的临床综合征。

1. 病因　脑组织体积增大（脑水肿）、脑脊液增多（脑积水）、颅内血容量增多、颅内占位性病变、先天性颅腔畸形等。

2. 病理生理　正常成人颅内压为 70～200mmH$_2$O，儿童为 50～100mmH$_2$O。颅腔内容物体积增大或颅腔容量缩减可导致颅内压增高。颅腔内容物主要包括脑组织、血液和脑脊液。脑脊液是这 3 种内容物中最容易改变的成分，颅内压的调节主要依靠脑脊液量的增减来实现。

3. 辅助检查

（1）CT 或 MRI：首选 CT 进行定位和定性诊断，在 CT 不能确认时进一步行 MRI。

（2）脑血管造影或数字减影血管造影：判断脑血管是否有畸形。

（3）头颅 X 线摄片：慢性颅内压增高时可见脑回压迹增多、加深，蝶鞍扩大，颅骨局部破坏或增生。小儿可见颅缝分离。

（4）颅内压测定：有明显颅内压增高者禁止腰穿，以免引起枕骨大孔疝。侧脑室穿刺测压法最准确而又较安全。前囟未闭者可行前囟测压。

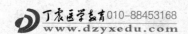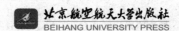

四、急性呼吸衰竭

急性呼吸衰竭是指由于多种突发的致病因素，导致肺通气和（或）换气功能迅速出现严重障碍，因缺氧和二氧化碳潴留导致低氧血症和高碳酸血症，短时间内即可发生的呼吸衰竭。

1. 病因

（1）呼吸系统疾病：导致肺通气和（或）换气功能障碍。

（2）急性颅内感染等脑部疾病：直接或间接抑制呼吸中枢。

（3）脊髓灰质炎、重症肌无力等：损伤神经 - 肌肉传导系统，引起肺通气不足，均可导致急性呼吸衰竭。

2. 辅助检查

（1）血气分析：可判断呼吸衰竭和酸碱平衡的严重程度。$PaCO_2$ 升高、pH 正常时为代偿性呼吸性酸中毒；$PaCO_2$ 升高、pH < 7.35 为失代偿性呼吸性酸中毒。

（2）肺功能检测：呼吸肌功能测试可反映呼吸肌无力的原因和严重程度。

五、充血性心力衰竭

由于心肌收缩或舒张功能下降使心排血量绝对或相对不足，不能满足全身组织代谢需要而引起的一系列临床症状及体征。

1. 病因　小儿时期以先天性心脏病引起者多见，儿童时期以风湿性心脏病和急性肾炎所致多见。根据病理生理变化，可将心衰病因分为心肌病变、心室压力负重过重、心室容量负荷过重，此外感染、心律失常、输液过速等均可诱发心衰。

2. 发病机制　心肌发生病损或心脏长期负荷过重时，心肌收缩逐渐减退，早期机体通过加快心率、心肌肥厚和心脏扩大进行代偿，使排血量增多来满足机体的需要，此阶段为心功能代偿期，心功能代偿期临床上没有明显症状。后期心功能逐渐减退，不能满足机体代谢的需要，而出现静脉回流受阻、体液潴留、脏器淤血等心衰表现。

3. 辅助检查

（1）X 线：心脏增大，左心衰时可见肺淤血、肺水肿。

（2）心电图：有助于病因诊断及洋地黄的应用指导。

（3）超声心动图：有助于病因的诊断，对治疗前后心功能评估有重要意义。

六、急性肾损伤

急性肾衰竭又称急性肾损伤，是由各种原因引起的短时间内肾功能急剧下降而出现的临床综合征。

1. 病因、病理　根据病变发生的解剖部位不同，可分为肾前性、肾后性和肾性 3 种（表 4-20）。

2. 辅助检查

（1）血液检查：轻、中度贫血，血尿素氮和肌酐进行性上升。血 pH < 7.35，血钾浓度 > 5.5mmol/L，血钠正常或偏低，血钙降低，血磷升高，血氯降低。

（2）尿液检查：外观浑浊，尿色深。尿蛋白多为 ± ～＋，以小分子蛋白为主，可见上皮细胞管型、颗粒管型及少许红细胞、白细胞等。尿比重低且固定，多在 1.015 以下。尿渗透压降低，尿钠增高。

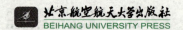

表4-20　急性肾衰竭的病因与发病机制

	肾前性肾衰	肾性肾衰	肾后性肾衰
发病机制	肾血流灌注不足，导致肾小球滤过率降低	肾实质损伤	急性尿路梗阻
常见疾病	血容量不足：大量脱水、出血；心输出量减少：严重心脏病；周围血管扩张：降压过快、感染性休克；肾血管阻力增加：使用去甲肾上腺素等	急性肾小管坏死：如挤压伤，是最常见的急性肾衰竭类型；急性间质性肾炎；肾小球或肾微血管疾病；肾大血管疾病	前列腺增生、肿瘤、输尿管结石、腹膜后肿瘤压迫

（3）影像学检查：首选尿路 B 超检查。

（4）肾活组织检查：是重要的诊断方法。

七、感染性休克

感染性休克是由于各种病原微生物及其内毒素侵入人体所引起的严重感染，导致的全身微循环，导致多系统、多器官功能衰竭。

病因及发病机制　细菌、真菌、病毒和立克次体感染均可引起感染性休克，以革兰阴性细菌感染多见。是多种因素互相作用、互为因果的综合结果。小儿疾病中以中毒性痢疾、重症肺炎、败血症、流脑等常见。全身免疫功能缺陷极易引发感染性休克。

八、心跳呼吸骤停

根据年龄阶段划分：出生后 28 天以内为新生儿，1 岁以内为婴儿，1 ~ 8 岁为小儿。8 岁以上儿童心肺复苏的程序和方法基本同成人。详见外科护理学第六章心肺脑复苏的相关内容。

心脏骤停的病因　院外的主要原因为外伤、溺水、中毒等；院内的主要原因为呼吸衰竭和休克。成人心脏骤停多因心脏原因所致，而小儿多由呼吸功能障碍继发，如肺炎、窒息、溺水、气管异物等。因此，对小儿心脏骤停，更注重呼吸支持，改善缺氧。心跳骤停后循环骤停，呼吸首先也就停止，由于脑细胞对缺血、缺氧最为敏感，一般 4 分钟就可发生不可逆的损害，10 分钟就可能发生脑死亡，所以心跳骤停后，应立即进行有效的人工呼吸和人工循环。

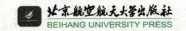

第五章　护理健康教育学

第一节　健康教育与健康促进

一、健康教育的基本概念

1. **健康教育的概念**

（1）健康教育的定义：健康教育是通过信息传播和行为干预，将健康相关信息传达给学习者，从而把人类有关医学或健康科学的知识和技术转化为有益于人们健康的行为。它以调查研究为前提，以改善对象的健康相关行为为目标，以传播健康信息为主要措施，最终达到预防疾病、促进健康、提高生活质量的目的。1988 年第 13 届世界健康大会提出：健康教育是一门研究传播保健知识和技术，影响个体和群体行为，消除危险因素，预防疾病，促进健康的学科。

（2）健康教育与卫生宣教：卫生宣教是指向人们进行卫生知识宣传教育，目的是让人们了解基本的卫生常识，养成一些基本卫生习惯。它与健康教育的区别是：

①健康教育是既有调查研究又有计划、组织、评价的系统干预活动，它涉及多个层次和多个方面，并不是简单的、单一方向的信息传播。

②健康教育是以促进个体和群体改变不健康的行为方式为核心，从而预防疾病、促进健康，而不是作为一种辅助方法为卫生工作某时间的中心任务服务。

③健康教育通过对传播学、管理科学、行为科学、医学科学等学科的融合，初步建立了属于自己的理论和方法体系。

（3）健康教育的主要环节：包括教学者、健康相关的信息、教学活动、学习者、效果 5 个环节。健康教育应以学习者为中心，让学习者针对自身来发现问题，在讨论和辩论中澄清观念和树立正确的价值观，运用各种方法寻找问题的解决方法。在多种解决方案中明智作出选择，在亲身参与中实地体验和学会实践的技能。

2. **健康教育的研究领域**

（1）按目标人群或场所分类

①学校健康教育：是指通过学校、家长等共同努力，向学生提供完整、积极的健康经验和知识结构，其对象包括学龄前儿童，中、小学生及大学生。

②职业人群健康教育：是指通过提供健康知识、技能、服务，促使职业人群自觉采纳益于健康的行为和生活方式。

③医院健康教育：针对到医院接受医疗保健服务的患者及其家属所实施的有目的、有计划、有系统的健康教育活动，它以患者为中心，其目的是防治疾病，促进身心康复。

④社区健康教育：是以社区为基本单位、以社区人群为教育对象、以促进居民健康为目标，挖掘

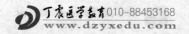
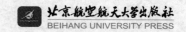

个人、家庭、社区以及社会的保健潜力，从而增进健康，减少残障。

（2）按教育目的或内容分类：可分为防治疾病的健康教育、营养健康教育、环境保护健康教育、生殖健康教育等。

二、健康促进的基本概念

1. **健康促进的定义**　WHO对健康促进的定义为"促使人们维护和提高他们自身健康的过程，是协调人类与环境的战略，并规定了个人与社会对健康各自所负的责任"。

2. **健康促进的领域**　《渥太华宪章》中指出，健康促进包括5大领域。

（1）制定促进健康的公共政策：将健康问题提到各级各部门的议事日程上，使之了解他们的决策对健康的影响并承担健康的责任。

（2）创造支持环境：健康促进通过创造安全、舒适、满意、愉快的工作和生活环境，促使人们提高增进健康的能力，同时保证环境对公众健康产生有利的影响。

（3）强化社区行动：发动社区力量，利用社区资源，增进自我帮助和社会支持，提高解决健康问题的能力。

（4）发展个人技能：通过健康教育，提升人们的健康素养和生活技能，同时支持个人和社会的发展，从而使人们有效地维护自身健康和生存环境。

（5）调整卫生服务方向：卫生服务应以人群和社区为中心，不仅要提供临床治疗服务，还应提供预防和健康促进服务。

3. **健康促进的基本策略**　《渥太华宣言》中指出健康促进的基本策略为：

（1）倡导：倡导政策支持、社会各界对健康措施的认同和卫生部门调整服务方向，激发社会的关注和群众的参与，从而创造有利健康的社会经济、文化与环境条件。

（2）赋权：是指通过增强人们控制健康决定因素的能力，从而获得保障人人享有卫生保健及资源的平等机会，提升人们在保护和促进健康方面的责任感、归属感，从而采取益于健康的决定和行动。

（3）协调：协调个人、家庭、社区、卫生机构、社会经济部门、政府和非政府组织等在健康促进中的利益和行动，组成强大的联盟与社会支持体系，共同努力实现健康目标。

第二节　人类行为与健康相关行为

一、人类行为的基本概念

1. **行为的定义及要素**

（1）行为的定义：行为是指在外界环境刺激下有机体所产生的反应，包括内在的生理和心理变化。根据此定义，美国心理学家伍得渥斯（Woodworth）提出了著名的行为表示式，即 S（刺激）-O（有机体）-R（行为反应）。

（2）行为的构成要素

①行为主体：人。

②行为客体：人的行为所指向的目标。

③行为环境：行为主体与行为客体发生联系的客观环境。

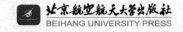

④行为手段：行为主体作用于行为客体时的方式方法和所应用的工具。

⑤行为结果：行为对行为客体所致的影响。

2. 人类行为的分类　人类的行为根据其生物性和社会性可分为本能行为和社会行为两大类。

（1）人类的本能行为：由人的生物性所决定，是人类的最基本行为，如好奇、睡眠、性行为、摄食行为、躲避行为等。

（2）人类的社会行为：由人的社会性所决定，其特点为获得性和可塑性、行为多样性、主动选择性、文化认可性。

3. 人类行为的特性

（1）目的性：是区别人类与动物行为的重要标志，也是开展健康教育的前提。

（2）可塑性：通过不断的学习及受环境的影响，人类的行为也在不断的发展变化。一般年纪越小，其行为的可塑性越大。

（3）差异性：因遗传因素、环境、学习经历的不同，人类的行为也具有较大的差异性。因此，健康教育的措施必须因人而异、因势利导。

4. 人类行为的适应形式

（1）反射：是指人体通过"反射弧"对外界刺激做出反应的方式，最基本的反射与本能行为相互联系。如当一个人看到突然飞来的物体，会立即产生躲避行为。反射为人类的适应行为奠定了基础。

（2）自我控制：当某种行为可出现正负两方面的结果时，个体常对自己的部分行为进行控制，以适应社会。

（3）调试：指个体与他人之间、群体与群体之间相互配合、相互适应的方式和过程。

（4）顺应：指个体与群体不断接受新的经验、改变自己行为方式，以适应客观环境的变化。

（5）应对：指个体为适应目前或长远的需要，决定是否采取某种行为的形式。

（6）应激：是个体对紧张刺激的一种非特异性的适应性反应。

5. 人类行为的发展过程　人在整个生命过程中的行为发展可分为 4 个阶段。

（1）被动发展阶段（0 岁~3 岁）：此阶段主要依靠遗传和本能的力量发展，如婴儿的吸吮、抓握、啼哭等行为。

（2）主动发展阶段（3 岁~12 岁）：此阶段的行为发展带有明显的主动性，多表现为爱探究、好攻击、易激惹、喜欢自我表现等。

（3）自主发展阶段（12 岁~成年）：开始通过对自己、他人、环境、社会的综合认识，调整自己的行为。

（4）巩固发展阶段（成年之后）：此阶段行为基本已定型，但由于不断变化的环境、社会和个人状况，人们必须对自己的行为加以不断的调整、完善和充实。

二、影响行为的因素

1. 遗传因素　遗传因素与人类行为的形成和发展密不可分。基因影响行为并决定人的一系列行为性状和趋势，且基因的复杂性可导致人类行为的多样性。

2. 环境因素　人类行为发展的外在大环境包括自然环境和社会环境，如生态环境、人文地理、医疗卫生、风俗信仰、教育环境、制度与法规、经济基础、事物发展的规律及意外事件等，可间接的或潜在的影响人类行为。

3. 学习因素　学习是行为发展的促进条件，一般有 3 种学习方式，模仿是第 1 种。人们往往通过无意模仿获得日常生活行为，通过有意模仿获得自己崇拜、羡慕的行为（如演员的举止等），通过强迫模仿获得规定行为（如队列训练等）。

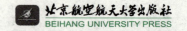

三、健康相关行为

健康相关行为是指人们进行与健康和疾病有关的行为，分为促进健康行为和危害健康行为两类。

1. **促进健康的行为**　简称健康行为，是指个体或群体的客观上有利于自身和他人健康的行为，其特点为：有利性、规律性、和谐性、一致性、适宜性。

2. **促进健康行为的类型**

（1）日常健康行为：指益于健康的日常行为，如合理营养、充足睡眠、适量运动等。

（2）避开有害环境行为：指避免将有害健康危险因素暴露于自然环境和社会环境中的行为，如离开污染环境、积极应对各种紧张生活事件等。

（3）戒除不良嗜好行为：指戒除不良嗜好的行为，如戒烟、不酗酒、不滥用药物等。

（4）预警行为：指对可能发生的危害健康事件的预防性行为及在事故发生后正确处置的行为，如驾车时使用安全带、事故发生后的自救和他救行为等。

（5）保健行为：指有效、合理地利用卫生资源，维护自身健康的行为，如定期体检、预防接种、患病后及时就医、遵从医嘱等行为。

3. **危害健康行为**　简称危险行为，指不利于自身和他人健康的行为。

（1）危害健康行为的特点为：危害性、明显和稳定性、习得性。

（2）危害健康行为的类型

① 日常危害健康行为：是对健康有害的日常行为习惯，如吸烟、酗酒、缺乏体育锻炼、不良饮食习惯等。

② 致病性行为模式：指可导致发生特异性疾病的行为模式。

a. A 型行为模式：是与冠心病的发生密切相关的行为模式。不耐烦和敌意是其核心行为，多表现为做事动作快、大声讲话、喜欢竞争、怀有敌意和戒心。

b. C 型行为模式：与肿瘤的发生有关。情绪压抑，性格自我克制，表面依顺、回避矛盾，内心却压抑怒火、生闷气是其核心行为表现。

③ 不良疾病行为：指在感知到自身患病到疾病康复的过程中，个体从所表现出的不利于疾病治疗和健康恢复的行为，如瞒病、恐病、讳疾忌医、不遵医嘱等。

④ 违规行为：指违反法律法规、道德规范并危害健康的行为，如药物滥用、性乱等。

四、健康教育相关行为改变理论

1. **知－信－行模式 (KABP、KAP)**　是改变人类健康相关行为的模式之一，"知-信-行模式"将人类的改变分为获取知识、产生信念和形成行为 3 个过程，即知识-信念-行为。其中知识是基础，信念是动力，行为的产生和改变是目标。通过学习，人们获得相关的健康知识和技能，逐渐形成健康的信念和态度，从而促成健康行为的产生。

2. **健康信念模式 (HBM)**　是将健康相关行为用社会心理的方法解释的理论模式。

（1）健康信念模式在采取某种促进健康行为或戒除某种危害健康行为时，必须具备：

①认识到某种疾病或危险因素的严重性和易感性。

②认识到采纳或戒除某种行为的困难及益处。

③对自身采纳或戒除某种行为能力的自信（效能期待或自我效能）即一个人对自己的行为能力有正确的评价和判断，相信自己一定能通过努力，克服障碍，完成这种行动，达到预期效果。

（2）健康信念模式在采取某种促进健康行为或戒除某种危害健康行为，应遵循的步骤为：

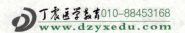
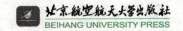

①让人们认识到其危害健康行为的严重性。

②使他们坚信，一旦戒除这种危害行为、采取形影的促进健康行为会得到有价值的后果，同时也认识到行为改变中可能出现的困难。

③使他们充满改变行为的信心。

第三节　健康传播的方法与技巧

一、健康传播的基本概念

1. 传播的定义与要素　传播是一种传递信息的社会性行为，是个体之间、集体之间以及个体与集体之间交换、传递新闻、事实、意见的信息过程。其要素包括：传播者（传播中的信息主动发出者）、受传者（信息的接受者和反应者）、信息与讯息（信息泛指传播的一切内容，讯息是由一组相关联的有完整意义的信息符号所构成的具体信息）、传播媒介（又称传播渠道，是讯息的载体）、传播效果。

2. 传播的分类　按照传播的规模，可将人类传播活动分为5种类型。

（1）人际传播（亲身传播）：是指个体之间面对面直接的信息交流，它是人际关系的建立基础，也是共享信息的最基本传播形式。

（2）群体传播：是指非组织群体的传播活动。

（3）大众传播：是指职业性传播机构通过大众传播媒介（如广播、电视、报刊、书籍等）向范围广泛、为数众多的社会人群间接性传递信息的过程。其覆盖面广、传播速度快、时效性强。

（4）组织传播：是指有领导的在组织之间、组织内部成员之间的进行的一定规模的信息交流活动。现代社会中，组织传播已发展成为一个独立的研究领域，即公共关系学。

（5）自我传播（人内传播）：是指个体接受外界信息后，在头脑中进行信息加工处理的过程。

3. 健康传播的定义及特点　健康传播是指通过各种渠道，运用各种传播媒介和方法，为维护和促进人类健康而收集、制作、传递、分享健康信息的过程。目的是改变个体和群体的知识、态度、行为，使其向利于健康的方向转化。特点为：

（1）健康传播传递的是健康信息。

（2）健康传播具有明确的目的性。

（3）健康传播的过程具有复合性。

（4）健康传播对传播者有特殊素质要求。

二、人际传播

1. 人际传播的特点　包括全身心的传播、以个体化信息为主（情感信息的交流占重要地位）、反馈及时，其主要形式为面对面传播。

2. 常用的人际传播形式

（1）咨询：解答咨询者提出的健康问题，帮助其明确观念，做出决策。

（2）交谈：通过与教育对象的直接交流，传递健康的信息、知识。

（3）劝服：解决教育对象存在的健康问题，说服其改变错误的健康态度、信念及行为习惯。

（4）指导：通过传授健康教育的相关知识和技术，使教育对象学会自我保健。

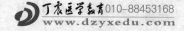 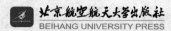

3．人际传播的技巧

（1）谈话技巧

①内容明确：一次谈话围绕一个主题，避免涉及内容过广。

②重点突出：适当重复重点内容，以加强对象的理解和记忆。

③语速适当：谈话速度要适中，适当停顿，给对象思考、提问的机会。

④注意反馈：交谈中，注意观察对象的表情、动作等非语言表现形式，以及时了解他的理解程度。

（2）提问技巧

① 封闭式提问：是将对方的应答限制在特定范围内的提问，对方回答问题的选择性很小，只要求回答"是"或"不是""有"或"没有"，适用于收集对方资料。

②开放式提问：问题范围较广，不限制对方的回答，常使用"为什么""能否"等提问词语，适用于获取真实资料。

③探索式提问（探究式提问）：多为追究原因的问题，以了解对方产生某一问题、认识或行为的原因，适用于对某问题的深入了解。

④偏向式提问（诱导式提问）：问题中包含着提问者的观点，以暗示对方做出提问者想要得到的答案，如"你今天感觉好多了吧？"，适用于提示对方注意某事的场合。

⑤复合式提问：是将两种或两种以上类型的问题结合在一起的类型，如"你是在哪里做的检查？检查结果如何？"此种方法应避免使用，以免对方感到困惑，不知如何回答。

（3）倾听技巧

①集中精力：在倾听过程中要与对方保持适当的距离（最佳距离1m左右），采取稍向对方倾斜的姿势，保持目光的接触，要专心，避免分散注意力的动作。

②及时反馈：使用语言和非语言行为给患者适时、恰当的反馈，如微笑、点头、轻声应答等。

（4）反馈技巧

①肯定性反馈：当表达对对方正确言行的认可和支持时，可以插肯定性语言，如"是"，也可以插入非语言形式，如点头，以在适当的时候肯定和鼓励他们。

②否定性反馈：当指出对方不正确的言行或存在的问题时，首先应肯定对方的积极一面，然后以建议的形式指出问题，使得对方保持心理平衡，并易于接受批评和建议。

③模糊性反馈：当需要暂时回避对方的敏感问题或难以回答的问题时，可采取模糊的态度和立场，如"是吗"、"哦"等。

（5）非语言传播技巧

①动态语言：通过无言的动作来表达感受，以面部表情最为常用，如通过注视对方的眼神表示专心倾听；通过点头来表达对对方的理解和同情；以及通过手势来强调某事的重要性等。

②静态语言：是指以空间环境，个人服饰、姿态等一些处在相对稳定状态下的非语言信息。如服饰的颜色艳丽、款式新颖表示情绪兴奋、情感美好。

③同类语言：通过适度地变化语音、语调、节奏及鼻音、喉音等辅助性发音，以引起对方的注意或调节气氛。

④时空语：是在人际交往中通过时间、环境、设施和交往气氛所产生的语义传递信息。

三、群体传播

1．群体传播的特点

（1）信息传播是一种在小群体成员之间进行的双向性直接传播。

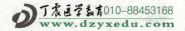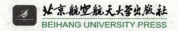

（2）群体传播在群体意识的形成中起重要作用。

（3）群体交流中形成的共识会产生群体倾向。这种群体压力会改变群体中个人的不同观点，从而产生从众行为。

（4）群体中的"舆论领袖"是开展健康传播的切入点。

2. **小组讨论的步骤与技巧** 小组讨论是指一群人在主持人的领导下围绕某一主题进行讨论。确保小组讨论有效性的关键是选择合适的主持人、做好充分的准备、掌握小组讨论的技巧。

（1）小组讨论的步骤

①明确讨论主题：讨论前应拟定讨论提纲，包括讨论目的、讨论的问题、内容及预期达到的目标。

②组成小组：根据讨论的主题，选择相关的人员组成小组，小组人数一般为 6～10 人。

③选择时间和地点：根据讨论小组人员的特点及讨论时间的长短选择，时间以 1 小时左右为宜；讨论地点应舒适、方便。

④排列座位：座位应围成圆圈式或马蹄形，以利于参与者面对面地交谈。

（2）主持小组讨论的技巧

①热情接待：主持人应提前到达会场，欢迎所有前来参加小组讨论的人。

②说好"开场白"：主持人可以自我介绍、介绍讨论的目的和主题作为开场白，语言应通俗易懂、简单明了，使每一位参与者明确讨论的重要性及自身的作用。

③建立融洽的关系：开场白后，为增强参会者之间的了解，建立和谐、融洽的关系，可请每一位参会者进行自我介绍。

④鼓励发言：主持人应鼓励大家发言，对发言踊跃者给予适当的肯定性反馈。

⑤打破僵局：主持人可通过播放短小录像片、提出可引发争论的开放式问题，或以个别提问、点名等方式打破沉默不语的僵局。

⑥控制局面：当讨论偏离主题、辩论激烈或因某个人健谈而形成"一言堂"时，主持人应及时提醒、婉转引导、礼貌插话等方式控制讨论的局面。

⑦结束讨论：结束时，主持人应对讨论的问题进行小结，并向参会者表示感谢。

四、影响健康传播效果的因素及其相应对策

1. **传播者** 是健康信息传播的主体，具有收集、产生与传播健康信息，处理反馈信息和评估传播效果等多种功能，因此，传播者的素质直接影响传播效果。为确保健康传播效果，传播者应注意：

（1）树立良好形象。

（2）收集、选择对受者有价值的信息。

（3）根据受者特点，选择正确的传播渠道。

（4）确保信息的准确、鲜明、生动、易懂、适用。

（5）及时了解受者对信息的反应及传播效果，不断调整传播行为。

2. **信息** 健康信息是指与人健康有关的信息，泛指一切有关人的身体、心理、社会适应能力的知识、技术、观念和行为模式。健康信息是健康传播者传递的内容，同样直接影响传播效果。因此，健康信息应具有符号通用、易懂、科学性（是健康信息的生命，也是取得健康传播效果的根本保证）、针对性、指导性的特点。

3. **传播途径** 是指信息传递的方式和渠道。

（1）常用的健康传播途径

①口头传播：如演讲、报告、座谈、咨询等。

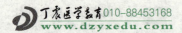 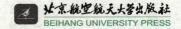

②文字传播：如报刊、杂志、书籍、传单等。

③形象传播：如图片、标本、食物、模型等。

④电子媒介传播：如电影、电视、广播、录像、幻灯、投影等。

（2）选择传播途径的原则：为保证传播效果，健康传播者应因人、因地、因时地选择传播途径，在选择时应遵循准确性、针对性、速度快、经济性原则。

4. 受者 指信息通过传播途径所到达并被接受的个人或群体，大量的受者也称为受众。社会人群是健康传播的受众，他们多因生理、心理等不同的特点，对健康信息和传播途径的要求也不同，故健康传播者在制定传播信息、选择传播途径时，应重点考虑受者的心理特点及动机。

（1）受者的心理特点：求真、求新、求短、求近。

（2）受者对信息的选择性

①选择性接受：受者一般选择接受与自己观念一致、自己需要、关心的信息。

②选择性理解：受者对信息的理解受他们固有态度和信仰的影响。

③选择性记忆：受者往往容易记住自己愿意、喜欢记忆的信息。

（3）受者的动机：主要为消遣、填充时间、寻找情报、解决疑难或满足社会心理需求。

5. 环境 健康传播的效果也受传自然环境和社会环境的影响。

（1）自然环境：如传播活动的地点、场所、距离、光线、温度、环境布置等。

（2）社会环境：如社会经济状况、文化习俗、社会规范、政策法规等。

第四节　健康教育的步骤

一、健康教育诊断

（一）健康教育诊断的概念

是指在面对人群健康问题时，通过系统地调查和测量收集各种相关事实资料，并对其进行分析、归纳、推理、判断，确定或推测与这一健康问题相关的行为和行为影响因素，获取健康教育资源，从而为确定健康教育干预目标、策略和措施提供基本依据。

（二）健康教育诊断的基本步骤

根据格林模式，健康教育诊断主要从6个方面进行诊断。

1. 社会诊断 社会诊断是生物-心理-社会医学模式的具体体现，其主要目的是从分析广泛的社会问题入手，了解社会问题与健康问题的相关性，重点包括社会环境和生活质量。

（1）社会环境：包括经济、文化、卫生服务、社会政策、社区资源等多方面情况及其历年变化情况。

①经济指标：人均国民生产总值、人均年收入水平、人均住房面积、人均绿化面积等。

②文化指标：入学率、文盲率、风俗习惯等。

③卫生服务指标：医疗卫生服务机构的分布、人员的组成等。

④社会政策：卫生法规、政策的建立、执行情况。

⑤社区资源：主要指健康教育和健康促进可利用的资源，如健康教育机构的专业人员组成、设备条件等。

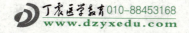 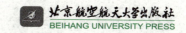

（2）生活质量：测量生活质量的指标包括主观指标（目标人群对生活满意程度的感受）和客观指标（目标人群生活环境的物理、经济、文化和疾病等状况）两个方面。

2. 流行病学诊断

（1）主要任务：要客观地确定目标人群的主要健康问题及引起健康问题的行为因素和环境因素。

（2）主要内容：描述人群的躯体健康问题、心理、社会健康问题以及相对应的各种危险因素的发生率、频率、强度等，以确定健康问题的相对重要性，并揭示健康问题随年龄、性别、种族、生活方式、住房条件和其他环境因素变化而变化的规律。尤其通过对与健康相关行为的危险因素发生、分布、强度、频率等研究所获取的信息，往往就是健康教育和健康促进项目的干预重点。

（3）流行病学诊断最终应回答 5 个问题

①威胁目标人群生命与健康的疾病或健康问题是什么？

②影响该疾病或健康问题的危险因素是什么？其中最重要的危险因素是什么？

③这些疾病或健康问题的受害者在性别、年龄、种族、职业上有何特征？

④这些疾病或健康问题在地区、季节、持续时间上有何规律？

⑤对哪些（哪个）问题进行干预可能最敏感？预期效果和效益可能最好？

3. 行为诊断　主要目的是确定导致目标人群疾病或健康问题发生的行为危险因素，其主要任务包括：

（1）区别引起疾病或健康问题的行为与非行为因素：分析导致已知疾病或健康问题因素是否为行为因素。

（2）区别重要行为与相对不重要行为：原则是行为与疾病或健康问题密切相关和经常发生的行为。

（3）区别高可变性行为与低可变性行为：高可变性与低可变性行为是指通过健康教育干预，某行为发生定向改变的难易程度。

①高可变性行为的具体标准

a. 正处在发展时期或刚刚形成的行为。

b. 与文化传统或传统的生活方式关系不大的行为。

c. 在其他计划中已有成功改变的实例的行为。

d. 社会不赞成的行为。

②低可变性行为的具体标准

a. 形成时间已久的行为。

b. 深深植根于文化传统或传统生活方式之中的行为。

c. 既往无成功改变实例的行为。

4. 环境诊断环境　环境诊断是为确定干预的环境目标奠定基础。

5. 教育诊断　行为主要受遗传因素、环境因素和学习因素的影响。格林模式将这些因素划分为倾向因素、强化因素和促成因素 3 类。

（1）倾向因素：是指产生某种行为的动机、愿望，或是诱发某行为的因素，包括知识、信念、态度和价值观。

（2）促成因素：是指使行为动机和意愿得以实现的因素，即实现或形成某行为所必需的技能、资源和社会条件。包括保健设施、医务人员、诊所、医疗费用、交通工具、个人保健技术及相应的政策法规等。

（3）强化因素：是指激励行为维持、发展或减弱的因素。主要来自社会的支持、同伴的影响和领导、亲属以及保健人员的劝告等。

6. 管理与政策诊断　核心内容是组织评估和资源评估。其中组织评估包括组织内分析和组织间

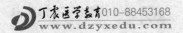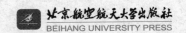

分析两个方面。

（1）组织内分析：指对健康教育与促进内部的分析，如有无实施健康教育和健康促进的机构、该机构是否为专业机构、对项目重视程度如何等问题。

（2）组织间分析：指分析主办健康教育和促进的组织外部环境对计划执行可能产生的影响。包括此健康教育项目与本地区卫生规划的关系、政府卫生行政部门对健康教育的重视程度和资源投入状况，社区群众接受和参与健康教育的意愿和现状、社区是否存在志愿者队伍等。

二、健康教育计划与干预

1. 确定优先项目　在确定优先项目时，应遵循重要性（优先考虑对人群健康威胁严重，对经济社会发展、社区稳定影响较大的健康问题）和有效性原则（优先考虑通过健康教育干预能有效改善的健康问题）。

2. 确定计划目的与目标　目的和目标是计划存在与效果评价的依据，优先项目一旦确定，便可确定项目的目的和目标。目的是指在执行某项计划后预期达到的最终结果，具有宏观性、远期性，一般用文字表述。目标是目的的具体体现，用指标描述，具有可测量性。

（1）计划目的：是健康教育项目最终利益的阐述。

（2）计划目标：是在计划目的的基础上，进一步回答对象、时间、什么或多少等问题。计划目标可分为总体目标和具体目标。

①总体目标：一般由三个"W"和两个"H"组成，即：Who（对象），What（实现什么变化），When（实现变化的期限），How much（变化的程度），How to measure（测量的方法）。

②具体目标：总体目标可分解为各方面、各阶段、各层次的具体目标。

3. 确定干预方案　干预方案的内容包括目标人群、干预策略、干预活动的内容、方法、日程及人员培训、评价计划等。

三、健康教育评价

1. 评价的目的

（1）确定健康教育计划的先进性和合理性。

（2）确定健康教育计划的执行情况。

（3）确定健康教育预期目标的实现及持续性。

（4）总结健康教育的成功与不足之处，提出进一步的研究假设。

2. 评价的种类与内容

（1）形成评价：是对项目计划进行的评价活动，包括评价计划设计阶段进行目标人群选择、策略确定、方法设计等，是一个完善项目计划，避免工作失误的过程，其目的在于使计划符合实际情况。

①形成评价的具体内容

a. 目标人群的各种基本特征。

b. 目标人群对各种干预措施的看法。

c. 教育材料发放系统，包括生产、储存、批发、零售及发放渠道。

d. 是否在最初的计划执行阶段出现问题，根据新情况、新问题对计划进行适度调整。

②形成评价的方法：主要有文献、档案、资料的回顾、专家咨询、专题小组讨论等。

（2）过程评价：起始丁健康教育计划实施开始之时，贯穿于计划执行的全过程。

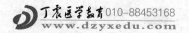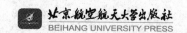

①过程评价的内容

a. 针对个体的评价内容：哪些个体参与了健康教育项目？在项目中运用了哪些干预策略和活动？这些活动是否按计划进行？用何种方法了解目标人群的反应？等。

b. 针对组织的评价内容：项目涉及哪些组织？各组织间如何沟通？项目档案、资料的完整性、准确性如何？等。

c. 针对政策和环境的评价内容：项目涉及哪一级政府？具体涉及的部门？ 在项目执行过程中政策环境方面是否有变化？等。

②过程评价的方法：主要有查阅档案资料、目标人群调查和现场观察 3 种。

（3）效应评价：是对目标人群因健康教育项目所导致的相关行为及其影响因素的变化进行评价。与健康结局相比，健康相关行为的影响因素及行为本身较早发生改变，故又称近中期效果评价。效应评价的内容主要包括 4 个方面：

①倾向因素：目标人群的卫生保健知识、健康价值观、对某一健康相关行为或疾病的态度、对自身易感性、疾病潜在威胁的认识等。

②促成因素：卫生服务或实行健康行为的资源的可及性。

③强化因素：与目标人群关系密切者对健康相关行为或疾病的看法、目标人群采纳健康相关行为时获得的社会支持及采纳该行为前后自身的感受。

④健康相关行为：干预前后目标人群健康相关行为是否发生改变、改变程度及各种变化在人群中的分布。

（4）结局评价：提高目标人群的生活质量是健康教育的最终目的。结局评价正是着眼于健康教育项目实施后所导致目标人群健康状况及生活质量的变化。

（5）总结评价：是指形成评价、过程评价、效应评价和结局评价的综合以及对各方面资料做出总结性的概括，可全面反映健康教育项目的成功与不足，为今后的计划制定和项目决策提供依据。

3. 影响评价的因素　在评价过程中，要特别注意防止偏倚因素的影响，常见的偏倚因素有：

（1）时间因素（历史因素）：是指在健康教育计划的执行和评价过程中发生的重大的、可能对目标人群产生影响的事件，如与健康相关的公共政策的颁布、重大生活条件的改变、自然灾害或社会灾害等。

（2）测试或观察因素：在评价过程中，测试者本身的态度、工作人员对有关知识和技能的熟练程度、测量工具的有效性和准确性及目标人群的成熟性对评价结果的正确性均有影响。

①测量者因素

a. 暗示效应：测量者或评价者的言谈、态度、行为等使目标人群受到暗示，并按照测量者的希望进行表现的现象。其知识、态度、行为等表现是接受暗示的结果。

b. 测量者成熟性：表现为使用同种工具测量同样的内容，早期与后期的测试结果也存在差异。

c. 评定错误：项目取得预期效果、达到预定目标是测量者的主观愿望，健康教育项目实施后，这种愿望可能导致测试者在效果评价中放松对评价标准的掌握，使得展现出的项目效果偏离真实情况。

②测量工具因素：测量工具包括问卷、仪器、试剂等，其有效性和准确性也会直接影响对项目结果的准确评价。

③测量对象因素

a. 测量对象成熟性：在项目进行过程中，目标人群同样在不断成熟，更加了解并关注项目的内容，这可能导致测量结果与项目干预的真实结果出现差异。

b. 霍桑效应：人们在得知自己正在被研究和观察而表现出的行为异乎寻常的现象称为霍桑效应。在健康教育项目评价中，霍桑效应也可能影响对项目效果的客观反映。

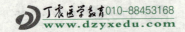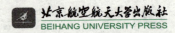

（3）回归因素：是指由于偶然因素，个别被测试对象的某特征水平过高或过低，但在以后的测试中可能又恢复到原有的实际水平的现象。在测试中，可采用重复测量的方法以减少回归因素对评价结果正确性的影响。

（4）选择因素：在评价阶段，如果干预组和对照组选择不均衡，可引起选择偏倚，从而影响观察结果的正确性。可通过随机化或配对选择的方法防止或减少选择这种影响。

（5）失访：是指在实施健康教育计划或评价过程中，目标人群由于各种原因而中断被干预或评价。

第五节　医院健康教育

一、医院健康教育的基本概念

1. 医院健康教育（临床健康教育或患者健康教育）的概念　是以患者为中心，针对到医院接受医疗保健服务的患者个体及其家属所实施的有目的、有计划、有系统的健康教育活动，其目的是防治疾病，促进身心康复。

2. 医院健康教育的意义　是医院工作的重要组成部分，对疾病的预防、治疗、护理、康复、管理等许多具体环节具有特殊的意义和作用。

（1）提高患者依从性。

（2）心理治疗。

（3）消除致病因素。

（4）密切医患关系。

（5）降低医疗成本。

二、患者健康教育

1. 患者健康教育的分类及内容

（1）门诊教育：是指针对治疗过程中对门诊患者进行的健康教育，主要包括候诊教育、随诊教育、咨询教育和健康教育处方。

①候诊教育：指在患者候诊期间，针对候诊知识及该科的常见性疾病的防治所进行的健康教育。

②随诊教育：指在诊疗过程中，医护人员根据病情对患者进行的口头教育和指导。

③咨询教育：指医护人员对门诊患者或家属提出的有关疾病与健康的问题进行解答。

④健康教育处方：指在诊疗过程中，以医嘱的形式对患者的行为和生活方式给予指导。

（2）住院教育：是指在住院治疗期间对患者进行的健康教育，主要包括入院教育、病房教育和出院教育。

①入院教育：指医护人员对入院患者及其家属进行的教育。主要内容是医院的有关规章制度，如生活制度、探视制度、卫生制度等，以帮助患者及家属尽快熟悉住院环境，遵守住院制度，配合治疗。

②病房教育：指医护人员在患者住院期间进行的健康教育，主要包括患者所患疾病的病因、发病机制、症状、并发症、治疗原则、生活起居、饮食等知识，以提高患者的依从性。

（3）出院教育：指医护人员在患者出院时进行的教育，主要包括医疗效果、病情现状、继续用药、

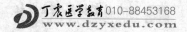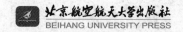

定期复查等注意事项，以帮助患者出院后继续巩固疗效、防止复发。

2. 患者健康教育的实施程序　是确保患者健康教育效果的重要保证，包括评估教育需求、确定教育目标、制定教育计划、实施教育计划和评价教育效果 5 个步骤。

（1）评估教育需求：是患者健康教育程序的第一步骤。通过调查分析评估教育需求，目的是了解教育对象需要学习的知识和掌握的技能，为确定教育目标、制定教育计划提供依据。

①评估内容

a. 患者对疾病或健康问题的知识水平。

b. 患者对健康教育的态度。

c. 患者的学习能力。

d. 患者的环境因素。

② 评估方法：主要包括直接评估（通过与患者的接触、谈话直接获得）和间接评估（通过阅读患者的病历、分析病史及其健康影响因素获得）。

（2）确定教育目标：目的是明确患者及其家属的教育目标，为制定教育计划奠定基础。

（3）制定教育计划：主要由教育时间、场所、内容、方法和工具及教育的人员 5 个部分组成。

（4）实施教育计划：信息的双向传播；适当重复重点内容；采取多种教育方法和方式；注重教育者的态度。

（5）评价教育效果：评价是教育的重要环节，目的是及时修正原有计划，改进工作，可通过评价教育需求、教学方法及教育目标的实现程度 3 个方面得以体现。

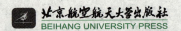

第六章　医院感染护理学

第一节　医院感染护理学绪论

一、医院感染的基本概念

1. **医院感染的定义**　医院感染又称医院获得性感染、医疗相关感染，《医院感染管理办法》(中华人民共和国卫生部令第 48 号，2006 年 9 月 1 日施行) 中关于医院感染的定义为: 住院患者在医院内获得的感染，包括在住院期间发生的感染和在医院内获得出院后发生的感染，但不包括入院前已存在或者入院时已处于潜伏期的感染。医院工作人员在医院内获得的感染也属医院感染。住院患者和医院工作人员是医院感染的主要研究对象。

2. **医院感染的发病机制**

(1) 机体免疫功能下降: 糖尿病、血液病、恶性肿瘤等基础疾病，创伤、手术及侵袭性诊疗措施引起的皮肤或黏膜损伤等都易造成个体自身的抵抗力下降。

(2) 各种侵袭性诊疗措施: 各种插管、留置尿管、手术、血管内留置尿管、各种内镜检查和人工呼吸等侵袭性操作损害了机体的防御系统，为病原微生物侵入机体创造了条件。

(3) 抗菌药物使用不当: 抗菌药物的不合理使用易破坏正常菌群，使其受到抑制削弱定植抵抗力，导致耐药菌株增加、菌群失调，从而引发医院感染。

3. **医院感染的发生条件**　感染源、传播途径、易感人群是医院感染发生的主要要素。

(1) 感染源: 医院环境中的任何环境都可能成为感染源，包括患者自身、已感染的患者及病原携带者或医院工作人员，也包括病原微生物自然生存和滋生的场所或环境。

(2) 传播途径: 指病原体从感染源传播到易感宿主的途径，主要包括:

①接触传播: 可分为直接和间接接触传播。直接接触传播指病原微生物从患者或带菌者传播给宿主。间接接触传播指病原微生物通过媒介传播给宿主，污染的手是其传播的主要媒介。

②血液传播: 多见于乙型肝炎病毒、丙型肝炎病毒、人类免疫缺陷病毒等的传播。

③呼吸道传播: 以空气为媒介，随气流流动而传播。

④消化道传播: 主要见于因水、食物被污染而引起的医院内肠道感染。

⑤共同媒介传播: 主要见于药品、医疗器械和各种纤维内镜、各种导管插管等侵袭性诊疗设备受病原微生物污染所致。

(3) 易感人群: 幼儿及老年人; 机体免疫功能严重受损者，如恶性肿瘤、糖尿病患者; 烧伤、创伤或营养不良者; 接受免疫抑制治疗、移植治疗、各种侵袭性操作者; 不合理使用抗生素或污染手术者; 手术时间长或住院时间长者。

4. **医院感染的判断标准**　医院感染的诊断主要依靠临床资料、实验室检查及其他检查和临床医生的判断。参照 WHO 及美国 CDC 的诊断标准，我国卫生部与 2001 年制定出我国的《医院感染诊断

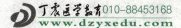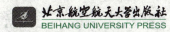

标准（试行）》。

（1）下列情况属于医院感染：

①患者在入院时不存在、也不处于潜伏期，而在医院内发生的感染，包括在医院内感染而出院后发病者。

②自入院时起超过平均潜伏期后发生的感染。

③无明显潜伏期的疾病，入院 48 小时后发生的感染。

④患者发生的感染直接与上次住院有关。

⑤在原有感染的基础上，培养出新的病原体，或出现新的不同部位的感染（除外脓毒血症迁徙灶）。

⑥新生儿在分娩过程中和产后获得的感染。

⑦由于诊疗措施激活的潜在性感染，如疱疹病毒、结核杆菌等的感染。

⑧医务人员在医院工作期间获得的感染。

（2）下列情况不属于医院感染：

①皮肤黏膜开放性创口或分泌物中培养出细菌，但无任何临床症状，为细菌定植。

②由物理性或化学性刺激引起的炎症反应。

③新生儿经胎盘获得的感染（出生后 48 小时内发病），如单纯疱疹病毒、水疹病毒、巨细胞病毒、弓形虫或水痘等。

④全身感染的迁徙性病灶或原有的慢性感染复发，不能证明确系医院内获得者。

⑤患者原有的慢性感染在医院内急性发作。

二、医院感染的分类与防治

医院感染按其病原体的来源可分为内源性感染和外源性感染；按其病原体的种类可分为细菌感染、真菌感染、病毒感染等；按其预防性可分为可预防性感染和难预防性感染；按其感染途径又可分为交叉感染、医源性感染和自身感染 3 类。其中按病原体的来源分类是最常用和最多见的分类方法。

1. **外源性感染及其防治**　外源性感染，又称交叉感染，指患者在医院内遭受来自自身体外病原体的侵袭而发生的感染。病原体多来自体外，如其他患者、携带病原体的医务人员和探视者、污染的医疗用品及环境等。可通过消毒、灭菌、隔离等方法进行防治和控制。

2. **内源性感染及其防治**　内源性感染，又称自身（医院）感染，指患者遭受自身体内或体表的正常菌群或条件致病菌的侵袭而发生的感染。病原体为患者自身某些部位（如皮肤、胃肠道、口腔、泌尿生殖道、呼吸道）的常居菌或暂居菌，一般不会对宿主造成伤害，但当宿主抵抗力下降或免疫功能受损时，对本身固有的细菌感受性增加，可导致菌群失调、菌群移位（易位），引发感染。可通过合理使用抗菌药物和免疫抑制类药物进行防治。

第二节　医院感染的微生物学原理

一、人体正常菌群的分布与作用

1. **人体正常菌群的分布**　正常菌群是指寄居在人体内且对人体无害的微生物群的总称，它们大多分布于人体的体表和与外界相通的各种腔道（如口腔、泌尿生殖道、鼻咽腔、肠道）。其中厌氧菌

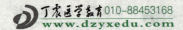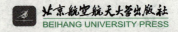

占正常菌群的绝大部分，与定植区的黏膜上皮有密切的关系。

2. 人体正常菌群的生理作用

（1）营养作用：正常菌群可对宿主所摄入的食物进行初步代谢、合成分解、物质转化，形成利于人体吸收和利用的物质，如肠道内的菌群可产生维生素K、维生素B族、叶酸和烟酸等。

（2）免疫作用：正常菌群可产生多种抗原物质，刺激免疫系统成熟与免疫应答。

（3）生物屏障作用：正常菌群在皮肤、黏膜表面特定部位的生长繁殖形成了生物屏障，利于抵抗致病菌的侵袭及定植。但菌群失调时也可导致感染，即医院感染的生态学病因。

（4）定植抵抗力作用：一定生存环境中的营养资源是有限的，正常菌群通过争夺营养物质和空间位置，产生代谢产物等来杀伤侵入的有害细菌，抑制病原微生物的生长繁殖。如口腔中唾液链球菌能产生过氧化氢，杀死白喉杆菌与脑膜炎球菌等。

（5）其他作用：研究表明，肠道内的菌群有降低胆固醇、抗衰老等作用。

二、微生态的平衡与失衡

1. 微生态的平衡　正常微生物群在数量及种类上达到一定的平衡，并与它们所存在的环境（即宿主）相互依存、相互制约。

2. 微生态的失衡　是指由于外界环境因素的影响（如宿主免疫、代谢功能低下，正常微生物群数量、种类、位置发生变化等）打破了微生态的平衡。失衡可表现为菌群失调和移位。

（1）原位菌群失调：是指在原有部位的正常菌群发生了数量和结构上变化，导致宿主发生不良反应。根据失调程度不同，原位菌群失调可分为3类。

①一度失调：又称可逆性失调，是指外环境、宿主患病或所采取的医疗措施等因素的作用，使得部分细菌受到抑制，另一部分则过度生长，导致部分正常菌群的结构和数量发生暂时性变动。细菌定量的检查可得到一度失调的反映。

②二度失调：又称比例失调，是指正常菌群的结构、比例失调呈相持状态，去除失调因素后菌群仍处于失调状态，不易恢复。多表现为慢性腹泻（肠炎）、肠功能紊乱及慢性咽喉炎、口腔炎、阴道炎等。

③三度失调：又称菌群交替症或二重感染，是指大部分正常菌群被抑制，只有少部分占决定优势。大量应用广谱抗菌药物，使得数菌群消失，引发暂居菌或外袭菌的大量繁殖，使其成为优势菌，从而导致三度失调。其主要表现为急性重病症状，如假膜性肠炎。

（2）移位菌群失调：又称定位转移或易位，是指正常菌群由原籍生境转移到外籍生境或原本无菌的部位定植或定居。其原因多为抗菌药物使用不当，外科手术、插管等侵入性诊疗，患者免疫力低下等。移位菌群失调表现为横向转移（如从下消化道向上消化道转移，从上呼吸道向下呼吸道转移）、纵向转移（如从皮肤及黏膜表层向深层转移，从肠腔向腹腔转移，经血循环或淋巴循环向远处转移）。

三、细菌定植与定植抵抗力

1. 细菌定植的概念　各种不同环境中的微生物或细菌落到人体，并在一定部位定居、生长繁殖并繁衍，称为"细菌定植"。它是一种在长期发展进化的过程中，机体与正常菌群或其他微生物所形成的共生关系。

2. 定植的条件

（1）必须具有黏附力：为了防止被分泌物、宿主的运动或其器官的蠕动冲击掉，细菌必须牢固地

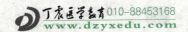
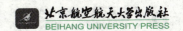

黏附在机体的上皮细胞上，这是细菌能在人体定植的关键。

（2）必须环境适宜：定植部位的环境因素必须满足定植细菌的需要才能使其长期生存。

（3）必须数量相当：定制过程中，部分细菌会因黏附不牢脱落或随上皮细胞的代谢活动排出，因此在开始前必须有大量菌群才能保证定植的成功。

3. **定植抵抗力**　是指在特定部位定植的正常菌群所具有的可抑制其他细菌再定植的能力。

4. **去污染的概念**　是指人为地去除部分或全部机体的正常菌群或已定植的细菌。是一种防止感染的措施，一般可分为全部去污染和选择性去污染。

四、医院感染中常见的病原体

1. **医院感染常见病原体的特点**　医院感染中常见的病原体通常可分为细菌、病毒、真菌、弓形虫、肺孢子虫、衣原体和疟原虫等，其中以各种细菌最为常见。特点为：多为转移菌或条件致病菌，对某些环境有特殊适应性；有较强和较广的耐药性；常侵犯免疫功能低下的宿主。

2. **医院感染中常见的细菌**

（1）金黄色葡萄球菌：是革兰阳性球菌属，广泛分布于自然界、人的皮肤，人体与外界相通的腔道中，在人群中可有 15% 的人长期携带致病性金黄色葡萄球菌。可引起全身各系统感染性疾病，有活动性金黄色葡萄球菌感染或有大量该菌定植的患者是主要感染源。主要通过污染的手进行传播，是医院感染的主要感染源，其中耐药菌株耐甲氧西林金黄色葡萄球菌（MRSA）所引起的比例越来越大。治疗时应首选甲氧西林或万古霉素。

（2）铜绿假单胞菌：是革兰阴性杆菌属，广泛分布于医院的各种潮湿的地方及物品上，可引起泌尿道、伤口、皮肤与软组织等部位的感染。

（3）大肠埃希菌：是革兰阴性杆菌，广泛分布于自然界的水和土壤中，属正常菌群，是条件致病菌，可通过患者之间及医务人员与患者之间的接触或各种侵袭性操作引起泌尿道、腹腔、胆道等部位的感染。

（4）肺炎克雷伯菌：是革兰阴性杆菌，广泛分布于自然界的水和土壤中，属正常菌群，易在患者的上呼吸道定植，是 ICU 最常见的条件致病菌，常通过医务人员的手传播。

3. **医院感染中常见的其他病原体**

（1）真菌：以曲霉菌、热带念珠菌、白色念珠菌常见。

（2）病毒：多见于腺病毒、流感病毒、副流感病毒、柯萨奇病毒、单纯疱疹病毒、呼吸道合胞病毒、巨细胞病毒、HIV 等。

第三节　医院感染的监测

医院感染监测是用流行病学的方法对医院感染进行多方面的观察和检验，以长期、系统、连续地收集、分析医院感染在人群中的发生、分布及其影响因素，并将监测结果报送和反馈给有关部门和科室，为医院感染的管理和预防提供科学依据。

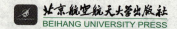

一、医院感染监测的类型

医院感染分为全面综合性监测和目标监测两类。

1. 全面综合性监测

（1）概念：是对所有住院患者及医务人员的医院感染及其相关因素（危险因素）进行连续地监测，以了解全院发生医院感染的情况，以及各科室的感染发生率、部位发生率、抗菌药物使用情况、各种危险因素、消毒灭菌效果和医务人员的不良习惯等，从而进行针对性的管理及预防。

（2）医院感染散发的报告与控制：当出现医院感染散发病例时，经治医师应及时向本科室医院感染监控小组负责人报告，并于 24 小时内填表报告医院感染管理科。经调查证实出现医院感染流行时，医院应于 24 小时之内报告当地卫生行政部门。医院应每年对监测资料进行评估，开展医院感染的漏报调查，调查样本量应不少于年监测患者数的 10%，漏报率应低于 20%。

2. 目标监测　是在全面综合监测的基础上，针对高危人群、高发感染部位等开展的医院感染及其危险因素的监测。《医院感染管理规范（试行）》中规定：

（1）省（市）级以上医院及其他有条件的医院每年开展 1 ～ 2 项目标性监测。

（2）每项目标监测开展的期限不应少于 1 年。

（3）监测目标应包括手术部位感染监测、成人及儿童重症监护病房（ICU）、医院感染监测、新生儿病房医院感染监测及细菌耐药物监测。

（4）县级以上医院和床位数 ≥ 300 张的其他医院，应对医院感染病原体分布及其抗感染药物的耐药性进行监测。

（5）应定期对目标监测资料进行分析、反馈，对其效果进行评价及提出改进措施；年终应有总结报告；监测结束，应有终结报告。

二、医院感染监测方法

1. 资料收集　医院感染的专职人员宜采用主动收集的方法收集患者的基础资料和病原学资料，以此作为依据来判定是否为医院感染。

（1）患者基础资料：包括病例讨论，查房、医疗护理记录，实验室及影像学报告结果，抗菌药物使用记录，其他科室部门信息等。

（2）查阅病历　可采用前瞻性和回顾性调查两种方法。

①查阅对象：重点为细菌及真菌培养的患者、发热、老人、婴幼儿、器官移植、长期卧床、免疫力低下、长期使用免疫抑制剂或抗菌药物的患者及接受过手术或侵入性操作等易感患者。

②查阅内容：体温单，诊断、治疗、检查和病程记录，会诊、手术、护理、放射检查等资料。

（3）填写医院感染病例报告卡。

（4）编号建档。

2. 资料整理　定期系统地整理分析所收集的各种监测资料，可使其成为系统说明问题的有用信息，运用多方面的知识对资料进行分析、比较、归纳和总结，可从中找到医院感染的发生规律，利于制定有针对性的预防措施。100 张病床以下、100 ～ 500 张病床、500 张病床以上的医院感染发病率应分别低于 7%、8% 和 10%；Ⅰ类切口手术部位感染率应分别低于 1%、0.5% 和 0.5%。医院监测的常用指标有：

（1）医院感染发生率：是指在一定时间和一定人群（通常为住院患者）中发生的医院感染新病例的频率。其计算公式为：

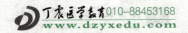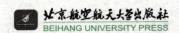

$$医院感染发病率 = \frac{同期住院患者发生医院感染新病例数}{观察期内住院患者总数} \times 100\%$$

医院感染常有一个患者发生多次或多种感染，此时可用感染例次发生率表示，即在一定时期内，同期住院患者中新发生医院感染例次的频率。其计算公式为：

$$医院感染例次发生率 = \frac{同期住院患者发生医院感染新例次数}{观察期间住院患者总数} \times 100\%$$

（2）医院感染罹患率：用来统计处于危险人群中发生新医院感染的频率，常用于表示较短时间和小范围内感染的暴发或流行情况。其计算公式为：

$$医院感染罹患率 = \frac{观察期间医院感染病例数}{观察期间同期暴露于危险因素的人群数} \times 100\%$$

（3）医院感染部位发生率：用来统计处于特定部位感染的危险人群中新发生该部位医院感染的频率，其中分母必须是这个特定部位的易感（危险）人群数。其计算公式为：

$$医院感染部位发生率 = \frac{同期发生特定部位感染的新病例数}{同期处于该部位感染危险的人数} \times 100\%$$

（4）医院感染患病率：是指在一定的时间或时期内，医院感染总的病例数（新老医院感染例数）占同期危险人群（住院患者）总数的比例。其计算公式为：

$$医院感染患病率 = \frac{同期住院患者发生医院感染的总病例数}{观察期间住院患者总数} \times 100\%$$

（5）医院感染漏报率：可确保医院感染监测资料的准确性，漏报率调查一般以 1 年为期。其计算公式为：

$$医院感染漏报率 = \frac{医院感染漏报病例数}{已报病例数 + 漏报病例数} \times 100\%$$

3. 资料分析 应对收集的医院感染的资料进行分析和反馈，将分析结果作为有针对性预防医院感染措施的依据。其分析内容为医院感染发病率、不同科室医院感染率、不同部位医院感染率、医院感染流行趋势等。

4. 资料报告 收集到的资料应进行总结并写出报告送交医院感染管理委员会，监测结果及报告均需按要求上报和分送有关医护人员。

三、医院感染暴发流行的调查

医院感染暴发是指在某医疗机构或其科室的患者中短时间内发生 3 例以上同种同源感染病例的现象。

1. 调查方法 调查方法的基本原则和主要手段为边调查边采取措施，以争分夺秒的精神阻止感染进一步发展。当出现医院感染流行或暴发趋势时，应根据《医院感染管理规范（试行）》采取下列控制措施：

（1）临床科室必须及时查找原因，协助调查和执行控制措施。

（2）医院感染管理科必须及时进行流行病学调查处理，基本步骤为：

① 证实流行或暴发：对怀疑患有同类感染的病例进行确诊，计算其罹患率，若罹患率显著高于

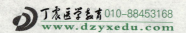 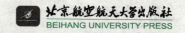

该科室或病房历年医院感染一般发病率水平，则证实有流行或暴发。

②查找感染源：对感染患者、接触者、可疑传染源、环境、物品、医务人员及陪护人员等进行病原学检查。

③查找引起感染的因素：对感染患者及周围人群进行详细流行病学调查。

④制定和组织落实有效的控制措施：包括对患者作适当治疗，进行正确的消毒处理，必要时隔离患者甚至暂停接收新患者。

⑤分析调查资料：对病例的科室分布、人群分布和时间分布进行描述；分析流行或暴发的原因，推测可能的感染源、感染途径或感染因素，结合实验室检查结果和采取控制措施的效果综合做出判断。

⑥写出调查报告，总结经验，制定防范措施。

2. 医院感染暴发的报告

（1）《医院感染管理办法》和《医院感染暴发报告及处置管理规范》中规定，医疗机构经调查证实发生5例以上疑似医院感染暴发或3例以上医院感染暴发时，应当于12小时内向所在地县级地方人民政府卫生行政部门报告，并同时向所在地疾病预防控制机构报告。

（2）医疗机构发生以下情形时，应按照《国家突发公共卫生事件相关信息报告管理工作规范（试行）》的要求在2小时内进行报告：10例以上的医院感染暴发事件；发生特殊病原体或者新发病原体的医院感染；可能造成重大公共影响或者严重后果的医院感染。

3. 调查分析　根据调查得到的信息资料做好感染病例空间、人间和时间分布的描述及对暴发因素的分析判断。

4. 调查报告的形式　可从本次暴发流行的性质、病原体、临床表现和罹患率等方面，感染来源的发展过程，传播方式及相关因素的判断，采取的措施及效果，导致暴发的原因，得到的经验与教训，需要改进的预防控制措施等几方面写医院感染暴发流行调查报告。

第四节　消毒与灭菌

一、消毒灭菌的概念

1. 概念

（1）清洁：清除物体表面的污垢、尘埃和有机物，去除和减少微生物。

（2）消毒：清除或杀灭芽胞以外的所有病原微生物。

（3）灭菌：杀灭所有微生物，包括细菌芽胞和真菌孢子。

2. 消毒灭菌基本原则

（1）重复作用的诊疗器械、器具和物品，使用后应先清洁，再进行消毒或灭菌。

（2）感染症患者用过的医疗器材和物品，应先消毒，彻底清洗干净，再消毒或灭菌。疑似或确诊朊病毒感染的患者应选用一次性诊疗器械、器具和物品。

（3）耐热、耐湿的手术器械，首选压力蒸汽灭菌。

（4）环境与物体表面，一般情况下先清洁，再消毒；当受到患者的血液、体液等污染时，先去除污染物，再清洁与消毒。

（5）医疗机构消毒工作中使用的消毒产品应经卫生行政部门批准或符合相应标准技术规范，并

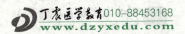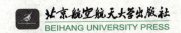

遵循批准使用的范围、方法和注意事项。

二、医用物品的消毒与灭菌

1. 消毒作用水平　根据消毒因子的浓度、强度、作用时间及对微生物的杀菌能力，可将消毒灭菌方法分为四个作用水平：

（1）灭菌法：杀灭一切微生物（包括细菌芽胞）以达到无菌保证水平的方法。

（2）高水平消毒方法：杀灭一切细菌繁殖体包括分枝杆菌、病毒、真菌及其孢子和绝大多数细菌芽胞的方法。

（3）中水平消毒法：杀灭除细菌芽胞以外的各种病原微生物包括分枝杆菌。

（4）低水平消毒方法：只能杀灭细菌繁殖体（分枝杆菌除外）和亲脂病毒的消毒方法。

2. 医院物品的危险性分类　根据医疗器械污染后使用所致感染的危险性大小及在患者使用前的消毒或灭菌要求，将医疗器械分为三类，又称斯伯尔丁分类法。

（1）高度危险性物品：进入人体无菌组织、器官、脉管系统，或有无菌体液从中流过的物品，或接触破损皮肤、破损黏膜的物品，一旦被微生物污染，具有极高感染风险。如手术器械、穿刺针、腹腔镜、活检钳、脏器移植物等。

（2）中度危险性物品：与完整黏膜相接触，而不进入人体无菌组织、器官和血流，也不接触破损皮肤、破损黏膜的物品。如胃肠道内镜、气管镜、喉镜、体温表、呼吸机管道、压舌板等。消毒后菌落总数应≤20CFU/件，不得检出致病性微生物（如乙型溶血性链球菌、金黄色葡萄球菌等）。

（3）低度危险性物品：与完整皮肤接触而不与黏膜接触的器材，包括生活卫生用品和患者、医务人员生活和工作环境中的物品。如听诊器、血压计等；病床围栏、床面以及床头柜、被褥；墙面、地面；痰盂和便器等。消毒后菌落总数应≤200CFU/件，不得检出致病性微生物（如乙型溶血性链球菌、金黄色葡萄球菌等）。

3. 选择消毒、灭菌方法的原则

（1）根据物品污染后导致感染的风险高低选择相应的消毒或灭菌方法

①高度危险性物品：应采用灭菌方法。

②中度危险性物品：应选择高水平或中水平消毒方法。重复使用的氧气湿化瓶、吸引瓶、婴儿暖箱水瓶以及加温加湿罐等宜采用高水平消毒。

③低度危险性物品：应选择低水平消毒法或保持清洁。

（2）根据物品上污染的微生物种类、数量选择消毒或灭菌方法

①对受到致病菌芽胞、真菌孢子、分枝杆菌和经血传播病原体污染的物品，采用高水平消毒法或灭菌。

②对受到真菌、亲水病毒、螺旋体、支原体、衣原体等病原微生物污染的物品，选用中水平以上的消毒法。

③对受到一般细菌和亲脂病毒等污染的物品，可选用中水平或低水平消毒法。

④杀灭被有机物保护的微生物时，或消毒物品上微生物污染特别严重时，应加大消毒剂的剂量和（或）延长消毒时间。

（3）根据消毒物品的性质选择消毒或灭菌方法：保护物品不被破坏的同时，也要保证消毒方法可发挥其作用。

①耐热、耐湿的诊疗器械、器具和物品，应首选压力蒸汽灭菌法；耐热的玻璃器材、油剂类和干粉类物品等应首选干热灭菌法。

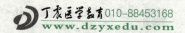
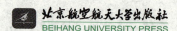

②不耐热、不耐温的物品，宜采用低温灭菌法，如环氧乙烷、过氧化氢低温等离子体灭菌或低温甲醛蒸汽灭菌等。

③金属器械的浸泡灭菌，应选择腐蚀性小的灭菌剂，同时注意防锈。

④物品表面消毒时，应考虑到表面性质，如光滑表面可选择紫外线消毒器近距离照射，或用化学消毒剂擦拭。

4. 物理消毒灭菌方法

（1）热力消毒灭菌方法：利用热力使微生物的蛋白质凝固、变性而导致其死亡，达到消毒灭菌的目的，是效果可靠、使用最广泛的方法。分为干热法和湿热法两种，相比之下，湿热法导热较快，需要的时间较短、温度较低。

①燃烧法：是一种简单、迅速、彻底的灭菌方法。常用于破伤风梭状杆菌、气性坏疽杆菌等特殊感染细菌的敷料处理；也适用于无保留价值的物品，如污染纸张、医用垃圾等的处理。急用耐高温的搪瓷类物品、金属器械时，在无其他灭菌条件时也可使用。贵重器械及锐利刀剪不宜采用燃烧法，以免损坏或使锋刃变钝。

②干烤法：将物品置于特制的密闭烤箱内灭菌，热力传播主要依靠空气对流和介质传导。适用于高温下不易变质、损坏和蒸发的物品，如粉剂、油剂、玻璃器皿及金属制品的灭菌；灭菌时间160℃，2小时；170℃，1小时；180℃，30分钟。

③煮沸法：适用于耐高温、耐潮湿物品，如金属、搪瓷、玻璃、橡胶等，但不能用于外科手术器械的灭菌。水沸后开始计时，5～10分钟可杀灭细菌繁殖体，15分钟可将多数芽胞杀灭。加入碳酸氢钠达到1%～2%浓度时，水的沸点可达105℃，既可增强杀菌效果，又可去污、防锈。煮沸前先将物品刷洗干净，完全浸没水中。物品体积不应超过容器的2/3。若中途加入物品，则应从再次水沸后重新计时。海拔每增高300m，消毒时间延长2分钟。

④压力蒸汽灭菌法：是物理灭菌法中应用最广、效果最可靠的首选灭菌方法。利用高压高温饱和蒸汽所释放的潜热杀灭所有微生物及其芽胞。适用于耐高温、耐高压、耐潮湿的物品，如各类器械、敷料、搪瓷、玻璃制品、橡胶及溶液的灭菌，不可用于凡士林等油剂和滑石粉等粉剂。

a. 下排气式压力蒸汽灭菌：压力103～137kPa、温度121～126℃，经15～30分钟达灭菌效果。

b. 预真空压力蒸汽灭菌：灭菌前先抽出灭菌器内的冷空气，使之形成负压，再输入蒸汽。在负压作用下，蒸汽能迅速穿透物品，压力达206kPa，温度达132℃，维持4～5分钟即可达到灭菌效果。

c. 灭菌前准备：灭菌时器械包重量不宜超过7kg，敷料包重量不宜超5kg。灭菌包体积要求为：下排气压力蒸汽灭菌器不宜超过30cm×30cm×25cm；脉动预真空压力蒸汽灭菌器不宜超过30cm×30 cm×50cm。

（2）辐射消毒法

①日光曝晒法：照射时间不少于6小时，定时翻动。常用于床垫、床褥、棉胎、枕芯、毛毯、衣服、书籍等物品的消毒。

②紫外线灯管消毒法：因其穿透力弱，主要适用于空气、物品表面和液体的消毒。能杀灭细菌繁殖体、真菌、病毒，并对芽胞有显著杀灭作用，与高效类化学消毒剂的效果相当。空气消毒首选紫外线灯管消毒法，不仅消毒效果可靠，而且可在室内有人时使用。杀菌作用最强的波段是250～270nm。空气消毒有效照射距离不超过2m，照射时间不少于30分钟；物品表面消毒有效照射距离为25～60cm，消毒时间为20～30分钟。灯管使用时间超过1000小时、强度低于70μW/cm²时应更换。

③臭氧灭菌灯消毒法：利用臭氧的强氧化作用，杀灭细菌繁殖体、真菌、病毒，并对芽胞有显著杀灭作用，与高效类化学消毒剂的效果相当。主要用于空气、医疗污水、诊疗用水及物品表面的消毒。

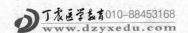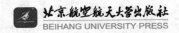

空气消毒要求时间不少于 15 分钟；物品表面消毒需要 60～120 分钟。臭氧对人体有毒，使用时关闭门窗，人员离开，消毒结束后 30 分钟方可进入；臭氧还可损坏物品，使金属生锈、橡胶老化、织物漂白褪色等。

（3）电离辐射灭菌法：主要是应用核素 60Co 发射的 γ 射线或电子加速器产生的 β 射线灭菌。特别适合不耐热的物品，如一次性医用塑料用品、金属、橡胶、食品、药品、精密医疗器械和生物学制品在常温下灭菌，灭菌均匀、彻底。

（4）微波消毒法：可杀灭各种微生物，包括细菌繁殖体、真菌、病毒、细菌芽胞及真菌孢子等。常用于食品、餐具的处理，医疗文件、药品及耐热非金属材料的消毒灭菌，但不能用于金属物品。

（5）过滤除菌：采用生物洁净技术，可除掉空气中 0.5～5μm 的尘埃，达到洁净空气的目的。常用于烧伤病房、手术室、器官移植病房等。

5. 化学消毒灭菌方法　某些不适用于物理消毒灭菌的物品，可选用化学消毒灭菌法，如患者皮肤、黏膜、排泄物，光学仪器，锐利金属器械及周围环境消毒等。

（1）常用方法

①浸泡法：用于耐湿、不耐热物品、器械的消毒，如锐利器械、精密仪器及化学纤维制品。

②喷雾法：用喷雾器将化学消毒剂均匀地喷洒在空气中或物品表面。

③擦拭法：用化学消毒剂擦拭物品表面或人体皮肤、黏膜。

④熏蒸法：常用于手术室、换药室或病室的空气消毒及某些物品消毒。空气消毒常用纯乳酸（0.12ml/m³）、食醋（5～10ml/m³）。密闭门窗后熏蒸 30～120 分钟。物品消毒常用甲醛或环氧乙烷气体。

（2）化学消毒剂的分类：依照下列消毒剂在合适的浓度、有效的作用时间消毒时，可以达到的消毒效果作为消毒剂分类的依据。部分消毒剂如含氯消毒剂、过氧化氢等由于浓度等消毒条件不同，达到的消毒效果也不同。化学消毒剂的分类及消毒效果对比见表 6-1。

表6-1　化学消毒剂的分类及消毒效果对比

分　类	常见消毒剂	杀灭作用	杀灭芽胞	杀灭分枝杆菌
灭菌剂	戊二醛、过氧乙酸、环氧乙烷、甲醛	一切微生物	可	可
高效类消毒剂	过氧化氢、高浓度含氯消毒剂、碘酊	细菌繁殖体、真菌、病毒	较显著	可
中效类消毒剂	碘伏、乙醇、低浓度含氯消毒剂	细菌繁殖体、真菌、病毒	不可	可
低效类消毒剂	氯己定、苯扎溴铵	细菌繁殖体、亲脂病毒	不可	不可

（3）常用化学消毒剂及其使用注意事项：见表 6-2。

6. 无菌物品的管理规范

（1）存放环境

①适宜的室内环境要求温度低于 24℃，相对湿度＜70%，机械通风换气 4～10 次／小时。

②无菌物品应存放于无菌包或无菌容器内，并置于高出地面 20cm、距离天花板超过 50cm、离墙远于 5cm 处的物品存放柜或架上，以减少来自地面、屋顶和墙壁的污染。取避污纸时应从页面抓取，不可掀页撕取，用后弃于污物桶内，定时焚烧。

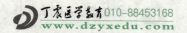 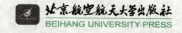

表6-2　常用化学消毒剂及其使用注意事项

消毒剂	适用情况	注意事项	黏膜消毒	金属腐蚀性	漂白作用	现用现配
2%戊二醛	浸泡不耐热的金属器械和精密仪器如内镜等	加0.3%碳酸氢钠调节pH，浸泡金属器械加0.5%亚硝酸钠防锈；灭菌后无菌蒸馏水冲洗，室温下避光保存，配置好的消毒液最多可连续使用14天	不可	碳钢类有	无	不需要
过氧乙酸	0.2%手消毒，0.5%餐具、体温计消毒，浸泡法；15%过氧乙酸（7ml/m³）室内空气消毒，熏蒸法；0.1%～0.2%物体表面消毒，擦拭法	有刺激性，使用时加强个人防护；高温时容易发生爆炸，应在避光、阴凉处密闭存放；避免与碱或有机物相混合；消毒后应冲洗干净	可	有	有	需要
环氧乙烷	穿透性强，广谱杀菌，适用于不耐高温、潮湿的光学仪器、电子	易燃、易爆，须持证上岗，应存放于阴凉通风、远离明火、静电及转动马达的环境，温度低于40℃；对人体有毒性，灭菌后须清除其残留量再使用；灭菌前清洗不可用生理盐水；不可用于饮水和食物消毒	不可	无	无	/
40%甲醛	不耐高温、对湿敏感且易腐蚀，可用于物品的表面消毒灭菌，如书籍文件等	对人体有毒性和刺激性，可致癌，不可用于室内空气消毒，使用时应注意防护	不可	无	无	不需要
含氯消毒剂	餐具、环境、水、疫源地消毒；被乙肝病毒、结核杆菌、细菌芽胞污染的物品消毒。常用的有液氯、漂白粉精、次氯酸钠及84消毒液等。含有效氯0.05%（500mg/L）的溶液浸泡10分钟可杀灭细菌繁殖体；含有效氯0.2%～0.5%（2～5g/L）的溶液浸泡30分钟可杀灭乙肝病毒、结核杆菌、细菌芽胞等	人体分泌物、排泄物消毒可按5份加含氯消毒剂干粉1份搅拌（10g/L），放置2小时以上；含氯消毒剂应保存在密闭容器内，粉剂防潮，不宜用于金属制品、有色织物及油漆家具的消毒	不可	有	有	需要

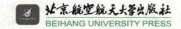

（续　表）

消毒剂	适用情况	注意事项	黏膜消毒	金属腐蚀性	漂白作用	现用现配
75%乙醇	皮肤、精密仪器、医疗器械的表面消毒	皮肤及物品表面消毒要求喷雾或涂搽2遍，作用3分钟；消毒体温计要求浸泡30分钟；刺激性强，易燃、易爆、易挥发；不可用于医疗器械的消毒灭菌，因其不能杀灭芽胞；也不可用于黏膜及创面消毒，因刺激性较强	不可	无	无	不需要
3%过氧化氢	不耐热的外科植入物、塑料用品、餐具的消毒及外科冲洗伤口（特别是厌氧菌感染）、漱口、皮肤黏膜的冲洗消毒，室内空气消毒	对皮肤、黏膜有刺激性，注意个人防护，防止溅入眼睛	可	有	有	需要
2%碘酊	注射、手术、穿刺部位的皮肤消毒，含有效碘18～22g/L	涂搽2次，1～3分钟后75%乙醇脱碘；含乙醇，有刺激性，不可用于黏膜及敏感部位皮肤的消毒	不可	二价金属	无	不需要
碘伏（聚维酮碘/碘附）	外科手术前术者手和前臂、手术切口部位、注射或穿刺部位、新生儿脐带及黏膜冲洗消毒；皮肤细菌、真菌感染及阴道炎的治疗。手及皮肤消毒2～10g/L，口腔黏膜及创面消毒1000～2000mg/L，阴道黏膜及创面消毒500mg/L	皮肤消毒后无需乙醇脱碘；不可用于二价金属制品消毒；稀释后稳定性差	可	二价金属	无	需要
氯己定（洗必泰）	皮肤黏膜、创面消毒及口腔感染治疗。属胍类消毒剂，手术部位和注射部位皮肤及伤口创面：有效含量≥2g/L的氯己定乙醇溶液（70%体积比），可达到中效类消毒剂的效果；口腔、阴道或伤口创面：有效含量≥2g/L的氯己定水溶液	妇产科、泌尿外科常用；对结核杆菌无效；黏膜消毒仅限于诊疗过程中使用；氯己定是阳离子表面活性剂，不可与肥皂等同用	可	无	无	不要求
苯扎溴铵（新洁尔灭）	属季铵盐类消毒剂，皮肤消毒采用原液；环境及物品表面消毒1000～2000mg/L；黏膜消毒1000～2000mg/L	不可用于膀胱镜、眼科器械、橡胶及铝制品的消毒；苯扎溴铵是阳离子表面活性剂，不可与肥皂等同用；避免接触有机物；浸泡金属器械加入0.5%亚硝酸钠防锈	可	有	无	不要求

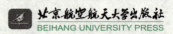

（2）标识清楚：无菌包或无菌容器外需标明物品名称、灭菌日期；无菌物品必须与非无菌物品分开放置，并且有明显标志。

（3）储存有效期

①使用纺织品材料包装的无菌物品如存放环境符合要求，有效期宜为 14 天，否则一般为 7 天。

②医用一次性纸袋包装的无菌物品，有效期宜为 1 个月。

③使用一次性医用皱纹纸、一次性纸塑袋、医用无纺布或硬质密封容器包装的无菌物品，有效期为 6 个月。

④置于无菌贮槽中的灭菌物品（棉球、纱布等）一经打开，使用时间最长不得超过 24 小时。

⑤配置的静脉液体应在 4 小时内输完，且需要连续输液 24 小时以上的患者需每天更换输液器。

三、消毒灭菌效果监测

医院必须对消毒、灭菌效果定期进行监测。灭菌合格率必须达到 100%。

1. **压力蒸汽灭菌效果的监测**

（1）物理监测法：每次灭菌应连续监测并记录灭菌时的温度、压力和时间等灭菌参数。

（2）化学监测法：要求为灭菌包包外应有化学指示物，高度危险性物品应在包内最难灭菌的部位放置化学指示物。通过观察化学指示物颜色的变化，判定是否达到灭菌合格的要求。

（3）生物监测：每周监测 1 次，通常是将含对热耐受力较强的非致病性嗜热脂肪杆菌芽胞的菌片制成标准生物测试包或生物 PCD（灭菌过程挑战装置），或使用一次性标准生物测试包，放入标准实验包的中心部位或待灭菌容器内最难灭菌的部位，并设阳性对照和阴性对照，灭菌后取出培养，如无指示菌生长则表明达到灭菌效果，是监测高压蒸汽灭菌效果最可靠的方法。

（4）B-D 测试：预真空（包括脉动真空）压力蒸汽灭菌器每日开始灭菌前进行 B-D 测试，测试合格后，灭菌器方可使用。

2. **干热灭菌的监测**

（1）物理监测法：每灭菌批次进行物理监测。

（2）化学监测法：每一灭菌包外使用包外化学指示物。每一灭菌包内使用包内化学指示物，并置于最难灭菌的部位。

（3）生物监测法：每周监测 1 次。

3. **紫外线消毒的效果监测**　应进行日常监测，包括灯管累计照射时间和使用人签名等，对新的和使用中的紫外线灯管应进行照射强度监测。

（1）新灯管的照射强度不得低于 90 ～ 100μW/cm²。

（2）使用中灯管不得低于 70μW/cm²。

（3）照射强度监测应每半年 1 次。

（4）生物监测在必要时进行，经消毒后的物品或空气中的自然菌应减少 90.00% 以上，人工染菌杀灭率应达到 99.90%。

4. **化学消毒剂的效果检测**　使用中的消毒剂、灭菌剂应进行生物和化学监测。

（1）生物监测使用中灭菌用消毒液：应同时对消毒、灭菌物品进行消毒、灭菌效果监测，消毒物品不得检出致病性微生物，灭菌物品不得检出任何微生物。

（2）化学监测：应根据消毒、灭菌剂的性能定期监测，如含氯消毒剂、过氧乙酸等应每日监测，对戊二醛的监测应每周不少于 1 次。

5. **环氧乙烷气体灭菌**　又名氧化乙烯，可杀灭包括细菌芽胞在内的各种微生物，属于灭菌剂。

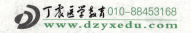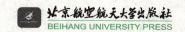

使用方法：

（1）环氧乙烷灭菌器：由于环氧乙烷易燃、易爆，且对人体有毒，因此必须在密闭的环氧乙烷灭菌器内进行消毒和灭菌。

（2）灭菌前物品准备与包装：需灭菌的物品必须彻底清洗干净，但不能用生理盐水清洗。

（3）灭菌物品装载：灭菌柜内装载物品上下左右均应有空隙，物品应放于金属网状篮筐内或金属网架上；物品装载量不应超过柜内总体积的 80%。

（4）灭菌处理：应按照灭菌器生产厂家的操作使用说明书的规定执行。

（5）灭菌程序：包括预热、预湿、抽真空、通入气化环氧乙烷达到预定浓度、维持灭菌时间、清除灭菌柜内环氧乙烷气体以去除灭菌物品内环氧乙烷的残留。

第五节　手、皮肤的清洁和消毒

一、手卫生

手卫生是国际公认的控制医院感染和耐药菌感染最简单、最有效、最方便、最经济的措施，是标准预防的重要措施之一。包括洗手、卫生手消毒和外科手消毒。

1. **手部微生物**　手部的细菌可分为暂居菌和常居菌，常居菌多为皮肤上的正常菌群，一般不致病；暂居菌为寄居在皮肤表面，洗手便可被清除的微生物。

2. **洗手**　用清洁剂和流动水洗手，去除手部皮肤污垢、皮屑和部分致病菌的过程。

（1）步骤

①掌心相对，手指并拢，相互揉搓。

②掌心对掌背，双手交叉，指缝相互揉搓。

③掌心相对，双手交叉，指缝相互揉搓。

④一手握拳，在另一手掌心旋转揉搓。

⑤一手握另一手拇指，旋转揉搓。

⑥五指指尖并拢，在另一手掌心旋转揉搓。

⑦一手旋转揉搓另一手的手腕。

⑧每个部位至少揉搓 10 次，揉搓双手不少于 15 秒。

⑨洗手时身体与洗手池保持一定距离，避免隔离衣污染水池及水溅湿工作服。

⑩流水冲洗双手时注意指尖向下，腕部低于肘部，使水从肘部流向指尖。

（2）指征：直接接触每个患者前后；从同一患者身体的污染部位移动到清洁部位时；接触患者黏膜、破损皮肤或伤口前后；接触患者血液、体液、分泌物、排泄物、伤口敷料等之后；接触患者周围环境及物品后；穿脱隔离衣前后，脱手套之后；进行无菌操作，接触清洁、无菌物品之前；处理药物或配餐前。

（3）设施

①流动水洗手设施：洗手应采用流动水。手术室、产房、导管室、层流洁净病房、骨髓移植病房、器官移植病房、重症监护病房、新生儿室、母婴室、血液透析病房、烧伤病房、感染疾病科、口腔科（门诊及病房）、消毒供应中心等重点部门必须配备非手触式水龙头。

②清洁剂：洗手的清洁剂可为肥皂、皂液或含杀菌成分的洗手液。使用固体肥皂需保持干燥，皂

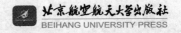

液或洗手液浑浊或变色时需及时更换；盛放皂液或洗手液的容器宜一次性使用，重复使用的容器应每周清洁和消毒。

③干手设施：应配备干手物品或干手机。

3. 卫生手消毒 医务人员用速干手消毒剂揉搓双手，以减少手部暂居菌的过程。

（1）步骤：取速干手消毒剂于掌心，均匀涂抹至整个手掌、手背、手指和指缝，必要时增加手腕及腕上 10cm。揉搓时间至少 15 秒，自然干燥。

（2）指征：接触患者的血液、体液和分泌物后；接触被传染性致病微生物污染的物品后；直接为传染病患者进行检查、治疗、护理后；处理传染患者污物之后。

（3）设施：医院需配备合格的速干手消毒剂，最常应用的有乙醇、异丙醇、氯己定、碘伏、乙醇与氯己定的复合制剂等。

4. 刷手 用手刷蘸清洁剂，按前臂、腕部、手背、手掌、手指、指缝到指甲的顺序，彻底刷洗，流水冲净。每只手刷 30 秒，两遍共刷 2 分钟。刷洗范围应超过被污染范围。

5. 外科手消毒 外科手术前医务人员先用清洁剂和流动水洗手，再用具有持续抗菌活性的手消毒剂清除或杀灭手部暂居菌和减少常居菌的过程。不同患者手术之间、手套破损或手污染后，应重新进行外科手消毒。

（1）用清洁剂揉搓并刷洗双手、前臂和上臂下 1/3，特别注意清洁指甲下和皮肤皱褶处。

（2）流水冲洗，始终保持双手位于胸前并高于肘部，使水由手部流向肘部。

（3）擦干手，涂抹消毒剂，直至消毒剂干燥。

二、皮肤黏膜消毒

1. 皮肤消毒

（1）穿刺部位的消毒

①常规消毒方法：使用棉签蘸 0.5% 碘伏，以注射点为中心，由内向外螺旋式涂搽 2 遍，涂搽直径＞ 5cm。或使用 2% 碘酊同法涂搽 1 遍，待干后用 75% 乙醇同法脱碘 2 遍，乙醇干后方可注射。

②消毒范围：肌内、皮下及静脉注射、针灸部位、各种诊疗性穿刺等，消毒皮肤面积应注 5cm×5cm。中心静脉导管如短期中心静脉导管、PICC、植入式血管通路的消毒范围直径应＞ 15cm，至少应大于敷料面积（10cm×12cm）。

（2）手术切口部位的皮肤消毒：手术部位的皮肤应先清洁，然后使用棉球蘸取碘伏，在手术野及其外扩展≥ 15cm 部位，由内向外涂搽 2 遍。或使用 2% 碘酊涂搽 1 遍，待干后用 75% 乙醇同法脱碘 2 遍，乙醇干后方可操作。

（3）病原微生物污染皮肤的消毒：彻底冲洗后，使用碘伏原液擦拭消毒，或用乙醇、异丙醇与氯己定配制成的消毒液等擦拭消毒，作用 3～5 分钟。

2. 黏膜、伤口创面消毒

（1）擦拭法：使用含有效碘 1000～2000mg/L 的碘伏，或使用 1000～2000mg/L 季铵盐擦拭，作用到规定时间。也可使用有效含量≥ 2g/L 氯己定 - 乙醇（70%,体积分数）溶液局部擦拭 2～3 遍，作用时间遵循产品的使用说明。

（2）冲洗法：使用有效含量≥ 2g/L 氯己定水溶液冲洗或漱洗，至冲洗液或漱洗被变清为止；使用 3%（30g/L）过氧化氢冲洗伤口、口腔含漱，作用到规定时间；使用含有效碘 500 mg/L 的消毒液冲洗，作用到规定时间。

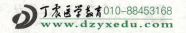
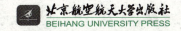

第六节　医院环境的消毒

1. **医院空气净化**　医院环境可从空气消毒的角度分成四类，根据类别采用相应的消毒方法，如采用空气消毒剂，需符合《空气消毒剂卫生要求》（GB 27948-20 11）规定。（表 6-3）

表6-3　医院环境的分类及消毒标准

环境类别	范围	消毒方法	标准	
			空气细菌菌落总数（CFU/cm³）	物体表面细菌菌总数（CFU/cm²）
I 类环境	洁净手术部（室）和其他洁净场所（如洁净骨髓移植病房）	采用空气洁净技术净化	≤10	≤5
II 类环境	均为有人房间，包括非洁净手术部（室）、产房、导管室、血液病病区、烧伤病区等保护性隔离病区，重症监护室，新生儿室等	采用对人无毒无害，且可连续消毒的方法，如通风、安装空气净化消毒装置的集中空调通风系统、空气洁净技术、空气消毒器（循环风紫外线空气消毒器、静电吸附式空气消毒器）、紫外线灯照射消毒	≤200	≤5
III 类环境	母婴同室、消毒供应中心的检查包装灭菌区和无菌物品的存放区、血液透析中心（室）、其他普通住院病区等	选用 II 类环境净化空气的方法、化学消毒、达到 III 类环境空气菌落数要求的其他空气消毒产品	≤500	≤10
IV 类环境	普通门急诊及其检查、治疗室、感染性疾病科门诊及病区	可采用 III 类环境中的空气消毒方法	/	≤15

2. **医院环境的清洁与消毒**　环境清洁消毒的原则和方法：

（1）环境物体表面应以清洁为主，不得检出致病微生物。被患者血液、呕吐和排泄物、病原微生物污染时，根据具体情况选择中水平以上的消毒方法，消毒剂的选用和剂量应符合《消毒技术规范》的要求。

（2）直接接触患者的衣服、床单、被套、枕套等，应一人一换，长时间住院者应每周更换，遇到污染时应及时更换。

（3）清洁程序应遵循从清洁到污染的原则，清扫患者房间应先从普通患者房间，后感染患者

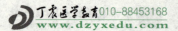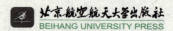

房间。

（4）抹布、拖布（头）等洁具应分区使用，清洗后再浸泡消毒 30 分钟，冲净消毒液后晾干备用。

（5）清洁患者房间时要做到一人一桌一巾。

（6）应采用湿抹布、湿拖布清洁，避免尘土飞扬。

第七节　隔离与防护

一、隔离的基本原理和技术

隔离是指采用各种方法、技术，防止病原体从患者及携带者传播给他人的措施。通过隔离将传染源安置在指定地点，暂时避免与周围人群接触，防止病原体扩散；对高度易感人群采取保护性隔离措施，防止被感染。

1. 隔离区域划分

（1）清洁区：是指不易受到患者血液、体液和病原微生物等物质污染，且传染病患者不应进入的区域。包括医务人员的值班室、卫生间、男女更衣室、浴室以及储物间、配餐间等。

（2）潜在污染区：也称半污染区，是指位于清洁区与污染区之间，有可能被患者血液、体液和病原微生物等物质污染的区域。包括医务人员的办公室、治疗室、护士站、患者用后的物品和医疗器械等的处理室、化验室、内走廊等。

（3）污染区：是指传染病患者和疑似传染病患者接受诊疗的区域，也包括被其血液、体液、分泌物、排泄物污染的物品暂存和处理的场所。包括病室、患者卫生间及浴室、处置室、污物间、外走廊以及患者入院和出院处理室等。

（4）两通道：是指进行呼吸道传染病诊治的病区中的医务人员通道和患者通道。医务人员通道、出入口设在清洁区一端，患者通道、出入口设在污染区一端。

（5）缓冲间：是指进行呼吸道传染病诊治的病区中，清洁区与潜在污染区之间、潜在污染区与污染区之间设立的两侧均有门的小室，是医务人员的准备间。

（6）负压病区（房）：通过特殊通风装置，使病区（房）的空气按照由清洁区向污染区的方向流动，使病区（房）内的压力低于室外压力。排出的空气需经处理，确保对环境无害。

2. 防护用品的使用

（1）口罩的使用：医务人员先洗手，再戴或摘口罩，不可用污染的手触碰口罩。在有创操作或近距离接触患者时医务人员需戴外科口罩，在接经空气传播的呼吸道传染病时应戴医用防护口罩。纱布口罩应保持清洁，每天更换。医用防护口罩每 6～8 小时更换，一次性口罩每 4 小时更换。

（2）手套的使用：当可能接触患者血液、体液、分泌物、排泄物、污染的敷料、引流物时应戴手套。出现破损时应立即更换。

（3）隔离衣的使用：隔离衣应无破损，系带领扣齐全，长短以遮住工作服为宜；离开病室前，应脱下隔离衣；穿隔离衣后不得进入清洁区，避免接触清洁物品；使用过的隔离衣不可挂在清洁区，如挂在半污染区，清洁面应向外，如挂在污染区，污染面应向外；不再穿的隔离衣，脱下后清洁面向外，卷好后投入污衣袋内清洗消毒。

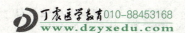
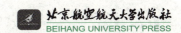

3. 隔离管理与消毒原则

（1）传染病患者或可疑传染病患者应安置在单人隔离病室；条件受限的医院，同种传染病患者可安排在一个病室。

（2）隔离病室应有不同颜色的隔离标志，以提示不同性质的隔离。黄色为严密隔离，橙色为接触隔离，蓝色为呼吸道隔离，灰色为抗酸杆菌（结核病）隔离，棕色为肠道隔离，绿色为引流/分泌物隔离，粉红色为血液体液隔离。

（3）可重复使用的物品受到传染性病原体污染时，使用后应以黄色包装袋包装隔离，经灭菌方可使用。如医疗仪器、器械、衣服和床单等。

（4）血压计、听诊器应与其他患者分开放置使用，同病原菌感染者可共同使用，

（5）穿隔离衣后不得进入清洁区，只允许在规定区域内活动。

（6）检验标本应放在有盖的容器内，防止漏出。标本丢弃前应经灭菌处理。

（7）接触患者或污染物品后必须消毒双手。

（8）病室空气用紫外线照射或消毒液喷雾消毒，每天1次；每天晨间护理后，用消毒溶液擦拭病床及床旁桌椅。

（9）体温计专人使用，用后须经高水平消毒，患者接触过的血压计、听诊器计等应按规定消毒，患者的衣物、票证、书籍等须严格消毒后方可带出病区，患者的呕吐物、分泌物、排泄物须经消毒处理后方可排放。

（10）严格执行探视和陪伴制度，探陪人员进出隔离区域应根据隔离种类采取相应的隔离消毒措施。

（11）患者的传染性分泌物经3次培养结果均为阴性或确定已度过隔离期，经医生下达医嘱方可解除隔离。

（12）患者终末消毒处理：患者出院或转科，应洗澡、更换清洁衣服后方可离开；患者死亡后，需用消毒液擦拭尸体，以消毒棉球堵塞孔道。

（13）病室终末消毒处理：患者出院或死亡后，将被服放入污衣袋，关闭病室门窗，打开床头桌，摊开棉被，竖起床垫，用消毒液熏蒸或紫外线照射消毒；消毒后打开门窗，用消毒溶液擦拭家具、地面。

二、标准预防的原则和措施

标准预防是将患者的血液、体液及分泌物均视为具有传染性，在接触这些物质及患者黏膜和非完整皮肤前必须采取防护措施。原则为无论是否患者具有传染性，都应采取防护措施，进行隔离预防。其具体措施为：

1. **洗手**　从同一患者身体的污染部位移动到清洁部位时；接触患者黏膜、破损皮肤或伤口前后；接触患者血液、体液、分泌物、排泄物、伤口敷料、污染物品等之后；脱手套之后都应洗手。

2. **手套**　当医务人员进行手术等无菌操作，接触患者皮肤黏膜、血液、体液、排泄物、分泌物及污染物品时应戴手套。医务人员在不同患者之间操作时一定要换手套。

3. **面罩、护目镜和口罩**　有可能发生血液、体液飞溅时，应戴防渗透的面罩、口罩及护目镜。

4. **隔离衣**　可防止医务人员被患者的血液、体液、分泌物、排泄物等污染时使用。

5. **可重复使用的设备**　为防止交叉感染，使用后应清洁干净，并进行适当地消毒灭菌。

6. **锐器处理**　增强自我防护意识，严格按照操作规程操作。针头或锐器在使用后应立即扔进耐刺、无渗漏的锐器收集器中。不可双手分离污染的针头和注射器，或双手回套针头帽。

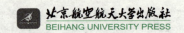

7. 损伤后处理原则　立即从近心端向远心端挤压受伤部位，使部分鲜血排出，相对减少受污染的程度；避免来回挤压，以免产生虹吸现象。用消毒肥皂液清洗或流动自来水冲洗伤口 5 分钟，用 2% 碘酊、0.5% 碘伏或 75% 乙醇等皮肤消毒剂涂搽伤口。相应的治疗应在受伤后 1 ～ 2 小时开始，不要超过 24 小时。确定感染源患者并记录在案，尽早向医院主管部门报告。进行可靠的 HIV、乙肝、丙肝等化验检查。

三、特殊感染预防

控制特殊感染时，除进行标准预防外，还应根据疾病传播类型增加具有针对性的隔离预防措施。传染病隔离的种类及其特点对比见表 6-4。

1. 严密隔离　适用于经飞沫、空气、分泌物、排泄物直接或间接传播的鼠疫、霍乱、肺炭疽、重症急性呼吸综合征（SARS，传染性非典型肺炎）等甲类或传染性极强的乙类传染病。

（1）设专用隔离病室，患者住单间病室，关闭门窗，病室采用单向负压通风，病室外挂有明显标志，禁止陪伴和探视，禁止患者离开病室。

（2）医护人员进入病室应戴口罩、帽子，穿隔离衣或防护服、隔离鞋，戴手套。

（3）患者的分泌物、呕吐物及排泄物须经严格消毒处理。污染敷料装袋、标记后焚烧。

（4）室内空气、地面及 2m 以下的墙壁、家具采用喷洒消毒液或紫外线照射消毒，每天 1 次。

2. 接触隔离　适用于经体表或伤口直接或间接接触而感染的疾病，如破伤风、丹毒、气性坏疽、狂犬病、铜绿假单胞菌感染等。

（1）同类患者可同住一室。

（2）医护人员进入病室应戴口罩、帽子，穿隔离衣、隔离鞋，戴手套。

（3）医护人员的手或皮肤有破损者应避免接触患者，必要时戴双层手套。

（4）使用过的衣服、被单及医疗器械均应严格消毒，污染敷料装袋、标记后焚烧。

3. 呼吸道隔离　适用于通过空气（病原微粒子 ≤ 5μm）、飞沫（病原微粒子 > 5μm）传播的感染性疾病，如经空气传播的开放性肺结核、麻疹、水痘及经飞沫传播的流行性脑脊髓膜炎、百日咳、流行性腮腺炎、流行性感冒等。

（1）同类患者可居住同一病室，但不可相互借用物品。

（2）关闭门窗，病室采用单向负压通风，病室外挂有明显标志。

（3）医护人员进入病室时应戴口罩、帽子，穿隔离衣，戴手套。

（4）为患者准备专用的痰杯，口鼻分泌物需经消毒处理后方可排放。

（5）室内空气采用喷洒消毒液或紫外线照射消毒，每天 1 次。

（6）患者家属不可随意探视，探视时应做好防护。

（7）限制患者离开病房。

4. 肠道隔离　适用于通过粪便、消化道分泌物直接或间接传播的疾病，如细菌性痢疾、伤寒、病毒性肠炎、甲型肝炎、戊型肝炎、脊髓灰质炎等。

（1）同类患者可同住一室，但应做好床旁隔离，患者之间不可相互交换物品。

（2）医护人员接触患者时穿隔离衣，换鞋，戴手套。

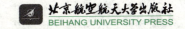

表6-4　传染病隔离的种类及其特点

	严密隔离	呼吸道隔离	接触隔离	肠道隔离	血液－体液隔离
适用情况	经飞沫、空气、分泌物、排泄物直接、间接传播的甲类或传染性极强的乙类传染病	通过空气、飞沫传播的传染性疾病	经体表、伤口直接或间接接触而传染的疾病	患者的排泄物直接或间接污染食物、水源引起传染的疾病	直接或间接接触血液、体液而传染的疾病
常见疾病	霍乱、鼠疫、传染性非典型肺炎（SARS）、肺炭疽	开放性肺结核、麻疹、水痘；流行性脑脊髓膜炎、百日咳、腮腺炎、流行性感冒	破伤风、丹毒、气性坏疽、狂犬病	伤寒、细菌性痢疾、病毒性肠炎、甲肝、戊肝、脊髓灰质炎	乙肝、丙肝、艾滋病、梅毒
隔离室要求	专用单间隔离病室，门外挂有明显隔离标志	同类患者可共一室，不可相互借用物品	同类患者可共一室，做好床旁隔离	同类患者共一室，做好床旁隔离，杀灭苍蝇和蟑螂	同类患者可共一室，室内应有防蚊虫、防虱蚤措施
负压通风及关闭门窗	需要	需要	不需要	不需要	不需要
空气消毒	喷洒消毒液或紫外线照射，每天1次	喷洒消毒液或紫外线照射，每天1次	必要时	必要时	必要时
家具、地面消毒	每天1次	必要时	必要时	必要时	随时
陪伴、探视	禁止	不可随意，做好防护	原则上禁止，做好防护	必要时	必要时
患者离开病房	禁止	限制	限制	无特别要求	无特别要求
隔离衣	进入即穿隔离衣甚至防护服	进入即穿隔离衣	进入即穿隔离衣	接触患者时穿隔离衣	无须穿隔离衣，需戴手套
手套/口罩	进入需戴手套和口罩	进入需戴手套和口罩	进入需戴手套和口罩	戴手套	接触血液、体液戴手套或护目镜
污物处理	污染敷料装袋标记后焚烧	口鼻分泌物需经消毒处理后方可排放	污染敷料装袋标记后焚烧	餐具、便器严格消毒，排泄物、呕吐物经消毒后倒掉	被服、换药器械先灭菌，再进行清洁消毒灭菌

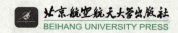

第八节　合理使用抗感染药物

一、抗感染药物的作用机制及细菌耐药机制

1. 抗菌药物的作用机制　干扰细胞壁的合成；损伤细胞膜；影响细菌蛋白质的合成；抑制细菌核酸的合成

2. 细菌耐药机制　耐药性又称抗药性，是指细菌对某抗菌药物的相对抵抗性。产生耐药性的原因可分为内因（遗传因素）和外因（如滥用抗生素、消毒剂不合理应用等）两类。合理使用抗菌药物可防治细菌耐药性，也是预防和控制医院感染的重要措施之一。其次严格执行消毒隔离制度、加强药政管理、破坏耐药基因等也可防治细菌耐药性。

二、抗感染药物的管理和合理使用原则

1. 抗菌药物应用的管理

（1）医院应建立健全应用抗菌药物的管理制度。

（2）明确药剂科、医院感染控制人员以及临床医护人员等在抗菌药物管理中的职责。

（3）对抗菌药物的应用率、血药浓度、耐药菌进行持续监测。

（4）临床医师应提高用药前相关标本的送检率，根据细菌培养和药敏试验结果，严格掌握适应证，合理选用药物；护士应根据各种抗菌药物的药理作用、配伍禁忌和配制要求，准确执行医嘱，并观察患者用药后的反应，配合医师做好各种标本的留取和送检工作。

（5）有条件的医院应开展抗菌药物临床应用的监测，包括血药浓度监测和耐药菌，如耐甲氧西林金黄色葡萄球菌（MRSA）、耐万古霉素金黄色葡萄球菌（VRSA）及耐万古霉素肠球菌的监测，以控制抗菌药物不合理应用和耐药菌株的产生。

（6）医院应对抗感染药物应用率进行统计，力争控制在50%以下。

2. 抗菌药物合理应用的原则

（1）原则

①应用抗菌药物的唯一指征是细菌性感染。

②确定感染源，明确感染类型，根据细菌药敏试验结果及药物代谢动力学特征，合理选择抗菌药物和给药途径。

③严格掌握抗菌药物的适应证、禁忌证，密切观察药物效果和不良反应。

④预防和减少抗菌药物的毒副作用，尽量减少或避免抗菌药物相关性肠炎的发生。

⑤选择适宜的药物、剂量、疗程，避免产生耐药菌株。

⑥注意药物经济学，降低患者抗感染药物费用支出。

（2）合理选用抗菌药物：根据抗菌药物合理应用原则，在决定使用抗菌药物前，应留取标本做细菌涂片镜检、细菌培养和药敏试验等，并根据药物代谢动力学特征，结合感染部位和个体情况选择抗菌药物。

（3）使用抗菌药物治疗中的注意事项：治疗过程中应尽量避免使用广谱抗菌药物，防止宿主自身菌群失调，造成外来菌定植及耐药菌株生长。对长期大量使用广谱抗菌药物的患者，应定期监测菌

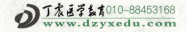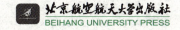

群变化及感染部位的病原菌变化，及时予以纠正和治疗，避免发生二重感染。

3. 严格抗菌药物联合应用的指征 尽量有针对性地选择一种抗菌药物治疗感染，避免无指征的联合用药，以免增加过敏反应、毒性和医药费用，产生拮抗或无关效果，引起医患矛盾。联合用药的指征为：

（1）单一药物难以控制的严重感染（如败血病、细菌性心内膜炎等）或混合感染和难治性感染（如腹腔脏器穿孔、复杂创伤感染、吸入性肺炎等）。

（2）病因未明的严重感染。

（3）为了减少各抗菌药物单一使用时的毒性反应。

（4）需较长期应用抗菌药物治疗，病原菌有产生耐药可能（如结核、慢性尿路感染、慢性骨髓炎等）者。

（5）单一抗菌药物不能控制的需氧菌及厌氧菌混合感染，两重或两重以上病原菌感染。

4. 注意抗菌药物的疗程 治疗过程中应剂量足够，疗程够长，待取得稳定的疗效后，方可停用，中途不可随意减量或停药，以免治疗不彻底而造成疾病复发，或诱导耐药菌株产生。

（1）急性感染：体温恢复正常，症状消失后续用 2 ～ 3 天，体质较好、病程不易迁延者，在病情基本控制后 1 ～ 3 天即可停药。

（2）败血症：病情好转，体温正常 7 ～ 10 天再停药。

（3）严重感染（如心内膜炎、骨髓炎）：疗程可达 4 ～ 8 周。

（4）急性感染应用抗菌药物后临床疗效不显著者：应进行多因素分析，确定为抗菌药物选择不当时，在 48 ～ 72 小时后应考虑改用其他抗菌药物，或调整剂量及给药途径等。

5. 配伍禁忌及合理给药

（1）静脉滴注抗菌药物必须注意配伍禁忌，原则上 2 种抗菌药物不宜置于同一溶液中静注或滴注以免发生相互作用，而致抗菌药物的活力受到影响，或导致溶液变色、混浊、沉淀等。

（2）静脉点滴抗菌药物的溶液，原则选择生理盐水，必要时选用 5% 葡萄糖盐水或 5% 葡萄糖溶液，以免溶液 pH 值对抗菌药物的破坏。

（3）连续给药与间歇给药的合理选择

① β- 内酰胺类抗菌药物（时间依赖性药物）静脉滴注时，一定要采用间歇给药方案。可将每次剂量溶于 100ml 液体内滴注 0.5 ～ 1h，按 q6h、q8h、q12h 时间给药，药物应临时配制。

② 大环内酯类（红霉素、吉他霉素等）及多烯抗菌药物（两性霉素 B）可采用连续给药方案，以避免毒性反应。用注射用水溶液溶解后放入盐水中静点，可防止水解失效。

③ 氨基糖苷类抗菌药物（浓度依赖性药物）采用间歇性给药方案或一日量一次性给药，可采用肌注，也可分次静脉滴注，不宜静脉推注，也不宜与 β 内酰胺类药物同瓶滴注。

三、抗菌药物在外科的预防应用

1. 外科手术预防性抗菌药物使用原则

（1）清洁手术（如甲状腺手术、疝修补术、输卵管结扎术、膝软骨摘除术等）手术野无污染，通常不需预防性应用抗菌药物。仅发生下列情况时，考虑预防用药：

①一旦发生感染将引起严重后果者（如心脏瓣膜病或已植入人造心脏瓣膜者因病需行其他手术者、脑脊液鼻漏者以及器官移植术等）。

②各种人造物修补、置换或留置手术（如人工心脏瓣膜置换手术、人造关节置换术、人造血管移植术、脑室心房分流管放置术等）。

③手术范围大、时间长的清洁手术。

④高龄或免疫缺陷等高危人群。

（2）清洁、污染手术：上、下呼吸道，上、下消化道，泌尿生殖道手术，或经以上器官的手术。由于此类手术部位存在大量人体寄植菌群，手术时可能污染手术野引起感染，故需预防应用抗菌药物。

（3）污染手术、术后有发生感染高度可能者：严重污染和组织创伤的伤口，不能及时手术处理或彻底清创者（如复杂外伤、战伤、开放性骨关节伤、严重烧伤和各种咬伤等）；连通口咽部的颈部手术；回肠远端及结肠手术；腹部空腔脏器破裂或穿通伤；高危胆道手术；经阴道子宫切除术，此类手术需预防性应用抗菌药物。

2. 预防性抗菌药物使用方法

（1）使用时应有明确的指征，并选择对特定手术可能引起手术部位感染的最常见的致病菌有效的药物。

（2）一般在术前 0.5～1 小时通过静脉途径给予一次足量抗菌药物（最初的预防性抗菌药物剂量），使手术开始时组织和血清内达到药物杀菌浓度，并在整个手术过程中维持组织和血清内的治疗性水平（手术时间超过 4 小时可术中加用 1 次量），至少至手术切口关闭后的几个小时。预防用药的总时长一般不超过 24 小时。

（3）除此之外，在择期的结直肠手术前，还需通过导泻或灌肠剂进行肠道准备。在手术开始前 24 小时给予 3 次不吸收的口服抗菌药物。

（4）对高危的剖宫产手术，应在脐带钳夹后立即预防性应用抗菌药物。

（5）万古霉素不能作为常规的预防性应用药物。

第九节　医院感染与护理管理

一、常见医院感染的预防和护理

（一）下呼吸道医院感染

1. 临床诊断标准　符合下述两条之一即可诊断：

（1）患者出现咳嗽、痰黏稠，肺部出现湿啰音，并有下列情况之一。

①发热。

②白细胞总数和（或）嗜中性粒细胞比例增高。

③X 线显示肺部有炎性浸润性病变。

（2）慢性气道疾病患者稳定期（慢性支气管炎伴或不伴阻塞性肺气肿、哮喘、支气管扩张症）继发急性感染，并有病原学改变或 X 线胸片显示与入院时比较有明显改变或新病变。

2. 病原学诊断　临床诊断基础上，符合下述 6 条之一即可诊断：

（1）经筛选的痰液，连续两次分离到相同病原体。

（2）痰细菌定量培养分离病原菌数 $\geqslant 10^6 CFU/ml$ 。

（3）血培养或并发胸腔积液者的胸液分离到病原体。

（4）经纤维支气管镜或人工气道吸引采集的下呼吸道分泌物病原菌数 $\geqslant 10^5 CFU/ml$ ；经支气管肺泡灌洗（BAL）分离到病原菌数 $\geqslant 10^4 CFU/ml$ ；或经防污染标本刷（PSB）、防污染支气管肺泡灌洗

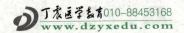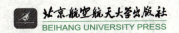

（PBAL）采集的下呼吸道分泌物分离到病原菌，而原有慢性阻塞性肺病包括支气管扩张者病原菌数必须 $\geq 10^3$ CFU/ml。

（5）痰或下呼吸道采样标本中分离到通常非呼吸道定植的细菌或其他特殊病原体。

（6）免疫血清学、组织病理学的病原学诊断证据。

3. 说明

（1）痰液筛选的标准：痰液涂片镜检鳞状上皮细胞＜ 10 个／低倍视野和白细胞＞ 25 个／低倍视野或鳞状上皮细胞：白细胞≤ 1：2.5；免疫抑制和粒细胞缺乏患者见到柱状上皮细胞或锥状上皮细胞与白细胞同时存在，白细胞数量可以不严格限定。

（2）应排除非感染原因如肺栓塞、心力衰竭、肺水肿、肺癌等所致的下呼吸道的胸片的改变。

（3）病变局限于气道者为医院感染气管 - 支气管炎；出现肺实质炎症（X线显示）者为医院感染肺炎（包括肺脓肿），报告时需分别标明。

4. 预防

（1）预防下呼吸道感染特别是作好呼吸机相关性肺炎（VAP 发生率为 18%～60%，治疗困难，病死率高达 30%～60%）的预防与护理最重要。针对 VAP 发病的易感危险因素及发病机制采取有效的措施。使用声门下分泌物引流（SSD）方法可能是预防 VAP 有效的且简单的方法。

①声门下分泌物引流（SSD）是采用可吸引气管导管持续或间断引流声门下分泌物，以减少污染的声门下分泌物进入呼吸道，从而达到预防 VAP 发病的目的。

② VAP 危险因素较多，可采取综合措施以减少 VAP 的发病率。如呼吸机的湿化器应使用无菌水，且每天更换；防止冷凝水倒流，及时倾倒并认真洗手；呼吸机管道视情况定期更换；做好气道护理及有效的吸痰、拍背等措施。

（2）护理措施

①对昏迷及气管插管的患者，应加强口腔护理。

②掌握正确的吸痰技术，以免损伤呼吸道黏膜、带入感染细菌。

③遵守无菌操作，严格按六步法洗手，根据具体情况进行手部细菌监测，切断通过手的传播途径。

④做好吸入性治疗器具的消毒，阻断吸入感染途径，如湿化瓶及导管应按照卫生部规范严格终末消毒，干燥保存。使用中的呼吸机管道系统应及时清除冷凝水，必要时定期或不定期更换、消毒。

⑤积极寻找有效手段，阻断患者的胃 - 口腔细菌逆向定植及误吸，一般不使用 H_2 受体阻断剂，慎用抗酸药，以免胃内 pH 升高，细菌浓度增高，导致内源性感染的发生。可用硫糖铝保护胃黏膜，防止应激性溃疡；带有胃管的患者，应选择半卧位，并应保持胃肠通畅，胃液滞留时应及时吸引，防止胃液倒流而误吸。

⑥术后麻醉尚未恢复之前应使患者处于卧位，严格监护，若有痰液应及时吸出。

⑦做好病室的清洁卫生，及时消除积水和污物，保持空气洁净及调节适宜的温湿度。

⑧加强基础护理，对患者进行有关预防下呼吸道感染的教育，指导患者进行深呼吸训练和有效咳嗽训练，鼓励患者活动，对不能自主活动的患者应协助其活动，定时翻身拍背，推广使用胸部物理治疗技术。

⑨监护室内尽量减少人员走动，限制不必要人员的进入，禁止养花，以防真菌感染。

⑩进入监护室的人员（包括探视人员）都要严格按规定更换清洁的外衣和鞋子，洗手，必要时戴口罩，严禁有呼吸道感染者入内。

⑪建立细菌监测、感染情况的登记上报制度，定期分析细菌的检出情况，对感染部位、菌种、菌型及耐药性、感染来源和传播途径，以及医务人员的带菌情况均应做好记录，以便制定针对性的控制措施。

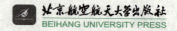

（二）血管相关性感染

1. 临床诊断　符合下述 3 条之一即可诊断：

（1）静脉穿刺部位有脓液排出，或有弥散性红斑（蜂窝织炎的表现）。

（2）沿导管的皮下走行部位出现疼痛性弥散性红斑并除外理化因素所致。

（3）经血管介入性操作，发热 > 38℃，局部有压痛，无其他原因可解释。

2. 病原学诊断　导管尖端培养和 (或) 血液培养分离出有意义的病原微生物。

3. 说明

（1）导管管尖培养其接种方法应取导管尖端 5cm，在血平板表面往返滚动一次，细菌数 ≥ 15CFU/平板即为阳性。

（2）从穿刺部位抽血定量培养，表现为细菌菌数 ≥ 100CFU/ml，或细菌数为对侧同时取血培养的 4 ～ 10 倍；或对侧同时取血培养出现同种细菌。

4. 预防　为防止血管相关性感染，医务人员必须贯彻 WHO 的安全注射的 3 条标准，即接受注射者安全、注射操作者安全和环境安全，应特别注意下列几点。

（1）采用各种导管时应有明确的指征，尽量采取非介入性方法，以减少侵入性损伤。

（2）对患者实行保护性措施，提高其自身抵抗力，侵入性操作易破坏皮肤和黏膜屏障，应尽早拔除留置导管。

（3）置入时除严格遵守无菌操作，还应注意选择合适的导管，如口径相宜、质地柔软光滑，以及熟练的穿刺、插管技术，从而避免发生血小板黏附及导管对腔壁的机械性损伤。

（4）加强插管部位的护理及监测，留置导管的时间不宜过长，导管入口部位应保持清洁，选用透明敷料，可利于查看，一旦发现局部感染或全身感染征象应立即拔出导管，并做相应的处理。

（5）做好消毒、隔离，严格的洗手和无菌操作是预防感染最基本的重要措施。

（6）应在清洁的环境中配制液体及高营养液，配制抗癌药及抗菌药时应在生物洁净操作台上进行。

（7）在侵入性操作中使用的一次性医疗用品必须有合格证，符合卫生部的有关要求，禁止使用过期、无证产品，确保患者安全等。

（三）抗菌药物相关性腹泻

1. 临床诊断　近期曾使用或正在使用抗菌药物，出现腹泻，可伴大便性状改变如水样便、血便、黏液脓血便或见斑块条索状假膜，可合并下列情况之一：

（1）发热 ≥ 38℃。

（2）腹痛或腹部压痛、反跳痛。

（3）周围血白细胞升高。

2. 病原学诊断　在临床诊断的基础上，符合下述 3 条之一即可诊断：

（1）大便涂片有菌群失调或培养发现有意义的优势菌群。

（2）若情况允许作纤维结肠镜检查，见肠壁充血、水肿、出血或见 2 ～ 20mm 灰黄（白）色斑块假膜。

（3）细菌毒素测定证实。

3. 说明

（1）24 小时内急性腹泻次数 ≥ 3 次。

（2）应排除慢性肠炎急性发作或急性胃肠道感染及非感染原因所致的腹泻。

4. 预防　合理应用抗菌药物，治疗感染性疾病的同时给予微生态制剂。

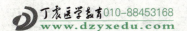 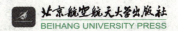

（四）手术部位感染的预防

1. 表浅手术切口感染 仅限于切口涉及的皮肤和皮下组织，感染发生于术后 30 天内。

（1）临床诊断：表浅切口红、肿、热、痛，或有脓性分泌物；临床医师诊断的表浅切口感染。具有其中之一即可明确诊断。

（2）病原学诊断：临床诊断基础上出现细菌培养阳性。

（3）说明：切口缝合针眼处有轻微炎症和少许分泌物或切口脂肪液化、液体清亮都不属切口感染。

2. 深部手术切口感染 无植入物术后 30 天内，有植入物（如人工心脏瓣膜、人造血管、机械心脏、人工关节等）术后 1 年内发生的与手术有关并涉及切口深部软组织（深筋膜和肌肉）的感染。

（1）临床诊断：符合上述规定，并具有下述 4 条之一即可诊断：

①从深部切口引流出或穿刺抽到脓液，感染性术后引流液除外。

②自然裂开或由外科医师打开的切口，有脓性分泌物或有发热（≥ 38℃），局部疼痛或压痛。

③再次手术探查、经组织病理学或影像学检查发现涉及深切口脓肿或其他感染的证据。

④临床医师诊断的深部切口感染。

（2）病原学诊断：在临床诊断的基础上，分泌物细菌培养为阳性。

3. 器官（或腔隙）感染 无植入物术后 30 天，有植入物术后 1 年内发生的与手术有关（除皮肤、皮下、深筋膜和肌肉以外）的器官或腔隙感染。

（1）临床诊断：符合上述规定，并具有下述 3 条之一即可诊断。

①引流或穿刺有脓液。

②再次手术探查、经组织病理学或影像学检查发现涉及器官（或腔隙）感染的证据。

③由临床医师诊断的器官（或腔隙）感染。

（2）病原学诊断：在临床诊断的基础上，细菌培养阳性。

4. 说明

（1）临床和（或）有关检查显示典型的手术部位感染，即使细菌培养为阴性，也可诊断。

（2）手术切口浅部和深部均有感染时，仅需报告深部感染。

（3）经切口引流所致器官（或腔隙）感染，不需再次手术者，应视为深部切口感染。

（4）手术后患者带有切口，且抵抗力低下，伤口愈合较慢，故应特别注意预防手术部位感染。

5. 预防

（1）防止手术部位感染最有效的措施是严格的无菌操作，应用无菌生理盐水冲洗切口，并对疑有感染的切口做好标本留取，及时送检。

（2）缩短患者在监护室的滞留时间。

（3）选取吸附性强的伤口敷料，若敷料被液体渗透需立即更换，以杜绝细菌穿透并清除利于细菌的渗液，避免皮肤浸渍。

（4）尽量采用封闭式重力引流。

（5）严格无菌操作，在更换敷料前、接触每个患者前后、处理同一患者不同部位的伤口之间都应清洁双手，避免感染。

（6）保持室内空气清洁，尽量减少人员流动，避免室内污染等。

二、医院高危人群和重点科室的感染管理

1. 老年患者的管理原则

（1）易感原因

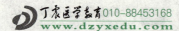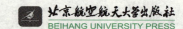

①老年患者脏器功能低下，免疫功能减弱。

②长期卧床并伴有基础疾患的老年人，呼吸系统的纤毛运动和清除功能下降、咳嗽反射减弱，可致防御机能失调，发生坠积性肺炎。且这类患者的尿道多有细菌附着，导管中铜绿假单胞菌、大肠埃希菌、肠球菌分离率高，可引发医院感染。

（2）管理原则

①谨慎应用抗菌药物，坚持定期做感染菌株耐药性监测，以减少耐药菌株的产生。

②对住院的老年患者必须加强生活护理，做好患者口腔和会阴的卫生。

③协助患者进行增加肺活量的训练，促进排痰和胃肠功能恢复。

④用于呼吸道诊疗的各种器械要做到严格消毒。

⑤医务人员在护理老年患者前后均应严格洗手，保持室内环境清洁、空气新鲜。

⑥严格探视制度及消毒隔离制度。

2. 患病儿童的管理原则

（1）**易感原因**：由于发育未健全，免疫系统发育尚不成熟，易发生各种条件致病病原体（尤其是葡萄球菌、克雷伯菌、鼠伤寒沙门氏菌、致病性大肠埃希菌、柯萨奇病毒等）的感染。

（2）管理原则

①针对小儿的特点，制定护理和管理计划。

②加强小儿的基础护理，注意其皮肤清洁和饮食卫生。

③注意新生儿室与母婴同室的环境卫生、室内温湿度的变化。

④严格执行各种消毒、隔离的规章制度，做好对环境卫生的监测。

⑤医务人员接触新生儿前一定要洗手，若发生感染性疾病时，需及时治疗、休息，严重时调离新生儿室，以免发生交叉感染。

3. ICU 患者的管理原则　重症监护病房（ICU）是医院感染的高发区，患者的明显特点是病情危重而复杂。

（1）易感原因

① 多数患者因其他危重疾病继发感染（包括耐药菌株的感染）后转入 ICU。

②各种类型休克、严重的多发性创伤、多脏器功能衰竭、大出血等患者，其身心和全身营养状况均较差，抗感染能力低。严重创伤、重大手术等常导致全身应激反应，引发免疫功能下降。

③患者长期使用各类抗菌药物，导致细菌的耐药性增强。

④加强监护所使用的各种侵入性检查、治疗（如胃肠引流、机械通气、留置导尿、动脉测压、血液净化、静脉营养等）可为细菌侵入和菌群移位提供有利条件。

⑤患者缺乏或丧失自理能力，与医护人员频繁接触，增加了发生交叉感染的机会。

（2）管理原则

①制定防止感染的管理制度和护理措施。

②加强医护人员的培训，严格执行各种消毒、隔离的规章制度，从而降低 ICU 患者医院感染的发生率。

③加强对各种监护仪器设备、卫生材料及患者用物的消毒与管理，尽量减少侵入性操作，提高患者自身的抵抗力。

三、护理人员的自身职业防护

医护人员在临床一线从事护理工作，在实施各项检查、治疗与护理时，常暴露在感染患者的血液、

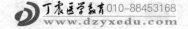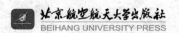

体液及排泄物污染的环境中，随时有可能获得感染，并将其传给其他患者。因此在护理工作中采取多种有效措施，进行感染管理，加强职业防护，不仅可提高护士职业生命质量，也可降低医院感染的发生率，减少医院患者的危险。

1. 加强对护理人员的感染管理 对护理人员感染的监测是医院感染监控及管理系统中的重要组成部分。

（1）护理人员应定期进行全面体格检查，建立健康状况档案。

（2）对于感染发生率高的科室（如传染科、手术室等）的护理人员，尤其是在调入或调离某一部门时，应进行健康检查，查明有无感染，感染的性质，是否取得免疫力等，并做好详细记录。

（3）医院各部门应根据具体情况做好感染管理工作，并制定相应的预防感染措施。

2. 提高护理人员职业防护意识

（1）执行有可能接触患者血液、体液的治疗和护理操作时，必须戴手套。

（2）在进行注射、抽血、输液、输血时，一定要保证足够的光线，防止被针头、缝合针、刀片等锐器刺伤或划伤。一旦被刺伤必须立即处理，挤血并冲洗伤口、清创、消毒、包扎、报告和记录、跟踪监测。

（3）有可能发生血液、体液飞溅时，应戴防渗透的口罩及护目镜。在供应室的污染区应穿防护衣、防护鞋等。

（4）在进行化学消毒时，应注意通风并戴手套，消毒器必须加盖，防止环境污染带来的危害。

3. 做好预防感染的宣传教育 护理人员日常接触患者的血液、体液、排泄物及衣物、用具，容易受到各种生物性有害因素的侵袭，尤其双手极易被病原菌污染。因此，护理人员必须养成良好的卫生习惯，尤其应强化手卫生的培训，对入院的新工作人员，需给予预防感染的基本操作技术培训，并进行各种形式（如板报、壁画、警示等）的宣传教育。

4. 强化预防感染的具体措施

（1）为防止感染扩散，患有感染性疾病的护理人员，应及时治疗严重时需调离岗位。

（2）对从事高危操作的工作人员（如外科医师、ICU护士等）应进行抗乙型肝炎的免疫接种。

（3）被抗原阳性血液污染的针头等锐利器械刺破皮肤或溅污眼部、口腔黏膜者，应立即注射高效免疫球蛋白，以防感染发生。

（4）加强对结核病的预防，建立护士健康档案，定期接种疫苗。

第十节　特殊病原菌的感染途径及消毒

一、甲型肝炎和戊型肝炎

1. 概述

（1）病原体：分别为甲型肝炎病毒（HAV）和戊型肝炎病毒（HEV）。

（2）传播途径：消化道粪-口传播，污染的水、食物和食用污染的未熟贝类也可致感染。

2. 消毒方法

（1）注意防蝇灭蝇、灭蟑螂。

（2）加强粪便管理，保护水源，严格消毒饮用水，废弃物焚烧。

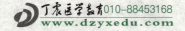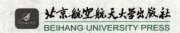

（3）对室内地面、墙壁、家具表面，衣物、被褥，患者排泄物、呕吐物及其容器，餐（饮）具，食物，家用物品、家具和玩具，纸张、书报，运输工具，厕所与垃圾等的消毒可采用煮沸、流通蒸汽消毒30分钟；或用250～500mg/L有效氯浸泡30分钟。

（4）不耐热的衣物可采用过氧乙酸熏蒸方法消毒（1g/m³），或置入环氧乙烷消毒柜中，浓度为800mg/L，温度为54℃，相对湿度为80%，消毒4～6小时；或压力蒸气灭菌。

（5）使用0.5%碘伏，0.5氯己定醇手消剂等消毒手和皮肤，必要时可采用中效消毒剂。

二、乙型肝炎、丙型肝炎、丁型肝炎

1. 概述

（1）病原体：分别为乙型肝炎病毒（HBV）、丙型肝炎病毒（HCV）和丁型乙肝病毒（HDV）。

（2）传播途径：血液-体液传播是主要传播方式。

2. 消毒方法

（1）患者的排泄物、分泌物可用3%漂白粉消毒后弃去，防止污染环境。

（2）发现HBV、HCV阳性血液及血制品，应尽快彻底焚烧。

（3）对地面、墙壁、家用物品、家具、玩具、衣服、被褥、餐（饮）具的消毒，可使用含氯消毒剂等中水平以上的消毒剂消毒。

3. 注意事项　处理污物时，严禁用手直接抓取污物；在运送阳性标本时，应携带消毒剂，以备意外发生。

三、艾滋病

1. 概述　获得性免疫缺陷综合征（艾滋病）是由人免疫缺陷病毒（HIV）所引起的以免疫功能严重损害为特征的慢性传染病。CD4⁺T淋巴细胞是HIV感染最主要的靶细胞，在HIV急性感染期可有发热，伴全身不适、头痛、畏食、肌肉关节疼痛及淋巴结肿大等病毒血症和免疫系统急性损伤所产生的症状。

（1）传染源：HIV感染者和艾滋病患者。

（2）传播途径：主要通过性接触传播，其次可通过血液传播，母婴传播。

2. 消毒方法

（1）发现抗HIV抗体阳性血液及血制品时，应尽快彻底焚烧。废弃的血液污染物品（如卫生巾、卫生护垫、卫生纸等）可予焚烧，或经消毒液浸泡消毒后再做处理。

（2）对地面、墙壁、家用物品、家具、玩具、衣服、被褥、餐（饮）具等用含氯消毒剂进行消毒。

（3）感染者和患者流出的血液、分泌物，应就地进行消毒后再做清洁处理。消毒时，应用含氯消毒剂溶液（含有效氯1000mg/L）或0.5%过氧乙酸溶液作用15～30分钟。

3. 注意事项　处理污物时，严禁用手直接抓取污物；在运送阳性标本时，应携带消毒剂，以备意外发生。

四、淋病和梅毒

1. 概述

（1）病原体

①淋病的病原体为淋病奈瑟菌，对外界抵抗力弱，55℃湿热下仅可生存数分钟，对常用消毒剂

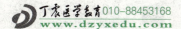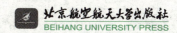

极为敏感，低效消毒剂便可将其杀灭。

②梅毒的病原体为苍白螺旋体，对外界抵抗力弱，离体后一般在 1～2 小时内死亡。对冷的抵抗力强，但对干燥和热敏感，在 60℃时经 3～5 分钟便可死亡，100℃时立即死亡。苍白螺旋体同样对消毒剂敏感，使用低效消毒剂即可将其杀灭。

（2）流行病学

①传染源：淋病的传染源为现症患者及带菌者；梅毒的传染源为患者。

②传播途径：主要通过性接触传播，其次当皮肤、黏膜受损时，接触病灶或有传染性分泌物也可受到感染。

2. 消毒方法

（1）家具表面、患者的内衣、被褥、床单、浴巾等的消毒，可用煮沸、含氯消毒剂浸泡（250～500mg/L）方法进行。

（2）患者用过的便器，应用 0.2% 过氧乙酸或 500mg/L 有效氯含氧消毒剂溶液擦拭或使用中、低效消毒剂处理。

五、流行性出血热

1. 概述　流行性出血热是由汉坦病毒属的各型病毒引起的，以鼠类为主要传染源的一种自然疫源性疾病。

（1）传染源：在我国多为野栖为主的黑线姬鼠和家栖为主的褐家鼠。

（2）传播途径：主要经鼠咬或蚤、蚊等叮咬传播。

2. 消毒方法

（1）对发热期患者的排泄物、分泌物、血液、患者的便器、衣物、被褥、餐（饮）具、生活用具及室内空气和污染食物等，可用含氯消毒剂及过氧乙酸进行消毒处理，有时也可使用中、低效消毒剂进行消毒。

（2）在疫区的室内、庭院，有鼠隐蔽、栖息的地面和杂物堆，应用 1000mg/L 有效氯含氧消毒剂或 0.5% 过氧乙酸，按 100～200ml/m² 喷洒消毒。

（3）被发热期患者或疫鼠的排泄物、分泌物、血液及其污染物等所污染的伤口；被鼠咬伤的伤口，都应用 0.5% 碘伏消毒。

（4）疫区应做好杀虫、灭鼠工作。鼠尸和传染的实验动物，应就近火焚或掩埋地下。

六、炭　疽

1. 概述

（1）病原体：主要为炭疽杆菌。炭疽杆菌繁殖体在日光下 12 小时死亡，加热到 75℃时，1 分钟便可死亡。在有氧气与足量水分的条件下，可形成芽胞。其芽胞抵抗力强，能耐受煮沸 10 分钟，在水中可生存几年，在泥土中可生存 10 年以上。对热和普通消毒剂都非常敏感。

（2）流行病学

①传染源：主要为患病的食草动物（牛、马、羊、猪等）。

②传播途径：人与病畜或其排泄物及染菌的动物皮毛、肉、骨粉等接触均可引起皮肤炭疽，通过消化道（进食被污染的肉类、乳制品等）可引起肠炭疽，通过呼吸道（吸入带芽胞的粉尘等）可引起肺炭疽。

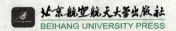

2. 消毒方法

（1）房间的地面、墙壁、衣物、被褥、床单、纸张、书报、餐（饮）具、食物、家具用品、手和皮肤、排泄物、便器、运输工具和患者遗体等，可用煮沸、压力蒸汽灭菌以及含氯消毒剂或过氧乙酸浸泡、喷洒的方法进行消毒处理。

（2）肺炭疽病患者家里可采用过氧乙酸熏蒸进行空气消毒，剂量为 $3g/m^3$（即 20% 过氧乙酸 15ml，15% 过氧乙酸 20ml），熏蒸 1～2 小时；也可采用气溶胶消毒法。

（3）对病畜圈舍与病畜或死畜停留处的地面、墙面，用 0.5% 过氧乙酸，或 20% 含氯石灰渣清液喷洒，药量为 150～300ml/m^2，连续喷洒 3 次，每次间隔 1 小时。

（4）炭疽患者使用过的医疗废物和有机垃圾应全部焚烧。

（5）对病畜污染的饲料、杂草和垃圾，应焚烧处理。

（6）对已确诊为炭疽的家畜应整体焚烧，严禁解剖。

（7）应严格处理生理污水，并对生活用水进行严格的监督。

（8）疫区应开展灭蝇、灭鼠工作。消毒人员要做好个人防护。

七、结核病

1. 概述　结核病是指由结核分枝杆菌引起的慢性感染性疾病，以肺结核最为常见。

（1）病原体：主要为结核分枝杆菌（有人型、牛型和非典型分歧杆菌等），具有抗酸性，生长缓慢，对干燥、冷、酸、碱等抵抗力强，可在干燥痰内存活 6～8 个月，但对热、紫外线和乙醇等较敏感，75% 乙醇 2 分钟、烈日曝晒 2 小时或煮沸 1 分钟可使其灭活。

（2）流行病学

①传染源：主要为痰中带菌的肺结核患者。

②传播途径：以呼吸道传播为主，也可通过消化道传播、母婴传播或经皮肤伤口感染等。

③易感人群：普遍易感，以婴幼儿、青春后期及老年人多见。

2. 预防感染传播

（1）做好呼吸道隔离，单人病室，保持空气对流，每天使用紫外线消毒病室。

（2）咳嗽或打喷嚏时用双层纸巾遮掩。将痰吐在纸上用火焚烧是最简便有效的处理方法，或留置于容器的痰液经灭菌处理后再弃去。接触痰液后用流水清洗双手。

（3）室内地面、墙壁、家具表面、衣物、被褥、患者排泄物、呕吐物及其容器、食物、家具物品、运输工具、厕所与垃圾等可采用煮沸、压力蒸汽灭菌，含氯消毒剂及过氧乙酸浸泡方法进行消毒。

（4）餐具煮沸消毒，被褥、书籍曝晒 6 小时以上。

（5）接种卡介苗是最有效的预防措施，可使人体产生对结核菌的获得性免疫力。对于高危人群，如与新发现的排菌肺结核患者密切接触的儿童及结核菌素试验新近转阳性者，应预防性给予异烟肼 6～12 个月。

（6）结核杆菌细胞壁含大量脂类，对消毒剂抵抗力较强，故消毒时只能使用高、中效消毒剂，不得使用低效消毒剂。

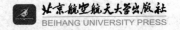

第七章 护理管理学

第一节 绪 论

一、管理与管理学

管理是管理者通过计划、组织、领导、人事、控制等职能工作，合理有效地利用和协调组织所拥有的资源要素，与被管理者共同实现组织目标的过程。

1. 管理的特征

（1）管理的二重性：管理有自然属性和社会属性。

①自然属性：指不因生产关系、社会文化的变化而变化，只与生产力发展水平相关。

②社会属性：是指不同的生产关系、不同的社会文化和经济制度都会使管理思想、管理目的以及管理方式呈现出一定的差别，使管理具有特殊性和个性。

（2）管理的科学性与艺术性：两者辩证统一，科学性是艺术性的前提和基础，艺术性是科学性的补充和提高。

①科学性：主要表现在科学的规律性，严密的程序性，先进的技术性。

②艺术性：主要表现在巧妙的应变性，灵活的策略性，完美的协调性。

（3）管理的普遍性和目的性

①普遍性：管理是人类的一种普遍的社会活动，是任何发展阶段都具有的现象，不同的管理活动有共同的规律性。

②目的性：管理的一切活动都要为实现组织目标服务。

2. 管理的职能

（1）计划：是最基本的职能，是为实现组织管理目标而对未来行动方案做出选择和安排的工作过程，即确定做什么、为什么做、什么人去做、什么时间做、在什么地点和怎样去做。计划包括为实现目标制定策略、政策、方案及程序。

（2）组织：是指对人员角色安排和任务分配。包括组织的结构设计、人员配备、医院管理的规划与变动、医院护理管理授权等。通过分配和安排医院护理管理成员之间的工作、权力和资源，能使医院护理管理中各种关系结构化，保证计划得以有效实行。

（3）领导：是指导和督促组织成员去完成任务的统帅职能。领导工作涉及的是主管人员和下属之间的相互关系，与管理者的素质、领导行为与艺术、人际关系与沟通技巧、激励与处理冲突等方面密切相关。

（4）人力资源管理：是指管理者根据组织管理内部的人力资源供求状况进行的人员选择、使用、评价、培训的活动过程。包括护理人力资源规划、护理人员招聘、护理人员培训、护理人员绩效评价、护理人员开发和职业生涯发展管理及护理人员薪酬管理和劳动保护。

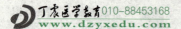
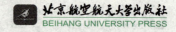

（5）控制：是为实现组织目标，管理者对被管理者的行为活动进行的规范、监督、调整等管理过程。控制工作是一个延续不断、反复进行的过程，目的在于保证组织实际的活动及其成果同预期的目标相一致。因此，计划是控制的前提，控制是实现计划的手段。

3. 管理的对象

（1）人力：人是保持组织有效运作的首要资源，是管理的核心。

（2）财力：是保持组织高速发展的社会生产力的基础。

（3）物力：是组织中的有形资产和无形资产。

（4）信息：人类对各种资源的有效获取、分配和使用都凭借对信息资源的开发和有效利用来实现，信息是管理活动的媒介。

（5）技术：是自然科学知识在生产过程中的应用，是改造客观世界的方法、手段。

（6）时间：是一种特殊的、有价值的无形资源，是最珍贵的资源。

（7）空间：包括高度资源、环境资源和物质资源。

4. 管理的方法

（1）行政方法：是最基本、最传统的管理方法，有一定的强制性、明确的范围和不平等性。

（2）经济方法：是以人类对物质利益的需要为基础，遵循客观经济规律要求，运用各种物质利益手段来执行管理功能、实现管理目标。有利益性、交换性和关联性；也有一定局限性，易导致只顾经济利益、一切向钱看的倾向。

（3）教育方法：是使受教育者改变行为的一种有计划的活动，是一个缓慢的、互动的过程，教育形式有多样性。

（4）法律方法：也叫制度方法，是运用法律规范及类似法律规范的各种行为规则进行管理的方法。有强制性、规范性、普遍适用性和相对稳定性。

（5）数量分析方法：是建立在现代系统论、信息论、控制论等科学基础上的一系列数量分析、决策方法。是在假定前提下运用数理逻辑分析，针对需解决问题建立一定的模型，客观性强。

（6）其他方法：包括系统方法、权变方法、人本方法。

二、护理管理学概论

护理管理是为了提高人们的健康水平，系统地利用护士的潜在能力和其他相关人员、设备、环境和社会活动的过程。

1. 护理管理的任务　包括护理行政管理、护理业务管理、护理教育管理、护理科研管理。

2. 护理管理的意义　护理管理是现代医院管理的重要组成部分，其水平是医院管理水平的体现，科学的护理管理是提高护理质量的保证。

3. 护理管理的特点

（1）广泛性：护理管理范围广泛且参与的管理人员广泛。

（2）综合性：受多种因素影响，其既综合管理学的理论和方法，又考虑护理工作的特点。

（3）独特性：现代护理学已发展为一门独立学科，护士工作发展为独立的评估、诊断、护理人们现存和潜在的健康问题。

4. 护理管理的发展趋势　近几年管理思想的转变主要表现在向不同层次、多元化管理转变；从一维分散管理向系统管理转变；从重视硬件管理向重视软件、信息管理转变；从定性或定量管理向定性与定量结合的管理转变；从经验决策向科学决策转变；从短期行为向社会的长期目标转变；从重视监督管理向重视激励因素转变；管理人才从技术型的"硬专家"向"软专家"转变。

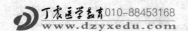
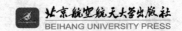

（1）管理队伍专业化：体现在有完善的管理体制，管理的科学性，依法依律进行管理。

（2）管理手段信息化：信息化手段的应用能够优化护士的工作流程，保证护理安全，提高工作效率，提高护理科学化水平和加快护理学科发展。

（3）管理方式弹性化：表现为因地制宜的管理模式，人性化的管理方法，弹性化的激励方案。

（4）人才培养国际化和精准化：有助于护理学科专业化、护理方向精准化的发展。

（5）护理人力使用科学化：能够促进护士的工作积极性，提高工作效率。

第二节　管理理论在护理管理中的应用

一、中国古代管理思想及西方管理理论

1. 中国古代管理思想

（1）社会管理思想：如《论语》、《管子》中的"君子不器"，儒家思想中"其身正，不令而行；其身不正，虽令不行"等。

（2）系统管理思想：万里长城、都江堰水利枢纽等工程的建筑管理。

（3）战略管理思想：被称为兵学圣典的《孙子兵法》。

（4）用人思想：有"知人善任"、"水能载舟，亦能覆舟"等思想。

2. 西方古典管理理论

（1）泰勒的科学管理：管理出发点为提高劳动生产率，泰勒被公认为"科学管理之父"。

①主要观点：遵循效率至上、挑选一流员工、劳资双方共同协作、实行奖励性报酬制度、计划职能与执行职能分离。

②主要贡献：泰勒最早采用实验方法研究管理问题；开创对工作流程的分析，是流程管理学的鼻祖；率先提出科学管理代替经验管理，开拓管理视野；率先提出工作标准化思想，是标准化管理的创始人；首次将管理者和被管理者区分开。

（2）法约尔的管理过程：法约尔被称为"现代经营管理之父"。

①主要观点：应区别经营和管理；将管理活动分为计划、组织、指挥、协调和控制五个职能；倡导管理教育；归纳管理的十四项基本原则。

②主要贡献：提出管理的普遍性、管理论的一般性，为管理科学提供了科学的理论构架，成为管理过程学派的理论基础。

（3）韦伯的行政组织理论：韦伯被称为"行政组织理论之父"。

①主要观点：认为权力与权威是组织形式的基础，理想行政组织体系应具备任务分工、等级系统、人员任用、专业分工与技术训练、成员的工资及升迁、组织成员间只有对事关系等特点。

②主要贡献：提出合法权利是有效维系组织和确保目标实现的基础；提出行政组织的基本特征；提供社会发展高效、理性的管理体制。

3. 行为科学理论　是健康教育的主要基础理论。

（1）梅奥人际关系理论：梅奥进行霍桑试验认为理论的核心为调动人的积极性。

①主要观点：提出工人是社会人、组织中存在非正式组织、新型领导应重视提高工人的满意度、劳动效率主要取决于员工的积极性等观点。

②主要贡献：提出人际关系学说，为现代行为科学奠定了基础；发现了霍桑效应；提出人才是组

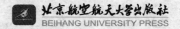

织发展的源动力，有效沟通是管理的重要方法；管理者应重视组织文化。

（2）麦格雷戈的人性管理理论

①麦格雷戈的 X 理论和 Y 理论的主要观点：X 理论假设人们生来好逸恶劳、不求上进、不愿负责、以自我为中心、习惯保守、缺乏理性易被煽动、只有少数人有想象力和创造力。Y 理论假设人并非天性懒惰，在适当鼓励下一般人可愿意承担责任，人们愿意通过自我控制和管理完成相应目标，个人目标和组织目标可以统一，一般人具有相当高的问题解决能力和想象力。

②主要贡献：揭示了人本管理原理的实质，提出管理活动中要充分调动人的积极性、主动性和创造性，实现个人目标与组织目标一体化。

（3）库尔特·卢因的群体力学理论：主要观点为群体是一种非正式组织，群体行为是各种互相影响力的结合，群体的内聚力可通过成员对群体的忠诚、责任感、友谊等态度说明。

二、现代管理原理与原则

1. 系统原理与原则 系统是由相互作用和相互依赖的若干组成部分或要素结合而成的，具有特定功能的有机整体。

（1）系统的特征：包括目的性、整体性、层次性、相关性、环境适应性。整体性指系统是由各个要素组成的有机整体，系统的功能大于各个个体的功效之和。

（2）主要内容：任何管理对象都是一个整体的动态系统，必须从整体看待部分，从全局考虑。

（3）相应原则

①整分合原则：是对某项管理工作进行整体把握、科学分解、组织综合。先对整体工作有充分细致的了解，将整体科学的分解为单个的组成部分，明确分工，制定工作规范，最后进行总体组织综合，实现系统的目标。

②相对封闭原则：是指对于一个系统内部，管理的各个环节必须首尾相接，形成回路，使各个环节的功能作用都能充分发挥；对于系统外部，任何闭合系统又必须具有开放性，与相关系统有输入输出关系。

2. 人本原理与原则

（1）主要内容：认为管理的核心是人，管理的动力是人的积极性，一切管理均应以调动人的积极性、做好人的工作为根本。强调把人的因素放在第一位，重视处理人与人的关系，创造条件以尽可能发挥人的能动性。

（2）相应原则

①能级原则：指按一定标准、规范和秩序将管理中的组织和个人进行分级。

②动力原则：管理动力是管理的能源，包括物质动力、精神动力、信息动力。

③行为原则：是管理者要掌握和熟悉管理对象的行为规律，从而进行科学的分析和有效管理。

3. 动态原理与原则

（1）主要内容：是指管理者在管理活动中，注意把握管理对象运动、变化的情况，不断调整各个环节以实现整体目标。

（2）相应原则：包括反馈原则和弹性原则。指管理者应及时了解所发指令的反馈信息，及时做出反应并提出相应意见，确保目标实现，且任何管理活动都应有适应客观情况变化的能力。

4. 效益原理与原则

（1）主要内容：指组织的各项管理活动都要以实现有效性、追求高效益作为目标。

（2）相应原则：相对应的原则为价值原则，指在管理工作中不断地完善自身结构、组织与目标，科学地、有效地使用人力、物力、财力和时间等资源，为创造更大经济效益和社会效益。

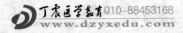 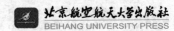

第三节　计　划

一、概　述

1. **计划的概念**　计划是为实现组织目标而对未来的行动进行设计的活动过程。计划工作即解决"5W1H"问题，What 为预先决定做什么？Why 为论证为什么要做？Who 为由何人来做？Where 为在何处做？When 为何时开始做？How 为用什么方法做？

2. **计划的意义**

（1）明确工作目标和努力方向：能明确组织发展方向，使行动对准既定目标，工作井然有序。

（2）有利于应对突发事件：可以预测变化趋势及变化对组织的影响，制定适应变动的方案。

（3）提高管理效率和效益：合理分配人力、财力和时间等资源，提高管理效益和经济效益。

（4）形成管理控制工作的基础：保证下属执行结果与计划相一致，利于执行中错误的发现和纠正，实现预期目标和计划。

3. **计划的种类**

（1）按计划层次分类

①战略计划：决定整个组织的目标和发展方向。

②战术计划：是战略计划的实施计划，较战略计划更具体，是针对组织内部的具体问题。

③作业计划：是战术计划的具体执行计划。

（2）按计划时间分类

①长期计划：又称为规划，一般指 5 年以上的计划。

②中期计划：介于长期和短期计划之间。

③短期计划：一般指 1 年以内的计划。

（3）按计划形式分类

①目的或使命：是社会赋予一个组织机构的基本职能，能决定组织间的区别，使一个组织的活动具有意义。

②目标：在抽象和原则化的目的或使命基础上，将目的进一步具体化，确定组织目标。

③战略（策略）：为实现组织总目标而制定资源利用、分配的战略计划。

④政策：是指导或沟通决策思想的全面的陈述书或理解书。

⑤程序：是为达目标制定的一系列未来活动的计划。

⑥规则：是根据时间顺序而确定的一系列互相关联的活动。

⑦方案（规划）：是为完成既定行动采取的目标、政策、程序、规划、资源分配的复合体。

⑧预算：是一份用数字表示预期结果的计划。

4. **计划的原则**　计划应有目的性、首位性、科学性、有效性、相关性、职能性等。

（1）重点原则：是指计划的制定既要考虑全局，又要分清主次轻重，抓住关键及重点，着力解决影响全局的问题。

（2）系统性原则：是指计划工作要从组织系统的整体出发，全面考虑系统中各构成部分的关系以及它们与环境的关系，进行统筹规划。

（3）创新原则：计划是一个创造性的管理活动，要求充分发挥创造力，提出一些新思路、新方法、

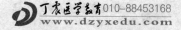

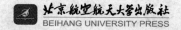

新措施。

（4）可考核性原则：计划工作必须始终坚持以目标为导向。目标应具体、可测量、可考核，作为计划执行过程和评价过程的标准和尺度。

（5）弹性原则：制定计划时必须要有一定弹性。留有一定调节余地，以预防及减少不确定因素对计划实施可能产生的冲击及影响，以确保计划目标的实现。

二、计划的步骤

1. **评估形势** 可采取 SWOT 分析法，评估组织内部优劣势，市场、社会需求，社会竞争，服务对象的需求，组织资源等。

2. **确定目标** 为整个组织及下属确定目标，通过目标进行层层控制，衡量实际绩效。确定目标的三要素为时间、空间、数量。

3. **建立计划工作前提条件** 计划工作的前提条件即计划实施时的预期环境，计划制定者要预测未来环境因素等导致的变化，考虑社会的政策、法令等，使计划切实可行。可分为外部和内部前提条件，也可分为不可控的、部分可控的、可控的三种前提条件。

4. **发展备选方案** 一个计划往往有多个备选方案，拟定备选方案时应考虑方案与组织目标的相关性、可预测的投入与效益之比、可接受程度、时间因素等，根据目标提出可行方案。

5. **评价和比较备选方案** 考察论证计划的可靠性、科学性、可行性、经费预算合理性、效益显著性等，综合评价每个方案。

6. **选定方案** 是最重要的抉择阶段。结合组织、部门或成员的实际情况和完成条件，选择最优的计划方案。

7. **制定辅助或派生计划** 基本计划需要主要辅助计划和派生计划的支持，需要更清楚的分计划来确保计划的有效执行。

8. **编制预算** 将计划转变为预算形式，使计划数字化，使计划执行更易控制，是衡量计划完成进度的重要标准。

三、目标管理

目标管理是以目标为导向，以人为中心，以成果为标准，使组织和个人取得最佳业绩的现代管理方法，也称成果管理。

1. **目标管理特点**

（1）**全员参与管理**：目标管理是全员参与、上下级共同商定各种目标的一种管理形式，目标的实现者同时为目标的制定者。

（2）**以自我管理为中心**：是目标管理的基本精神、核心内容。目标管理是一种民主的、强调员工自我管理和自我控制的管理制度，能更好地推动员工做好工作。

（3）**重视成果**：工作成果是评定目标完成程度的标准，是人事考核和奖评的依据、评价管理工作绩效的重要标志。

（4）**强调自我评价**：强调自己对工作中的成绩、不足、错误进行总结，自行检查，提高效率。

（5）**目标管理具有整体性**：目标管理将总目标逐级分解，使每个部门、成员相互合作、共同努力，达成总体目标。

2. **目标管理程序**

（1）**制定目标**：是最重要的阶段。

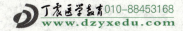 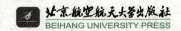

①高层领导制定总体目标：根据组织计划和客观环境，高层与下属讨论研究制定出总体目标。

②审议组织结构和各层级职责分工：要求每一个分目标都有明确的责任主体。分目标还应具体、可测量、有时间规定，便于考核；目标方向正确，目标值恰当，既切合实际又有挑战性。

③设定下级目标和个人目标：在总目标指导下，制订相应的下级、个人目标和实现期限。

④形成目标责任上级及下级：达到目标实现所需条件及完成绩效考核制度，授予下级相应资源与权力后，签署协议。

（2）实施目标：采用自我管理的方法，按照目标要求，积极开展行动。执行步骤为咨询指导、调节平衡、反馈控制。

（3）考核目标：一定时间和期限后应进行检查、考核。考核重点为以目标及目标值为依据，对完成情况进行成果验证；根据评价结果进行奖优罚劣；总结目标管理中的经验教训，及时制定改进措施，修正更新目标。

3. 目标管理应用

（1）目标制定必须科学合理：力求总目标、科室目标与个人目标紧密结合。护士长应充分理解认识护理部的总目标并提出不同见解和修改等，科室根据总目标制定出每一位员工的工作目标，用总目标指导分目标实施，用分目标保证总目标实现。

（2）加强管理体系的控制：护理部与科室应定期召开会议，了解进度，发现问题及时分析、处理，确保目标运行方向正确、进展顺利。

（3）发挥全员"自我控制管理"：员工应以实现目标要求来约束自己完成工作，才能有效实现共同方向和目标。

（4）明确各层级及每个人的责任：建立纵横联结的目标实施体系，将医院或科室中各部门、各类人员都紧密地团结在目标体系中，能明确职责，提高工作效率和质量。

（5）强调人人参与：强调医院或科室全体人员共同参与，尊重员工个人意志和愿望，管理者适当授权，能做到责权一致、发挥员工自主性和积极性。

（6）注重对结果进行绩效考核：建立一套完善的绩效考核体系，能按照护士的实际贡献大小和工作成就客观的评价每一个人，达到表彰先进、鞭策落后、奖优罚劣的目的。

（7）做好宣传教育：加强宣传教育，清晰地说明各级人员的任务、工作标准、资源及限制条件等，使上下一致，共同完成目标。

（8）护理高层领导应重视：高层护理管理者应有全面统一的认识，适时进行评价、检查，给予相应支持，严格控制，监督总目标的实现。

四、时间管理

时间管理指在同样的时间消耗情况下，为提高时间的利用率和有效率而进行的一系列控制工作，包括对时间的计划和分配，以保证重要工作的顺利完成，并能够及时处理突发事件或紧急变化。

1. 时间管理程序

（1）评估：评估时间分配和使用情况。

（2）计划：掌握和利用人类的生物特性，制定工作重点、时间计划，在精力最佳时进行最重要的工作。

（3）实施：应注意集中精力，关注他人时间，有效控制干扰，提高沟通技巧等。

（4）评价：评价浪费的时间并分析影响因素。

2. 时间管理方法

（1）ABC 时间管理分类法：管理者将目标分为五年目标（长期目标）、半年目标（中期目标）及

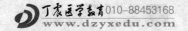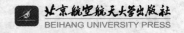

现阶段的目标（短期目标），再将这些目标分类为 ABC 三类，A 类为最优先项目，B 类为较重要的，C 类为不重要、不紧急的。管理步骤为：列出目标，目标分类，排列顺序，分配时间，实施，记录总结。

（2）四象限时间管理法：将工作按重要和紧急程度分为四个象限，即紧急又重要（A 类）、重要但不紧急（B 类）、紧急但不重要、既不紧急也不重要，后两项为 C 类工作。将时间用于最重要的工作上，依次逐个解决。

（3）拟定时间进度表法：可事先拟定工作活动进度表，时间表应有适当弹性，最大程度地减少时间浪费。

（4）记录统计法：通过记录总结每天的时间消耗情况，以判断时间耗费的整体情况和浪费状况，分析时间浪费的原因，采取适当的措施节约时间。

3. 时间管理策略

（1）合理安排时间：管理者应对每项工作进行先后安排并预计所需时间，有效控制活动进行。选择好的助手可减少管理的麻烦。

（2）保持时间利用的相对连续性和弹性：有效利用工作效率最高的时间；且一样工作尽量连续完成，避免干扰，不受打断；计划时间应留有余地，以防意外情况的出现。

（3）学会授权与拒绝：管理者应明确不必事必躬亲，学会授权和任务分解，与下属共同完成。管理者应学会拒绝干扰自己工作的事，拒绝承担非自己职责范围内的责任，保证完成自己的工作。

（4）养成良好的工作习惯：应培养自己时间成本观念和时效意识，提高掌握时间的能力，灵活运用时间管理技巧，养成高效工作作风。

五、决　策

管理决策是为达到一定目标，在充分认知、掌握事物的不同方面、不同层次的条件下，对行动进行细致分析，用科学方法拟定各种方案，选出最有利的合理方案执行。

1. 管理决策类型

（1）根据决策所涉及的问题划分：可分为程序化决策（常规决策）与非程序化决策（非常规决策）。

（2）根据环境因素的可控程度划分：可分为确定型决策、风险型决策及不确定型决策。

（3）根据决策的主体划分：可分为集体决策与个人决策。

（4）根据决策的重要性划分：可分为战略决策和战术决策。战术决策是为完成战略决策所规定的目标而制定的组织在未来一段较短时间内的具体的行动方案，解决的是"如何做"的问题。

（5）宏观决策：又称为战略决策或全局决策，是关系到较大范围的重要决策。这类决策一般由高层领导集体采用定量和定性分析方法相结合而做出。

2. 管理决策程序

（1）识别问题：决策是为了解决问题而做出的决定和采取的行动。管理者可通过调查研究发掘难题和机会。

（2）分析问题，确定目标：需要决策的问题确定后，通过认识问题、分解问题、明确差距、分析变化和寻找原因，根据重要程度、优先顺序等条件确定决策目标。

（3）拟定备选方案：决策者从多角度审视问题，全面分析、归纳信息、用科学方法从不同角度出发设计备选方案。决策方案拟定通常有经验和创造两条途径。

（4）分析和评价备选方案：综合分析、权衡判断，对各种方案排序，确定出以最低的代价、最短的时间、最优的效果来实现既定目标的最佳方案。

（5）选择方案：认真判断分析后做出最后选择，最优化决策应符合全局性、适宜性和经济性。

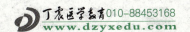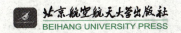

（6）实施方案：方案应落实到位，建立反馈报告制度，有问题及时调整。

（7）评价方案：综合记录并评价，不断修订方案、对方案作出调整。

3. 集体决策 为实现决策方案的优化可通过集体决策技术。

（1）头脑风暴法：将参与成员集合在一起，在充分开放的氛围下，成员独立思考、广开思路，禁止批评，收集新设想和创造性建议。

（2）德尔菲法：采用匿名发表意见的方式，对专家多轮次调查，经过反复征询、归纳、修改，最后形成专家一致性内容。

（3）专家会议法：选一定数量的专家，按照一定方式组织专家会议，集合集体智能资源，相互交换意见、互相启发。

（4）名义群体法：成员之间互不沟通，独立思考，以投票方式决定。

（5）互动群体法：通过会议方式，互相启发共同决策形成可行方案。

（6）调查研究法：要做好工作决策就要把握好所面临的问题，深入调查研究。

第四节 组 织

一、概 述

组织是指按照一定目的程序和规则组成的一种多层次、多岗位以及具有相应人员隶属关系的权责角色结构，它是职、责、权、利四位一体的机构，最主要有形要素为人。包含了三种含义：组织有共同的目标；组织有不同层次的分工协作；组织有相应的权利和责任。

1. 组织类型

（1）正式组织：为实现组织目标，有目的、有意识地设计和建立的各种关系体系。权力由组织赋予，下级必须服从上级；分工专业化，成员服从组织目标，在组织内积极协作；有明确的信息沟通系统；讲究效率；强调群体或团队，组织成员的工作及职位可以相互替换。

（2）非正式组织：指没有自觉共同目标的人们，根据个人需要自发形成的非正式关系体系。有较强的凝聚力和行为一致性，成员之间自觉进行相互帮助，但容易出现"抱团现象"，而表现出自卫性和排他性；组织内部信息交流和传递具有渠道流畅、传递快的特点，并常带有感情色彩。

2. 组织结构的类型

（1）直线型结构：又称单线型结构，以一条纵向的权力线从最高管理层逐步到基层一线管理者，即职权从组织上层"流向"组织基层，呈直线结构，是最古老、最简单的一种组织结构类型。优点是组织关系简明，各部门目标明确，能为评价各部门或个人对组织目标的贡献提供方便。缺点是组织结构较简单，权力高度集中，不适用于较大规模、业务复杂的组织。

（2）职能型结构：又称多线型结构，为分管某项业务的职能部门或岗位而设立且赋予相应职权的组织结构。

（3）直线 - 职能型结构：是一种下级成员除接受一位直接上级的命令外，又可以接受职能部门管理者指导的组织结构。

（4）矩阵型结构：是一种按组织目标管理与专业分工管理相结合的组织结构。

（5）团队：是为实现某一目标而由相互协作的个体组成的正式群体。

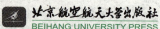

（6）委员会：是由来自不同部门的专业人员和相关人员组成、研究各种管理问题的组织结构。

（7）网络组织：是一个由活性结点的网络联结构成的有机的组织系统。

二、组织设计

组织设计是指管理者将组织内各要素进行合理组合，建立和实施一种特定组织结构的过程，即科学整合组织中人力、物力、信息和技术的工作过程。是有效管理的必备手段之一。

1. 组织设计原则　注意避免机构重叠、头重脚轻、人浮于事；统一组织内的权力应相对集中，实施"一元化管理"；高效应使各部门、各环节、组织成员组合成高效的结构形式。

（1）目标明确原则：组织结构的设计和组织形式的选择必须从组织目标出发，明确组织的发展方向、经营战略。

（2）统一指挥原则：遵循统一指挥原则，建立严格的责任制，有效统一和协调各方面的力量和各部门的活动。

（3）分工协作原则：组织分工时应按照专业化的原则设计部门，分配任务。

（4）层幅适当原则：管理幅度又称管理宽度，也称控制跨度，指在一个组织结构中，管理人员所能直接管理或控制的下属数目。一般情况下，组织越大管理层次越多，但从高层领导到基层领导以2～4个层次为宜。

（5）责权对等原则：职责是指对应岗位应承担的责任。

（6）稳定适应原则：组织内部结构要相对稳定，才能保证日常组织工作的正常运转。

2. 组织设计程序

（1）确定组织目标。

（2）分解目标，拟定派生目标。

（3）确认和分类为实现目标所必要的各项业务工作。

（4）根据可利用的人、财、物等各项资源状况，采用最佳方法划分各项业务工作。

（5）授予执行业务工作的人员职责和权限，且为组织成员提供适宜的工作环境。

（6）通过职权关系和信息系统，明确各层次、单位之间的分工与协作关系，使组织成员了解自己在组织中的工作关系和所属关系，实现组织高效率。

（7）随着组织的运转、变化进行组织调整，围绕组织目标的实现，形成组织结构。是对组织设计进行审查、评价及修改，并确定正式组织结构及组织运作程序，颁布实施。

3. 组织设计结果

（1）组织图：也称组织树，用图形表示组织的整体结构、职权关系及主要职能。

（2）职位说明书：是说明组织内部的某一特定职位的责任、义务、权力及其工作关系的书面文件。

（3）组织手册：是职位说明书与组织图的综合，用以说明组织内部各部门的职权、职责及每一个职位的主要职能、职责、职权及相互关系。

三、组织文化

组织文化是指组织全体成员共同接受的价值观念、行为准则、团队意识、思维方式、工作作风、心理预期和团体归属感等群体意识的总称。

1. 组织文化特点

（1）文化性：是组织文化区别于组织其他内容的根本点，也是最明显、最重要的特征之一。组织文化是以文化的形式表现的。在一个组织中，以不同的形式展现其活动内容。

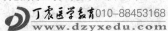 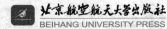

（2）综合性：组织文化作为一种独特的文化，其内容渗透到组织的各个方面。大部分员工共同的价值观、组织共同的"以人为本"的服务理念是组织文化的一部分。

（3）整合性：组织文化具有强大的凝聚力，具有调整员工思想行为的重要作用，使员工认识组织的共同目标和利益，使全体员工行为趋于一致，齐心协力，尽量减少内耗。

（4）自觉性：组织文化是管理者、企业家、员工在总结经验教训的基础上提出组织文化理念，并应用于实践，从而培养、升华出高水平的组织文化，它是员工在高度自觉的努力下形成的，也是组织文化具有管理功能的前提条件。

（5）实践性：组织文化的形成源于实践又服务于实践，作为一种实践工具而存在；另外，组织文化的内容与实践密不可分，因此，可以说组织文化是一种实践的文化。

2. **护理组织文化**　是在一定的社会文化基础上形成的具有护理专业自身特征的一种群体文化。护理哲理是组织的最高层次的文化，护理价值观是组织文化的核心。

3. **护理组织文化建设**　是一项系统过程，要求每一位护理人员积极参与，文化应易被护理人员理解、认同和接受，能体现护理专业的个性。

（1）成立组织：成立护理组织文化建设与发展委员会。

（2）调查分析：全面收集资料，对现有组织文化进行现状分析，自我诊断。

（3）归纳总结：在分析诊断基础上，进一步归纳总结，把文化内容加以完善和条理化。

（4）内容设计：根据护理组织的特色和实际需求，进行组织文化再设计。

（5）形象塑造：将组织文化的内容用视觉形象显现出来。

（6）倡导强化：通过各种途径大力提倡新文化，使新观念人人皆知。

（7）实践提高：用新的价值观指导实践，把感性认识上升为理性认识，从实践上升到理论。

（8）巩固维持：在组织成员中形成鲜明的、刻骨铭心的组织文化特征，全员自觉遵循和坚持。

（9）适时发展：根据形势的发展和需要，是组织文化不断更新和塑造优化。

四、临床护理组织方式

1. **个案护理**　指一名护理人员负责一个患者的全部护理工作，实施个体化护理的护理工作模式。常用于危重症、多器官功能衰竭、器官移植及大手术后需要特殊护理的患者。

2. **功能制护理**　将工作以岗位分工，以各项护理活动为中心的护理模式，每个护士从事相对固定的护理活动。如处理医嘱的主班护士、治疗护士、药疗护士、生活护理护士等。特点为节省人力、经费、设备、时间，护士长便于组织工作；有利于提高护理技能操作的熟练程度，工作效率较高；分工明确，有利于按护士的能力分工。

3. **小组护理**　护理人员和患者各分成若干小组，以小组形式负责一组患者的护理模式。组长制订护理计划和措施，小组成员共同合作完成患者的护理。优点是便于小组成员协调合作，相互沟通，工作气氛好；护理工作有计划，有评价，患者得到较全面的护理；充分发挥本组各成员的能力、经验与才智，工作满意度较高。

4. **责任制护理**　是由责任护士和相应辅助护士对患者从入院到出院进行有计划、有目的的整体护理。以患者为中心，以护理计划为内容，根据患者自身特点和个体需要，提供针对性护理，解决存在的健康问题。责任制护理与小组护理相结合，明确分工责任，进行整体护理，是目前倡导的护理工作模式。

5. **综合护理**　综合护理是指由一组护理人员（主管护师、护师、护士等）应用护理程序集小组护理和责任制护理的优点于一体的工作方法，共同完成对一组患者的护理工作。

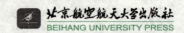

6. **临床路径**　是指医疗机构中包括医生、护士及医技人员等的一组成员，共同针对某一病种建立一套标准化治疗模式与治疗程序，制订从入院到出院最佳的、时间要求准确、工作顺序严格的整体诊疗计划。主要适用于诊断明确、预期结果相对确定、病情相对单纯的一般常见病及多发病的治疗护理。

第五节　护理人力资源管理

一、人员管理概述

人力资源管理是有效利用人力资源实现组织目标的过程。包括吸引、开发和保持一个高素质的员工队伍，通过高素质的员工实现组织使命和目标。

1. **人员管理意义**　人是最重要的财富和资源，任何组织的发展都离不开对人的管理。人员管理不仅可以发现、选聘、使用和培养最优秀的人才，还可充分调动人的积极性，达到人尽其才、提高工作效率、实现组织目标的目的，同时为组织的发展提供人力资源储备。

2. **人员管理原则**

（1）职务要求明确原则：对设置的职务及相应的职责应有明确要求。

（2）责权利一致原则：为达到工作目标，应使人员的职责、权利和利益（物质和精神上的待遇）相一致。

（3）公平竞争原则：对组织内外人员一视同仁，采取公平竞争，才能得到合适的人选。

（4）用人之长原则：知人善任、用人所长、扬长避短，才能充分发挥人员的才能，取得最佳效果，获得最大效益。

（5）系统管理原则：将人员的选拔、使用、考评和培训作为紧密联系的整体，在使用中加强培训与考评。

二、护理人员编设与排班

1. **人员编设原则**

（1）依法配置原则：以卫生行政主管部门护理人力配置要求为依据，以医院服务任务和目标为基础，配置足够数量的护士以满足患者需求、护士需求和医院发展需要。

（2）基于患者需求动态调配原则：以临床护理服务需求为导向，基于患者需求进行科学、动态、弹性调整。应不断吸引具有新观念、新知识、新技术的护理人员，并在用人的同时加强对护理人员的规范化培训和继续教育，以适应医院发展的需要。

（3）成本效益原则：最终目标是实现效益最大化。管理者结合实际探索人力配置方式，护士能力应对应层级，实现个体与岗位最佳组合，调动工作积极性，高效利用人力资源。

（4）结构合理原则：护理单元群体结构是指科室不同类型护士的配置及其相互关系，群体效率不仅受个体因素影响，还受群体结构影响。应建立优势互补的人力群体，发挥个体和整体价值。

2. **影响编设因素**

（1）工作量和工作质量：工作量主要受床位数、床位使用率、床位周转率等因素影响；不同类型与级别的医院、不同护理方式、不同护理级别患者所要求的护理质量标准不同。

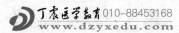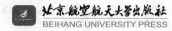

（2）人员素质：人员数量的多少与人员的素质密切相关，使用技术、品德、心理素质较高的护理人员，编设可以少而精，且有利于提高工作质量和效率。

（3）人员比例和管理水平：医院内各类人员的比例、护理系统的管理水平以及与其他部门的相互协调，直接影响护理工作的效果和对护理人员的编设。

（4）工作条件：不同地区、不同自然条件的医院，以及医院的建筑、布局、配备和自动化设备等均是影响人员编设的因素。

（5）政策法规：一些政策法规，如公休日、产假、病事假、教育培训等，可影响人员编设。

（6）社会因素：如医院在社会中的地位、医疗保险制度和护理对象的经济状况、社会背景等。

3. 人员编设计算法

（1）比例配置法：按照医院的不同规模，通过床位与护士数量的比例、护士与患者数量的比例来确定护理人力配置的方法，是目前我国常用的人力配置方法之一。卫生主管部门要求一般普通病房实际护床比不低于 0.4：1，每名护士平均负责的患者不超过 8 个，到 2015 年，全国三级综合医院、部分三级专科医院全院护士总数与实际开放床位比不低于 0.8：1，病区护士总数与实际开放床位比不低于 0.6：1。重症监护病房护患比为（2.5～3）：1，新生儿监护病房护患比为（1.5～1.8）：1，门（急）诊、手术室等部门应当根据门（急）诊量、治疗量、手术量等综合因素合理配置护士。根据各医院规模和所担负的任务，将医院分为三类，病床与工作人员之比为：300 张床位以下的医院，按 1：1.3～1：1.4 计算；300～500 张床位的，按 1：1.4～1：1.5 计算；500 张床位以上的，按 1：1.6～1：1.7 计算。卫生技术人员占医院总编设的 70%～72%，其中护理人员占 50%，医师占 25%，其他卫生技术人员占 25%。

（2）工作量配置法

①工时测量法：是国内医院第一种系统测定护理工作量的方法。首先界定护理工作项目，再通过自我记录法或观察法测算护理工作项目所耗费的时间，应用公式计算护理工作量以及人力配置理论值。公式为护士人数＝（定编床位数 × 床位使用率 × 每位患者平均护理工时数／每名护士每天工作时间）× 机动数。

②患者分类法：是国外常见的人力配置方法。根据患者、病种、病情等建立标准护理时间，测量每类患者所需护理时间，得出总的护理需求和工作量，预测人力需求。

a. 原型分类法：将患者分为需完全照顾、部分照顾、自我照顾三类计算工作量，我国现采取特、一、二、三级护理分类，简便易行但分类过于宽泛，难以反映实际需求。

b. 因素型分类法：选择发生频率高、花费时间长的操作项目，测量所需时数，并分配护士。标准时间确定复杂，且时间随操作水平发生变化，但能考虑患者个体化需求。

c. 原型与因素型混合法：各医院、病房可根据自己的工作特点决定影响工作量因素，计算简便，但护士结构固定，影响灵活性。

4. 护理人员的排班

（1）排班原则

①满足需求原则：以患者需要为中心，确保 24 小时连续护理，保证各班次护理人力在质量和数量上能完成当班的所有护理活动。

②结构合理原则：对各班次护士进行科学合理搭配是有效利用人力资源、保证临床护理质量的关键。

③效率原则：是管理的根本，以工作量为基础，对人力进行弹性调配。

④公平原则：受到公平对待是每一个人的基本需求，也是成功管理的关键。

⑤分层使用原则：高职称护士承担专业技术强、难度大、疑难危重患者的护理，低年资护士承担

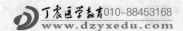 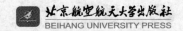

常规和一般患者的护理。

（2）排班类型

①集权式排班：排班者为护理部或科护士长，主要由护理管理者决定排班方案。其优点为管理者掌握全部护理人力，可依各部门工作需要，灵活调配合适人员；缺点是对护理人员的个别需要照顾少，会降低工作满意度。

②分权式排班：排班者为病区护士长。其优点是管理者能根据本部门的人力需求状况进行有效安排，并能照顾护士的个别需要；缺点是无法调派其他病区的人力，且排班花费的时间较多。

③自我排班：由病区护理人员自己排班，可激励护理人员的自主性，提高工作满意度。优点为提高护理人员的积极性；促进团体凝聚力的提高；护士长与护理人员关系融洽；护士长节省排班时间。缺点与分权式排班类似。

（3）影响排班因素

①医院政策：排班与人员编设数量、群体结构组成情况有密切关系，受医院相关政策影响。

②护理人员素质：护理人员的教育层次、工作能力、临床经验等均是排班时需考虑的因素。

③护理分工方式：不同的护理分工方式，人力需求和排班方法也不同。

④部门的特殊需求：监护病房、手术室、急诊等护理单元各有其工作的特殊性，人员需求量和排班方法也与普通病区不同。

⑤工作时段的特点：每天24小时的护理工作量不同，白班工作负荷最重，小夜班、大夜班依次减轻，人员安排也由多到少。每天两班制工作时间长可影响效率等。

⑥排班方法：各医院因机构、政策、人力配备、工作目标和管理方式不同，排班方法也不同。

（4）排班方法

①周排班法：是以周为周期的排班方法，有一定灵活性，但排班法费时费力。

②周期性排班法：又称循环排班法，一般以四周为一个排班周期，依次循环。排班省时省力，适用于病房护士结构合理稳定、患者数量和危重程度变化不大的护理单元。

③自我排班法：护士长先确定排班规则，再由护士自行排班，最后由护士长协调确定。体现了以人为本的思想，适用于整体成熟度较高的护理单元。

④功能制护理排班：根据流水作业方式对护士进行分工，如办公室护士、治疗护士等；再将工作时间分为早班、中班等。分工明确，工作效率高，但不利于护士全面掌握患者的整体情况。

⑤整体护理排班：按整体护理工作模式进行排班，保证护理服务的整体性、全面性和连续性。

⑥弹性排班：在周期性排班基础上，根据患者病情特点、护理等级比例、床位使用率进行各班次人力配置。

⑦小时制排班：是国外较普遍的排班法，护理人力在各班次较为均衡。

⑧APN连续性排班：将一天分为连续不断的3各班次，即早班（A）、中班（P）、晚班（N）。

⑨护士排班决策支持系统：以管理学、运筹学、控制论和行为科学为基础，以计算机技术、模拟技术和信息技术为手段进行排班。

三、护理人员的培训与发展

1. 人员培训

（1）培训类型

①岗前培训：包括新护士导向培训和在职护士走上新岗位前的培训教育活动。

②岗上培训：对从事具体护理岗位的护士开展的各种知识、技能和态度的教育培训活动，提高工

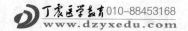
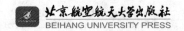

作效率。

③护理管理人员开发：针对护理管理人员和可能成为管理人员的护理骨干，进行管理技能、管理心态和管理知识理念的培训。

（2）培训形式

①脱产培训：是正规培训，根据护理工作的实际需要选派不同层次有培养前途的护理骨干，集中时间离开工作岗位，到专门学校、研究机构进行培训。

②在职培训：一边工作一边接受指导、教育的学习过程，以学习新理论、新知识、新技术和新方法为主的一种终身制培训形式。

③轮转培训：主要针对新护士，岗位轮转可以使护士积累更多临床护理经验，拓宽专业知识和技能。

（3）培训方法

①讲授法：是一种传统教育培训法，有利于受训人员系统地接受新知识，利于教学人员控制学习进度；但受训人员不能自主选择学习内容，反馈效果差。

②演示法：是借助实物和教具的现场示范，使受训者了解某种工作如何完成。感官性强，能激发学习兴趣，加深对学习内容的理解，但适用范围有效，准备工作费时。

③讨论法：是通过受训人员之间的讨论来加深学员对知识的理解，掌握和应用，解决疑难问题的培训方法。受训者之间能取长补短，但结果受讨论题目的选择和受训者自身水平的直接影响。

④远程教育法：是利用电视会议或卫星教室等方式进行的培训方法。有较大的灵活性、自主性和广泛性，可有效利用培训资源，提高培训效率。

⑤其他方法：多媒体教学、影视培训、角色扮演、案例学习、游戏培训、虚拟培训等教学方法近年来发展快、适应范围广。

2．人员继续教育 继续护理学教育是继护士的规范化培训之后，以学习新理论、新知识、新技术和新方法为主的一种终生性护理学教育。

（1）学分授予：继续护理学教育实行学分制，分为Ⅰ类学分和Ⅱ类学分。

①Ⅰ类学分项目：国家卫生部审批认可的国家教育项目；省、市审批认可的继续教育项目；卫生部继续教育委员会专项备案的继续教育项目。

②Ⅱ类学分项目：自学项目；其他形式的继续教育项目。

（2）学分制管理继续护理学教育实行学分制，护理技术人员每年参加继续护理学教育的最低要求为25学分。

3．人才培养 护理人才是指具有系统现代化护理学知识、较强的专业才能和业务优势，并对护理事业作出贡献的护理人员。

（1）护理人才的类型：主要包括护理管理人才、护理教育人才、临床护理专家三种不同类型，分为普通、优秀、杰出三个层次。

（2）护理人才的结构

①个体结构：包括品德结构，即思想品德、伦理道德和心理品质三方面。知识结构，主要为基础知识、专业知识、哲学知识以及各类知识的相互联系；智能结构，智能是智力和能力的总称。智力结构由观察力、记忆力、想象力、思考力、实践能力五大基本要素构成；能力结构由获取知识的能力、表达能力、实际操作能力、组织管理能力、科学研究能力和创新能力等要素组合而成。

②群体结构：是指某系统内构成群体的诸因素及其相互关系。主要有专业结构，指护理系统内护理人员的比例构成和相互关系。能级结构指护理人员中不同学历和能力级别的比例和相互关系，合理的护理人才能级结构应是由高级人才、中级人才和初级人才按适当比例构成，这个比例应是金字塔型；

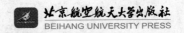

年龄结构指护理系统内不同年龄护理人才的比例构成；智能结构是人才按智能结构分为再现型、发现型和创造型三类，再现型人才善于积累知识，并能有效再现，发现型人才能在前人经验的基础上有所前进、提高，创造型人才善于有重大突破和创新。

第六节　领　导

一、领导工作概述

领导是指管理者通过影响下属实现组织和集体目标的行为过程。领导效能包括时间效能、用人效能、决策办事效能、组织整体贡献效能。

1. 领导的作用

（1）指挥引导作用：组织的有效运行离不开指挥和引导。

（2）沟通协调作用：有效的领导能促进成员间的有效沟通，便于协调组织成员的关系和活动。

（3）激励鼓舞作用：组织成员不仅对组织目标感兴趣，还有各自的目标和需求，通过激励手段尽可能满足成员的需要，激发成员积极性和创造性。

2. 领导的权力

（1）职位权力：包括法定权力、奖罚权力、强制权力、指挥权力、用人权力。

（2）个人权力：包括专家权力、参照权力。

3. 领导的影响力

（1）权力性影响力：其核心是权力的拥有。通过职位因素、传统因素、资历因素产生影响。对下属的影响具有强迫性，不可抗拒性；下属被动地服从，激励作用有限；不稳定，随地位的变化而改变；靠奖惩等附加条件起作用。

（2）非权力性影响力：通过管理者的品格因素、能力因素、知识因素、感情因素产生影响。影响力持久、可起潜移默化的作用，下属信服、尊敬，激励作用大、比较稳定，不随地位而变化、对下属态度和行为的影响起主导作用。

4. 领导工作原理

（1）指明目标原理：让全体成员充分理解组织的目标和任务是领导工作的重要组成部分。

（2）协调目标原理：个人目标与组织目标协调一致，人们行为会趋向统一，从而实现组织目标。

（3）命令一致性原理：领导者在实现目标过程中下达的各种命令越一致，个人在执行命令中发生的矛盾就越小，越易于实现组织目标。

（4）直接管理原理：上下级直接接触越多，掌握的各种情况会越准确，使领导工作更加有效。

（5）沟通联络原理：上下级之间应及时、准确、有效地沟通联络，使整个组织成为真正的整体。

（6）激励原理：上级应能够了解下级的需求和愿望并给予合理满足，以调动下级的积极性。

5. 领导理论及应用

（1）领导方式论

①独裁型领导风格：管理者靠权力和强制命令让人服从。管理者倾向于集权管理、独断专行，权力高度集中，管理重心主要在工作任务和技术方面。

②民主型领导风格：指以理服人，权力定位于群体。管理者倾向于分权管理，工作重心在协调人际关系。该法工作效率最高。

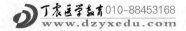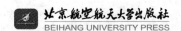

③放任型领导风格：是放任自流的领导行为，权力定位于每个成员。该法工作效率最低。

（2）领导行为四分图理论：随着下属由不成熟走向成熟，领导的行为逐步推移为高任务低关系、高任务高关系、低任务高关系、低任务低关系。

二、授　权

授权是在不影响个人原来工作责任的情形下，将某些特定的任务改派给另一个人，并给予执行过程中所需要的权力，能充分利用人才的知识和技能。

1. 授权原则

（1）明确目标：授权者需要向被授权者阐明需要达到的目标，使被授权者能在清晰的目标指引下开展工作。

（2）合理授权：又称为视能授权，是最根本的准则。根据工作任务的性质、难度、下属能力，选择适当的任务和人进行授权。

（3）以信为重：授权是否有效，很大程度上取决于对下属的信任程度。

（4）量力授权：应当依自己的权力范围和下属的能力而定。

（5）带责授权：管理者授权并非卸责，权力下授，并不能减轻管理者的责任。

（6）授中有控：管理者不是完全授权，授权之后，必须进行控制。

（7）宽容失败：应宽容下属的失败，不过分追究下属的责任，并同下属共同承担责任，分析原因，总结教训。

2. 授权程序　包括分析、确定什么工作需要授权；选择授权对象；明确授权的内容；为被授权者排除工作障碍；形成上下沟通渠道；评价授权效果。

（1）确定授权对象：必须考虑授权对象的能力和意愿，保证授权对象有能力和动力做好所授予的工作。

（2）明确授权内容：明确授予的权力范围，根据任务的性质、环境条件和下级的状况而定。

（3）选择授权方式：包括模糊授权、惰性授权、柔性授权。

三、激　励

激励指利用外部诱因调动人的积极性和创造性，引发人的内在动力，朝向所期望的目标前进的心理过程。激励的核心是满足需要。

1. 激励作用

（1）调动护士的工作积极性：激励的过程直接影响护士的个人利益，能激发护士的内在动力。

（2）有利于发挥人的能动作用：最显著的特点是内在驱动。将人的需要作为基本作用力，可提高护士对工作的认识，激发对工作的热情和兴趣。

（3）有利于增强组织的凝聚力：运用多种激励方法，满足多种心理需求，协调人际关系，促进组织协调统一。

（4）有利于形成良好的竞争氛围：科学的激励机制能够促进良好的竞争氛围，形成良性竞争机制。

2. 激励程序

（1）洞察需要：这是激励机制的源头。只有未满足的需要，才能成为激励的切入点。

（2）明确动机：这是激励机制的前提。动机是指推动人们进行各种活动的愿望和理想，是行为的直接原因。

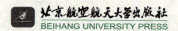

（3）满足需要：这是激励机制的核心。满足人的需要，实际上就是将个人目标和组织目标统一在一起。

（4）激励与反馈、约束相互补充：激励的结果需要在反馈过程中加以明确，从而为领导者的递进式激励提供必要的信息；激励必须与约束相结合，才能有效地发挥其功用。

四、激励理论及应用

1. **需要层次理论**　马斯洛认为，在特定的时刻，人的一切需要如果都未能得到满足，那么满足最主要的需要就比满足其他需要更迫切。只有前面的需要得到充分的满足后，后面的需要才显示出激励作用。马斯洛把人的各种需要归纳为五大基本需要。

（1）生理需要：包括人类最原始的基本需要，如衣、食、住、用、性，即人类繁衍的最基本的物质需要。

（2）安全需要：是指对人身安全、就业保障、工作和生活的环境安全、经济保障等的需求。

（3）**爱与归属的需要**：是指人们希望获得友谊、爱情和归属的需要，希望与他人建立良好的人际关系，希望得到别人的关心和爱护。

（4）尊重需要：即人的自尊、尊重别人和被别人尊重的心理状态。具体地说，这一需要包括自尊心、自信心、威望、荣誉、表扬、地位等。

（5）自我实现的需要：是指促使自己的潜在能力得到最大限度的发挥，使自己的理想、抱负得到实现的需要。马斯洛认为这是人最高层次的需要。

2. **双因素理论**　由赫茨伯格提出。

（1）**保健因素**：又称维持因素，是与工作条件有关的因素，属于外在因素，能使员工不满意或没有不满意。若保健因素处理不好，就会引发员工对工作不满情绪的产生，其本身不会对个体产生激励作用。

（2）**激励因素**：是指与人们的满意情绪有关的因素，是与工作任务有关的因素，属于内在因素，包括工作上的成就感、对未来的良好期望、职务上的责任感、工作表现机会和工作带来的愉悦等。

3. **行为改造理论**

（1）强化理论：强化是一种人为操纵，指伴随于行为之后的、有助于该行为重复出现而进行的奖罚过程。人们为达到某种目的，都会采取一定的行为，这种行为将作用于环境，当行为的结果对他有利时，这种行为就重复出现；当行为的结果对他不利时，这种行为就会减弱或消失。常用强化手段有：正强化（积极强化）、负强化（消极强化）、惩罚、消退等。

（2）归因理论：是对自己或他人的行为原因作出解释和推论的过程。

4. **公平理论**　公平是指人们的贡献多少应与其所得报酬相当。又称为社会比较理论。

5. **期望理论**　期望是指个体对于特定活动可能导致特定结果的信念。期望理论用公式表示为 $M=V \times E$。式中 M 表示激励力，指调动一个人的积极性、激发出人的内部潜力的强度；V 表示效价，指某项活动成果所能满足个人需要的程度；E 表示期望值，指一个人根据经验判断的某项活动导致某一成果的可能性的大小，即数学上的概率，数值在 0～1 之间。

五、激励艺术

激励艺术是领导艺术的重点，是激励的执行者在实施奖励和惩罚的过程中，创造性地运用激励理论和方法，为最优化、最经济、最迅速地实现激励目标，所提供的各种技巧和能力。

1. **了解人的真实需要**　需要是激励的起点，是人们行为产生和提高积极性的原动力。人们的需

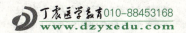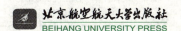

要是多种多样的，在这些需要中总有一种优势需要占主导地位，起支配作用。领导激励的切入点应放在人们的合理需要和优势需要上。

2．把握激励的最佳时机 人的情绪具有积极性和消极性，积极情绪可以使人精神振奋，热爱工作；消极情绪会使人精神萎靡，厌倦工作。这两种情绪都具有情境性、短暂性和时效性，要把握激励的最佳时机，积极引导员工将消极情绪转化为积极情绪。

3．防止激励效应弱化

（1）激励效应弱化的主要表现和原因有：奖惩过滥，弱化了激励的吸引力和威慑力；奖惩不兑现，弱化了人们对激励的信任度和积极性；激励措施不合理，缺乏科学性和可行性；奖惩凭长官意志，缺乏公平性。

（2）在护理管理中常用的特殊激励方法：努力促成人与人之间的相互信任；让下属发现解决问题的方法；通过密切接触激励下属；用欣赏的眼光观察下属的优点；用适当的沟通进行激励；个性化的管理：领导者应随时关注每一员工的思想变化，用不同的方式满足下属合理的优势需求。

第七节　组织沟通

一、组织沟通概述

沟通是指信息在两个或两个以上人群中传递和理解的过程。

1．沟通过程 沟通要素包括信息、信息源、编码、沟通渠道、解码、接受者、反馈。

（1）信息源：指发出信息的人。

（2）编码：发送者将这些信息译成接收者能够理解的一系列符号，如语言、文字、图表、照片、手势等，即信息。

（3）传递信息：通过某种通道（媒介物）将信息传递给接收者。

（4）解码：接收者将通道中加载的信息翻译成他能够理解的形式。解码的过程包括接收、译码和理解三个环节。

（5）反馈：接收者将其理解的信息再返送回发送者，发送者对反馈信息加以核实和做出必要的修正。反馈的过程只是信息沟通的逆过程，也包括了信息沟通过程的几个环节。

2．组织沟通形式

（1）按沟通的组织系统分类

①正式沟通：是指通过组织明文规定的渠道进行的与工作相关的信息传递和交流，与组织的结构息息相关。优点是：效果较好，比较严肃，有较强的约束力，易于保密，可以使信息沟通保持权威性。重要和权威的信息都应当采用这种沟通方式。其缺点是：由于依靠组织系统层层传递，速度较慢，比较刻板，不够灵活。因此，组织为顺利进行工作，必须要依赖非正式沟通以补充正式沟通的不足。包括链式、轮式、Y式、圆周式、全通道式。

②非正式沟通：是以社会关系为基础、在正式沟通渠道之外的信息交流和传递。不受组织的监督，自由选择沟通渠道，如朋友聚会、小道消息等。优点是：沟通方便、内容广泛、方式灵活、速度快，由于在这种沟通中比较容易表露思想、情绪和动机，因而能提供一些正式沟通中难以获得的信息。

（2）按沟通方式分类：分为口头沟通、书面沟通、非语言沟通、电子媒介沟通。

（3）按沟通方向分类：分为上行沟通、下行沟通、平行沟通、斜向沟通。

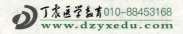
 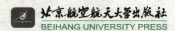

3. 组织沟通作用

（1）促进正确决策：管理者需根据汇总的信息做出决策，良好的沟通能够帮助管理者及时、有效、全面、真实地做出正确决策。成功的沟通是正确决策的前提和基础。

（2）改善人际关系：沟通使个人思想和情感得到表达，能增进彼此了解，减少冲突，建立良好的工作氛围，满足组织成员社会心理需求。

（3）激发工作积极性：管理者通过沟通下达任务、了解下属需求，从而采取有效的策略指导、协调、激励下属。

（4）创新：沟通是组织创新的重要来源。有效沟通能使管理者发现问题并获得宝贵建议，员工的参与是组织创新的巨大动力。在沟通过程中，沟通者相互启发、相互讨论、共同思考，往往能激发出新的创意。

（5）控制：有效控制的前提是信息的获取，信息沟通为控制提供了基本前提和改善控制的途径。

二、沟通障碍

1. **语言因素**　由于年龄、教育程度、文化背景、自然和社会环境的差异，语言表达和含义多样化，信息的传递和理解会存在差异。

2. **信息过滤**　信息发出者为达到某种目的，有意、无意增删、选择或丢弃信息，造成信息歪曲，组织的纵向层次越多，信息可能被过滤越多，信息失真可能性大。

3. **选择性知觉**　信息接受者会根据自己的需要、动机、经验、背景及其他个人因素有选择的接受信息，即人们知觉反应的不是客观事物的全部，仅有被选择的部分。

4. **信息传递不适时**　信息发出者的信息传递过早或过晚，均会影响沟通效果。

5. **沟通渠道因素**

（1）信息发出者选择的沟通媒介不合适。

（2）沟通渠道过长，中间环节多，信息在传递过程中可能减损或改变。

（3）受沟通组织系统的影响，正式沟通信息流传慢但失真可能小，非正式沟通信息开放、程序简便、但信息易失真。

6. **情绪因素**　情绪本身是信息的重要组成部分，信息传递时，情绪会影响信息发出者及接受者对信息内容的编码和解码。

7. **其他因素**　个人因素、环境因素等均可影响信息沟通的准确性。

三、有效沟通

1. 有效沟通的要求

（1）及时：指沟通双方要在尽可能短的时间内进行沟通，并使信息发生效用。在信息传递过程中尽量减少中间环节，用最短的时间传递；接收者接到信息后，应及时反馈，有利于发送者修正信息；双方要及时利用信息，避免信息过期失效。

（2）全面：要求发送者在发出信息时完整全面。

（3）准确：准确的信息，可充分反映发送者的意愿，使接收者正确理解信息。

2. 有效沟通的原则

（1）目的明确并事先计划。

（2）信息明确。

（3）信息传递应及时。

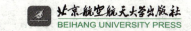

（4）合理使用非正式沟通：管理者可合理利用非正式沟通的正向功能，弥补正式沟通的不足。

（5）组织结构完整性：进行管理沟通时，要注意沟通的完整性。如：上级领导不能越级直接发布命令进行管理，会使中间的管理者处于尴尬境地。

3. 有效沟通的方法

（1）创造良好的沟通环境

①沟通中少用评价、判断性语言，多用描述性语言，既介绍情况，又探询沟通情况。

②沟通表示愿意合作，共同找出问题，一起寻找解决方案，不能企图控制和改造对方。

③坦诚相待，设身处地为对方着想。

④认同对方的问题和处境。

⑤平等待人，谦虚谨慎。

⑥不急于表态和下结论，保持灵活和实事求是的态度，鼓励对方反馈，耐心听取说明和解释。

（2）学会有效聆听

①少讲多听，不要打断对方的讲话。

②交谈轻松、舒适，消除拘谨不安情绪。

③表示有交谈兴趣，不要表现出冷淡或不耐烦。

④尽可能排除外界干扰。

⑤站在对方立场上考虑问题，表现出对对方的同情。

⑥要有耐心，不要经常插话，打断别人的谈话。

⑦要控制情绪，保持冷静。

⑧不要妄加评论和争论。

⑨提出问题，以显示自己充分聆听和求得了解的心境。

（3）强化沟通能力：传达有效信息；上下言行一致；提高组织信任度。

（4）增强语言文字的感染力：管理者应在不断的实践中提高语言及文字表达能力，在沟通过程中应使用通俗易懂的语言，使用接收者最易理解的语言。

（5）韧性沟通：沟通时，往往不能一次沟通就达到目的，需要多次反复地与一个对象进行沟通，即要在沟通中培养韧性。

（6）重视沟通细节处理：沟通细节包括声调、语气、节奏、面部表情、身体姿势和轻微动作等。一方面，管理者应给予对方合适的表情、动作和态度，并与所要传达的信息内容相配合。另一方面，管理者需要给予对方的口头语言和身体语言应灵活机动以满足沟通对象的需要。

4. 有效沟通的策略

（1）使用恰当的沟通方式：面对不同的沟通对象、不同的情形，应该采取不同的沟通方式。

（2）考虑接收者的观点和立场：有效的沟通必须能够感同身受，换位思考，站在接收者的立场，以接收者的观点和视野来考虑问题。

（3）充分利用反馈机制：进行沟通时，要避免没有反馈的状况。

（4）以行动强化语言：语言上说明意图只是沟通的开始，将语言转化为行动，能提高沟通的效果，达到沟通的目的。

（5）避免一味说教：有效沟通是彼此之间的人际交往与心灵交流，与人交往应避免说教方式。

四、沟通在护理管理中的应用

人文关怀是沟通的重要思想基础，是加强与改善人际沟通的桥梁。强调人的价值、人的尊严和人格的完整，特别关心人的精神方面的问题。

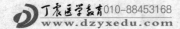 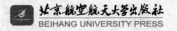

1. 有效实施人文关怀的策略

（1）营造充满人性、人情味的工作氛围，是人文管理的前提。

（2）仪表庄重、举止优雅、面带微笑等良好形象，可增加下属对管理者信任感。

（3）在关注和主动倾听的基础上，尽力理解和接受对方的感受和体验，并做出恰当反应。

（4）注重语言沟通和非语言沟通技巧的应用。

（5）既要以坚持原则为前提，体现制度面前人人平等，又要在特殊情况下采取灵活的方式处理，体现人性化。

（6）既要体现对人格与生活的尊重与体贴，又要体现对工作的严格，注意批评和处罚的艺术。

（7）不断完善知识结构，提高人文素养。

2. 沟通方法与技巧

（1）发布指令：是最重要、最有效的领导方式，带有强制性，有一般或具体、书面或口头、正式或非正式等类型。

①指令发布前的技巧：发布前广泛听取各方面意见；指令应简洁、清晰、明了；确定好发布对象；新指令应考虑是否需要培训等。

②确保指令有效传达的技巧：发布后让下属复述，确保正确理解指令；或在发布时做出示范；把握指令传达的关键环节，检查是否有遗漏和误解。

③下属对指令不同态度的应对技巧：下属认同时，可适当授权，激励工作积极性；不关心时应了解下属利益重心，引导个人利益与组织目标的结合；反对时应积极沟通训导。

（2）组织会议：是进行组织沟通的一种重要方法，进行重大决策时都需要组织会议。

①会议前准备技巧：会前明确会议目的、时间、地点等内容和可能出现的问题；提前通知相关人员做好所需准备；提前准备好会议讨论稿和相关材料；做好必要设备准备。

②组织会议的技巧：创造民主气氛，调动参会者积极性；保持会议连贯性；优先集中解决主要问题；结束时尽量达成结论性意见；会议应做好记录，以便后期查阅。

（3）个别谈话：管理者通过正式或非正式方式同下属或同级交谈，是沟通的一个主要形式。

①个别谈话前准备的技巧：选择适宜环境、合适的谈话方式、适当的谈话时机。

②个别谈话的技巧：积极倾听，激发谈话愿望，抓住主要问题，适时反馈，善于把握沉默，保持良好、冷静的情绪。

（4）护理查房：是临床为提高护理质量及临床教学水平而采取的一种管理沟通方式。

①护理查房前准备技巧：明确查房目的、时间、地点、人员等，选择合适的患者，做好病历、治疗与护理等准备。

②护理查房技巧：查房应以患者为中心，床边查房时间不宜过长，需要回避的内容应选择合适的地点和时间交接，参与人员不宜过多，查房时主讲人引导讨论、调动积极性，应做好记录并保存。

第八节 冲突与协调

一、冲 突

冲突是指组织中的成员因为各种原因出现的意见分歧、争论或对抗，使彼此的关系出现紧张状态。冲突是普遍存在的，可发生在人与人之间，人与群体之间，群体与群体之间。

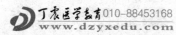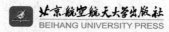

1. 冲突的认识发展

（1）传统观点：传统认为冲突对组织有害无益，会对组织造成不利影响，应尽可能避免。

（2）人际关系观点：认为冲突是所有组织中不可避免的自然现象，不一定会给组织带来不利影响，应接受冲突的存在。

（3）相互作用观点：冲突可成为组织内部工作的积极动力，是推动组织发展必不可少的因素。

2. 冲突分类

（1）根据影响分类

①建设性冲突：是指冲突各方目标一致，实现目标的途径手段不同而产生的冲突。建设性冲突可以充分暴露组织中存在的问题，防止事态的进一步演化。促进不同意见的交流和对自身弱点的检讨，有利于促进良性竞争。

②破坏性冲突：是指由于认识不一致，组织资源和利益分配不均，导致员工之间发生相互抵触、争执甚至攻击等行为，造成组织工作效率下降，最终影响组织发展的冲突。破坏性冲突对组织绩效具有一定的破坏性。

（2）根据层次分类

①个人内心冲突：一般发生于组织中个人面临多种选择难以决策时，个人会茫然犹豫不决。

②人际关系冲突：指组织中两个或两个以上的人感觉到他们的态度、行为或目标的对立而发生的冲突。

③团队间的冲突：是组织内团队之间由于各种原因而发生的对立情形。

④组织层次的冲突：指组织在与其生存环境中的其他组织发生关系时，由于目标、利益不一致而发生冲突。

3. 冲突过程

（1）潜在对立阶段：冲突产生的必要条件和引起冲突的原因已具备，但并不一定导致冲突发生。引起冲突的因素包括沟通因素、结构因素和个人因素。

（2）认知和个人介入阶段：各种潜在冲突条件进一步发展，引发个人情绪反应并被人知觉，使冲突产生。

（3）冲突意向阶段：冲突的行为意向指感知到冲突的一方或者双方将会思考如何应对冲突。处理冲突的意向策略包括竞争、合作、妥协、迁就、回避。

（4）冲突行为阶段：冲突表现为外显的对抗形式，表现为不同的激烈程度。

（5）冲突结果阶段：冲突行为的结果显现出来，结果可能为积极的，也可能为消极的。

4. 处理冲突的方法

（1）结构法

①裁决法：管理者通过发出指示，在职权范围内解决冲突，较简单、省力。

②隔离法：管理人员可直接通过组织设计来减少部门之间的依赖性，将各部门资源和获取途径尽可能分开，使其独立，减少冲突发生。

③缓冲法：可分为以储备作缓冲、以联络员作缓冲和以调节部门作缓冲。

（2）对抗法

①谈判：以积极主动、灵活应变的态度谈判，营造和谐气氛，针对问题而不针对人，寻求双方均满意的解决方法，必要时寻求第三方协调。

②咨询第三方：保证每一方都有解决冲突的动机和积极性，维持双方力量平衡，保持公开沟通。

（3）促进法：建设性冲突能够帮助组织成员扩宽思路、激发创造性，促进建设性冲突是解决冲突的一种有效且实际的方法。

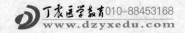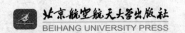

二、协　调

协调是指解决各方面的矛盾，使整个组织和谐一致，使每一个部门、单位和组织成员的工作与组织目标一致。领导协调是指领导者为实现领导目标，采取一定的措施和办法，使其所领导的组织同环境、组织内外成员等协同一致，相互配合，高效率地完成任务的行为过程。

1. 协调的作用

（1）减少内耗、增加效益：有效协调可使组织活动的各种相关因素相互补充、相互配合、相互促进，从而减少人力、物力、财力、时间的浪费，提高组织的整体效率，增加效益。

（2）增强组织凝聚力：领导者有效协调人们心理上、权力上、利益上的各种关系，使组织团结统一，相互支持，齐心协力地实现共同的目标。

（3）调动员工积极性：协调的好坏直接关系到组织目标的实现和整个领导活动的效能，做好协调，能使组织成员团结合作，充分发挥成员聪明才智。

2. 协调的原则

（1）目标导向：组织目标是工作关系协调的方向。

（2）勤于沟通：通过经常性的各种有效的信息传递，使组织成员建立密切关系，有利于解决矛盾，消除误会。

（3）利益一致：利益是工作关系协调的基础。共同的利益能使组织成员结合起来，按照组织的需要行动。协调、平衡好利益关系是协调工作的重要基础。

（4）整体优化：协调可使整个组织系统的运行达到整体优化状态。

（5）原则性与灵活性相结合：灵活性是指在不违背原则的前提下，为了实现组织目标而做出的一些让步、牺牲、妥协、折中与变通等。

3. 协调的基本要求

（1）及时协调与连续协调相结合：管理者要及时发现和解决各种矛盾和问题。协调是一个动态的过程，须注意其连续性。

（2）从根本上解决问题：管理者必须深入问题的内部，找出问题根源。

（3）调动当事者积极性：能否调动起当事者的积极性，是协调成功与否的一个检验标准。

（4）公平合理：公平是减少矛盾和解决矛盾的重要条件，合理是各种要素配置达到科学化、最优化的基本要求。

（5）相互尊重：协调的实质是处理人际关系，处理人际关系需要互相尊重，互相关心。

第九节　控制工作

一、控制工作概述

控制是指按照既定目标和标准，对组织活动进行衡量、监督、检查和评价，发现偏差，采取纠正措施，使工作按原定计划进行，或适当地调整计划，实现组织目标的活动过程。

1. 控制的重要性

（1）对执行计划的保障作用：由于目标实现需要时间，在此时间内，组织内部和周围环境会发生变化，使计划执行出现偏差，建立健全控制系统，可以有效控制执行过程。

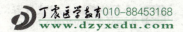
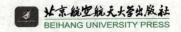

（2）管理职能中的关键作用：控制工作通过纠正偏差的行动，与计划、组织、领导、协调等职能紧密结合在一起，使管理过程形成一个相对封闭的系统。

2. 控制类型

（1）前馈控制：又称预防控制、基础质量控制。是在实际工作开始前，对输入环节所实施的控制。

（2）过程控制：又称同步控制、现场控制或环节质量控制。是在计划执行过程中对过程环节所实施的控制。

（3）反馈控制：又称事后控制、后馈控制。是在行动结束后，对输出环节进行的控制。

3. 有效控制特征

（1）明确的目的性：控制系统均有明确的目的性，是针对具体任务，根据实际情况由控制者与受控对象共同设计出来。目的是使组织实际活动与计划活动相一致，保证完成组织在计划中提出的任务和目标。

（2）信息的准确性：有效的控制系统依赖于准确的数据和可靠的信息，不准确或不可靠的信息则会导致管理者在采取行动时出现偏差。

（3）反馈的及时性：一个有效的控制系统必须能及时提供反馈信息，以迅速引起管理者的注意，防止因未及时解决问题而给组织或个人造成损失。

（4）经济性：控制系统产生的效益应＞成本，不论是经济效益，还是社会效益。

（5）灵活性：控制系统应具有足够的灵活性以适应各种变化，善于利用各种机会，随时间和条件的变化调整控制方式。

（6）适用性：有效控制系统应是合理、适用的。

（7）标准合理性：控制的标准必须是先进、合理且能达到的。

（8）战略高度：管理层应该控制那些对组织行为有战略性影响的因素，包括组织中关键性的活动和问题。控制的重点应放在容易出现偏差的地方或放在偏差造成的危害很大的地方。

（9）强调例外：管理层不可能控制所有的活动，控制手段应顾及例外情况的发生。

（10）多重标准：多重标准能够更准确地衡量实际工作，如危重患者的护理质量不能用单一生活护理标准来衡量，还应包括专科疾病护理等多重标准来衡量。

（11）纠正措施：有效控制系统不仅可以指出一个显著偏差的发生，还可以建议如何纠正这种偏差。

4. 控制原则

（1）与计划一致原则：控制是对实施计划的活动进行衡量、测量和评价，看其是否按计划、标准和方向运行，如果有偏差，及时采取纠偏措施，以保证实际活动与计划活动一致，顺利实现组织目标。

（2）组织机构健全原则：要实现有效的控制，必须有健全的、强有力的组织机构作保证。

（3）控制关键问题原则：有效的控制是对影响计划实施、影响目标实现的关键问题进行控制。

（4）例外情况原则：客观环境一直在发生变化，控制工作应着重与计划实施时的例外情况。

（5）控制趋势原则：控制变化的趋势比改变现状重要，对管理者来说，重要的是现状所预示的趋势，而不是现状本身。

（6）灵活控制原则：是指控制系统本身能适应主客观条件的变化，持续地发挥作用。

（7）经济控制原则：控制活动应以较少的费用支出来获得较多的收益。

二、控制的基本过程和方法

1. 控制的基本过程

（1）建立控制标准：包括确立控制对象、选择控制关键点、确定控制标准。

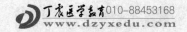
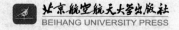

（2）衡量偏差信息：包括确定适宜的衡量方式、建立有效的信息反馈系统、检验标准的客观性和有效性。

（3）评价并纠正偏差：包括评价偏差及其严重程度、找出偏差产生的主要原因、明确纠偏措施的实施对象、选择适当的纠偏措施。

2. 控制的基本方法

（1）目标控制：是管理活动中最基本的控制方法之一，将总目标分解成不同层次的分目标，形成一个目标体系。

（2）质量控制：质量是产品、过程或服务满足规定要求的优劣程度，质量标准是对产品、过程或服务质量特性的规定要求，是检查和衡量质量的依据。

（3）人事管理控制：核心是对组织内部人力资源的管理，可分为人事比率控制和人事管理控制。

（4）组织文化与团体控制：组织文化是一个组织在长期发展过程中所形成的价值观、群体意识、道德规范、行为准则、特色、管理风格以及传统习惯的总和。

（5）预算控制：是一种控制技术，是组织中使用最为广泛和有效的控制手段。

（6）审计控制：是对组织中的经营活动和财务记录的准确性和有效性进行检查、检测和审核的方法。包括外部审计和内部审计。

3. 实施控制应注意的问题

（1）建立完整的护理质量：控制系统医疗服务质量就是医疗服务在恢复患者身心健康、令患者满意方面达到的程度。护理服务是医疗服务的重要组成部分，应以生理 - 心理 - 社会医学模式为基础，建立以患者为中心的整体护理质量控制系统。

（2）强调综合、系统地控制，实行全程质量控制：护理质量控制涉及的范围较为广泛，应对影响质量的多方面因素进行综合、系统的控制，对有关质量的相互联系，又相互区别的诸要素进行全面质量控制。同时护理质量是在护理人员操作中形成的，应按照形成规律进行管理。在重视终末质量的同时，也应贯彻预防为主，加强基础质量和环节质量的控制。

（3）质量控制应标准化、数据化：没有数量就没有准确的质量概念。质量控制应注意标准化和数据化，把每个工作环节的质量要求及其检查评定制成量化或定性标准，形成标准化体系管理。

（4）控制方法应具有科学性、实用性：质量控制的方法必须有科学性、实用性。科学性即控制方法要从护理实际出发，符合护理工作规律，反映本质；实用性即指方法要可行，能见实际效果，要避免繁琐，力求简化。

第十节　护理质量管理

一、质量管理概述

1. 质量管理的概念

（1）质量：一方面指度量物体惯性大小的物理质量或物体中所含物质的量，一方面指产品或服务的优劣程度。包括规定质量、要求质量和魅力质量。

（2）质量管理：是组织为使产品、过程或服务满足质量要求，达到患者满意而展开的策划、组织、实施、控制、检查、审核及改进等有关活动的总和，是全面质量管理的中心环节。核心是制定、实施和实现质量方针与目标；主要形式是质量策划、质量控制、质量保证和质量改进。

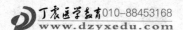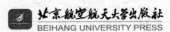

（3）质量体系：指为保证产品、过程或服务质量满足规定的要求，由组织机构、职责、程序、活动、能力和资源等构成的有机整体。分为质量管理体系和质量保证体系。

（4）质量控制：是对影响服务质量的各环节、各因素制定相应的监控计划和程序，对发现的问题和不合格情况进行及时处理，并采取有效纠正措施的过程。

（5）质量改进：是为了向本组织及其患者提供增值效益，在组织范围内采取措施提高质量效果和效率的活动过程。

2. 全面质量管理

（1）全面质量管理（TQM）：指组织应以患者全面满意为核心，体现在产品整个生命周期中所有用户满意、组织本身满意。涉及组织运行的全部过程，组织全体员工都应具有质量的责任。

①全员参加：要求医院全体员工参与质量管理工作。

②患者至上：全体员工树立患者至上的思想，努力发现患者需要什么，并努力满足患者需要。

③树立标杆：找出其他医院更优秀的方面，加以学习改进。

④不断改进：要求组织所有方面都不断地实施小的、逐步改进的措施。

（2）持续质量改进（CQI）：是全面质量管理的重要组成部分，本质是持续地、渐进地改革。

①强调患者的需要，应以诚信来长期维系医患关系。

②强调全员参与，帮助职工掌握各项技能。

③强调工作指标是动态的、持续性提高的。

④强调质量是制造出来的，不能依赖质检提高质量。

⑤强调对员工尊重、引导、激励、授权。

⑥强调 CQI 是对质量持续、渐进的提高和改进的过程。

二、护理质量标准

1. 质量标注的概念

（1）标准：为在一定范围内获得最佳秩序，对活动或其结果规定共同的、重复及适用的规则、导则或特性的文件。

（2）标准化：为在一定范围内获得最佳秩序，对实际的或潜在的问题制定共同和重复使用规则的活动，包括制定、发布、实施和改进标准的过程。护理质量管理标准化的表现形式有统一化、规格化、系列化、规范化。规格化是物质性质量标准的主要形式，其实质是将物质技术质量定型化和定量化。

（3）护理质量标准：是根据护理工作内容、特点、流程、管理要求、护理人员及服务对象特点、需求而制订的护理人员应遵守的准则、规定、程序和方法。是护理管理的重要依据，是指导护士工作的指南。

2. 护理质量标准分类

（1）要素质量标准：是指提供护理工作的基础条件质量，是构成护理服务的基本要素。既可包括护理技术操作的要素质量标准，也可包括护理管理的要素质量标准。如原卫生部三级综合院院评审标准中对临床护理质量管理与改进的具体要求是：根据分级护理的原则和要求建立分级护理制度质址控制流程，落实岗位责任制，明确临床护理内涵及工作规范；有护理质量评价标准和考核指标，建立质量可追溯机制等。

（2）环节质量标准：是指各种要素通过组织管理形成的工作能力、服务项目、工作程序和工序质量。主要指护理工作活动过程质量。如执行医嘱、观察病情、护理文件书写、技术操作、心理护理、

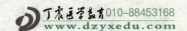 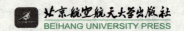

健康教育等。在临床护理工作中，入出院流程、检查流程、手术患者交接、诊断与治疗的衔接，甚至是某项具体的护理技术操作，都涉及过程质量标准的建立。

（3）终末质量标准：是指患者所得到的护理效果的质量。如技术操作合格率、皮肤压疮发生率、差错发生率、出院满意度等。例如住院患者是以重返率（再住院与再手术）、死亡率（住院死亡与术后死亡）、安全指标（并发症与患者安全）三个结果质量为重点。

3. 制定标准的原则

（1）客观性原则：在制定标准时要通过数据表达，将定性标准尽量转化为可计量的指标。

（2）科学性原则：护理对象是人，制定标准应以科学证据为准绳，在循证的基础上按照质量标准形成的规律结合护理工作特点制定标准。

（3）可行性原则：制定标准时应从临床护理实践出发，考虑医院护理质量水平，制定值应基于事实又略高于事实，即标准应是经过努力才能达到的。

（4）严肃性和相对稳定性原则：标准一经审定，必须严肃认真执行，保持各项标准的相对稳定性，不可朝令夕改。

4. 制定标准的过程

（1）调查研究，收集资料：调查内容包括国内外有关护理质量标准资料、相关科研成果、实践经验、技术数据的统计资料及有关方面的意见和要求等。调查方法应实行收集资料与现场考察相结合，典型调查与普查相结合，本单位与外单位相结合。

（2）拟定标准，进行验证：在调查研究基础上，对资料深入分析、总结，初步形成护理质量管理标准，并讨论验证其科学性和可行性。

（3）审定、公布、实行：根据不同质量标准类别，对拟定标准报告相关卫生行政主管部门或医院进行审批，公布后在一定范围内实行。

（4）标准的修订：随着实践进展，标准应适应新形势要求做出修订或废止，以保证护理质量的不断提升。

三、护理质量管理模式

1. PDCA 循环管理　又称戴明环，包含计划（plan）、实施（do）、检查（check）、处理（action）。是全面质量管理中反映质量管理客观规律和运用反馈原理的系统工程方法。

（1）PDCA 的步骤

①计划：分析质量现状及产生质量问题的原因或影响因素，制订相应的改进计划，并预测实际效果。解决问题的措施应具体而明确，回答 5W1H 内容，即原因（why）、事件（what）、地点（where）、时间（when）、人员(who)、方法（how）等六个方面。

②实施：根据预定的质量计划、目标、措施及分工要求，进行具体运作，实现计划中的内容。

③检查：总结执行计划的结果，将实际效果与预计目标进行对比分析，找到计划实施中的问题并加以改进。

④处理：对总结检查的结果进行处理，对成功的经验加以肯定，并进一步标准化；对于失败的教训总结分析，防止不良结果再次发生。没有解决的质量问题或新发现的问题，转入下一个 PDCA 循环中去解决。

（2）PDCA 的特点

①完整性、统一性、连续性：4 个阶段相互联系、缺一不可。如计划不周，实施会有困难。如有实施无检查，结果不能评价，不了了之。

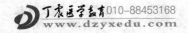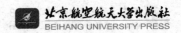

②大环套小环，小环保大环，相互联系，相互促进：整个医院质量管理体系是一个大的 PDCA 循环，各科室、病区、护理单元的质量体系是小循环。整个医院的质量管理取决于各部门、各环节的工作质量，各部门、各环节的工作必须围绕医院的方针目标。

③不断循环，不断提高：4 个阶段不是运行一次就结束，一个循环完了，解决一些问题，未解决的问题进入下一个循环，使护理管理质量呈螺旋式的逐步提高。

2. **QUACERS 模式**　the quality assurance, cost effectiveness, risk management and staff needs，即质量保证、成本效益、危机管理和员工需要模式。重视做好患者照顾的质量保证；有效掌握医疗护理照顾的成本效益；做好患者和工作人员的安全措施；满足工作人员的需求。

3. **ISO9001 质量管理体系**　属于标准化管理。

4. **全面质量管理**　预防医疗事故最有效的是全面质量管理。通过质量教育环节，各级护理管理者和护士已经认真学习并充分了解质量标准的内容，掌握质量标准的要求，应实施全面护理质量管理，促使大家自觉执行标准，保证质量标准的落实，建立监督检查机制，随时纠正偏差，对于质量管理的方法和技术难题、临床突发事件等，开展质量管理的指导工作。

四、护理质量控制内容

1. **基础护理管理**　是对基础护理工作质量进行监督、检查、协调和控制的方法。是医院等级评审的内容之一，是衡量医院管理和护理质量的重要标志之一。

（1）基础护理管理的内容

①一般护理技术管理：包括患者出入院处置、床单位的准备、清洁与卫生护理、生命体征测量、各种注射穿刺技术、无菌技术、给药法、护理文件书写等管理。

②常用抢救技术：主要包括给氧、吸痰、洗胃、止血包扎法、骨折固定、心电监护、胸外按压、人工呼吸机的使用等管理。

（2）基础护理管理的主要措施

①加强教育，提高认识：加强对护理人员的教育，不断提高对基础护理技术重要性的认识。

②规范基础护理工作：制定基础护理操作规程。制定原则：根据每项技术操作的目的、要求、性质和应取得的效果制定；技术操作必须符合人体生理解剖特点，避免增加患者痛苦；严格遵守无菌原则；有利于患者安全；节省人力、物力、时间，符合科学性原则；文字应简单明了，便于护士掌握并在临床上推广。

③加强培训、考核：通过训练和考核使护士熟练掌握每项技术的操作规程，实现操作规范化，提高效率和质量。

④加强检查、监督：建立健全质量监控制度，并组织落实。发现问题及时纠正，提高基础护理效果。

2. **专科护理管理**　是指临床各专科特有的基础护理知识和技术。

（1）专科护理特点

①专业性强：专科护理技术使用范围窄、专业性强，往往仅限于本专科或只限于某一种疾病。

②操作复杂：专科护理多配有仪器设备，技术复杂、操作难度大、要求高，护理人员应掌握专科基础知识、技术、仪器的基本原理和操作程序。

③高新技术：现大量高新技术被用于临床诊断、治疗和护理，要求护理人员不断学习和掌握新的专科知识。

（2）专科护理内容

①疾病护理：包括各种专科疾病护理，如心肌梗死、脑血管病、糖尿病等，以及各种手术患者

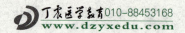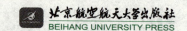

的护理技术。

②专科一般诊疗技术：包括各种功能试验、专项治疗护理技术，如机械通气患者气道护理技术、泪道冲洗技术等。

（3）专科护理管理措施

①疾病护理管理：专科疾病护理技术常规是实施专科疾病护理的依据，也是专科疾病护理技术管理的基础工作。制定原则为：既具有科学性，又能反映当代临床护理的先进技术；既要切合实际，实用可行，又能满足技术发展的要求，具有一定的适应性；应以患者为中心。

②专科诊疗技术管理：重点抓好技术培训和技术规程建设。

a. 专科护理技术培训：是专科护理管理的重点。护理部应切合实际制定专科护理技术培训计划，并保证计划的落实，提高专科护理技术水平。

b. 制定各项专科诊疗技术规程：专科护理技术的专业性强，护理技术规程可由各科室根据专科特点，组织技术骨干制定。

3. **新业务、新技术管理**

（1）新业务、新技术的论证：对拟引进和开展的新业务、新技术，开展前应进行查新和系统的论证，详细了解原理、使用范围、效果等，以保证其先进性。

（2）建立审批制度：护理新业务、新技术的开展必须建立一整套严格的审批制度，以利于培训学习和推广应用。

（3）选择应用对象：选择应用的对象应具备开展新业务、新技术的基本条件。

（4）建立资料档案：开展新业务、新技术的资料应及时进行整理并分类存档。

（5）总结经验不断改进：在开展新业务、新技术的过程中，要不断总结经验，反复实践，在实践中创新。

4. **护理信息管理**

（1）信息：广义的信息泛指客观世界中反映事物特征及变化的语音、文字、符号等，用于通信等形式表示的知识或消息。狭义信息指经过加工、整理后，对接受者有某种使用价值的数据、信息、情报的总称

（2）护理信息管理的内容

①护理信息的收集：是护理信息管理的基础。收集可以从院内采集，如护理工作的各种报表，其他辅助科室的统计数字等；也可从院外收集，如国内各种护理学情报杂志、各种学术交流会议等。

②护理信息的处理：在收集护理信息的基础上，通过对信息的处理来实现对信息的管理。通过对原始信息进行加工、整理、分析等，做到去粗取精、去伪存真，从而有利于信息的传递、储存和利用。

（3）护理信息管理的措施

①护理部应组织学习护理信息管理的有关知识和制度，加强对护理信息管理重要性的认识，自觉地参与护理信息管理。

②护理部应健全垂直护理信息管理体系，做到分级管理，实行护士 - 护士长 - 科护士长 - 护理部主任负责制。

③加强护理人员的专业知识、新业务、新技术的学习，提高护理人员对信息的收集、分析、判断和紧急处理的能力。

④各级护理管理人员应及时传递、反馈信息，经常检查和督促信息管理工作。

5. 预防护理缺陷的管理

（1）护理缺陷的概念：是指在护理工作中，由于各种原因导致的一切不符合护理质量标准的现象

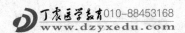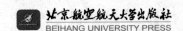

和结果，使患者产生不满意，或给患者造成危害。

①患者不满意：是指患者感到服务结果小于期望的恰当服务且超出容忍范围所形成的一种心理状态。

②医疗纠纷：是指患者或其家属对医疗护理服务的过程、内容、结果或收费等不满，或者对同一医疗事件的原因、后果、处理方式或其轻重程度产生分歧发生争执。

③医疗事故：是指医疗机构及其医务人员在医疗活动中，违反医疗卫生管理法律、行政法规、部门规章和诊疗护理规范、常规，过失造成患者人身损害的事故。根据对患者人身造成的损害程度，医疗事故分为4级。

一级医疗事故：造成患者死亡、重度残疾的。

二级医疗事故：造成患者中度残疾、器官组织损伤导致严重功能障碍的。

三级医疗事故：造成患者轻度残疾、器官组织损伤导致一般功能障碍的。

四级医疗事故：造成患者明显人身损害的其他后果的。

（2）护理缺陷的原因

①护理服务的基础条件：医院基本设施不完善、病室布局不合理、护理工作量大、医疗护理配合不协调等是发生护理质量缺陷的客观原因。

②护理人员的责任心及技术：护士的责任心不强，有章不循，服务态度生硬是发生护理质量缺陷的主观原因。如没有严格执行操作规程，执行医嘱不正确，观察病情不及时，对患者表现冷漠等。护士医学理论知识不扎实，临床技术不够熟练，如在抢救患者时，由于护理操作技术不熟练，耽误了抢救时间。

③护理人员的质量意识及质量管理：护士的质量意识不强，对护理质量管理的内涵理解不够全面。如护士只注重于完成护理工作量，而忽略护理工作的质量。

④护士和患者的沟通：患者及其家属对护理服务的期望值过高，而临床客观条件难以满足，护患关系缺乏沟通理解，容易导致不满情绪，甚至发生医疗纠纷。

⑤护士和患者的法律意识：随着网络信息发展，患者的医学健康知识增加，维权意识增强，医患和护患之间关系紧张，医疗纠纷增多。而部分护士法律意识淡薄，不注重用法律保护自己。

（3）护理缺陷的预防与处理

①加强护理人员的工作责任心和法律意识：加强护理人员的工作责任心是防止护理质量缺陷的根本。护理管理人员应当经常加强责任心教育、职业道德教育及法制教育，组织学习相关的法律、法规，维护患者和自身的合法权益。

②遵守护理技术操作规程：护理规范是规范护理行为的准则，是确保护理质量和护理安全的重要措施。护理管理人员应加强护士的护理操作培训，加强专科护理和危重患者护理的实际操作能力，实施继续教育和学分登记制度，要求护士执行各项操作时严格按照规程，不可随意简化操作程序。

③改善医疗条件和环境：改善病室布局，调整与创造病区合适的工作环境，建立医院绿色通道，避免干扰因素。加强医疗与护理的配合和协调，加强科室间的交流与合作。对容易造成损伤的护理措施应当在患者的床头挂警示标志。医疗设备、电线、插座等应定期检查，及时报损并维修。

④重视质量意识及质量管理：强化护士的质量意识，是提高护理质量的关键。充分地调动护士质量管理的主观能动性，使护士自觉地将质量意识贯彻到护理工作中。对护理人员进行相关培训，重视全面的质量管理，降低护理质量缺陷。

⑤加强护患沟通：理解、尊重患者，加强与患者之间的沟通，适当运用沟通技巧，建立信任的护患关系，维护患者的合法权利等是减少护理质量缺陷的基础。

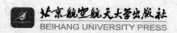

五、护理质量评价

1. 护理质量评价内容

（1）护理人员的质量评价

①基本素质：从政治素质、业务素质、职业素质三个方面综合评定基本素质；从平时医德表现及业务行为看政治素质及职业素质；从技术考核成绩、理论测试等项目来考核业务素质。

②行为过程：考核护士在护理全过程的各个环节是否体现以患者为中心的思想，是否贯彻患者至上的服务宗旨。

③行为结果：结果质量是对护理服务结果的评价。护理人员的质量评价结果多为定性资料。

④综合评价：将多方面的标准综合评价，凡与护理人员工作结果有关的活动都可结合在内。

（2）临床护理活动的质量评价

①基础质量：即要素质量评价，包括组织机构、设施、仪器设备以及护理人员素质等。质量控制组织结构：可根据医院规模，设置二至三级质量管理组织，并能定期进行质量控制活动；护理单元设施按综合医院评审标准评价；器械设备齐全、性能完好，急救物品完好率应达100%；护理人员数量、质量、资格应符合医院分级管理要求；各护理单元环境是否安全、清洁、整齐；各种规章制度制定及执行情况。

②环节质量评价

a. 评价主要内容：心理护理及健康教育数量及质量；执行医嘱准确率、临时医嘱执行是否及时；观察病情及治疗反应，是否动态地修改护理计划，表格记录情况；是否以患者为中心，开展主动护理。

b. 常用评价指标：护理技术操作合格率；基础护理合格率；特护、一级护理合格率；各种护理表格书写合格率；一人一针执行率；常规器械消毒灭菌合格率。

③护理结果评价：是评价护理活动的最终效果，指每个患者或成批患者最后的护理结果质量评价。

2. 护理质量评价方法

（1）以要素质量为导向的评价：是以构成护理服务要素质量基本内容的各个方面为导向所进行的评价。包括与护理活动相关的组织结构、物质设施、资源和仪器设备及护士素质等。评价方法有现场检查、考核、问卷调查、查阅资料等。

（2）以过程质量为导向的评价：以护理流程的设计、实施和改进为导向对护理质量进行评价。评价方法为现场检查、考核和资料分析。

（3）以结果质量为导向的评价：从患者角度进行最终护理效果评价。评价方法为现场检查、考核、问卷调查和资料分析，或通过医院信息系统、新媒体方式获取相关数据。

3. 质量评价统计方法

（1）调查表法：是用于系统收集、整理分析数据的统计表。

（2）排列图法：又称主次因素分析法、帕洛特图法，是找出影响产品质量主要因素的一种简单而有效的图表方法。

（3）因果图法：是分析和表示某一结果与其原因之间的一种工具。

（4）直方图：又称频数直方图，是用来整理数据，将质量管理中收集的一大部分数据，按一定要求进行处理，逐一构成一个直方图，然后排列找出质量变化规律，是预测质量好坏的一种常用统计方法。

（5）控制图：又称管理图，是带有控制界限的图表，如下图。用于区分是偶然因素还是系统因素引起的质量波动。

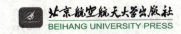

参考文献

［1］中华人民共和国卫生行业标准 WS/T3 11-2009 医院隔离技术规范．2009.

［2］全国护士执业资格考试用书编写专家委员会．2016 全国护士执业资格考试指导．北京：人民卫生出版社，2016.

［3］李小寒，尚少梅．基础护理学．5 版．北京：人民卫生出版社，2012.

［4］李玲，蒙雅萍．护理学基础．3 版．北京：人民卫生出版社，2015.

［5］周春美，张连辉．基础护理学．3 版．北京：人民卫生出版社，2014.

［6］毕默佳．留置导尿患者集尿袋更换时间的 Meta 分析．解放军护理杂志，2012, 29: 15-18.

［7］中华医学会心血管病学分会，中华心血管病杂志编辑委员会．中国心力衰竭诊断与治疗指南 2014．中华心血管病杂志，2014, 42: 98-118.

［8］中国生物医学工程学会心律分会，中华医学会心血管病学分会，胺碘酮抗心律失常治疗应用指南工作组．胺碘酮抗心律失常治疗应用指南（2008）．中国心脏起搏与心电生理杂志，2008, 22: 377-385.

［9］中国高血压防治指南修订委员会．中国高血压防治指南 2010．中华高血压杂志．2011, 19: 701-743.

［10］高血压联盟（中国），国家心血管病中心，中华医学会心血管病学分会，中国医师协会高血压专业委员会．中国高血压患者教育指南．中国医学前沿杂志（电子版），2014, 6: 78-110.

［11］中华医学会心血管病学分会，中华心血管病杂志编辑委员会．急性 ST 段抬高型心肌梗死诊断和治疗指南．中华心血管病杂志，2010, 38: 675-690.

［12］葛均波，徐永健．内科学．8 版．北京：人民卫生出版社，2013.

［13］王辰，王建安．内科学．3 版．北京：人民卫生出版社，2015.

［14］尤黎明，吴瑛．内科护理学．5 版．北京：人民卫生出版社，2012.

［15］李丹，冯丽华．内科护理学．3 版．北京：人民卫生出版社，2014.

［16］林梅英，朱启华．内科护理．3 版．北京：人民卫生出版社，2015.

［17］高洪泉．正常人体结构．3 版．北京：人民卫生出版社，2015.

［18］丁文龙，王海杰．系统解剖学．3 版．北京：人民卫生出版社，2015.

［19］杨宝峰．药理学．8 版．北京：人民卫生出版社，2013.

［20］杨宝峰，陈建国．药理学．3 版．北京：人民卫生出版社，2015.

［21］陈新谦，金有豫，汤光．新编药物学．17 版．北京：人民卫生出版社，2011.

［22］广州医学院第一附属医院急诊科编译．2010 年美国心脏病协会心肺复苏和心血管急救指南．2010.

［23］王惠珍．急危重症护理学．3 版．北京：人民卫生出版社，2015.

［24］李和，李继承．组织学与胚胎学．3 版．北京：人民卫生出版社，2015.

［25］朱大年，王庭槐．生理学．8 版．北京：人民卫生出版社，2013.

［26］白波．正常人体功能．3 版．北京：人民卫生出版社，2014.

［27］王卫平．儿科学．8 版．北京：人民卫生出版社，2013.

［28］桂永浩，薛辛东．儿科学．3 版．北京：人民卫生出版社，2015.

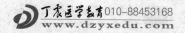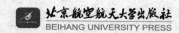

[29] 江载芳,申昆玲,沈颖.诸福棠实用儿科学.8版.北京:人民卫生出版社,2014.

[30] 崔焱.儿科护理学.5版.北京:人民卫生出版社,2012.

[31] 高凤,张宝琴.儿科护理.3版.北京:人民卫生出版社,2015.

[32] 张玉兰.儿科护理学.3版.北京:人民卫生出版社,2014.

[33] 吴孟超,吴在德,吴肇汉.外科学.8版.北京:人民卫生出版社,2013.

[34] 赵玉沛,陈孝平.外科学.3版.北京:人民卫生出版社,2015.

[35] 李勇,俞宝明.外科护理.3版.北京:人民卫生出版社,2015.

[36] 李乐之,乐潜.外科护理学.5版.北京:人民卫生出版社,2012.

[37] 熊云新,叶国英.外科护理学.3版.北京:人民卫生出版社,2014.

[38] 万学红,卢雪峰.诊断学.8版.北京:人民卫生出版社,2013.

[39] 万学红,陈红.临床诊断学.3版.北京:人民卫生出版社,2015.

[40] 刘成玉.健康评估.3版.北京:人民卫生出版社,2014.

[41] 中华医学会消化病学分会胃肠动力学组,中华医学会外科学分会结直肠肛门外科学组.中国慢性便秘诊治指南.胃肠病学,2013(10):605-612.

[42] 中华医学会外科学分会胰腺外科学组.急性胰腺炎诊治指南(2014).中国实用外科杂志,2015,35(1):4-7.

[43] 中华医学会呼吸病学分会慢性阻塞性肺疾病学组.慢性阻塞性肺疾病诊治指南(2013年修订版).中国医学前沿杂志(电子版)2014,6(2):67-80.

[44] 中华医学会感染病学分会艾滋病学组.艾滋病诊疗指南.中华传染病杂志,2006,24(2):133-144.

[45] 李兰娟,任红.传染病学.8版.北京:人民卫生出版社,2013.

[46] 李兰娟,王宇明.感染病学.3版.北京:人民卫生出版社,2015.

[47] 谢幸,苟文丽.妇产科学.8版.北京:人民卫生出版社,2013.

[48] 沈铿,马丁.妇产科学.3版.北京:人民卫生出版社,2015.

[49] 刘文娜,闫瑞霞.妇产科护理.3版.北京:人民卫生出版社,2015.

[50] 夏海鸥.妇产科护理学.3版.北京:人民卫生出版社,2014.

[51] 郑修霞.妇产科护理学.5版.北京:人民卫生出版社,2012.

[52] 李凌开,陆琳.精神病学.3版.北京:人民卫生出版社,2015.

[53] 郝伟,于欣.精神病学.7版.北京:人民卫生出版社,2013.

[54] 雷慧.精神科护理学.3版.北京:人民卫生出版社,2014.

[55] 杨拔贤,李文志.麻醉学.3版.北京:人民卫生出版社,2013.

[56] 敖小凤,高志红.甲状腺癌流行现状研究进展.中华慢性病预防与控制,2008,10(2):217-219.

[57] 张兵,李超,孙荣昊.甲状腺癌病因分析及诊治现状.中华临床医师杂志(电子版),2013,7(12):5456-5458.

[58] 中华医学会内分泌学分会《中国甲状腺疾病诊治指南》编写组.中国甲状腺疾病诊治指南——甲状腺功能亢进症.中华内科杂志,2007,46(10):876-882.

[59] 中华医学会内分泌学分会《中国甲状腺疾病诊治指南》编写组.甲状腺疾病诊治指南——甲状腺功能减退症.中华内科杂志,2007,46(11):967-971.

[60] 中华医学会糖尿病学分会.中国2型糖尿病防治指南.中国糖尿病杂志,2014,22(8):2-42.

[61] 中华医学会糖尿病学分会.中国糖尿病药物注射技术指南2011版(节选).柳州医学,2012,25(3):207-209.

[62] 中华医学会风湿病学分会.原发性痛风诊断和治疗指南.柳州医学,2012,25(3):184-188.

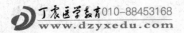
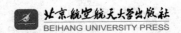

［63］贾建平，陈生弟.神经病学.7版.北京：人民卫生出版社，2013.

［64］吴江，贾建平.神经病学.3版.北京：人民卫生出版社，2015.

［65］刘革新.中医护理学.2版.北京：人民卫生出版社，2010.

［66］高鹏翔.中医学.8版.北京：人民卫生出版社，2013.

［67］温茂兴.中医护理学.3版.北京：人民卫生出版社，2014.

［68］汪建荣.卫生法.4版.北京：人民卫生出版社，2013.

［69］李继平.护理管理学.2版.北京：人民卫生出版社，2010.

［70］中华人民共和国国务院令（第517号）护士条例，2008.

［71］中华人民共和国传染病防治法，2004.

［72］中华人民共和国国务院令（第351号）医疗事故处理条例，2002.

［73］中华人民共和国侵权责任法，2010.

［74］中华人民共和国献血法，1998.

［75］中华人民共和国国务院令（第434号）疫苗流通和预防接种管理条例，2005.

［76］中华人民共和国国务院令（第457号）艾滋病防治条例，2006.

［77］中华人民共和国国务院令（第491号）人体器官移植条例，2007.

［78］李晓松.护理学导论.3版.北京：人民卫生出版社，2014.

［79］张志钢，刘冬梅.人际沟通.3版.北京：人民卫生出版社，2015.

［80］冷晓红.人际沟通.北京：人民卫生出版社，2010.

［81］耿洁.护理礼仪.2版.北京：人民卫生出版社，2010.

［82］李小寒，尚少梅.基础护理学.6版.北京：人民卫生出版社，2017.

［83］尤黎明，吴瑛.内科护理学.6版.北京：人民卫生出版社，2017.

［84］李乐之，路潜.外科护理学.6版.北京：人民卫生出版社，2017.

［85］安力彬，陆虹.妇产科护理学.6版.北京：人民卫生出版社，2017.

［86］崔焱，仰曙芬.儿科护理学.6版.北京：人民卫生出版社，2017.

［87］张波，桂莉.急危重症护理学.4版.北京：人民卫生出版社，2017.

［88］李小妹，马先琼.护理学导论.4版.北京：人民卫生出版社，2017.

［89］周芸.临床营养学.4版.北京：人民卫生出版社，2017.

［90］王卫平，孙锟，常立文.儿科学.9版.北京：人民卫生出版社，2018.

［91］谢幸，孔北华，段涛.妇产科学.9版.北京：人民卫生出版社，2018.

［92］陈灏珠，钟南山，陆再英.内科学.9版.北京：人民卫生出版社，2018.

［93］杨宝峰，陈建国.药理学.9版.北京：人民卫生出版社，2018.

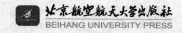

丁震医学教育® 护理考试丛书
www.dzyxedu.com

丁震内科护理学（中级）主管护师急救包®

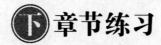

下 章节练习

DINGZHEN NEIKE HULIXUE（ZHONGJI）
ZHUGUAN HUSHIJIJIUBAO ZHANGJIE LIANXI

丁 震 编著

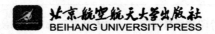
北京航空航天大学出版社
BEIHANG UNIVERSITY PRESS

图书在版编目（CIP）数据

丁震内科护理学（中级）主管护师急救包/丁震编

著 . 一 北京：北京航空航天大学出版社，2019.8

ISBN 978-7-5124-3082-2

Ⅰ. ①丁… Ⅱ. ①丁… Ⅲ. ①内科学 - 护理学 - 资格

考试 - 自学参考资料 Ⅳ . ① R473.5

中国版本图书馆 CIP 数据核字 (2019) 第 186841 号

丁震内科护理学（中级）主管护师急救包

丁 震 编 著

责任编辑：张林平 马 娜

*

北京航空航天大学出版社出版发行

北京市海淀区学院路 37 号（邮编 100191） http://www.buaapress.com.cn

发行部电话：（010）82317024 传真：（010）82328026

读者信箱：yxbook@buaacm.com.cn 邮购电话：（010）82316936

北京宏伟双华印刷有限公司印装 各地书店经销

*

开本：787×1092 1/16 印张：43.5 字数：1114 千字

2019 年 9 月第 1 版 2019 年 9 月第 1 次印刷

ISBN 978-7-5124-3082-2 定价：198.00 元

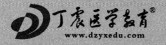

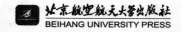

答案与解析

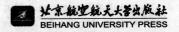

第一章　内科护理学

第一节　呼吸系统疾病

1. 正常成人的潮气量为
   A. 200～300ml
   B. 400～600ml
   C. 700～800ml
   D. 900～1000ml
   E. 1100～1200ml

2. 肺炎克雷伯杆菌肺炎痰液的性质为
   A. 铁锈色痰
   B. 红色胶冻状黏痰
   C. 大量恶臭味脓痰
   D. 棕黄性脓性痰
   E. 白色泡沫痰

3. 肺结核患者小量咯血是指24小时咯血量少于
   A. 100ml
   B. 150ml
   C. 200ml
   D. 250ml
   E. 300ml

4. 胸部叩击排痰正确的方法是
   A. 自上而下，由内向外
   B. 直接叩击病变部位的皮肤
   C. 叩击者手指伸平，以手腕力量叩击
   D. 每一肺叶叩击5分钟以上
   E. 每一肺叶叩击频率120～180次/分

5. 咯血患者护理的关键措施是
   A. 鼻导管吸氧
   B. 保持呼吸道通畅
   C. 镇静
   D. 准备好急救药品和器械
   E. 做镇静、止咳等对症处理

6. 急性上呼吸道感染最常见的病原体为
   A. 病毒
   B. 细菌
   C. 支原体
   D. 真菌
   E. 螺旋体

7. 急性上呼吸道感染最常见的病原菌是
   A. 肺炎支原体
   B. 肺炎衣原体
   C. 溶血性链球菌
   D. 流感嗜血杆菌
   E. 金黄色葡萄球菌

8. 患者，男，28岁。平素体健，现因受凉后出现咳嗽，发热及咳少量黏痰，对其护理措施<u>不包括</u>
   A. 应适当休息，多饮水
   B. 咽痛可用淡盐水漱口
   C. 有痰时可吸痰
   D. 发热者可服用退热药
   E. 合理应用祛痰药

9. 关于急性上呼吸道感染的描述，<u>错误</u>的是
   A. 成人普通感冒多由细菌感染引起
   B. 普通感冒主要表现为咽干、喉痒、打喷嚏、流鼻涕、鼻塞，一般肺部无干、湿性啰音
   C. 急性细菌性扁桃体炎患者可有高热、咽部明显充血，扁桃体肿大、充血、表面常有黄色点状渗出物
   D. 感冒患者如出现耳痛、耳鸣、听力减退、外耳道流脓等常提示并发中耳炎
   E. 受凉、过度疲劳是急性上呼吸道感染的诱因

10. 急性上呼吸道感染最常见的致病菌是
    A. 病毒

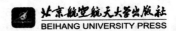
丁震医学教育 010-88453168
www.dzyxedu.com
北京航空航天大学出版社
BEIHANG UNIVERSITY PRESS

B. 细菌

C. 衣原体

D. 真菌

E. 支原体

11. 查血见白细胞核左移应考虑的是

A. 病情好转

B. 病已痊愈

C. 转向白血病

D. 缺氧严重

E. 感染严重

12. 复查血象见白细胞核左移，应考虑是

A. 正常表现

B. 病已痊愈

C. 急性粒细胞白血病

D. 缺氧严重

E. 炎症严重

13. 慢性支气管炎病情加剧的重要因素是

A. 大气污染

B. 粉尘刺激

C. 吸烟

D. 反复感染

E. 过敏

14. 患慢性支气管炎，病情加重的重要原因是

A. 吸烟

B. 感染

C. 过敏

D. 理化因素

E. 环境因素

15. 慢性阻塞性肺气肿最常见的病因是

A. 支气管哮喘

B. 慢性支气管炎

C. 支气管扩张症

D. 肺纤维化

E. 肺尘埃沉着症

16. 慢性支气管炎发生的病因<u>不包括</u>

A. 天气寒冷

B. 吸烟

C. 感染

D. 大气污染

E. 高热量饮食

17. 患者，男，60岁。吸烟40年，胃大部切除术后2天，出现痰多，无力咳出，烦躁不安，呼吸急促。查体：体温38.5℃，脉搏96次/分，呼吸26次/分，右下肺叩诊实音，呼吸音消失，应首先考虑

A. 支气管炎

B. 肺不张

C. 胸腔积液

D. 气胸

E. 脓胸

18. 对慢性支气管炎诊断最重要的依据是

A. 支气管镜检查

B. 痰培养

C. 肺部 CT

D. 临床症状

E. X 线检查

19. 稀释痰液，促进痰液排出的快速、有效方法是

A. 药物超声雾化吸入

B. 痰黏稠可使用祛痰药

C. 使用有效的抗生素

D. 限制水分摄入，以免痰液生成过多

E. 翻身、拍背或导管插入吸痰

20. 慢性支气管炎急性发作患者最首要的治疗是

A. 镇咳

B. 祛痰

C. 平喘

D. 抗感染

E. 抗过敏

21. 患者，男，60岁。慢性阻塞性肺气肿10年。近2天来因受凉而致发热，咳嗽剧烈，痰黄脓色且不易咳出，伴气促，听诊两肺底有散在湿啰音。对该患者的首要治疗措施是

A. 止咳

B. 平喘

C. 祛痰

D. 控制感染

E. 氧气吸入

22. 除对原发病进行综合治疗外，治疗肺气肿、改善肺功能的重要措施是

A. 休息、保暖、多饮水

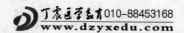
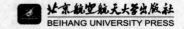

B. 控制感染

C. 合理饮食

D. 祛痰、止咳、平喘

E. 适当的长期氧疗

23. 慢性阻塞性肺疾病呼吸功能锻炼正确的方式是

A. 胸式呼吸

B. 平静呼吸

C. 腹式呼吸

D. 用力呼气

E. 快速呼吸

24. 支气管哮喘反复发作的因素是

A. 缺氧

B. 感染

C. 免疫缺陷

D. 精神紧张

E. 气道变应性炎症

25. 支气管哮喘最主要的激发因素是

A. 过敏原

B. 气候变化

C. 感染

D. 食物

E. 剧烈运动

26. 支气管哮喘的发病机制是

A. 基因突变

B. 气道变态反应

C. 呼吸道感染

D. 肺淤血

E. 肺动脉栓塞

27. 患者，男，32 岁。春游回家后出现胸闷、气促，诊断为支气管哮喘，其发病的原因最可能的是

A. 感染

B. 剧烈运动

C. 精神因素

D. 气候变化

E. 过敏原吸入

28. 一位患者患有吸气性呼吸困难，推断其可能患有的疾病是

A. 上呼吸道病变

B. 小气道梗阻

C. 肺组织病变

D. 肺气肿

E. 胸膜病变

29. 符合过敏性疾病血常规改变的是

A. 嗜碱性粒细胞升高

B. 嗜酸性粒细胞升高

C. 红细胞增高

D. 巨噬细胞增高

E. 白细胞增高

30. 中性粒细胞增多见于

A. 阿米巴痢疾

B. 急性白血病

C. 支气管哮喘

D. 活动性肺结核

E. 军团菌肺炎

31. 支气管炎、阻塞性肺气肿的病因不包括

A. 吸烟

B. 感染

C. 大气污染

D. 精神因素

E. 遗传因素

32. 关于阻塞性肺气肿的病因及发病机制，不正确的是

A. 由慢支演变

B. 慢性感染

C. 大气污染

D. 长期吸烟

E. 抗胰蛋白酶增多

33. 关于阻塞性肺气肿的病因及发病机制，不正确的是

A. 由慢性支气管炎演变

B. 抗胰蛋白酶增多

C. 弹性蛋白酶增多

D. 长期吸入职业性粉尘

E. 弹性蛋白酶抑制因子缺乏

34. 慢性阻塞性肺气肿的主要病因是

A. 慢性支气管炎

B. 急性支气管炎

C. 慢性肺心病

D. 支气管扩张

E. 肺脓肿

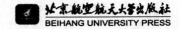

35. 可以有效诊断阻塞性肺气肿的是
    A. 残气容积增加降低
    B. 肺活量低于正常
    C. 残气量占肺总量百分比增加
    D. 潮气量高于正常
    E. PaO_2 下降

36. 慢性阻塞性肺气肿的肺功能检查结果是
    A. 潮气量增加
    B. 肺活量增加
    C. 肺总量减少
    D. 残气量增加
    E. 第 1 秒用力呼气量增加

37. X 线胸片可出现双肺透明度增加的疾病是
    A. 肺气肿
    B. 肺水肿
    C. 肺脓肿
    D. 肺结核
    E. 肺癌

38. 慢性肺源性心脏病最主要的发病原因是
    A. 支气管哮喘
    B. 支气管扩张症
    C. 肺结核
    D. 慢性阻塞性肺疾病
    E. 慢性弥漫性肺间质纤维化

39. 慢性肺心病发病的关键环节是
    A. 气管阻塞
    B. 肺泡膨大
    C. 右室肥大
    D. 肺动脉高压
    E. 右房肥大

40. 肺源性心脏病肺动脉高压形成的主要因素是
    A. 肺小动脉闭塞
    B. 肺泡内压力增加，压迫肺泡壁毛细血管
    C. 长期缺氧、酸中毒致肺小动脉痉挛
    D. 血容量增加，血液黏稠度增高
    E. 毛细血管床减少

41. 慢性肺源性心脏病发病机制为
    A. 右心前负荷加重
    B. 右心后负荷加重
    C. 血液黏稠度增加
    D. 左心后负荷加重

E. 全心负荷加重

42. 慢性肺源性心脏病的发病机制是
    A. 右心室前负荷加重
    B. 右心室后负荷加重
    C. 左心室前负荷加重
    D. 左心室后负荷加重
    E. 两心室前负荷加重

43. 慢性肺源性心脏病形成最关键的病理基础是
    A. 气道不畅
    B. 肺组织弹性下降
    C. 右心室肥大
    D. 肺动脉高压
    E. 右心房肥大

44. 肺源性心脏病肺动脉高压形成的最主要因素是
    A. 继发性红细胞增多
    B. 血液黏稠度增加
    C. 血容量增加
    D. 肺部毛细血管微小栓子形成
    E. 缺氧及二氧化碳潴留引起肺小血管收缩痉挛

45. 诊断肺源性心脏病呼吸衰竭最确切的根据是
    A. 白细胞计数及中性粒细胞在感染时增多
    B. 红细胞计数和血红蛋白含量可增多
    C. 二氧化碳结合力明显升高
    D. $PaCO_2$ 50mmHg，$PaO_2 < 60mmHg$
    E. 肺通气功能明显减退

46. 早期诊断慢性肺心病的辅助检查是
    A. 血常规
    B. 血气分析
    C. 心电图
    D. 胸部 X 线检查
    E. 肺功能测定

47. 慢性肺心病急性加重期治疗措施不包括
    A. 控制肺部感染
    B. 纠正心力衰竭
    C. 保持呼吸道通畅
    D. 迅速利尿，减少血容量，减轻心脏前负荷
    E. 纠正缺氧和二氧化碳潴留及电解质紊乱

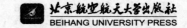

48. 肺性脑病<u>不可</u>给予高浓度吸氧的原因主要是
    A. 缺氧程度轻
    B. 可引起氧中毒
    C. 抑制呼吸
    D. 抑制 CO_2 排出
    E. 诱发代谢性酸中毒

49. 患者，女，63 岁。因上呼吸道感染，慢性肺源性心脏病入院。入院时存在缺氧伴二氧化碳潴留。<u>不恰当</u>的治疗措施是
    A. 控制钠盐的摄入
    B. 控制呼吸道感染
    C. 出现烦躁时给予镇静药
    D. 持续低浓度低流量吸氧
    E. 高热量、高蛋白、高纤维饮食

50. 慢性肺源性心脏病肺心功能失代偿期的护理措施最首要的是
    A. 预防上呼吸道感染
    B. 注意神志变化，警惕肺性脑病的发生
    C. 低盐饮食，避免含糖高的饮食
    D. 纠正缺氧和二氧化碳潴留
    E. 增加体育锻炼和呼吸肌锻炼

51. 支气管扩张症最常见的病因是
    A. 大叶性肺炎
    B. 儿童时期的麻疹、百日咳
    C. 肺脓肿
    D. 急性支气管炎
    E. 哮喘持续发作

52. 支气管扩张的病因<u>不包括</u>
    A. 慢性支气管炎
    B. 肺炎
    C. 肺结核
    D. α_1- 抗胰蛋白酶增多
    E. 麻疹

53. 某患者 5 年内常于同一肺段反复发生肺炎伴咯血，最可能是
    A. 肺结核
    B. 肺癌（早期）
    C. 支气管扩张症
    D. 气管炎
    E. 慢性支气管炎

54. 支气管扩张症患者最典型的体征为

A. 消瘦
B. 杵状指（趾）
C. 贫血
D. 桶状胸
E. 病变部位持续湿啰音

55. 患者，女，30 岁。患支气管扩张症多年，反复咯血。就诊时发生大咯血，在观察中突然发现咯血中止，患者表情恐怖，张口瞪目，两手乱抓，应考虑
    A. 窒息
    B. 肺梗死
    C. 呼吸衰竭
    D. 心力衰竭
    E. 肺梗死

56. 确诊支气管扩张症最主要的检查手段是
    A. 胸部 X 线
    B. 胸部 CT
    C. 纤维支气管镜
    D. 胸部磁共振
    E. 支气管造影

57. 患者，女，38 岁。咳嗽、咳痰 5 年余。近 1 个月来咳嗽、咳痰加重，伴有多次咯血，咳嗽在晨起或夜间卧床时加重，痰量多时可达 400ml，静置后可分为 4 层。该患者典型的 X 线表现为
    A. 两肺透亮度增加
    B. 肺纹理增多、紊乱
    C. 边界毛糙的结节状阴影
    D. 肺段或肺叶淡薄、均匀阴影
    E. 不规则蜂窝状透亮阴影或沿支气管的卷发状阴影

58. 患者，女，40 岁。咳嗽 10 余年，经常于感冒后加重，咳大量脓痰，3 天前突然咯血 150ml，查体：心肺无明显阳性体征，X 线胸片示双肺下野肺纹理增多。最可能的诊断是
    A. 慢性支气管炎
    B. 慢性肺脓肿
    C. 支气管肺癌
    D. 支气管内膜结核
    E. 支气管扩张症

59. 预防支气管扩张症继发感染的关键措施是
    A. 选择广谱抗生素

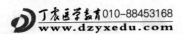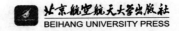

B. 口服祛痰药

C. 使用支气管扩张药

D. 加强呼吸道痰液引流

E. 注射疫苗

60. 支气管扩张症反复咯血的主要原因是

A. 支气管过度扩张

B. 呼吸道感染

C. 凝血功能受损

D. 肺动脉压力过高

E. 肺静脉压力过高

61. 与肺炎链球菌肺炎发病有关的因素<u>不包括</u>

A. 受凉、淋雨

B. 过度劳累

C. 酒醉

D. 精神紧张

E. 昏迷或施行大手术

62. 关于肺炎链球菌肺炎的病因和发病机制叙述，<u>错误</u>的是

A. 致病菌为肺炎球菌

B. 致病菌在健康人鼻咽部可寄殖

C. 受凉、淋雨、过劳等因素易致肺部感染

D. 炎症消散后肺组织结构可不留瘢痕

E. 肺炎球菌可产生细菌毒素

63. 肺炎链球菌肺炎炎症消散后的病理变化是

A. 常导致肺气肿

B. 肺组织无损伤

C. 常遗留纤维瘢痕

D. 常有肺组织坏死和溃疡

E. 肺组织不完全恢复正常

64. 对肺炎链球菌肺炎的诊断最有意义的检查是

A. 白细胞总数、中性粒细胞均增高

B. 痰培养肺炎球菌阳性

C. 出现咳嗽及血痰

D. X线片见大片状密度均匀阴影，呈肺叶或肺段分布

E. 高热

65. 最常见的导致医院获得性肺炎的病原体是

A. 流感嗜血杆菌

B. 铜绿假单胞菌

C. 衣原体

D. 冠状病毒

E. 肺炎链球菌

66. 患者，男，23 岁。淋雨后出现寒战、高热、咳嗽，咳铁锈色痰，入院后测体温 39.8℃，血常规示白细胞 $16×10^9$/L，中性粒细胞 0.85，X 线示肺叶出现淡薄、均匀阴影，经诊断为大叶性肺炎。导致大叶性肺炎最常见的病原体是

A. 肺炎链球菌

B. 支原体

C. 流感嗜血杆菌

D. 冠状病毒

E. 肺炎杆菌

67. 肺炎患儿发生严重腹胀、肠鸣音消失是因为

A. 低钾血症

B. 低钠血症

C. 坏死性小肠炎

D. 消化功能紊乱

E. 中毒性肠麻痹

68. 支气管肺炎患者，做 X 线检查时，可发现其典型 X 线征象是

A. 多发球形致密阴影

B. 粟粒状阴影

C. 点片状阴影

D. 肺纹理增强

E. 纤维条索状阴影

69. 血常规检查发现粒细胞核左移，提示患者

A. 过敏性休克

B. 感染严重

C. 贫血

D. 营养不良

E. 碱中毒

70. 血常规显示成熟白细胞增多，可能的疾病是

A. 细菌性肺炎

B. 特发性紫癜

C. 急性白血病

D. 缺铁性贫血

E. 伤寒

71. 成熟白细胞增多见于

A. 细菌性肺炎

B. 阿米巴痢疾

C. 急性白血病

D. 出血

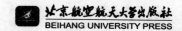

E. 伤寒

72. 肺炎患者减轻胸痛的最常用体位是
    A. 坐位
    B. 仰卧位
    C. 俯卧位
    D. 患侧卧位
    E. 健侧卧位

73. 决定肺结核发生与转归的因素<u>不包括</u>
    A. 入侵的结核菌数量
    B. 入侵的结核菌毒力
    C. 感染部位
    D. 变态反应的能力
    E. 免疫状态

74. 人体感染结核菌后是否发病<u>不取决于</u>
    A. 入侵细菌的数量
    B. 入侵细菌的毒力
    C. 机体的免疫力
    D. 机体的过敏反应
    E. 人的年龄

75. 人体感染结核菌后发病原因<u>不包括</u>
    A. 细菌的数量
    B. 细菌的毒力
    C. 患者的免疫力
    D. 患者的精神状态
    E. 细菌介导的变态反应

76. 结核病最主要的传播途径是
    A. 飞沫
    B. 尘埃
    C. 食物和水
    D. 皮肤接触
    E. 毛巾或餐具

77. 肺结核的主要感染途径是
    A. 血液
    B. 消化道
    C. 呼吸道
    D. 泌尿道
    E. 生殖道

78. 成人结核最常见的类型是
    A. 原发型肺结核
    B. 血行播散型肺结核

C. 继发型肺结核
D. 结核性胸膜炎
E. 肺外结核

79. 干酪性肺炎和结核球属于
    A. 原发性肺结核
    B. 血行播散型肺结核
    C. 浸润型肺结核
    D. 慢性纤维空洞型肺结核
    E. 结核性胸膜炎

80. 成人最常见的肺结核类型是
    A. 原发型肺结核
    B. 浸润型肺结核
    C. 血行播散型肺结核
    D. 结核性胸膜炎
    E. 慢性纤维空洞型肺结核

81. 小儿时期结核病最常见的类型是
    A. 原发型肺结核
    B. 结核性腹膜炎
    C. 支气管淋巴结结核
    D. 急性粟粒性肺结核
    E. 结核性腹膜炎

82. 最为常见的继发型肺结核类型是
    A. 胸内淋巴结核
    B. 血行播散型肺结核
    C. 浸润性肺结核
    D. 慢性纤维空洞性肺结核
    E. 结核性胸膜炎

83. 肺结核大咯血最危急的并发症是
    A. 窒息
    B. 肺不张
    C. 出血性休克
    D. 肺部感染
    E. 广泛结核菌播散

84. 为患者行结核菌素试验，72 小时后观察注射局部发红、硬结，平均直径 21mm，并出现水疱、坏死。护士判断其结果为
    A. 阴性
    B. 弱阳性
    C. 中阳性
    D. 强阳性
    E. 极强阳性

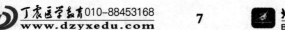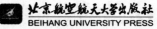

85. 肺结核最直接有效的诊断方法是
    A. 纤维支气管镜检查
    B. 磁共振检查
    C. 结核菌素试验
    D. 胸部 X 线检查
    E. 痰结核菌检查

86. 诊断肺结核的方法中，最可靠的是
    A. 胃液分析
    B. 胸部 X 线片
    C. 结核菌素试验
    D. 红细胞沉降率检查
    E. 痰结核杆菌检查

87. 判断肺结核传染性最主要的依据是
    A. 血沉增快
    B. 反复痰中带血
    C. 胸部 X 线有空洞
    D. 结核菌素试验阳性
    E. 痰结核菌检查阳性

88. 最简便易行杀灭结核菌的方法是
    A. 煮沸
    B. 乙醇消毒
    C. 阳光曝晒
    D. 来苏消毒
    E. 焚烧带菌痰纸

89. 肺结核患者应采取的护理措施<u>不包括</u>
    A. 绝对卧床休息
    B. 高热量、高蛋白、高维生素的食物
    C. 观察病情变化及药物不良反应
    D. 做好隔离消毒工作和对症护理
    E. 加强心理护理，进行保健指导

90. 肺结核患者应采取的护理措施是
    A. 绝对卧床休息
    B. 健侧卧位
    C. 症状消失后即可停药
    D. 做好隔离消毒工作和对症护理
    E. 饮食以肉食为主，增加抵抗力

91. 吸入性肺脓肿的致病菌多属于
    A. 厌氧菌
    B. 支原体
    C. 肺炎球菌
    D. 链球菌

    E. 金黄色葡萄球菌

92. 肺脓肿最多见的致病菌是
    A. 厌氧菌
    B. 支原体
    C. 肺炎球菌
    D. 链球菌
    E. 金黄色葡萄球菌

93. 肺结核可咯出
    A. 白色泡沫状痰
    B. 大量脓痰
    C. 胶冻样痰
    D. 粉红色泡沫痰
    E. 血痰

94. 肺脓肿患者，住院治疗 4 个月余仍有反复咯血，其最佳治疗方案是
    A. 祛痰及体位引流
    B. 痰培养选用敏感抗生素
    C. 超声雾化吸入药物
    D. 气管滴入药物
    E. 肺叶切除

95. 急性肺脓肿最常见使用甲硝唑进行治疗，主要是针对
    A. 厌氧菌
    B. 耐青霉素金黄色葡萄球菌
    C. 大肠埃希菌
    D. 铜绿假单胞菌
    E. 霉菌

96. 与肺癌的发生关系最密切的是
    A. 职业性致病因素
    B. 长期吸烟
    C. 空气污染
    D. 电离辐射
    E. 饮食与营养

97. 与肺癌发病关系最密切的因素是
    A. 大气污染
    B. 长期吸烟
    C. 特异性感染
    D. 慢性肺部疾病
    E. 生活不规律

98. 肺癌的组织起源于

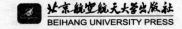

A. 肺毛细血管

B. 肺小动脉

C. 肺小静脉

D. 支气管黏膜上皮

E. 支气管软骨

99. 恶性度最高的肺癌是

A. 鳞癌

B. 小细胞癌

C. 大细胞癌

D. 腺癌

E. 腺鳞癌

100. 与吸烟关系最密切的原发支气管肺癌组织学类型是

A. 腺癌

B. 鳞癌

C. 小细胞癌

D. 大细胞癌

E. 上皮细胞癌

101. 患者持续痰中带血最可能的疾病是

A. 血源性肺脓肿

B. 肺炎链球菌肺炎

C. 慢性支气管炎

D. 原发性支气管肺癌

E. 慢性阻塞性肺气肿

102. 诊断肺癌最常用方法是

A. 胸部 X 线检查

B. 胸部 CT

C. 痰脱落细胞检查

D. 纤支镜检查

E. 癌胚抗原检查

103. 最简单又常用的早期诊断肺癌的检查方法是

A. 胸水检查

B. 痰查癌细胞

C. X 线胸片检查

D. 支气管镜检查

E. 肺活组织检查

104. 发现肺癌最常用和首选的方法是

A. 痰脱落细胞检查

B. 胸部 X 线检查

C. 纤维支气管镜检查

D. 放射性核素扫描

E. 癌胚抗原检测

105. 鳞状上皮细胞型肺癌首选的治疗手段是

A. 手术治疗

B. 放射治疗

C. 化学药物治疗

D. 中医中药治疗

E. 免疫学治疗

106. 引起慢性呼吸衰竭最常见的诱因是

A. 气道阻塞性病变

B. 肺组织病变

C. 胸壁病变

D. 心包病变

E. 肺血管病变

107. Ⅱ型呼吸衰竭最常见的诱因是

A. 过度劳累

B. 精神紧张

C. 呼吸道感染

D. 营养不良

E. 消化道出血

108. 导致呼吸衰竭的最常见诱因

A. 脑外伤

B. 输液过快

C. 肺部感染

D. 甲状腺功能亢进症

E. 应用麻醉药

109. 关于自发性气胸的临床表现不包括

A. 胸痛

B. 气促

C. 患侧胸廓饱满

D. 患侧叩诊浊音

E. 患侧呼吸音消失

110. 患者，男，67 岁。患慢性支气管炎和肺气肿 10 年，1 天前于剧烈咳嗽后突感右侧胸痛，呼气困难加重，不能平卧而就诊，其最可能的原因是

A. 自发性气胸

B. 心肌梗死

C. 肺栓塞

D. 急性左心衰竭

E. 肺部感染导致呼吸衰竭

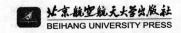

111. 自发性气胸典型的临床表现**不包括**
    A. 胸痛
    B. 干咳
    C. 呼吸困难
    D. 气促
    E. 意识不清

112. 患者，男，71岁。患慢性阻塞性肺气肿15年，高血压病史10年，血压控制良好。1天前于剧烈咳嗽后突感右侧胸痛，呼气困难加重，不能平卧就诊。查体：右侧胸廓饱满，叩诊呈鼓音，呼吸音减弱。其出现呼吸困难最可能的原因是
    A. 自发性气胸
    B. 心肌梗死
    C. 肺栓塞
    D. 急性左心衰竭
    E. 肺部感染导致呼吸衰竭

113. 一位慢性阻塞性肺气肿的患者，突感呼吸困难伴胸痛，最佳的检查方法是
    A. X线胸片
    B. 痰细胞学检查
    C. 肺功能检查
    D. 纤维支气管镜检查
    E. 血气分析

114. 诊断自发性气胸最有意义的检查是
    A. 胸部X线
    B. 胸部CT
    C. 支气管造影
    D. 纤维支气管镜
    E. 超声检查

115. 患者一阵剧烈咳嗽后突然出现右侧胸痛，呼吸困难，查体右侧上胸部叩诊鼓音，呼吸音减弱。为进一步确诊。首选的检查方法是
    A. 心电图
    B. 胸部X线检查
    C. 胸部A型超声
    D. 胸部CT
    E. 胸腔诊断性穿刺

116. 患者，男，72岁。慢性支气管炎并发肺气肿15年，于一阵剧咳后突感上胸剧烈刺痛，出现明显的呼吸困难，不能平卧，听诊左肺呼吸音明显减弱，为明确诊断需做的检查是

    A. 心电图
    B. 心肌酶
    C. 胸部X线拍片
    D. 超声心动图
    E. CT检查

117. 慢性支气管炎并发肺气肿患者，于一阵剧咳后突感左上胸剧烈刺痛，出现明显的呼吸困难，不能平卧，听诊左肺呼吸音明显减弱，为明确诊断应做的检查是
    A. 心电图
    B. 心肌酶
    C. 胸片
    D. 超声心动图
    E. Holter

118. 患者，女，51岁。胸闷、气急2周，X线胸片示右侧大量胸腔积液，胸穿抽出血性胸腔积液800ml，进一步证实病因，最佳的检查方法是
    A. 胸部CT
    B. 胸部X线检查
    C. 胸腔积液常规检查
    D. 胸腔积液脱落细胞检查
    E. 肺功能检查

119. 关于胸腔闭式引流的护理措施**不妥**的是
    A. 引流瓶位置必须低于胸腔
    B. 插管、引流排气和伤口处理时注意无菌操作
    C. 根据病情定期挤压引流管
    D. 引流瓶内注入适量乙醇
    E. 记录引流液外观和数量，及时更换引流瓶

120. 呼吸衰竭患者最早、最突出的表现是
    A. 视物模糊
    B. 呼吸困难
    C. 皮肤湿冷
    D. 血压升高
    E. 肝肾功能损害

121. 判断机体低氧血症最敏感的指标是
    A. 发绀
    B. PaO_2（动脉血氧分压）
    C. SaO_2（动脉血氧饱和度）
    D. 动脉血氧含量

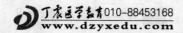
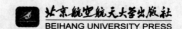

E. 弥散功能测定

122. 应给予低流量持续吸氧的疾病是
    A. 风心病二尖瓣狭窄合并急性肺水肿
    B. 自发性气胸
    C. 休克型肺炎
    D. 急性上呼吸道感染
    E. 慢性支气管炎肺气肿并发呼吸衰竭

123. 呼吸衰竭的主要治疗目标是
    A. 保持呼吸道通畅，改善通气
    B. 纠正酸碱失衡
    C. 纠正缺氧和 CO_2 潴留
    D. 纠正电解质紊乱
    E. 控制感染

124. 呼吸衰竭的治疗原则应除外
    A. 保持呼吸道通畅
    B. 持续氧气吸入
    C. 记录 24 小时出入量
    D. 改善肺通气及肺循环
    E. 保持水电解质及酸碱平衡

125. 纠正慢性呼吸衰竭患者缺氧和二氧化碳潴留，最重要的措施为
    A. 氧气疗法
    B. 保持呼吸道通畅
    C. 增加通气量
    D. 纠正酸碱平衡失调
    E. 提高呼吸系统兴奋性

126. 纠正缺氧和二氧化碳潴留的先决条件是
    A. 氧疗
    B. 呼吸道通畅
    C. 增加通气量
    D. 控制感染
    E. 脱水治疗

127. 患者，男，67 岁。慢性咳嗽、咳痰 20 余年。进行性气急加重 5 年。1 周前因感冒后病情恶化入院。血气分析：pH7.30，$PaCO_2$65mmHg，$PaO_2$48mmHg。当即给予低流量（浓度）持续氧疗。对该患者强调低流量（浓度）氧疗是为了避免
    A. 氧中毒
    B. 肺不张
    C. CO_2 潴留加重
    D. 氧气浪费

E. 肺气肿

（128 - 130 题共用题干）

患者，女，53 岁。因股骨颈骨折入院，2 周后出现体温 38.2℃，听诊肺部出现啰音。

128. 问题 1：临床诊断正确的是
    A. 脑膜炎
    B. 肺结核
    C. 下呼吸道感染
    D. 支气管扩张症
    E. 支气管哮喘

129. 问题 2：与该诊断常见因素无关的是
    A. 免疫功能受损
    B. 空调系统污染
    C. 雾化器带菌
    D. 不洁食物
    E. 口腔菌误吸

130. 问题 3：预防措施不当的是
    A. 加强营养
    B. 促进排痰
    C. 保持室内空气新鲜
    D. 认真洗手
    E. 应用抗菌药物预防

（131 - 132 题共用题干）

患者，男，68 岁。有吸烟史 30 余年，出现慢性咳嗽、咳痰已 20 多年，近 5 年来明显加剧，已常年不断，伴有喘息和呼吸困难，且以冬春季更甚；3 天前因受凉感冒而致发热、剧咳、咳大量黄脓痰、气急、发绀，今晨起出现神志模糊，躁动不安，送医院急诊并急测血气，结果为动脉 $PaO_2$52mmHg，$PaCO_2$ 分压 60mmHg。

131. 问题 1：此患者目前最确切的医疗诊断是
    A. 慢性支气管炎
    B. 慢支肺气肿合并呼吸衰竭
    C. 肺炎
    D. 上呼吸道感染
    E. 支气管哮喘

132. 问题 2：患者应采取的体位为
    A. 半坐卧位
    B. 头低脚高位
    C. 平卧位

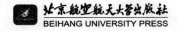

丁震医学教育 010-88453168
www.dzyxedu.com

D. 俯卧位

E. 仰卧位

（133－134题共用题干）

患者，男，75岁。诊断为慢性阻塞性肺气肿10年，入院时咳嗽咳痰，伴喘息，呼吸困难，体温38.5℃，脉搏100次/分，呼吸26次/分。血气分析提示 PaO_2 50mmHg，$PaCO_2$ 60mmHg，pH7.4；SaO_2 90%。

133. 问题1：该患者体格检查时<u>不会</u>出现的体征是

A. 呼吸运动增强

B. 两侧语颤减轻

C. 可闻及干湿啰音

D. 心浊音界缩小

E. 两肺肺泡呼吸音减弱

134. 问题2：该患者实施氧疗时应遵循的原则是

A. 间断鼻导管给氧，氧流量2～3L/min

B. 间断面罩给氧，氧流量4～6L/min

C. 持续鼻导管给氧，氧流量1～2L/min

D. 持续鼻导管给氧，氧流量2～3L/min

E. 持续鼻导管给氧，氧流量4～5L/min

（135－137题共用题干）

患者，男，71岁。患慢性支气管炎并阻塞性肺气肿10年，曾因呼吸衰竭抢救2次，目前活动后气促，不吸氧时动脉血气分析 PaO_2 50mmHg、$PaCO_2$ 52mmHg。正在医生指导下接受呼吸康复治疗。

135. 问题1：为减轻肺动脉高压，改善生命质量，首选的治疗是

A. 应用长期家庭氧疗

B. 应用呼吸兴奋剂

C. 应用降肺动脉压药物

D. 应用间歇正压通气

E. 应用膈肌起搏器

136. 问题2：为改善气急，需要训练和改变呼吸方式，应选择

A. 胸式呼吸

B. 深而快呼吸

C. 端坐呼吸

D. 屏住呼吸

E. 腹式和缩唇呼吸

137. 问题3：为改善呼吸困难首选的措施是

A. 止咳、平喘

B. 祛痰

C. 高浓度吸氧

D. 应用呼吸兴奋剂

E. 积极控制感染，保持呼吸道通畅

（138－140题共用题干）

患者，男，68岁。有吸烟史20年，近2年来反复出现咳嗽、咳痰，每年咳嗽时间超过3个月，冬春季加剧，并常有白色黏痰。近日因受凉后发热，咳嗽、喘息加重并咳脓痰。

138. 问题1：最可能的诊断是

A. 急性肺脓肿

B. 支气管哮喘

C. 支气管肺癌

D. 阻塞性肺气肿

E. 慢性支气管炎急性发作

139. 问题2：最可能已出现的并发症是

A. 支气管肺癌

B. 自发性气胸

C. 慢性肺脓肿

D. 支气管扩张症

E. 慢性阻塞性肺气肿

140. 问题3：应采用的首要治疗方法为

A. 止咳、祛痰

B. 解痉、平喘

C. 积极控制感染

D. 面罩吸氧

E. 雾化吸入

（141－142题共用题干）

患者，男，69岁。患慢性肺心病15年，今晨突感气紧，5分钟后，呼吸极度困难，口唇明显发绀，神志模糊。急查血气分析 $PaCO_2$ 65mmHg，PaO_2 50mmHg，立即给予吸氧。

141. 问题1：目前决定给氧方式的主要依据是

A. 氧饱和度

B. PaO_2

C. $PaCO_2$

D. 呼吸困难程度

E. 发绀程度

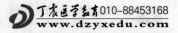 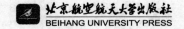

142．问题2：患者吸氧浓度应该是
　　A．< 5%
　　B．5% ～ 10%
　　C．15% ～ 20%
　　D．25% ～ 29%
　　E．> 30%

（143 - 144题共用题干）
　　患者，女，58岁。慢性咳嗽、咳痰15年，近5年来明显加剧，伴有喘息和呼吸困难，且以冬季明显。近3个月因受凉感冒而致发热、剧咳、咳多量黄痰、气急、发绀，尿量减少，双下肢出现水肿就医。查体：肺动脉第二心音（P_2）亢进，右心室肥大。

143．问题1：目前患者的医疗诊断是
　　A．支气管哮喘
　　B．支气管肺炎
　　C．慢性肺源性心脏病
　　D．急性左心功能不全
　　E．张力性气胸

144．问题2：患者出现神志模糊，躁动不安，急测血气分析：$PaO_2$50mmHg，$PaCO_2$60mmHg。应考虑
　　A．肺性脑病
　　B．脑疝形成
　　C．张力性气胸
　　D．肺部感染
　　E．支气管哮喘

（145 - 146题共用题干）
　　患者，男，45岁。肺心病患者。因咳嗽咳痰加重4天入院，查体：神志清楚，呼吸困难，口唇发绀，血气分析：$PaCO_2$70mmHg，$PaO_2$40mmHg。吸入45%浓度氧3小时后，患者昏迷，血气分析：$PaCO_2$100mmHg，$PaO_2$80mmHg。

145．问题1：此患者最可能是发生
　　A．感染中毒性脑病
　　B．高血压脑病
　　C．肺性脑病
　　D．气道阻力增加
　　E．缺血性脑病

146．问题2：该患者的吸氧浓度应控制在
　　A．20% ～ 25%

　　B．25% ～ 29%
　　C．30% ～ 35%
　　D．35% ～ 40%
　　E．50% 以上

（147 - 150题共用题干）
　　患者，男，56岁。诊断为慢性肺源性心脏病，血气分析结果示：$PaO_2$50mmHg，$PaCO_2$60mmHg。

147．问题1：该患者适当的吸氧浓度为
　　A．28%
　　B．30%
　　C．60%
　　D．80%
　　E．100%

148．问题2：该患者之所以要采用适当的氧浓度吸氧，其主要目的为
　　A．防止氧中毒
　　B．保持缺氧对外周化学感受器的刺激作用
　　C．保持缺氧对呼吸中枢的刺激作用
　　D．保持二氧化碳对呼吸中枢的刺激作用
　　E．保持二氧化碳对外周化学感受器的刺激作用

149．问题3：该患者经治疗病情好转，血气分析结果为：$PaO_2$60mmHg，$PaCO_2$55mmHg，若拟近期出院，护士按患者的具体情况予以相关的家庭氧疗指导，正确的是
　　A．低流量吸氧每天15小时以上
　　B．夜间可酌情中止吸氧以保证睡眠
　　C．氧疗装置以清洁为度，无需定期更换
　　D．可根据需要随时调高氧流量
　　E．通常采用面罩吸氧以确保氧疗效果

150．问题4：提示二氧化碳潴留加重的临床表现是
　　A．呼吸困难
　　B．发绀
　　C．心率减慢
　　D．意识障碍
　　E．食欲下降

（151 - 152题共用题干）
　　患者，男，71岁。肺心病史5年。因急性

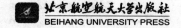

下呼吸道和肺部感染、心衰收入院。

151. 问题1：治疗方案错误的是
    A. 有效的抗感染治疗
    B. 应用强心药治疗
    C. 应用利尿药治疗
    D. 药物镇静治疗
    E. 合理给氧

152. 问题2：患者氧疗法正确的是
    A. 50% 乙醇湿化给氧
    B. 低浓度、低流量持续吸氧
    C. 低浓度、低流量间歇吸氧
    D. 高浓度、高流量持续吸氧
    E. 高浓度、高流量间歇给氧

（153 – 156 题共用题干）

患者，女，32岁。患支气管扩张症多年，常反复咯血，来医院就诊时又因剧烈咳嗽而致大咯血。

153. 问题1：此时应禁忌的检查是
    A. 外周血象
    B. 心电图
    C. 血液生化检查
    D. 胸部平片
    E. 支气管碘油造影

154. 问题2：患者突然出现咯血中止，表情恐怖，张口瞪眼，两手乱抓，应考虑发生了
    A. 窒息
    B. 肺梗死
    C. 呼吸衰竭
    D. 心力衰竭
    E. 休克

155. 问题3：护理人员应立即采取的抢救措施是
    A. 应用呼吸兴奋剂
    B. 行气管插管人工呼吸
    C. 立即输液，输血，注射止血药物
    D. 用负压吸痰导管吸除血块，保持呼吸道通畅
    E. 加压吸氧

156. 问题4：经救治后患者咯血稍减轻，护理措施不妥当的是
    A. 给予温或凉的流质饮食

    B. 可随便走动，以利恢复
    C. 保持大便通畅
    D. 积极配合治疗原发疾病
    E. 仍需加强观察，防止病情复发

（157 – 159 题共用题干）

患者，男，47岁。因反复咳嗽伴大量脓痰8月，诊断为支气管扩张症。近2天来痰中带血，今晨起床突然大咯血就诊。

157. 问题1：支气管扩张症患者的痰液经静置后分为4层，正确的描述是
    A. 上层为黏液、中层为脓性物、下层为泡沫
    B. 上层为泡沫、中层为黏液、下层为脓性物、最下层为坏死组织
    C. 上层为泡沫、中层为脓性物、下层为黏液
    D. 上层为脓性物、中层为黏液、下层为泡沫
    E. 上层为脓性物、中层为泡沫、下层为黏液

158. 问题2：大咯血是指
    A. 24 小时咯血量 100ml
    B. 一次咯血量 > 100ml
    C. 24 小时咯血量 100 ~ 300ml
    D. 一次咯血量 > 300ml
    E. 24 小时咯血量 > 300ml

159. 问题3：患者咯血最可能的诱发因素是
    A. 过于劳累
    B. 感染因素
    C. 心理因素
    D. 饮食因素
    E. 免疫因素

（160 – 161 题共用题干）

患者，女，28岁。患支气管扩张症7年，反复咯血。就诊时又因剧咳而致大咯血，护士在观察病情时，发现患者突然咯血中止，表情恐怖，张口瞪眼，两手乱抓。

160. 问题1：患者出现的并发症是
    A. 窒息
    B. 肺性脑病
    C. 支气管哮喘

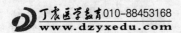
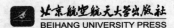

D. 脑血管意外

E. 低血容量性休克

161. 问题2：应采取的护理措施是

    A. 心电监护

    B. 静滴升压药

    C. 高流量吸氧

    D. 开通静脉补液

    E. 保持呼吸道通畅

（162－164题共用题干）

患者，女，28岁。因受凉淋雨后，突发寒战、高热、胸痛、咳嗽、气急、咳铁锈色痰，体检左下肺有实变体征及湿啰音。

162. 问题1：该患者最可能的诊断是

    A. 支原体肺炎

    B. 军团菌肺炎

    C. 肺炎链球菌肺炎

    D. 肺炎克雷伯杆菌肺炎

    E. 葡萄球菌肺炎

163. 问题2：治疗应首选的药物是

    A. 红霉素

    B. 青霉素

    C. 万古霉素

    D. 庆大霉素

    E. 头孢菌素

164. 问题3：对症护理中，护理措施<u>不正确</u>的是

    A. 高热者尽量使用退热药

    B. 胸痛剧烈者取患侧卧位

    C. 进行健康教育，以防复发

    D. 气急，发绀者鼻导管吸氧

    E. 腹胀者作局部热敷或肛管排气

（165－166题共用题干）

患者，男，25岁。2天前突然高热、寒战、咳嗽，伴胸痛1天，入院时体温41℃，脉搏120次/分，呼吸35次/分，血压120/90mmHg，痰少而黏，呈铁锈色，X线检查右下肺部呈大片均匀致密阴影，白细胞总数 $25×10^9$/L，中性粒细胞0.80。

165. 问题1：该患者最可能的诊断是

    A. 肺炎链球菌肺炎

    B. 支原体肺炎

    C. 军团菌肺炎

    D. 革兰阴性杆菌肺炎

    E. 非典型肺炎

166. 问题2：根据所提供的病史，该患者目前主要护理问题是

    A. 气体交换受损与肺组织病变有关

    B. 有感染的危险与抵抗力下降有关

    C. 体温过高与肺部感染有关

    D. 活动无耐力与耗氧量增加有关

    E. 知识缺乏

（167－169题共用题干）

患者，女，28岁。于受凉淋雨后突然发生寒战、高热、胸痛、咳嗽、气急、咯铁锈色痰。体检左下肺有实变体征及湿啰音。

167. 问题1：最可能的诊断是

    A. 支原体肺炎

    B. 肺炎链球菌肺炎

    C. 浸润型肺结核

    D. 肺真菌病

    E. 支气管肺癌

168. 问题2：治疗用药应首选

    A. 消炎痛栓

    B. 地塞米松

    C. 青霉素

    D. 棕色合剂

    E. 氨茶碱

169. 问题3：症状护理中，不妥的是

    A. 气急，发绀可给予鼻导管吸氧

    B. 腹胀、鼓肠作局部热敷或肛管排气

    C. 高热者尽量使用退热药

    D. 进行保健指导，以防今后再次发病

    E. 胸痛剧烈者取患侧卧位

（170－172题共用题干）

患儿，男，10岁。刺激性咳嗽、发热10天，伴胸痛，乏力。查体：体温38～39℃，双肺散在干啰音。胸片示左肺下野淡斑片状阴影。

170. 问题1：最可能的诊断是

    A. 腺病毒肺炎

    B. 呼吸道合胞病毒肺炎

    C. 肺炎链球菌肺炎

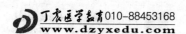
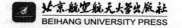

D. 金黄色葡萄球菌肺炎
E. 支原体肺炎

171. 问题2：诊断该病的最佳依据是
    A. 胸片显示多种形态的浸润影
    B. 炎症呈段性分布
    C. 外周血白细胞不增高
    D. 起病2周后，冷凝集试验呈阳性，滴度大于1：32，且滴度逐步升高
    E. 血清中支原体IgM抗体的测定

172. 问题3：首选的药物是
    A. 青霉素
    B. 头孢菌素类药物
    C. 磺胺类药物
    D. 大环内酯类药物
    E. 无环鸟苷

（173 － 174 题共用题干）
患者，男，17岁。发热10天，体温38 ～ 39℃，刺激性咳嗽明显，咳少量黏液痰，胸痛，乏力。查体：双肺散在干啰音。X线胸片示：左肺下野斑片状阴影。

173. 问题1：最可能的诊断是
    A. 肺炎链球菌肺炎
    B. 金黄色葡萄球菌肺炎
    C. 肺炎支原体肺炎
    D. 铜绿假单胞菌肺炎
    E. 军团菌肺炎

174. 问题2：治疗首选的药物为
    A. 青霉素类药物
    B. 头孢菌素类药物
    C. 大环内酯类药物
    D. 磺胺类药物
    E. 万古霉素

（175 － 176 题共用题干）
患者，女，22岁。5天前出现高热、寒战、咳嗽，有少量黏液痰，痰中带血，胸痛，呼吸困难，伴有恶心、呕吐，水样腹泻。查体双肺散在干、湿性啰音，心率为120次／分，胸片示右肺下叶斑片状浸润阴影，血白细胞 $13×10^9$/L。

175. 问题1：该患者最可能的诊断是
    A. 军团菌肺炎

B. 支原体肺炎
C. 结核性胸膜炎
D. 急性肠炎
E. 金黄色葡萄球菌肺炎

176. 问题2：应首选的治疗药物为
    A. 青霉素
    B. 头孢曲松
    C. 克林霉素
    D. 丁胺卡那霉素
    E. 红霉素

（177 － 178 题共用题干）
患者，女，22岁。诊断为"肺结核"，近1周来痰中带血，10分钟前突然咯血约300ml后，突然咯血中止，胸闷气促、发绀、面色苍白、烦躁不安，冷汗淋漓。

177. 问题1：该患者最可能发生的情况为
    A. 失血性休克
    B. 窒息
    C. 肺不张
    D. 呼吸衰竭
    E. 气胸

178. 问题2：此时最关键的护理措施为，立即
    A. 准备输血
    B. 准备气管插管
    C. 准备气管切开
    D. 面罩吸氧
    E. 取头低足高位，去除气道血块

（179 － 181 题共用题干）
患者，女，32岁。低热1月余，咳痰带血3天。X线胸片左肺尖密度不均阴影；血沉35mm/h，白细胞 $8.0×10^9$/L。患者入院后，护士遵医嘱行结核菌素试验。

179. 问题1：结核菌素试验观察结果的时间，是注射后
    A. 20分钟
    B. 12 小时
    C. 12 ～ 24 小时
    D. 24 ～ 48 小时
    E. 48 ～ 72 小时

180. 问题2：判断结核菌素试验结果最重要的指

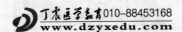
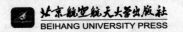

标是
 A．红斑直径
 B．发疹时间
 C．硬结直径
 D．风团大小
 E．有无水泡

181．问题3：关于结核菌素试验结果说法，<u>错误</u>的是
 A．免疫抑制者常阴性
 B．阴性可以排除结核病
 C．弱阳性可为卡介苗交叉反应
 D．阳性表示曾有结核感染
 E．强阳性支持结核病诊断

（182－183题共用题干）
 患者，女，23岁。诊断为右上肺浸润型肺结核空洞形成，2小时前患者突然大咯血不止，急送医院。

182．问题1：其正确的治疗措施为
 A．镇静剂
 B．输血输液
 C．高浓度吸氧
 D．呼吸兴奋剂
 E．应用垂体后叶素

183．问题2：护理的关键措施是
 A．平卧位
 B．半卧位
 C．去枕平卧位
 D．头低足高位
 E．右侧卧位

（184－186题共用题干）
 患者，女，20岁。右上肺浸润型肺结核空洞，3小时前突然大咯血不止。

184．问题1：其治疗措施应为
 A．输血输液
 B．呼吸兴奋剂
 C．高浓度吸氧
 D．镇静剂
 E．应用垂体后叶素

185．问题2：应协助其采取
 A．患侧卧位

 B．健侧卧位
 C．坐位
 D．俯卧位
 E．平卧位

186．问题3：关键的护理措施是
 A．消除心理不良因素
 B．保持呼吸道通畅
 C．减少活动，保持安静
 D．准备好急救药品和器械
 E．作镇静、镇咳等对症处理

（187－189题共用题干）
 患者，女，50岁。1月前受凉后发热、咳嗽，半月前咳大量脓臭痰，每天痰量约200ml。经检查诊断为原发性肺脓肿。

187．问题1：最具特征的临床症状是
 A．畏寒高热
 B．咳嗽伴咯血
 C．咳嗽伴胸痛
 D．呼吸困难
 E．咳大量脓臭痰

188．问题2：最常见的病原菌是
 A．金黄色葡萄球菌
 B．肺炎球菌
 C．真菌
 D．厌氧菌
 E．大肠埃希菌

189．问题3：肺脓肿的关键性治疗是
 A．对症治疗
 B．支持疗法
 C．手术治疗
 D．抗菌和痰液引流
 E．处理原发病灶

（190－191题共用题干）
 患者，男，59岁。既往有慢性支气管炎并发慢性阻塞性肺气肿病史。今晨于一阵剧咳后突感一侧胸痛，气急加剧就诊。查体发现疼痛侧胸部叩诊呈鼓音，听诊呼吸音消失。

190．问题1：最可能的诊断是
 A．肺栓塞
 B．自发性气胸

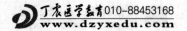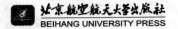

C. 急性左心衰竭

D. 急性心肌梗死

E. 肺不张

191. 问题2：首要的处理措施是

A. 给予高浓度吸氧

B. 开放静脉通道

C. 静点氨茶碱

D. 立即排气减压，以解除气急，使肺复张

E. 使用糖皮质激素

（192－194题共用题干）

患者，男，34岁。3年前曾患过右侧结核性胸膜炎，3个月后治愈，平素身体尚健康。持重物后突然出现右侧胸部剧烈疼痛，呈刀割样，伴有呼吸急促，胸闷，有少许干咳，无痰。

192. 问题1：最有可能的诊断是

A. 自发性气胸

B. 肺栓塞

C. 急性心机梗死

D. 急性左心衰

E. 急性呼吸窘迫综合征

193. 问题2：确诊的首选检查是

A. 心电图

B. 超声心动图

C. 胸部X线

D. 冠脉造影

E. 血清心肌酶

194. 问题3：最有效的治疗措施是

A. 胸腔穿刺放气

B. 积极抗感染治疗

C. 高压氧疗

D. 气管切开

E. 气管插管

（195－197题共用题干）

患者，男，71岁。慢性支气管炎及阻塞性肺气肿10年，曾因呼吸衰竭抢救2次。目前活动则气促，不吸氧时动脉血气分析$PaO_2$50mmHg，$PaCO_2$55mmHg。正在接受呼吸康复治疗。

195. 问题1：为减轻肺动脉高压，改善生命质量，

首选的措施是

A. 长期家庭氧疗

B. 使用呼吸兴奋剂

C. 使用降低肺动脉压药物

D. 间歇正压通气

E. 胸式呼吸

196. 问题2：该患者如因上呼吸道感染使呼吸困难加重而住院治疗，此时的给氧方式是

A. 持续低流量吸氧

B. 间断低流量吸氧

C. 持续高流量吸氧

D. 间断高流量吸氧

E. 间断中流量吸氧

197. 问题3：该患者一阵剧烈咳嗽后突然出现右侧胸痛，呼吸困难，查体右侧上胸部叩诊鼓音，呼吸音减弱。为进一步确诊。首选的检查方法是

A. 心电图

B. 胸部X检查

C. 胸部A型超声

D. 胸部CT

E. 胸腔诊断性穿刺

（198－200题共用题干）

患者，女，68岁。慢性咳嗽、咳痰15年，近3年来活动后气急，1周前感冒后咳嗽、咳痰、气促，1天前出现神志不清。化验：白细胞$18.6×10^9$/L，中性粒细胞0.90；动脉血气分析pH7.25，$PaCO_2$75mmHg，$PaO_2$45mmHg，HCO_3^-27.6mmol/L，剩余碱5mmol/L。

198. 问题1：最可能的诊断是

A. 慢性肺源性心脏病

B. 呼吸窘迫综合征

C. Ⅰ型呼吸衰竭

D. Ⅱ型呼吸衰竭

E. 慢性阻塞性肺气肿

199. 问题2：最主要的诊断依据是

A. 原发病病史

B. 呼吸困难的临床症状

C. 肺功能检查

D. 血气分析

E. 胸部X线拍片

200. 问题3：酸碱失衡的类型是

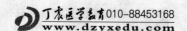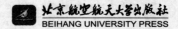

A. 代谢性酸中毒
B. 呼吸性酸中毒
C. 代谢性碱中毒
D. 呼吸性酸中毒合并代谢性酸中毒
E. 呼吸性酸中毒合并代谢性碱中毒

（201 - 203 题共用题干）

患者，女，71 岁。患肺源性心脏病 10 年，因受凉后，呼吸困难加重，血气分析 PaO_2 50mmHg，$PaCO_2$ 60mmHg。次日神志模糊，嗜睡，血压 90/67mmHg，无病理反射。

201. 问题 1：患者主要的诊断是
    A. 慢性阻塞性肺气肿
    B. 左心功能衰竭
    C. 全心功能衰竭
    D. 呼吸衰竭
    E. 心律失常

202. 问题 2：患者最可能出现的并发症是
    A. 脑血管意外
    B. 感染性休克
    C. 肺性脑病
    D. 电解质紊乱
    E. 消化道出血

203. 问题 3：该患者的基础治疗是
    A. 降颅压治疗
    B. 呼吸兴奋剂
    C. 保持呼吸道通畅
    D. 纠正酸碱平衡失调
    E. 利尿药应用

（204 - 205 题共用题干）

患者，男，68 岁。有吸烟史 30 余年，慢性咳嗽、咳痰 20 余年，近 5 年来加剧，伴有喘息和呼吸困难。3 天前因受凉感冒而致发热、剧咳、咳多量黄痰、气急、发绀，今晨起出现神志模糊，躁动不安，血气分析结果为 PaO_2 50mmHg，$PaCO_2$ 60mmHg。

204. 问题 1：患者神志模糊、躁动不安的原因是
    A. 上呼吸道感染
    B. Ⅱ型呼吸衰竭
    C. 支气管哮喘
    D. 张力性气胸
    E. 急性肺部感染

205. 问题 2：患者应采取的体位是
    A. 膝胸位
    B. 俯卧位
    C. 平卧位
    D. 半坐卧位
    E. 头低脚高位

（206 - 207 题共用题干）

患者，男，55 岁。慢支炎肺气肿 20 余年，呼吸困难加重 2 天。查体：体温 37.6℃，患者浅昏迷，呼吸困难，发绀明显，球结膜轻度水肿，双肺散在干啰音，中下部湿啰音。血气分析：PaO_2 为 35mmHg，$PaCO_2$ > 60mmHg。

206. 问题 1：该患者应考虑诊断为
    A. 慢性肺源性心脏病
    B. 肺心病，呼吸衰竭
    C. 肺心病，心力衰竭
    D. 呼吸衰竭，肺性脑病
    E. 感染中毒性脑病

207. 问题 2：该患者最重要的护理问题是
    A. 营养失调
    B. 活动无耐力
    C. 体温过高
    D. 知识缺乏
    E. 气体交换受损

（208 - 209 题共用题干）

患者，女，50 岁。慢性咳嗽咳痰 5 年，心悸气急 2 年。1 周前患者出现咳嗽、咳痰加重，咳黄痰，呼吸困难不能平卧，伴发热、烦躁。查体：神志模糊，明显发绀，颈静脉充盈，双下肢轻微水肿，三尖瓣区收缩期杂音，双肺广泛湿啰音。血气分析：PH7.25，$PaCO_2$ 85mmHg，PaO_2 40mmHg，剩余碱 +10mmol/L。

208. 问题 1：该患者最可能的诊断为
    A. 慢性支气管炎
    B. 肺心病、呼吸衰竭
    C. 肺心病、心力衰竭
    D. 阻塞性肺气肿
    E. 肺心病、心肺功能代偿期

209. 问题 2：该患者血气分析结果为
    A. 失代偿性呼酸
    B. 失代偿性代酸

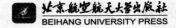

C. 失代偿性呼酸合并代碱

D. 失代偿性呼酸合并代酸

E. 三重酸碱失衡

（210－212题共用备选答案）

A. 有效咳嗽、咳痰

B. 湿化和雾化

C. 胸部叩击

D. 体位引流

E. 机械吸痰

210. 痰液黏稠而不易咳出的慢性支气管炎肺气肿患者保持呼吸道通畅的护理措施首选

211. 痰液黏稠而无力咳出的慢性支气管炎肺气肿患者保持呼吸道通畅的护理措施首选

212. 长期卧床，排痰无力的慢性支气管炎肺气肿患者保持呼吸道通畅的护理措施首选

（213－214题共用备选答案）

A. 吸气性呼吸困难

B. 呼气性呼吸困难

C. 混合性呼吸困难

D. 夜间阵发性呼吸困难

E. 劳力性呼吸困难

213. 喘息型慢性支气管炎发作时患者呈

214. 慢性左心衰竭患者最早出现的呼吸困难是

（215－216题共用备选答案）

A. 浊音

B. 实音

C. 鼓音

D. 清音

E. 过清音

215. 慢性阻塞性肺气肿合并自发性气胸时胸部叩诊音为

216. 慢性阻塞性肺气肿患者胸部叩诊音为

（217－218题共用备选答案）

A. 尼可刹米

B. 苯巴比妥钠

C. 喹啶

D. 阿托品

E. 氨茶碱

217. 具有扩张支气管、保持呼吸道通畅作用的是

218. 兴奋呼吸中枢的药物是

（219－220题共用备选答案）

A. 右心室前负荷加重

B. 右心室后负荷加重

C. 左心室前负荷加重

D. 左心室后负荷加重

E. 两心室前负荷加重

219. 肺源性心脏病是

220. 主动脉瓣狭窄是

（221－222题共用备选答案）

A. 青霉素

B. 头孢菌素类药物

C. 磺胺类药物

D. 大环内酯类药物

E. 万古霉素

221. 患者，男，22岁。发热4天伴咳嗽。X线：两肺散在小片状阴影，部分可见小液平。痰细菌培养为金黄色葡萄球菌，苯唑西林耐药，宜选用

222. 患者，女，17岁。干咳1周。X线左下肺边缘可见模糊小斑片阴影，痰细菌培养为草绿色链球菌，冷凝集试验阳性，宜选用

（223－225题共用备选答案）

A. 铁锈色痰

B. 脓性或脓血性痰

C. 粉红色泡沫样痰

D. 脓臭痰

E. 砖红色胶冻样痰

223. 大肠埃希菌感染肺炎表现为

224. 肺炎链球菌肺炎表现为

225. 金黄色葡萄球菌肺炎表现为

（226－228题共用备选答案）

A. 可出现鼓音

B. 可出现气过水声

C. 可出现过清音

D. 可出现语颤增强

E. 可出现胸廓塌陷

226. 肺实变

227. 胸膜粘连与增厚

228. 胸腔积气

（229－231题共用备选答案）

A. 异烟肼

B. 链霉素

C. 吡嗪酰胺

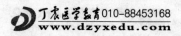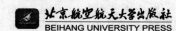

D. 利福平

E. 乙胺丁醇

229. 可引起精神兴奋症状、周围神经炎的药物是

230. 可引起球后视神经炎的药物是

231. 肾功能衰竭忌用的药物是

（232－233题共用备选答案）

A. 异烟肼

B. 利福平

C. 链霉素

D. 乙胺丁醇

E. 对氨基水杨酸钠

232. 引起视神经损害的药物是

233. 引起听神经损害的药物是

（234－235题共用备选答案）

A. 持续低流量给氧

B. 以循环渐进的原则进行吸氧

C. 高流量持续给氧

D. 休息时不需给氧

E. 24小时持续低流量吸氧15小时以上

234. 患者，男，56岁。诊断为慢性肺源性心脏病，气短明显，活动后加重。血气分析结果示 PaO_2 53mmHg，$PaCO_2$ 61mmHg，其氧疗原则是

235. 患者，女，69岁。诊断为慢性阻塞性肺疾病，经治疗后，病情好转予以出院。出院时，血气分析结果示 PaO_2 52mmHg，PCO_2 55mmHg，护理人员在进行健康指导时，符合长期家庭氧疗的原则是

（236－237题共用备选答案）

A. PaO_2 为75mmHg，$PaCO_2$ 为45mmHg

B. PaO_2 为70mmHg，$PaCO_2$ 为40mmHg

C. PaO_2 为65mmHg，$PaCO_2$ 为40mmHg

D. PaO_2 为55mmHg，$PaCO_2$ 为50mmHg

E. PaO_2 为50mmHg，$PaCO_2$ 为45mmHg

236. 符合 I 型呼吸衰竭的动脉血气结果是

237. 符合 II 型呼吸衰竭的动脉血气结果是

（238－241题共用备选答案）

A. 肺结核

B. 慢性支气管炎

C. 支气管肺癌

D. 支气管扩张

E. 支原体肺炎

238. 常由于吸烟、感染等因素引起，表现为晨间咳嗽较重，痰液多为白色黏液痰，胸片可见肺纹理增多及紊乱。最可能的疾病是

239. 常由于吸烟、感染等因素引起，表现为晨间咳嗽较重，痰液多为白色黏液痰，胸片可见肺纹理增多及紊乱。最可能的疾病是

240. 由于吸烟、空气污染等因素引起，表现为阵发性刺激性呛咳，咳少量白色黏液痰，痰中带血，胸片示：局限性小斑片状阴影。最可能的疾病是

241. 由于吸烟、空气污染等因素引起，表现为阵发性刺激性呛咳，咳少量白色黏液痰，痰中带血，胸片示：局限性小斑片状阴影。最可能的疾病是

（242－244题共用备选答案）

A. 透明黏液痰

B. 砖红色胶冻状痰

C. 粉红色泡沫样痰

D. 铁锈色痰

E. 脓臭痰

242. 肺炎克雷伯杆菌感染患者咳

243. 急性左心衰竭患者咳

244. 慢性支气管炎患者咳

第二节 循环系统疾病

1. 不属于心脏传导系统的是

A. 窦房结

B. 房室结

C. 冠状窦

D. 希氏束

E. 房室束

2. 迷走神经兴奋可引起

A. 心率减慢

B. 传导加快

C. 心肌收缩力增强

D. 心率增快

E. 周围血管收缩

3. 心功能衰竭最常见的诱发因素是

A. 过分劳累

B. 摄盐过多

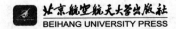

C. 肺部感染
D. 心律失常
E. 洋地黄过量

4. 慢性心功能不全的诱因<u>不包括</u>
   A. 感染
   B. 心肌炎
   C. 分娩
   D. 急性贫血
   E. 气候急剧变化

5. 心力衰竭最重要的诱发因素是
   A. 血脂异常
   B. 高血压
   C. 心律失常
   D. 感染
   E. 过度疲劳

6. 与肝硬化水肿相比，右心衰竭的特点是
   A. 踝部水肿
   B. 腹部膨隆
   C. 体重增加
   D. 静脉压增高
   E. 肝大

7. 慢性心力衰竭基本病因<u>不包括</u>
   A. 缺血性心肌损害
   B. 心肌炎、心肌病
   C. 心肌代谢障碍
   D. 心脏负荷过重
   E. 血容量增加

8. 以肺淤血为主要表现的疾病是
   A. 心绞痛
   B. 右心衰竭
   C. 左心衰竭
   D. 肺源性心脏病
   E. 高血压

9. 用于急性肺水肿治疗的药物中，使用时宜现用现配的是
   A. 硝酸甘油
   B. 硝普钠
   C. 酚妥拉明
   D. 氨茶碱
   E. 呋塞米

10. 使用利尿药时，正确的是
    A. 长期使用速尿会引起高血糖、高血钾、高尿酸血症
    B. 需口服补钾时，应在饭后或与果汁同服
    C. 需静脉补钾时，500ml 液体氯化钾含量不超过 2.0g
    D. 氨苯蝶啶利尿药长期使用会引起低血钾和胃肠道反应
    E. 肾功能不全和低血钾患者禁用安体舒通利尿药

11. 血管扩张剂治疗心功能衰竭，发生频率最高的不良反应是
    A. 心率加快
    B. 低血钾、低血钠
    C. 血压降低
    D. 呼吸抑制
    E. 心率缓慢

12. 对急性肺水肿患者的护理中，措施<u>不妥</u>的是
    A. 按医嘱静脉注射毛花苷丙
    B. 持续低流量吸氧
    C. 氧气湿化瓶中加入乙醇溶液
    D. 端坐位
    E. 遵医嘱静脉注射氨茶碱

13. 引起心脏后负荷过重的疾病是
    A. 贫血
    B. 甲亢
    C. 心力衰竭
    D. 心脏瓣膜关闭不全
    E. 主动脉或肺动脉狭窄

14. 有关慢性心功能不全的基本病因，<u>不正确</u>的是
    A. 原发性心肌损害导致心肌收缩力下降
    B. 心室前负荷过量（容量负荷）
    C. 心室后负荷过量（压力负荷）
    D. 心室舒张充盈受限
    E. 感染、过劳等使左心室负荷加重

15. 诱发心功能衰竭最常见的因素是
    A. 心律失常
    B. 情绪激动
    C. 药物使用不当
    D. 感染

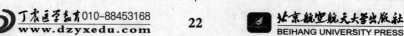

E. 劳累

16. 风湿性心脏病二尖瓣狭窄患者，体弱无力终日半卧于床，呼吸急促，心率增快，应判断心功能为
   A. 心功能Ⅰ级
   B. 心功能Ⅱ级
   C. 心功能Ⅲ级
   D. 心功能Ⅳ级
   E. 急性心功能不全

17. 右心衰竭患者常有食欲缺乏、恶心，水肿等症状是由于
   A. 左心室扩大
   B. 体循环淤血
   C. 右心室扩大
   D. 左房增大
   E. 肺循环淤血

18. 风湿性心脏病二尖瓣狭窄患者，休息时感心悸，气促，双肺闻及湿啰音。应判断为
   A. 心功能 0 级
   B. 心功能Ⅰ级
   C. 心功能Ⅱ级
   D. 心功能Ⅲ级
   E. 心功能Ⅳ级

19. 右心功能不全的临床表现不包括
   A. 颈静脉怒张
   B. 肝肿大
   C. 水肿
   D. 粉红色泡沫痰
   E. 肝颈反流征阳性

20. 反映心脏后负荷的监测指标是
   A. 血压
   B. 心率
   C. 中心静脉压
   D. 肺动脉楔压
   E. 脉压差

21. 可同时扩张小动脉和静脉的药物是
   A. 硝酸甘油
   B. 酚妥拉明
   C. 心得安
   D. 潘生丁
   E. 硝普钠

22. 患者，男，58 岁。慢性心力衰竭 4 年。服用氢氯噻嗪，最有可出现的电解质紊乱是
   A. 低钾、低钠血症
   B. 低钾、高钠血症
   C. 高钙血症
   D. 低氯、高镁血症
   E. 高钙、高镁血症

23. 慢性心功能不全急性发作最常见的诱因是
   A. 心律失常
   B. 过度劳累或情绪激动
   C. 妊娠及分娩
   D. 呼吸道感染
   E. 不恰当停用洋地黄类药物

24. 关于心房颤动心电图的典型表现，描述正确的是
   A. QRS 波群与 T 波消失，呈完全无规则的波浪状曲线，形状、频率、振幅高低各异
   B. 正常的窦性 P 波消失，出现大小、形态相同、节律规则、快速的、连续锯齿样 F 波
   C. 大小形态及规律不一的 f 波替代窦性 P 波，QRS 波形态正常，RR 间隔不等
   D. P 波提早出现，其形态与窦性 P 波不同，PR 间期大于 0.12 秒，QRS 波群形态与正常窦性心律的 QRS 波群相同，期前收缩后有不完全代偿间歇
   E. QRS 波提前出现，T 波与 QRS 波方向相反，随之出现完全代偿间歇

25. 有关心房颤动的心电图描述错误的是
   A. P 波消失
   B. f 波替代 P 波
   C. RR 间期绝对不等
   D. QRS 波群宽大畸形
   E. QRS 波群大小不一

26. 房颤心电图的典型表现是
   A. 大小形态及规律不一的 f 波替代窦性 P 波，QRS 波形态正常，RR 间隔不等
   B. QRS 波群与 T 波消失，呈现完全不规律的波浪状曲线
   C. QRS 波群与 T 波消失，呈现相对规律快速大幅波动

D. 规律的锯齿状 F 波消失，QRS 波形态正常

E. QRS 波提前出现，T 波与 QRS 波方向相反，随之出现完全代偿间歇

27. 心律失常中，期前收缩形成的原因是
   A. 窦房结发出冲动频率过慢
   B. 房室结传导途径异常
   C. 窦房结以外的起搏点激动
   D. 窦房结发出冲动频率过快
   E. 左、右束支传导阻滞

28. 心律失常最严重类型是
   A. 室性早搏
   B. 房性早搏
   C. 心房颤动
   D. 三度房室传导阻滞
   E. 室上性心动过速

29. 心排血量突然下降出现的晕厥被称为
   A. 心脏骤停
   B. 脑梗死
   C. 急性心肌梗死
   D. 阿 - 斯综合征
   E. 低血糖综合征

30. 急性下壁心肌梗死患者最常出现的心律失常是
   A. 房性期前收缩
   B. 室性期前收缩
   C. 心房扑动
   D. 心房颤动
   E. 房室传导阻滞

31. 可引起阿斯综合征的心律失常类型是
   A. 阵发性室性心动过速
   B. 一度房室传导阻滞
   C. 心房颤动
   D. 室性期前收缩呈三联律
   E. 病态窦房结综合征

32. 提前出现的宽大畸形 QRS 波群，T 波与 QRS 波主波方向相反的心律失常类型是
   A. 房室传导阻滞
   B. 房性期前收缩
   C. 交界区期前收缩
   D. 室性期前收缩

E. 室性扑动

33. 诊断心律失常最简便的方法是
   A. 心电图
   B. 心尖搏动图
   C. 心向量图
   D. CT 检查
   E. 多普勒超声检查

34. 用于持续性房颤患者转复的首选药物是
   A. 洋地黄
   B. 利多卡因
   C. 西地兰
   D. 胺碘酮
   E. 阿托品

35. 二度 II 型房室传导阻滞伴阿 - 斯综合征患者，最佳的治疗方法是
   A. 安装永久性心脏起搏器
   B. 静脉滴注异丙肾上腺素
   C. 静脉注射阿托品
   D. 口服麻黄碱
   E. 静脉滴注地塞米松

36. 不宜使用电转复治疗的室性心动过速是
   A. 心率≤150 次 / 分
   B. 单形性室速
   C. 多形性室速
   D. 洋地黄中毒引起的室速
   E. 心肌病伴室性心动过速

37. 胺碘酮最严重的不良反应是
   A. 转氨酶升高
   B. 甲状腺功能亢进或减退
   C. 胃肠道反应
   D. 肺纤维化
   E. 心律失常

38. 心房纤颤患者做电复律后，除观察心率及心律的变化外，还应观察
   A. 血压的变化
   B. 足背动脉搏动
   C. 神志
   D. 皮肤情况
   E. 呼吸变化

39. 患者，男，44 岁。常感活动后心前区疼痛。

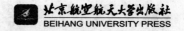

查体：胸骨左缘第 3、4 肋间可闻收缩期杂音。首选的检查方法是

    A．胸部 X 线

    B．心电图

    C．心音图

    D．超声心动图

    E．左心导管及心血管造影

40．我国导致二尖瓣狭窄最常见的病因是

    A．风湿热

    B．结缔组织病

    C．先天畸形

    D．急性心肌梗死

    E．左心衰竭

41．慢性风湿性心脏病的发病机制是

    A．细菌侵犯瓣膜

    B．细菌毒素所致

    C．自身免疫反应

    D．溶血性链球菌变态反应

    E．病毒直接侵犯

42．在我国，导致二尖瓣关闭不全的最常见病因为

    A．风湿热

    B．二尖瓣脱垂

    C．冠心病乳头肌功能失调

    D．感染性心内膜炎

    E．先天畸形

43．心脏瓣膜病最常见的病因是

    A．先天性畸形

    B．退行性改变

    C．缺血性坏死

    D．风湿热

    E．感染性心内膜炎

44．引起主动脉瓣关闭不全最常见的原因是

    A．风湿性心脏病

    B．先天性心脏病

    C．感染性心内膜炎

    D．马方综合征

    E．主动脉瓣脱垂

45．风湿活动仍可反复发作并加重导致心瓣膜损害，引起风湿性心脏瓣膜病，最常见的导致风湿性心脏瓣膜病的细菌是

    A．脑膜炎双球菌

    B．金黄色葡萄球菌

    C．A 组 β 溶血性链球菌

    D．念珠菌

    E．草绿色链球菌

46．二尖瓣狭窄产生肺水肿的原因为

    A．肺毛细血管渗透压升高

    B．左房压增高，肺静脉压和肺毛细血管压增高

    C．肺动脉压增加

    D．血浆胶体渗透压降低

    E．血容量过多

47．二尖瓣狭窄时，最先累及的心腔是

    A．左心房

    B．右心房

    C．左心室

    D．右心室

    E．右心房和左心室

48．风心病长期卧床的心力衰竭患者，下肢静脉血栓脱落可导致

    A．上肢动脉栓塞

    B．肺栓塞

    C．脑栓塞

    D．脾动脉栓塞

    E．肾动脉栓塞

49．二尖瓣狭窄患者常出现痰中带血丝，最有可能的原因是

    A．肺动脉高压

    B．肺水肿

    C．肺梗死

    D．合并肺部感染

    E．支气管黏膜血管扩张破裂

50．心脏病患者，听诊其心尖部有全收缩期杂音 III / IV 级，向左腋下传导，则应首先考虑的是

    A．主动脉瓣关闭不全

    B．室间隔缺损

    C．二尖瓣关闭不全

    D．二尖瓣狭窄

    E．主动脉瓣狭窄

51．引起左心室后负荷增加的主要因素是

    A．二尖瓣狭窄

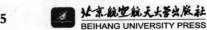 丁震医学教育 010-88453168 www.dzyxedu.com 北京航空航天大学出版社 BEIHANG UNIVERSITY PRESS

B. 静脉回流增加
C. 相对性主动脉瓣狭窄
D. 外周血管阻力增加
E. 动脉血容量增加

52. 洋地黄中毒表现<u>不包括</u>
    A. 心动过缓
    B. 心律失常
    C. 恶心、呕吐
    D. 头晕、嗜睡
    E. 激惹、惊厥

53. 主动脉关闭不全时周围血管征<u>不包括</u>
    A. 水冲脉
    B. 毛细血管搏动征
    C. 点头征
    D. 股动脉枪击音
    E. 吸停脉

54. 心瓣膜病变最常见的合并症及其死因是
    A. 心律失常
    B. 充血性心力衰竭
    C. 感染性心内膜炎
    D. 呼吸道感染
    E. 脑栓塞

55. 患者，女，42 岁。风心病二尖瓣狭窄伴心房颤动已 10 年，因 1 天前发生右半身麻木，活动不灵急诊入院，医师认为是栓塞，其栓塞部位可能是
    A. 肺动脉
    B. 股动脉
    C. 胫后动脉
    D. 脑动脉
    E. 肠系膜上动脉

56. 患者，女，36 岁。因胸闷，气短前来就诊。查体：患者面颊与口唇轻度发绀；心前区可扪到收缩期抬举性搏动，心尖区扪到舒张期震颤，心尖区可听到第一心音亢进和舒张中期隆隆样杂音。该患者最可能的诊断是
    A. 二尖瓣关闭不全
    B. 二尖瓣狭窄伴肺动脉高压
    C. 二尖瓣狭窄
    D. 三尖瓣狭窄
    E. 二尖瓣狭窄伴右心室肥大

57. <u>不能</u>通过心电图检查反映的情况是
    A. 心律失常
    B. 心肌供血不足
    C. 血钾升高
    D. 束支传导阻滞
    E. 瓣膜病变

58. 患者，男，25 岁。体温 39.5 ～ 39.9℃ 1 周，脉搏 102 次 / 分，呼吸 28 次 / 分，怀疑为败血症，需做血培养，其目的是
    A. 测定血清酶
    B. 查找致病菌
    C. 测定非蛋白氮含量
    D. 测定电解质
    E. 测定肝功能

59. 冠心病患者更易发生心绞痛的天气是
    A. 大风
    B. 潮湿
    C. 炎热
    D. 寒冷
    E. 阴雨

60. 最易诱发冠心病患者心绞痛发作的天气是
    A. 暴雨
    B. 气压低
    C. 大风
    D. 寒冷
    E. 湿热

61. 冠状动脉粥样硬化性心脏病确诊的依据是
    A. 心电图
    B. 心脏彩超
    C. X 线检查
    D. 动态心电图
    E. 冠状动脉造影

62. 冠心病的危险因素<u>不包括</u>
    A. 血脂异常
    B. 高血压
    C. 40 岁以上
    D. 女性绝经期前
    E. 吸烟

63. 冠状动脉粥样硬化性心脏病产生心绞痛是由于
    A. 血容量减少

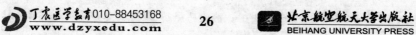

　　B．一过性心肌缺血
　　C．神经功能失调
　　D．坏死心肌刺激
　　E．心肌酶的活性增高

64．冠心病患病的危险因素**不包括**
　　A．血脂异常
　　B．高血压
　　C．吸烟
　　D．体力劳动
　　E．高钠饮食

65．患者，男，61 岁。吸烟 30 余年，原发性高血压 10 余年，伴血脂异常和糖耐量异常 2 年。近 3 个月来常于劳累后出现胸区疼痛，持续 3 ～ 5 分钟，休息后可缓解。初步诊断为冠心病，稳定型劳力性心绞痛。该患者存在冠心病的危险因素**不包括**
　　A．吸烟
　　B．糖耐量异常
　　C．血脂异常
　　D．年龄
　　E．运动

66．最符合典型心绞痛发作的表现是
　　A．休息时发生心前区不适
　　B．心尖部一过性刺痛
　　C．劳累时诱发胸骨后疼痛，休息可缓解
　　D．胸骨后紧缩感持续 1 小时
　　E．上腹部疼痛，口含硝酸甘油 30 分钟缓解

67．心绞痛发作的典型部位是
　　A．心前区
　　B．心尖区
　　C．胸骨后
　　D．剑突下
　　E．胸骨左前方

68．心肌耗氧的指标一般计算方式
　　A．心率与收缩压的乘积
　　B．收缩压与舒张压的乘积
　　C．心率与舒张压的乘积
　　D．心率与平均压的乘积
　　E．舒张压与平均压的乘积

69．为冠心病患者治疗决策提供依据的重要检

查是
　　A．心电图
　　B．超声心动图
　　C．冠状动脉造影
　　D．右室造影
　　E．胸部 X 线

70．患者，男，38 岁。半年来多在过劳、精神压力过大时发生胸骨后紧缩感，持续 1 ～ 2 分钟，休息后缓解。曾做心电图检查正常，为明确诊断，最重要的检查是
　　A．心电图
　　B．超声心动图
　　C．胸部 X 线摄片
　　D．冠脉造影
　　E．血清心肌酶

71．患者，男，有反复发作性胸骨后疼痛伴胸部紧缩感病史，与老朋友聚餐后又感心绞痛发作，缓解发作最有效的方法是舌下含服
　　A．硝苯地平
　　B．倍他洛克
　　C．双嘧达莫
　　D．硝酸甘油
　　E．西地兰

72．对于不稳定型心绞痛患者，最优先考虑的护理诊断是
　　A．疼痛
　　B．活动无耐力
　　C．焦虑
　　D．气体交换受损
　　E．知识缺乏

73．急性心肌梗死的原因主要是
　　A．心肌炎
　　B．冠状动脉痉挛
　　C．冠状动脉堵塞
　　D．肺动脉供血不足
　　E．主动脉供血不足

74．导致急性心肌梗死的主要原因是
　　A．夹层主动脉瘤
　　B．颈动脉狭窄
　　C．肋间动脉狭窄
　　D．冠状动脉梗死

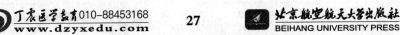

E. 肾动脉狭窄

75. 急性心肌梗死患者发生休克是因为
    A. 心房颤动
    B. 疼痛应激
    C. 心脏前负荷加重
    D. 心脏后负荷加重
    E. 左心室排血量下降

76. 心肌梗死患者 24 小时内死亡的主要原因是
    A. 心源性休克
    B. 室性心律失常
    C. 心脏破裂
    D. 急性心力衰竭
    E. 室间隔穿孔

77. 导致心肌梗死患者 24 小时内死亡的最常见原因是
    A. 心律失常
    B. 心力衰竭
    C. 心源性休克
    D. 心脏破裂
    E. 脑栓塞

78. 急性心肌梗死发生时，与心绞痛发作相同的表现是
    A. 疼痛的部位
    B. 疼痛的持续时间
    C. 疼痛的诱因
    D. 缓解疼痛的方法
    E. 疼痛发生时的伴随表现

79. 患者，男，60 岁。1 小时前忽感心前区闷痛、大汗、恶心，来院就诊，经心电图检查确诊为急性心肌梗死收入院。24 小时内患者最易发生的是
    A. 心源性休克
    B. 心律失常
    C. 发热
    D. 心力衰竭
    E. 心脏破裂

80. 急性心肌梗死发生头 24 小时内，患者的主要死亡原因是
    A. 休克
    B. 急性左心衰竭
    C. 心脏破裂

D. 广泛栓塞
E. 严重心律失常

81. 急性心肌梗死患者避免用力排便的原因是
    A. 用力过度引起虚脱
    B. 腹压增加导致呕吐加剧
    C. 血压骤升导致脑出血
    D. 心肌氧耗增加致梗死面积扩大
    E. 血流加速致脑栓塞

82. 患者，女，65 岁。因心前区疼痛 30 分钟，伴大汗淋漓、恶心，含硝酸甘油后疼痛不缓解，即来院就诊，血压 90/60mmHg，心率 100 次 / 分，初步考虑为
    A. 心源性休克
    B. 心绞痛
    C. 急性心肌梗死
    D. 急性肺水肿
    E. 心律失常

83. 患者，男，68 岁。诊断急性广泛前壁心肌梗死，住院第二天发现其反应迟钝、面色苍白、皮肤湿冷、脉搏细弱。应首先考虑
    A. 心源性休克
    B. 急性肺水肿
    C. 并发脑栓塞
    D. 心室颤动
    E. 房室传导阻滞

84. 诊断急性心肌梗死最具特异性的检验项目是
    A. 血清肌酸激酶（CK）
    B. 血清天门冬氨酸氨基转移酶（AST）
    C. 血清乳酸脱氢酶（LDH）
    D. 血清肌酸激酶同工酶（CK-MB）
    E. 血清丙氨酸氨基转移酶（ALT）

85. 急性心肌梗死患者最有诊断意义的心肌酶是
    A. 肌酸激酶同工酶
    B. 丙氨酸氨基转移酶
    C. 乳酸脱氢酶
    D. 肌钙蛋白 I
    E. 天冬氨酸氨基转移酶

86. 患者，男，70 岁。持续心前疼痛 6 小时入院，除心电图检查外，对急性心肌梗死诊断有价值的其他检查是
    A. 血常规

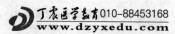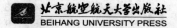

B. 出、凝血时间
C. 心肌酶
D. 胆碱酯酶
E. 碱性磷酸酶

87. 患者，男，58 岁。高血压病史多年。平素有心前区不适，持续 3～5 分钟，含服硝酸甘油可缓解。今晨患者出现心前区疼痛，持续 2 小时不缓解，为明确诊断首选的检查是
A. 心电图＋心肌酶学检查
B. 胸片
C. 运动试验
D. Holter
E. 超声心动图检查

88. 缓解急性心肌梗死疼痛的最佳药物是
A. 硝酸甘油
B. 亚硝酸异戊酯
C. 消心痛
D. 罂粟碱
E. 吗啡

89. 护士在应用硝酸甘油过程中正确的护理措施不包括
A. 在静滴过程中应注滴速并密切观察血压
B. 口服给药时应指导患者饭后温水吞服，以减轻胃肠道刺激
C. 如患者服用后疼痛在 3～5 分钟内仍不缓解可再服 1 片
D. 告知患者药物见光易分解，应放在棕色瓶内保存
E. 口服制剂应每半年更换 1 次，以确保疗效

90. 对心肌梗死患者进行溶栓治疗，不符合判断溶栓成功指标的是
A. 胸痛 2 小时内基本消失
B. 心电图抬高的 ST 段于 2 小时内回降＞50%
C. 2 小时内出现再灌注性心律失常
D. 血清 CK-MB 峰值提前出现（14 小时以内）
E. 24 小时的心电图 Q 波消失

91. 判断急性心肌梗死患者溶栓治疗成功的指标不包括

A. 胸痛 6 小时基本消失
B. 2 小时内出现再灌注性心律失常
C. 血清 CK-MB 峰值提前出现（14 小时以内）
D. 冠状动脉造影显示血管再通
E. 心电图抬高的 ST 段于 2 小时内回降＞50%

92. 患者，女，64 岁。高血压、冠心病病史 8 年，近 1 个月因双下肢水肿，食欲缺乏入院。治疗上给予地高辛，口服地高辛的目的是
A. 增强心肌收缩力
B. 减弱心肌收缩力
C. 增强心肌供氧
D. 减少心肌供氧
E. 增加心率

93. 患者，女，78 岁。因急性心肌梗死收入院，心电监护中发现患者出现心室颤动，应即刻采取的首要措施是
A. 心内注射利多卡因
B. 静注肾上腺素
C. 气管插管
D. 非同步电除颤
E. 静注阿托品

94. 急性心肌梗死患者首要的护理诊断是
A. 知识缺乏
B. 有便秘的危险
C. 疼痛
D. 心理压力过重
E. 自理缺陷

95. 患者，男，65 岁。高血压病、高脂血症 10 年，口服降压药，血压维持在 150～140/90mmHg，确诊冠心病心绞痛 1 年，近半个月胸痛发作频繁，休息或含服硝酸甘油效果欠佳，伴咳嗽咳少量白痰，1 天来与家人争吵后胸痛 2 小时不缓解，出大汗送医院急诊急作心电图示 ST 段升高，出现病理性 Q 波。急诊护士给予患者的处理不妥的是
A. 立即平卧
B. 建立静脉通路遵医嘱给药
C. 观察血压、脉率、体温、呼吸
D. 吸氧
E. 备好抢救的气管插管

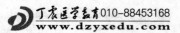
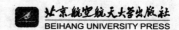

96. 临床上，冠心病最常见的病因是
    A. 主动脉瓣关闭不全
    B. 病毒性心肌病
    C. 冠状动脉粥样硬化
    D. 肥厚型心肌病
    E. 冠状动脉痉挛

97. 冠心病的危险因素是
    A. 血清甘油三酯下降
    B. 血清高密度脂蛋白胆固醇增高
    C. 血清肌酸磷酸激酶降低
    D. 载脂蛋白 A 升高
    E. 血清低密度脂蛋白胆固醇增高

98. 心肌梗死和心绞痛的主要区别特点是
    A. 胸痛持续的时间
    B. 诱发因素
    C. 起病的时间
    D. 血压的改变
    E. 心肌坏死的出现

99. 鉴别急性心肌梗死和心绞痛最有意义的心电图改变
    A. ST 段压低
    B. ST 段抬高
    C. T 波倒置
    D. T 波高尖
    E. 病理性 Q 波

100. 心电图检查鉴别急性心肌梗死与心绞痛最有意义的改变是
    A. ST 段弓背向下抬高
    B. ST 段降低
    C. ST 段弓背向上抬高，病理性 Q 波
    D. T 波高尖
    E. T 波倒置

101. 急性心肌梗死的特征性心电图改变是
    A. ST 段弓背向上抬高
    B. ST 段弓背向下
    C. 高大的 R 波
    D. ST 段压低
    E. T 波倒置

102. 变异型心绞痛发作时的心电图改变是
    A. ST 段压低
    B. QRS 波形宽大畸形

C. 出现病理性 Q 波
    D. ST 段抬高
    E. T 波高尖

103. 导致动脉粥样硬化发生的指标<u>不包括</u>
    A. 总胆固醇增高
    B. 甘油三酯增高
    C. 高密度脂蛋白增高
    D. 低密度脂蛋白增高
    E. 极低密度脂蛋白增高

104. 变异型心绞痛的最佳治疗选择是
    A. β 受体阻滞剂
    B. 钙通道阻滞剂
    C. 硝酸酯制剂
    D. 丹参
    E. 阿司匹林

105. 急性前壁心肌梗死早期进行链激酶治疗的作用是
    A. 促进血液流动
    B. 抑制血小板聚集
    C. 溶解冠状动脉内的血栓
    D. 扩张冠状动脉
    E. 抑制冠状动脉内的血栓形成

106. 对于不稳定型心绞痛患者，最优先考虑的护理诊断是
    A. 疼痛
    B. 活动无耐力
    C. 焦虑
    D. 气体交换受损
    E. 知识缺乏

107. 护理急性心肌梗死患者日常生活非常重要的内容是
    A. 注意休息
    B. 调配饮食
    C. 预防便秘
    D. 间断吸氧
    E. 环境安静

108. 急性心肌梗死的护理措施中<u>错误</u>的是
    A. 镇静，避免情绪激动
    B. 保持大便通畅
    C. 持续吸氧
    D. 监护期间绝对卧床休息

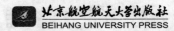

E. 排便困难时，嘱患者用力排便

109. 患者，男，75岁。冠心病史30年，近2年体力活动后易发生气短、心慌，诊断为心功能Ⅱ级，责任护士指导患者休息原则是
    A. 避免体力劳动，卧床休息
    B. 充分休息，增加午睡及夜间睡眠的时间
    C. 以卧床休息为主，允许下床大小便
    D. 以卧床休息为主，间断起床活动
    E. 需绝对卧床休息、变换体位

110. 患者，女，75岁。冠心病史10年，经治疗缓解出院，护士对其的健康指导错误的是
    A. 避免心绞痛诱因，勿过劳
    B. 治疗动脉粥样硬化危险因素
    C. 适量运动、帮助建立侧支循环
    D. 随身携带硝酸甘油，每2年更换1次
    E. 心绞痛发作时即刻休息或含服硝酸甘油

111. 引起心脏骤停最常见的病因是
    A. 药物中毒
    B. 冠心病
    C. 电解质紊乱
    D. 手术意外
    E. 麻醉意外

112. 引起心脏骤停最常见的病因是
    A. 先天性心脏病
    B. 风湿性心脏病
    C. 冠心病
    D. 心肌炎
    E. 心肌病

113. 引起心脏骤停的最多见病因是
    A. 意外事件如电击
    B. 药物中毒或过敏
    C. 冠心病
    D. 麻醉意外
    E. 心脏介入性治疗

114. 心肺复苏后，最容易出现的继发性病理改变是
    A. 心肌缺氧性损伤
    B. 肺水肿
    C. 脑缺氧性损伤
    D. 肝小叶中心坏死
    E. 肾小管坏死

115. 判断心脏骤停的指标不包括
    A. 心音消失
    B. 血压测不到
    C. 瞳孔缩小
    D. 大动脉搏动消失
    E. 意识丧失或抽搐

116. 判断心脏骤停的指标不包括
    A. 意识丧失
    B. 桡动脉搏动消失
    C. 呼吸停止
    D. 皮肤苍白或发绀
    E. 心音消失

117. 心脏骤停最可靠最迅速的判断依据是
    A. 意识丧失和呼吸停止
    B. 意识丧失伴抽搐
    C. 意识丧失和瞳孔散大
    D. 意识丧失和大动脉搏动消失
    E. 意识丧失和瞳孔对光反射消失

118. 判断心脏骤停最可靠和最迅速的依据是
    A. 意识丧失及大动脉搏动消失
    B. 呼吸停止
    C. 皮肤苍白或发绀
    D. 心音消失
    E. 瞳孔散大对光反射消失

119. 患者，男，52岁。突然意识丧失，呼吸不规则，判断有无发生心跳骤停的指标是
    A. 桡动脉搏动消失
    B. 颈动脉消失
    C. 瞳孔散大
    D. 血压下降明显
    E. 心音消失

120. 心脏骤停早期最常见的心电图类型是
    A. 室性早搏
    B. 室性心动过速
    C. 室颤
    D. 房颤
    E. 房性早搏

121. 心脏骤停的患者，在心电监护中显示处于

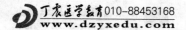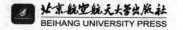

心室颤动状态，应立即给予
- A. 胸骨中下段捶击
- B. 心脏按压
- C. 心内注射肾上腺素
- D. 静脉注射利多卡因
- E. 非同步电击除颤

122. 成年人呼吸心搏骤停，单人心肺复苏，心脏按压与人工呼吸之比是
- A. 7∶1
- B. 10∶1
- C. 30∶2
- D. 15∶2
- E. 5∶1

123. 心脏骤停复苏后处理措施不当的是
- A. 严格做好心电监测，维持循环功能
- B. 监测尿量和尿比重
- C. 血压能维持在 80～90/50～60mmHg，而尿量少于 30ml/h，可用速尿
- D. 血气分析结果正常就可认为患者呼吸功能正常
- E. 保证患者摄入足够的热量和营养，每日摄入热量不低于 1200kcal

124. 与高血压发病病因无关的是
- A. 遗传因素
- B. 饮食习惯
- C. 心理因素
- D. 肥胖
- E. 运动量大

125. 高血压的主要危险因素除外
- A. 高盐饮食
- B. 吸烟
- C. 高胆固醇血症
- D. 高血压的 1 级亲属
- E. 经常性的体育锻炼

126. 与高血压病发病有关的因素不包括
- A. 吸烟
- B. 饮酒
- C. 高钠饮食
- D. 情绪紧张
- E. 体力劳动

127. 高血压发病机制中占主导地位的是

- A. 肾性水钠潴留
- B. 肾素 - 血管紧张素 - 醛固酮系统失调
- C. 细胞膜离子转运异常
- D. 血浆胰岛素浓度增高
- E. 高级神经中枢功能失调

128. 高血压病发病的可能相关因素中不妥的是
- A. 遗传因素
- B. 摄盐过多
- C. 精神紧张
- D. 情绪创伤
- E. 自身免疫损伤

129. 原发性高血压患者长期血压升高可使
- A. 左心室前负荷加重
- B. 左心室后负荷加重
- C. 右心室前负荷加重
- D. 右心室后负荷加重
- E. 左、右心室前负荷加重

130. 患者，男，53 岁。体重 93kg，因工作压力大和应酬较多，近来经常出现恶心、呕吐、视物模糊、头晕等症状。查体：血压 180/95mmHg。护士向其解释导致出现上述状况最主要的发病机制是
- A. 高级神经中枢功能紊乱
- B. 肥胖
- C. 饮酒
- D. 年龄偏大
- E. 高血压脑病

131. 高血压病导致心脏负荷增加的类型是
- A. 全心负荷
- B. 左心室前负荷
- C. 右心室前负荷
- D. 左心室后负荷
- E. 右心室后负荷

132. 高血压病导致心脏负荷增加的类型是
- A. 全心负荷
- B. 左心室前负荷
- C. 右心室前负荷
- D. 左心室后负荷
- E. 右心室后负荷

133. 诊断高血压心脏病必须具备的先决条件是
- A. 肺充血

 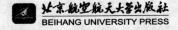

B. 三尖瓣反流，射血分数升高
C. 右心室扩大
D. 左心室肥厚
E. 心力衰竭

134. 血压值为 165/110mmHg 属于
    A. 正常血压
    B. 正常高值
    C. 1 级高血压
    D. 2 级高血压
    E. 3 级高血压

135. 血管紧张素转换酶抑制剂降低高血压的机制是
    A. 直接扩张血管
    B. 减少左心室输出量
    C. 增加水分由肾排出
    D. 使小动脉平滑肌松弛
    E. 抑制血管紧张素 II 形成

136. 高血压急症快速降压首选的药物是
    A. 硝普钠
    B. 硝酸甘油
    C. 甘露醇
    D. 利尿药
    E. 乌拉地尔

137. 高血压患者的用药原则是
    A. 应快速降压，以减低对机体的损害
    B. 血压降至正常即可停药
    C. 2 级及 2 级以上高血压采用联合用药的方式以增加药物的协同作用
    D. 服药后如发生直立性低血压时应立即平卧，头偏向一侧
    E. 降压药物应首选 1 种，降压效果不满意时应加大剂量

138. 护士在为一就诊患者测量血压，测得结果为 180/110mmHg，嘱患者治疗的时间是
    A. 3 周内
    B. 1 个月内
    C. 1 周内
    D. 立即处理
    E. 2 周内

139. 高血压危象的处理原则最主要的是
    A. 吸氧

B. 心电监护
C. 肌注安定
D. 立即降低血压
E. 增加心肌供血

140. 高血压脑血管意外的处理措施不包括
    A. 嘱患者半卧位，避免活动
    B. 稳定患者情绪
    C. 遵医嘱给予镇静剂
    D. 注意保暖
    E. 给予心电、血压和呼吸监护

141. 高血压患者不宜食用的是
    A. 豆浆
    B. 牛奶
    C. 猪肝
    D. 菠菜
    E. 香菇

142. 对高血压患者正确的健康教育不包括
    A. 注意劳逸结合
    B. 保证充分睡眠
    C. 适量吸烟
    D. 坚持低盐低脂饮食
    E. 肥胖者控制体重

143. 心肌炎最常见的病因是
    A. 药物中毒
    B. 电离辐射
    C. 过敏反应
    D. 病毒感染
    E. 细菌感染

144. 引起病毒性心肌炎最常见的病毒是
    A. 腺病毒
    B. 流感病毒
    C. 合胞病毒
    D. 柯萨奇 B 组
    E. 单纯疱疹病毒

145. 病毒性心肌炎的主要病理改变是
    A. 非特异性心肌间质炎症
    B. 心肌间质的特异性细胞浸润
    C. 心肌间质的广泛纤维化
    D. 感染性疾病病程中发生
    E. 过敏或变态反应所致

146. 患儿，男，8岁。2周前曾发热3天，伴咳嗽流涕。近3天来感觉胸闷，心前区不适。查体：在左第5肋间锁骨中线外1cm心音低钝，心率120次／分，每分钟可闻及5～6次早搏。最可能的诊断是
    A. 先天性心脏病
    B. 风湿性心脏病
    C. 肥厚型心肌病
    D. 川崎病
    E. 病毒性心肌炎

147. 病毒性心肌炎患者的护理措施不包括
    A. 少量多餐，增加维生素C的摄入
    B. 应早期鼓励患者多下床活动
    C. 注意保持大小便通畅
    D. 注意观察患者的心律变化
    E. 注意控制补液速度

148. 急性病毒性心肌炎患者最重要的护理措施是
    A. 保证患者绝对卧床休息
    B. 给予易消化的饮食
    C. 保证蛋白质的供给
    D. 给予心肌营养药物
    E. 吸氧

149. 药物治疗无效的阵发性心房颤动患者进行电复律治疗术前指导错误的是
    A. 治疗时会给予吸氧
    B. 治疗时需仰卧于硬板床上
    C. 在治疗前6小时需禁食、禁水
    D. 治疗过程中患者始终保持清醒状态
    E. 治疗中严密心电监护

150. 组成直流电复律的装置不包括的是
    A. 电源
    B. 心电示波
    C. 脉冲发生器
    D. 电极
    E. 同步触发装置

151. 慢性心房颤动患者电复律治疗最易并发脑梗死的时间是术后
    A. 2小时
    B. 4小时
    C. 24～48小时
    D. 72小时

    E. 96小时

（152－155题共用题干）
患者，男，67岁。风湿性心脏瓣膜病、二尖瓣狭窄10余年。3天前受凉后出现咳嗽，咳黄色黏痰，伴发热，体温最高为38.3℃，伴胸闷、心悸气短，上5层楼梯需中间休息5分钟。自服药物后未见改善，以"风湿性心脏瓣膜病、心衰、肺部感染"收入院。

152. 问题1：该患者发生心衰的基本病因是
    A. 心室舒张充盈受限
    B. 继发性心肌代谢障碍
    C. 心室后负荷过重
    D. 心室前负荷过重
    E. 原发性的心肌损害

153. 问题2：发生心衰的主要诱因是
    A. 用药不当
    B. 肺部感染
    C. 过度劳累
    D. 气候变化
    E. 心律失常

154. 问题3：患者目前的心功能分级属于
    A. 心功能Ⅰ级
    B. 心功能Ⅱ级
    C. 心功能Ⅲ级
    D. 心功能Ⅳ级
    E. 心功能代偿期

155. 问题4：患者护理措施不妥的是
    A. 注意保暖，避免受凉
    B. 给予鼻导管间歇吸氧
    C. 取平卧位，头偏向一侧
    D. 记录24小时尿量
    E. 遵医嘱给予心电血压监护

（156－161题共用题干）
患者，男，42岁。以扩张性心肌病，心力衰竭收入院1周。患者腹胀，尿少，水肿明显，查体：心率120次／分，心电图示窦性心律；超声心动图示心腔扩张，室间隔与左室后壁弥漫性运动减弱。

156. 问题1：患者需用利尿药进行治疗，最适宜的是

A. 安体舒通
B. 氨苯喋啶
C. 氢氧噻嗪
D. 吲达帕胺
E. 呋塞米

157. 问题2：心力衰竭晚期心腔扩张的机制是
A. 体循环淤血，心脏前负荷增加
B. 小动脉收缩，心脏后负荷增加
C. 心肌损害，心室重构
D. AT Ⅱ活性异常
E. 心钠素分泌增多

158. 问题3：减轻心脏前负荷的护理措施，<u>不包括</u>
A. 限制钠盐的摄入
B. 持续吸氧
C. 半卧位
D. 嘱患者应保持身心休息
E. 控制输液速度

159. 问题4：若该患者长期卧床，其身体水肿的分布特点是
A. 以颜面部明显
B. 以踝内侧明显
C. 以胫前部明显
D. 以腰背部、骶尾部明显
E. 以四肢明显

160. 问题5：若该患者形成下肢静脉血栓，易造成栓塞的部位是
A. 肺动脉
B. 脑动脉
C. 冠状动脉
D. 肾动脉
E. 脾动脉

161. 问题6：该患者保持大便通畅措施，<u>不妥</u>的是
A. 开塞露的应用
B. 养成定时大便的习惯
C. 便秘时可采用大量不保留灌肠以导泻
D. 多吃含纤维素多的食物
E. 进食容易消化的食物

（162－164题共用题干）
患者，男，75岁。冠心病、慢性充血性心力衰竭5年，每天服用地高辛0.25mg，3天来因受凉后咳嗽、咳黄痰、心悸、气短加重收入院。查体：神清，生活不能自理，半卧位，体温37.5℃，呼吸24次/分，血压100/70mmHg，心界明显向左扩大，心率110次/分，律整，两肺有散在干啰音及两肺底湿啰音。

162. 问题1：该患者目前心功能属于
A. 功能代偿期
B. 心功能Ⅰ级
C. 心功能Ⅱ级
D. 心功能Ⅲ级
E. 心功能Ⅳ级

163. 问题2：患者病情加重的主要诱因是
A. 体力活动过多
B. 可能盐摄入过多
C. 地高辛过量
D. 肺部感染
E. 情绪变化

164. 问题3：该患者每天服地高辛0.375mg，出现食欲减退，心率100次/分，律不整，有期前收缩5～6次/分，首先考虑
A. 急性胃炎
B. 心律失常
C. 心力衰竭加重
D. 洋地黄中毒
E. 慢性胃炎

（165－166题共用题干）
患者，女，50岁。风湿性心脏病心功能衰竭5年，近2年每天服用地高辛0.25mg，病情稳定，1天来患者自觉心前区不适、心慌入院。查体：心率52次/分，未闻早搏，嘱作心电图，最后确诊为洋地黄中毒。

165. 问题1：家属询问洋地黄中毒的临床表现时，责任护士回答错误的是
A. 食欲缺乏，恶心呕吐
B. 头痛头晕，视物模糊
C. 黄视、绿视
D. 呼吸有烂苹果味
E. 可出现各种心律失常

166. 问题2：洋地黄中毒处理措施<u>不正确</u>的是
A. 停洋地黄类药物

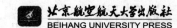

B. 停用排钾利尿药

C. 补充钾盐

D. 心动过缓可给阿托品

E. 室早选用利多卡因

（167－168 题共用题干）

患者，女，76 岁。原发性高血压 20 余年，慢性心力衰竭 5 年，规律服用地高辛、合心爽、倍他乐克治疗。1 周前着凉后出现咳嗽、咳白色浆液性泡沫痰，伴呼吸困难，常于夜间入睡后突然憋醒，被迫坐起后可稍缓解。入院查体：体温 37.8℃，血压 140/85mmHg，两肺底满布湿啰音，心脏向左下扩大，肺动脉瓣听诊区第二心音亢进，脉率 78 次/分，偶有室性早搏，3 次/分。入院诊断为慢性心力衰竭。

167. 问题 1：患者入院时不能进行自理活动，休息时无症状，但床上或床边稍作活动即感觉胸闷、气短，根据患者的自觉活动能力划分其心功能，则此时患者的心功能是

A. Ⅰ级

B. Ⅱ级

C. Ⅲ级

D. Ⅳ级

E. Ⅴ级

168. 问题 2：导致患者发生慢性心力衰竭的诱因是

A. 心律失常－室性早

B. 原发性高血压

C. 精神紧张

D. 洋地黄过量中毒

E. 呼吸道感染

（169－170 题共用题干）

患者，男，45 岁。因风湿性心脏病入院 2 天。患者下床、洗脸、就餐后即出现气喘、出汗，自诉心慌、胸闷。卧床休息时无感觉不适。

169. 问题 1：该患者的心功能属于

A. Ⅰ级

B. Ⅱ级

C. Ⅲ级

D. Ⅳ级

E. 轻度心衰

170. 问题 2：根据其心功能情况，最适合的活动方式是

A. 绝对卧床休息为主，取平卧位

B. 以卧床休息为主，限制活动

C. 可做太极拳等轻体力有氧运动

D. 不限制活动，但应劳逸结合

E. 可自行选择喜欢的运动方式，如身体不能耐受立刻停止

（171－172 题共用题干）

患者，女，33 岁。风心病、二尖瓣狭窄伴房颤患者。平素无明显不适，1 小时前生气后突发呼吸困难。心电图示房颤，心室率 130 次/分。

171. 问题 1：该患者关键性的急救措施是

A. 尽快有效控制房颤的心室率

B. 静注利尿药，减轻心脏负荷

C. 静滴硝普钠，减轻心脏后负荷

D. 静滴硝酸甘油，减轻心脏前负荷

E. 持续低流量吸氧

172. 问题 2：该患者首选的药物是

A. 硝普钠

B. β 受体阻滞剂

C. 硝酸甘油

D. 利尿药

E. 毛花苷丙

（173－174 题共用题干）

患者，男，17 岁。近半年来常感觉疲乏、无力，劳累后可有胸闷、气促，休息后缓解。体检时发现第一心音减弱，心尖部可闻及全收缩期粗糙的高调吹风样杂音，并向左腋下传导。

173. 问题 1：可能的诊断为

A. 二尖瓣狭窄

B. 二尖瓣关闭不全

C. 三尖瓣狭窄

D. 主动脉瓣狭窄

E. 主动脉瓣关闭不全

174. 问题 2：为明确诊断可选择的检查是

A. X 线检查

B. 心电图

C. 超声心动图

D. 放射性核素心室造影

E. 左心室造影

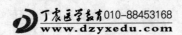 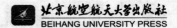

（175－176题共用题干）

患者，男，65岁。高血压病12年，劳力性心前区疼痛3年。平时活动量稍大或连登3层楼时会出现胸部疼痛，休息后症状可缓解。近1个月发作数次，发作时做心电图ST段压低。

175. 问题1：该患者的护理措施**不包括**
   A. 评估活动受限程度，制定活动原则
   B. 绝对卧床休息，避免精神紧张
   C. 指导适当运动，利于侧支循环建立
   D. 观察疼痛部位、性质、程度及持续时间
   E. 调整饮食，避免饱餐

176. 问题2：该患者心绞痛的严重程度分级是
   A. Ⅰ级
   B. Ⅱ级
   C. Ⅲ级
   D. Ⅳ级
   E. 无法分级

（177－179题共用题干）

患者，女，59岁。晨起时突然胸骨后疼痛，伴大汗，持续2小时不缓解，体检：体温37℃，脉搏25次/分，呼吸18次/分，血压90/60mmHg，大汗淋漓，口唇发绀，心电图Ⅱ,Ⅲ,aVF导联可见病理性Q波，ST段弓背向上抬高，T波正负双向。实验室检查肌红蛋白和肌钙蛋白均增高。

177. 问题1：该患者最可能的诊断是
   A. 急性前壁心肌梗死
   B. 急性前间壁心肌梗死
   C. 急性正后壁心肌梗死
   D. 急性下壁心肌梗死
   E. 急性心尖部心肌梗死

178. 问题2：目前首要的护理诊断是
   A. 潜在并发症与心律失常有关
   B. 活动无耐力与氧的供需失调有关
   C. 疼痛与心肌缺血坏死有关
   D. 气体交换受损与呼吸受限有关
   E. 有感染的危险与抵抗力降低有关

179. 问题3：关于活动方面的康复指导，正确的是
   A. 绝对卧床休息1天

B. 第2天可床上进行适当的自主运动
   C. 第3天床边站立
   D. 第2周可尝试上下楼梯
   E. 第3周可在帮助下洗澡

（180－184题共用题干）

患者，男，73岁。心绞痛发作持续3小时，含硝酸甘油无效。心电图示Ⅱ、Ⅲ、aVF导联呈弓背抬高3mm，$V_1 \sim V_3$导联ST-T段压低2mm，偶发室性早搏1次，诊断为急性心肌梗死。

180. 问题1：目前最主要的护理诊断是
   A. 疼痛、胸痛
   B. 活动无耐力
   C. 焦虑
   D. 知识缺乏
   E. 潜在并发症

181. 问题2：2小时后随访心电图Ⅱ、Ⅲ、aVF导联出现病理性Q波，其心肌梗死部位可能在
   A. 后壁
   B. 前臂
   C. 下壁
   D. 右侧壁
   E. 室间隔

182. 问题3：该患者需要绝对卧床休息，家属不予配合，护士应给予正确解释，绝对卧床休息
   A. 可减少进食量
   B. 可增加心肌收缩力
   C. 可降低心肌耗氧量
   D. 家属容易护理
   E. 更加方便治疗

183. 问题4：如果患者出现心悸，躁动，抽搐，血压偏低，心电图示：室颤。护士发现后首要做的是
   A. 迅速通知医生，除颤
   B. 继续观察
   C. 静脉推肾上腺素
   D. 临时心脏起搏
   E. 静脉滴注心律平

184. 问题5：对该患者的护理，**错误**的是
   A. 绝对卧床休息
   B. 密切观察生命体征
   C. 观察疼痛缓解情况

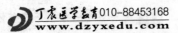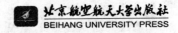

D. 饮食无特殊规定
E. 保持情绪稳定

（185－186 题共用题干）

患者，男，53 岁。以"急性心肌梗死"诊断入院 6 小时。经非手术治疗后胸痛已经缓解。现给予 24 小时心电监护。

185. 问题 1：患者绝对卧床休息的时间为
    A. 1 天
    B. 3 天
    C. 5 天
    D. 7 天
    E. 14 天

186. 问题 2：患者的心电监测显示突然提前出现增宽、畸形的 QRS 波群，其前没有 P 波，T 波与 QRS 波群主波方向相反，你判断患者发生了
    A. 房室传导阻滞
    B. 频发房性早搏
    C. 频发室性早搏
    D. 室性心动过速
    E. 心室颤动

（187－190 题共用题干）

患者，男，70 岁。冠心病、心绞痛病史 10 年。晚餐后出现持续胸骨后压榨性疼痛，并放射至左肩、背部，含服硝酸甘油无效。体检：心率 102 次／分，律规整，心尖区 2/6 级吹风样收缩期杂音。血压 90/60mmHg。心电图检查：窦性心律，心电轴左偏 -30°，$V_1 \sim V_3$ 出现异常 Q 波伴 ST 段弓背向上抬高。

187. 问题 1：该患者梗死部位最可能在
    A. 左室前间壁
    B. 左室前壁
    C. 左室隔面
    D. 左室前侧壁
    E. 左室高侧壁

188. 问题 2：患者在饱餐后发生心肌梗死，其机制为
    A. 进餐后心肌耗氧量增加
    B. 饱餐后腹胀，膈肌升高压迫心脏
    C. 血小板易于集聚而形成血栓
    D. 交感神经过度活动
    E. 冠状动脉易发生痉挛

189. 问题 3：该患者在心肌梗死后 4 周，心电图 ST 段仍持续升高，未回到等电位线，应考虑的并发症是
    A. 再发心肌梗死
    B. 梗死面积扩大
    C. 急性心包炎
    D. 室壁瘤形成
    E. 梗死后再发心肌缺血

190. 问题 4：该患者在疾病急性期的饮食原则是
    A. 高热量、低胆固醇、低盐
    B. 高热量、低蛋白质
    C. 低热量、低盐、高胆固醇
    D. 低胆固醇、低盐饮食
    E. 低热量、低胆固醇、低盐

（191－192 共用题干）

患者，男，65 岁。高血压病、高脂血症 10 年，口服降压药，血压维持在 150～140/90mmHg，确诊冠心病心绞痛 1 年，近半个月胸痛发作频繁，休息或含服硝酸甘油效果欠佳，伴咳嗽咳少量白痰，1 天来与家人争吵后胸痛 2 小时不缓解，出大汗送医院急诊急作心电图示 ST 段升高，出现病理性 Q 波。

191. 问题 1：急诊护士通过病史，心电图体检评估后，应考虑患者的病情变化是
    A. 顽固性心绞痛
    B. 急性心肌梗死
    C. 高血压性心脏病
    D. 急性气管炎
    E. 急性肺栓塞

192. 问题 2：急诊护士评估后认为患者目前首位护理诊断是
    A. 气体交换受损
    B. 活动无耐力
    C. 体液不足
    D. 有感染的危险
    E. 疼痛

（193－195 题共用题干）

患者，女，69 岁。心前区疼痛 6 小时，心电图示急性广泛前壁心肌梗死伴室性早搏。入院体检：气急不能平卧，血压 130/80mmHg，心率 120 次／分，早搏 10 次／分，并有奔马律，两肺

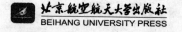

散在细湿啰音，肝颈静脉反流征阴性。

193．问题1：经吸氧后，患者仍出现气急，频咳，咳泡沫痰，考虑可能存在
    A．右心衰竭
    B．左心衰竭
    C．全心衰竭
    D．肺部感染
    E．肺气肿

194．问题2：入院后即查血清酶，最早升高的酶是
    A．丙氨酸氨基转移酶（ALT）
    B．肌酸激酶同工酶（CK-MB）
    C．门冬氨酸氨基转移酶（AST）
    D．碱性磷酸酶（AKP）
    E．乳酸脱氢酶（LDH）

195．问题3：经上述处理后，患者心电监护显示室颤，则首选的措施是
    A．同步电复律
    B．非同步电复律
    C．口服美西律
    D．静脉注射利多卡因
    E．安置临时起搏器

（196－199题共用题干）
    患者，女，56岁。有冠心病10年，糖尿病2年，今日做饭时突然出现心前区疼痛，憋闷，伴恶心、呕吐，大汗，含硝酸甘油后不缓解。查体：面色苍白，痛苦面容，烦躁不安，四肢湿冷，血压85/50mmHg，心率110次/分，呼吸22次/分。心电图：宽而深的Q波，ST段抬高呈弓背向上。

196．问题1：最可能的诊断是
    A．劳力性心绞痛
    B．混合性心绞痛
    C．急性心肌梗死
    D．低血糖休克
    E．急性肺部感染

197．问题2：为明确诊断，应首选的检查是
    A．血糖
    B．X线检查
    C．心肌酶
    D．血常规
    E．运动负荷试验

198．问题3：该患者溶栓的最佳时间是起病后
    A．3小时内
    B．8小时内
    C．10小时内
    D．12小时内
    E．14小时内

199．问题4：为尽快恢复心肌的血液再灌注，应及时处理
    A．急性肾功能衰竭
    B．急性左心衰竭
    C．心律失常
    D．心源性休克
    E．急性肺栓塞

（200－203题共用题干）
    患者，男，65岁。诊断为急性前壁心肌梗死，入院后立即安置在CCU病室，嘱患者绝对卧床休息，给予吸氧、心电监护，吗啡肌内注射及其他对症处理。

200．问题1：患者最可能发生的心律失常是
    A．房室传导阻滞
    B．束支传导阻滞
    C．室性期前收缩
    D．室上性心动过速
    E．心室颤动

201．问题2：患者入院4小时后，给予溶栓治疗，继之对治疗效果进行观察，溶栓再通的指标不包括
    A．胸痛2小时内基本消失
    B．心电图的ST段于2小时内回降＞50%
    C．2小时内出现再灌注性心律失常
    D．血清CK-MB峰值提前出现（14小时以内）
    E．始终无病理性Q波出现

202．问题3：经6周治疗后，若患者病情趋于稳定，开始逐渐增加活动量、活动持续时间和次数。应鼓励患者进入高一个阶段训练的情况是
    A．运动时心率增加＜10次/分
    B．运动后出现胸痛
    C．收缩压降低超过15mmHg
    D．出现心律失常
    E．心电图ST段缺血型下降＞0.1mV

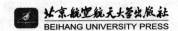

203．问题4：应告知患者<u>不必</u>退回到前一运动水平的情况是
    A．运动时心率增加 10～20 次/分钟
    B．收缩压降低超过 15mmHg
    C．出现心律失常
    D．心电图 ST 段缺血型下降＞0.1mV
    E．心电图 ST 段上升 0.2mV

（204－205 题共用题干）

    患者，女，68 岁。冠心病心绞痛病史 11 年，昨晚突发心前区疼痛 8 小时入院。入院时血压为 150/90mmHg。心电图示急性前壁心肌梗死。

204．问题1：患者起病 5 周后，反复低热，左肺底部有湿性啰音，心前区可闻及心包摩擦音。此时应考虑并发了
    A．肺部感染
    B．急性心包炎
    C．感染性心内膜炎
    D．心肌梗死后综合征
    E．肺栓塞

205．问题2：最符合患者心电图的描述是
    A．Ⅱ、Ⅲ、aVF 出现异常 Q 波，伴 ST 段弓背向上抬高
    B．V_1～V_4 出现异常 Q 波伴 ST 段弓背向上抬高
    C．V_1～V_4 出现冠状 T 波
    D．V_1～V_4 出现 ST 段压低，T 波倒置
    E．频发室性早搏

（206－207 题共用题干）

    高血压患者，平时血压控制尚可，因连日紧张劳累，感到剧烈头痛、心悸、伴有恶心呕吐、视物模糊就诊。体查血压 270/130mmHg。

206．问题1：依据资料患者目前最可能是
    A．高血压危象
    B．高血压脑出血
    C．高血压脑病
    D．高血压合并急性左心衰竭
    E．高血压伴眼底出血

207．问题2：医嘱给予患者硝普钠静脉滴注，操作<u>错误</u>的是
    A．应避光使用
    B．不能与其他药物配伍

    C．开始时应快速滴注
    D．需要严密监测血压变化
    E．药物应现配现用

（208－209 题共用题干）

    患者，男，35 岁。高血压病史 9 年。近一个月来头痛加重，舒张压经常在 130mmHg 以上，无恶心、呕吐和植物神经功能失调症状。查体：血压 180/140mmHg，心左界大，眼底有出血和视神经乳头水肿。尿蛋白（++），血肌酐 210μmol/L。

208．问题1：该患者最可能的诊断是
    A．恶性高血压
    B．高血压脑病
    C．高血压危象
    D．临界高血压
    E．收缩期高血压

209．问题2：治疗该病的首选药物是
    A．硝普钠
    B．硝苯地平
    C．阿替洛尔
    D．肾上腺皮质激素
    E．氢氯噻嗪

（210－213 题共用题干）

    患者，男，59 岁。高血压病史 12 年，去年因急性下壁心肌梗死住院治疗 20 天。近一年来血压常为 180/105mmHg 左右。

210．问题1：根据国际标准，该患者现血压水平为
    A．1 级高血压
    B．2 级高血压
    C．3 级高血压
    D．临界收缩期高血压
    E．单纯收缩期高血压

211．问题2：该患者诊断为
    A．高血压病 1 级（中危组）
    B．高血压病 2 级（高危组）
    C．高血压病 2 级（很高危组）
    D．高血压病 3 级（高危组）
    E．高血压病 3 级（极高危组）

212．问题3：该患者降压药物应用原则<u>不正确</u>

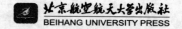

的是
- A. 根据个体化原则选用降压药物
- B. 除危重病例外，降压药物从小剂量开始
- C. 首选第一线降压药物
- D. 血压降至正常时，即可停药
- E. 该患者需要长期用药

213. 问题4：该患者非药物降压措施**不包括**
- A. 根据自身情况适当运动
- B. 合理膳食，限制钠盐摄入，减少膳食脂肪，限制饮酒
- C. 减少精神压力
- D. 减少摄入含钾食物
- E. 减轻体重

（214－216题共用题干）

患者，男，40岁。工人，在查体时发现血压高，平时血压波动在140～150/90～95mmHg之间，未经药物治疗。

214. 问题1：该患者的血压水平应属于
- A. 1级高血压
- B. 2级高血压
- C. 3级高血压
- D. 临界高血压
- E. 单纯收缩期高血压

215. 问题2：当前患者首选的治疗方法是
- A. 利尿药
- B. 非药物治疗
- C. 钙通道阻滞剂
- D. β受体阻滞剂
- E. 血管紧张素转换酶抑制剂

216. 问题3：最合理的体育运动安排是
- A. 每日散步15分钟
- B. 每天1小时
- C. 每天2小时
- D. 每周1～3次，20～60分钟/次
- E. 每周3～5次，20～60分钟/次

（217－219题共用题干）

患者，男，34岁。患高血压病3年，间断服用降压药，血压时高时低，未予重视，多年吸烟，生活不规律。近来连续夜间工作，患者又出现剧烈头痛、头晕、血压200/120mmHg急诊收入院。

休息，服降压药3天后头痛、头晕消失，血压下降为140/90mmHg。

217. 问题1：目前首位护理诊断为
- A. 疼痛
- B. 活动无耐力
- C. 有受伤的危险
- D. 知识缺乏
- E. 潜在并发症

218. 问题2：患者使用阿替洛尔及氢氯噻嗪降压目的是
- A. 单种药物降压速度慢
- B. 联合用药降压速度快
- C. 联合用药可减少药物耐药性
- D. 联合用药提高疗效，减轻药物不良反应
- E. 药物进入身体途径不同可提高疗效

219. 问题3：向患者进行健康教育**不妥**的是
- A. 坚持按时服药，监测血压
- B. 低盐、低脂、限热量饮食
- C. 适量运动，睡眠充足
- D. 保持情绪稳定、戒烟少酒
- E. 血压恢复后可停用降压药

（220－222题共用备选答案）
- A. 心输出量下降及心脏前负荷不足
- B. 心输出量下降及心室充盈受限
- C. 心输出量下降及体、肺循环静脉压增高
- D. 心输出量下降及体循环静脉压力增高
- E. 心输出量下降及肺静脉压力增高

220. 全心功能不全的血流动力学改变特征是
221. 右心功能不全的血流动力学改变特征是
222. 左心功能不全的血流动力学改变特征是

（223－225题共用备选答案）
- A. 高流量乙醇湿化给氧
- B. 中流量持续给氧
- C. 高流量持续给氧
- D. 低流量持续给氧
- E. 低流量间歇给氧

223. 急性肺水肿宜采用的吸氧方式为
224. 急性心肌梗死宜采用的吸氧方式为
225. 慢性肺心病宜采用的吸氧方式为

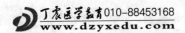 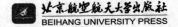

（226－229 题共用备选答案）

A．PR 间期＞0.20 秒，无 QRS 波群脱落

B．PR 间期恒定，部分 P 波后无 QRS 波群

C．PR 间期逐渐延长，直至 QRS 波群脱落，脱落后 PR 间期又趋缩短，之后又渐延长，周而复始

D．心房与心室活动各自独立，心房率大于心室率

E．PR 间期正常，无 QRS 波群脱落

226．二度 I 型房室传导阻滞心电图为

227．二度 II 型房室传导阻滞心电图为

228．三度房室传导阻滞心电图为

229．一度房室传导阻滞心电图为

（230－232 题共用备选答案）

A．同步直流电复律

B．非同步直流电复律

C．心前区锤击

D．起搏器临时起搏

E．胺碘酮

230．急性心肌梗死时发生心室颤动应尽快采用

231．室性心动过速药物疗效不满意应及早采用

232．心房颤动转复并维持窦性心律时应采用

（233－235 题共用备选答案）

A．少量多餐，清淡易消化、低钠饮食

B．低脂少盐，适量蛋白质，维生素丰富饮食

C．低脂少盐，控制饮食三餐热量且要合理分配

D．高热量、高蛋白、维生素丰富饮食

E．高糖、低脂、维生素丰富饮食

233．高血压伴肝功能不全的饮食原则是

234．高血压伴糖尿病的饮食原则是

235．心功能 III 级伴水肿的饮食原则是

（236－237 题共用备选答案）

A．吲哚帕胺

B．美洛托尔

C．依那普利

D．氯沙坦

E．非洛地平

236．钙通道阻滞剂

237．血管紧张素 II 受体抑制剂

（238－239 题共用备选答案）

A．左心房左心室均扩大

B．左心房扩大

C．左心室扩大

D．右心室扩大

E．左、右心室均扩大

238．慢性肺源性心脏病可引起

239．长期高血压可引起

（240－243 题共用备选答案）

A．右心室前负荷加重

B．右心室后负荷加重

C．左心室前负荷加重

D．左心室后负荷加重

E．两心室前负荷加重

240．二尖瓣狭窄

241．输液过多过快可造成

242．原发性高血压所致

243．主动脉瓣关闭不全

（244－245 题共用备选答案）

A．肌酸激酶同工酶

B．乳酸脱氢酶

C．门冬氨酸氨基转移酶

D．丙氨酸氨基转移酶

E．γ-转肽酶

244．急性心梗心肌酶出现最早的是

245．急性心梗心肌酶恢复最早的是

（246－247 题共用备选答案）

A．氯沙坦

B．卡托普利

C．硝苯地平

D．普萘洛尔

E．呋塞米

246．降压药长期服用可引起胫前水肿的是

247．降压药中不可用于哮喘患者的是

（248－249 题共用备选答案）

A．氨茶碱

B．米力农

C．硝苯地平

D．硝酸甘油

E．氢氯噻嗪

248．主要扩张小动脉的药物是

249．主要扩张小静脉的药物是

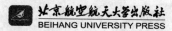

（250 - 251题共用备选答案）

A. 深大呼吸

B. 呼吸节律和频率的改变

C. 劳力性呼吸困难

D. 阵发性夜间呼吸困难

E. 端坐呼吸

250. 心功能不全晚期呼吸困难的主要表现是

251. 心源性呼吸困难最早见的表现是

（252 - 253题共用备选答案）

A. 心尖部可闻及隆隆样舒张期杂音

B. 心尖部可闻及吹风样收缩期杂音

C. 主动脉瓣区可闻及叹气样舒张期杂音

D. 肺动脉瓣区第二心音亢进

E. 主动脉瓣区可闻及吹风样收缩期杂音

252. 风湿性心脏病二尖瓣狭窄最典型的体征为

253. 风湿性心脏病主动脉瓣关闭不全最典型的体征为

第三节　消化系统疾病

1. 消化道中最膨大的部位是

A. 食管

B. 胃

C. 小肠

D. 十二指肠

E. 结肠

2. 胰腺 B 细胞分泌的物质是

A. 胰高血糖素

B. 胰岛素

C. 胰蛋白酶

D. 胰淀粉酶

E. 胰脂肪酶

3. G 细胞分泌

A. 胃蛋白酶原

B. 盐酸

C. 内因子

D. 碱性黏液

E. 促胃液素

4. 人体最大实质性器官是

A. 脑

B. 肺

C. 肝

D. 肾

E. 脾

5. 肠套叠患者的粪便呈

A. 米泔水样便

B. 金黄色便

C. 果酱样便

D. 黑色便

E. 白陶土样便

6. 导致急性应激胃炎的病因不包括

A. 重要脏器衰竭

B. 大手术

C. 大面积烧伤

D. 休克

E. 应用非甾体抗炎药

7. 多灶萎缩性胃炎的最主要病因及其最易好发的部位分别是

A. 幽门螺杆菌感染，胃体

B. 幽门螺杆菌感染，胃窦

C. 服用非甾体抗炎药，胃体

D. 服用非甾体抗炎药，胃窦

E. 自身免疫因素，胃体

8. 慢性浅表性胃炎的最主要病因是

A. 吸烟、酗酒

B. 自身免疫

C. 环境因素

D. 幽门螺杆菌感染

E. 十二指肠液反流

9. 十二指肠溃疡的主要病因是

A. 幽门螺杆菌

B. 梭状芽胞菌

C. 铜绿假单胞菌

D. 大肠埃希菌

E. 变形杆菌

10. 慢性胃炎的预防原则不包括

A. 注意饮食卫生

B. 保持大便通畅

C. 彻底治疗口、鼻、咽感染灶

D. 避免服用刺激性药物和食物

E. 戒烟戒酒

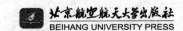

11. 慢性胃炎常见的细菌是
    A. 沙门菌
    B. 大肠埃希菌
    C. 嗜盐杆菌
    D. 金黄色葡萄球菌
    E. 幽门螺杆菌

12. 慢性胃炎的主要病因是
    A. 自身免疫反应
    B. 十二指肠液反流
    C. 幽门螺杆菌感染
    D. 理化因素
    E. 机械损伤

13. 胃黏膜萎缩时，导致维生素 B_{12} 缺失的细胞是
    A. 主细胞
    B. 壁细胞
    C. 黏液细胞
    D. G 细胞
    E. 腺细胞

14. 慢性胃炎的典型表现是
    A. 反酸、嗳气
    B. 贫血
    C. 上腹饱胀不适
    D. 食欲缺乏
    E. 消化不良

15. 关于慢性胃窦胃炎的临床表现，不包括
    A. 不引起恶性贫血
    B. 呕吐
    C. 常与溃疡病同在
    D. 血清壁细胞抗体多为阳性
    E. 持续性腹痛

16. 胃十二指肠溃疡形成的最终原因是
    A. 饮食不调
    B. 胃十二指肠运动异常
    C. 幽门螺杆菌感染
    D. 胃酸、胃蛋白酶的自身消化作用
    E. 精神神经因素

17. 消化性溃疡形成最直接的原因是
    A. 吸烟
    B. 胃酸过多
    C. 胃蛋白酶过多

    D. 非甾体抗炎药
    E. 幽门螺杆菌

18. 消化性溃疡的病因不包括
    A. 粗糙和刺激性食物或饮料
    B. 幽门螺杆菌
    C. 胃运动功能障碍
    D. 持久和过度的精神紧张、情绪激动
    E. 大肠埃希菌

19. 引起消化性溃疡的损害因素中，占主导地位的是
    A. 饮食不当
    B. 精神紧张
    C. 细菌感染
    D. 消炎药刺激
    E. 胃酸、胃蛋白酶

20. 引起消化性溃疡最常见的致病菌是
    A. 幽门螺杆菌
    B. 大肠埃希菌
    C. 痢疾杆菌
    D. 沙门氏杆菌
    E. 嗜盐杆菌

21. 十二指肠球部溃疡发病机制是
    A. 胃酸分泌增加、幽门螺杆菌感染
    B. 胃酸分泌正常、吸烟
    C. 胃酸分泌明显升高，形成多发溃疡
    D. 胃酸分泌减少、胃肠蠕动功能异常
    E. 胃酸分泌正常或稍高、保护因素消弱

22. 消化性溃疡的发病机制中损伤因素主要指
    A. 粗糙食物的损害作用
    B. 胃酸、胃蛋白酶的消化作用
    C. 反流的胆汁、胰酶的侵袭作用
    D. 神经、精神因素的刺激作用
    E. 幽门螺杆菌感染

23. 消化性溃疡最主要的临床表现
    A. 消化道出血
    B. 上腹部疼痛
    C. 营养不良
    D. 嗳气、反酸
    E. 缺铁性贫血

24. 患者，男，32 岁。诊断消化性溃疡 5 年。

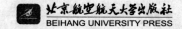

近日原有疼痛节律消失，变为持续上腹痛，伴频繁呕吐，呕吐物含发酵性宿食。该患者应考虑的并发症是
- A. 上消化道出血
- B. 溃疡穿孔
- C. 幽门梗阻
- D. 癌变
- E. 急性胰腺炎

25. 可直接观察溃疡的部位、病变大小的检查是
- A. X 线钡剂检查
- B. 超声检查
- C. 胃镜检查
- D. 肾部 MRI
- E. 胃部 CT

26. 消化性溃疡患者大便隐血试验（+）提示
- A. 溃疡出血
- B. 溃疡穿孔
- C. 幽门梗阻
- D. 溃疡瘢痕形成
- E. 伴慢性胃炎

27. 符合胃溃疡的特点是
- A. 多见于老年男性
- B. 好发于胃大弯
- C. 疼痛多在饭后 3～4 小时发生
- D. 疼痛发作没有规律
- E. 胃镜检查可确诊

28. 患者，男，50 岁。持续性剧烈腹痛 2 小时，伴恶心呕吐。触诊腹部有压痛、反跳痛和腹肌紧张。患者有脉率增快、呼吸急促等表现，腹部立位平片显示膈下新月形阴影。该患者可能发生了
- A. 脾破裂
- B. 胃穿孔
- C. 膀胱破裂
- D. 肝破裂
- E. 胰腺损伤

29. 患者，女，39 岁。因黑色稀便 3 天入院。3 天来，每天排黑色稀便 2 次，每次约 200g，病前有多年上腹部隐痛史，常有夜间痛、饥饿痛，进食可缓解。查体：贫血貌，皮肤无黄染，肝脾肋下未触及。入院后为了明确诊断，首先要进行的检查应是

- A. X 线钡剂检查
- B. 胃镜检查
- C. 胃黏膜活检
- D. 选择性动脉造影
- E. 幽门螺杆菌（Hp）检测

30. 患者，男，40 岁。突然出现头晕、心悸、乏力、脉速、呕吐咖啡样胃内容物，为明确病因首选的检查是
- A. 选择性动脉造影
- B. X 线钡餐检查
- C. 胃镜检查
- D. B 超显像
- E. 吞棉线试验

31. 对消化性溃疡出血<u>不适用</u>的是
- A. 应用 H^+-K^+-ATP 酶泵抑制剂
- B. 三腔二囊管压迫
- C. 冰盐水洗胃
- D. 甲氰咪胍静脉注射
- E. 纤维胃镜下高频电灼

32. 消化性溃疡的治疗<u>不包括</u>
- A. 避免刺激性食物
- B. 西咪替丁、雷尼替丁等抑制胃酸
- C. 硫糖铝、枸橼酸铋钾等保护胃黏膜
- D. 胃蛋白酶合剂帮助消化
- E. 有幽门螺杆菌（Hp）感染者，抗 Hp 治疗

33. 治疗消化性溃疡的药物中可引起黑便的是
- A. 西咪替丁
- B. 氢氧化铝凝胶
- C. 枸橼酸铋钾
- D. 甲硝唑
- E. 阿莫西林

34. 消化性溃疡患者应在餐前 0.5 小时服用的药物是
- A. 达喜
- B. 奥美拉唑
- C. 法莫替丁
- D. 枸橼酸铋钾
- E. 硫糖铝混悬液

35. 患者，女，40 岁。近日诊断患有十二指肠溃疡。对该患者的治疗原则<u>不包括</u>
- A. 消除病因

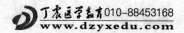 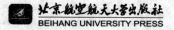

B. 控制症状
C. 促进愈合
D. 预防复发
E. 尽早手术根治

36. 患者，女，51 岁。消化性溃疡，拟行手术治疗，术后病情观察的重点是
    A. 中心静脉压
    B. 体温
    C. 呼吸
    D. 脉搏
    E. 血压

37. 消化性溃疡患者宜少量多餐的意义是
    A. 中和胃酸
    B. 减少胃液分泌
    C. 防止饥饿不适感
    D. 促进胃窦部扩张
    E. 增加胃的饥饿性蠕动

38. 关于消化性溃疡的饮食护理，错误的是
    A. 宜选用营养丰富、清淡、易消化饮食
    B. 急性期应少量多餐
    C. 急性期以牛奶、面条等偏碱性食物为宜
    D. 忌食辛辣刺激食物
    E. 可食用生冷、油炸食物以促进食欲

39. 护士告知消化性溃疡患者，降低消化性溃疡复发的关键是
    A. 注意劳逸结合
    B. 合理安排饮食
    C. 避免精神紧张
    D. 根除幽门螺杆菌
    E. 定期复查

40. 发生肾病综合征最主要的原因是
    A. 肾前列腺素合成减少
    B. 肾小管坏死
    C. 白三烯产生增加
    D. 肾单位纤维化
    E. 有效血容量减少

41. 不会引起肝硬化的病毒性肝炎是
    A. 甲型肝炎
    B. 乙型肝炎
    C. 丙型肝炎
    D. 丁型肝炎

E. 庚型肝炎

42. 肝硬化在中国人群中最常见的原因是
    A. 胆汁淤积
    B. 酒精中毒
    C. 长期食用腌制食物
    D. 肝脏寄生虫病
    E. 病毒性肝炎

43. 肝硬化患者可建立和开放的侧支循环不包括
    A. 食管下段和胃底静脉曲张
    B. 腹壁静脉曲张
    C. 脐周静脉曲张
    D. 下肢静脉曲张
    E. 痔静脉扩张

44. 肝硬化腹水的性质是
    A. 渗出液
    B. 漏出液
    C. 乳糜液
    D. 黏液性
    E. 血性液

45. 肝硬化患者内分泌紊乱症状不包括
    A. 雌激素灭活减少，相对增多
    B. 男性乳房发育、睾丸萎缩
    C. 肾上腺皮质激素增多
    D. 醛固酮增多
    E. 抗利尿激素增多

46. 肝硬化失代偿期最突出的临床表现是
    A. 消瘦
    B. 黄疸
    C. 乏力
    D. 腹水
    E. 出血

47. 当患者肝硬化晚期时，其血清中常出现
    A. 白蛋白增加，球蛋白增加
    B. 白蛋白减少，球蛋白不变
    C. 白蛋白减少，球蛋白增加
    D. 白蛋白增加，球蛋白不变
    E. 白蛋白/球蛋白比值增大

48. 白蛋白显著降低提示
    A. 胃溃疡
    B. 胰腺炎

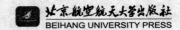

C. 肾癌

D. 肝硬化

E. 胃癌

49. 对肝硬化具有确诊价值的检查是

A. X 线检查

B. 肝功能检查

C. 免疫学检查

D. 肝穿刺活检

E. 血生化检查

50. 鉴别右心衰竭与肝硬化水肿的依据是

A. 下肢水肿

B. 腹水形成

C. 腹围增大

D. 恶心、呕吐

E. 颈静脉怒张

51. 检查结果中对确诊肝硬化最有价值的是

A. 血清 ALT 升高

B. 尿胆红素和尿胆原增加

C. 腹水检查阳性，且腹水性质为漏出液

D. 肝穿刺活检示有假小叶形成

E. 食管 X 线钡餐检查示胃底静脉呈菊花样
充盈缺损

52. 能污染食物导致肝癌的是

A. 红茶菌

B. 乳酸杆菌

C. 黄曲霉菌

D. 白色念珠菌

E. 伊氏放线菌

53. 引起原发性肝癌的可能原因<u>不包括</u>

A. 乙型病毒性肝炎

B. 肝硬化

C. 饮食中含多量粗纤维

D. 长期饮用蓝绿藻污染水

E. 黄曲霉真菌

54. 引起原发性肝癌最常见的原因是

A. 乙型病毒性肝炎

B. 食物中致癌物质

C. 亚硝胺类化合物

D. 寄生虫感染

E. 长期接触工业毒素

55. 可致肝癌的微生物污染的食物是

A. 真菌

B. 乳酸杆菌

C. 黄曲霉菌

D. 白色念珠菌

E. 放线菌

56. 我国与原发性肝癌发病关系最密切的疾病是

A. 胆道感染

B. 肝炎后肝硬化

C. 血吸虫性肝硬化

D. 酒精性肝硬化

E. 肝脏良性肿瘤

57. 与原发性肝癌的病因最有关的是

A. 饮用水污染

B. 黄曲霉素

C. 亚硝胺类物质

D. 硒缺乏

E. 乙型肝炎、肝硬化

58. 引起原发性肝癌的原因<u>不包括</u>

A. 乙型病毒性肝炎

B. 肝硬化

C. 饮食中含多量粗纤维

D. 长期饮用蓝绿藻污染水

E. 黄曲霉真菌

59. 原发性肝癌的主要致病因素是

A. 幽门螺杆菌

B. 黄曲霉菌

C. 金黄色葡萄球菌

D. 溶血链球菌

E. 结核分枝杆菌

60. 关于原发性肝癌的叙述，<u>错误</u>的是

A. 发病与丙型肝炎病毒感染有关

B. 原发性肝癌多由结节性肝硬化发展而来

C. 黄曲霉素是主要致肝癌物质

D. 池塘中生长的蓝绿藻产生的微囊藻毒素
可导致肝癌

E. 亚硝胺、有机氯农药为可疑致癌物质

61. 原发性肝癌最主要的转移部位是

A. 左锁骨上淋巴结

B. 腹腔内种植

C. 肝内

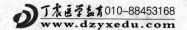
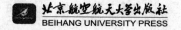

D. 肺
E. 骨

62. 原发性肝癌患者突然出现腹部剧痛、休克、腹膜刺激征，最可能并发了
    A. 原发性腹膜炎
    B. 继发性腹膜炎
    C. 门静脉血栓形成
    D. 肝癌结节破裂
    E. 急性梗阻性胆囊炎

63. 关于甲胎蛋白阳性，最有诊断价值的疾病是
    A. 原发性肝癌
    B. 肝转移癌
    C. 急性肝坏死
    D. 肝硬化
    E. 肝吸虫

64. 常用于原发性肝癌的筛查的检查是
    A. CT 检查
    B. 超声检查
    C. 甲胎蛋白测定
    D. 癌胚抗原测定
    E. γ- 谷氨酰转肽酶测定

65. 原发性肝癌的普查最常选用的检查项目是
    A. 电子计算机体层扫描
    B. 甲胎蛋白检测
    C. B 超
    D. 肝穿刺活检
    E. 丙氨酸氨基转移酶（AST）测定

66. 血清甲胎蛋白检测可用于诊断
    A. 胰腺癌
    B. 胆囊癌
    C. 胃癌
    D. 肝癌
    E. 食管癌

67. 普查早期肝癌的常用方法是
    A. MRI+B 超
    B. X 线 +B 超
    C. CT+B 超
    D. AFP+B 超
    E. CEA+B 超

68. 早期诊断原发性肝癌最特异性的肿瘤标志

物是
    A. GGT- II
    B. AP
    C. AFP
    D. AFU
    E. AIF

69. 对肝癌诊断具有较强特异性的血清学项目是
    A. γ- 谷氨酰转肽酶
    B. 甲胎蛋白
    C. 碱性磷酸酶
    D. 酸性同功铁蛋白
    E. α_1- 抗胰蛋白酶

70. 诊断肝癌首选的检查方法是
    A. 肝功生化
    B. AFP
    C. B 超
    D. CT
    E. MRI

71. 对原发性肝癌简便而确诊率高的定性诊断方法是
    A. 血清甲胎蛋白测定
    B. 血清酶学
    C. B 超检查
    D. 肝穿刺针吸细胞学检查
    E. CT 检查

72. 肝癌早期定位检查的方法，首选
    A. B 超
    B. ERCP
    C. CT
    D. MRI
    E. 肝动脉造影

73. 对原发性肝癌的普查、诊断、判断疗效有重要意义的检查是
    A. AFP
    B. B 超
    C. CT
    D. MRI
    E. 肝扫描

74. 目前诊断小肝癌和微小肝癌的最佳方法是
    A. 超声检查
    B. CT

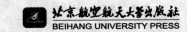

C. X 线肝血管造影

D. 剖腹探查

E. 甲胎蛋白

75. 直径＜ 1cm 小肝癌的最佳定位方法是

A. B 超

B. CT

C. AFP 测定

D. 选择性腹腔动脉造影

E. 肝穿刺针吸细胞血检查

76. 患者，女，53 岁。B 超发现肝脏右叶实质性占位 2 天，肝功能检查正常，最有助于原发性肝癌诊断的实验室检查是

A. γ-GT

B. AFP

C. AKP

D. 酸性磷酸酶

E. 总胆红素

77. 目前治疗原发性肝癌最好的方法是

A. 手术治疗

B. 肝动脉化疗栓塞治疗

C. 放射治疗

D. 全身化疗

E. 生物和免疫治疗

78. 肝动脉栓塞化疗术后出现栓塞后综合征的护理措施不妥的是

A. 腹痛可按医嘱注射哌替啶缓解疼痛

B. 出现中、低度发热不需要特殊处理

C. 持续高热应采取对症处理

D. 应根据医嘱输入白蛋白

E. 为维持水电解质平衡限制葡萄糖溶液使用

79. 肝癌患者疼痛护理错误的是

A. 减少各种不良刺激因素和心理压力

B. 教会患者放松的技巧

C. 观察患者疼痛性质、部位及伴随症状

D. 为避免并发症，尽可能不使用镇痛药

E. 自控镇痛泵可以自控间歇性给予镇痛药。

80. 肝癌患者肝动脉栓塞化疗术后护理不正确的是

A. 术后禁食 2 ～ 3 天

B. 穿刺侧肢体伸直至少 2 天

C. 观察穿刺部位有无血肿及渗血

D. 鼓励患者深呼吸、排痰

E. 必要时吸氧

81. 预防原发性肝癌最重要的措施是

A. 防止饮水污染

B. 不吃腌制食品

C. 防止病毒性肝炎、肝硬化

D. 戒烟、忌酒

E. 防治寄生虫感染

82. 肝动脉栓塞化疗术后护理错误的是

A. 术后禁食 2 ～ 3 天

B. 穿刺部位压迫止血 15 分钟

C. 加压包扎，沙袋压迫 6 小时

D. 保持穿刺侧肢体伸直 6 小时

E. 腹痛可根据医嘱给予哌替啶

83. 肝动脉栓塞术后护理措施正确的是

A. 术后禁食 2 ～ 3 天

B. 初期进普通软食，少量多餐

C. 穿刺部位压迫止血 5 分钟

D. 中度发热应降温

E. 术后保持穿刺侧肢体伸直 12 小时

84. 肝性脑病的诱发因素不包括

A. 大量排钾利尿

B. 上消化道出血

C. 麻醉药物的使用

D. 感染

E. 多次灌肠或导泻

85. 护士在为肝炎、肝硬化患者进行健康宣讲，关于诱发肝性脑病最主要的因素，正确的是

A. 吃富含维生素 C 的新鲜水果

B. 限制蛋白摄入

C. 上消化道出血

D. 保持排便通畅

E. 饮食应细软

86. 肝性脑病的诱因中不包括

A. 大量排钾利尿

B. 多次灌肠和导泻

C. 感染

D. 使用镇静药

E. 高蛋白质饮食

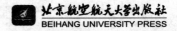

87. 门体分流性脑病最重要的发病机制是
    A. 氨中毒学说
    B. 假性神经递质学说
    C. 氨基酸代谢不平衡学说
    D. GABA/BZ 复合体学说
    E. 锰的毒性学说

88. 对诊断肝性脑病最有帮助的检查是
    A. 血尿素氮
    B. 血氨
    C. 谷丙转氨酶
    D. 血清胆红素
    E. 血糖

89. 肝性脑病综合治疗原则错误的是
    A. 去除诱发因素是肝性脑病治疗的基本原则
    B. 患者躁动不安时可采用巴比妥类药物
    C. 注意纠正低钾和代谢性碱中毒
    D. 上消化道出血患者应给予灌肠或导泻
    E. 口服乳果糖的目的是减少肠内氨的生成和吸收

90. 肝性脑病患者正确的饮食是
    A. 增加水钠的摄入
    B. 食用足够的动物蛋白
    C. 大量补充维生素 B_6
    D. 以糖类为主供给热量
    E. 为延缓胃的排空增加脂肪的摄入

91. 肝性脑病患者护理措施不包括
    A. 肥皂水灌肠
    B. 给予谷氨酸钾或谷氨酸钠
    C. 鼻饲 50% 碳酸镁
    D. 静脉滴注葡萄糖
    E. 静脉滴注精氨酸

92. 急性胰腺炎的常见病因不包括
    A. 饮酒过量
    B. 胰管结石
    C. 暴饮暴食
    D. 急性脂肪肝
    E. 胆道蛔虫

93. 在国内引起急性胰腺炎的最常见的病因是
    A. 十二指肠乳头病变
    B. 大量饮酒

C. 胆道疾病
D. 暴饮暴食
E. 胰管阻塞

94. 出血坏死型胰腺炎所发生的休克属于
    A. 中毒性休克
    B. 低血容量性休克
    C. 过敏性休克
    D. 心源性休克
    E. 神经源性休克

95. 急性阑尾炎的腹痛特点是
    A. 阵发性疼痛
    B. 间歇性疼痛
    C. 持续性疼痛
    D. 转移性疼痛
    E. 疼痛不明显

96. 对于疑似急性胰腺炎且发病4天的就医患者，其最具诊断价值的实验室检查是
    A. 血清淀粉酶测定
    B. 血清脂肪酶测定
    C. C反应蛋白测定
    D. 肌酸激酶测定
    E. 血糖测定

97. 患者在外出聚餐回家后突然发生上腹部持续剧烈疼痛，拟诊为"急性胰腺炎"入院。检查对确诊病情最有意义的是
    A. 血淀粉酶测定
    B. 血脂肪酶测定
    C. 血肌酸激酶测定
    D. 血乳酸脱氢酶测定
    E. 血蛋白酶测定

98. 引起上消化道出血的疾病中，最为常见的是
    A. 消化性溃疡
    B. 胃癌
    C. 脑血管意外
    D. 白血病
    E. 肝硬化

99. 对估计上消化道大出血最有价值的表现是
    A. 血红蛋白浓度
    B. 血细胞比容
    C. 呕血与黑便的频度与量
    D. 网织红细胞测定

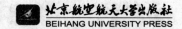

E. 周围循环衰竭的临床表现

100. 确定上消化道出血病因的首选检查方法是
    A. 纤维胃镜检查
    B. X 线钡餐
    C. 选择性动脉造影
    D. 吞棉线试验
    E. 核素扫描

101. 上消化道大出血患者护理最主要的观察项目是
    A. 周围循环衰竭状况
    B. 呕血量
    C. 黑便的颜色和量
    D. 红细胞压积测定
    E. 血红蛋白的测定

102. 上消化道出血患者出血控制理想的指标是
    A. 呕出的血液转为暗红色
    B. 网织红细胞计数增高
    C. 血尿素氮持续升高
    D. 血压稳定
    E. 血红蛋白下降

103. 患者，女，60 岁。因消瘦、腹胀、食欲缺乏 5 年入院，病前曾有慢性肝病史。查体：皮肤、巩膜黄染，腹部膨隆，移动性浊音阳性，脾肋下可触及。如经三腔二囊管压迫止血 24 小时后未见继续出血，此时对三腔二囊管的处理应是
    A. 逐渐降低气囊压力
    B. 气囊放气后留置三腔管观察 24 小时
    C. 放气拔管，继续内科治疗
    D. 继续压迫至大便隐血转阴后放气拔管
    E. 放气拔管，转外科手术治疗

104. 肠结核的最主要病变部位在回盲部，其原因描述最正确的是
    A. 致病菌在此处停留时间较长，易侵犯此处淋巴
    B. 此处的血液循环较丰富，致病菌易从此处入血
    C. 此处肠蠕动较弱，不利于致病菌的排出
    D. 此处位于较低位置，致病菌易聚集于此
    E. 此处的 pH 环境利于致病菌生存繁殖

105. 患者，女，20 岁。低热、腹痛 2 月，偶有便秘。胃肠钡餐造影：盲肠和升结肠增生性狭窄、缩短变形。拟诊为肠结核。护理查体中最可能出现的体征是
    A. 肠鸣音亢进
    B. 右下腹腹部肿块，比较固定，质地中等，轻压痛
    C. 肠型
    D. 腹肌紧张
    E. 蠕动波

106. 对诊断肠结核最有价值的是
    A. 血沉增加
    B. D 结核菌素试验
    C. X 线钡剂造影
    D. X 线钡剂灌肠
    E. 纤维结肠镜活检

107. 与溃疡性结肠炎发病无关的因素是
    A. 免疫因素
    B. 营养因素
    C. 遗传因素
    D. 感染因素
    E. 环境因素

108. 与溃疡性结肠炎发生的相关因素中，不包括
    A. 免疫因素
    B. 遗传因素
    C. 理化因素
    D. 年龄因素
    E. 氧自由基损伤

109. 患者，女，32 岁。反复脓血便 2 年，伴腹痛，有疼痛 - 便意 - 便后缓解的规律，每天腹泻 4 ～ 5 次。查体左下腹有压痛。多次大便细菌培养阴性。经检查确诊为溃疡性结肠炎，其好发部位是
    A. 回盲部
    B. 横结肠
    C. 降结肠
    D. 直肠和乙状结肠
    E. 全结肠

（110 － 111 题共用题干）
    患者，女，42 岁。上腹隐痛 5 年，疼痛发作与情绪、饮食有关，伴乏力、体重减轻。查体：

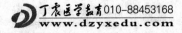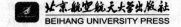

贫血貌，上腹部轻压痛。化验：血红蛋白 70g/L，镜检提示大细胞性贫血。胃镜：胃体皱襞平坦，透见黏膜下血管分布。

110. 问题 1：纠正患者贫血最主要的治疗护理措施是
    A. 输血
    B. 补充铁剂
    C. 口服叶酸
    D. 注射维生素 B_{12}
    E. 口服康力龙

111. 问题 2：患者可能出现异常且最有意义的检查是
    A. X 线钡餐检查
    B. 血淀酚酶
    C. X 线腹部平片
    D. 胃液分析检查
    E. 血清壁细胞抗体和内因子抗体

（112 - 113 题共用题干）

患者，男，45 岁。规律性上腹部隐痛 3 年，疼痛多在进餐后出现，持续约 2 小时后逐渐减轻。经检查诊断为胃溃疡。

112. 问题 1：近 3 月来患者上腹疼痛失去规律性，大便隐血试验持续阳性。首选的检查是
    A. X 线钡餐检查
    B. X 线腹部平片
    C. 胃液分析检查
    D. 胃镜及胃黏膜活组织检查
    E. 幽门螺杆菌检查

113. 问题 2：患者出现黑便、呕出暗红色血液约 600ml。治疗护理措施错误的是
    A. 禁饮食
    B. 卧床休息，安慰患者
    C. 建立静脉通道，补充血容量
    D. 三腔二囊管压迫止血
    E. 奥美拉唑静脉滴注

（114 - 116 题共用题干）

患者，男，68 岁。肝硬化病史 8 年，昨天因饮食不当突然出现呕血，神志恍惚、心悸，四肢厥冷、无尿。脉搏 128 次／分，血压 70/50mmHg。血红蛋白 70g/L。

114. 问题 1：若给予三腔二囊管压迫止血，错误的护理措施是
    A. 观察引流液的颜色
    B. 胃囊的压力为 50mmHg
    C. 出血停止后立即拔管
    D. 作好鼻腔、口腔的护理
    E. 拔管前口服液体石蜡 20 ～ 30ml

115. 问题 2：根据上述情景判断其出血量为
    A. 200 ～ 400ml
    B. 400 ～ 600ml
    C. 600 ～ 800ml
    D. 800 ～ 1000ml
    E. ＞ 1000ml

116. 问题 3：患者呕血后最易诱发
    A. 窒息
    B. 猝死
    C. 肝性脑病
    D. 肾功能衰竭
    E. 电解质紊乱

（117 - 119 题共用题干）

患者，男，49 岁。肝硬化 3 年，因呕血、黑便来院，诊断为肝硬化食管静脉曲张破裂出血。查体：血压 80/50mmHg。颈部及前胸可见蜘蛛痣。肝未触及，脾肋下 2cm，腹部移动性浊音阳性。

117. 问题 1：蜘蛛痣的出现是由于
    A. 雌激素增多
    B. 糖皮质激素增多
    C. 雄激素增多
    D. 醛固酮增多
    E. 抗利尿激素增多

118. 问题 2：经一般止血后效果不佳，应选择
    A. 加大垂体后叶素的用量
    B. 三腔二囊管压迫止血
    C. 反复输血或凝血因子
    D. 口服普萘洛尔降低门静脉压力
    E. 门腔静脉分流术

119. 问题 3：应警惕该患者发生较严重的并发症是
    A. 感染
    B. 原发性肝癌
    C. 肝肾综合征

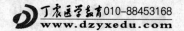 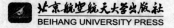

D．肝性脑病

E．电解质紊乱

（120－122题共用题干）

患者，男，46岁。上腹饱胀不适、乏力半年。查体：面部色素沉着，胸部蜘蛛痣，肝掌，肝肋下2厘米可触及，质硬，移动性浊音阳性。经检查诊断为肝硬化。

120．问题1：患者面部色素沉着的原因是

A．肝脏的合成功能下降

B．肝脏对醛固酮灭活功能减退

C．肝硬化时肾上腺皮质功能减退

D．肝脏对雌激素的灭活功能减退

E．肝脏对抗利尿激素灭活功能减退

121．问题2：我国肝硬化的最常见原因是

A．酒精中毒

B．胆汁淤积

C．循环障碍

D．病毒性肝炎

E．长期接触工业毒物

122．问题3：近2月患者出现肝区胀痛、进行性消瘦。经检查诊断为肝癌。肝区胀痛的最常见原因是

A．肝癌结节刺激腹膜

B．肝癌生长迅速，牵拉肝包膜

C．肝癌结节破裂出血局限于肝包膜下

D．肝癌结节破裂，坏死组织流入腹腔

E．肝癌侵犯膈肌

（123－125题共用题干）

患者，女，45岁。丧偶。3年前确诊患有肝硬化，此后长期由独生女照顾其生活起居。今天该患者因腹胀伴呼吸困难5天被女儿送入院。查体：明显消瘦、精神不振；全身散在皮肤紫癜。

123．问题1：若该患者已确诊为肝硬化失代偿；腹水检查阳性；门静脉压力330mmH₂O；实验室检查示：白蛋白28g/L，凝血酶原时间13秒。则该患者目前最主要的护理问题是

A．体液过多

B．营养失调：低于机体需要量

C．有出血的危险

D．有皮肤完整性受损的危险

E．有感染的危险

124．问题2：目前该患者的评估重点是

A．询问既往肺部疾病史

B．询问吸烟史

C．询问腹胀的性质和部位

D．检查腹部外形及移动性浊音

E．行肝脏触诊

125．问题3：若该患者确诊为肝硬化失代偿伴严重腹水；门静脉压力350mmH₂O；实验室检查示：白蛋白28g/L，凝血酶原时间15秒，血氨正常，血清胆红素升高明显。则该患者目前最合理的饮食是

A．高热量、高蛋白质、易消化的饮食

B．低盐饮食，且钠摄入量；4g/d

C．限制蛋白质的摄入，以植物蛋白为主

D．饮水量应控制在2000ml/d

E．进食时细嚼慢咽，补充足够粗纤维

（126－130题共用题干）

患者，男，52岁。肝硬化病史8年，1周前反复呕血、黑便，经治疗病情稳定，近日来睡眠障碍，计算力障碍，脑电图异常。

126．问题1：该患者治疗措施不恰当的是

A．限制蛋白饮食

B．弱酸性溶液灌肠

C．弱碱性溶液灌肠

D．乳果糖口服

E．精氨酸滴注

127．问题2：肝硬化大出血诱发肝性脑病的主要机制是

A．失血量多导致休克

B．失血量大干扰脑代谢

C．失血后引起脑溢血

D．肠道积血产氨增多

E．失血造成脑组织缺氧

128．问题3：患者禁忌使用谷氨酸钾的情况是

A．早期肝性脑病

B．伴肝肾综合征

C．晚期肝性脑病

D．稀释性低钠血症

E．伴继发感染

129．问题4：患者出现抽搐，选用的药物最好是

A．氯丙嗪

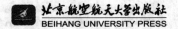

B. 吗啡

C. 副醛

D. 地西泮

E. 硫喷妥钠

130. 问题5：护士对患者饮食指导，<u>不正确的是</u>
  A. 高糖饮食
  B. 高蛋白质饮食
  C. 高维生素饮食
  D. 不能进食者可静点葡萄糖
  E. 酌情限水、限钠

（131－134题共用题干）

患者，男，50岁。10年前曾患乙型肝炎，1年前因乏力、腹胀、水肿而入院检查，B超示肝硬化。2天前有黑便，今晨因呈嗜睡状态而入院。查体：嗜睡，可唤醒，醒时尚可回答简单问题，双手有扑翼样震颤，肌张力增高，腱反射亢进。

131. 问题1：根据患者意识障碍的程度和神经系统表现，可确定其已发生肝性脑病，目前处于
  A. 前驱期
  B. 昏迷前期
  C. 昏睡期
  D. 昏迷期
  E. 昏迷晚期

132. 问题2：该患者每天饮食中蛋白质的含量应限制在
  A. 10g 以内
  B. 15g 以内
  C. 20g 以内
  D. 25g 以内
  E. 30g 以内

133. 问题3：该患者经治疗后意识转清，可逐步增加蛋白质饮食，但短期内每天饮食中蛋白质<u>不应超过</u>
  A. 20～30g
  B. 30～40g
  C. 40～50g
  D. 50～60g
  E. 60～70g

134. 问题4：患者完全恢复后，为维持其基本的氮平衡，蛋白质可增加到每天每千克体重
  A. 0.5～0.7g

B. 0.6～0.8g

C. 0.7～0.9g

D. 0.8～1.0g

E. 0.9～1.1g

（135－138题共用题干）

患者，女，51岁。上腹剧烈疼痛、恶心、呕吐3小时，伴发热、腹胀。护理体检：上腹部压痛，腹肌紧张。经检查诊断为急性胰腺炎。

135. 问题1：有关急性胰腺炎腹痛的叙述，<u>不正确是</u>
  A. 腹痛程度与血清淀粉酶升高相平行
  B. 腹痛体征与胰腺病理改变相平行
  C. 腹痛向腰背部放散
  D. 水肿型腹痛消失快
  E. 出血坏死型腹痛持续时间长

136. 问题2：急性胰腺炎的主要表现和首发症状是
  A. 腹痛
  B. 腹胀
  C. 恶心
  D. 呕吐
  E. 发热

137. 问题3：国内急性胰腺炎的最常见原因是
  A. 酗酒
  B. 暴饮暴食
  C. 胰管梗阻
  D. 手术与创伤
  E. 胆石症与胆道疾病

138. 问题4：首选的处理措施是
  A. 禁食、胃肠减压
  B. 适当补钾、补钙
  C. 外科手术准备
  D. 屈膝侧卧位
  E. 应用抗生素

（139－140题共用题干）

患者，男，30岁。患有消化性溃疡多年。昨夜呕血和排黑便多次，今晨家人发现其神情恍惚、四肢厥冷，遂急送医院救治。

139. 问题1：依据该患者的临床表现，其出血量估计至少为

A. 250ml

B. 500ml

C. 1000ml

D. 1500ml

E. 2000ml

140. 问题2：与该患者相关的护理问题中，首先应考虑的是

A. 急性意识障碍

B. 组织灌注量改变

C. 潜在并发症：休克

D. 有窒息的危险

E. 恐惧

（141 - 144 题共用题干）

患者，女，60 岁。消瘦、腹胀、食欲缺乏5 年，呕吐出暗红色血块约1000ml。既往有慢性肝病史12 年。查体：皮肤、巩膜黄染，腹部膨隆，移动性浊音阳性，脾肋下可触及。

141. 问题1：如经三腔二囊管压迫止血24 小时后，未见继续出血，此时对三腔二囊管的处理应是

A. 三腔管继续压迫 24 小时

B. 气囊放气后留置三腔管观察 24 小时

C. 继续压迫至大便潜血转阴后放气拔管

D. 放气拔管，继续内科治疗

E. 放气拔管，转外科手术治疗

142. 问题2：患者最先可能出现的是

A. 急性肾功能衰竭

B. 心力衰竭

C. 肝性脑病

D. 感染

E. 失血性休克

143. 问题3：医嘱给予药物静脉滴注，护士应首先输入的是

A. 706- 代血浆

B. 葡萄糖氯化钠注射液

C. 10% 葡萄糖注射液

D. 精氨酸

E. 支链氨基酸

144. 问题4：三腔气囊管插入前的准备工作，不妥的是

A. 向患者作解释，以消除恐惧心理

B. 检查三腔气囊管的性能

C. 指导患者作深呼吸和吞咽动作

D. 告知患者插管时的配合方法

E. 向胃气囊注气 100 ～ 150ml，食管气囊注气 200 ～ 300ml

（145 - 149 题共用题干）

患者，男，38 岁。突然呕血约 1500ml，伴柏油样大便。查体：神志清楚，面色苍白，四肢湿冷。

145. 问题1：最能反映血容量变化的观察项目是

A. 神志

B. 瞳孔

C. 面色

D. 呼吸

E. 脉搏

146. 问题2：最主要的护理诊断是

A. 体液不足

B. 活动无耐力

C. 有受伤的危险

D. 意识障碍

E. 恐惧

147. 问题3：护理措施中不正确的是

A. 保持呼吸道通畅，呕血时头偏向一侧

B. 平卧、头高脚低位

C. 减轻患者的紧张情绪

D. 密切观察生命体征，注意出血情况

E. 建立静脉通道

148. 问题4：判断患者上消化道继续出血或再出血，错误的是

A. 反复呕血或黑粪次数增加

B. 肠鸣音亢进

C. 血红蛋白测定与红细胞计数继续下降

D. 网织红细胞计数持续下降

E. 尿素氮持续升高

149. 问题5：患者欲行急诊胃镜检查，关于急诊胃镜检查说法错误的是

A. 胃镜检查一般在出血 72 小时后进行

B. 可根据病变的特征判断是否继续出血或估计再出血的危险性

C. 可对出血灶进行止血治疗

D. 检查前需先纠正休克、补充血容量、改善贫血

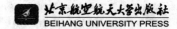

E. 若有大量活动性出血，先经胃管抽吸胃内积血并用生理盐水灌洗，以免积血影响观察。

（150－151 题共用题干）

患者，男，32 岁。腹泻 5 年，每天 2～3 次，伴里急后重感，偶有脓血便，无发热。既往有青光眼病史。大便细菌培养阴性。为明确诊断，行全结肠镜检查。

150. 问题 1：结肠镜检查护理措施<u>错误</u>的是

A. 检查前 3 天进少渣饮食，术前 1 天进流食，检查前 1 天晚服缓泻剂，检查当日禁食

B. 检查前半小时肌内注射阿托品 0.5mg、安定 10mg

C. 检查开始取左侧卧位，双腿屈曲

D. 插管时嘱患者全身放松，深呼吸

E. 怀疑有穿孔、严重心肺功能不全者不宜做结肠镜检查

151. 问题 2：肠镜检查示乙状结肠血管纹理不清，黏膜颗粒状，轻触易出血。应采取的治疗措施是

A. 禁食

B. 静脉高营养

C. 免疫抑制药

D. 肾上腺皮质激素

E. 氨基水杨酸制剂

（152－154 题共用题干）

患者，女，28 岁。间断脓血便 4 年，大便成糊状，每天 1～3 次，有时里急后重，抗生素治疗无效。为明确诊断，行纤维结肠镜检查。

152. 问题 1：纤维结肠镜检查的护理措施，<u>错误</u>的是

A. 检查前须清洁肠道，直至排出清水样无粪渣的大便为止

B. 为减轻术中腹胀腹痛等不适，术前可肌注阿托品

C. 检查开始取右侧卧位，双腿屈曲

D. 插管时嘱患者全身放松，深呼吸

E. 月经期不宜做结肠镜检查

153. 问题 2：经检查诊断为溃疡性结肠炎，给予柳氮磺胺吡啶口服，其治疗机制是

A. 降低肠道酸度

B. 抑制氧自由基形成

C. 促使肠上皮细胞再生

D. 抑菌作用

E. 肠黏膜保护作用

154. 问题 3：近 5 天患者腹痛加重，高热。体检：体温 39.2℃，心率 116 次／分，贫血貌，腹部膨隆，全腹有压痛，肠鸣音消失。该患者最可能的诊断是

A. 溃疡性结肠炎并发肠穿孔

B. 溃疡性结肠炎并发中毒性巨结肠

C. 直肠结肠癌变

D. 溃疡性结肠炎并发肠出血

E. 溃疡性结肠炎并发肠梗阻

（155－157 题共用题干）

患者，男，25 岁。因患结肠息肉入院治疗，明天行内镜下结肠息肉切除术。

155. 问题 1：对手术最有影响的术前准备是

A. 进流食

B. 肠道清洁

C. 消除患者紧张、恐惧心理

D. 是否用镇静药

E. 常规肛门指诊

156. 问题 2：该患者术前肠道准备，用药<u>错误</u>的是

A. 番泻叶

B. 硫酸镁

C. 蓖麻油

D. 甘露醇

E. 乙二醇平衡液

157. 问题 3：术后 2 小时患者出现腹痛，护士应主要观察患者

A. 液体静滴速度

B. 24 小时出入量

C. 血、尿淀粉酶监测

D. 小便颜色变化

E. 生命体征变化

（158－160 题共用备选答案）

A. 西咪替丁

B. 奥美拉唑

C. 硫糖铝

D. 氢氧化铝

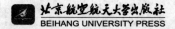

E．枸橼酸铋钾

158．上述药物中，患者短期服用会出现粪便变黑的是

159．消化性溃疡患者服用上述药物时需与牛奶分开服用的是

160．最适宜在餐前 1 小时服用的药物为

（161 - 162 题共用备选答案）

　　A．呕大量鲜红色血液

　　B．柏油样大便

　　C．大便潜血试验持续阳性

　　D．黏液脓血便

　　E．长期反复解鲜红色血便

161．十二指肠球部溃疡并活动性出血最常见的症状是

162．食管静脉曲张破裂大出血最常见的症状是

（163 - 164 题共用备选答案）

　　A．血淀粉酶

　　B．尿淀粉酶

　　C．血清脂肪酶

　　D．血糖测定

　　E．尿糖测定

163．对病后就诊较晚的急性胰腺炎患者有诊断价值的指标是

164．起病 10 小时就诊疑似急性胰腺炎的患者有诊断价值的指标是

（165 - 166 题共用备选答案）

　　A．用消毒容器盛纳粪便送检

　　B．留取少量粪便送检

　　C．取粪便黏液或脓血部分送检

　　D．取鸡蛋大小标本送检

　　E．素食 3 天后留取粪便标本送检

165．粪便做涂片或培养病原体时应

166．作粪便隐血试验时应

（167 - 168 题共用备选答案）

　　A．B 超检查

　　B．脑脊液检查

　　C．脑电图

　　D．免疫学检查

　　E．CT 和 MRI

167．可显示椎间盘突出程度的检查是

168．可以帮助判断肝性脑病分期的检查是

（169 - 172 题共用备选答案）

　　A．尿酮体（＋）

　　B．尿中白细胞＞ 5 个高倍视野

　　C．柏油便

　　D．血红蛋白＜ 110g/L

　　E．大量管型尿

169．对上消化道出血患者检查可发现

170．泌尿系感染可发现

171．贫血可发现

172．酮症酸中毒可发现

（173 - 174 题共用备选答案）

　　A．抑制肠内细菌生长，促进乳酸杆菌繁殖

　　B．与游离氨结合，从而降低血氨

　　C．与氨合成尿素和鸟氨酸，从而降低血氨

　　D．被细菌分解成乳酸和醋酸，使肠内呈酸性

　　E．纠正氨基酸代谢不平衡，抑制假神经递质形成

173．乳果糖治疗肝性脑病的机制是

174．支链氨基酸治疗肝性脑病的机制是

（175 - 177 题共用备选答案）

　　A．缓解—进食—疼痛

　　B．疼痛—进食—缓解

　　C．进食—疼痛—疼痛

　　D．进食—疼痛—便后缓解

　　E．腹痛—便意—便后缓解

175．符合十二指肠球部溃疡的疼痛规律的是

176．急性胰腺炎的疼痛规律是

177．溃疡性结肠炎的疼痛表现是

第四节　泌尿系统疾病

1．尿的正常 pH 值为

　　A．1 ～ 2

　　B．2 ～ 4

　　C．3 ～ 5

　　D．5 ～ 7

　　E．8 ～ 10

2．镜下血尿是指沉淀尿液镜检，每高倍镜下红

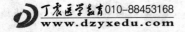
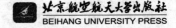

细胞数多于
- A. 2 个
- B. 3 个
- C. 4 个
- D. 5 个
- E. 6 个

3. 能对肾功能进行监测的是
- A. 血尿素氮
- B. 黄疸指数
- C. 中心静脉压
- D. 凝血酶原时间
- E. 3P 试验

4. 夜尿量超过白天尿量或夜尿持续超过多少称为夜尿增多，提示肾浓缩功能减退
- A. 450ml
- B. 550ml
- C. 650ml
- D. 750ml
- E. 850ml

5. 主要反映肾小球滤过功能的检查是
- A. 酚红排泄试验
- B. 尿浓缩稀释试验
- C. 酸碱失衡试验
- D. 血清补体成分测定
- E. 内生肌酐清除率检查

6. 蛋白尿指每天蛋白量持续超过
- A. 80mg
- B. 100mg
- C. 150mg
- D. 250mg
- E. 400mg

7. 急性肾小球肾炎最常见的致病菌为
- A. 真菌
- B. 金黄色葡萄球菌
- C. 大肠埃希菌
- D. 寄生虫
- E. 链球菌

8. 关于急性肾小球肾炎的叙述，正确的是
- A. 由细菌引起的感染性疾病
- B. 病变主要累及肾小管
- C. 血尿、水肿、高血压是主要症状

- D. 常见的致病菌是葡萄球菌
- E. 尿频、尿痛、尿急是主要症状

9. 急性肾小球肾炎主要临床表现<u>不包括</u>
- A. 血尿
- B. 蛋白尿
- C. 高血脂
- D. 水肿
- E. 高血压

10. 急性肾小球肾炎患儿出现呼吸、心率增快，肝脏增大、颈静脉怒张、两肺满布湿啰音、心脏扩大等症状的主要原因是
- A. 严重循环充血
- B. 心脏泵衰竭
- C. 感染加重
- D. 胸水、腹水
- E. 水肿加重

11. 急性肾小球肾炎最基本的临床表现是
- A. 血尿
- B. 蛋白尿
- C. 少尿
- D. 高血压
- E. 水肿

12. 急性肾小球肾炎患儿，下床轻微活动的临床指征是
- A. 血沉正常
- B. 镜下血尿消失
- C. Addis 计数正常
- D. 没有严重循环充血症状出现
- E. 水肿消退、血压正常、肉眼血尿消失

13. 诊断镜下血尿，阿迪计数 12 小时排泄的红细胞数需超过
- A. 10 万
- B. 20 万
- C. 30 万
- D. 40 万
- E. 50 万

14. 患者，女，38 岁。患慢性肾小球肾炎，可加重肾损害的因素<u>不包括</u>
- A. 妊娠
- B. 劳累
- C. 感染

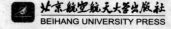

D. 预防接种

E. 心脏早搏

15. 慢性肾小球肾炎的临床表现<u>不包括</u>
   A. 水肿
   B. 高血压
   C. 血尿、蛋白尿
   D. 尿路刺激征
   E. 肾功能损害

16. 患者，男，31 岁。头痛、乏力 5 个月，视物模糊 5 天。查体：血压 180/100mmHg，尿蛋白（++），尿红细胞 20 个 /Hp，眼底视网膜动脉痉挛，黄斑部有渗出与出血，视乳头无水肿。B 超示双肾体积缩小。最可能的诊断是
   A. 肾性高血压
   B. 肾动脉狭窄
   C. 急进性肾炎
   D. 原发性高血压肾损害
   E. 肾病综合征

17. 患者，女，38 岁。慢性肾小球肾炎 5 年。实验室检查：内生肌酐清除率 28ml/min，血肌酐 425μmol/L，血尿素氮 18mmol/L。此患者目前的肾功能状况属于
   A. 肾功能正常
   B. 氮质血症期
   C. 肾功能不全代偿期
   D. 肾衰竭期
   E. 尿毒症期

18. 慢性肾盂肾炎患者进行药物治疗时，宣教的重点是
   A. 经常更换药物，避免产生耐药性
   B. 尿检无脓细胞即可停药，减少药物对肾脏的损害
   C. 尿培养阴性即可停药
   D. 症状消失即可停药
   E. 正规应用抗生素，坚持完成疗程

19. 慢性肾小球肾炎尿量较少时使用血管紧张素转换酶抑制剂时，应特别注意观察有无
   A. 血尿素氮升高
   B. 血尿酸升高
   C. 血钾升高
   D. 血肌酐升高

E. 血二氧化碳升高

20. 肾病综合征复发的主要原因是
   A. 血栓
   B. 感染
   C. 动脉粥样硬化
   D. 肾功能不全
   E. 血液高凝状态

21. 肾病综合征有确诊价值的尿液检查结果是
   A. 憋尿
   B. 肉眼血尿
   C. 管型尿
   D. 24 小时尿蛋白定量＞ 3.5g
   E. 镜下血尿

22. 肾病综合征患者的饮食要求<u>不包括</u>
   A. 无氮质血症者正常量优质蛋白饮食
   B. 明显水肿、高血压者限制水、钠摄入
   C. 多食富含饱和脂肪酸的食物
   D. 多食富含可溶性纤维的食物
   E. 补充各种维生素和微量元素

23. 肾病综合征患儿给予激素治疗，护理措施<u>错误</u>的是
   A. 卧床休息，勤翻身
   B. 准确记录 24 小时液体出入量
   C. 臀部可垫上橡皮圈或棉圈
   D. 激素治疗期间注意每日血压、尿量、尿蛋白、血浆蛋白的变化情况
   E. 出院时应指导正常饮食

24. 原发性肾病综合征患儿的饮食原则<u>不包括</u>
   A. 优质蛋白
   B. 高维生素
   C. 低脂肪
   D. 补充钙剂
   E. 补充钠盐

25. 肾盂肾炎最常见的感染途径是
   A. 血行感染
   B. 直接感染
   C. 淋巴管感染
   D. 上行感染
   E. 下行感染

26. 急性肾盂肾炎可出现的实验检查结果<u>不包括</u>

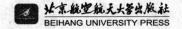

A. 可有肉眼血尿
B. 可有脓尿
C. 可有管型尿
D. 大量蛋白尿
E. 血沉加快

27. 肾盂肾炎尿中白细胞数每高倍视野应大于
   A. 3 个
   B. 4 个
   C. 5 个
   D. 6 个
   E. 7 个

28. 患者，女，32 岁。已婚。尿频、尿急、尿痛 2 天，高热 39.2℃。检查：双肾区无叩击痛。诊断为急性肾盂肾炎。最恰当的处理措施是
   A. 做中段尿细菌培养后立即给抗革兰阴性杆菌药物
   B. 立即给抗革兰阴性杆菌药物
   C. 立即作中段尿细菌培养，待报告后处理
   D. 先做肾 B 超和肾功能检查
   E. 先给抗革兰阳性球菌药物

29. 急性肾衰竭最常见的原因是
   A. 血容量不足
   B. 心排血量减少
   C. 急性肾小管坏死
   D. 急性肾间质病变
   E. 肾小球疾病

30. 容易引起急性肾衰竭的外伤是
   A. 挫伤
   B. 冲击伤
   C. 切割伤
   D. 挤压伤
   E. 腹部穿透伤

31. 急性肾功能衰竭最常见的并发症是
   A. 心力衰竭
   B. 感染
   C. 出血
   D. 休克
   E. 脑疝

32. 关于急性肾衰竭，不正确的是
   A. 病因可分为肾前性，肾性和肾后性
   B. 急性间质性肾炎是最常见的类型

C. 少尿期可出现高钾血症
D. 少尿期一般持续 7 ～ 14 天
E. 肾活检是可靠的诊断方法

33. 我国慢性肾功能衰竭的第一位病因是
   A. 慢性肾盂肾炎
   B. 糖尿病肾病
   C. 慢性肾小球肾炎
   D. 过敏性紫癜肾损害
   E. 高血压肾动脉硬化

34. 在我国引起慢性肾功能不全的最常见病因是
   A. 慢性肾盂肾炎
   B. 肾结核
   C. 肾结石
   D. 慢性肾小球肾炎
   E. 慢性间质性肾炎

35. 慢性肾功能衰竭患者早期常出现
   A. 血压升高
   B. 呼吸困难
   C. 心前区疼痛
   D. 食欲缺乏、恶心、呕吐
   E. 头晕、心慌

36. 慢性肾衰竭最早出现的症状是
   A. 心血管系统症状
   B. 血液系统症状
   C. 呼吸系统症状
   D. 神经精神系统症状
   E. 胃肠道症状

37. 患者，男，56 岁。因患慢性肾炎尿毒症 2 年，一直采用保守治疗：卧床休息、口服必需氨基酸、α 酮酸、低蛋白低磷饮食，情况稳定，近 1 周恶心、不能进食、全身痒不能忍入院，复查肌酐清除率 20ml/min，血尿素氮 25mmol/L，血红蛋白 50g/L；医生诊断为尿毒症晚期，嘱应作透析治疗。家属询问患者皮肤痒的原因，责任护士回答正确的是
   A. 皮肤清洁不够
   B. 血磷增高所致
   C. 皮肤上尿素霜及钙沉着所致
   D. 全身皮肤轻度脱水
   E. 皮肤常有螨虫感染

38. 慢性肾衰竭辅助检查中最突出的改变是
   A. 血清钙过高

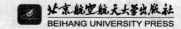

B. 血清三酰甘油过高

C. 代谢产物蓄积

D. 血糖过高

E. 血清铁过高

39. 患者，女，35 岁。慢性肾小球肾炎 6 年。实验室检查：内生肌酐清除率 20ml/min，血肌酐 470μmol/L，血尿素氮 25mmol/L。此患者目前的肾功能状况属于

A. 肾功能正常

B. 肾功能代偿期

C. 肾衰竭期

D. 尿毒症期

E. 尿毒症晚期

40. 慢性肾功能衰竭需要严格限水的是

A. 多尿

B. 高血压

C. 贫血、尿闭

D. 大量尿蛋白

E. 呕吐、腹泻

41. 腹膜透析最常见的并发症是

A. 腹腔感染

B. 高脂血症

C. 高渗血症

D. 肺部感染

E. 心率紊乱

（42 - 44 题共用题干）

患者，男，15 岁。3 周前咽痛，颜面水肿，肉眼血尿 1 周。体检：血压 135/94mmHg。尿常规：蛋白（++），红细胞满视野，白细胞 5 ～ 10/HP，血清 C_3 和总补体低。

42. 问题 1：若患者肾活检符合急性肾小球肾炎，血清 C_3 可能恢复正常的时间，最常一般为发病后

A. 2 周

B. 4 周

C. 6 周

D. 8 周

E. 10 周

43. 问题 2：关于肾活检术后的护理措施，不恰当的是

A. 术后平卧 24 小时，如有肉眼血尿应延

长卧床时间

B. 定时观察生命体征、尿色及有无腰痛、腹痛

C. 大量饮水以免血块阻塞尿路

D. 包扎腹带，局部沙袋压迫穿刺部位

E. 术后 3 天使用止血药和抗生素

44. 问题 3：对患者的治疗护理措施，不恰当的是

A. 卧床休息

B. 使用激素和细胞毒类药物

C. 控制感染灶

D. 低盐饮食

E. 利尿消肿，降血压

（45 - 47 题共用题干）

患者，男，36 岁。水肿，尿中泡沫多，尿少 10 天。血压 130/80mmHg。尿常规：蛋白（++++），血浆白蛋白 25g/L，24 小时尿蛋白定量为 9g。

45. 问题 1：该患者最可能的诊断是

A. 右心衰竭

B. 肝硬化

C. 重度营养不良

D. 肾病综合征

E. 急性肾炎综合征

46. 问题 2：患者饮食指导不正确的是

A. 蛋白质摄入量为正常入量即每天每千克体重 1.0g

B. 一般给予正常量的优质蛋白

C. 保证摄入的热量为每日每千克体重不少于 30 ～ 35kcal

D. 水肿时限制盐的摄入 < 3g/d

E. 多进食富含饱和脂肪酸的食物

47. 问题 3：患者应用泼尼松治疗 4 周，尿量增加，水肿渐消退，尿蛋白（++），下一步的治疗是

A. 泼尼松原剂量继续治疗

B. 泼尼松开始减量

C. 改用泼尼松龙

D. 加用环磷酰胺、泼尼松减量

E. 加用消炎痛、泼尼松减量

（48 - 49 题共用题干）

患者，女，35 岁。尿频、尿急、尿痛 5 天，

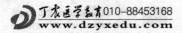 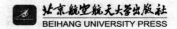

体温 39.5℃，左肾区有叩击痛，尿常规蛋白（＋＋），白细胞满视野，红细胞 5 ～ 10/HP。

48. 问题 1：最可能的诊断是
    A. 尿道综合征
    B. 急性膀胱炎
    C. 急性间质性肾炎
    D. 慢性间质性肾炎
    E. 急性肾盂肾炎

49. 问题 2：正确的措施是
    A. 做中段尿细菌培养后立即给抗革兰阴性杆菌药物
    B. 立即给抗革兰阴性杆菌药物
    C. 立即作中段尿细菌培养，待报告后处理
    D. 先做肾 B 超和肾功能检查
    E. 先给抗革兰阳性球菌药物

（50 - 51 题共用题干）

患者，男，38 岁。20 年前因双下肢水肿、蛋白尿考虑为慢性肾炎，2 天前发热、咽痛，继之尿量减少，颜面、下肢水肿，频繁恶心、呕吐，软弱无力。查体：血压 160/100mmHg，重度贫血貌，口腔有尿臭味。实验室检查。血红蛋白 54g/L，红细胞 1.78×10^{12}/L，血肌酐 1884μmol/L，血尿素氮 47.2mmol/L，内生肌酐清除率 5ml/min。

50. 问题 1：该患者的治疗性饮食是
    A. 普通饮食
    B. 低钠饮食
    C. 高蛋白饮食
    D. 优质低蛋白饮食
    E. 低脂饮食

51. 问题 2：该饮食治疗的目的是
    A. 减轻肾性水肿
    B. 控制高血压
    C. 纠正贫血
    D. 预防高钠血症
    E. 延缓肾功能进一步恶化

（52 - 54 题共用题干）

患者，女，45 岁。慢性肾小球肾炎 6 年，近 2 个月来出现食欲下降、疲乏、胸闷、恶心呕吐，晨起牙龈出血，时有鼻出血，月经增多，贫血貌，测血压 180/115mmHg，肾功能检查示血肌酐 719μmol/L，血尿素氮 29mmol/L。

52. 问题 1：患者目前的肾功能属于
    A. 肾功能不全代偿期
    B. 肾储备能力下降期
    C. 氮质血症期
    D. 肾衰竭期
    E. 尿毒症期

53. 问题 2：患者饮食中蛋白质摄入量应控制在
    A. 禁蛋白
    B. 0.3g/（kg·d）
    C. 0.7g/（kg·d）
    D. 1g/（kg·d）
    E. 2g/（kg·d）

54. 问题 3：能迅速纠正患者出血倾向的措施是
    A. 输血
    B. 应用止血剂
    C. 血浆置换
    D. 血液透析
    E. 肾移植

（55 - 56 题共用备选答案）
    A. 血尿
    B. 水肿
    C. 蛋白尿
    D. 高血压
    E. 肾功异常

55. 慢性肾小球肾炎必有的临床表现是
56. 肾病综合征最常见的临床表现是

（57 - 58 题共用备选答案）
    A. 红细胞管型
    B. 白细胞管型
    C. 上皮细胞管型
    D. 透明管型
    E. 宽而短的管型

57. 急性肾小球肾炎尿镜检查可见
58. 急性肾盂肾炎尿镜检查可见

（59 - 62 题共用备选答案）
    A. 血尿
    B. 蛋白尿
    C. 脓尿
    D. 多尿
    E. 少尿或无尿

59. 急性肾小球肾炎最特征性的尿改变是

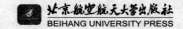

60. 急性肾盂肾炎最特征性的尿改变是
61. 慢性肾小球肾炎最特征性的尿改变是
62. 肾前性急性肾衰常见的尿改变是

（63 − 66 题共用备选答案）
    A. 血糖 11.1mmol/L
    B. 尿蛋白＞3.5g/d
    C. 尿沉渣大量脓细胞
    D. 尿沉渣大量蜡样管型
    E. 全血细胞减少

63. 骨髓造血功能受损可致
64. 尿路上行感染可致
65. 肾功能衰竭可致
66. 肾小球滤过膜通透性增加可致

（67 − 69 题共用备选答案）
    A. 大肠埃希菌感染
    B. 深度呼吸
    C. 呼吸与短暂呼吸停止相交替
    D. 水冲脉
    E. 全血细胞减少

67. 代谢性酸中毒的呼吸是
68. 肾盂肾炎的病因常是
69. 再生障碍性贫血时

第五节　血液及造血系统疾病

1. 正常成人血细胞主要来自
    A. 骨髓
    B. 脾脏
    C. 肝脏
    D. 淋巴结
    E. 胸腺

2. 贫血最重要的指标是
    A. 红细胞计数
    B. 血红蛋白定量
    C. 网织红细胞计数
    D. 红细胞沉降率
    E. 红细胞形态

3. 白细胞分类计数，中性粒细胞（包括杆状核及分叶核）的正常值为
    A. $(2 \sim 10) \times 10^9/L$，$0.20 \sim 0.55$
    B. $(3 \sim 10) \times 10^9/L$，$0.30 \sim 0.65$
    C. $(4 \sim 10) \times 10^9/L$，$0.50 \sim 0.70$
    D. $(5 \sim 10) \times 10^9/L$，$0.45 \sim 0.60$
    E. $(6 \sim 10) \times 10^9/L$，$0.70 \sim 0.35$

4. 被界定为中度贫血的指标是
    A. $Hb < 110g/L$
    B. $Hb < 90g/L$
    C. $Hb < 60g/L$
    D. $Hb < 45g/L$
    E. $Hb < 30g/L$

5. 血常规检查，中性粒细胞（包括杆状核及分叶核）正常范围是
    A. $(3 \sim 6) \times 10^9/L$，$0.005 \sim 0.01$
    B. $(6 \sim 8) \times 10^9/L$，$0.03 \sim 0.08$
    C. $(4 \sim 10) \times 10^9/L$，$0.5 \sim 0.70$
    D. $(8 \sim 15) \times 10^9/L$，$0.2 \sim 0.4$
    E. $(10 \sim 12) \times 10^9/L$，$0.7 \sim 0.85$

6. 成人网织红细胞的正常值为
    A. $0.05 \sim 0.15$
    B. $0.03 \sim 0.06$
    C. $0.06 \sim 0.08$
    D. $0.002 \sim 0.015$
    E. $0.02 \sim 0.03$

7. 血液系统疾病实行保护性隔离，外周血白细胞为
    A. $4 \times 10^9/L$
    B. $3 \times 10^9/L$
    C. $2 \times 10^9/L$
    D. $1 \times 10^9/L$
    E. $0.5 \times 10^9/L$

8. 引起缺铁性贫血的主要原因是
    A. 青少年生长发育
    B. 妇女妊娠或哺乳
    C. 慢性失血
    D. 胃大部切除术
    E. 食物中供铁不足

9. 成人女性缺铁性贫血常见的原因是
    A. 铁摄入量不足
    B. 铁吸收不良
    C. 月经过多
    D. 钩虫病
    E. 痔疮出血

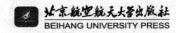

10. 患者，女，20 岁。月经初潮 16 岁。近期内自觉乏力，头晕，耳鸣，眼花。查体:面色苍白，血象为小细胞低色素性贫血，血清铁蛋白低于正常。诊断为缺铁性贫血。其原因是
    A. 损失铁过多
    B. 对铁的需要增多
    C. 铁的摄入不足
    D. 铁的吸收不良
    E. 三价铁增多

11. 患者，女，32 岁。消化性溃疡 3 年。血象:血红蛋白 90g/L，红细胞 $3.8×10^{12}$/L，确诊为缺铁性贫血，此病的原因是
    A. 慢性失血
    B. 蛋白丢失
    C. 缺维生素 B_{12}
    D. 营养不良
    E. 基因缺陷

12. 临床营养性缺铁性贫血最常见的年龄阶段是
    A. 2 个月内
    B. 3 个月内
    C. 5 个月内
    D. 6 个月至 2 岁
    E. 青春期

13. 不属于贫血的基本表现的是
    A. 面色苍白
    B. 活动耐力下降
    C. 心悸
    D. 食欲下降
    E. 血压降低

14. 缺铁性贫血的症状及体征不包括
    A. 皮肤皱缩
    B. 毛发干枯
    C. 出血
    D. 舌痛
    E. 口腔炎

15. 吞咽时感觉食物黏附在咽部是
    A. 缺铁的特殊表现
    B. 食管炎的特殊表现
    C. 食管癌的特殊表现
    D. 铅中毒的特殊表现
    E. CO 中毒的特殊表现

16. 符合我国贫血诊断标准的是
    A. 男血红蛋白＜150g/L，女血红蛋白＜140g/L
    B. 男血红蛋白＜140g/L，女血红蛋白＜130g/L
    C. 男血红蛋白＜130g/L，女血红蛋白＜120g/L
    D. 男血红蛋白＜120g/L，女血红蛋白＜110g/L
    E. 男血红蛋白＜110g/L，女血红蛋白＜100g/L

17. 缺铁性贫血中增高的是
    A. 铁粒幼细胞
    B. 血红蛋白
    C. 总铁结合力
    D. 铁蛋白
    E. 血清铁

18. 缺铁性贫血患者口服铁剂的注意事项不包括
    A. 向患者说明服用铁剂可出现黑便
    B. 服用铁剂前后 1 小时禁饮浓茶
    C. 避免铁剂与牛奶同服
    D. 服铁剂溶液时要用吸管吸入咽下
    E. 症状改善后即可停药

19. 指导缺铁性贫血患者服用铁剂治疗时，错误的是
    A. 从小剂量开始
    B. 在餐前服药
    C. 避免与牛奶同服
    D. 告知患者服药后有黑便
    E. 血红蛋白恢复正常后仍需用药

20. 与贫血所致全身组织缺氧最有关的护理问题是
    A. 活动无耐力
    B. 气体交换受损
    C. 低效性呼吸型态
    D. 组织灌注量不足
    E. 焦虑

21. 贫血患者最常见的护理诊断是
    A. 组织完整性受损
    B. 活动无耐力
    C. 组织灌注量改变

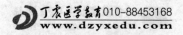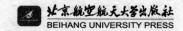

D. 心输出量减少

E. 有体液不足的危险

22. 抑制铁吸收的食物是

A. 猪血

B. 豆腐

C. 牛奶

D. 水果

E. 牛羊肉

23. 口服铁剂治疗缺铁性贫血时可促进铁吸收的是

A. 牛奶

B. 茶

C. 咖啡

D. 维生素 C

E. 含钙药物

24. 口服铁剂治疗缺铁性贫血可饮用

A. 橙汁

B. 咖啡

C. 纯牛奶

D. 茶

E. 液体钙

25. 患者,女,38 岁。面色苍白,疲乏无力 1 个月,就诊查血红蛋白 40g/L,诊断为缺铁性贫血,给予口服铁治疗。错误的护理措施是

A. 补充铁剂同时补充蛋白质

B. 补充铁剂同时补充维生素 C

C. 餐后饮浓茶可利于铁吸收

D. 每天饮食中必须有含铁丰富的食物

E. 铁剂从小剂量开始两餐之间服用

26. 能纠正营养性巨幼细胞贫血的药物是

A. 内因子

B. 注射铁剂

C. 三价铁

D. 叶酸及维生素 B_{12}

E. 铁蛋白

27. 营养性巨幼细胞性贫血,缺乏最多的物质是

A. 内因子

B. 蛋白质

C. 铁剂

D. 维生素 B_{12}

E. 叶酸

28. 判断再生障碍性贫血有价值的检查结果是

A. 全血细胞减少

B. 骨髓增生活跃

C. 网织红细胞增多

D. 肝、脾、淋巴结肿大

E. 出现小细胞低色素性贫血

29. 再生障碍性贫血特点为

A. 红细胞减少

B. 白细胞减少

C. 血小板减少

D. 全血细胞减少

E. 网织红细胞减少

30. 再生障碍性贫血诊断最有力的证据是

A. 有贫血、出血和感染

B. 血象三系减低

C. 网织红细胞减少

D. 骨髓涂片呈增生不良、巨核细胞缺如

E. 肝脾淋巴结不肿大

31. 患者,女,38 岁。近 2 天来无明显诱因出现高热,体检除显著贫血貌外,无特殊阳性体征。实验室检查:外周血象全血细胞减少,网织红细胞明显减少;骨髓象提示骨髓增生低下。该患者最可能的诊断是

A. 白血病

B. 缺铁性贫血

C. 再生障碍性贫血

D. 巨幼细胞性贫血

E. 脾功能亢进

32. 患者,男,19 岁。头昏、乏力、面色苍白 1 年,牙龈出血伴皮肤出血点 1 个月入院。化验:血红蛋白 60g/L,白细胞 3.2×10^9/L,血小板 30×10^9/L,骨髓涂片确诊为慢性再生障碍性贫血。对该患者进行骨髓活检,典型的病理改变是

A. 造血细胞减少、非造血细胞增多

B. 骨髓增生低下,可见局灶性增生

C. 骨髓大部分被脂肪组织所代替

D. 骨髓基质水肿

E. 骨髓纤维组织增生

33. 急性再生障碍性贫血的临床表现不包括

A. 全身骨骼疼痛

B. 肝脾多无明显肿大

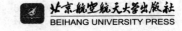

C. 起病急、发展快
D. 常有严重出血及感染
E. 骨髓涂片示增生明显低下

34. 对确诊再生障碍性贫血有意义的检查是
    A. 血常规
    B. 血清铁的检查
    C. 骨髓象检查
    D. 总铁结合力测定
    E. 血清铁蛋白测定

35. 患者，男，38岁。化工工人。长期与苯接触，近1年来自觉全身乏力，查体：血红蛋白6g/dl，血小板50 000/dl，网织红细胞低于正常，肝脾不大，骨髓增生低下，患者可能的诊断是
    A. 缺铁性贫血
    B. 再生障碍性贫血
    C. 白细胞和粒细胞减少
    D. 白血病
    E. 血小板减少性紫癜

36. 患者，男，20岁。面色苍白、乏力3个月；体格检查：皮肤可见散在性出血点，肝脾未触及；血象红细胞：$2.0 \times 10^9/L$，血红蛋白：60g/L，白细胞：$3.6 \times 10^9/L$，中性粒细胞0.30，淋巴细胞0.70，血小板$30 \times 10^9/L$，网织红细胞0.004，该患者最可能的诊断是
    A. 急性淋巴细胞白血病
    B. 慢性淋巴细胞白血病
    C. 巨幼细胞性贫血
    D. 再生障碍性贫血（普通型）
    E. 缺铁性贫血

37. 治疗慢性再生障碍性贫血首选的药物是
    A. 丙酸睾酮
    B. 泼尼松
    C. 干扰素
    D. 促红细胞生成素（EPO）
    E. 环磷酰胺

38. 患者，男，30岁。血常规结果示血红蛋白75g/L，白细胞$1.5 \times 10^9/L$，血小板$80 \times 10^9/L$。诊断为再生障碍性贫血。该患者目前最主要的护理诊断是
    A. 营养失调：低于机体需要量
    B. 有感染的危险

C. 潜在并发症：颅内出血
D. 有损伤的危险出血
E. 活动无耐力

39. 由于遗传因素所致的贫血性疾病是
    A. 缺铁性贫血
    B. 溶血性贫血
    C. 再生障碍性贫血
    D. 海洋性贫血
    E. 巨幼细胞性贫血

40. 发病率最高的贫血是
    A. 海洋性贫血
    B. 缺铁性贫血
    C. 镰状红细胞贫血
    D. 巨幼细胞性贫血
    E. 再生障碍性贫血

41. 患者，女，46岁。2周前因胃溃疡行胃大部切除术，现患者出现头晕、乏力、口唇黏膜苍白。查血红蛋白75g/L，其贫血的原因是
    A. 铁转运障碍
    B. 铁吸收不良
    C. 储存铁减少
    D. 铁排泄增加
    E. 铁供给不足

42. 与贫血<u>无关</u>的临床表现是
    A. 皮肤、黏膜苍白
    B. 疲乏、无力
    C. 头痛、头晕
    D. 呼吸困难
    E. 发绀

43. 特发性血小板减少性紫癜的发病机制<u>不包括</u>
    A. 体内产生抗血小板抗体
    B. 血小板寿命缩短
    C. 血小板计数减少
    D. 白细胞计数减少
    E. 巨核细胞减少

44. 特发性血小板减少性紫癜最主要的发病机制是
    A. 骨髓制造巨核细胞功能低下
    B. 免疫反应
    C. 毛细血管脆性增加
    D. 脾脏破坏血小板

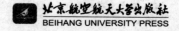

E. 血小板功能异常

45. 破坏血小板的器官是
    A. 心脏
    B. 肝脏
    C. 脾脏
    D. 肺脏
    E. 骨髓

46. 过敏性紫癜与特发性血小板减少性紫癜鉴别的关键点是
    A. 发病年龄与性别不同
    B. 紫癜的部位、性质与特点不同
    C. 合并症不同
    D. 出、凝血的功能状态不同
    E. 血小板计数结果不同

47. 血小板低于多少时，患者必须绝对卧床休息
    A. 100×10^9/L
    B. 80×10^9/L
    C. 60×10^9/L
    D. 40×10^9/L
    E. 20×10^9/L

48. 患者，女，30岁。四肢皮肤反复出现紫癜1年余。血象检查：血小板明显减少，红、白细胞基本正常。该患者最可能的诊断是
    A. 白血病
    B. 贫血
    C. DIC
    D. 再生障碍性贫血
    E. 特发性血小板减少性紫癜

49. 治疗慢性特发性血小板减少性紫癜首选的措施是
    A. 使用糖皮质激素
    B. 脾切除
    C. 应用细胞毒类免疫抑制药
    D. 应用大剂量人体丙种球蛋白
    E. 应用长春新碱

50. 特发性血小板减少性紫癜首选的治疗方法为
    A. 应用肾上腺糖皮质激素
    B. 行脾脏切除手术
    C. 定期输注浓缩的血小板悬液
    D. 应用止血药
    E. 应用免疫抑制药

51. 特发性血小板减少性紫癜首选治疗药物是
    A. 长春新碱
    B. 糖皮质激素
    C. 环磷酰胺
    D. 环孢素
    E. 雄激素

52. 患者，女。特发性血小板减少性紫癜。因反复皮下紫癜伴月经量增多而收住入院治疗。血常规示红细胞 3.2×10^{12}/L，血红蛋白 80g/L，白细胞 4.5×10^9/L，血小板 15×10^9/L，予肾上腺糖皮质激素治疗。目前最大危险是
    A. 贫血性心脏病
    B. 心力衰竭
    C. 颅内出血
    D. 继发感染
    E. 药物不良反应

53. 过敏性紫癜的常见首发症状是
    A. 消化道症状
    B. 皮肤紫癜
    C. 关节疼痛
    D. 关节肿胀
    E. 肾脏病变

54. 糖皮质激素治疗过敏性紫癜最有效的类型是
    A. 皮肤紫癜型
    B. 混合型
    C. 关节型
    D. 腹型
    E. 肾型

55. 治疗过敏性紫癜应优先考虑
    A. 查找过敏源并避免再次接触
    B. 应用抗过敏药物
    C. 应用抗生素
    D. 应用大剂量糖皮质激素
    E. 应用大剂量维生素 C

56. 急性白血病合并感染时最常见的病原菌是
    A. 革兰阳性球菌
    B. 革兰阴性球菌
    C. 革兰阳性杆菌
    D. 革兰阴性杆菌
    E. 真菌

57. 急、慢性白血病的根本区别是

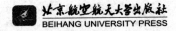

A. 病程长短
B. 贫血程度
C. 出血程度
D. 白血病细胞的数量
E. 白血病细胞的分化程度

58. 急性白血病出血的主要原因是
A. 红细胞减少
B. 血小板减少
C. 白细胞减少
D. 白血病
E. 弥漫性血管内凝血

59. 病程中最易并发弥散性血管内凝血的急性白血病类型是
A. 急性淋巴细胞性白血病
B. 急性早幼粒细胞白血病
C. 急性单核细胞白血病
D. 急性粒单核细胞白血病
E. 急性红白血病

60. 造成急性白血病患儿死亡的重要原因是
A. 颅内出血
B. 肝脏浸润
C. 骨骼浸润
D. 严重贫血
E. 消化道溃疡

61. 急性白血病贫血的主要原因是
A. 红细胞生成减少
B. 红细胞寿命缩短
C. 出血致红细胞丢失过多
D. 促红细胞生成素减少
E. 铁摄入不足或吸收不良

62. 急性白血病患者最常见的感染部位是
A. 口腔
B. 肺部
C. 肛周
D. 泌尿系统
E. 皮肤

63. 急性白血病患者发生贫血的主要原因是
A. 异常红细胞生成
B. 红细胞破坏增加
C. 红细胞寿命缩短
D. 正常红细胞生成减少

E. 促红细胞生成素分泌不足

64. 患者，男，45 岁。诊断为急性白血病，做骨髓移植术，术后 35 天，出现皮疹、腹泻，检查：肝功能异常。考虑患者发生了
A. 败血症
B. 过敏反应
C. 移植物抗宿主病
D. 肝脏损害
E. 胃肠炎症

65. 患者，男，20 岁。发热 2 周，伴皮肤出血；胸骨下段压痛（+），脾肋下 1.5cm；血红蛋白 80g/L，白细胞 $20×10^9$/L，血小板 $35×10^9$/L，本例最可能的诊断是
A. 再生障碍性贫血
B. 阵发性睡眠性血红蛋白尿
C. 急性白血病
D. 脾功能亢进
E. 巨幼细胞性贫血

66. 对慢性淋巴细胞白血病描述错误的是
A. 90% 的患者 50 岁以上发病
B. 外周血中单克隆淋巴细胞持续性增多
C. 骨髓中淋巴细胞 ≥ 0.40
D. 可并发自身免疫性溶血性贫血
E. 主要死亡原因是急性病变

67. 慢性粒细胞白血病患者，近期出现高热、贫血，骨髓原始细胞 0.12，用原来治疗有效的"白消安"治疗无效，该患者现在进入的阶段为
A. 化疗药物耐受
B. 合并骨髓纤维化
C. 病程进入加速期
D. 病程进入急变期
E. 继发感染

68. 慢性粒细胞白血病患者出现高热、贫血，骨髓原始细胞 0.12，用原来治疗有效的白消安治疗无效，表明患者进入的阶段为
A. 病程进入加速期
B. 病程进入急变期
C. 继发感染
D. 合并骨髓纤维化
E. 化疗药物耐受

69. 慢性粒细胞白血病慢性期的治疗应首选的药

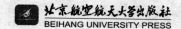

物是

　　A. 白消安

　　B. 羟基脲

　　C. 靛玉红

　　D. 环磷酰胺

　　E. 干扰素

70. 白血病化疗时的护理措施**不妥**的是

　　A. 化疗前了解药物不良反应

　　B. 化疗药现配现用

　　C. 确保药物剂量的正确

　　D. 穿刺顺利，注入速度宜慢

　　E. 化疗前不能用镇吐剂

71. 护理白血病患者应特别注意

　　A. 颅内出血

　　B. 中枢神经系统白血病

　　C. 药物反应

　　D. 口腔溃疡

　　E. 有无发热

72. 慢性白血病患者化疗期间预防尿酸性肾病的护理**不妥**的是

　　A. 每天饮水量在 2000ml 内

　　B. 定时检查血、尿中尿酸的含量

　　C. 记录 24 小时出入量，注意观察有无腰痛、血尿

　　D. 遵医嘱口服别嘌醇，抑制尿酸形成

　　E. 化疗给药前、后的一段时间里遵医嘱给予利尿药

73. 白血病患者全身散在出血点，伴高热，护理措施**错误**的是

　　A. 冷盐水灌肠

　　B. 输液

　　C. 头部置冰袋

　　D. 乙醇或温水拭浴

　　E. 多饮水

74. 患者，男，18 岁。因发热、骨痛、齿龈出血 1 周就医。体格检查：体温 39.5℃，双下肢皮肤见散在出血点和瘀斑，齿龈肿胀，大部分齿龈有渗血，右侧扁桃体Ⅱ度肿大。实验室检查：外周血白细胞 $41.2×10^9/L$，红细胞 $2.75×10^{12}/L$，血红蛋白 78g/L，血小板 $23×10^9/L$，骨髓象示骨髓增生极度活跃，早幼粒细胞占 90%。诊断为

急性早粒幼细胞白血病。应特别注意观察有无

　　A. 出血

　　B. 贫血

　　C. 感染

　　D. 中枢神经系统白血病

　　E. 实验室检查结果

75. 骨髓穿刺术每次抽取骨髓液的量是

　　A. 0.1 ～ 0.2ml

　　B. 0.2 ～ 0.4ml

　　C. 1 ～ 2ml

　　D. 0.3 ～ 0.6ml

　　E. 0.5 ～ 1ml

76. 骨髓移植最需要预防的并发症是

　　A. 感染

　　B. 出血

　　C. 肝静脉栓塞

　　D. 抑郁

　　E. 体重减轻

（77 － 78 题共用题干）

　　患者，女，30 岁。疲乏无力、面色苍白 1 个月。经检查确诊为再生障碍性贫血。

77. 问题 1：如该患者出现高热，护理措施正确的是

　　A. 给予乙醇拭浴

　　B. 给予温水拭浴

　　C. 保持室内湿度 20% ～ 30%

　　D. 优先考虑抗生素治疗

　　E. 每天饮水量不超过 1000ml

78. 问题 2：为预防患者出血，护理措施正确的是

　　A. 严禁静脉注射

　　B. 进食低蛋白、易消化食物

　　C. 保持皮肤清洁，减少摩擦

　　D. 及时用手清除鼻腔内血痂

　　E. 室内空气湿度不高于 50%

（79 － 81 题共用题干）

　　患者，女，15 岁。主诉吞咽时感觉食物黏附在咽部。查体：面色苍白，皮肤干燥，毛发干枯。实验室检查：血象呈小细胞低色素性，血红蛋白 90g/L，红细胞游离原卟啉 1.0umol/L。

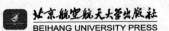

79. 问题1：予以患者补充铁剂治疗，护理措施正确的是
    A. 一般从大剂量开始逐渐减量
    B. 口服铁剂宜直接饮用
    C. 口服铁剂可加用稀盐酸
    D. 口服铁剂宜空腹时服用
    E. 注射铁剂时注射深度宜浅

80. 问题2：该患者首要的护理问题是
    A. 自我形象紊乱：与疾病导致皮肤干燥、毛发干枯有关
    B. 活动无耐力：与贫血引起全身组织缺氧有关
    C. 营养失调：低于机体需要量，与铁需求量增加有关
    D. 焦虑：与头晕影响学习和生活有关
    E. 知识缺乏：缺乏有关疾病的知识

81. 问题3：注射铁剂副反应的观察要点不包括
    A. 恶心
    B. 头痛头晕
    C. 面部潮红
    D. 荨麻疹
    E. 高血压

（82 – 83 题共用题干）
    患者，男，35 岁。不明原因发热 1 周。查体：显著贫血貌，无其他特殊阳性体征。实验室检查：外周血象全血细胞减少，网织红细胞明显减少；骨髓象提示骨髓增生低下。

82. 问题1：该患者最可能的诊断是
    A. 急性白血病
    B. 再生障碍性贫血
    C. 缺铁性贫血
    D. 脾功能亢进
    E. 巨幼细胞性贫血

83. 问题2：入院第 2 天，患者体温高达 39.5℃，该患者最适宜的降温措施是
    A. 静脉输液
    B. 乙醇拭浴
    C. 口服退热药
    D. 肌内注射退热药
    E. 冰袋置头部及大血管处，或温水拭浴

（84 – 85 题共用题干）
    患者，女，27 岁。反复皮肤瘀点、瘀斑，月经过多 6 个月，诊断为特发性血小板减少性紫癜（ITP）。

84. 问题1：为防止发生颅内出血，血小板应不低于
    A. $20 \times 10^9/L$
    B. $30 \times 10^9/L$
    C. $40 \times 10^9/L$
    D. $50 \times 10^9/L$
    E. $60 \times 10^9/L$

85. 问题2：治疗首选
    A. 脾切除
    B. 大剂量丙种球蛋白
    C. 糖皮质激素
    D. 输浓缩血小板悬液
    E. 长春新碱

（86 – 88 题共用题干）
    患者，男，8 岁。因发热伴鼻腔牙龈出血 1 天入院。查体：体温 38.7℃，胸骨下压痛，肝脾肿大，腋下淋巴结肿大，全身皮肤瘀斑。骨髓象检查示：有核细胞增生活跃，正常幼红细胞和巨核细胞减少。

86. 问题1：患儿症状缓解后复查血象，检查结果示：白细胞 > $100 \times 10^9/L$。遵医嘱给予患者别嘌醇治疗，其目的在于
    A. 调节免疫力
    B. 降低白细胞
    C. 预防原症状复发
    D. 预防肾脏疾病
    E. 预防免疫疾病

87. 问题2：该患儿最有可能发生的问题是
    A. 类白血病反应
    B. 急粒白血病
    C. 急淋白血病
    D. ITP 急性发作
    E. 脾功能亢进

88. 问题3：若患儿突然出现头痛、头晕、昏迷，脑脊液检查示压力增高，白细胞计数增加，葡萄糖定量减少；血常规：血小板 $65 \times 10^9/L$。则患者最有可能发生了

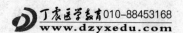

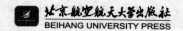

A. 败血症

B. 颅内出血

C. 中枢神经系统感染

D. 中枢神经系统白血病

E. 弥漫性血管内凝血

（89－90题共用备选答案）

A. DA 方案

B. VP 方案

C. VAP 方案

D. VMP 方案

E. HOAP 方案

89. 急性非淋巴细胞白血病治疗常用

90. 急性淋巴细胞白血病治疗首选

第六节　内分泌与代谢性疾病

1. 婴幼儿甲状腺激素分泌不足可造成

A. 巨人症

B. 侏儒症

C. 呆小症

D. 艾迪森氏病

E. 尿崩症

2. 在中国，肥胖是指成人的 BMI 至少达到或超过

A. 21

B. 23

C. 25

D. 28

E. 31

3. 具有促进机体糖代谢功能的激素是

A. 生长激素

B. 甲状腺素

C. 泌乳素

D. 皮质醇

E. 醛固酮

4. Graves 病的病因及发病机制错误的是

A. 研究证明 Graves 为自身免疫疾病

B. 下丘脑 - 垂体 - 甲状腺轴功能异常是病因之一

C. TSH 受体抗体阳性率达 95%

D. Graves 病有家族性倾向，与 HLA 类型

有关

E. 精神创伤等应激因素是常见的病因

5. Graves 病最主要的病因是

A. 遗传因素

B. 应激因素

C. 自身免疫

D. 病毒感染

E. 环境因素

6. 患者，女，45 岁。已有数年怕热，多汗，心率 110 次 / 分，食量大，逐渐消瘦。检查发现 FT_3 及 FT_4 增高。昨日突然体温达 40℃，心率 150 次 / 分，恶心、呕吐、腹泻，大汗持续而昏睡，确诊为甲状腺功能亢进症伴甲状腺危象，其原因是

A. 甲状腺素大量破坏

B. 机体消耗大量甲状腺素

C. 腺垂体功能亢进

D. 大量甲状腺素释放入血

E. 下丘脑功能亢进

7. Graves 病时甲状腺的特征性表现是

A. 对称性肿大

B. 有多发的结节

C. 能随吞咽上下活动

D. 甲状腺有血管杂音

E. 有触痛

8. 甲状腺危象临床表现不包括

A. 厌食、呕吐、大汗

B. 焦虑、烦躁甚至昏迷

C. 心衰

D. 心率增快 140 ～ 240 次 / 分

E. 体温正常

9. 甲亢、糖尿病共有的临床表现是

A. 多食、消瘦

B. 大便次数增多

C. 下肢动脉硬化

D. 四肢麻木感

E. 收缩压增高

10. 甲亢性心脏病患者最常出现的心律失常是

A. 房性早搏

B. 室性早搏

C. 室性心动过速

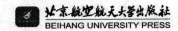

D. 心房纤颤

E. 心室纤颤

11. 甲亢的主要临床表现<u>不包括</u>
    A. 甲状腺肿大
    B. 食欲亢进
    C. 脉率＞100次/分
    D. 脉压缩小
    E. 消瘦

12. 一侧喉返神经损伤出现的症状是
    A. 吞咽困难
    B. 呼吸困难
    C. 声音嘶哑
    D. 音调降低
    E. 误咽呛咳

13. 甲状腺功能亢进症伴非浸润性突眼的特征表现是
    A. 眼睑闭合困难
    B. 常有异物感、畏光、流泪
    C. 眼球活动度变小甚至固定
    D. 突眼度一般小于18mm
    E. 球结膜及角膜外露

14. 甲状腺功能亢进症典型的临床表现是
    A. 低代谢综合症，甲状腺肿，眼征
    B. 高代谢综合症，甲状腺肿，眼征
    C. 黏液性水肿，甲状腺肿，失眠
    D. 表情淡漠，心悸，食欲亢进
    E. 食欲减退，消瘦，肌无力

15. 可鉴别甲亢与单纯性甲状腺肿的检查是
    A. T_3 抑制试验
    B. 甲状腺摄 ^{131}I 率
    C. 促甲状腺素测定
    D. 甲状腺自身抗体测定
    E. 血清甲状腺素测定

16. ^{131}I 摄取率增高的甲状腺疾病是
    A. 甲状腺功能亢进症
    B. 甲状腺功能减退症
    C. 亚急性甲状腺炎
    D. 地方性甲状腺肿
    E. 皮质醇增多症

17. 确诊甲状腺功能亢进的化验是

A. 甘油三酯增高

B. 三碘甲状腺原氨酸增高

C. β_1 微球蛋白增高

D. 磷酸肌酸激酶减少

E. 谷丙转氨酶减少

18. 有助于 Graves 病的早期诊断、判断病情活动和复发，还可作为治疗停药的重要指标的辅助检查是
    A. 血清甲状腺素测定
    B. 促甲状腺素测定
    C. 甲状腺摄 ^{131}I 率
    D. 甲状腺自身抗体测定
    E. T_3 抑制试验

19. 甲状腺功能亢进症患者服用抗甲状腺药物治疗，在第1个月内需每周复查
    A. 肝功能
    B. 心电图
    C. 尿常规
    D. 白细胞计数
    E. 出凝血时间

20. 甲亢与单纯性甲状腺肿的鉴别指标是
    A. 血清游离甲状腺素测定
    B. T_3 抑制试验
    C. 血清总甲状腺素测定
    D. 甲状腺摄 ^{131}I 率
    E. 垂体 TSH 测定

21. 患者，女，34岁。经检查诊断为甲状腺功能减退症，其诊断最敏感的指标是
    A. FT_4 降低
    B. FT_3 降低
    C. TSH 升高
    D. ^{131}I 摄取率降低
    E. T_3、T_4 降低

22. 调节能量代谢，促进糖、蛋白、脂肪代谢，促进生长发育的激素是
    A. 生长激素
    B. 甲状腺激素
    C. 皮质醇
    D. 醛固酮
    E. 胰岛素

23. 甲亢患者服用抗甲状腺药物治疗，出现高热、

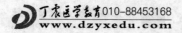

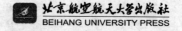

咽痛等症状，可能发生
    A. 药物热
    B. 肝脏损害
    C. 粒细胞缺乏
    D. 药物过量
    E. 药物不足

24. 不适宜采用放射性碘治疗的患者是
    A. 年龄 30 岁以上的弥漫性甲亢患者
    B. 抗甲状腺药物治疗无效或复发的患者
    C. 有心肾疾病不适宜手术的患者
    D. 孕妇及哺乳期的甲亢患者
    E. 高功能性甲状腺腺瘤患者

25. 甲亢术前药物护理错误的是
    A. 服用碘剂注意稀释，以防损伤口腔及消化道黏膜
    B. 复方碘化钾溶液的用法是 3 滴 tid，逐日每次增加一滴，至 16 滴止
    C. 用普萘洛尔做准备时，最后一次服药应在术前 1～2 小时
    D. 术前用鲁米那钠及阿托品
    E. 用药期间应严密观察药物的不良反应

26. 甲亢危象时，应用复方碘口服液的正确方法是
    A. 首剂 10～20 滴，以后每 3～4 小时 1～5 滴，一般使用 1～3 天后停药
    B. 首剂 20～30 滴，以后每 6～8 小时 1～5 滴，一般使用 3～7 天后停药
    C. 首剂 30～60 滴，以后每 3～4 小时 5～10 滴，一般使用 1～3 天后停药
    D. 首剂 30～60 滴，以后每 6～8 小时 5～10 滴，一般使用 1～3 天后停药
    E. 首剂 30～60 滴，以后每 6～8 小时 5～10 滴，一般使用 3～7 天后停药

27. 抗甲状腺药物硫脲类、咪唑类的主要不良反应是
    A. 血小板减少
    B. 粒细胞减少
    C. 肝功能受损
    D. 过敏反应
    E. 胃肠道反应

28. 减轻浸润性突眼球后水肿的护理措施是
    A. 外出戴目镜
    B. 适量利尿药
    C. 睡前涂抗生素
    D. 氢化可的松滴眼
    E. 抗甲状腺药物治疗

29. 甲亢患者用药护理不正确的是
    A. 注意观察药物的疗效和不良反应
    B. 警惕粒细胞缺乏，定期检查血象
    C. 用药满 1 个月后，检查血象
    D. 用药 1 个月后，每 2 周查 1 次血象
    E. 长期用药患者不可间断或间断停药

30. 患者，女，28 岁。甲状腺功能亢进症病史 1 年，因感染出现意识模糊，查体：体温 39.2℃，心率 180 次/分，诊为甲亢危象入院。该患者治疗首选
    A. 甲巯咪唑
    B. 丙基硫氧嘧啶
    C. 卡比马唑
    D. 普萘洛尔
    E. 放射性 ^{131}I

31. 丙硫氧嘧啶最危险的不良反应是
    A. 肝脏损害
    B. 药疹
    C. 粒细胞减少
    D. 肾损害
    E. 消化性溃疡

32. 抗甲状腺药物丙硫氧嘧啶、甲巯咪唑等最常见的不良反应是
    A. 发热
    B. 精神异常
    C. 肾脏受损
    D. 粒细胞减少
    E. 易产生药物性皮疹

33. 抗甲状腺药物最危险的不良反应为
    A. 粒细胞减少
    B. 药疹
    C. 药物热
    D. 胃肠道反应
    E. 中毒性肝炎

34. 关于甲亢患者饮食护理不妥的是
    A. 多食含碘饮食

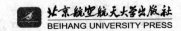

B. 高热量、高蛋白饮食

C. 注意补充水分

D. 忌饮浓茶、咖啡

E. 禁食刺激性食物

35. 甲状腺功能亢进症患者在严重精神刺激、感染、创伤后，护理的重点是

A. 加强心理护理

B. 按医嘱给予镇静剂

C. 禁食刺激性食物

D. 观察甲状腺危象的先兆表现

E. 准备好急救用品

36. 甲状腺功能亢进症突眼征的护理中错误的是

A. 睡眠时用眼罩

B. 每天滴眼药水 1～2 次

C. 低盐饮食

D. 戴墨镜

E. 睡眠体位为头低平卧位

37. 患者，男，42 岁。确诊甲状腺功能亢进症 6 个月，应用他巴唑治疗，该患者可能出现的最危险的药物不良反应是

A. 药物疹

B. 药物热

C. 白细胞减少

D. 粒细胞缺乏

E. 肝功能损害

38. 患者，女，33 岁。患者甲状腺功能亢进症，易激动，烦躁易怒，多虑。对其最主要的护理措施是

A. 密切观察病情

B. 加强饮食护理

C. 心理护理

D. 对症护理

E. 突眼护理

39. 患者，女，45 岁。患甲亢 3 个月，近 1 个月双眼球突出明显，常出现复视，经检查确诊为浸润性突眼。责任护士为患者制定护理措施中不妥的是

A. 嘱患者白天戴墨镜

B. 睡眠时应低枕平卧

C. 常点眼药，防止干燥

D. 睡眠时眼睑不能闭合时需覆盖纱布或

眼罩

E. 做眼球运动时严防向上凝视

40. 患者，女，32 岁。怕热、多汗、多食、消瘦 1 年，加重伴心悸 1 月余。突眼，甲状腺对称性、弥漫性 II 肿大，质软，无压痛，无结节，两上极有细震颤及血管杂音。诊断为甲状腺功能亢进症。口服丙基硫氧嘧啶。护士对患者进行健康教育的内容错误的是

A. 给予高热量、高蛋白、高维生素、低碘饮食

B. 禁饮浓茶、咖啡等饮料

C. 口服药物第 1 个月每周复查血常规 1 次

D. 高枕卧位可以减轻眼部症状

E. 适当限制钠盐摄入可以减轻眼部症状

41. 患者，女，28 岁。因畏寒、乏力、记忆力减退 3 个月，经检查示：FT_4 降低、FT_3 降低、TSH 升高，诊断为甲状腺功能减退症。需长期服用甲状腺制剂替代治疗，应检查血 TSH 的时间是

A. 1～3 个月

B. 3～6 个月

C. 6～12 个月

D. 12～18 个月

E. 18～24 个月

42. 不可能出现库欣综合征的是

A. 肺癌

B. 肝癌

C. 胰腺癌

D. 甲状腺髓样癌

E. 胸腺癌

43. 皮质醇增多症，血游离皮质醇升高特点是

A. 早晨低于正常，晚上高于早晨

B. 早晨高于正常，晚上不显著低于早晨

C. 早晨高于正常，晚上高于早晨

D. 早晨低于正常，晚上不显著低于早晨

E. 早晨低于正常，晚上高于正常

44. 皮质醇增多症患者的饮食，正确的是

A. 高蛋白、低糖、低脂、低盐、含钾饮食

B. 低蛋白、低糖、低脂、低盐、含钾饮食

C. 高蛋白、高糖、低脂、低盐、含钾饮食

D. 高蛋白、低糖、高脂、低盐、含钾饮食

E. 高蛋白、低糖、低脂、低盐、低钾饮食

45. 与糖尿病的发生有关的因素<u>不包括</u>
    A. 自身免疫反应
    B. 超重
    C. 遗传
    D. 内分泌疾病
    E. 缺乏体育锻炼

46. 1型糖尿病发病的机制是
    A. 老年人肾小球排糖少
    B. 吃糖过多，短期无法排出
    C. 胰岛素分泌绝对不足
    D. 肝糖原快速释放糖
    E. 老年人肾小管重吸收糖多

47. 诱发糖尿病酮症酸中毒的因素<u>不包括</u>
    A. 外伤
    B. 精神刺激
    C. 饮食过量
    D. 胰岛注射过量
    E. 感染

48. 诱发糖尿病酮症酸中毒的因素<u>不包括</u>
    A. 外伤
    B. 精神刺激
    C. 饮食过量
    D. 胰岛素注射过量
    E. 感染

49. 引起糖尿病酮症酸中毒最常见的诱因是
    A. 感染
    B. 外伤
    C. 手术
    D. 饮食不当
    E. 胰岛素过量

50. 患者，女，15岁。2周前因糖尿病酮中毒昏迷入院，经积极治疗已清醒，且尿酮体（－），空腹血糖仍高。有关糖尿病病因的描述，<u>不正确</u>的是
    A. 1、2型均与遗传因素有关
    B. 1型者体内存在胰岛细胞抗体
    C. 1型者多易发生自身免疫反应
    D. 2型者常伴组织对胰岛素抵抗
    E. 1、2型均具有自身免疫缺陷

51. 糖尿病患者极易感染，其机体最常受累部位是
    A. 肺实质
    B. 胸膜
    C. 胃肠道
    D. 皮肤
    E. 副鼻窦及脑部

52. 糖尿病微血管病变所致慢性并发症为
    A. 冠心病
    B. 脑动脉硬化
    C. 糖尿病肾病
    D. 皮肤化脓性感染
    E. 下肢动脉硬化

53. 糖尿病最严重的慢性并发症是
    A. 心血管病变
    B. 感染
    C. 白内障、青光眼
    D. 酮症酸中毒
    E. 糖尿病足

54. 糖尿病与甲亢的共有临床表现是
    A. 怕热
    B. 消瘦
    C. 多饮、多尿
    D. 皮肤瘙痒
    E. 易激动

55. 糖尿病急性并发症是
    A. 对称性肢体疼痛
    B. 白内障
    C. 下肢坏疽
    D. 皮肤化脓性感染
    E. 酮症酸中毒

56. 1型糖尿病患者的主要死因为
    A. 酮症酸中毒
    B. 严重感染
    C. 心脑血管病变
    D. 糖尿病肾病
    E. 高渗性非酮症糖尿病昏迷

57. 1型糖尿病最常见的急性并发症是
    A. 高渗性昏迷
    B. 酮症酸中毒
    C. 感染性休克

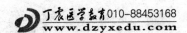
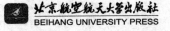

D. 低血糖昏迷
E. 肾功能衰竭

58. 糖尿病并发周围神经病变的表现是
    A. 四肢感觉异常
    B. 胃蠕动减弱
    C. 体位性低血压
    D. 便秘
    E. 视物模糊

59. 2 型糖尿病患者经速效胰岛素治疗，尿糖转为阴性后患者突然昏迷，护士应首先考虑发生
    A. 高渗性昏迷
    B. 酮症酸中毒昏迷
    C. 低血糖昏迷
    D. 癫痫发作
    E. 脑血管意外

60. 糖尿病患者注射普通胰岛素后 1 小时感到头昏、心悸、多汗，值班护士应想到患者发生的病情变化是
    A. 胰岛素过敏
    B. 脑供血不足
    C. 低血糖反应
    D. 酮症酸中毒早期
    E. 冠心病心绞痛

61. 1 型糖尿病患者，因感冒，体温 39℃食欲减退，恶心呕吐及腹痛。体检：嗜睡状态，呼吸加深加快，皮肤干燥，该患者可能并发
    A. 急性肠炎
    B. 急性胃炎
    C. 急性脑炎
    D. 酮症酸中毒
    E. 低血糖

62. 患者，女，58 岁。确诊为 2 型糖尿病，因口服降糖药疗效不佳而给予胰岛素治疗。早餐前注射胰岛素后进行户外运动，40 分钟后突发头晕、心悸、大汗，随后跌倒，昏迷。最可能的原因是
    A. 酮症酸中毒
    B. 高渗性非酮症昏迷
    C. 低血糖
    D. 癫痫发作
    E. 胰岛素过敏性休克

63. 患者，女，62 岁。糖尿病史 15 年。检查：下肢水肿，尿蛋白（++），血尿素氮和肌酐正常，血糖 12.6mmol/L，该患者并发
    A. 肾动脉粥样硬化
    B. 冠状动脉粥样硬化
    C. 肾小球硬化症
    D. 植物神经病变
    E. 周围神经病变

64. 患者，男，18 岁。糖尿病患者，患 1 型糖尿病多年，近日因血糖控制不理想，胰岛素用量每餐增加 2U。患者自述注射胰岛素后 4～5 小时，有心慌、出汗、软弱无力感，此时，你认为患者的表现是
    A. 过敏反应
    B. 低血糖反应
    C. 植物神经紊乱
    D. 心律失常
    E. 虚脱

65. 诊断糖尿病的化验最有价值的是
    A. 空腹血糖尿糖测定
    B. 血脂测定
    C. 葡萄糖耐量试验
    D. 餐后 2 小时血糖
    E. 糖化血红蛋白

66. 2004 年糖尿病防治指南提出糖尿病理想控制标准，正确的为
    A. 空腹血糖 3.6～6.7mmol/L
    B. 血糖化血红蛋白＜7.1%
    C. 非空腹血糖 4.4～8.0mmol/L
    D. 空腹血糖 4.4～8.0mmol/L
    E. 体重指数男性＜28，女性＜26

67. 患者，男，66 岁。因短期内体重下降 5kg 就诊。化验检查：尿蛋白（++），尿糖（++），尿白细胞 10/Hp，餐后 2 小时血糖 13mmol/L，查体：全身有搔痕。初步诊断为
    A. 糖尿病合并肾盂肾炎
    B. 皮肤瘙痒症
    C. 肾结核
    D. 甲状腺功能亢进
    E. 神经性厌食

68. 患者，女，32 岁。糖尿病已 11 年。护理体

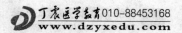
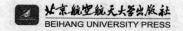

检发现下肢水肿，尿蛋白（+++），尿糖（+++），血糖 12.6mmol/L，血尿素氮及肌酐尚正常，应考虑患者已患有

    A．肾盂肾炎

    B．冠状动脉粥样硬化

    C．周围神经病变

    D．自主神经病变

    E．肾小球硬化症

69．胰岛素的生理作用应除外

    A．促进葡萄糖的利用

    B．促进葡萄糖的转化

    C．促进生长发育

    D．促进糖原合成

    E．抑制糖异生

70．磺脲类降糖药的主要作用机制是

    A．促进肌肉和其他组织对糖的利用

    B．刺激胰岛素的分泌

    C．促进肌肉等外周组织摄取葡萄糖

    D．延迟各种多糖在肠道的吸收

    E．抑制葡萄糖异生

71．抢救糖尿病酮症酸中毒首要的措施是

    A．治疗诱因

    B．注射胰岛素

    C．采用生理盐水静脉输液

    D．纠正电解质及酸碱平衡

    E．治疗并发症

72．避免胰岛素治疗时可能出现的局部脂肪萎缩，在给药时应

    A．选择脂肪少的部位

    B．在餐前 30 分钟给药

    C．有计划更换注射部位

    D．采用肌内注射

    E．减缓注射的速度

73．有关糖尿病患者胰岛素治疗的护理，应除外

    A．采用 1ml 注射器

    B．剂量必须准确

    C．普通胰岛素餐前 1 小时注射

    D．胰岛素冷藏于冰箱

    E．应经常更换注射部位

74．格列吡嗪的服药时间

    A．餐前半小时

    B．进餐时或餐后

    C．第一口饭同时嚼服

    D．空腹

    E．餐后半小时

75．糖尿病患者使用达美康（格列齐特）治疗的主要作用是

    A．可刺激胰岛素分泌

    B．促进外围组织摄取葡萄糖

    C．替代胰岛素作用

    D．延缓糖在肠道吸收

    E．加速无氧酵解

76．患者，男，57 岁。健康体检时发现空腹血糖为 7.8mmol/L，OGTT 显示 2 小时血糖 9.2mmol/L。口服格列本脲宜在

    A．饭前半小时服用

    B．饭后 1 小时服用

    C．饭后服用

    D．进餐前 10 分钟服用

    E．服药时多喝水

77．未达到糖尿病治疗理想控制标准的是

    A．血糖化血红蛋白 5.8%

    B．血压 120/80mmHg

    C．空腹血糖 5.6mmol/L

    D．体重指数 BMI 30

    E．非空腹血糖 7.0mmol/L

78．患者，男，17 岁。1 型糖尿病史多年，平时饮食控制，普通胰岛素皮下注射。两天前感冒，发热、食欲减退、恶心、呕吐。查血糖 30mmol/L，尿酮体（++），给予补液和小剂量速效胰岛素持续静脉滴注。补液治疗措施错误的是

    A．补液总量可按原体重的 10% 估计

    B．首先补给生理盐水

    C．当血糖降至 13.9mmol/L 时改输 5% 葡萄糖盐水或葡萄糖液

    D．患者清醒，鼓励饮水

    E．为纠正酸中毒尽快静滴碳酸氢钠

79．2 型糖尿病患者每天摄入的总热量应依据情况而调整，其中不包括

    A．工作性质

    B．身高

    C．体重

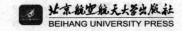

D. 体表面积

E. 劳动强度

80. 糖尿病患者运动治疗正确的叙述是
   A. 餐后立即进行运动可达到良好的降糖效果
   B. 有氧运动与无氧运动相结合
   C. 空腹运动效果较好
   D. 常见的不良反应是低血糖、高血糖、酮症、心血管意外和运动损伤
   E. 1 型糖尿病患者运动前需少量补充胰岛素用量

81. 糖尿病患者基本治疗方法是
   A. 运动治疗
   B. 饮食治疗
   C. 口服降糖药物
   D. 胰岛素治疗
   E. 保持稳定心态

82. 糖尿病病情观察过程中观察的重要指标是
   A. 尿糖
   B. 血糖
   C. 体重
   D. 症状
   E. 并发症

83. 给予糖尿病患者的饮食指导，错误的是
   A. 关键在于控制总热量
   B. 严格定时进食
   C. 少食含纤维素高的食物
   D. 每周定期测体重一次
   E. 高维生素食物

84. 患者，女，60 岁。体胖，患糖尿病 1 年，单纯饮食控制，效果不佳，医生决定增服达美康，并嘱适量运动。指导运动措施中不正确的是
   A. 餐后 1 小时运动有较好降糖作用
   B. 不要空腹运动以免发生低血糖
   C. 每天坚持半小时运动，以散步为主
   D. 运动有利减轻体重
   E. 运动可降低胰岛素敏感性

85. 患者，女，46 岁。糖尿病 2 年，服用磺脲类降糖药 3 天，主诉心慌、乏力、出冷汗，有饥饿感，应考虑发生了
   A. 过敏性休克

B. 心血管意外

C. 低血糖反应

D. 乳酸性酸中毒

E. 糖尿病酮症酸中毒

86. 患者，男，62 岁。体重 85kg，身高 175cm，因糖尿病住院，查血糖 13mmol/L。计算其每天所需总热量为
   A. 1200kcal
   B. 1600kcal
   C. 2000kcal
   D. 2400kcal
   E. 2800kcal

87. 糖尿病患者的运动最好是
   A. 餐后 1 小时运动
   B. 晨起运动
   C. 每天坚持 2 小时
   D. 空腹运动
   E. 睡前运动

（88 - 90 题共用题干）

患者，男，43 岁。清晨起床时，发现四肢不能活动，既往甲亢病史 5 年。查体：突眼，眼及眼球活动自如，甲状腺Ⅱ度肿大，双下肢膝腱反射减退，无感觉障碍及肌萎缩。

88. 问题 1：为明确诊断，应首先进行的检查项目是
   A. 头颅 CT、血糖测定
   B. 肌电图及血电解质测定
   C. 胸部 CT 及血抗乙酰胆碱受体抗体测定
   D. 血气分析及血电解质测定
   E. 血电解质测定及甲状腺功能测定

89. 问题 2：化验显示血钾 2.8mmol/L，此患者的急诊处理是
   A. 螺内酯（安体舒通）治疗
   B. 纠正电解质紊乱
   C. 静脉滴注氯化钾及胰岛素
   D. 吡啶斯的明和皮质激素治疗
   E. 脱水降颅压治疗

90. 问题 3：经治疗后患者四肢活动正常。2 年后，患者因车祸外伤收入院。提示可能发生甲亢危象的临床表现是
   A. 高热，体温 > 39℃，心率增快 140 ～

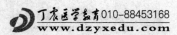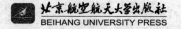

240 次 / 分

   B. 甲状腺弥漫性、对称性肿大

   C. 情绪不稳，多言好动

   D. 怕热，多汗，常有消瘦

   E. 食欲亢进，大便次数增多

（91－92 题共用题干）

   患者，女，43 岁。因怕热、多汗、消瘦 4 月，甲状腺肿大 1 月入院，诊断为甲状腺功能亢进症。

91. 问题 1：给患者的饮食指导应该是

   A. 高糖类、高蛋白、高维生素饮食

   B. 高糖类、高蛋白、高碘饮食

   C. 高糖类、高蛋白、高脂饮食

   D. 高蛋白、高脂肪、高热量饮食

   E. 高蛋白、高维生素、粗纤维饮食

92. 问题 2：患者抗甲状腺药物治疗，可能发生的严重不良反应是

   A. 药疹

   B. 肝功能损害

   C. 肾功能损害

   D. 消化道症状

   E. 粒细胞缺乏

（93－94 题共用题干）

   患者，男，60 岁。肥胖体型，体检时发现尿糖（+），空腹血糖 6.2mmol/L。

93. 问题 1：医生建议检查糖化血红蛋白，糖化血红蛋白可以反映血糖控制情况的时间是

   A. 近 2～3 月

   B. 近 1 个月

   C. 近 4～6 个月

   D. 近半年

   E. 近 1 年

94. 问题 2：为明确诊断，首选的检查是

   A. 复查尿糖

   B. 口服葡萄糖耐量试验

   C. 测定血浆胰岛素水平

   D. 测定血浆 C 肽水平

   E. 测定尿中酮体水平

（95－96 题共用题干）

   患者，女，39 岁。身高 164cm，体重 65kg，近半年多饮，多尿伴乏力就诊。体检：血压

150mmHg/98mmHg，空腹血糖 6.9mmol/L。

95. 问题 1：为明确诊断，需要做的检查是

   A. 重复一次空腹血糖检查

   B. 测定 24 小时尿糖

   C. 查糖化血红蛋白

   D. 葡萄糖耐量试验

   E. 随机一次血糖

96. 问题 2：确诊为糖尿病后，首要的治疗方案是

   A. 控制饮食，增加运动，口服磺脲类药

   B. 控制饮食，减少活动，口服降糖灵

   C. 控制饮食，增加运动，监测血糖

   D. 胰岛素强化治疗

   E. 口服降糖药联合应用

（97－100 题共用题干）

   患者，女，35 岁。突然昏迷 1 天。2 个月前被诊断为患有 1 型糖尿病，遵医嘱注射胰岛素，1 周前自感症状缓解而自行中断胰岛素药物治疗。检查：血压 130/85mmHg，神志不清，瞳孔等大等圆，对光反射存在，呼气烂苹果味。血糖 33.6mmol/L，血 pH > 7.2，尿检尿糖（++++），尿酮体（+++）。

97. 问题 1：最有可能的诊断是

   A. 低血糖昏迷

   B. 糖尿病酮症酸中毒

   C. 糖尿病肾病尿毒症昏迷

   D. 高渗性非酮症糖尿病昏迷

   E. 乳酸性酸中毒

98. 问题 2：首选的治疗是

   A. 快速生理盐水静点＋小剂量胰岛素

   B. 快速静点高渗盐水＋小剂量胰岛素

   C. 快速静点低渗盐水＋小剂量胰岛素

   D. 快速静点生理盐水＋大剂量胰岛素

   E. 快速静点碳酸氢钠＋大剂量胰岛素

99. 问题 3：在治疗后 2 小时，血糖降至 16.7mmol/L，患者一度清醒后又陷入昏迷，考虑可能并发

   A. 脑水肿

   B. 并发脑血管意外

   C. 并发低血糖

   D. 并发尿毒症昏迷

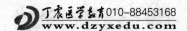
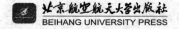

E. 并发乳酸性酸中毒

100. 问题 4：进一步采取的措施为
  A. 降血压 + 止血或抗凝
  B. 脱水药 + 地塞米松
  C. 静点葡萄糖
  D. 透析疗法
  E. 纠正酸中毒

（101 - 102 题共用备选答案）
  A. 生长激素
  B. 甲状腺激素
  C. 皮质醇
  D. 醛固酮
  E. 胰岛素

101. 参与物质代谢、抑制免疫功能，抗过敏、抗炎、抗毒素的激素是

102. 呆小症是因为缺乏

（103 - 105 题共用备选答案）
  A. 怕热，多汗，体温 < 38℃，脉搏 100 ～ 120 次 / 分，食欲亢进
  B. 怕热，多汗，体温正常，脉搏 60 ～ 80 次 / 分，食欲尚可
  C. 怕热，大汗，体温 > 39℃，脉搏 140 ～ 240 次 / 分，厌食
  D. 畏寒，少汗，体温 < 36.5℃，脉搏 < 60 次 / 分，厌食
  E. 畏寒，少汗，体温 > 39℃，脉搏 100 ～ 120 次 / 分，厌食

103. 属于甲减临床表现的是
104. 属于甲亢临床表现的是
105. 属于甲亢危象临床表现的是

（106 - 107 题共用备选答案）
  A. 席汉综合征
  B. 黏液性水肿
  C. 库欣综合征
  D. 艾迪生病
  E. 华 - 佛综合征

106. 甲状腺功能减退可导致
107. 皮质醇增多症可导致

（108 - 110 题共用备选答案）
  A. 格列美脲
  B. 二甲双胍

  C. 阿卡波糖
  D. 瑞格列奈
  E. 罗格列酮

108. 属于非磺脲类胰岛素促分泌剂的是
109. 属于葡萄糖苷酶抑制剂的是
110. 属于胰岛素增敏剂的是

第七节　风湿性疾病

1. 肢体长时间固定，缺乏功能训练，可导致的并发症是
  A. 钙血性肌挛缩
  B. 创伤性关节炎
  C. 骨筋膜室综合征
  D. 急性骨萎缩
  E. 关节僵硬

2. 患者，女，35 岁。临床确诊为系统性红斑狼疮。医生嘱其夏天穿长袖衣服，戴帽子或撑伞遮阳，减少暴露部位，避免日光直射。其原因是
  A. 紫外线可致药物作用减弱
  B. 紫外线可诱发狼疮细胞增殖
  C. 紫外线是本病重要诱因
  D. 紫外线可促进免疫细胞活性，加重疾病
  E. 紫外线直接损害骨髓

3. 系统性红斑狼疮多发生于
  A. 儿童
  B. 青少年
  C. 青年女性
  D. 青年男性
  E. 老年人

4. 系统性红斑狼疮属于
  A. 自身免疫性疾病
  B. 变态反应性疾病
  C. 细菌感染性疾病
  D. 病毒感染性疾病
  E. 支原体感染性疾病

5. 引起系统性红斑狼疮发病和病情加重的直接诱因是
  A. 气温急剧变化
  B. 长期在潮湿环境下

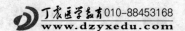
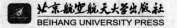

C. 长时间在高温环境下

D. 空气污染严重

E. 阳光照射裸露皮肤

6. 系统性红斑狼疮发病机制是

    A. 自身免疫

    B. 烈日曝晒

    C. 烟酒过多

    D. 劳累过度

    E. 药物过敏

7. 系统性红斑狼疮的诱因，错误的是

    A. 过度疲劳

    B. 精神刺激

    C. 阳光照射

    D. 感染

    E. 高蛋白饮食

8. 目前最佳的 SLE（系统性红斑狼疮）筛选试验是

    A. 狼疮细胞检查

    B. 抗核抗体检查

    C. 皮肤狼疮带试验

    D. 血清补体测定

    E. 毛细血管镜检查

9. 提示系统性红斑狼疮病情活动的指标是

    A. 补体增高

    B. 补体降低

    C. IgA 降低

    D. 丙种球蛋白降低

    E. γ- 球蛋白增高

10. 目前系统性红斑狼疮最具价值的筛选试验为

    A. 抗核抗体检测

    B. 外周血找狼疮细胞

    C. 皮肤狼疮带试验

    D. 血清补体测定

    E. 毛细血管镜检查

11. 系统性红斑狼疮（SLE）标准筛选试验是

    A. 抗核抗体检查

    B. 抗双链 DNA 检查

    C. 抗 SM 抗体检查

    D. 抗内因子抗体检查

    E. 抗磷脂抗体

12. 患者，女，28 岁。近半年来全身乏力，低热，关节疼痛。免疫学检查：抗 Sm 抗体阳性。应考虑是

    A. 类风湿关节炎

    B. 皮肤炎

    C. 系统性红斑狼疮

    D. 慢性关节炎

    E. 先天性关节畸形

13. 患者，女，21 岁。发热，多处关节炎，面部有蝶形红斑，诊断为系统性红斑狼疮。查血化验最具特征性的发现是

    A. 红细胞花环形成

    B. 类风湿因子（+）

    C. 抗核抗体（+）

    D. 抗 Sm 抗体（+）

    E. 血沉快

14. 系统性红斑狼疮患者服用羟氯喹治疗皮肤损害，需定期检查

    A. 肝功能

    B. 肾功能

    C. 血常规

    D. 心功能

    E. 眼底

15. 患者，女，21 岁。因面部红斑确诊为系统性红斑狼疮入院，予肾上腺糖皮质激素治疗。护士对患者的用药指导错误的是

    A. 晨起空腹顿服

    B. 进食低盐、高蛋白和含钾丰富的食物

    C. 观察血糖与尿糖变化

    D. 注意精神情绪变化

    E. 预防感染

16. 系统性红斑狼疮的一般护理措施中，错误的是

    A. 切勿热敷红肿疼痛的关节

    B. 皮肤瘙痒可涂敷止痒剂

    C. 面部涂油膏保护皮肤

    D. 饭后应清洁口腔

    E. 口腔溃疡可涂冰硼散

17. 对系统性红斑狼疮患者护理措施不包括

    A. 避免日晒

    B. 合理饮食

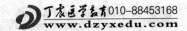 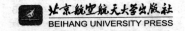

C. 避免过劳

D. 肥皂洗脸

E. 避免受凉

18. 患者，女，19岁。发热伴膝关节疼痛近2个月。入院查体体温38.8℃，心率90次/分，脸颊蝶形红斑，口腔黏膜内有两个小溃疡。实验室检查：抗核抗体阳性，血沉45mm/h，抗Sm抗体阳性。诊断为系统性红斑狼疮，应用糖皮质激素治疗。护士提出的护理措施，不正确的是

A. 卧床休息

B. 避免服用苯妥英钠

C. 给予物理降温

D. 口腔溃疡处涂抹1%碘甘油

E. 每天晒太阳30分钟

19. 患者，女，28岁。患系统性红斑狼疮，现病情稳定，拟于近日出院，对其进行健康教育时，不正确的是

A. 适当锻炼，多晒太阳

B. 防止感染

C. 注意皮肤护理

D. 保持愉快情绪

E. 坚持长期遵医嘱服药

20. 患者，女，24岁。患红斑狼疮5年，半月前面部出现红斑，胸闷不适，全身关节酸痛，并伴有低热。经治疗后病情控制可出院回家，护士对患者的正确指导是

A. 生育年龄者可口服雌激素避孕

B. 自觉不适自行增加激素用量，症状缓解后自行减药

C. 长期用药，定期随访，不可擅自改变药物剂量或突然停药

D. 一旦怀孕即停服激素并以免疫抑制药替代

E. 怀孕后每天晒太阳30分钟以上

21. 患者，女，25岁。2周来发热、四肢关节酸痛，胸透示两侧胸腔积液，体检：体温39.8℃，脉率110次/分，呼吸24次/分，两下肺叩诊浊音，呼吸音减弱，肝脾未触及，两手指关节轻度肿胀，指端雷诺现象，血红蛋白100g/L，白细胞3×10⁹/L，血小板5×10⁹/L，尿蛋白1g/L，抗核抗体阳性1：640，C_3降低，抗dsDNA抗体阳性。患者经治疗后病情稳定准备出院，正确的

健康指导是

A. 多进行日光浴

B. 可用化妆品保护皮肤

C. 要限制蛋白质摄入量

D. 可多进食芹菜等蔬菜

E. 少食多餐

22. 类风湿关节炎最基本的病理改变是

A. 血管炎

B. 软骨炎症

C. 滑膜炎

D. 类风湿结节

E. 关节畸形

23. 类风湿关节炎有诊断价值的检查是

A. 红细胞计数

B. 白细胞计数

C. 血沉测定

D. 抗"O"测定

E. X线摄片

24. 类风湿关节炎最有诊断价值的X线摄片部位是

A. 髋关节

B. 肩关节

C. 腕关节

D. 膝关节

E. 足关节

25. 防止类风湿关节炎肢体畸形最重要的措施是

A. 坚持服药

B. 定期复查

C. 卧床休息

D. 温水浴或热水浸泡肢体和关节

E. 正确的肢体活动和关节功能锻炼

26. 类风湿关节炎活动期护理，正确的是

A. 保持肢体自动位置

B. 肢体可以承受较强压力

C. 关节肿痛时加强活动

D. 适当关节活动并保持功能位

E. 给予冷刺激减少疼痛

27. 患者，男，42岁。双手掌指关节、腕关节、膝关节对称性肿痛半年，加重伴晨僵1月。手指及腕关节的X片示骨质疏松。诊断为类风湿关节炎。护理措施错误的是

A．卧床休息
B．可短时间制动
C．保持关节处于功能位
D．加强关节活动，进行功能锻炼
E．可以用温水浴或热水浸泡僵硬的关节

28．患者，女，48岁。患类风湿关节炎20年，目前仍有不规则低热，关节肿痛及晨僵，最重要的护理措施是
A．高蛋白，高维生素饮食
B．舒适体位，卧床休息
C．保护病变关节功能位
D．常规服用强的松
E．病变关节理疗

29．患者，女，42岁。双手指关节、掌指关节、腕关节肿痛，每天晨僵时间平均为2小时。护士对其进行有关肢体活关节功能维护的健康指导，其中错误的是
A．卧床休息
B．限制受累关节活动
C．使用矩形支架和夹板使关节保持功能位
D．晨起温水浴或热水浸泡僵硬的关节
E．四肢关节保持伸直位

（30－32题共用备选答案）
A．皮肤完整性受损
B．疼痛：关节痛
C．口腔黏膜改变
D．潜在并发症：慢性肾衰竭
E．焦虑

30．系统性红斑狼疮患者病情反复发作，迁延不愈，可能导致的护理问题是

31．系统性红斑狼疮所致血管炎性反应的主要护理问题是

32．长期使用激素可能导致的护理问题是

（33－34题共用备选答案）
A．与疼痛有关
B．与关节炎性反应有关
C．与晨僵有关
D．与关节致残有关
E．与知识缺乏有关

33．类风湿关节炎问题"疼痛"的相关因素主要是

34．类风湿关节炎问题"预感性悲哀"的相关因素主要是

第八节　理化因素所致疾病

1．毒物的吸收、代谢和排泄的描述，<u>不正确</u>的是
A．毒物被吸收后进入血液
B．大多数毒物经代谢后毒性增加
C．生物碱由肾排出
D．气体和易挥发的毒物在吸收后，大部分以原形经呼吸道排出
E．大多数毒物由消化道排出

2．有机磷杀虫药引起中毒的机制主要是
A．抑制磷酸二酯酶
B．抑制胆碱酯酶
C．抑制单胺氧化酶
D．抑制细胞色素氧化酶
E．抑制血管紧张素转换酶

3．有机磷农药中毒的机制为
A．直接抑制呼吸中枢
B．使胆碱酯酶活性增加
C．使乙酰胆碱在体内蓄积
D．间接抑制血红素合成酶
E．抑制延脑中枢引起呼吸循环衰竭

4．CO中毒的机制是
A．胆碱酯酶活性受抑制
B．碳氧血红蛋白体内蓄积
C．高铁血红蛋白体内蓄积
D．交感神经过度兴奋
E．迷走神经过度兴奋

5．判断有机磷中毒程度的有效指标是
A．血液中有机磷测定
B．胃内容物的气味
C．尿中有机磷的代谢产物
D．全血胆碱酯酶活力
E．全血乙酰胆碱含量

6．胆碱酯酶活性检测用于诊断
A．一氧化碳中毒
B．亚硝酸盐中毒

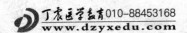
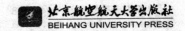

C．阿托品类中毒
D．有机磷杀虫药中毒
E．甲醇中毒

7．诊断有机磷农药中毒依据<u>不包括</u>
　　A．有接触史
　　B．典型症状和体征
　　C．呼气有大蒜气味
　　D．碱性磷酸酶测定
　　E．胆碱酯酶活力测定

8．有机磷农药中毒的患者，主要护理问题一般<u>不包括</u>
　　A．体液过多
　　B．气体交换受损
　　C．意识障碍
　　D．知识缺乏
　　E．有自伤的危险

9．应用阿托品治疗有机磷中毒患者时，阿托品化的指标<u>不包括</u>
　　A．颜面潮红
　　B．口干、皮肤干燥
　　C．心率加快
　　D．瞳孔缩小
　　E．肺部湿啰音消失

10．有机磷农药中毒采取的急救措施<u>不妥</u>的是
　　A．眼部污染者用2%碳酸氢钠连续冲洗
　　B．喷洒农药时中毒患者应马上脱去污染衣物
　　C．对受污染的皮肤和头发用热水冲洗
　　D．口服中毒者用生理盐水反复洗胃
　　E．尽早给予足量特效解毒药

11．患者，男，18岁。喷洒农药3小时后发生头晕、恶心、腹痛、呼吸有蒜味，神志清楚。患者喷洒时身着背心、短裤。请问在清除患者污染皮肤时忌用温开水的原因是
　　A．防止烫伤患者皮肤
　　B．不能有效清除毒物
　　C．防止皮肤血管扩张，促进毒物吸收
　　D．防止毒物对热发生反应
　　E．抑制呼吸中枢

12．清除农药中毒患者皮肤上残留农药时<u>忌用</u>温开水的原因是

A．防止农药溶解在水中进一步吸收
B．无法清除毒物
C．防皮肤血管扩张，促进毒物吸收
D．防止毒物对热发生反应
E．抑制呼吸中枢

13．有机磷中毒的预防措施<u>不包括</u>
　　A．喷洒农药规范操作
　　B．农药盛具专用
　　C．生产设备定期检修
　　D．员工定期体检
　　E．注意个人卫生

14．有机磷农药中毒患者出院后须休息2～3周，以防发生
　　A．迟发性脑病
　　B．迟发性感染
　　C．迟发性神经症
　　D．迟发性后遗症
　　E．迟发性肾功能障碍

15．急性一氧化碳中毒最先受累的器官为
　　A．心脏
　　B．肺脏
　　C．脑组织
　　D．肾脏
　　E．肝脏

16．一氧化碳中毒的发病机制是
　　A．缺氧
　　B．抑制酶的活性
　　C．局部刺激腐蚀作用
　　D．抑制大脑皮质活动
　　E．受体竞争

17．患者，女，25岁。天寒燃木炭取暖，出现呕吐，昏迷，经医生诊断为急性一氧化碳中毒，其发病机制是
　　A．细胞中毒
　　B．呼吸中枢受抑制
　　C．血红蛋白不能携氧
　　D．气道通气受阻
　　E．大脑受抑制

18．急性CO中毒患者经"假愈期"再出现意识障碍，诊断为
　　A．脑水肿

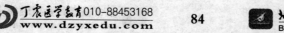 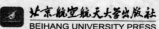

B. 迟发性神经症
C. 脑缺氧
D. 迟发性脑病
E. 呼吸衰竭

19. 重度 CO 中毒患者血液 COHb 的浓度可高于
A. 10%
B. 20%
C. 30%
D. 40%
E. 50%

20. 与一氧化碳中毒程度呈正关系的血液检查指标是
A. 氧合血红蛋白浓度
B. 碳氧血红蛋白浓度
C. 碳氧血红蛋白解离速度
D. 血红蛋白浓度
E. 氧合血红蛋白解离速度

21. 对 CO 中毒有诊断价值的检查是
A. 碳氧血红蛋白测定
B. 胆碱酯酶活力测定
C. 淀粉酶测定
D. 心肌酶测定
E. 碱性磷酸酶测定

22. 严重 CO 中毒的患者最好的给氧方式是
A. 小剂量吸氧
B. 持续低流量吸氧
C. 高压氧舱
D. 高浓度吸氧
E. 间断吸氧

23. 急性一氧化碳中毒患者从昏迷清醒后应休息观察
A. 3天
B. 5天
C. 1周
D. 2周
E. 4周

24. 患者，女，65 岁。因室内取暖，清晨邻居发现其昏睡不醒，急送医院。查体：血压 90/60mmHg，体温 39.2℃，呼吸 26 次 / 分，心率 108 次 / 分，面色苍白，口唇呈樱桃红色。护理措施中不妥的是

A. 根据医嘱快速静点甘露醇
B. 鼻饲高热量、高维生素饮食
C. 鼻导管持续低流量吸氧
D. 做好口腔、皮肤护理
E. 给予物理降温

25. 关于中暑发生的条件，不正确的是
A. 环境温度超过 32℃
B. 强辐射热
C. 环境温度未达高温，但湿度高
D. 环境温度未达高温，但通风不良
E. 在高温环境下短时间工作

26. 人体在高温下劳动，大量出汗饮水过多，而盐分不足，可能发生
A. 热衰竭
B. 日射病
C. 中暑高热
D. 热痉挛
E. 高血压

27. 热衰竭的发生机制是
A. 体温调节功能障碍
B. 大量出汗致血容量不足
C. 散热不足致体内热蓄积
D. 烈日曝晒致脑组织充血水肿
E. 大量出汗后饮水过多而盐补充不足

28. 导致中暑的原因不包括
A. 对高温的耐受性降低者
B. 环境温度超过 35℃
C. 湿度超过 60%
D. 大量出汗
E. 空气流通不畅

29. 高温劳动时大量饮用不含盐分的纯水，患者可能发生
A. 热衰竭
B. 水中毒
C. 热射病
D. 热痉挛
E. 高血压

30. 氯丙嗪降温应严密观察的是
A. 体温
B. 血压
C. 意识

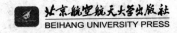

D．心率

E．呼吸

31．热射病患者使用氯丙嗪降温时，护士应密切观察
  A．心率
  B．心律
  C．呼吸
  D．血压
  E．意识

32．热射病最常见的护理问题是
  A．体液不足
  B．意识模糊
  C．四肢乏力
  D．体温过高
  E．气体交换无效

33．中暑高热者降温治疗，测量生命体征的间隔时间是
  A．5～10分钟
  B．10～15分钟
  C．15～20分钟
  D．20～25分钟
  E．25～30分钟

34．重症中暑患者的护理不正确的是
  A．保持室内阴凉通风
  B．严密观察体温的变化，每30分钟测口温1次
  C．物理降温时，要不断按摩四肢及躯干皮肤，使之潮红，以促进散热
  D．昏迷者应按昏迷常规进行护理
  E．药物降温使用氯丙嗪静脉滴注，滴速要严格控制，以防血压下降

35．患者，男，40岁。因在高热环境下持续工作而产生头痛、头晕、全身乏力、多汗等症状，不久体温迅速升高到41℃，并出现颜面潮红、昏迷、休克。此时降温效果最佳的措施应为
  A．冰帽
  B．温水拭浴
  C．冬眠合剂
  D．物理降温＋药物降温
  E．冰盐水灌肠

36．患者，男，62岁。夏季在车间劳动时，出

现头痛、头晕、口渴、胸闷。体检：T38.2℃，脉搏126次/分，血压60/50mmHg（8/6.7kPa），面色苍白，皮肤出冷汗，烦躁。该患者的首要护理措施应是
  A．应用升压药
  B．物理降温
  C．给清凉饮料
  D．脱离高温环境、补液
  E．加强病情观察

（37－39题共用题干）
  患者，女，30岁。发现昏迷、尿失禁半小时入院，伴多汗、流涎增多。查体：血压150/90mmHg，双侧瞳孔缩小，面肌颤动，双肺湿啰音，心率76次/分，率齐无杂音。怀疑有机磷中毒收入院。

37．问题1：若该患者为皮肤接触中毒，清洗皮肤时应选用
  A．热水
  B．乙醇
  C．肥皂水
  D．清水
  E．苏打水

38．问题2：为进一步明确诊断，需要化验检查的项目是
  A．血液胆碱酯酶活力
  B．尿中代谢物
  C．血清葡萄糖浓度
  D．血液黏稠度
  E．血液碳氧血红蛋白浓度

39．问题3：该患者最常选用的治疗药物是
  A．阿托品
  B．解磷定
  C．氯磷定
  D．双复磷
  E．肾上腺素

（40－42题共用题干）
  患者，女，16岁。被家属发现时已昏迷不醒。查体：体温38.5℃，瞳孔缩小。怀疑一氧化碳中毒收入急诊。

40．问题1：急性一氧化碳中毒口唇黏膜的特征性改变是

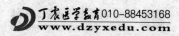

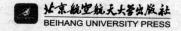

A. 黄色
B. 发绀
C. 潮红
D. 苍白
E. 樱桃红色

41. 问题2：一氧化碳中毒的发生机制是
A. 抑制胆碱酯酶
B. 碳氧血红蛋白蓄积
C. 迷走神经兴奋
D. 交感神经兴奋
E. 高铁血红蛋白蓄积

42. 问题3：抢救该患者的关键是加快一氧化碳的排出，及时纠正脑缺氧，最佳疗法是
A. 持续地流量吸氧
B. 高浓度给氧
C. 高压氧舱治疗
D. 上呼吸机
E. 呼吸兴奋剂静脉点滴

（43－45题共用备选答案）
A. 一氧化碳中毒
B. 有机磷中毒
C. 洋地黄中毒
D. 铅中毒
E. 阿托品中毒

43. 呼气大蒜味多见于
44. 呼吸抑制多见于
45. 心律失常多见于

（46－47题共用备选答案）
A. 缺氧
B. 局部刺激
C. 受体的竞争
D. 抑制胆碱酯酶
E. 麻醉作用

46. CO中毒的机制是
47. 急性有机磷杀虫药中毒的机制是

（48－50题共用备选答案）
A. 高压氧疗
B. 高浓度吸氧
C. 面罩给氧
D. 持续低流量吸氧
E. 正压给氧

48. CO中毒昏迷患者应采用
49. 急性肺水肿患者应采取
50. 慢性阻塞性肺疾病患者应采用

（51－52题共用备选答案）
A. 胆碱酯酶活性受抑制
B. 碳氧血红蛋白在体内蓄积
C. 高铁血红蛋白在体内蓄积
D. 交感神经过度兴奋
E. 迷走神经过度兴奋

51. CO中毒的机制是
52. 有机磷农药中毒的机制是

（53－54题共用备选答案）
A. 应用脱水剂
B. 应用利尿药
C. 使用高压氧舱
D. 迅速离开中毒环境
E. 应用呼吸中枢兴奋剂

53. 抢救急性CO中毒时纠正缺氧疗效最佳的是
54. 一氧化碳中毒首选抢救措施为

第九节　传染病

1. 传染病最主要的特征是
A. 有传染性
B. 有季节性
C. 有地方性
D. 有病原体
E. 有免疫性

2. 严密隔离的要求除外
A. 相同患者可同住一室
B. 禁止随意开放病室门窗
C. 患者不得离开病室
D. 禁止探视和陪住
E. 病室每日消毒

3. 认识各种传染病的潜伏期，最重要的意义是
A. 预测疫情
B. 有助于诊断
C. 估测病情变化
D. 有助观察预后
E. 确定检疫期

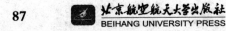

4. 掌握各种传染病的潜伏期，其最主要意义是
   A. 有助前驱期判断
   B. 有助疾病诊断
   C. 评估病情轻重
   D. 确定传染病检疫期
   E. 可对疫情进行预测

5. 乙型肝炎的传播途径<u>不包括</u>
   A. 血液、注射途径传播
   B. 母婴途径传播
   C. 生活密切接触传播
   D. 性传播
   E. 虫媒传播

6. 病毒性肝炎患者应避免的诱发因素<u>不包括</u>
   A. 酗酒
   B. 过度劳累
   C. 大量饮水
   D. 感染
   E. 服用损肝药物

7. 对重型肝炎临床诊断及预后判断有重要意义的是
   A. 血胆红素增高明显
   B. 凝血酶原活动度明显下降
   C. 尿胆红素升高
   D. 白蛋白明显下降
   E. 天门冬氨酸氨基转移酶明显升高

8. 乙型肝炎病毒（HBV）感染最特异、敏感和直接的标志是
   A. HBeAg
   B. HBV-DNA
   C. HBsAg 与抗 -HBs
   D. HBeAg 与抗 -HBe
   E. HBcAg 与抗 -HBc

9. 丙氨酸氨基转移酶增高者首先考虑是
   A. 心肌炎
   B. 肝硬化
   C. 肝癌
   D. 肝炎
   E. 胆结石

10. 尿中含有大量胆红素提示是
    A. 胃炎
    B. 胃溃疡
    C. 肝炎
    D. 胰腺炎
    E. 胆囊炎

11. 患者，男，38 岁。常规体格检查时作了肝炎病毒标记物的普查，发现抗 HBe、抗 HBc IgG 二项指标升高。此化验结果表示
    A. 以往曾经感染过乙型肝炎
    B. 乙型肝炎急性期
    C. 慢性乙型肝炎的急性发作
    D. 传染性强的标志
    E. 乙型肝炎最敏感、最特异的标志

12. 患儿，男，11 岁。近 1 周来食欲缺乏、恶心、呕吐，伴乏力、尿黄。查体：巩膜黄染，肝肋下 2cm，有轻度压痛，脾肋下未触及。化验：丙氨酸氨基转移酶 650U/L，天冬氨酸氨基转移酶 450U/L，总胆红素 85μmol/L，HbsAg 阳性，HbeAg 阳性，Hbc 阳性。护士为患者抽血后不慎被针头刺破手指，首选的处理措施是
    A. 应用干扰素
    B. 疫苗接种
    C. 注射转移因子
    D. 注射丙种球蛋白
    E. 注射特异性高价免疫球蛋白

13. 急性肝炎患者要注意休息，原则上在发病后应卧床休息的时间
    A. 10 天
    B. 15 天
    C. 1 个月
    D. 2 个月
    E. 3 个月

14. 流行性乙型脑炎最主要的传染源是
    A. 猪
    B. 蚊虫
    C. 跳蚤
    D. 隐性感染者
    E. 患者

15. 患儿，男，8 岁。突起高热、头痛、呕吐、腹泻 3 天，烦躁不安 1 天入院。体格检查：体温 39.4℃，血压 92/63mmHg，精神萎靡，瞳孔等大等圆，对光反应好，颈强直，胸腹可见散在出血点，Kernig 征阳性。血象示白细胞 15.1×10^9/L，

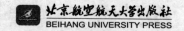

中性粒细胞 0.89，淋巴细胞 0.11。诊断为流行性脑脊髓膜炎。该患儿最应注意的护理问题为
A. 有皮肤完整性受损的危险
B. 体温过高
C. 潜在并发症：脑疝
D. 有受伤的危险
E. 疼痛：头痛

16. 对流行性乙型脑炎的患者应进行
A. 消化道隔离
B. 呼吸道隔离
C. 接触隔离
D. 虫媒隔离
E. 严密隔离

17. 艾滋病的病原体是
A. 细菌
B. 立克次体
C. 螺旋体
D. 病毒
E. 真菌

18. 患者，男，30 岁。因同事中发现艾滋病，平日与其接触较多，故来院要求检查，其（HIV）结果为阴性。门诊护士向患者讲解艾滋病的传播途径，其中不正确的是
A. 性传播同性恋或性乱交者
B. 输血及血制品
C. 母婴垂直传播
D. 蚊虫叮咬传播
E. 静脉用毒品及不正规献血

19. 艾滋病患者服用齐多夫定时，应定期检查
A. 肝功能
B. 肾功能
C. 血清蛋白
D. 血常规
E. 血压

20. 被强制隔离的艾滋病患者的主要护理问题是
A. 营养失调
B. 恐惧、紧张
C. 有感染的危险
D. 社交孤立
E. 认知障碍

21. 对艾滋病患者应进行

A. 严密隔离
B. 接触隔离
C. 呼吸道隔离
D. 血液 - 体液隔离
E. 脓液 - 分泌物隔离

22. 对无症状的艾滋病病毒携带者应采取的管理措施不包括
A. 血液隔离
B. 保护性隔离
C. 体液隔离
D. 严禁其献血、献器官
E. 嘱其定期到医院检查

23. 对艾滋病患者进行健康教育的内容不包括
A. 性道德教育
B. 预防机会性感染
C. 严禁献血
D. 育龄女性避免妊娠
E. 无症状携带者至少每个月做 1 次检查

24. 我国流行性出血热的主要传染源是
A. 家兔
B. 鼠
C. 恙螨
D. 猪
E. 患者

25. 伤寒的主要致病因素是
A. 伤寒杆菌
B. 伤寒杆菌菌体 "O" 抗原
C. 伤寒杆菌表面抗原
D. 伤寒杆菌外毒素
E. 伤寒杆菌内毒素

26. 伤寒病变导致的肠穿孔最常发生于
A. 回肠末段
B. 空肠上段
C. 十二指肠
D. 升结肠
E. 乙状结肠

27. 一伤寒患者，经治疗高热持续 3 周后体温开始下降、食欲好转，开始下床活动。今晨患者在 1 次排便后突然出现头晕、面色苍白、烦躁、出冷汗、血压下降等表现。最可能的原因是
A. 肠出血

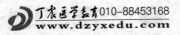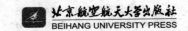

B. 肠穿孔

C. 中毒性心肌炎

D. 循环衰竭

E. 药物不良反应

28. 急性细菌性痢疾能进食患者的饮食<u>不包括</u>

    A. 少渣、少纤维素

    B. 高蛋白、高热量、高脂肪

    C. 易消化流食或半流食

    D. 忌生冷、刺激性饮食

    E. 少量多餐，补充水分

29. 流行性脑脊髓膜炎患者，高热，体温 39.3℃，血压 150/90mmHg，出现剧烈头痛、有喷射性呕吐，瞳孔一大一小，患者处于浅昏迷状态，提示患者发生

    A. 循环衰竭

    B. 颅内高压

    C. 脑疝

    D. 脑水肿

    E. 中枢性呼吸衰竭

30. 对流行性脑脊髓膜炎患者的隔离类型为

    A. 消化道隔离

    B. 呼吸道隔离

    C. 严密隔离

    D. 虫媒隔离

    E. 接触隔离

31. 关于流行性脑脊髓膜炎皮疹的护理措施<u>错误</u>的是

    A. 有大片瘀斑的皮肤应注意保护

    B. 翻身时避免拖、拉、拽等动作

    C. 瘀点迅速增多、大面积破溃时，应立即涂以抗生素软膏

    D. 内衣应宽松柔软，勤换洗

    E. 室内定时通风和空气消毒

（32 – 35 题共用题干）

患儿，男，11 岁。1 周前出现食欲缺乏、恶心、呕吐，活动减少，伴有低热，近 2 天出现尿呈浓茶色，遂来医院就诊。出生时注射过乙型肝炎疫苗。检查：巩膜黄染，肝肋下 1.5cm，脾未触及，化验丙氨酸氨基转移酶 980U/L，T-Bil 118μmol/L，抗 -Hbs 阳性。

32. 问题 1：该患儿最可能的诊断是

    A. 食物中毒

    B. 急性胃肠炎

    C. 急性甲型肝炎

    D. 急性乙型肝炎

    E. 药物性肝炎

33. 问题 2：为进一步确诊，应做的检查是

    A. 乙肝五项

    B. 尿常规

    C. 抗 -HAVIgG

    D. 抗 -HAVIgM

    E. 腹部 B 超

34. 问题 3：该患儿早期最主要的治疗原则是

    A. 卧床休息

    B. 保肝药物

    C. 免疫制剂

    D. 维生素类药物

    E. 抗病毒治疗

35. 问题 4：该患儿的隔离期限为病后

    A. 2 周

    B. 3 ～ 4 周

    C. 1 ～ 2 月

    D. 3 月

    E. 半年

（36 – 39 题共用题干）

患者，男，17 岁。高热、剧烈头痛、频繁呕吐 2 天。查体：体温 39.9℃，烦躁不安，颈部及胸部皮肤见散在瘀点及瘀斑，颈抵抗感，脑膜刺激征阳性。

36. 问题 1：最可能的诊断是

    A. 蛛网膜下腔出血

    B. 流行性出血热

    C. 伤寒

    D. 流行性乙型脑炎

    E. 流行性脑脊髓膜炎

37. 问题 2：为尽快确诊，首选的检查是

    A. 血常规

    B. 血培养

    C. 脑脊液检查

    D. 血清免疫学检查

    E. 皮肤瘀斑病原学检查

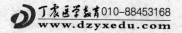
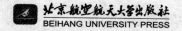

38. 问题 3: 目前治疗最常选用的药物是
    A. 青霉素
    B. 氯霉素
    C. 红霉素
    D. 头孢菌素
    E. 磺胺类

39. 问题 4: 护理措施正确的是
    A. 消化道隔离
    B. 绝对卧床休息
    C. 头低足高位
    D. 频繁呕吐者给予胃管进食
    E. 适当体力活动

（40 - 42 题共用备选答案）
    A. 血液传播
    B. 母婴传播
    C. 呼吸道传播
    D. 消化道传播
    E. 虫媒传播

40. 流行性脑脊髓膜炎的传播途径是
41. 流行性乙型脑炎的传播途径是
42. 伤寒的传播途径是

第十节　神经系统疾病

1. 强呼或强刺激后方能唤醒，醒后回答问题含糊，反应与判断多不正确，属于意识障碍中的
    A. 嗜睡
    B. 昏睡
    C. 浅昏迷
    D. 中昏迷
    E. 深昏迷

2. 急性肾衰竭患者血压为 130/80mmHg，体温 37℃，脉搏 80 次 / 分，呼吸 16 次 / 分，意识丧失，压迫眼眶有躲避反应，没有言语应答，无意识的自主动作，瞳孔对光反射、吞咽反射、角膜反射存在，此时患者处于
    A. 深昏迷状态
    B. 睡眠状态
    C. 昏睡状态
    D. 浅昏迷状态
    E. 清醒状态

3. 脑电图检查的主要目的是了解
    A. 大脑功能有无障碍
    B. 脑实质的形态与位置
    C. 脑血流变化
    D. 脑血管有无畸形
    E. 脑干和后颅窝有无病变

4. 临床上常用 20% 甘露醇 250ml 降低颅内压，正确的使用方法是
    A. 缓慢静推
    B. 缓慢静滴，防止高渗溶液产生静脉炎
    C. 1 ～ 2 小时内静滴完 250ml
    D. 15 ～ 30 分钟内静滴完 250ml
    E. 输液速度控制在 60 ～ 80 滴 / 分

5. 患者，男，52 岁。查体：呼之不应，压眶反射及瞳孔对光反射均存在，有时有无意识的自发动作，测量生命体征均正常。该患者的意识状态属于
    A. 谵妄
    B. 嗜睡
    C. 昏睡
    D. 浅昏迷
    E. 深昏迷

6. 患者，男，66 岁。上呼吸道感染后 2 周，出现四肢进行性对称性肌无力，伴手套、袜套状感觉减退，住院期间应严密监测的指标是
    A. 血气
    B. 肺活量
    C. 呼吸型态
    D. 二氧化碳结合力
    E. 血氧饱和度

7. 急性炎症性脱髓鞘性多发性神经病患者最严重的护理问题是
    A. 躯体移动障碍
    B. 营养失衡
    C. 清理呼吸道无效
    D. 生活自理能力下降
    E. 认知障碍

8. 有关急性炎症性脱髓鞘性多发性神经病的描述，正确的是
    A. 周围神经脱髓鞘性疾病
    B. 中枢神经脱髓鞘性疾病

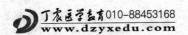
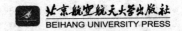

C. 脊髓变性病

D. 中枢神经感染性疾病

E. 神经肌肉接头疾病

9. 对诊断急性感染性多发性神经炎最具有意义的是

A. 流行病学资料

B. 脑脊液蛋白细胞分离

C. 有发热感冒史

D. 双侧面瘫在成年患者中多见

E. 呈对称性弛缓性瘫痪

10. 感染性多发性神经炎患者脑脊液的典型改变是

A. 压力增高

B. 均匀血性

C. 氯化物减少

D. 糖明显增多

E. 蛋白细胞分离

11. 急性炎症性脱髓鞘性多发性神经病患者典型的检查结果是

A. 血清免疫球蛋白增高

B. 血沉加快

C. 血淋巴细胞增高

D. 脑脊液的蛋白细胞分离

E. 血清免疫球蛋白低

12. 可能与原发性癫痫有关的是

A. 遗传

B. 外伤

C. 脑部肿瘤

D. 脑血管病

E. 尿毒症

13. 癫痫发病特点的叙述，不正确的是

A. 具有突发性与重复性的特点

B. 癫痫持续状态是该病的特殊情况，死亡率 50%

C. 是一组由于大脑神经元突然异常放电而造成短暂性大脑功能失常的临床综合征

D. 大脑功能失常可表现为运动、感觉、意识、行为、自主神经等不同障碍

E. 发病机制牵涉到神经系统的内在性质，迄今无全面、一致的了解

14. 患者，男，32岁。突然意识丧失，全身肌肉抽搐，口吐白沫并伴尿失禁，护士发现后应首先考虑

A. 癔病

B. 脑出血

C. 脑血栓

D. 癫痫大发作

E. 药物中毒

15. 患者，女，22岁。因反复激动后出现四肢抽动，呼之不应而就诊。患者每次发作时无尿失禁，无咬伤史，每次持续 2～3 分钟，共发作 4 次。神经系统检查未见异常，为明确诊断首要的辅助检查是

A. 脑磁共振成像检查

B. 脑电图检查

C. 神经肌电图检查

D. 脑 CT 检查

E. 脑血流图检查

16. 抗癫痫药物的使用原则，错误的是

A. 严格按照癫痫发作类型选药

B. 多以单种药物治疗

C. 应掌握药物的剂量

D. 注意用药的个体差异

E. 发作控制后即停药

17. 癫痫大发作时首要的护理措施是

A. 呼叫医生

B. 给氧

C. 将患者头部偏向一侧

D. 将压舌板置于上、下白齿间

E. 用约束带保护患者

18. 癫痫发作时的护理不包括

A. 专人守护

B. 解开衣领

C. 约束肢体

D. 防止跌伤

E. 防止舌咬伤

19. 癫痫发作时不正确的护理措施是

A. 专人守护

B. 解开衣领

C. 患者头侧向一侧

D. 按压抽搐的肢体

E. 防止自伤

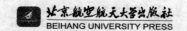

20. 患者，男，29 岁。因突然发作性全身抽搐，口吐白沫，大小便失禁诊断为"癫痫"入院治疗。患者抽搐期间的护理措施，**错误的**是
    A. 解开衣领
    B. 置小布卷于上下臼齿间
    C. 将头部侧向一侧
    D. 按压住抽搐的肢体
    E. 放置好床档

21. 蛛网膜下腔出血最常见的病因是
    A. 先天性动脉瘤破裂
    B. 脑动静脉畸形
    C. 高血压动脉硬化
    D. 血液病
    E. 脑动脉炎

22. 脑血栓形成的最常见原因是
    A. 高血压
    B. 脑动脉瘤
    C. 房颤
    D. 脑动脉粥样硬化
    E. 脑血管畸形

23. 最易发生脑出血的血管是
    A. 椎动脉
    B. 大脑后动脉
    C. 大脑中动脉
    D. 基底动脉
    E. 后交通动脉

24. 患者，女，62 岁。凌晨突然感到头晕，视物旋转，伴恶心呕吐。持续时间约 20 分钟，既往曾有多次类似发作的病史。以往有高血压和糖尿病史。神经系统无阳性体征。最可能的诊断是
    A. 脑血栓形成
    B. 脑血管痉挛
    C. 脑梗死
    D. 癫痫小发作
    E. 短暂性脑缺血发作

25. 脑血管病首选的检查是
    A. MRI
    B. CT
    C. B 超
    D. X 线
    E. 血清学检查

26. 患者，男，56 岁。既往高血压史 10 年，主因晨起时感头晕、头痛，小便失禁、右侧肢体偏瘫 2 小时，来院就诊：查体：血压 166/95mmHg，心率 88 次 / 分，言语不清，不能准确回答问题，临床诊断：急性脑血管意外。此时患者需做最主要的辅助检查
    A. X 线检查
    B. 脑电图检查
    C. 脑血流图检查
    D. CT 检查
    E. 脑脊液检查

27. 患者，男，56 岁。高血压病史 3 年。3 天前晨起口齿不清，口角歪斜，左侧肢体活动障碍。目前最适合的检查是
    A. 脑血管造影
    B. 脑电图检查
    C. 头部 CT 扫描
    D. 腰穿脑脊液检查
    E. 脑超声波检查

28. 患者，男，66 岁。高血压病 10 年。4 天前，患者清晨出现昏迷，右侧肢体不能动。查体：血压 180/90mmHg，中度昏迷，瞳孔正常，右侧鼻唇沟浅，压眶右侧上下肢未见运动，四肢腱反射未引出，双侧病理征阳性。病后 7 小时，脑 CT 检查未见异常，3 天后复查 CT，见左侧额颞顶区大片低密度影。该患者最可能的问题为
    A. 脑栓塞
    B. 脑血栓形成
    C. 脑叶出血
    D. 底节出血
    E. 蛛网膜下腔出血

29. 对脑梗死患者进行溶栓治疗过程中，最常见的严重不良反应是
    A. 急性肾衰竭
    B. 肝损害
    C. 心功能衰竭
    D. 广泛出血
    E. 脑水肿

30. 脑血管病的三级预防中最关键的一环是
    A. 发病前的预防
    B. 早期诊断
    C. 早期治疗

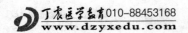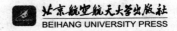

D. 脑卒中发生后积极治疗

E. 预防复发

31. 偏瘫患者护理措施<u>不正确</u>的是

　　A. 被动运动

　　B. 定时更换体位

　　C. 患肢置于功能位

　　D. 热水袋保暖

　　E. 床褥干燥清洁

32. 脑血栓形成患者的最佳氧疗措施是

　　A. 低流量给氧

　　B. 中流量给氧

　　C. 高流量给氧

　　D. 100% 纯氧给氧

　　E. 高压氧舱给氧

33. 脑梗死进行溶栓治疗过程中，最常见的严重不良反应是

　　A. 急性肾衰竭

　　B. 肝损害

　　C. 心力衰竭

　　D. 广泛出血

　　E. 脑水肿

34. 患者，女，68 岁。既往高血压病史 10 年，晚间同家人看电视时，突感头部剧烈疼痛，呕吐，随后意识不清，大小便失禁，40 分钟后来院就诊，查体：血压 160/100mmHg，心率 88 次／分，患者神志清楚，言语不利，右侧肢体活动障碍，CT 诊断：丘脑下部出血。关于急性期脑出血患者护理措施错误的描述是

　　A. 绝对卧床休息，保持病室安静

　　B. 给予脱水药物降低颅压

　　C. 监控生命体征变化

　　D. 训练患者高强度肌肉等长收缩

　　E. 保持大小便通畅

35. 脑血管疾病的三级预防中最关键的环节是

　　A. 早期诊断

　　B. 早期治疗

　　C. 积极治疗相关疾病

　　D. 防治并发症

　　E. 降低致残率

36. 脑出血患者的健康指导，重要的是

　　A. 病情观察

B. 营养支持

C. 控制高血压

D. 偏瘫护理

E. 心理护理

37. 治疗震颤麻痹，首选的药物是

　　A. 新斯的明

　　B. 强的松

　　C. 左旋多巴

　　D. 苯妥英钠

　　E. 低分子右旋糖酐

38. 帕金森病患者最主要的护理问题是

　　A. 躯体移动障碍

　　B. 自尊紊乱

　　C. 生活自理能力下降

　　D. 步态不稳

　　E. 潜在性外伤

39. 患者，男，64 岁。双手抖动伴动作缓慢 7 年。查体：慌张步态，双手静止性震颤，手指扣钮扣、系鞋带困难，面具脸，说话声音断续，进食可。<u>不属于</u>该问题是

　　A. 便秘

　　B. 有受伤的危险

　　C. 自尊紊乱

　　D. 语言沟通障碍

　　E. 有皮肤完整性受损的危险

40. 对于帕金森病患者，预防并发症促进康复的措施<u>不包括</u>

　　A. 做关节的全范围运动

　　B. 以舒展的步伐行走

　　C. 高枕卧位

　　D. 温水浴

　　E. 按摩

41. 帕金森病最重要的护理措施是

　　A. 营养的供给

　　B. 药物治疗护理

　　C. 安全护理

　　D. 康复护理

　　E. 心理护理

42. 震颤麻痹患者的康复指导，<u>应除外</u>

　　A. 做关节的全范围运动

　　B. 温水浴

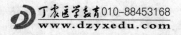 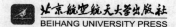

C. 躺卧时不垫枕头

D. 步行时足尖着地，提起足跟

E. 步行时手臂自然摆动

43. 对帕金森病患者的康复护理指导正确的有

A. 指导进行全关节范围活动

B. 进行冷水浴预防肌肉挛缩

C. 躺在床上时应垫高枕

D. 指导患者步行时应足跟后着地

E. 多帮助患者完成日常活动

44. 最易引起胸腺肥大的自身免疫性疾病是

A. 系统性红斑狼疮

B. 类风湿关节炎

C. 重症肌无力

D. 帕金森病

E. 癫痫

45. 重症肌无力患者，突然出现发热、咳嗽、呼吸困难，最可能是发生了

A. 急性左心衰

B. 重症肌无力危象

C. 胆碱能危象

D. 反拗危象

E. 进行性肌营养不良

46. 关于重症肌无力药物护理，不妥当的是

A. 按时服药

B. 从小剂量开始

C. 餐前 30 分钟口服

D. 禁用糖皮质激素

E. 观察不良反应

47. 腰椎穿刺术后易出现的问题是

A. 脑炎

B. 脑出血

C. 脑脊液漏

D. 低颅压头痛

E. 穿刺点感染

48. 对椎 - 基底动脉系统病变最有效的影像学检查是

A. 头颅 CT

B. 颅脑 MRI

C. 脑血管造影

D. 颈动脉造影

E. 椎动脉造影

49. 腰椎穿刺术后患者最常见的不良反应是

A. 血压下降

B. 头痛呕吐

C. 脑水肿

D. 视物模糊

E. 下肢麻木

（50 – 51 题共用题干）

患者，女，17 岁。上课时突然意识丧失，双眼上翻，全身抽搐，面色发绀，口吐白沫伴小便失禁，持续约 5 分钟后意识逐渐清醒，但对发作经过无回忆。过去曾有过类似发作史 2 次。

50. 问题 1：最可能的诊断是

A. 癔病

B. 舞蹈病

C. 癫痫

D. 震颤麻痹

E. 手足搐搦症

51. 问题 2：药物治疗原则是

A. 从足量开始

B. 从一般剂量开始，以后根据情况增减

C. 从小剂量开始，逐渐增加直至治疗量

D. 坚持快增快减的原则

E. 尽量联合用药

（52 – 53 题共用备选答案）

A. 癔病痉挛发作

B. 单纯部分性发作

C. 癫痫失神发作

D. 癫痫全面 - 强直阵挛发作

E. 癫痫持续状态

52. 患儿，男，8 岁。写作业时突然铅笔从手中脱落，两眼凝视，呆立不动，呼之不应，持续约 10 秒后恢复正常。以往有类似发作。考虑为

53. 患者，男，突然出现阵发性全身抽搐，意识丧失，眼球上窜，瞳孔散大，口唇青紫，有舌咬伤，尿失禁，持续约 3 分钟。发作后入睡，意识清醒后对上述情况不能回忆。考虑为

（54 – 55 题共用备选答案）

A. 阿司匹林

B. 苯巴比妥

C. 地西泮

D. 芬太尼

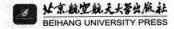

E. 阿米替林

54. 较大剂量可诱导睡眠的镇痛药是

55. 属于解热镇痛药的是

（56－57题共用备选答案）

    A. 脑动脉粥样硬化

    B. 脑血管痉挛

    C. 脑动脉炎

    D. 心源性栓子

    E. 非心源性栓子

56. 脑栓塞最常见的原因是

57. 脑血栓形成常见的原因是

（58－59题共用备选答案）

    A. 脑栓塞

    B. 脑血栓形成

    C. 脑出血

    D. 蛛网膜下腔出血

    E. 短暂性脑缺血发作

58. 护理问题"生活自理缺陷"一般不出现于

59. 护理问题"疼痛"最常存在于

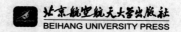

第二章 外科护理学

1. 成年男性体液量约占体重的
   A. 35%
   B. 45%
   C. 50%
   D. 60%
   E. 65%

2. 反映呼吸性酸碱平衡的最佳指标是
   A. pH 值
   B. CO_2CP（二氧化碳结合力）
   C. $PaCO_2$（二氧化碳分压）
   D. SB（标准碳酸氢盐）
   E. BE（剩余碱）

3. 血清钠正常见于
   A. 高渗性脱水
   B. 低渗性脱水
   C. 等渗性脱水
   D. 水中毒
   E. 慢性脱水

4. 易引起机体水、电解质失衡的因素是
   A. 留置尿管
   B. 膀胱造瘘
   C. 腹腔引流
   D. 胃肠减压
   E. 鼻饲饮食

5. 测体温时，发现患者的体温过低，其可能的体液改变是
   A. Na^+ 低
   B. K^+ 低
   C. Na^+ 高
   D. K^+ 高
   E. Na^+ 高 K^+ 低

6. 高钾血症时，早期心电图改变是
   A. ST 段低平
   B. 出现 u 波
   C. T 波倒置
   D. QT 间期缩短
   E. T 波高尖，PR 间期延长

7. 任何原因致血液中的 HCO_3^- 下降时，最易发生
   A. 呼吸性酸中毒
   B. 呼吸性碱中毒
   C. 代谢性酸中毒
   D. 代谢性碱中毒
   E. 混合性碱中毒

8. 休克代偿期微循环变化的特点<u>不包括</u>
   A. 微动脉、微静脉收缩
   B. 动静脉短路开放
   C. 直捷通道开放
   D. 组织灌流减少
   E. 静脉回心血量减少

9. 各型休克共同的病理生理特点是
   A. 血压下降
   B. 中心静脉压下降
   C. 脉压缩小
   D. 尿量减少
   E. 有效循环血量锐减

10. 休克早期引起少尿的常见原因<u>不包括</u>
    A. 血容量不足
    B. 儿茶酚胺分泌增加
    C. 抗利尿激素分泌增加
    D. 肾血流量减少
    E. 急性肾功能衰竭

11. 急性出血性坏死型胰腺炎所导致的休克类型是
    A. 中毒性休克
    B. 低血容量性休克

丁震医学教育 010-88453168
www.dzyxedu.com

北京航空航天大学出版社
BEIHANG UNIVERSITY PRESS

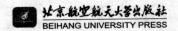

C. 过敏性休克

D. 感染性休克

E. 创伤性休克

12. 引起肾后性急性肾衰竭的原因是

A. 长时间休克

B. 心功能衰竭

C. 毒蛇咬伤

D. 双侧输卵管结石

E. 挤压伤

13. 引起局麻药毒性反应的原因<u>不包括</u>

A. 药量过大

B. 药液浓度过高

C. 体弱患者对局麻药的耐受性差

D. 注射部位血管丰富

E. 局部药物误注入血管

14. 麻醉前使用异丙嗪的目的是

A. 镇静

B. 催眠

C. 镇痛

D. 抗胆碱能

E. 抗组胺

15. 高位硬膜外阻滞麻醉的穿刺部位是

A. 胸 2～4 之间

B. 胸 4～10 之间

C. 颈 5～胸 6 之间

D. 胸 6～12 之间

E. 腰部各棘突间隙

16. 心跳呼吸骤停行口对口人工呼吸，可使患者的 PaO_2 达到

A. 35～45mmHg

B. 45～55mmHg

C. 55～65mmHg

D. 65～75mmHg

E. 75～85mmHg

17. 巡回护士和器械护士的共同职责是

A. 热情接待患者并仔细核对

B. 术前洗手穿无菌手术衣

C. 术前、关腹前清点器械

D. 术中正确传递器械

E. 术毕协助医生包扎伤口

18. 疼痛调控的初级中枢是

A. 脊髓

B. 脑干网状系统

C. 丘脑

D. 边缘系统

E. 纹状体 - 苍白球系统

19. 内脏痛的主要特点是

A. 刺痛

B. 慢痛

C. 定位不精确

D. 必有牵涉痛

E. 对牵拉不敏感

20. 非麻醉性镇痛药为

A. 可待因

B. 吗啡

C. 度冷丁

D. 阿司匹林

E. 美沙酮

21. 饥饿初期的机体代谢变化主要表现为

A. 机体的代谢率降低

B. 机体组织此时均利用脂肪氧化供能

C. 初期蛋白质分解增加，几天后分解减少

D. 糖原分解加强

E. 蛋白质分解释出的氨基酸经糖异生作用生成葡萄糖

22. 给予患者营养支持治疗时，其不能正常进食的时间是连续

A. 3 天

B. 5 天

C. 7 天

D. 14 天

E. 30 天

23. 可以增强免疫功能的氨基酸是

A. 色氨酸

B. 亮氨酸

C. 精氨酸

D. 谷氨酰胺

E. 苯丙氨酸

24. 关于肠外营养的描述，正确的是

A. 肠外营养时，应首选中心静脉营养

B. 禁止用给营养液的中心静脉导管给药、

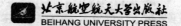

输血和取血

C. 怀疑导管脓毒症时，立即应用大剂量抗生素

D. 肠外营养时，监测尿糖，以阴性为最佳

E. 无 3L 袋时，可将葡萄糖、氨基酸和脂肪乳剂依次单独输入

25. 属于特异性感染的是
    A. 铜绿假单胞菌感染
    B. 大肠埃希菌感染
    C. 结核杆菌感染
    D. 变形杆菌感染
    E. 链球菌感染

26. 关于革兰阳性球菌感染，正确的是
    A. 多见于肠道、胆道感染
    B. 热型为间歇热
    C. 易血液传播
    D. 不易形成转移性脓肿
    E. 较早发生感染性休克

27. 管状淋巴管炎常见于
    A. 背部
    B. 下肢
    C. 面部
    D. 上肢
    E. 耳后

28. 怀疑菌血症应尽早采集血液标本，对已经使用抗菌药物而又不能停药者，做法错误的是
    A. 在下次用抗生素前采血
    B. 在输注抗生素的静脉处紧急采取血标本，立即送检
    C. 不能从静脉导管及动脉插管中取血
    D. 所选择的培养基与血液之比以 10 : 1 为宜
    E. 采血后立即送检，如不能立即送检可置室温，而不能置冰箱

29. 全身性感染患者行血液细菌培养的最佳时间是
    A. 寒战高热前
    B. 寒战高热时
    C. 寒战高热后
    D. 应用抗生素时
    E. 应用退热药前

30. 属特异性感染的是
    A. 金黄色葡萄球菌感染
    B. 变形杆菌感染
    C. 铜绿假单胞菌感染
    D. 链球菌感染
    E. 破伤风梭菌感染

31. 大面积烧伤早期发生的休克多为
    A. 神经源性休克
    B. 心源性休克
    C. 低血容量性休克
    D. 感染性休克
    E. 过敏性休克

32. 属于深Ⅱ度烧伤的是
    A. 伤及表皮浅层，皮肤红斑，局部温度高
    B. 伤及真皮层，小水疱，感觉迟钝，皮温降低
    C. 伤及真皮层，大小不一水疱，感觉过敏，皮温增高
    D. 伤及皮肤全层，达到皮下、肌肉、无水疱
    E. 伤及表皮生发层，有水疱，疱壁较薄，含黄色液体

33. 大面积烧伤 48 小时内最重要的全身改变是
    A. 创伤性休克
    B. 低血容量性休克
    C. 毒血症
    D. 创面脓毒症
    E. 急性肾功能衰竭

34. 移植术后的急性排斥反应多发生在
    A. 24 小时内
    B. 1 周内
    C. 1～2 周
    D. 6 个月内
    E. 1 年内

35. 常温下移植器官耐受缺氧的时间是
    A. 5 分钟
    B. 10 分钟
    C. 30 分钟
    D. 60 分钟
    E. 90 分钟

36. 恶性肿瘤最具特征的变化是

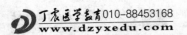
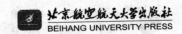

A. 出血坏死
B. 浸润生长
C. 转移
D. 生长迅速
E. 全身症状

37. 确诊肿瘤的可靠方法是
A. CT
B. MRI
C. B 超
D. X 线
E. 病理学检查

38. 临床上鉴别颈部肿物是否与甲状腺有关的特有体征是
A. 肿物质地较硬
B. 有压痛感
C. 有压迫感
D. 随吞咽移动
E. 肿块突出

39. 中度甲亢的标准是基础代谢率在
A. ±10%
B. +10% ～ +20%
C. +20% ～ +30%
D. +30% ～ +50%
E. +30% ～ +60%

40. 急性乳腺炎常见的致病菌是
A. 厌氧菌
B. 铜绿假单胞菌
C. 大肠埃希菌
D. 金黄色葡萄球菌
E. 白色葡萄球菌

41. 不属于乳腺癌高危人群的是
A. 月经初潮早于 12 岁者
B. 40 岁以上未孕者
C. 初产时间迟于 35 岁者
D. 绝经期晚于 55 岁者
E. 营养不良者

42. 乳癌患者出现皮肤凹陷提示癌肿侵犯了
A. 大乳管
B. 胸筋膜
C. Cooper 韧带
D. 胸大肌

E. 皮内淋巴管

43. Ⅰ期乳腺癌肿块的最大直径不超过
A. 1.5cm
B. 2cm
C. 3.5cm
D. 4.5cm
E. 5cm

44. 腹外疝的疝内容物最常见的是
A. 小肠
B. 大网膜
C. 盲肠
D. 阑尾
E. 乙状结肠

45. 腹股沟斜疝患者用力排便时疝块增大，有明显疼痛，用手推挤疝块不能回纳，其类型属于
A. 易复性疝
B. 难复性疝
C. 嵌顿性疝
D. 绞窄性疝
E. 滑动性疝

46. 引起继发性急性化脓性腹膜炎最多见的病原菌是
A. 大肠埃希菌
B. 厌氧拟杆菌
C. 链球菌
D. 金黄色葡萄球菌
E. 变形杆菌

47. 引起急性继发性化脓性腹膜炎最常见的原因是
A. 溃疡性结肠炎
B. 急性胆囊炎
C. 急性胃炎
D. 急性肠炎
E. 急性阑尾炎

48. 引起继发性腹膜炎最常见的致病菌是
A. 大肠埃希菌
B. 肺炎球菌
C. 溶血性链球菌
D. 金黄色葡萄球菌
E. 厌氧杆菌

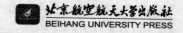

49. 人体最大的体腔是
    A. 胸膜腔
    B. 腹膜腔
    C. 盆腔
    D. 纵隔
    E. 肠腔

50. 原发性腹膜炎和继发性腹膜炎的主要区别是
    A. 腹痛性质
    B. 腹胀程度
    C. 病原菌种类
    D. 体温升高程度
    E. 有无腹腔原发病灶

51. 急性腹膜炎治疗过程中最常见的残余脓肿是
    A. 膈下脓肿
    B. 肾周脓肿
    C. 盆腔脓肿
    D. 髂窝脓肿
    E. 脾周脓肿

52. 腹部闭合性损伤常见致伤因素是
    A. 化学物质刺激
    B. 利器作用
    C. 火器作用
    D. 微生物作用
    E. 挤压或碰撞作用

53. 对腹膜刺激性最强的内容物是
    A. 胃十二指肠液
    B. 血液
    C. 脓液
    D. 肠液
    E. 炎性渗出液

54. 对诊断腹腔实质性脏器损伤有确定意义的是
    A. 腹腔穿刺可见不凝血
    B. 腹透可见膈下有游离气体
    C. 有显著的腹膜刺激征
    D. 化验血白细胞增高
    E. 血气中二氧化碳结合力降低

55. 十二指肠溃疡形成的最重要因素是
    A. 胃黏膜屏障受损
    B. 胃酸分泌过多
    C. 过度紧张、劳累
    D. 遗传

E. 幽门螺杆菌（Hp）感染

56. 确诊胃十二指肠溃疡的首选检查是
    A. X 线钡餐
    B. 粪便隐血试验
    C. 胃酸测定
    D. B 超
    E. 胃镜检查

57. 胃癌的主要转移途径是
    A. 直接蔓延
    B. 淋巴转移
    C. 血行转移
    D. 腹腔种植
    E. 胃内转移

58. 大便潜血持续阳性多提示
    A. 胃癌
    B. 胃溃疡
    C. 浅表性胃炎
    D. 萎缩性胃炎
    E. 十二指肠球部溃疡

59. 提高胃癌治愈率的关键是在于
    A. 早期诊断
    B. 彻底手术
    C. 积极化疗
    D. 早期化疗
    E. 综合治疗

60. 急性阑尾炎的主要致病菌是
    A. 革兰阴性球菌
    B. 革兰阳性球菌
    C. 革兰阴性杆菌
    D. 革兰阳性杆菌
    E. 革兰阳性球菌、杆菌

61. 急性化脓性阑尾炎最主要的病理改变是
    A. 炎症局限于黏膜层
    B. 炎症局限于黏膜下层
    C. 炎症局限于浆膜层
    D. 腹腔内有脓性液体
    E. 阑尾腔内有积脓

62. 绞窄性肠梗阻最易引起的休克类型是
    A. 低血容量性休克
    B. 感染性休克

C. 心源性休克

D. 神经性休克

E. 过敏性休克

63. 肠梗阻的病理生理变化应除外

A. 肠管壁充血水肿、血供障碍

B. 梗阻以下肠管空虚、瘪陷

C. 呼吸性碱中毒

D. 代谢性酸中毒

E. 血容量减少、血液浓缩

64. 单纯性肠梗阻与绞窄性肠梗阻的主要区别是

A. 梗阻的时间不同

B. 梗阻的部位不同

C. 梗阻的严重程度不同

D. 局部肠管有无血运障碍

E. 有无并发症

65. 肠套叠患者特征性 X 线表现为

A. 杯口状阴影

B. 鸟嘴状阴影

C. 立位 X 线片见多个气 - 液平面

D. 鱼肋骨刺征

E. 充盈缺损

66. 肠瘘的全身表现不包括

A. 营养不良

B. 水、电解质及酸碱平衡失调

C. 贫血

D. 高热、寒战

E. 脉速、气促

67. 直肠癌最主要的转移途径是

A. 直接蔓延

B. 腹腔内种植

C. 血液转移

D. 淋巴转移

E. 肠腔内种植转移

68. 结肠癌已侵犯肠壁以外，但无区域淋巴结转移，Dukes 分期属于

A. A 期

B. B 期

C. C1 期

D. C2 期

E. D 期

69. 有助于结肠癌确诊的检查方法是

A. 大便潜血检查

B. X 线钡灌肠造影检查

C. 血清癌胚抗原检查

D. 纤维结肠镜检查

E. B 型超声波

70. 齿状线以下肛管的解剖生理特点

A. 覆盖黏膜

B. 痛觉敏感

C. 血液回流入门静脉

D. 由自主神经支配

E. 由直肠上、下动脉供血

71. 在我国造成肝窦型门静脉高压症的常见病因是

A. 肝炎肝硬化

B. 肝血管先天性畸形

C. 肝内肿瘤

D. 血吸虫

E. 肝外门静脉血栓形成

72. 门静脉高压症病理变化不包括

A. 脾肿大，脾功能亢进

B. 门静脉交通支扩张

C. 肝静脉淤积引起急性大出血

D. 肝功能损害，白蛋白合成障碍

E. 毛细血管滤过压增高，促进腹水形成

73. 不符合门静脉高压症病理改变的是

A. 腹水形成

B. 脾功能亢进

C. 胃底食管下段静脉曲张

D. 中心静脉压增高

E. 前腹壁静脉曲张

74. 血吸虫病所致的门静脉高压症的主要阻塞部位在

A. 肝内窦前

B. 肝内窦内

C. 肝内窦后

D. 肝前

E. 肝后

75. 门静脉压力的正常值范围为

A. 11 ～ 22cmH$_2$O

B. 12 ～ 23cmH$_2$O

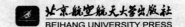

C. 13 ~ 24cmH$_2$O

D. 14 ~ 25cmH$_2$O

E. 15 ~ 26cmH$_2$O

76. 肝门静脉压力增高时,病理变化最早出现的是

A. 腹水

B. 充血性脾大

C. 上消化道出血

D. 食管胃底静脉曲张

E. 腹壁静脉怒张

77. 门静脉压力增高,血流淤滞,首先出现的是

A. 交通支扩张

B. 充血性脾肿大

C. 肝功能损害

D. 急性上消化道出血

E. 腹水

78. 肝脏最基本的结构单位是

A. 肝细胞索

B. 肝叶

C. 肝小叶

D. 肝窦

E. 肝段

79. 原发性支气管肺癌组织大多起源于

A. 肺毛细淋巴管

B. 肺间质

C. 肺小血管上皮

D. 支气管黏膜上皮

E. 支气管软骨

80. 肝癌定位检查中首选的方法是

A. B 超

B. AFP 检测

C. CT

D. MRI

E. 血管造影

81. 肝脓肿最常见的并发症为

A. 胆道大出血

B. 急性胆管炎

C. 急性心包积液

D. 膈下脓肿

E. 应激性溃疡

82. 肝分泌的胆汁在胆囊内能浓缩高达

A. 2 倍

B. 3 倍

C. 15 倍

D. 10 倍

E. 30 倍

83. 胆汁的功能,叙述错误的是

A. 促进脂溶性维生素吸收

B. 乳化脂肪

C. 促进肠道吸收铁和钙

D. 抑制肠道若干细菌繁殖

E. 抑制肠蠕动

84. 引起胆管结石的主要原因是

A. 细菌感染

B. 胆管畸形

C. 胆管梗阻

D. 胰液反流

E. 胆囊萎缩

85. 关于胆囊结石的描述,错误的是

A. 胆囊结石均有临床症状

B. 主要为胆固醇性结石或以胆固醇为主的混合性结石

C. 大的单发结石不易发生嵌顿

D. 结石长期嵌顿于胆囊壶腹但无感染时,可产生"白胆汁"

E. 结石和炎症的反复刺激可诱发胆囊癌变

86. 形成胆色素结石的主要原因是

A. 代谢异常

B. 反复胆道感染

C. 胆囊功能异常

D. 致石基因

E. 环境因素

87. 胰腺的外分泌功能不包括

A. 产生胰液

B. 分泌胰酶

C. 分泌脂肪酶

D. 分泌胰蛋白酶

E. 分泌胰岛素

88. 在我国,引起急性胰腺炎最常见的原因是

A. 暴饮暴食

B. 慢性胰腺炎急性发作

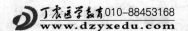
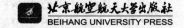

C. 胆道疾病

D. 流行性腮腺炎

E. 酒精中毒

89. 暴饮暴食和酗酒最易引发的急腹症是

A. 急性阑尾炎

B. 急性胰腺炎

C. 急性胆囊炎

D. 急性肠梗阻

E. 急性腹膜炎

90. 急性胰腺炎患者的血清淀粉酶测定应在发病后

A. 1～2 小时

B. 4 小时

C. 6 小时

D. 8～12 小时

E. 24 小时

91. 对急性胰腺炎有诊断价值的检查是

A. 碳氧血红蛋白测定

B. 胆碱酯酶活力测定

C. 血淀粉酶测定

D. 心肌酶测定

E. 碱性磷酸酶测定

92. 急性胰腺炎患者尿淀粉酶与血清淀粉酶描述正确的是

A. 两者同时增高

B. 尿淀粉酶先增高

C. 血清淀粉酶先增高

D. 尿淀粉酶不增高

E. 尿淀粉酶持续增高

93. 闭合性腹部损伤时，有助于判断损伤脏器的辅助检查是

A. 血常规和红细胞压积

B. 超声波检查

C. X 线腹部透视或平片

D. 腹腔动脉造影

E. 腹腔穿刺或灌洗检查

94. 血栓闭塞性脉管炎的发病因素不包括

A. 吸烟

B. 寒冷

C. 血凝高凝状态

D. 自身免疫功能紊乱

E. 血脂高

95. 血栓闭塞性脉管炎的病变部位在

A. 下肢中小动静脉

B. 上肢中小动静脉

C. 髂 - 股深静脉

D. 上腔静脉

E. 下腔静脉

96. 有关血栓闭塞性脉管炎，错误的是

A. 慢性、持续性、进行性疾病

B. 好发于青壮年男性

C. 病变多发生于下肢血管

D. 主要侵及大动脉

E. 早期症状为间歇性跛行

97. 颅内压增高时其调节主要通过

A. 脑血管的自动调节

B. 脑组织被压缩

C. 脑静脉血被排挤到颅腔外

D. 脑组织向低压区部分移位

E. 颅腔内脑脊液量的增减

98. 颅内压增高最严重的后果为

A. 脑缺血

B. 脑水肿

C. 脑疝

D. 库欣（Cushing）反应

E. 消化道出血

99. 急性颅内压增高患者的主要死因是

A. 生命体征紊乱

B. 心搏骤停

C. 意识障碍导致外伤

D. 脑组织缺血缺氧

E. 发生脑疝

100. 颅内压增高引起死亡的主要原因是

A. 呕吐

B. 意识障碍

C. 脱水

D. 感染

E. 脑疝

101. 颅底骨折属于

A. 闭合性骨折

B. 开放性骨折

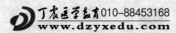
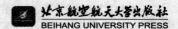

C. 不稳定性骨折
D. 青枝骨折
E. 凹陷性骨折

102. 脑干损伤时瞳孔变化的特征是
A. 双侧瞳孔散大，固定
B. 一侧瞳孔散大，对光反射消失
C. 一侧瞳孔缩小，对光反射存在
D. 两侧瞳孔等大，对光反应存在
E. 两侧瞳孔大小多变，不等圆

103. 胸外伤时纵隔摆动可发生在
A. 张力性气胸
B. 闭合性气胸
C. 肋骨骨折有反常呼吸时
D. 外伤性血胸
E. 外伤性血气胸

104. 纵隔扑动指的是
A. 吸气时纵隔不动，呼气时纵隔摆向伤侧
B. 吸气时，纵隔移向伤侧，呼气时纵隔不动
C. 吸气时纵隔向健侧移动，呼气时纵隔摆向正常位置
D. 吸气时纵隔向伤侧移动，呼气时纵隔摆向健侧
E. 吸气时纵隔向健侧移动，呼气时纵隔不动

105. 开放性气胸产生纵隔摆动的主要原因是
A. 伤侧肺萎缩
B. 健侧肺膨胀不全
C. 纵隔移向健侧
D. 吸气与呼气时两侧胸膜腔内的压力改变
E. 伤侧胸膜腔内压力超过大气压

106. 在三种损伤性气胸中，开放性气胸特有的病理生理变化是
A. 伤侧胸腔负压消失
B. 回心血量减少
C. 伤侧肺萎缩
D. 健侧肺受压
E. 纵隔扑动

107. 大量气胸肺萎缩为

A. ≥ 30%
B. 30% ～ 50%
C. ≥ 50%
D. ≥ 60%
E. ≥ 80%

108. 有关血胸的病理描述错误的是
A. 肺组织破裂出血多可自行停止
B. 因肋骨断端活动刺破肋间血管，发生延迟出现的血胸
C. 出血量多时纵隔移向患侧
D. 短期内大量出血，超过胸膜去纤维化作用，积血凝固，形成凝固性血胸
E. 血块机化后形成纤维板，限制肺与胸廓活动，损害呼吸功能

109. 外伤性血气胸最简便可靠的诊断依据是
A. 患者出现呼吸困难
B. 胸穿抽出血液和气体
C. 气管向一侧移位
D. 胸透见有液气面
E. 胸部超声探查见有液平面

110. 慢性脓胸是指急性脓胸未及时治愈，病程超过
A. 2 周
B. 3 周
C. 4 周
D. 6 周
E. 12 周

111. 对化疗较敏感但愈后较差的肺癌病理类型是
A. 鳞状细胞癌
B. 小细胞癌
C. 腺癌
D. 大细胞癌
E. 柱状细胞癌

112. 食管癌是我国的常见肿瘤，男多于女，发病年龄多在
A. 35 岁以上
B. 40 岁以上
C. 45 岁以上
D. 50 岁以上
E. 55 岁以上

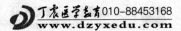 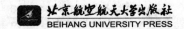

113. 第一心音的产生主要由于
    A. 半月瓣关闭
    B. 半月瓣开放
    C. 房室瓣开放
    D. 房室瓣关闭
    E. 心室射血引起心室壁的振动

114. 对冠心病的诊断有重要意义的检查是
    A. 心电图
    B. 超声心动图
    C. 冠状动脉造影
    D. 右心室造影
    E. 胸部 X 线

115. 关于排泄性尿路造影的检查前准备，错误的是
    A. 造影前需做碘过敏试验
    B. 做充分肠道准备
    C. 限制饮水 6～12 小时
    D. 检查前 2～3 小时多饮水，使膀胱充盈
    E. 肾功能严重损害为禁忌证

116. 可以用于判断双肾功能的检查是
    A. 尿常规
    B. 尿路平片＋静脉肾盂造影
    C. MRI 检查
    D. B 超检查
    E. 血肌酐、尿素氮检测

117. 有关肾损伤的叙述正确的是
    A. 肾挫伤为最轻的损伤
    B. 肾积水和肾损伤无关
    C. 肾全层裂伤可自行愈合
    D. 肾蒂损伤为最多见
    E. 血尿与肾损伤程度成正比

118. 球部尿道损伤的常见原因是
    A. 骨盆骨折
    B. 会阴部骑跨伤
    C. 锐器伤
    D. 暴力打击下腹部
    E. 医源性损伤

119. 上尿路结石中最多见
    A. 胱氨酸结石
    B. 尿酸结石

C. 磷酸盐结石
D. 黄嘌呤结石
E. 草酸钙结石

120. 肾结核一般继发于
    A. 淋巴结核
    B. 骨关节结核
    C. 膀胱结核
    D. 肠结核
    E. 肺结核

121. 泌尿系统结核最早受到感染的部位是
    A. 双侧肾脏
    B. 单侧肾脏
    C. 输尿管
    D. 膀胱
    E. 尿道

122. 前列腺增生的临床表现不正确的是
    A. 尿频
    B. 排尿困难
    C. 尿潴留
    D. 血尿
    E. 早期多伴肾积水

123. 泌尿系统最常见的肿瘤是
    A. 前列腺癌
    B. 膀胱癌
    C. 肾癌
    D. 输尿管肿瘤
    E. 阴茎癌

124. 嗜铬细胞瘤大多数发生在
    A. 肾上腺皮质
    B. 肾上腺髓质
    C. 腹膜后
    D. 胰腺
    E. 肾脏

125. 关于骨牵引的说法正确的是
    A. 操作简便，使患者痛苦少，对肢体损伤小
    B. 时间不持久，效果不确实
    C. 对于青壮年，肌力强大处及不稳定骨折等，收效不好
    D. 适用于儿童、年老体弱者或肌肉不发达者

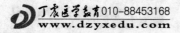 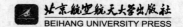

E. 牵引重量一般为体重的 1/10 ～ 1/7

126. 会引起病理性骨折的是
    A. 暴力打击
    B. 骤然跌倒
    C. 癫痫
    D. 骨结核
    E. 急行军

127. 并发症不可能发生于骨折晚期的是
    A. 骨化性肌炎
    B. 骨缺血性坏死
    C. 创伤性关节炎
    D. 关节僵硬
    E. 脂肪栓塞

128. 容易发生缺血性肌挛缩的骨折是
    A. 肱骨髁上骨折
    B. 尺桡骨骨折
    C. 股骨颈骨折
    D. 股骨干骨折
    E. 锁骨骨折

129. 患者因骨盆骨折大量出血难以控制，需紧急手术，必要时可考虑结扎
    A. 髂内动脉
    B. 髂外动脉
    C. 髂总动脉
    D. 髂内静脉
    E. 髂外静脉

130. 断肢再植术中彻底清创后首先进行的是
    A. 吻合动脉
    B. 吻合静脉
    C. 重建骨的连续性
    D. 缝合肌腱
    E. 缝合神经

131. 急性血源性骨髓炎最常见的致病菌是
    A. 白色葡萄球菌
    B. 乙型溶血性链球菌
    C. 金黄色葡萄球菌
    D. 大肠埃希菌
    E. 肺炎链球菌

132. 有关急性骨髓炎辅助检查描述错误的是
    A. X 线检查 2 周内无异常表现

B. 磁共振检查可发现骨内炎性病灶及范围
C. 局部脓肿分层穿刺可定性
D. 核素骨显像可见局部血管扩张
E. 核素骨显像 48 小时以后可定性

133. 骨与关节结核最好发的部位是
    A. 指关节
    B. 脊柱
    C. 踝关节
    D. 腕关节
    E. 骶髂关节

134. 腰椎间盘突出症的病因不包括
    A. 腰椎间盘退行性变
    B. 损伤
    C. 腰棘韧带炎
    D. 妊娠
    E. 遗传因素

135. 腰椎间盘突出最好发的部位是
    A. L_1
    B. L_2
    C. L_3
    D. $L_{4 \sim 5}$
    E. S_1

136. 腰椎管狭窄症的后天发病因素中，最多见的是
    A. 损伤
    B. 妊娠
    C. 椎管退行性变
    D. 腰棘韧带炎
    E. 先天性颈椎管狭窄

137. 代表良性肿瘤的是
    A. G_0
    B. G_2
    C. T_1
    D. T_2
    E. M_0

138. 患者，男，34 岁，行肾移植术后。密切观察，防止超急性排斥反应，其一般发生于术后
    A. 24 小时内
    B. 36 小时内
    C. 48 小时内

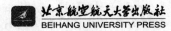

D．72 小时内

E．96 小时内

139．患者，男性，56 岁。慢性乙型肝炎 20 年，患者非常担心逐渐发展成肝癌，但目前无任何临床症状。此时，你建议其检查

A．血清甲胎蛋白

B．B 超

C．CT

D．肝动脉造影

E．放射性核素扫描

140．患者，男，39 岁。慢性乙型病毒性肝炎病史 5 年，近半个月来感肝区疼痛，食欲缺乏，来医院就诊。查体：肋下二横指可触及肝下缘，有压痛，疑为原发性肝癌。对诊断最有意义的检查是

A．胆碱酯酶

B．甲胎蛋白

C．γ- 球蛋白

D．血清淀粉酶

E．乳酸脱氢酶

141．患者，女，50 岁。右上腹痛 4 天，体温 39℃，胆囊肿大伴有触痛，血清胆红素 6.5mmol/L，血白细胞计数 $13×10^9/L$，最可能的诊断是

A．急性胆囊炎

B．胆总管结石合并化脓性胆管炎

C．急性胰腺炎

D．胆道蛔虫

E．肝脓肿

142．患者，女，35 岁。右上腹阵发性绞痛伴恶心呕吐 5 小时，Murphy 征阳性，进一步检查应首选

A．腹部 CT

B．腹部 B 超

C．腹部 MRI

D．腹部 X 线平片

E．经皮肝穿刺造影

143．患者，女，32 岁。反复出现右季肋部胀痛并伴寒战，高热，轻度黄疸，为明确诊断应首选的检查是

A．CT

B．血、尿淀粉酶

C．X 线

D．B 超

E．ERCP

144．患者，女，45 岁。发热、咳嗽、胸痛、呼吸急促、怀疑急性脓胸，最有诊断意义的是

A．胸痛

B．肋间隙饱满

C．胸穿抽出脓液

D．呼吸音减弱

E．胸片大片阴影

（145 - 147 题共用题干）

患者，女，27 岁。因车祸全身多处挤压，皮肤湿冷，面色苍白，血压 105/75mmHg，脉搏 100 次 / 分。

145．问题 1：该患者属于

A．重度休克

B．中度休克

C．休克代偿期

D．未发生休克

E．虚脱

146．问题 2：若患者发生代谢性酸中毒，常伴随的电解质变化是

A．低钾血症

B．低钠血症

C．高钠血症

D．高钾血症

E．高钙血症

147．问题 3：若患者发生多器官功能障碍综合征，其正确的定义是

A．1 个以上的系统或器官发生功能衰竭

B．2 个或 2 个以上的系统或器官同时或相继发生功能衰竭

C．3 个或 3 个以上的系统或器官发生功能衰竭

D．3 个以上的系统或器官同时或相继发生功能衰竭

E．许多个系统或器官发生功能衰竭

（148 - 149 题共用 题干）

患者，女，51 岁。右乳房内肿块 4cm×3cm，皮肤略回缩，基底不固定，右腋下 2.5cm×1.5cm 活动的淋巴结 2 个，质硬。病理证实为乳

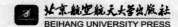

癌淋巴结转移。按国际标准属于：$T_2N_1M_0$。

148. 问题 1：国际 TNM 分期法中的 M 是指
    A. 原发肿瘤
    B. 肿瘤部位
    C. 远处转移
    D. 区域淋巴结
    E. 肿瘤的恶性程度

149. 问题 2：良性及恶性肿瘤之间最根本的区别在于
    A. 肿块的大小
    B. 疼痛的程度
    C. 细胞的分化程度
    D. 肿块生长的速度
    E. 肿块表面的光滑程度

（150 - 151 题共用题干）

患者，女，37 岁。易怒，出汗多，心率 118 次/分，基础代谢率 45%。甲状腺听诊可闻及杂音。诊断为原发性甲亢。

150. 问题 1：原发性甲亢的特点是
    A. 腺体呈弥漫性肿大，对称，有眼球突出，20 岁～40 岁
    B. 腺体呈弥漫性肿大，对称，20 岁～40 岁
    C. 腺体肿大呈结节状，不对称，40 岁以上
    D. 腺体肿大呈结节状，对称，眼球突出，40 岁以上
    E. 结节周围萎缩，碘扫描示："热结节"

151. 问题 2：患者用普萘洛尔做术前准备时，最后一次服药应在术前
    A. 1～2 小时
    B. 2.5～3.5 小时
    C. 4～5 小时
    D. 5.5～6.5 小时
    E. 7～8 小时

（152 - 153 题共用题干）

患者，男，47 岁。肝硬化病史 10 年。曾呕血 1 次。诊断为门静脉高压。

152. 问题 1：门静脉高压的病理变化，错误的是
    A. 脾肿大

    B. 脾功能亢进
    C. 胃黏膜萎缩
    D. 腹水
    E. 交通支扩张

153. 问题 2：常用的分流手术不包括
    A. 门腔静脉分流术
    B. 脾腔静脉分流术
    C. 脾肾静脉分流术
    D. 门肾静脉分流术
    E. 肠系膜上、下腔静脉分流术

（154 - 155 题共用题干）

患者，男，27 岁。在群体车祸中右胸多发性肋骨骨折，出现反常呼吸，纵隔摆动，血压 80/60mmHg。

154. 问题 1：在车祸现场优先抢救的伤员是
    A. 肠穿孔者
    B. 颈椎损伤者
    C. 股骨颈骨折者
    D. 开放性气胸者
    E. 多发性肋骨骨折者

155. 问题 2：纵隔摆动是指
    A. 吸气时纵隔摆向患侧，呼气时移向健侧
    B. 吸气时纵隔摆向健侧，呼气时移向患侧
    C. 吸气时纵隔摆向患侧，呼气时纵隔不动
    D. 吸气时纵隔不动，呼气时摆向患侧
    E. 吸气时纵隔不动，呼气时压向健侧

（156 - 157 题共用题干）

患者，男，49 岁。60kg，车祸伤致左股骨中段粉碎性骨折，入院后予左胫骨结节牵引术及对症治疗。

156. 问题 1：为达到较好的治疗效果，牵引时将床尾抬高
    A. 10～20cm
    B. 10～30cm
    C. 15～30cm
    D. 15～40cm
    E. 20～40cm

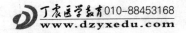 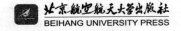

157. 问题2：牵引重量为
    A. 5kg
    B. 8kg
    C. 10kg
    D. 12kg
    E. 15kg

（158－159题共用备选答案）
    A. 厌氧菌
    B. 肺炎球菌
    C. 大肠埃希菌
    D. 溶血性链球菌
    E. 金黄色葡萄球菌
158. 丹毒的致病菌为
159. 急性脓胸最主要的致病菌为

（160－161题共用备选答案）
    A. 乳头状腺癌
    B. 滤泡状腺癌
    C. 未分化癌
    D. 腺癌
    E. 髓样癌
160. 甲状腺癌中恶性程度相对较低的是
161. 甲状腺癌中恶性程度最高的是

（162－165题共用备选答案）
    A. 疝环
    B. 疝囊
    C. 疝外被盖
    D. 疝内容物
    E. 疝门
162. 壁层腹膜构成
163. 腹外疝的组成<u>不包括</u>
164. 皮肤构成
165. 小肠可构成

（166－167题共用备选答案）
    A. 腹股沟斜疝
    B. 腹股沟直疝
    C. 切口疝
    D. 股疝
    E. 脐疝
166. 多发生于中年经产妇女的腹外疝是
167. 多见于年老体弱者的腹外疝是

（168－169题共用备选答案）
    A. B超
    B. CT
    C. MRI
    D. 肝血管造影
    E. 肝组织活检
168. 目前肝癌筛查的首选方法是
169. 确诊肝癌最可靠的方法是

（170－171题共用备选答案）
    A. 血栓闭塞性脉管炎
    B. 闭塞性动脉硬化症
    C. 末端动脉痉挛症
    D. 静脉血栓形成
    E. 下肢静脉曲张
170. 病变以深部静脉为主的是
171. 病变以中小动脉为主的是

（172－173题共用备选答案）
    A. 胸腔积气
    B. 胸腔积液
    C. 肺气肿
    D. 肺实变
    E. 胸膜粘连与增厚
172. 可出现鼓音的是
173. 可出现过清音的是

（174－175题共用备选答案）
    A. 排泄性尿路造影
    B. 尿路平片
    C. 膀胱镜
    D. 肾动脉造影
    E. 尿动力学检查
174. 泌尿系结石简便且检出率高的检查是
175. 评价肾损伤范围、程度和对侧肾功能的检查是

（176－178题共用备选答案）
    A. 病理性肾结核
    B. 临床肾结核
    C. 结核性脓肾
    D. 肾自截
    E. 膀胱挛缩
176. 患者免疫力低下，肾皮质结核发展为肾髓质结核，应诊断为
177. 膀胱广泛纤维化，膀胱容量缩小，称为

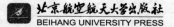

178．输尿管完全闭合，含菌尿液不能进入膀胱，膀胱症状缓解，应诊断为

（179 - 182题共用备选答案）

　　A．脂肪合成减少
　　B．脂肪重新分布
　　C．蛋白质分解代谢亢进
　　D．肾上腺雄酮分泌增多
　　E．水钠代谢紊乱

179．造成皮质醇增多症患者出现高血压的原因是

180．造成皮质醇增多症患者肌肉萎缩，疲乏无力的原因是

181．造成皮质醇增多症患者向心性肥胖的原因是

182．造成皮质醇增多症女性患者发生多毛、不孕的原因是

（183 - 185题共用备选答案）

　　A．内生软骨瘤
　　B．骨肉瘤
　　C．骨巨细胞瘤
　　D．卵巢囊肿
　　E．宫颈不典型增生

183．属于恶性肿瘤的是

184．属于良性肿瘤的是

185．属于潜在恶性肿瘤的是

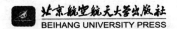

第三章　妇产科护理学

1. 女性外生殖器的组成部分<u>不包括</u>
   A. 阴阜
   B. 大阴唇
   C. 小阴唇
   D. 阴蒂和阴道前庭
   E. 会阴

2. 关于非孕期正常成人子宫，正确的是
   A. 长约 7～8cm
   B. 位于骨盆腔中央，坐骨棘以下
   C. 子宫下段长约 3cm
   D. 子宫颈管腔呈椭圆形
   E. 宫体宫颈比例为 1：2

3. 关于输卵管的描述，正确的是
   A. 有周期性的组织学变化
   B. 有纤毛但不摆动
   C. 由黏膜、肌层和外膜构成
   D. 与子宫相连的部位是峡部
   E. 其黏膜不受性激素的影响

4. 女性内生殖器官<u>不包括</u>
   A. 阴道
   B. 阴蒂
   C. 子宫
   D. 输卵管
   E. 卵巢

5. 与子宫阔韧带互相配合，维持子宫正常前倾前屈位置的韧带是
   A. 圆韧带
   B. 主韧带
   C. 宫骶韧带
   D. 骶棘韧带
   E. 骶结节韧带

6. 正常非妊娠期妇女子宫解剖正确的是
   A. 子宫长约 7～8cm

B. 子宫下段长约 3cm
   C. 宫体宫颈比例为 1：2
   D. 子宫颈管腔呈椭圆形
   E. 子宫位于骨盆腔中央，坐骨棘以下

7. 有关阴道的叙述，<u>错误</u>的是
   A. 阴道介于膀胱、尿道和直肠之间
   B. 阴道开口于前庭
   C. 阴道前壁比后壁稍长
   D. 后穹窿顶端为子宫直肠凹陷底部
   E. 阴道壁富有静脉丛

8. 支持骨盆底部最主要、最坚韧的组织是
   A. 球海绵体肌及筋膜组织
   B. 会阴浅横肌及筋膜组织
   C. 肛门外括约肌及筋膜组织
   D. 尿道括约肌及筋膜组织
   E. 肛提肌及筋膜组织

9. 妇女一生各阶段中，历时最长的阶段是
   A. 新生儿期
   B. 青春期
   C. 性成熟期
   D. 围绝经期
   E. 老年期

10. 使子宫内膜出现增生期变化的激素是
    A. 绒毛膜促性腺激素
    B. 雌激素
    C. 生乳酸
    D. 孕激素
    E. 雄激素

11. 雌激素的生理功能是
    A. 使子宫肌肉松弛
    B. 使排卵后体温升高
    C. 促进乳腺腺泡发育
    D. 促进乳腺腺管增生

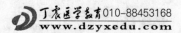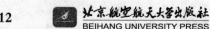

E.　使子宫内膜由增生期变为分泌期

12. 关于周期性调节，错误的是
    A.　下丘脑产生促性腺激素释放激素
    B.　垂体产生促卵泡素和黄体生成素
    C.　卵巢分泌性激素
    D.　垂体对卵巢的调节为负反馈调节
    E.　下丘脑对垂体的调节为正反馈调节

13. 子宫内膜分泌期，激素变化表现为
    A.　雌激素下降，孕激素上升
    B.　雌激素上升，孕激素下降
    C.　雌激素、孕激素均下降
    D.　雌激素、孕激素维持稳定水平
    E.　雌激素、孕激素均上升

14. 对子宫发育不良的患者，可采用治疗的激素是
    A.　雌激素
    B.　孕激素
    C.　促卵泡素
    D.　黄体生成素
    E.　促性腺激素释放激素

15. 有关月经的描述，正确的是
    A.　初潮时多是有排卵型月经
    B.　两次月经第 1 天的间隔时间为一个月经周期
    C.　月经周期的长短主要取决于分泌期的长短
    D.　正常月经失血量不少于 80ml
    E.　月经血是凝固的，至少有小血块

16. 关于月经的临床表现，错误的是
    A.　月经周期从月经来潮第 1 天算起
    B.　一次月经出血约 100ml
    C.　月经血主要特点是不凝固
    D.　经血含有子宫内膜碎片、宫颈黏液等
    E.　月经一般持续 3 ～ 7 天

17. 月经周期 33 天的妇女，其排卵日期约在月经周期的
    A.　第 13 天
    B.　第 15 天
    C.　第 17 天
    D.　第 19 天
    E.　第 21 天

18. 了解子宫内膜周期变化的最佳方法是
    A.　测基础体温
    B.　测性激素
    C.　刮取子宫内膜活检
    D.　宫颈黏液检查
    E.　B 超检查

19. 受精卵着床的时期是在受精后
    A.　3 ～ 4 天
    B.　4 ～ 5 天
    C.　5 ～ 6 天
    D.　6 ～ 7 天
    E.　7 ～ 8 天

20. 能通过胎盘的免疫球蛋白是
    A.　IgM
    B.　IgA
    C.　IgG
    D.　IgD
    E.　IgE

21. 人绒毛膜促性腺激素（hCG）是由
    A.　细胞滋养细胞分泌
    B.　合体滋养细胞分泌
    C.　蜕膜上皮细胞分泌
    D.　绒毛膜上皮细胞分泌
    E.　羊膜上皮细胞分泌

22. 正常情况下，脐带内脐动脉的条数是
    A.　1
    B.　2
    C.　3
    D.　4
    E.　5

23. 可发育成胎盘一部分的蜕膜是
    A.　底蜕膜
    B.　包蜕膜
    C.　真蜕膜
    D.　壁蜕膜
    E.　滑蜕膜

24. 用来判断胎儿肾成熟度的羊水检查是
    A.　淀粉酶值测定
    B.　脂肪细胞出现率
    C.　卵磷脂 / 鞘磷脂比值
    D.　肌酐值测定

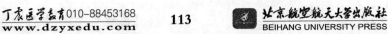

E. 胆红素类物质含量测定

25. 早期胎盘形成的时间约在
    A. 孕 4 周末
    B. 孕 8 周末
    C. 孕 12 周末
    D. 孕 16 周末
    E. 孕 20 周末

26. 孕卵着床后的子宫内膜称
    A. 增生期
    B. 分泌期
    C. 增长过长
    D. 蜕膜
    E. 包蜕膜

27. 孕妇的子宫生理变化正确的是
    A. 子宫增大变软，孕 8 周后超出盆腔
    B. 孕 14 周起出现 Braxton Hicks 收缩
    C. 足月子宫容量约 1000ml
    D. 妊娠晚期大多数子宫略左旋
    E. 妊娠足月时子宫体积约为30cm×20cm× 15cm

28. 妊娠 24 周末手测子宫底高度约在
    A. 脐耻之间
    B. 脐下 1 指
    C. 脐平
    D. 脐上 1 指
    E. 脐上 2 指

29. 骨盆外测量的径线不包括
    A. 出口横径
    B. 髂嵴间径
    C. 骶耻外径
    D. 髂棘间径
    E. 坐骨棘间径

30. 某孕妇骨盆外测量出口横径为 8cm，能否经阴道分娩，需进一步测量
    A. 骶耻内径
    B. 坐骨棘间径
    C. 出口前矢状径
    D. 出口后矢状径
    E. 入口前后径

31. 常用的孕期人工监护方法不包括

    A. 测腹围
    B. 测宫高
    C. 胎动计数
    D. 测血压
    E. 胎心监护

32. 腹部四步触诊检查不包括
    A. 子宫大小
    B. 胎儿大小
    C. 胎方位
    D. 胎先露
    E. 胎先露是否衔接

33. 囟门是指
    A. 颅缝
    B. 菱形的颅骨
    C. 重叠的颅骨
    D. 颅缝的交界处
    E. 胎儿的颅骨之一

34. 贯穿于整个分娩过程中的最主要产力为
    A. 腹肌收缩力
    B. 膈肌收缩力
    C. 肛提肌收缩力
    D. 骨骼肌收缩力
    E. 子宫收缩力

35. 初产妇第一产程时间需
    A. 6 ～ 8 小时
    B. 8 ～ 10 小时
    C. 10 小时以内
    D. 10 ～ 11 小时
    E. 11 ～ 12 小时

36. 总产程超过 24 小时称为
    A. 潜伏期延长
    B. 活跃期延长
    C. 胎盘滞留
    D. 滞产
    E. 第二产程延长

37. 经阴道分娩后的妇女，其胎盘附着处的子宫内膜恢复正常需
    A. 4 周
    B. 5 周
    C. 6 周
    D. 7 周

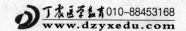
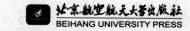

E. 8 周

38. 乳头皲裂的主要原因是
   A. 婴儿含接姿势不良
   B. 婴儿吸吮时间过长
   C. 乳房肿胀
   D. 婴儿舌系带短
   E. 未做到按需哺乳

39. 高危妊娠的因素不包括
   A. 孕妇年龄 23 ～ 32 岁
   B. 既往有剖宫产史
   C. 双胎妊娠
   D. 糖尿病
   E. 家族中有遗传病

40. 一般情况下，正常基线胎儿心率波动频率
   A. ≥ 3 次 / 分
   B. ≥ 4 次 / 分
   C. ≥ 5 次 / 分
   D. ≥ 6 次 / 分
   E. ≥ 7 次 / 分

41. 胎儿急性缺氧早期胎心率的变化是
   A. 正常
   B. 加快
   C. 减慢
   D. 减弱
   E. 消失

42. 诊断异位妊娠破裂最可靠的方法是
   A. 腹部叩诊有移动性浊音
   B. 宫颈有抬举痛
   C. 后穹窿穿刺
   D. hCG 测定
   E. 超声检查

43. 轻度子痫前期患者，其 24 小时尿蛋白定量超过
   A. 0.2g
   B. 0.3g
   C. 0.4g
   D. 0.5g
   E. 0.6g

44. 引起胎盘早期剥离的因素不包括
   A. 妊娠期高血压疾病

B. 妊娠早期先兆流产史
   C. 羊水过多
   D. 双胎妊娠
   E. 肾炎

45. 胎盘早剥的病因除外
   A. 妊娠期高血压疾病
   B. 外伤
   C. 肾炎
   D. 母体有血管病变
   E. 胎膜早破

46. 糖尿病对胎儿的影响不包括
   A. 畸形儿发生率高
   B. 胎儿胰岛素分泌减少
   C. 新生儿并发症增高
   D. 围产儿死亡率高
   E. 新生儿抵抗力弱

47. 妊娠合并轻度贫血的诊断标准是
   A. 血红蛋白＜ 120g/L
   B. 血红蛋白＜ 110g/L
   C. 血红蛋白＜ 100g/L
   D. 血红蛋白＜ 80g/L
   E. 血红蛋白＜ 50g/L

48. 滞产是指总产程超过
   A. 12 小时
   B. 20 小时
   C. 24 小时
   D. 30 小时
   E. 36 小时

49. 与导致胎膜早破无关的是
   A. 妊娠后期性交
   B. 羊膜腔内压力增高
   C. 宫颈内口紧缩
   D. 胎膜菲薄脆弱
   E. 下生殖道感染

50. 提示胎膜早破发生的阴道 pH 值结果是
   A. 5.2
   B. 5.7
   C. 6.2
   D. 6.4
   E. 7.2

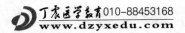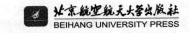

51. 目前我国产妇最常见的死亡原因是
    A. 产褥感染
    B. 产后出血
    C. 羊水栓塞
    D. 子宫破裂
    E. 妊娠合并心脏病

52. 导致我国产妇死亡的首要原因是
    A. 产后出血
    B. 产后感染
    C. 妊娠合并心脏病
    D. 胎盘早期剥离
    E. 妊娠期高血压疾病

53. 头盆不称引起的子宫破裂常见的原因是
    A. 子宫本身病变
    B. 手术损伤
    C. 子宫收缩药使用不当
    D. 先露下降受阻
    E. 尿潴留

54. 产褥病率的主要原因是
    A. 乳腺炎
    B. 产褥感染
    C. 泌尿系感染
    D. 上呼吸道感染
    E. 手术切口感染

55. 晚期产后出血的定义是指
    A. 产后 2 小时至产褥期内的阴道大量出血
    B. 产后 12 小时至产褥期内的阴道大量出血
    C. 产后 24 小时至产褥期内的阴道大量出血
    D. 产后 48 小时至产褥期内的阴道大量出血
    E. 产褥期后的阴道大量出血

56. 双合诊不易查清的部位是
    A. 阴道
    B. 宫颈
    C. 子宫
    D. 宫旁组织
    E. 子宫直肠陷凹

57. 做妇科检查时，错误的是
    A. 嘱排空膀胱
    B. 取膀胱截石位
    C. 使用消毒器具
    D. 对所用患者均应做阴道检查
    E. 月经期一般不做内诊

58. 可直接影响阴道上皮自净作用的激素是
    A. 孕激素
    B. 雌激素
    C. 催乳素
    D. 卵泡刺激素
    E. 黄体生成素

59. 属于正常阴道 pH 值的是
    A. 3.5
    B. 4.2
    C. 4.8
    D. 5.6
    E. 6.2

60. 外阴阴道假丝酵母菌病的诱发因素不包括
    A. 妊娠
    B. 大量雌激素治疗
    C. 糖尿病
    D. 长期服用抗生素
    E. 长期服用维生素 C

61. 排卵型功血中，导致子宫内膜分泌反应不良的原因是
    A. 雌激素分泌增加
    B. 孕激素分泌增加
    C. 黄体萎缩不全
    D. 雌激素分泌减少
    E. 黄体衰退过早

62. 葡萄胎患者随访时必须进行的检查是
    A. 妇科检查
    B. hCG 值测定
    C. B 型超声检查
    D. 多普勒超声检查
    E. 阴道脱落细胞涂片检查

63. 侵蚀性葡萄胎一般发生于
    A. 人工流产后
    B. 自然流产后
    C. 足月分娩后
    D. 葡萄胎清除术后
    E. 异位妊娠清除术后

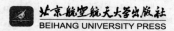

64. 患者，33岁。足月产后4个月，阴道持续不规则出血，镜检示滋养细胞极度不规则增生，绒毛结构消失，其最可能的医疗诊断是
    A. 葡萄胎
    B. 侵蚀性葡萄胎
    C. 绒毛膜癌
    D. 宫腔感染
    E. 子宫内膜癌

65. 子宫颈癌的好发部位是
    A. 宫颈阴道部
    B. 宫颈鳞-柱状上皮交界处
    C. 子宫颈管内
    D. 子宫峡部
    E. 子宫颈外口

66. 肌壁间肌瘤的特点是
    A. 容易发生扭转
    B. 位于子宫肌层
    C. 约占子宫肌瘤的20%
    D. 肌瘤表面由黏膜层覆盖
    E. 基底部位可形成较细的蒂

67. 卵巢肿瘤中最常见的功能性肿瘤是
    A. 未成熟畸胎瘤
    B. 内胚窦瘤
    C. 无性细胞瘤
    D. 卵泡膜细胞瘤
    E. 颗粒细胞瘤

68. 不属于卵巢非赘性囊肿的是
    A. 皮样囊肿
    B. 黄素囊肿
    C. 卵泡囊肿
    D. 黄体囊肿
    E. 卵巢巧克力囊肿

69. 最常见的外阴恶性肿瘤是
    A. 恶性乳头瘤
    B. 鳞状细胞癌
    C. 恶性平滑肌瘤
    D. 腺癌
    E. 鳞腺癌

70. 尿瘘常见的原因不包括
    A. 剖宫产手术损伤
    B. 放射治疗
    C. 长期安放子宫托
    D. 膀胱结核
    E. 阑尾炎手术损伤

71. 某夫妇被诊断为原发不孕，其诊断标准是指夫妇婚后同居，未采用避孕措施而未能怀孕至少达
    A. 1年
    B. 2年
    C. 3年
    D. 4年
    E. 5年

72. 某孕妇，妊娠34周，食欲佳，每天吃苹果3～4个。产前检查，全身无水肿，上周体重增加了1kg。B超提示羊水量正常。护士在给孕妇做健康指导，应告之孕妇注意平衡膳食，每周体重增加不应大于
    A. 0.5kg
    B. 0.6kg
    C. 0.7kg
    D. 0.8kg
    E. 0.9kg

73. 经产妇，33岁。G_3P_2，无难产史，孕39周，4小时前开始规律宫缩，急诊查：宫缩持续45～50秒，间隙3分钟，胎心140次/分，头先露，宫口开大4cm，羊膜囊鼓，骨盆正常。此时最佳处理方法是
    A. 急诊室留观
    B. 立即住院待产
    C. 急送产房消毒接生
    D. 破膜后住院
    E. 灌肠促进产程

74. 某孕妇，孕36周行无应激试验，发现其20分钟内有4次胎动伴胎心率加速15～20次/分，则可称为
    A. NST有反应型
    B. NST无反应型
    C. CST阳性
    D. CST阴性
    E. OCT阳性

75. 患者，32岁。几天来自觉外阴疼痛、肿胀，走路困难。检查：外阴部有一包块，触及疼痛，

有波动感。可能的原因是
- A. 外阴炎
- B. 前庭大腺炎
- C. 尿道炎
- D. 外阴白癜
- E. 外阴瘙痒

76. 患者，32岁。下腹痛伴发热就诊。体温39.4℃，有寒战、脉快。妇科检查阴道黏膜充血，有宫颈举痛。为了能够尽快确诊，应做的检查是
- A. 阴道分泌物悬滴检查
- B. 阴道分泌物的培养
- C. 后穹窿穿刺
- D. 三合诊检查
- E. 血培养

77. 患者，30岁。患子宫肌瘤，子宫如孕8周大小，无子宫及宫颈癌前病变，希望生育，最适宜的治疗方法是
- A. 保守治疗
- B. 激素治疗
- C. 化疗
- D. 肌瘤剔除术
- E. 中医中药治疗

（78 - 79题共用题干）

某孕妇，28岁。自诉末次月经不详。产科查体：宫底在脐与剑突之间，宫高30cm，腹围90cm，胎心听诊在脐下右侧听得最清楚，为142次/分，耻骨联合上触及圆而硬浮球样物，胎头枕部在骨盆右前方。

78. 问题1：该孕妇诊断为
- A. 28周末妊娠，胎位ROA
- B. 28周末妊娠，胎位LOA
- C. 28周末妊娠，胎位RSA
- D. 32周末妊娠，胎位ROA
- E. 32周末妊娠，胎位LSA

79. 问题2：最简便的胎儿监护方法是
- A. 宫缩压力试验
- B. 缩宫素激惹试验
- C. 胎动计数
- D. B型超声检测
- E. 胎儿心电图监测

（80 - 82题共用题干）

某孕妇，26岁。停经20周，因转移性右下腹痛12小时，伴发热、恶心、呕吐入院。体格检查：体温37.9℃，血压110/70mmHg，下腹部与髂嵴水平处有压痛及反跳痛，腹肌紧张，胎心130次/分。B型超声检查：胎儿符合孕周。

80. 问题1：最可能的诊断是
- A. 妊娠合并右侧输尿管结石
- B. 妊娠合并右卵巢囊肿蒂扭转
- C. 妊娠合并急性阑尾炎
- D. 妊娠合并右肾盂肾炎
- E. 妊娠合并右侧肾盂积水

81. 问题2：关于该疾病的特点描述，<u>不正确</u>的是
- A. 易发展扩散
- B. 不容易被大网膜包裹
- C. 不易造成弥漫性腹膜炎
- D. 症状与实际病变程度不符，容易漏诊
- E. 容易引起流产或早产

82. 问题3：该疾病的治疗原则正确的是
- A. 保守治疗
- B. 大剂量应用抗生素
- C. 大剂量应用抗生素＋保守治疗
- D. 早期诊断积极抗炎治疗的同时，尽早剖腹探察
- E. 入院后立即行剖腹探察

（83 - 84题共用题干）

患者，41岁。月经量多，经期延长。妇科检查：子宫如3个月妊娠大小。实验室检查：血红蛋白80g/L。盆部超声示：子宫12cm×10cm×8cm，子宫前壁有一5cm×4cm×3cm大小的肌核，后壁及宫底有多个大小不等的肌核。拟行手术治疗。

83. 问题1：子宫肌瘤常见的变性<u>不包括</u>
- A. 玻璃样变
- B. 囊性变
- C. 红色变
- D. 纤维变
- E. 肉瘤变

84. 问题2：护士独立完成的健康教育是
- A. 术前是否输血
- B. 是否经腹手术

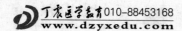 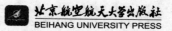

C. 行子宫肌瘤切除术

D. 行子宫切除术

E. 术前禁饮食的时间

（85－87 题共用备选答案）

　　A. 雌激素

　　B. 孕激素

　　C. 雄激素

　　D. 催乳素

　　E. 前列腺素

85. 使宫颈黏液分泌量增加、稀薄、透明、易拉成丝的激素是

86. 使增生期子宫内膜转化为分泌期子宫内膜的激素是

87. 维持女性第二性征，促进阴毛和腋毛生长的激素是

（88－89 题共用备选答案）

　　A. 1～2 小时

　　B. 3～4 小时

　　C. 5～6 小时

　　D. 8～9 小时

E. 11～12 小时

88. 初产妇第二产程所需时间约

89. 初产妇第一产程所需时间约

（90－91 题共用备选答案）

　　A. 产后 10 天

　　B. 产后 3 周

　　C. 产后 3～4 周

　　D. 产后 4～6 周

　　E. 产后 6 周

90. 正常产褥期的时间是

91. 子宫降至盆腔，在腹部摸不到宫底的时间是

（92－94 题共用备选答案）

　　A. 窥阴器检查

　　B. 双合诊

　　C. 三合诊

　　D. 阴道检查

　　E. 肛腹诊

92. 临产妇女适宜的检查是

93. 未婚妇女适宜的妇科检查是

94. 阴道闭锁患者适宜的妇科检查是

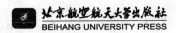

第四章　儿科护理学

1. 生长发育遵循一定的顺序，正确的是
   A. 由下到上
   B. 由远到近
   C. 由粗到细
   D. 由复杂到简单
   E. 由高级到低级

2. 小儿各系统器官发育最早的是
   A. 生殖系统
   B. 肌肉组织
   C. 神经系统
   D. 脂肪组织
   E. 淋巴系统

3. 我国通常使用的围生期是指
   A. 自受孕至生后脐带结扎
   B. 从孕期满 28 周至生后 7 天
   C. 自出生脐带结扎开始至生后 7 天
   D. 自出生脐带结扎开始至生后 28 天
   E. 自出生脐带结扎开始至生后满 1 个月

4. 根据小儿年龄段的划分，婴儿期是指
   A. 从出生～出生后 28 天
   B. 从出生～ 12 个月
   C. 出生后 13 个月～ 2 岁
   D. 出生后 2 ～ 3 岁
   E. 出生后 3 ～ 5 岁

5. 正常 2 周岁的小儿，其体重约为出生体重的
   A. 1 倍
   B. 2 倍
   C. 3 倍
   D. 4 倍
   E. 5 倍

6. 正常 5 个月小儿的体重是出生体重的
   A. 1.5 倍
   B. 2 倍

C. 3 倍
D. 3.5 倍
E. 5 倍

7. 小儿，男，体重 18kg，身长 110cm，头围 50cm，护士判断其年龄约为
   A. 10 个月
   B. 12 个月
   C. 1 岁半
   D. 3 岁
   E. 5 岁

8. 小儿前囟闭合的时间为
   A. 6 ～ 8 周
   B. 3 ～ 4 月
   C. 1 ～ 1.5 岁
   D. 2 岁
   E. 2 ～ 2.5 岁

9. 对小儿各系统的发育特点的描述，错误的是
   A. 运动系统发育具有规律和顺序性
   B. 生殖系统的发育较晚
   C. 淋巴系统的发育是先快而后回缩
   D. 神经系统的发育是先慢后快
   E. 年幼时皮下脂肪发达，肌肉组织到学龄前发育加速

10. 正常小儿乳牙出齐的年龄为
    A. 1 岁
    B. 1 ～ 1 岁半
    C. 1 岁半～ 2 岁
    D. 2 ～ 2 岁半
    E. 3 岁

11. 有关儿童牙齿的发育，正确的说法是
    A. 6 个月婴儿尚未出牙视为异常
    B. 乳牙最晚于 1.5 岁出齐
    C. 6 岁左右开始出第 1 颗恒牙

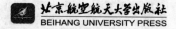

D. 青春期初期开始出第 3 磨牙

E. 出齐时，所有人有乳牙 20 个，恒牙 32 个

12. 正常小儿能够听懂自己名字的月龄是

A. 5 个月

B. 6 个月

C. 8 个月

D. 9 个月

E. 12 个月

13. 小儿开始认母亲的时间为

A. 2～3 个月

B. 4～5 个月

C. 5～6 个月

D. 6～7 个月

E. 7 个月以上

14. 属于被动免疫的常用制剂是

A. 脊髓灰质炎疫苗

B. 卡介苗

C. 丙种球蛋白

D. 麻疹疫苗

E. 流脑疫苗

15. 世界卫生组织推荐的 4 种预防接种疫苗是

A. 卡介苗、麻疹疫苗、百白破混合疫苗、脊髓灰质炎疫苗

B. 卡介苗、流感疫苗、白喉疫苗、脊髓灰质炎疫苗

C. 卡介苗、麻疹疫苗、伤寒疫苗、霍乱疫苗

D. 卡介苗、麻疹疫苗、风疹疫苗、脊髓灰质炎疫苗

E. 麻疹疫苗、流感疫苗、天花疫苗、脊髓灰质炎疫苗

16. 预防接种属于

A. 日常健康行为

B. 避开有害环境行为

C. 戒除不良嗜好行为

D. 预警行为

E. 保健行为

17. 按照类毒素、灭活菌（疫）苗、减毒活菌（疫）苗的顺序进行排列的免疫原是

A. 白喉、破伤风、麻疹

B. 破伤风、麻疹、脊髓灰质炎

C. 白喉、百日咳、卡介苗

D. 破伤风、流行性脑脊髓膜炎、乙型脑炎

E. 百日咳、麻疹、流行性脑脊髓膜炎

18. 婴儿对蛋白质需求量较成人多，是因为

A. 婴儿生长发育速度快

B. 婴儿利用蛋白质的能力差

C. 婴儿对蛋白质消化吸收功能差

D. 婴儿以乳类食品为主要食品

E. 氨基酸在其体内并非全部吸收

19. 母乳喂养有利于预防维生素 D 缺乏性佝偻病的主要原因是

A. 糖含量高

B. 含 IgA

C. 不饱和脂肪酸多

D. 乳白蛋白含量多

E. 钙、磷比例合适

20. 全脂奶粉配制成全牛奶，容量比（奶粉与水的比例）为

A. 1：1

B. 1：2

C. 1：3

D. 1：4

E. 1：8

21. 有关小儿辅食添加原则，错误的是

A. 由少到多

B. 由单一到多样

C. 数种一起添加

D. 由细到粗

E. 由稀到稠

22. 可开始添加一些固体食物的月龄是

A. 1～2 个月

B. 3～4 个月

C. 5～6 个月

D. 7～9 个月

E. 10～12 个月

23. 全脂奶粉按照重量比例配置成全牛奶，奶粉与水的比例是

A. 1：4

B. 1：8

C. 2：1

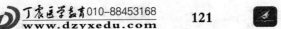 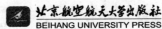

D. 3：1

E. 4：1

24. 婴儿期饮食以乳类为主，脂肪所提供的能量占每天总能量的

A. 60%

B. 45%

C. 30%

D. 25%

E. 15%

25. 关于正常新生儿的描述，正确的是

A. 产瘤多在生后 48 小时出现

B. 胎便排泄可继续到生后 5 天

C. 生理性黄疸多在生后 24 小时内出现

D. 生理性体重下降不超过出生时体重的 10%

E. 生后 24 小时的呼吸次数 20 次／分左右

26. 新生儿的特殊生理状态不包括

A. 口腔内改变

B. 新生儿体温降低

C. 生理性乳腺肿大

D. 生理性黄疸

E. 假月经

27. 新生儿颅内出血的病因不包括

A. 孕母患有心力衰竭

B. 产程延长

C. 高位产钳助产

D. 孕 3 月前母亲患有风疹

E. 生后快速滴注高渗性溶液

28. 关于母儿血型不合，不正确的解释是

A. 母儿 Rh 血型不合时，第 1 胎便可发生新生儿溶血症

B. 母血型为 B，一般不会发生新生儿 ABO 溶血

C. 母儿 ABO 血型不合时，第 1 胎可发生新生儿溶血症

D. 母血型为 O，父血型为 A 或 B 时，可能发生新生儿溶血

E. 母血型为 A，一般不会发生新生儿 ABO 溶血

29. 新生儿肺透明膜病的主要病因是

A. 出生时突然缺氧

B. 缺乏肺泡表面活性物质

C. 胎儿肺内结构异常

D. 胎儿抗体形成不足

E. 体温过低

30. 因吸入污染的羊水而致的新生儿肺炎其病原菌最多见的为

A. 肺炎球菌

B. 链球菌

C. 金黄色葡萄球菌

D. 大肠埃希菌

E. 铜绿假单胞菌

31. 新生儿败血症最常见的致病菌是

A. 大肠埃希菌

B. 厌氧菌

C. 葡萄球菌

D. 溶血性链球菌

E. 肺炎球菌

32. 新生儿寒冷损伤综合征产生的主要原因不包括

A. 寒冷

B. 早产

C. 感染

D. 低体重

E. 局部皮肤受压

33. 新生儿寒冷损伤综合征患儿治疗护理的关键是

A. 复温

B. 提供热能

C. 预防感染

D. 对症处理

E. 病情观察

34. 小儿营养不良主要病因是

A. 热量及蛋白质缺乏

B. 维生素 A 缺乏

C. 维生素 D 缺乏

D. 铁合成不足

E. 钙吸收障碍

35. 营养不良主要是指缺乏

A. 热量和（或）糖

B. 热量和（或）脂肪

C. 热量和（或）蛋白质

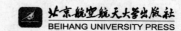

D. 热量和（或）维生素

E. 热量和（或）微量元素

36. 小儿肥胖症与成人疾病<u>无关</u>的是
   A. 成人肥胖症
   B. 高血压
   C. 白血病
   D. 冠心病
   E. 糖尿病

37. 小儿单纯性肥胖症常见的发病原因是
   A. 长期能量摄入过多
   B. 神经中枢调节异常
   C. 内分泌失调
   D. 活动过少
   E. 遗传因素

38. 人体内源性维生素 D 的主要来源是
   A. 肾脏合成
   B. 肝脏合成
   C. 甲状腺合成
   D. 食物中摄取
   E. 紫外线照射皮肤产生

39. 人体内维生素 D 的主要来源是
   A. 蛋黄中的维生素 D
   B. 牛奶中的维生素 D
   C. 皮下 7- 脱氢胆固醇
   D. 动物肝脏中的维生素 D
   E. 植物食品中的维生素 D

40. 婴幼儿肠道特点描述正确的是
   A. 肠道相对成人较短
   B. 肠道吸收面积小
   C. 肠系膜短，活动度小
   D. 肠壁屏障功能差
   E. 肠蠕动协调能力好

41. 1 岁小儿的胃容量是
   A. 30 ～ 60ml
   B. 60 ～ 90ml
   C. 90 ～ 150ml
   D. 150 ～ 250ml
   E. 250 ～ 300ml

42. 消化和吸收的主要场所是
   A. 胃

B. 大肠
C. 肝脏
D. 脾脏
E. 小肠

43. 小儿体液的分布与成人<u>不同</u>的是
   A. 血浆的比例较高
   B. 间质液的比例较高
   C. 细胞内液的比例较高
   D. 血浆与间质液含量均高
   E. 间质液与细胞内液含量均高

44. 婴幼儿体内含水量相对较成人多，主要分布的区域是
   A. 细胞内液和血浆
   B. 细胞外液
   C. 细胞内液
   D. 间质液
   E. 血浆

45. 纯母乳喂养小儿粪便的特点是
   A. 金黄色糊状有酸味
   B. 淡黄色硬膏状有酸味
   C. 淡黄色膏状多为碱性或中性
   D. 金黄色膏状为碱性或中性
   E. 暗褐色粪便多为碱性或中性

46. 婴幼儿腹泻的易感因素<u>不包括</u>
   A. 消化系统发育不完善
   B. 胃肠道防御功能较差
   C. 肠道菌群失调
   D. 母乳喂养
   E. 生长发育快

47. 坏死性小肠结肠炎大便特点为
   A. 稀黄、泡沫多、可见豆腐渣样细块
   B. 暗绿色、海水样、有伪膜排出
   C. 蛋花汤样、黏液少、无腥臭味
   D. 黄绿色、蛋花汤样、有黏液、有腥臭味
   E. 暗红色果酱样便、有腥臭味

48. 高渗性脱水的病理生理特点是
   A. 失钠＞失水
   B. 失水＞失钠
   C. 失水＝失钠
   D. 失钾＞失水
   E. 失钾＞失钠

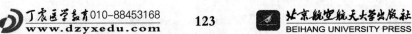

49. 划分上、下呼吸道的解剖部位是
    A. 咽
    B. 会厌
    C. 喉
    D. 环状软骨
    E. 扁桃体

50. 婴幼儿急性上呼吸道感染的临床特点是
    A. 以咳嗽、咳痰为主
    B. 以腹痛、腹泻为主
    C. 以咽痛、头痛为主
    D. 以发热、全身症状为主
    E. 以鼻塞、流涕、打喷嚏为主

51. 毛细支气管炎的主要病原体是
    A. 单纯疱疹病毒
    B. 呼吸道合胞病毒
    C. 衣原体
    D. EB 病毒
    E. 螺旋体

52. 婴幼儿时期最常见的肺炎类型是
    A. 支气管肺炎
    B. 吸入性肺炎
    C. 大叶性肺炎
    D. 间质性肺炎
    E. 霉菌性肺炎

53. 肺炎支原体肺炎临床特点是
    A. 小婴儿多见
    B. 多无发热
    C. 刺激性干咳突出
    D. 肺部体征明显
    E. 有严重的全身中毒症状

54. 哮喘性支气管炎的临床表现特点是
    A. 咳嗽频繁并吐大量脓痰
    B. 发热明显
    C. 肺部叩诊呈浊音
    D. 呼气性呼吸困难伴喘鸣
    E. 听诊两肺满布细湿啰音

55. 胚胎发育中，原始心脏开始形成的时间是
    A. 第 2 周
    B. 第 4 周
    C. 第 6 周
    D. 第 8 周

E. 第 10 周

56. 临床判断法洛四联症病情轻重及预后的主要依据是
    A. 肺动脉狭窄
    B. 室间隔缺损
    C. 主动脉关闭不全
    D. 房间隔缺损
    E. 右心房肥厚

57. 95% 小儿动脉导管解剖学关闭的时间是出生后
    A. 2 个月
    B. 4 个月
    C. 12 个月
    D. 1 岁半
    E. 2 岁半

58. 患儿，2 岁。患有法洛四联症，喜蹲踞，其原因是
    A. 保证重要器官供血
    B. 缓解腹部不适
    C. 腔静脉回心血量增加
    D. 休息，缓解疲劳
    E. 增加体循环阻力，减少右向左分流血量

59. 房间隔缺损常见的类型是
    A. 第一孔型缺损
    B. 第二孔型缺损
    C. 肌部型
    D. 膜部型
    E. 原发孔缺损

60. TOF 最主要的畸形改变为
    A. 房间隔缺损
    B. 右室流出道狭窄
    C. 室间隔缺损
    D. 右心室肥厚
    E. 主动脉骑跨

61. 病毒性心肌炎常见病原不包括
    A. 腺病毒
    B. 流感病毒
    C. 脊髓灰质炎病毒
    D. 麻疹病毒
    E. 柯萨奇病毒

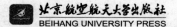

62. 小儿时期，中性粒细胞与淋巴细胞比例两次相等的时间是
    A. 1～2 天与 1～2 岁
    B. 2～4 天与 2～4 岁
    C. 4～6 天与 4～6 岁
    D. 6～8 天与 6～8 岁
    E. 生后 28 周与学龄前期

63. 小儿贫血最常见的原因是
    A. 红细胞结构缺陷
    B. 红细胞丢失过多
    C. 红细胞酶缺乏
    D. 自身免疫因素
    E. 造血物质缺乏

64. 小儿营养性缺铁性贫血的主要原因是
    A. 长期腹泻
    B. 生长发育过快
    C. 先天储备不足
    D. 慢性失血
    E. 铁摄入量不足

65. 用铁剂治疗缺铁性贫血，最早出现的有效指征是
    A. 红细胞变大
    B. 红细胞数上升
    C. 血红蛋白量上升
    D. 网织红细胞数上升
    E. 红细胞中心浅染恢复

66. 小儿出血性疾病中最常见的是
    A. 原发性血小板减少性紫癜
    B. 继发性血小板减少性紫癜
    C. 维生素 C 缺乏症
    D. 血友病
    E. 血小板无力症

67. 婴幼儿无尿的标准为每天尿量少于
    A. 400ml
    B. 300ml
    C. 200ml
    D. 100ml
    E. 50ml

68. 小儿开始控制自主排尿的年龄约是
    A. 6～12 个月左右
    B. 12～18 个月左右

C. 18～24 个月左右
    D. 24～30 个月左右
    E. 30～36 个月左右

69. 引起急性肾小球肾炎发生免疫复合物损伤的常见细菌是
    A. 大肠埃希菌
    B. 金黄色葡萄球菌
    C. A 组 β- 溶血性链球菌
    D. 革兰阳性杆菌
    E. 变性杆菌

70. 对急性肾小球肾炎描述正确的是
    A. 由细菌引起的感染性疾病
    B. 病变主要累及肾小管
    C. 血尿、水肿、高血压是主要症状
    D. 常见的致病菌是葡萄球菌
    E. 尿频、尿痛、尿急是主要症状

71. 治疗原发性肾病综合征的首选药物是
    A. 免疫抑制药
    B. 抗生素
    C. 利尿药
    D. 激素
    E. 生物制品

72. 导致尿路感染最常见的致病菌为
    A. 真菌变形杆菌
    B. 铜绿假单胞菌
    C. 大肠埃希菌
    D. 副大肠埃希菌
    E. 葡萄球菌

73. 泌尿道感染最主要的感染途径是
    A. 血源感染
    B. 上行感染
    C. 下行感染
    D. 淋巴感染
    E. 直接感染

74. 确诊泌尿系感染的标准是中段尿培养尿内菌落数
    A. $\geq 10^5/ml$
    B. $\geq 10^4/ml$
    C. $\geq 10^3/ml$
    D. $\geq 10^2/ml$
    E. $\geq 10/ml$

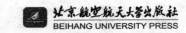

75. 关于小儿生长发育激素叙述正确的是
    A. 基本功能是促使人体各组织细胞增大、增殖
    B. 不能使骨骼、肌肉和各系统器官生长发育
    C. 由垂体后叶储存
    D. 由垂体后叶分泌
    E. 受垂体分泌的生长激素释放激素调节

76. 小儿出生时存在，以后逐渐消失的反射是
    A. 角膜反射
    B. 提睾反射
    C. 膝腱反射
    D. 握持反射
    E. 腹壁反射

77. 引起暴发型化脓性脑膜炎常见的病原菌是
    A. 大肠埃希菌
    B. 肺炎链球菌
    C. 脑膜炎双球菌
    D. 流感嗜血杆菌
    E. 金黄色葡萄球菌

78. 最易发生感染性休克和皮肤大片瘀斑的化脓性脑膜炎类型是
    A. 暴发型
    B. 慢性
    C. 亚急性
    D. 急进性
    E. 休克型

79. 引起病毒性脑炎最常见的病毒是
    A. 肠道病毒
    B. 虫媒体病毒
    C. EB 病毒
    D. 腮腺炎病毒
    E. 疱疹病毒

80. 与风湿性瓣膜病发病有密切关系的因素是
    A. 有过严重外伤
    B. 曾有输血经历
    C. 行扁桃体切除术
    D. 感染过 A 组 β 型溶血性链球菌
    E. 缺乏疫苗接种

81. 皮肤黏膜淋巴结综合征的主要表现中，最早出现的是
    A. 发热
    B. 皮疹
    C. 肢端硬性水肿
    D. 球结膜充血、杨梅舌
    E. 淋巴结肿大

82. 诊断苯丙酮尿症的主要依据是
    A. 智力偏低
    B. 血清苯丙氨酸浓度明显升高
    C. 阴性家族史
    D. 尿有鼠臭味
    E. 尿三氯化铁试验阳性

83. 糖原累积病的病因主要是缺乏
    A. 胰淀粉酶
    B. 谷丙转氨酶
    C. 谷草转氨酶
    D. 葡萄糖 -6- 磷酸酶
    E. 苯丙氨酸 -4- 羟化酶

84. 不属于传染病基本特征的是
    A. 有病原体
    B. 有传染性
    C. 有流行性
    D. 有免疫性
    E. 有自限性

85. 水痘 - 带状疱疹病毒的特点是
    A. 耐酸性环境
    B. 耐高温高压
    C. 耐寒冷潮湿
    D. 对乙醚敏感
    E. 对乙醇敏感

86. 关于中毒型细菌性痢疾流行病学特征的描述，错误的是
    A. 传染源是患者和带菌者
    B. 经粪 - 口途经传播
    C. 人群普遍易感，以儿童居多
    D. 发病高峰季节为夏秋季节
    E. 病后产生的免疫力短暂且不稳定

87. 诊断小儿肺结核的主要方法是
    A. X 线检查
    B. 纤维支气管镜检查
    C. 眼底镜检查
    D. 淋巴结活组织检查

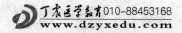
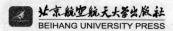

E. 痰菌检查

88. 结核菌素试验的主要目的是
   A. 测定人体是否受过结核菌感染
   B. 诊断是否患有肺结核
   C. 判断结核有无活动性
   D. 增强机体对结核菌的免疫力
   E. 明确肺结核患者是否需隔离治疗

89. 小儿原发型肺结核的原发病灶常位于
   A. 肺尖部，以右侧多见
   B. 两肺底部
   C. 肺上叶底部和下叶上部
   D. 肺门处
   E. 右肺上叶尖部

90. 小儿高热惊厥最常见的病因
   A. 感染
   B. 水电解质紊乱
   C. 颅内出血
   D. 颅外感染
   E. 代谢性疾病

91. 婴儿颅内压增高最先出现的表现是
   A. 前囟饱满
   B. 呛奶
   C. 血压下降
   D. 喷射状吐奶
   E. 恶心伴呕吐

92. 婴幼儿心力衰竭最常见的诱因是
   A. 贫血
   B. 进食过饱
   C. 过度劳累
   D. 水和电解质紊乱
   E. 支气管肺炎

93. 根据儿童语言发育的规律，开始能发"爸爸""妈妈"等复音的年龄是
   A. 3～4 个月
   B. 5～6 个月
   C. 7～8 个月
   D. 9～10 个月
   E. 11～12 个月

94. 患儿，7 个月。因甲床、口唇苍白，头发枯黄就诊，经检查后，被诊断为贫血，其血红蛋白低于
   A. 110g/L
   B. 120g/L
   C. 130g/L
   D. 140g/L
   E. 150g/L

95. 病毒性脑膜脑炎血清特异性抗体滴度，恢复期高于急性期的倍数是
   A. 1 倍
   B. 2 倍
   C. 3 倍
   D. 4 倍
   E. 5 倍

96. 急性炎症性脱髓鞘性多发性神经病临床特征是
   A. 非对称性僵硬性肢体瘫痪
   B. 急性非对称性弛缓性肢体瘫痪
   C. 急性对称性弛缓性肢体瘫痪
   D. 慢性对称性弛缓性肢体瘫痪
   E. 慢性非对称性弛缓性肢体瘫痪

（97－98 题共用题干）

患者，女，66 岁。住院 5 天，出现急性腹泻每天水样便 5 次以上，伴发热、恶心、呕吐、腹痛等症状。粪便常规镜检白细胞≥10 个/高倍视野。

97. 问题 1：临床初步诊断为
   A. 感染性腹泻
   B. 抗菌药物相关性腹泻
   C. 细菌性痢疾
   D. 肠炎
   E. 消化不良性腹泻

98. 问题 2：可帮助确定诊断的检查结果是
   A. 粪便标本培养出肠道病原体
   B. 常规镜检未见肠道病原体
   C. 从血液中未检出病原体的抗原
   D. 组织培养的细胞病理无变化
   E. 粪便培养无细菌生长

（99－100 题共用备选答案）
   A. 缺铁性贫血
   B. 地中海贫血
   C. 巨幼细胞性贫血

D. 遗传性球形红细胞增多症

E. 红细胞葡萄糖 -6- 磷酸脱氢酶缺乏症

99. 血象显示红细胞大小不等，大的偏多，中央淡染区不明显见于

100. 血象显示红细胞较小，染色浅，中央淡染区扩大的是

（101 - 102 题共用备选答案）

A. 吞咽反射

B. 觅食反射

C. 腹壁反射

D. 角膜反射

E. 瞳孔对光反射

101. 出生时不存在，以后逐渐出现的反射是

102. 出生时存在，以后逐渐消失的反射是

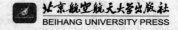

第五章　护理健康教育学

1. 健康教育所使用的手段是
   A. 宣传、行政、法规
   B. 行政、法规、技能
   C. 传播、行政、技能
   D. 传播、教育、干预
   E. 法规、传播、干预

2. 健康教育的核心问题是
   A. 宣传健康知识
   B. 进行完整、系统的教育活动
   C. 开展爱国卫生运动
   D. 促进个体或群体改变不健康的行为与生活方式
   E. 治疗慢性疾病

3. 健康教育的目标是
   A. 树立健康信念
   B. 改善健康相关行为
   C. 掌握健康知识
   D. 发展个人技能
   E. 调整卫生服务方向

4. 通过倡导健康生活方式来预防疾病属于
   A. 一级预防
   B. 二级预防
   C. 三级预防
   D. 四级预防
   E. 五级预防

5. 属于促进健康的行为是
   A. A 型行为
   B. C 型行为
   C. 不良生活方式
   D. 求医行为
   E. 不良疾病行为

6. 关于健康教育的叙述<u>不正确</u>的是
   A. 健康教育的工作目标是行为改变
   B. 健康教育的工作重点是传播卫生知识
   C. 健康教育是健康知识与健康行为之间的桥梁
   D. 健康教育是一门知识，也是一门技术，更是一门科学
   E. 健康教育与卫生宣教有着重要区别

7. 在影响人类健康和死亡的五类因素中，健康教育最能影响
   A. 遗传因素
   B. 生物因素
   C. 生活方式因素
   D. 社会环境因素
   E. 自然环境因素

8. 学校健康教育的对象<u>不包括</u>
   A. 大学生
   B. 中学生
   C. 小学生
   D. 学龄前儿童
   E. 婴幼儿

9. 健康教育的目标是帮助人们
   A. 获得健康知识
   B. 树立健康观念
   C. 采纳健康生活方式
   D. 提高健康水平
   E. 获得高质量生活

10. 健康教育的作用在于
    A. 用健康知识来武装人们的头脑
    B. 帮助人们认识健康的重要性
    C. 帮助人们改变信念
    D. 帮助人们形成健康意识
    E. 帮助人们形成健康行为

11. 积极开展医院健康教育的意义<u>不包括</u>
    A. 提高患者依从性

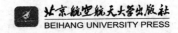

B. 密切关注医患关系
C. 降低医疗成本
D. 增强患者战胜疾病信心
E. 缓解疾病痛苦

12. 健康教育与卫生宣教的区别为
   A. 健康教育是卫生宣教的延续
   B. 二者都是传播卫生知识，只是名称不同
   C. 健康教育是传播与教育并重，卫生宣教是单纯的知识传播
   D. 健康教育形式是一对一，卫生宣教是集体授课
   E. 二者无区别

13. 健康教育研究领域按场所分类不包括
   A. 学校健康教育
   B. 环境保护健康教育
   C. 医院健康教育
   D. 社区健康教育
   E. 职业人群健康教育

14. 健康教育学相关基础理论学科不包括
   A. 行为科学理论
   B. 传播学理论
   C. 医学科学理论
   D. 管理科学理论
   E. 伦理学理论

15. 健康教育需求中的学习态度评估重点是
   A. 健康价值观
   B. 阅读能力
   C. 记忆力
   D. 反应速度
   E. 文化程度

16. 健康教育程序的第一步是
   A. 调查研究
   B. 传播健康信息
   C. 预防疾病
   D. 促进健康
   E. 提高生活质量

17. 健康促进属于
   A. 认知领域
   B. 行动领域
   C. 法制领域
   D. 资源领域

E. 理论领域

18. 健康促进的领域不包括
   A. 创造支持环境
   B. 加强社区行动
   C. 转变政府职能
   D. 发展个人技能
   E. 调整卫生服务方向

19. 健康促进对行为可提供的环境支持主要指
   A. 人际环境
   B. 事物环境
   C. 政策开发
   D. 心理环境
   E. 卫生服务

20. 健康促进的目的是改变
   A. 人类生存环境
   B. 个体不健康行为
   C. 群体不健康行为
   D. 不良生活方式
   E. 政府行为

21. 不属于现代护理活动扩展的内容的是
   A. 由"疾病为中心"到"人的健康为中心"
   B. 由疾病护理向预防、保健、康复扩展
   C. 由躯体护理向心理、精神方面扩展
   D. 由护理技能向医疗管理方向扩展
   E. 由医院向社会、家庭扩展

22. 被动发展阶段一般指
   A. 0～2岁
   B. 3～11岁
   C. 12岁～成年
   D. 成年到退休
   E. 退休后

23. 人类行为区别于动物行为的重要标志是
   A. 随意性
   B. 独立性
   C. 目的性
   D. 可塑性
   E. 差异性

24. 不属于人类行为发展阶段的是
   A. 被动发展阶段
   B. 主动发展阶段

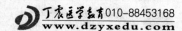 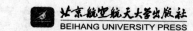

C. 自主发展阶段

D. 完善巩固阶段

E. 成熟固定阶段

25. 对行为的描述正确的是

　　A. 行为是内心活动的内在表现，不易被觉察

　　B. 行为是自发产生的，与外界刺激无关

　　C. 行为是内心活动的外在表现

　　D. 行为是机体在外界环境刺激下所引起的内在反应

　　E. 行为是机体在内在因素的刺激下所引起的反应

26. 属于"高可变性行为"的是

　　A. 植根于文化传统的行为

　　B. 尚无成功改变实证的行为

　　C. 与传统生活方式关系密切的行为

　　D. 形成时间已久的行为

　　E. 正处于发展时期的行为

27. 低可变行为的特点是

　　A. 社会反对程度较高

　　B. 形成时间较长

　　C. 已有成功改变实例

　　D. 与文化传统无关

　　E. 不属于传统生活方式

28. 行为的形成和发展阶段不包括

　　A. 主动发展阶段

　　B. 巩固发展阶段

　　C. 模仿发展阶段

　　D. 自主发展阶段

　　E. 被动发展阶段

29. 人类为协调矛盾、解决冲突，常常采取适应形式中的

　　A. 自我控制

　　B. 调适

　　C. 应对

　　D. 顺应

　　E. 应激

30. 决定人类本能行为的主要因素是人的

　　A. 生物性

　　B. 成长性

　　C. 学习性

D. 社会性

E. 适应性

31. 不属于人类本能行为的是

　　A. 摄食

　　B. 性行为

　　C. 躲避

　　D. 学习

　　E. 睡眠

32. 儿童在 3～12 岁时常表现为爱探究、好攻击、喜欢自我表现等，该行为发展阶段为

　　A. 主动发展阶段

　　B. 巩固发展阶段

　　C. 模仿发展阶段

　　D. 自主发展阶段

　　E. 被动发展阶段

33. 18 岁高中生，能通过综合认识自己、他人、环境和社会，调整自己的行为，此时，其已进入行为的

　　A. 主动发展阶段

　　B. 自主发展阶段

　　C. 巩固发展阶段

　　D. 被动发展阶段

　　E. 独立发展阶段

34. 人们能通过无意效仿周围人群的行为来发展自己的行为，这属于影响行为形成的

　　A. 个人因素

　　B. 环境因素

　　C. 学习因素

　　D. 教育因素

　　E. 遗传因素

35. 要改变人们的行为除了注意促进目标人群知识、态度、价值观、技能改变外，还要注意改变

　　A. 环境

　　B. 性别

　　C. 年龄

　　D. 文化

　　E. 民族

36. 糖尿病患者在学习胰岛素注射技术过程中，多采用

　　A. 无意模仿

　　B. 有意模仿

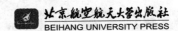

C. 强迫模仿
D. 正性强化
E. 负性强化

37. 影响人类行为的因素<u>不包括</u>
    A. 生态环境
    B. 意外事件
    C. 模仿学习
    D. 医疗卫生
    E. 健康问题

38. 属于不良疾病行为的是
    A. 病残后，坚持康复训练
    B. 生病后，拒绝治疗
    C. 生病后，及时就医
    D. 酒后驾车
    E. 酗酒

39. 讳疾忌医属于
    A. 日常危害健康行为
    B. 保健行为
    C. 致病性行为
    D. 不良疾病行为
    E. 预警行为

40. 健康相关行为是指
    A. 促进健康的行为
    B. 危害健康的行为
    C. 与健康和疾病有关的行为
    D. 不利于自身和他人健康的行为
    E. 健康的生活方式

41. 属于日常健康行为的是
    A. 预防接种
    B. 按时吃药
    C. 服用保健品
    D. 戒烟限酒
    E. 运动锻炼

42. 在事故发生后采取正确处置的行为，属于促进健康行为中的
    A. 日常健康行为
    B. 避开有害环境行为
    C. 戒除不良嗜好行为
    D. 预警行为
    E. 保健行为

43. 患者，女，54 岁。患糖尿病后，及时就医并严格执行医嘱。此行为属于
    A. 日常健康行为
    B. 避开有害环境行为
    C. 保健行为
    D. 预警行为
    E. 戒除不良嗜好行为

44. 远离污染环境、积极应对各种紧张生活事件属于
    A. 日常健康行为
    B. 预警行为
    C. 保健行为
    D. 戒除不良嗜好行为
    E. 避开有害环境行为

45. 属于低可变行为的是
    A. 受到全社会谴责的行为
    B. 正处于发展时期的行为
    C. 源于传统生活方式的行为
    D. 已有成功改变实例的行为
    E. 与文化传统无关的行为

46. 根据致病性行为模式，与冠心病发生密切相关的是
    A. A 型行为
    B. B 型行为
    C. C 型行为
    D. D 型行为
    E. E 型行为

47. 个体的行为取向一般是以
    A. 知识为基础
    B. 技能为基础
    C. 信心为基础
    D. 态度为基础
    E. 价值观为基础

48. 关于健康相关行为改变知 - 信 - 行模式的描述，<u>错误</u>的是
    A. "知"指知识、学习
    B. "信"指信念、态度
    C. "行"指行为、行动
    D. "信"是基础
    E. "行"是目标

49. 对"知信行"模式最佳的解释为

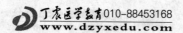
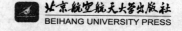

A. 强化知识、转变信念、改变行为

B. 获取知识、产生信念、形成行为

C. 积累知识、改变信念、转变行为

D. 更新知识、转换信念、产生行为

E. 扩展知识、更新信念、规范行为

50. 健康信念模式解释健康相关行为所运用的方法是

A. 医学基础

B. 社会心理

C. 临床医学

D. 医学管理

E. 卫生管理

51. 健康教育内容分类中，健康生活方式知识属于

A. 心理卫生知识

B. 疾病防治知识

C. 就诊知识

D. 卫生常识

E. 行为训练知识

52. 在选择传播媒介时<u>不必</u>考虑

A. 传播效果

B. 传播者的喜好

C. 经费

D. 受众的喜好

E. 可及性

53. 关于传播过程的五要素模式，正确的是

A. 传播者、信息、媒介、受众、效果

B. 传播者、媒介、信息、效果、受众

C. 信息、传播者、媒介、受众、效果

D. 信息、媒介、传播者、受众、效果

E. 信息、传播者、媒介、效果、受众

54. 对大众传播特点的描述，<u>不正确</u>的是

A. 信息接受者量较少

B. 信息发送者是职业性的传播机构和人员

C. 信息量大、覆盖范围广、传播速度快

D. 基本上是单向传播，缺乏即时和充分的反馈

E. 信息接受者量多

55. <u>不属于</u>传播效果的因素是

A. 环境因素

B. 传播者因素

C. 信息因素

D. 媒介渠道因素

E. 反馈因素

56. 传播属于社会性

A. 传递事实行为

B. 传递意见行为

C. 传递技能行为

D. 传递信念行为

E. 传递信息行为

57. 在健康传播中，起纽带作用的要素是

A. 传播者

B. 受传者

C. 信息与讯息

D. 传播渠道

E. 传播效果

58. 符合亲身传播技巧的是

A. 谈话内容应尽量丰富多彩

B. 谈话重点内容应适当重复

C. 谈话中应避免被对象动作干扰

D. 应避免双目注视对象，使其紧张

E. 应尽量保持语调、节奏一致，以免分散对象注意力

59. 关于组织传播，描述<u>错误</u>的是

A. 又称公共关系学

B. 又称群体传播

C. 是组织之间的信息交流活动

D. 是组织内部成员之间的信息交流活动

E. 传播活动可分为五种类型

60. <u>不属于</u>健康传播主要特点的是

A. 健康传播传递的是健康信息

B. 健康传播具有明确的目的性

C. 健康传播的过程具有复合性

D. 健康传播对传播者有特殊素质要求

E. 健康传播是维护和促进健康的行为

61. 属于人际传播的是

A. 医生对患者的咨询

B. 出版书籍

C. 在公共汽车上做广告

D. 专家在电视上讲座

E. 制作电影

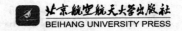

62. 人际传播技巧<u>不包括</u>
   A. 谈话
   B. 提问
   C. 倾听
   D. 反馈
   E. 文字传播

63. 人际传播的主要形式是
   A. 直线型的传播
   B. 面对面的传播
   C. 循环型的传播
   D. 交叉型的传播
   E. 多元型的传播

64. 咨询属于
   A. 人际传播
   B. 自我传播
   C. 群体传播
   D. 组织传播
   E. 大众传播

65. 人际传播中，<u>不恰当</u>的谈话技巧是
   A. 围绕一个主题，避免内容过多
   B. 重点突出，适当重复重要内容
   C. 谈话速度适中，注意避免停顿
   D. 注意观察对方非语言信息
   E. 及时反馈对方信息

66. 属于模糊性反馈行为的是
   A. 点头
   B. 微笑
   C. 摇头
   D. 插入"是吗"，"哦"等语言
   E. 插入"是的"，"对，是这样"等语言

67. 当需要暂时回避对方难以回答的问题时，社区护士可采取
   A. 肯定性反馈
   B. 否定性反馈
   C. 非语言形式反馈
   D. 模糊性反馈
   E. 中性反馈

68. 属于封闭式提问的问题是
   A. 经过这么多天的治疗，您感觉怎样
   B. 您是糖尿病患者吗
   C. 您为什么不愿意选择手术治疗呢

D. 您的血液检查结果如何
   E. 您手术后感觉怎么样

69. 人际传播以
   A. 群体化信息为主
   B. 特殊群体化信息为主
   C. 家庭化信息为主
   D. 特殊家庭化信息为主
   E. 个体化信息为主

70. <u>不属于</u>非语言传播技巧的是
   A. 手势
   B. 触摸
   C. 有声的类语言
   D. 时间语
   E. 提问

71. 在交谈中，当对方说出某些敏感问题或难以回答的问题时，比较恰当的做法是
   A. 当作没听到，继续自己的话题
   B. 保持沉默
   C. 提醒对方不要提此类问题
   D. 做出无明确态度和立场的反应
   E. 顾左右而言他，回避问题

72. <u>不属于</u>大众传播特点的是
   A. 传播媒介时效性强
   B. 覆盖面广
   C. 直接传播
   D. 间接传播
   E. 速度快

73. 群体传播时"舆论领袖"对人们的认知和行为改变具有
   A. 领导作用
   B. 引导作用
   C. 主导作用
   D. 辅助作用
   E. 主要作用

74. 为确保效果，小组讨论的人数、时间最好分别为
   A. 3～5人，0.5小时左右
   B. 6～10人，1小时左右
   C. 6～10人，1.5小时左右
   D. 11～15人，1小时左右
   E. 11～15人，1.5小时左右

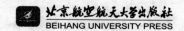

75. 组织小组讨论时座位的排列一般采用
    A. 一字形
    B. 马蹄形
    C. 随意形
    D. 三角形
    E. 两两配对式

76. 传播媒介的选择原则最具有决定性的是
    A. 保证效果原则
    B. 针对性原则
    C. 速度快原则
    D. 可及性原则
    E. 经济性原则

77. 为指导人们学习和掌握科学知识，指导人们的健康保健活动，健康教育首先必须坚持
    A. 思想性
    B. 科学性
    C. 启发性
    D. 巩固性
    E. 实践性

78. 影响传播效果的因素包括
    A. 社会环境、传播者、信息、媒介、受众
    B. 自然环境、传播者、信息、媒介、受众
    C. 环境、传播者、信息、媒介、受众
    D. 传播者、信息、媒介、受众、反馈
    E. 传播者、信息、媒介、受众、效果

79. 使用文字进行健康教育的首要条件是
    A. 内容实用
    B. 文字通俗易懂
    C. 图文并茂
    D. 学习者必须有阅读能力
    E. 有适宜的场所

80. 根据受传者对信息的选择性，受传者更容易接受或记住的信息是
    A. 与自己观念一致的信息
    B. 与自己无关的信息
    C. 令自己费解的信息
    D. 令自己反感的信息
    E. 令自己气愤的信息

81. 在婴幼儿保健方面，妈妈们更愿意相信医务人员的指导，而不是街头小报的指导，这体现了受者的

A. 求真心理
B. 求近心理
C. 求短心理
D. 求新心理
E. 求情厌教

82. 强调针对具体受者、具体情况选择传播途径，遵循的原则是
    A. 准确性原则
    B. 速度性原则
    C. 经济性原则
    D. 针对性原则
    E. 科学性原则

83. 是健康信息的生命，也是取得健康传播效果的根本保证的是
    A. 符号通用、易懂
    B. 信息内容科学、准确
    C. 信息选择针对接受者的需求
    D. 信息传递针对接受者的特点
    E. 信息对接受者具有指导意义

84. 选择传播途径的原则不包括
    A. 准确性原则
    B. 按时性原则
    C. 针对性原则
    D. 速度快原则
    E. 经济性原则

85. 女工实现母乳喂养行为的倾向因素是
    A. 禁止在医院销售代乳品
    B. 家庭成员的支持
    C. 认为母乳比代乳品好
    D. 医护人员提供合理正确的哺乳指导
    E. 单位给予每天 1 小时的哺乳时间

86. 在"学生写信劝家长不吸烟"的活动中，属于倾向因素的是
    A. 为学生提供劝阻家长吸烟的方法
    B. 指导学生给家长写信的技能
    C. 学生不愿家长吸烟
    D. 学校表扬鼓励学生
    E. 要求家长支持学校这一活动

87. 年轻夫妇实现"优生优育"的强化因素是
    A. 对新婚夫妇进行优生优育的指导
    B. 认为一对夫妇只生一个孩子好

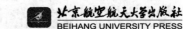

C. 实行计划生育奖惩制度
D. 愿意生育一个孩子
E. 积极开展优生优育宣传活动

88. 护理健康教育学的产生，在护理工作中实现的四个重要突破<u>不包括</u>
A. 护理理念
B. 护理领域
C. 护理模式
D. 护理程序
E. 护理工作性质

89. 属于低可变性行为的是
A. 正处在发展时期或刚形成的行为
B. 与文化传统关系不大的行为
C. 社会不赞成的行为
D. 深深植根于传统生活方式中的行为
E. 已有成功改变实例的行为

90. 行为诊断的主要目的是确定目标人群
A. 形成的时间已久的行为
B. 疾病和健康问题
C. 疾病或健康问题的相关因素
D. 正在处在发展期或刚刚形成的行为
E. 疾病或健康问题发生的行为危险因素

91. 健康教育诊断的目的主要是
A. 收集资料有关资料
B. 归纳、分析资料
C. 确定影响健康问题的因素
D. 了解社会问题
E. 分析环境因素

92. 健康教育诊断中属于社会诊断的是
A. 资源评估
B. 生活质量
C. 组织评估
D. 促成因素
E. 强化因素

93. 根据格林模式，确定疾病在人群、时间、地点方面的特点，属于
A. 社会诊断
B. 行为诊断
C. 流行病学诊断
D. 管理与政策诊断
E. 教育诊断

94. 在干预对象开始尝试健康行为时应该采取的干预策略是
A. 传播、咨询
B. 教育、鼓励
C. 咨询、鼓励
D. 传播、支持
E. 指导、支持

95. 某乡政府为鼓励住院分娩，决定减少住院分娩妇女的丈夫的义务工，这种干预手段属于
A. 行政干预
B. 法规干预
C. 信息干预
D. 教育干预
E. 技能干预

96. 健康教育干预方案的内容<u>不包括</u>干预活动的
A. 内容
B. 方法
C. 日程
D. 策略
E. 评价效果

97. 某社区对吸烟人群实施戒烟的健康教育计划评价，属于总结评价内容的是
A. 目标人群的各种基本特征
B. 在项目中运用的干预策略和活动
C. 目标人群对各种干预措施的看法
D. 干预行为获得社会支持的情况
E. 目标人群吸烟行为的改变程度

98. <u>不属于</u>健康教育效应评价内容的是
A. 倾向因素
B. 促成因素
C. 强化因素
D. 健康相关行为
E. 健康状况和生活质量

99. 减少偶然因素对评价效果的影响，可采用
A. 重复测量
B. 随机抽样
C. 随机配对
D. 检验测量工具
E. 培训测量人员

100. 在某项健康教育的评价过程中，由于突发地震，从而影响评价效果。地震灾害属于偏倚因

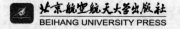

素中的
- A. 时间因素
- B. 测试因素
- C. 回归因素
- D. 选择因素
- E. 失访

101. 健康教育评价的种类<u>不包括</u>
- A. 形成评价
- B. 过程评价
- C. 效益评价
- D. 结局评价
- E. 总结评价

102. 健康教育计划目标的特点是
- A. 用符号描述
- B. 可测量性
- C. 用文字表述
- D. 具远期性
- E. 宏观性

103. 医院健康教育的目的<u>不包括</u>
- A. 提高患者依从性
- B. 心理治疗
- C. 提高管理水平
- D. 密切医患关系
- E. 降低医疗成本

104. 关于医院健康教育的描述，<u>错误</u>的是
- A. 又称患者健康教育
- B. 以患者为中心
- C. 以在医院接受保健服务的患者为对象
- D. 是有目的、有计划、有系统的健康教育活动
- E. 以防治疾病、促进身心健康为目的

105. 入院教育所要达到的行为结果是
- A. 减少并发症
- B. 减轻焦虑与恐惧
- C. 提高住院周转率
- D. 建立遵医行为
- E. 建立健康行为

106. 在诊疗过程中，医生以医嘱形式对患者给予健康生活方式指导。此教育属于
- A. 住院教育
- B. 候诊教育
- C. 咨询教育
- D. 随诊教育
- E. 健康教育处方

107. 住院教育包括
- A. 门诊健康教育
- B. 术前健康教育
- C. 术后健康教育
- D. 技能健康教育
- E. 出院健康教育

108. 健康教育处方的形式属于
- A. 咨询
- B. 口头教育
- C. 医嘱
- D. 书面资料
- E. 书面指导

109. 门诊教育的主要内容是有关
- A. 患者病因的教育
- B. 医院环境的教育
- C. 常见病防治的教育
- D. 医院生活制度的教育
- E. 患者治疗原则的教育

110. 患者，男，37岁。因"胃穿孔、急性腹膜炎"急诊收入院治疗，病情好转准备出院，其出院时的健康教育内容<u>不包括</u>
- A. 目前病情
- B. 治疗原则
- C. 治疗效果
- D. 继续用药情况
- E. 定期复诊

111. 医护人员对患者进行有关医院规章制度的教育属于
- A. 候诊教育
- B. 入院教育
- C. 出院教育
- D. 病房教育
- E. 健康教育处方

112. 健康教育的最终目的是
- A. 传播健康信息
- B. 帮助个人和群体掌握卫生保健知识
- C. 改善教育对象的健康相关行为
- D. 减轻影响健康的危险因素

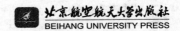
丁震医学教育 010-88453168
www.dzyxedu.com
北京航空航天大学出版社
BEIHANG UNIVERSITY PRESS

E. 预防疾病，促进健康，提高生活质量

113. 健康教育的理想教学模式是
    A. 教育者与学习者共同参与
    B. 以个别指导为主
    C. 以集体指导为主
    D. 以教育者为主
    E. 以学习者为主

114. 健康教育中，患者学习的技能目标是
    A. 能鉴别
    B. 能讨论
    C. 能证明
    D. 能确定
    E. 能利用

115. 属于闭合性损伤的是
    A. 擦伤
    B. 挫伤
    C. 割伤
    D. 刺伤
    E. 撕裂伤

（116－118题共用题干）
    患者，女，52岁，性格内向，平时与人相处很依顺、忍让，遇事经常自责、生闷气，而且从不与家人交流自己的感受，最近出现体乏、头晕、体重明显下降等症状，但是向家人隐瞒病情，也不去医院就医。

116. 问题1：该行为模式特征符合
    A. A型行为
    B. B型行为
    C. C型行为
    D. D型行为
    E. E型行为

117. 问题2：其隐瞒病情、拒绝就医的行为方式属于
    A. 日常危害健康行为
    B. 致病性行为
    C. 不良疾病行为
    D. 违规行为
    E. 预警行为

118. 问题3：与其行为模式有关的疾病是
    A. 胃溃疡

B. 糖尿病
C. 冠心病
D. 肿瘤
E. 甲亢

（119－120题共用题干）
    患者，女，48岁。因确诊直肠癌而入院，拟行结肠造瘘手术，患者非常担心会在手术中死去。

119. 问题1：护士术前健康教育时最恰当的做法是
    A. 立即通知医生
    B. 坐在患者床边，了解她的问题所在，给予耐心解释
    C. 给予镇静药物
    D. 向患者保证手术不会有危险
    E. 告诉患者医生会认真负责的

120. 问题2：待患者出院前，护士对她指导的重点是
    A. 加强锻炼
    B. 每2～3天扩张造瘘口一次
    C. 尽量吃干食，以减少排便次数
    D. 养成定时排便的习惯
    E. 定期到医院复查

（121－122题共用备选答案）
    A. 自主发展阶段
    B. 被动发展阶段
    C. 主动发展阶段
    D. 巩固发展阶段
    E. 完善发展阶段

121. 人们开始通过对自己、他人、环境、社会进行综合认识，调整自己的行为发展，这是行为发展的

122. 在人的整个生命周期中，3～12岁这个阶段的行为发展称

（123－124题共用备选答案）
    A. 反射
    B. 应激
    C. 顺应
    D. 调适
    E. 自我控制

123. 当某种行为可导致两方面的结果时，个体

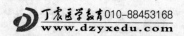 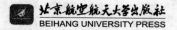

对自己的行为进行控制以适应社会属于

124. 个体与他人之间、群体与群体之间相互配合、相互适应属于

（125－126题共用备选答案）

    A. 自主发展阶段

    B. 被动发展阶段

    C. 主动发展阶段

    D. 自我发展阶段

    E. 巩固发展阶段

125. 0～3岁婴儿的行为发展处于

126. 患儿，男，5岁。非常喜欢表现自己，且总爱问"为什么"之类的问题。此男孩行为可能处于

（127－128题共用备选答案）

    A. 日常健康行为

    B. 避开有害环境行为

    C. 戒除不良嗜好行为

    D. 预警行为

    E. 保健行为

127. 合理饮食、适量运动属于

128. 事故发生后的自救和他救行为属于

（129－130题共用备选答案）

    A. 咨询

    B. 个别访谈

    C. 劝服

    D. 指导

    E. 反馈

129. 通过健康教育使服务对象掌握自我保健知识和技能的人际传播形式称为

130. 与服务对象面对面地直接交流，传递健康信息和知识，帮助其改变相关态度的人际传播形式称为

（131－134题共用备选答案）

    A. 封闭式提问

    B. 开放式提问

    C. 探索式提问

    D. 诱导式提问

    E. 特定式提问

131. "能和我说说您对这个治疗方案的看法吗？"此提问属于

132. "您知道什么是胃溃疡吗？"此提问属于

133. 护士欲对患者的某一问题深入了解，选用

134. 适用于收集简明的事实性资料的提问方式为

（135－137题共用备选答案）

    A. 形成评价

    B. 总结评价

    C. 过程评价

    D. 效应评价

    E. 结局评价

135. 称为近中期效果评价的评价活动是

136. 对项目计划进行的评价活动是

137. 始于健康计划实施开始之时，并贯穿于计划执行全过程的评价活动是

第六章　医院感染护理学

1. 感染的发生必须要具备的三个环节是
   - A. 感染源、人体及其所处的环境
   - B. 感染源、自然因素、社会因素
   - C. 感染源、传播途径、易感人群
   - D. 传染源、传播途径、自然因素
   - E. 病原体毒力、数量及适当的入侵门户

2. 医院感染的主要研究对象是
   - A. 门诊患者
   - B. 来医院的探视者
   - C. 住院患者的陪护者
   - D. 住院患者的家属
   - E. 住院患者与医院职工

3. 不属于医院感染的是
   - A. 无明确潜伏期，入院 48 小时后发生的感染
   - B. 皮肤黏膜开放性伤口，虽无炎症表现，但存在细菌定植
   - C. 医务人员在医院工作时获得的感染
   - D. 新生儿经母体产道时获得的感染
   - E. 由于诊疗措施激活的潜在性感染

4. 不属于医院感染危险因素的是
   - A. 各种介入治疗
   - B. 母婴同室
   - C. 滥用抗生素
   - D. 气管切开
   - E. 使用呼吸机

5. 患者，男，54 岁。因骨折而入院，4 天后出现肺部感染的症状和体征，该感染属于
   - A. 医院感染
   - B. 非医院感染
   - C. 正常现象
   - D. 合并症
   - E. 社会感染

6. 医院感染的主要对象是
   - A. 门诊患者
   - B. 急诊患者
   - C. 住院患者
   - D. 探视者
   - E. 陪护者

7. 医院感染不包括
   - A. 新生儿经胎盘获得的感染
   - B. 护理"非典"患者时护士获得的感染
   - C. 新生儿脐带发炎
   - D. 患者住院第 10 天后出现上呼吸道感染
   - E. 住院患者导尿后发生泌尿系感染

8. 无明确潜伏期的感染，确定为医院感染的时间要求是
   - A. 入院 12 小时后发生的感染
   - B. 入院 24 小时后发生的感染
   - C. 入院 48 小时后发生的感染
   - D. 入院 72 小时后发生的感染
   - E. 入院 1 周后发生的感染

9. 医院内源性感染是指
   - A. 饮食不当引起的感染
   - B. 通过医疗器械引起的感染
   - C. 患者与患者之间的感染
   - D. 患者与医护人员之间的感染
   - E. 自身携带病原体引起的感染

10. 引起内源性感染的病原体是来自
    - A. 医院自身环境中存在的致病菌
    - B. 患者体内或体表的正常菌群或条件致病菌
    - C. 医院内工作人员携带的病菌
    - D. 由探视人员带到院内的病菌
    - E. 感染部位分离出的致病菌

11. 导致医院感染高度危险性的物品是

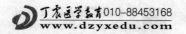
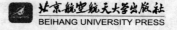

A. 呼吸机管道
B. 麻醉机管道
C. 胃镜
D. 喉镜
E. 手术用止血钳

12. 预防医院感染的关键措施<u>不包括</u>
A. 隔离传染病
B. 切断传播途径
C. 保护易感人群
D. 加强预防性用药
E. 定期进行消毒灭菌效果监测

13. 引起患者发生内源性感染的微生物主要来自
A. 患同类疾病的患者
B. 床位医生
C. 探视亲友
D. 患者自身
E. 责任护士

14. 口腔中唾液链球菌能产生过氧化氢，杀死白喉杆菌与脑膜炎球菌，这属于人体正常菌群生理作用的
A. 营养作用
B. 免疫调节作用
C. 定植抵抗力作用
D. 生物屏障作用
E. 化学作用

15. 能够为判断医院感染提供有利证据的是
A. 抗生素的应用
B. 体温升高
C. 有临床症状，细菌学检查查出致病菌
D. 污染的伤口
E. 年龄大于 65 岁

16. 三度原位菌群失调的主要原因是
A. 免疫功能低下
B. 广谱抗菌药物大量应用
C. 慢性病透发
D. 介入治疗与各种导管应用
E. 体弱

17. 造成三度原位菌群失调最常见的原因是
A. 气管插管
B. 中心静脉置管
C. 导尿管

D. 环境污染
E. 大量使用广谱抗生素

18. 由于抗生素使用不当，大肠中的铜绿假单胞菌转移到呼吸道定居。这种现象称
A. 转移
B. 共生
C. 定植
D. 定居
E. 易位

19. 移位菌群失调的原因<u>不包括</u>
A. 使用抗菌药物不恰当
B. 外科手术
C. 插管或介入治疗
D. 免疫功能降低
E. 细菌结构变化

20. "原正常菌群大部分被抑制，只有少数菌种占决定性优势"，这种菌群失调属于
A. 原位失调
B. 一度失调
C. 二度失调
D. 三度失调
E. 四度失调

21. 细菌在人体定植，除有适宜的环境、相当的细菌数量以外还应具备的条件是
A. 移位途径
B. 细菌具有黏附力
C. 适宜的 pH 值
D. 生物屏障
E. 细菌易位

22. 人为地将机体的正常菌群或已定植的细菌部分或全部去除，以防止感染的措施称为
A. 去污染
B. 消毒
C. 灭菌
D. 消炎
E. 隔离

23. 医院感染常见的细菌中，在 ICU 最常见的条件致病菌的是
A. 金黄色葡萄球菌
B. 铜绿假单胞菌
C. 大肠埃希菌

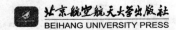

D. 克雷伯杆菌

E. 肺炎链球菌

24. 属于真菌的是

    A. 病毒

    B. 克雷伯杆菌

    C. 金黄色葡萄球菌

    D. 白色念珠菌

    E. 铜绿假单胞菌

25. 患者，男，33岁。野外工作人员，因寒战、高热，大汗淋漓，每3天发作一次而去医院就诊，查血液涂片，找到疟原虫。该患者应首选的药物是

    A. 伯氨喹啉

    B. 氯喹

    C. 吡喹酮

    D. 结婚前应去医院咨询

    E. 可用阿司匹林治疗

26. 属于革兰阴性杆菌的是

    A. 曲霉菌

    B. 克雷伯杆菌

    C. 金黄色葡萄球菌

    D. 白色念珠菌

    E. 病毒

27. 关于克雷伯杆菌，错误的是

    A. 革兰阳性菌

    B. 人呼吸道正常菌群的组成部分

    C. 人肠道正常菌群的组成部分

    D. 可引起呼吸道、手术切口等感染

    E. ICU 最常见的条件致病菌

28. 患者，男，64岁。因肺炎入院，痰培养为金黄色葡萄球菌感染。经2周的抗生素治疗，病情未见好转，持续高热，咳痰，由黄痰渐变为白痰。细菌培养检出白色念珠菌，经抗真菌治疗病情渐渐稳定，诊断为

    A. 真菌二重感染（非医院感染）

    B. 真菌二重感染（医院感染）

    C. 菌群失调

    D. 合并症

    E. 药物不良反应

29. ICU 最常见的条件致病菌为

    A. 大肠埃希菌

B. 克雷伯杆菌

C. 金黄色葡萄球菌

D. 铜绿假单胞菌

E. 李斯特菌

30. 医院感染监测中查阅病历的重点对象不包括

    A. 细菌及真菌培养阳性的患者

    B. 长期使用免疫抑制药的患者

    C. 接受过手术或侵入性操作的患者

    D. 恶性肿瘤和长期卧床的患者

    E. 女性和少数民族患者

31. 卫生部《医院感染管理规范（试行）》中规定医院应对抗感染药物的使用率进行统计，力争控制在

    A. 30% 以下

    B. 40% 以下

    C. 50% 以下

    D. 60% 以下

    E. 70% 以下

32. 医院对重点项目进行目标监测的期限不应

    A. ＜6个月

    B. ＜1年

    C. ＜2年

    D. ＜3年

    E. ＜1.5年

33. 发现医院感染散发病例时，报告医院感染管理科的时间是

    A. 2 小时内

    B. 12 小时内

    C. 24 小时内

    D. 6 小时内

    E. 48 小时内

34. 医院感染病例监测的具体方法不包括

    A. 资料的收集

    B. 资料的整理

    C. 资料的分析

    D. 资料的统计

    E. 资料的报告

35. 医院儿科10天内共收住患儿40例，其中新生儿病房10例，有2例发生轮状病毒感染，则新生儿轮状病毒感染的罹患率为

    A. 5%

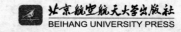

B. 10%

C. 15%

D. 20%

E. 25%

36. 医院感染发生率是指

　　A. 观察阶段中每个病房人群所有存在和新发的感染病例

　　B. 特定部位感染危险人群中新发生该部位医院感染的频率

　　C. 在一定时间和一定人群中新发生的医院感染的频率

　　D. 用来统计处于危险人群中新发生医院感染的频率

　　E. 现况调查或横断面研究

37. 医院感染暴发流行时，<u>不正确</u>的措施是

　　A. 先将发病患者转移到安全区

　　B. 先将健康患者转移到安全区

　　C. 分组护理

　　D. 单元隔离

　　E. 进行流行病学调查

38. 调查医院感染暴发流行的基本原则和主要手段是

　　A. 制定有效的控制措施先查找感染源

　　B. 首先采取措施再调查

　　C. 边调查边采取措施

　　D. 先调查再采取措施

　　E. 先进行病原学检查

39. 有关消毒的描述，最准确的是

　　A. 用物理或化学方法杀灭除芽胞以外的所有致病微生物

　　B. 用物理或化学方法杀灭包括芽胞在内的所有致病微生物

　　C. 用物理方法清除污染物表面的有机物和污迹、尘埃

　　D. 用物理或化学方法清除或杀灭全部活的微生物

　　E. 用于处理要穿透皮肤或黏膜进入无菌组织的器材

40. 使用微波消毒灭菌时正确的叙述是

　　A. 微波的频率是 30～300MHz

　　B. 微波的波长在 0.1～10m 左右

C. 对人体有伤害只能小剂量长期接触

D. 可使用金属物品盛装需要消毒物品

E. 用湿布包裹物品可提高消毒效果

41. 非传染患者用过的医疗物品和器材的消毒程序是

　　A. 清洗→去污→消毒或灭菌

　　B. 清洗→消毒或灭菌→去污

　　C. 去污→清洗→消毒或灭菌

　　D. 去污→消毒或灭菌→清洗

　　E. 消毒或灭菌→去污→清洗

42. 消毒灭菌的原则<u>不包括</u>

　　A. 重复使用的器械、物品，应先清洁再进行消毒或灭菌

　　B. 当受到患者的血液、体液等污染时，先去除污染物，再清洁与消毒

　　C. 环境与物体表面，应先消毒再清洁

　　D. 耐热、耐湿的手术器械首选压力蒸气灭菌

　　E. 疑似或确诊朊病毒感染的患者应选用一次性诊疗器械、器具和物品

43. <u>不适合</u>用环氧乙烷消毒的物品是

　　A. 家具

　　B. 血压计

　　C. 手电筒

　　D. 书本

　　E. 毛衣

44. 防止交叉感染，具有针对性的措施是

　　A. 一份无菌物品只供一位患者使用

　　B. 无菌物品应放在清洁、干燥、固定处

　　C. 无菌物品与非无菌物品分开存放

　　D. 无菌物品应定期检查有效使用期

　　E. 用无菌钳夹取无菌物品

45. 使用中紫外线灯的强度应<u>不低于</u>

　　A. 30μW/cm^2

　　B. 50μW/cm^2

　　C. 70μW/cm^2

　　D. 80μW/cm^2

　　E. 100μW/cm^2

46. 对不耐热，不耐湿物品进行消毒时可选用

　　A. 环氧乙烷气体灭菌

　　B. 紫外线消毒

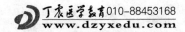 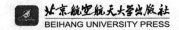

C. 高压蒸汽灭菌

D. 消毒液浸泡消毒

E. 电离辐射灭菌

47. 物理消毒灭菌法**不包括**

A. 燃烧法

B. 煮沸法

C. 熏蒸法

D. 高压蒸汽灭菌法

E. 电离辐射灭菌法

48. 应用红外线烤灯治疗压疮，**不正确**的操作是

A. 首先评估患者情况

B. 暴露压疮部位

C. 灯距为 20 ～ 30cm

D. 照射时间为 20 ～ 30 分钟

E. 注意防止烫伤

49. 恶性肿瘤患者手术用过的布类，需先放入专用污物池，用消毒剂浸泡

A. 10 分钟

B. 20 分钟

C. 30 分钟

D. 40 分钟

E. 50 分钟

50. 紫外线杀菌的最佳波长是

A. 184nm

B. 254nm

C. 285nm

D. 354nm

E. 384nm

51. 属于中度危险性的医用物品是

A. 手术器械

B. 穿刺针

C. 腹腔镜

D. 听诊器

E. 气管镜

52. 关于化学消毒剂的使用，**不正确**的是

A. 体温计可用 75% 乙醇浸泡 30 分钟消毒

B. 新洁尔灭不能与肥皂合用

C. 环氧乙烷应置于无火源、阴凉处，最好存入冰箱中

D. 皮肤过敏者禁用碘酊

E. 过氧化氢溶液可除掉陈旧血迹

53. 口腔护理时用于治疗铜绿假单胞菌感染的常用漱口溶液是

A. 1% 过氧化氢溶液

B. 2% 硼酸溶液

C. 4% 碳酸氢钠溶液

D. 0.02% 呋喃西林溶液

E. 0.1% 醋酸溶液

54. **不能**用金属容器盛装的化学消毒剂是

A. 乙醇

B. 碘酒

C. 苯扎溴铵

D. 甲醛

E. 氯己定（洗必泰）

55. 在医用物品对人类的危害性分类中，穿过皮肤或黏膜而进入无菌组织的器材属于

A. 极度危险性物品

B. 无危险性物品

C. 高度危险性物品

D. 低度危险性物品

E. 中度危险性物品

56. 为了防止交叉感染，必须做到

A. 无菌物品应放在清洁、干燥的地方

B. 治疗室每天紫外线消毒 1 次

C. 取无菌物品，用无菌持物钳

D. 一份无菌物品只能一个人使用

E. 无菌物品和有菌物品分别放置

57. 关于煮沸消毒，说法错误的是

A. 海拔每增高 300 米，应延长消毒时间 2 分钟

B. 水中加入碳酸氢钠可提高沸点

C. 水中加入碳酸氢钠后有去污和防锈作用

D. 物品消毒后应及时取出，置于无菌容器中

E. 海拔每增高 300 米，应延长消毒时间 1 分钟

58. 属于中效消毒剂的是

A. 戊二醛

B. 过氧化氢

C. 含氯消毒剂

D. 碘伏

E. 氯己定

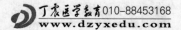 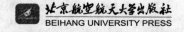

59. 对消毒剂的正确认识是
A. 消毒之前应先清洗，否则消毒剂活性减低
B. 2% 戊二醛溶液是有效的灭菌剂，但它对金属的腐蚀性大
C. 蒸馏水是灭菌的，也可以漂洗灭菌的器皿
D. 含氯消毒剂是非常有效的消毒剂且有效期长
E. 碘伏对皮肤黏膜有刺激，对铜、铅等二价金属无腐蚀性

60. 对手术器械进行消毒灭菌时首选
A. 等离子体灭菌
B. 压力蒸汽灭菌
C. 电离辐射灭菌
D. 2% 戊二醛浸泡灭菌
E. 紫外线照射消毒

61. 被哪种微生物污染的物品须选用高水平消毒或灭菌
A. 真菌
B. 螺旋体
C. 支原体
D. 分枝杆菌
E. 亲水病毒

62. 属于高效灭菌剂的是
A. 含氯化合物
B. 碘伏
C. 戊二醛
D. 乙醇
E. 洗必泰

63. 肝炎患者入院行卫生处置时，衣服的最佳处理方法是
A. 存放在住院处
B. 交家属带回家
C. 消毒后再交回患者保管
D. 消毒后存放在住院处
E. 日光曝晒后存放病室

64. 不耐热，也不耐腐蚀的医疗器械和精密仪器如内镜应选用的灭菌方法是
A. 过氧乙酸浸泡 30 分钟
B. 压力蒸汽半小时

C. 2% 戊二醛浸泡 10 小时
D. 福尔马林熏 2 小时
E. 3% 过氧化氢浸泡半小时

65. 压力蒸汽灭菌时金属包的重量要求<u>不超过</u>
A. 4kg
B. 5kg
C. 6kg
D. 8kg
E. 7kg

66. 可达到高水平消毒法的消毒剂是
A. 碘伏
B. 苯扎溴铵
C. 过氧化氢
D. 氯己定
E. 乙醇

67. 可用于伤口冲洗的化学消毒剂是
A. 过氧乙酸
B. 甲醛
C. 碘酊
D. 苯扎溴铵
E. 乙醇

68. 可杀灭结核分枝杆菌的条件是
A. 紫外线灯管照射 30 分钟
B. 烈日曝晒 2 小时
C. 氯己定（洗必泰）消毒液浸泡 30 分钟
D. 加热 60℃ 15 分钟
E. 放在阴凉干燥处 24 小时

69. 硅胶管消毒灭菌，<u>不宜选用</u>
A. 高压蒸汽法
B. 煮沸法
C. 乙醇浸泡法
D. 过氧乙酸浸泡法
E. 环氧乙烷熏蒸法

70. 臭氧对人有毒，房间空气消毒后必须隔一段时间后才能进入，这段时间为
A. 10 ～ 15 分钟
B. 20 ～ 30 分钟
C. 35 ～ 45 分钟
D. 50 ～ 60 分钟
E. 70 ～ 90 分钟

71. 针对消毒因子的杀菌能力进行分级描述的是
    A. 压力蒸汽灭菌，紫外线消毒
    B. 高度危险性物品，中度危险性物品，低度危险物品
    C. 灭菌，高水平消毒法，中水平消毒法，低水平消毒法
    D. 浸泡消毒法，擦拭消毒法，喷洒消毒法
    E. 热力灭菌法，微波灭菌法，等离子体灭菌法

72. 不能达到高效消毒效果的是
    A. 煮沸
    B. 紫外线
    C. 微波炉
    D. 戊二醛
    E. 氯己定

73. 对有机物污染严重的器具消毒应做到
    A. 加大消毒药剂的使用剂量
    B. 减少消毒药剂的使用剂量
    C. 给予一般消毒的使用剂量
    D. 加大消毒剂的使用剂量，延长消毒作用时间
    E. 加大消毒剂的使用剂量，缩短作用时间

74. 医用物品中，虽有微生物污染，但一般情况下无害，只有当受到一定量病原菌污染时造成危害，这类物品被称为
    A. 高度危险性物品
    B. 中度危险性物品
    C. 低度危险性物品
    D. 极低度危险性物品
    E. 无危险性物品

75. 为粉剂、油剂、玻璃器皿选择最适宜的灭菌方法是
    A. 燃烧法
    B. 煮沸法
    C. 干烤法
    D. 熏蒸法
    E. 压力灭菌法

76. 煮沸灭菌时，在水中加入碳酸氢钠制成2%溶液，可使沸点提高到
    A. 103℃
    B. 105℃
    C. 107℃
    D. 109℃
    E. 111℃

77. 常用于黏膜的消毒溶液是
    A. 过氧乙酸
    B. 苯扎溴铵
    C. 氯胺
    D. 乙醇
    E. 碘酊

78. 某传染病病室，长5m、宽4m、高3m，用纯乳酸进行空气消毒，纯乳酸用量是
    A. 9.6ml
    B. 7.2ml
    C. 6.4ml
    D. 4.2ml
    E. 2.4ml

79. 取用无菌溶液时，不必要的检查是
    A. 检查药名、浓度
    B. 检查瓶盖有无松动
    C. 检查有效期
    D. 检查药品说明书
    E. 检查溶液质量

80. 耐高温、耐湿度的物品和器械首选的灭菌方法是
    A. 甲醛气体熏蒸
    B. 消毒液浸泡
    C. 压力蒸汽灭菌
    D. 环氧乙烷
    E. 高温煮沸

81. 患者，女，18岁。因食用不洁食物引起上吐下泻，诊断为细菌性痢疾。其排泄物用漂白粉消毒，漂白粉与粪便的比例和消毒时间分别是
    A. 1：3，1小时
    B. 1：5，1小时
    C. 1：3，2小时
    D. 1：5，2小时
    E. 1：10，1小时

82. 患者，男，39岁。因细菌性痢疾住院治疗，其羊绒衫最适合的消毒方法是
    A. 压力蒸汽灭菌法
    B. 过氧乙酸浸泡法

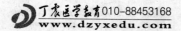 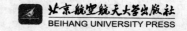

C. 煮沸法

D. 食醋熏蒸法

E. 环氧乙烷熏蒸

83. 患者，男，26 岁。腿部外伤后发展为气性坏疽，为其换药用的剪刀最佳消毒方法是

A. 75% 乙醇浸泡

B. 燃烧法

C. 微波消毒灭菌法

D. 高压蒸汽灭菌法

E. 煮沸法

84. 医院对消毒、灭菌效果进行定期监测，灭菌合格率必须达到

A. 99.99%

B. 99.9%

C. 99%

D. 90%

E. 100%

85. 使用戊二醛溶液灭菌的常用灭菌浓度和浸泡时间是

A. 1%，5 小时

B. 2%，5 小时

C. 1%，10 小时

D. 2%，10 小时

E. 0.5%，24 小时

86. 对戊二醛的效果监测为

A. 每天 1 次

B. 隔天 1 次

C. 每周 1 次

D. 两周 1 次

E. 每月 1 次

87. 不宜使用的手消毒剂是

A. 0.5% 洗必泰醇

B. 0.5% 碘伏

C. 2% 戊二醛

D. PVP-I（吡洛烷酮 - 碘）

E. 75% 乙醇

88. 不属于常用的手消毒剂是

A. 液体皂液

B. 含醇类复配的手消毒液

C. 5000mg/L 碘伏溶液

D. 75% 乙醇溶液

E. 氧化电位水

89. 洗手指征不包括

A. 接触患者前

B. 进行无菌技术操作前

C. 接触血液、体液和被污染物品前

D. 戴口罩和穿脱隔离衣前

E. 脱手套后

90. 护士在导尿过程中发现手套破损，此时应

A. 无需处理

B. 用胶布粘贴破损处

C. 加戴一副手套

D. 立即更换手套

E. 更换护士继续操作

91. 不需要用消毒剂搓洗手的是

A. 接触污染物品后

B. 接触传染病患者后

C. 接触同一患者不同部位

D. 接触特殊感染的病原体后

E. 在微生物实验室操作后

92. 肠道传染病病原体污染手和皮肤时，用于擦拭的碘伏浓度为

A. 200mg/L

B. 500mg/L

C. 1000mg/L

D. 2000mg/L

E. 5000mg/L

93. 用过氧化氢液进行口腔和咽部消毒，其浓度为

A. 0.05%

B. 0.1%

C. 0.5%

D. 1%

E. 2%

94. 静脉导管留置时间过长易发生感染，一般导管留置时间不宜超过

A. 1 天

B. 3 天

C. 2 天

D. 7 天

E. 14 天

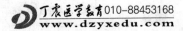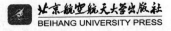

95. 属于Ⅱ类环境的区域是
    A. 产房
    B. 儿科病房
    C. 妇产科检查室
    D. 注射室
    E. 处置室

96. 对被血液与体液污染的环境消毒时应首选
    A. 灭菌剂
    B. 清洁剂
    C. 洗涤剂
    D. 低水平（低效）消毒剂
    E. 中、高水平（中、高效）消毒剂

97. 关于环境清洁消毒的方法和原则中，<u>不正确</u>的是
    A. 环境应定期清扫
    B. 医院一般环境应使用消毒剂清洁
    C. 清洁的程序遵循从洁到污的原则
    D. 采用湿布拖把清洁
    E. 患者房间家具清洁做到一人一桌一巾

98. 环境、病床、床头柜的消毒处理原则为
    A. 湿式清扫，一床一套（巾），一桌一抹布，用后清洗
    B. 湿式清扫，一床一套（巾），一桌一抹布，用后消毒
    C. 干式清扫，一床一套（巾），一桌一抹布，用后消毒
    D. 干式清扫，一床一套（巾），一桌一抹布，用后清洗
    E. 湿式清扫，同一患者用同一毛巾，先床后桌，用后清洗

99. 空气消毒采用的方法中应<u>除外</u>
    A. 紫外线照射
    B. 臭氧消毒
    C. 甲醛熏蒸消毒
    D. 过氧乙酸熏蒸消毒
    E. 过氧化氢喷雾消毒

100. 需要进行血液-体液隔离的患者是
    A. 麻疹
    B. 脊髓灰质炎
    C. 皮肤白喉
    D. 疟疾

    E. 霍乱

101. 标准预防的原则是
    A. 把所有患者的血液、体液、分泌物、排泄物均视为具有传染性进行隔离预防
    B. 把所有患者的血液、体液视为具有传染性进行隔离预防
    C. 把所有患者的分泌物、排泄物视为具有传染性进行隔离预防
    D. 把传染患者的分泌物、排泄物视为具有传染性进行隔离预防
    E. 把传染患者的血液、体液、分泌物、排泄物视为具有传染性进行隔离预防

102. 隔离室患者用后的体温计用于其他患者时，需要做的处理是
    A. 清水冲洗
    B. 肥皂水清洁
    C. 低水平消毒
    D. 中水平消毒
    E. 高水平消毒

103. 隔离衣的正确使用方法是
    A. 隔日更换 1 次
    B. 要保持袖口内外面清洁
    C. 必须完全盖住工作服
    D. 隔离衣潮湿，晾干后再使用
    E. 隔离衣挂在病房应清洁面向外

104. 戴无菌手套的操作方法正确的是
    A. 打开无菌手套袋后检查号码及灭菌日期
    B. 手套带的系带缠好后放在手套带的内面
    C. 用戴好手套的手捏住另一只手套的内面
    D. 戴好手套的手保持在腰以上水平视线范围
    E. 脱手套时双手分别捏住手套外面翻转脱下

105. 属于清洁区的是
    A. 医护办公室
    B. 分诊处
    C. 检验室

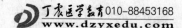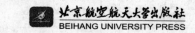

D. 走廊

E. 消毒间

106. 为避免医院感染，需安置在隔离室的患者是

A. 乙肝患者

B. 大手术后的患者

C. 产妇和新生儿

D. 介入治疗后的患者

E. 失眠和焦虑的患者

107. 关于隔离技术不正确的描述是

A. 同一类传染病患者可住同一房间，床距应保持 1M 以上

B. 空气传播疾病的患者应使用有负压装置的隔离病房

C. 护理有切口感染的患者时需戴手套

D. HIV 感染患者出院后，病房的所有被服应焚烧处理

E. 血压计、听诊器应与其他患者分开使用

108. 采用血液 - 体液隔离的疾病是

A. 艾滋病

B. 甲型肝炎

C. 肠炭疽

D. 麻疹

E. 腮腺炎

109. 设置隔离病房最主要的目的是

A. 单独设置房间以提醒医务人员离开时洗手

B. 便于医护人员对患者进行监护

C. 将感染源与传播的途径分开

D. 将感染源与易感宿主从空间上分开

E. 方便家属探视

110. 无需呼吸道隔离的疾病是

A. 肺结核

B. 化脓性脑膜炎

C. 流感

D. 流行性腮腺炎

E. 风疹

111. 菌尘的传播途径为

A. 昆虫传播

B. 空气传播

C. 直接接触传播

D. 水源传播

E. 呼吸道传播

112. 控制医院感染最简单、直接而有效的方法是

A. 消灭感染源

B. 利用消毒、隔离技术来阻断传播途径

C. 改善宿主状况

D. 保护易感宿主

E. 合理应用抗生素以减少耐药菌的产生

113. 患儿，3 岁。不慎被热油烫伤，Ⅲ度烧伤面积达 60%，应采用

A. 接触隔离

B. 严密隔离

C. 昆虫隔离

D. 血液隔离

E. 保护性隔离

114. 患者，男，52 岁。近日因厌食、腹胀、轻度皮肤黄染，经检查诊断为乙型病毒性肝炎。该疾病的主要传播途径是

A. 血液 - 体液传播

B. 呼吸道传播

C. 消化道传播

D. 接触传播

E. 昆虫传播

115. 患者，男，28 岁。因食用了苍蝇叮咬过的食物，1 周后出现全身不适、体温 39.0 ～ 40.0℃ 呈稽留热、脉搏 60 ～ 70 次 / 分、表情淡漠。病程第 2 周出现玫瑰疹。对患者采取的隔离种类是

A. 严密隔离

B. 接触隔离

C. 昆虫隔离

D. 肠道隔离

E. 保护性隔离

116. β- 内酰胺类抗生素最佳给药方法是

A. 连续给药

B. 1 天量 1 次性给药

C. 间歇给药

D. 与氨基糖苷类抗生素同瓶滴注

E. 根据药效学和药代动力学的特点决定间歇或者连续给药

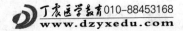
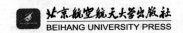

117. 正确选用抗生素治疗感染时应强调
    A. 应尽早使用广谱抗生素
    B. 病毒感染应预防性使用抗生素
    C. 使用广谱抗生素不必考虑病原学
    D. 抗生素可确保感染患者治疗效果
    E. 应考虑病原菌对抗生素的敏感性

118. 符合抗感染药物合理用药的做法是
    A. 发现感染首选广谱抗生素
    B. 两种以上抗生素若无配伍禁忌可在同一溶液中静滴
    C. 急性感染症状消失后，立即停用抗生素
    D. 将红霉素用注射用水溶解后放入生理盐水中静脉滴注
    E. 氨基糖苷类抗生素与 β 内酰胺类药物可同瓶滴注

119. 抗生素应用疗程<u>不正确</u>的是
    A. 预防性用药手术结束后 3 小时内使用
    B. 急性感染症状消失后续用 2～3 天
    C. 败血症体温正常后 7～10 天再停药
    D. 术前 1 小时静脉给予 1 次足量抗生素
    E. 严重感染疗程可达 4～8 周

120. 应采用连续给药方案，以避免毒性反应的抗生素是
    A. 红霉素
    B. 青霉素 G
    C. 氨苄西林
    D. 双氯西林
    E. 头孢菌素类

121. 抗菌药物的应用方法正确的是
    A. 发生感染时应尽早使用高效广谱抗菌药物
    B. 在治疗感染性疾病时，考虑病原体对抗菌药物的敏感性
    C. 联合用药比单一用药要好
    D. 抗菌药物可用作消毒剂，对皮肤伤口消毒
    E. 发热患者都因感染，均可用抗菌药物治愈

122. 术前无需预防性应用抗生素的是
    A. 甲状腺手术

B. 开放性骨关节伤
C. 严重烧伤
D. 经阴道子宫切除术
E. 人工心脏瓣膜置换手术

123. 有关抗生素的使用，<u>不正确</u>的是
    A. 疑似细菌感染，决定在使用抗生素前，应留取标本进行病原学检查
    B. 清洁无菌手术术前一定要使用预防性抗生素
    C. 原则上一般使用生理盐水作为抗生素静脉点滴的溶液
    D. 万古霉素不作预防性抗生素使用
    E. 对长期使用广谱抗生素的患者，应监测感染部位细菌变化

124. 在围手术期，预防性抗生素的合理使用时间是
    A. 入住外科病房后
    B. 手术前 3 天
    C. 手术前 24 小时
    D. 麻醉诱导期，即术前 0.5～2 小时
    E. 手术结束后 1 周内

125. 患者，男，65 岁。股骨头坏死，择期行人造股骨头置换术，最恰当的做法是
    A. 将万古霉素作为常规预防用药
    B. 术前 12 小时给予一次足量抗生素
    C. 手术时间超过 4 小时可再次给予抗生素
    D. 维持抗生素血药浓度至手术切口关闭
    E. 手术前后均不必给予抗生素

126. <u>不属于</u>艾滋病传播途径的是
    A. 同性性接触
    B. 异性性接触
    C. 同桌进餐
    D. 输血
    E. 分娩

127. 临床上判断抗感染药物相关性腹泻最全面的选项是
    A. 正在使用抗生素，出现腹泻
    B. 发热≥ 38℃
    C. 腹泻次数≥ 3 次 /24 小时
    D. 腹痛或腹部压痛

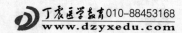
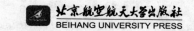

E. 正在使用抗生素，水样便，发热 ≥38℃

128. 患者，男，65岁。因肺炎入院治疗，使用抗生素治疗7天后，出现了发热、腹痛、腹泻，大便为水样便，查血常规有白细胞增高，结肠镜检查发现肠壁充血、水肿，见到5mm灰白色假膜，该患者最有可能的诊断是
  A. 急性细菌性痢疾
  B. 急性胃肠道感染
  C. 抗菌药物相关性腹泻
  D. 病毒性腹泻
  E. 胃肠功能紊乱引起的腹泻

129. 预防手术部位感染，使用预防性抗菌药物的最佳时间是
  A. 入住外科病房后
  B. 术前3天
  C. 术前1天
  D. 术前30～60分钟
  E. 术后1周内

130. 不能预防血管相关性感染发生的措施为
  A. 选用口径相宜、质地柔软而关节的导管
  B. 置入导管时严格无菌技术
  C. 加强插管部位的护理及监测
  D. 导管应尽量延长留置时间以减少插管次数
  E. 一旦发现局部感染或全身感染征象应立即拔管

131. 关于预防血管相关性感染的描述不正确的是
  A. 严格洗手，严格无菌操作
  B. 熟练的穿刺、插管技术
  C. 留置导管的时间不宜过长
  D. 使用合格的一次性医疗用品
  E. 配制的溶液可在冰箱内保存1周

132. 为预防下呼吸道感染，连续使用的氧气湿化瓶，更换湿化液的要求是
  A. 每天更换，加冷开水
  B. 每天更换，加无菌水
  C. 隔日更换，加冷开水
  D. 隔日更换，加无菌水

E. 每周更换，加冷开水

133. 在综合性教学医院，不属于最常见最主要的医院感染是
  A. 软组织感染
  B. 泌尿道感染
  C. 手术部位切口感染
  D. 呼吸机相关性感染
  E. 血管相关性感染

134. 防止手术部位感染最有效的对策是
  A. 更换敷料前洗手
  B. 选用吸附力很强的伤口敷料
  C. 缩短患者在监护室的滞留时间
  D. 严格无菌操作
  E. 保持室内空气清洁

135. 预防血管相关性感染的措施不当的是
  A. 使用各种导管应有明确指征
  B. 操作时严格遵守无菌操作原则
  C. 留置导管的时间不宜过长
  D. 使用合格的一次性医疗用品
  E. 配制的溶液可在冰箱内保存1周

136. 护理使用呼吸机的患者时，措施不当的是
  A. 使用声门下分泌物引流
  B. 呼吸机的湿化器用冷开水
  C. 定期更换呼吸机管道
  D. 做好气道护理
  E. 有效的吸痰、拍背

137. 长期卧床的老年人最易发生的肺炎类型是
  A. 吸入性肺炎
  B. 坠积性肺炎
  C. 支原体肺炎
  D. 革兰阴性杆菌肺炎
  E. 终末期肺炎

138. 有关ICU的感染管理，错误的是
  A. 病室定期消毒
  B. 限制家属探视和陪护
  C. 提倡介入性监护方法
  D. 根据细菌培养和药敏试验选择抗生素
  E. 严重创伤、感染的患者避免安排在同一房间

139. 预防ICU患者医院感染最切实的措施是

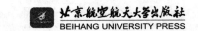

A. 提高从业人员素质
B. 尽量减少使用介入性监护方法
C. 关注医疗设备的使用
D. 给予必要的保护性医疗措施
E. 提高人机体抵抗力

140. 为预防老年人发生医院感染，措施错误的是
A. 保持室内环境清洁
B. 加强老年人的生活护理
C. 保持患者的口腔和会阴卫生
D. 使用小剂量抗生素预防感染
E. 严格执行陪伴探视制度

141. 预防老年患者医院感染，不正确的措施是
A. 加强生活护理，保持口腔和会阴的清洁
B. 协助患者进行增加肺活量的训练
C. 严格执行探视制度和消毒隔离制度
D. 保持病房环境清洁，空气清新
E. 长期服用小剂量抗生素以预防感染发生

142. 重症监护病房患者的特点一般不包括
A. 多数患者是因其他危重疾病继发感染后转入
B. 患者的细菌定植能力下降
C. 患者体内细菌的耐药性较强
D. 细菌容易有更多的途径侵入机体
E. 护患间交叉感染机会较多

143. 预防医院感染最重要且易行的措施是
A. 注意使用预防性抗生素
B. 环境消毒
C. 洗手
D. 隔离感染患者
E. 手消毒

144. 被抗原阳性血液污染的针头等锐器刺破皮肤者应立即注射
A. 生理盐水
B. 相应的疫苗
C. 高效免疫球蛋白
D. 广谱抗生素
E. 敏感性抗生素

145. 为预防护理人员的医院感染，自身职业防

护措施不正确的是
A. 无论患者是否有传染病，均应采取防护措施
B. 在为患者进行各项护理操作时，均应戴手套
C. 抢救大出血患者，应穿戴隔离衣，护目镜等防护用品
D. 一旦手上出现伤口，应不直接接触患者血液和体液
E. 化学消毒时，注意通风及戴手套，消毒容器须加盖

146. 某护士在传染病房工作，自我防护措施不正确的是
A. 操作前后洗手
B. 避免直接接触患者体液
C. 若被针头刺伤，首选用大量清水冲洗伤口
D. 为患者进行特殊口腔护理时佩戴护目镜
E. 定期进行身体检查

147. 医院感染中与不恰当的医疗护理操作有关的百分比是
A. 10%～20%
B. 20%～30%
C. 30%～40%
D. 30%～50%
E. 40%～60%

148. 主要经血液传播的肝炎病毒为
A. HAV、HBV、HCV
B. HAV、HBV、HDV
C. HCV、HDV
D. HBV、HCV、HDV
E. HAV、HBV

149. 用25～500mg/L有效氯浸泡消毒甲肝患者衣物、餐具等物品，正确的浸泡时间是
A. 5分钟
B. 10分钟
C. 15分钟
D. 20分钟
E. 30分钟

150. 对甲型肝炎患者的消毒措施，不正确的是

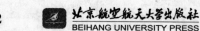

A. 患者的餐具可用 250～500mg/L 有效氯浸泡 30 分钟
B. 甲肝患者居住的房间可用过氧乙酸熏蒸，浓度为 $0.1g/m^3$
C. 废弃物应焚烧处理
D. 接触患者前后可用 0.5% 碘伏消毒双手
E. 不耐热的衣物可以用环氧乙烷消毒

151. 患者，女，30 岁。因乙型肝炎入传染科住院隔离治疗，限制其活动，该患者活动受限是属于
A. 焦虑造成活动无力
B. 运动系统功能受损
C. 社会因素的需要
D. 治疗措施需要
E. 疾病影响机体活动

152. 关于流行性出血热的叙述，最正确的是
A. 主要病原体为柯萨奇病毒
B. 人类和鼠类感染后易发病
C. 具有单一宿主性
D. 不可垂直传播
E. 可通过食入被感染动物排泄物污染的食物感染

153. 对炭疽病采取的消毒方法不包括
A. 肺炭疽患者家要进行空气消毒
B. 炭疽患者产生的医疗废物要焚烧
C. 病畜应整体焚烧，严禁解剖
D. 对患者居室地面，墙壁及家具可用乙醇反复擦拭消毒
E. 炭疽病患者要采取严密隔离

154. 对已确诊为炭疽的家畜应
A. 整体深埋
B. 整体焚烧
C. 解剖后焚烧
D. 消毒后深埋
E. 解剖后深埋

155. 对结核患者的痰液及口鼻分泌物，正确的处理方法是
A. 纸盒或袋盛装后焚烧
B. 集中于容器后深埋
C. 置于痰杯中日光曝晒
D. 消毒液浸泡消毒

E. 置于密闭容器后丢弃

（156－158 题共用题干）
患儿，女，10 天。因新生儿脐炎住院治疗，入院后第 4 天开始腹泻，每天十次以上，拒食。另外还有 8 个新生儿先后出现相似症状。

156. 问题 1：医院感染管理科应将此种情况报告给主管院长和医务处的时间是
A. 12 小时内
B. 24 小时内
C. 36 小时内
D. 48 小时内
E. 72 小时内

157. 问题 2：本次事件应该开展调查的项目不包括
A. 空间分布
B. 时间分布
C. 人群分布
D. 暴发因素的分析
E. 原发病的分析

158. 问题 3：医院上报所在地的卫生行政部门的时间是
A. 2 小时内
B. 8 小时内
C. 12 小时内
D. 24 小时内
E. 48 小时内

（159－160 题共用题干）
患者，女，46 岁。因胆囊结石 1 年余，疼痛加重 2 天收入院行手术治疗。

159. 问题 1：可以用高压灭菌的手术器械不包括
A. 手术刀片
B. 橡胶手套
C. 玻璃制品
D. 手术敷料
E. 粉剂制品

160. 问题 2：监测高压蒸汽灭菌效果最可靠的方法是
A. 工艺监测
B. 化学监测
C. 程序监测

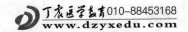 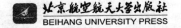

D. 生物监测

E. 化学指示卡

（161－162题共用题干）

患者，女，24岁。因乏力、厌食、恶心、肝大、血清 ALT 升高就医，诊断为乙型病毒性肝炎，住院治疗。

161. 问题1：护士为患者抽取血标本后，刷洗双手的正确顺序是

A. 前臂、腕部、手背、手掌、手指、指缝、指甲

B. 手指、指缝、手背、手掌、腕部、前臂

C. 手背、指甲、手掌、手指、腕部、前臂

D. 前臂、腕部、手背、手指、手掌、指缝、指甲

E. 手掌、手背、手指、前臂、指甲、腕部

162. 问题2：患者入院后请你代买洗漱用物，人民币消毒应用

A. 过氧乙酸喷雾

B. 浸泡法

C. 甲醛熏蒸

D. 消毒剂擦拭

E. 紫外线照射

（163－164题共用题干）

患儿，男，8天。因新生儿缺氧缺血性脑病收住新生儿病室。某天，突然出现腹泻，大便10余次，为水样便。

163. 问题1：引起患儿腹泻的病毒最可能的是

A. 流感病毒

B. 呼吸道合胞病毒

C. 腺病毒

D. 柯萨奇病毒

E. 巨细胞病毒

164. 问题2：对此患儿采取的隔离措施是

A. 呼吸道隔离

B. 消化道隔离

C. 一般隔离

D. 严密隔离

E. 保护性隔离

（165－167题共用题干）

患者，女，32岁。1个月前曾到外地出差，近日感到疲乏无力、厌油、食欲缺乏、饱胀感、轻度发热，皮肤巩膜出现黄染，肝功能检查 ALT 明显增高，收住院治疗。

165. 问题1：该患者应采取的隔离种类是

A. 严密隔离

B. 肠道隔离

C. 接触隔离

D. 呼吸道隔离

E. 血液-体液隔离

166. 问题2：隔离措施中错误的是

A. 同病种患者可同居一室但要作好床边隔离

B. 患者的食具便器各自专用严格消毒

C. 同病种患者的书籍可以互换阅览

D. 剩余食物及排泄物应消毒后再排放

E. 被粪便污染的敷料要随时装袋作标记后焚烧

167. 问题3：护士接触患者戴口罩时正确的方法是

A. 口罩挂在胸前时手不可触及其污染面

B. 口罩使用后要及时取下将清洁面内折

C. 纱布口罩使用4～8小时应更换

D. 使用一次性口罩不得超过8小时

E. 口罩潮湿后应该立即更换

（168－169题共用题干）

患者，男，23岁。腹泻，初为黄水样，不久转为米泔水样便，出现脱水表现，患者烦躁不安，眼窝下陷，两颊深凹，精神呆滞。

168. 问题1：该患者应患的疾病是

A. 乙型肝炎

B. 细菌性痢疾

C. 阿米巴痢疾

D. 轮状病毒感染性腹泻

E. 霍乱

169. 问题2：护理该类患者后，口罩应

A. 每次更换

B. 每小时更换

C. 每4小时更换

D. 每天更换

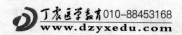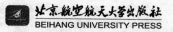

E. 潮湿晾干后再使用

（170 - 171 题共用题干）

患者，男，18 岁。因急性阑尾炎收住院，准备行急症手术。

170. 问题 1：预防手术部位感染，使用抗菌药物的最佳时间是
    A. 术前 30 ～ 60 分钟
    B. 术前 1 天
    C. 术前 3 天
    D. 术后回病房即给
    E. 术前 3 天和术后 3 天

171. 问题 2：需要预防性应用抗生素的手术是
    A. 甲状腺手术
    B. 胆囊切除术
    C. 输卵管结扎术
    D. 疝气修补术
    E. 膝软骨摘除术

（172 - 173 题共用备选答案）
    A. 细菌
    B. 病毒
    C. 真菌
    D. 螺旋体
    E. 支原体

172. 白色念珠菌属于

173. 肺炎最常见的病原体是

（174 - 175 题共用备选答案）
    A. 病毒
    B. 克雷伯杆菌
    C. 金黄色葡萄球菌
    D. 白色念珠菌
    E. 曲霉菌

174. 属于革兰阳性球菌的是

175. 属于革兰阴性杆菌的是

（176 - 177 题共用备选答案）
    A. 2% 戊二醛
    B. 0.5% 含氯消毒剂
    C. 2% 碘酊
    D. 70% 乙醇
    E. 0.5% 洗必泰乙醇溶液

176. 常用于被血渍污染的环境的初步处理

177. 常用于内镜消毒灭菌的是

（178 - 179 题共用备选答案）
    A. 过氧乙酸溶液浸泡
    B. 过氧化氢溶液熏蒸
    C. 环氧乙烷灭菌
    D. 紫外线消毒
    E. 氯胺溶液浸泡

178. 光学仪器的消毒灭菌最好用

179. 毛织品被肝炎患者用后最好用

（180 - 182 题共用备选答案）
    A. 4 小时
    B. 24 小时
    C. 3 天
    D. 7 天
    E. 14 天

180. 无菌盘铺好后，未使用，可保存的有效期为

181. 压力蒸汽灭菌后的无菌物品，其有效保存期是

182. 已打开过的无菌治疗巾包，无污染，可继续使用的有效期为

（183 - 184 题共用备选答案）
    A. 10 ～ 20cm
    B. 25 ～ 60cm
    C. 70 ～ 100cm
    D. 1.5m
    E. 2m

183. 紫外线用于空气消毒时，其有效距离应不超过

184. 紫外线用于物品消毒时，其有效距离应为

（185 - 187 题共用备选答案）
    A. 细菌总数 ≤ 500cfu/cm^3
    B. 细菌总数 ≤ 300cfu/cm^3
    C. 细菌总数 ≤ 200cfu/cm^3
    D. 细菌总数 ≤ 100cfu/cm^3
    E. 细菌总数 ≤ 10cfu/cm^3

185. 按照空气卫生学标准，Ⅰ类区域为

186. 按照空气卫生学标准，Ⅱ类区域为

187. 按照空气卫生学标准，Ⅲ类区域为

（188 - 189 题共用备选答案）
    A. 注射室
    B. 传染病房
    C. 婴儿室
    D. 换药室

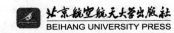

E. 层流病房

188. 属Ⅱ类环境的是

189. 属Ⅳ类环境的是

（190－192 题共用备选答案）

    A. 细菌总数≤5CFU/cm²，并未检出致病菌

    B. 细菌总数≤10CFU/cm²，并未检出致病菌

    C. 细菌总数≤15CFU/cm²，并未检出致病菌

    D. 细菌总数≤20CFU/cm²，并未检出致病菌

    E. 细菌总数≤25CFU/cm²，并未检出致病菌

190. Ⅰ类区域物品表面消毒效果的监测结果判定，消毒合格标准为

191. Ⅱ类区域物品表面消毒效果的监测结果判定，消毒合格标准为

192. Ⅲ类区域物品表面消毒效果的监测结果判定，消毒合格标准为

（193－194 题共用备选答案）

    A. 细菌总数≤500CFU/m³，未检出金葡，溶血性链球菌

    B. 细菌总数≤100CFU/m³，未检出金葡，溶血性链球菌

    C. 细菌总数≤10CFU/m³，未检出金葡，溶血性链球菌

    D. 细菌总数≤200CFU/m³，未检出金葡，溶血性链球菌

    E. 细菌总数≤4000CFU/m³，未检出金葡，溶血性链球菌

193. 按照医院空气卫生学标准，Ⅰ类环境消毒合格的标准是

194. 按照医院空气卫生学标准，Ⅱ类环境消毒合格的标准是

（195－197 题共用备选答案）

    A. ≤5CFU/cm³

    B. ≤10CFU/cm³

    C. ≤50CFU/cm³

    D. ≤100CFU/cm³

    E. ≤15CFU/cm³

195. 层流洁净病房空气中的细菌总数应

196. 传染科病房物体表面的细菌总数应

197. 普通手术室物体表面的细菌总数应

（198－199 题共用备选答案）

    A. 戊型肝炎

    B. 人感染高致病性禽流感

    C. 艾滋病

    D. 多重耐药菌感染患者

    E. 腮腺炎

198. 属于接触隔离的疾病是

199. 属于严密隔离的疾病是

（200－205 题共用备选答案）

    A. 血液 - 体液隔离

    B. 接触隔离

    C. 呼吸道隔离

    D. 严密隔离

    E. 保护隔离

200. 艾滋病采用

201. 多重耐药的金黄色葡萄球菌感染采用

202. 麻疹采用

203. 天花采用

204. 艾滋病患者应采取

205. 破伤风患者应采取

（206－208 题共用备选答案）

    A. 严重大面积烧伤患者

    B. 肺结核患者

    C. 乙型肝炎患者

    D. 霍乱患者

    E. 流行性出血热患者

206. 需要进行保护性隔离的患者是

207. 需要进行血液 - 体液隔离的疾病是

208. 需要进行严密隔离的患者是

（209－210 题共用备选答案）

    A. 1 天 1 次足量给药

    B. 每天 2 次给药

    C. 隔天 1 次给药

    D. 持续缓慢给药

    E. 快速加压给药

209. 红霉素静脉滴注的给药方式是

210. 青霉素静脉滴注的给药方式是

（211－212 题共用备选答案）

    A. 乙肝

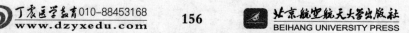

B. 流脑

C. 狂犬病

D. 梅毒

E. 肺结核

211. 经消化道传播感染几率最高的疾病是

212. 经性行为传播感染几率最高的疾病是

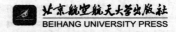

第七章 护理管理学

1. 管理的核心是
   A. 人
   B. 财
   C. 物
   D. 信息
   E. 时间

2. 管理的二重属性是指
   A. 自然属性与社会属性
   B. 自然属性与科学属性
   C. 科学性与艺术性
   D. 普遍性与目的性
   E. 科学属性与社会属性

3. 管理的首要职能是
   A. 控制职能
   B. 领导职能
   C. 人员管理
   D. 组织职能
   E. 计划职能

4. 管理的职能包括
   A. 决策、组织、人员管理、领导、控制
   B. 决策、计划、人员管理、领导、控制
   C. 领导、计划、组织、决策、控制
   D. 计划、组织、人员管理、领导、决策
   E. 计划、组织、人员管理、领导、控制

5. 纵观近几年护理管理学的发展，错误的是
   A. 向不同层次、多元化管理目标转变
   B. 从一维分散管理向系统管理转变
   C. 从重视软件管理向重视硬件管理转变
   D. 从短期行为向社会的长期目标转变
   E. 从经验决策向科学决策转变

6. "君子不器"体现的管理思想是
   A. 社会管理思想
   B. 系统管理思想

C. 战略管理思想
D. 统筹管理思想
E. 用人管理思想

7. 关于人际关系学说主要观点的描述，正确的是
   A. 人是喜欢工作的，是负责的，能够自我控制和管理
   B. 群体行为是各种相互影响力的结合，这种力场可修正个人的行为
   C. 群体是一种非正式组织，是处于平衡状态的
   D. 人不仅仅是经济人，也是社会人，其工作态度受多种因素的影响
   E. 群体的内聚力可以用每个成员对群体忠诚、责任感等态度来说明

8. 提出群体力学理论的心理学家是
   A. 西蒙
   B. 卢因
   C. 奥尔德弗
   D. 汉默
   E. 孔茨

9. 著名的"霍桑试验"对管理理论的主要贡献是证明了
   A. 人的从众心理
   B. 人是"经济人"
   C. 人是"社会人"
   D. 人具有二重性
   E. 人是"自然人"

10. 肝胆外科病区值班护士发现一名患者不在医院且没有请假，此时护士首先应报告的对象是
    A. 肝胆外科主任
    B. 外科总护士长
    C. 患者家属

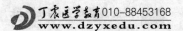
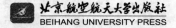

D. 肝胆外科病区护士长

E. 护理部主任

11. 人际关系学说的提出者是

A. 麦格雷戈

B. 韦伯

C. 库尔特·卢因

D. 法约尔

E. 梅奥

12. 人本原理管理思想的根本是

A. 提高组织管理效益

B. 调动员工的积极性

C. 建立公平的分配制度

D. 重视员工的发展需要

E. 营造良好的工作氛围

13. 人本原理所对应的原则是

A. 弹性原则

B. 反馈原则

C. 动态原则

D. 能级原则

E. 价值原则

14. 组织为全面实现目标而对整体行动进行布置的总纲称为

A. 宗旨

B. 计划

C. 目标

D. 规程

E. 策略

15. 按时间划分计划,包括

A. 综合计划

B. 专项计划

C. 阶段计划

D. 年度计划

E. 短期计划

16. 管理中计划工作的核心是

A. 组织

B. 领导

C. 决策

D. 协调

E. 控制

17. 计划工作中,评估形势的主要内容包括

A. 社会关系、社会经济、社会竞争、服务对象的需求

B. 社会需求、社会竞争、组织资源、社会经济的需求

C. 社会竞争、社会关系、社会需求、服务对象的需求

D. 社会需求、社会竞争、组织资源、服务对象的需求

E. 社会需求、社会关系、社会竞争、组织资源的需求

18. "计划工作必须始终坚持以目标为导向",强调的是计划的

A. 系统性原则

B. 创新原则

C. 可考核性原则

D. 弹性原则

E. 重点原则

19. 某科室的目标是提高护理人员的业务素质,可行的备选方案有

A. 加强护士的职业道德教育

B. 增加科室护士人数

C. 加强护理文化建设

D. 注重护士的心理素质培养

E. 聘请护理专家进行专题讲课

20. 制定医院护理工作计划的步骤不包括

A. 评估形势

B. 确定目标

C. 广泛征求意见

D. 发展可选方案

E. 比较和选择方案

21. 某医院护理部为制定该院的 5 年护理发展规划,采用 SWOT 法对该院的外部条件和内部条件进行了全面分析,这个步骤是规定计划中的

A. 分析评估

B. 确定目标

C. 比较方案

D. 拟定备选方案

E. 制定辅助计划

22. 有关制定目标的注意事项,描述正确的是

A. 目标数目宜多,包括所有的工作特征

B. 目标应数量化或具体化,以便于考核

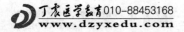
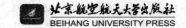

C. 个人目标与组织目标要高度一致
D. 目标没有明确的期限要求
E. 目标设定应具有高挑战性

23. 以共同制定的目标为依据来检查和评价目标完成情况的管理方法是
    A. 人本管理
    B. 组织管理
    C. 统筹管理
    D. 目标管理
    E. 时间管理

24. 目标管理的第一步是
    A. 找出管理中的问题
    B. 建立信息反馈制度
    C. 制定组织整体目标
    D. 协议授权
    E. 咨询指导

25. 在目标管理的特点中，<u>不正确</u>的是
    A. 强调目标的唯一性
    B. 强调员工参与管理
    C. 强调自我评价
    D. 强调自我管理
    E. 强调重视成果

26. 目标管理中，执行阶段的步骤依次是
    A. 制定目标、职责分工、协议授权
    B. 确定目标、调节平衡、总结经验
    C. 制定目标、调节平衡、反馈控制
    D. 咨询指导、调节平衡、反馈控制
    E. 咨询指导、考评成果、奖惩兑现

27. 目标管理的特点<u>不包括</u>
    A. 员工参与管理
    B. 以自我管理为中心
    C. 注重员工满意度
    D. 强调自我评价
    E. 重视成果

28. 医院护理部为提高全院护理服务质量，准备采用目标管理的方法提高护理人员的护理技术操作水平，关于目标的描述，最有效的是
    A. 提高全体护理人员的护理技术操作水平
    B. 提高全体护理人员的护理技术操作合格率
    C. 一年内提高全体护理人员的护理技术操

作合格率
    D. 全体护理人员的护理技术操作合格率达90%以上
    E. 一年内使全体护理人员的护理技术操作合格率达90%以上

29. 在时间消耗相等的情况下，为提高时间利用率和有效性而进行的一系列活动是指
    A. 决策
    B. 目标管理
    C. 计划
    D. 时间管理
    E. 评估

30. 有关浪费时间的原因，属于内在因素的是
    A. 缺乏反馈
    B. 信息不够丰富
    C. 未能恰当授权
    D. 无效沟通
    E. 过多的社交活动

31. 管理者通过记录和总结每天的时间消耗状况，分析时间浪费的原因，采取适当的措施节约时间，称为
    A. ABC时间管理法
    B. 四象限时间管理法
    C. 记录统计法
    D. 拟订时间进度表
    E. 区域管理法

32. 在ABC时间管理方法中，C级目标是指
    A. 必须完成的目标
    B. 最优先的目标
    C. 较重要的目标
    D. 很想完成的目标
    E. 可暂时搁置的目标

33. 按决策的重要性划分，"为完成目标而制定的组织未来一段较短时间内的具体行动方案"称
    A. 宏观决策
    B. 战术决策
    C. 全局决策
    D. 战略决策
    E. 团体决策

34. 决策方案的拟定通常有两条途径是
    A. 评估与比较

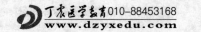 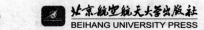

B. 评估与创造
C. 咨询与创造
D. 经验与比较
E. 经验与创造

35. 确定组织发展方向和长远目标等重大问题的决策属于
   A. 战略决策
   B. 程序化决策
   C. 战术决策
   D. 确定型决策
   E. 风险型决策

36. 不属于团体决策的方法的是
   A. 德尔菲法
   B. 名义集体决策法
   C. 记录统计法
   D. 电子会议法
   E. 头脑风暴法

37. 最古老、最简单的一种组织结构类型是
   A. 直线 - 参谋型组织结构
   B. 分部制组织结构
   C. 委员会
   D. 直线型组织结构
   E. 职能型组织结构

38. 某医院设置了院长、护理部、医务科、内科、外科等，该医院的组织结构属于
   A. 直线职能型结构
   B. 分部型结构
   C. 职能型结构
   D. 矩阵结构
   E. 直线型结构

39. 关于直线组织结构的特点，不正确的叙述是
   A. 组织关系简明
   B. 各部门目标清晰
   C. 适用于规模较大的组织
   D. 容易造成最高领导人滥用权力的倾向
   E. 为评价各部门或个人对组织目标的贡献提供了方便

40. 职权从组织上层"流向"组织基层，属于的组织结构类型为
   A. 直线型
   B. 综合型

C. 主导型
D. 职能型
E. 直线 - 参谋型

41. 属于多线型组织结构的为
   A. 直线型
   B. 直线 - 参谋型
   C. 职能型
   D. 主导型
   E. 综合型

42. 可以表示组织结构的模式的方法是
   A. 职位报告、职位说明书、组织图
   B. 职位报告、审核报告、组织说明书
   C. 组织手册、组织图、组织表格
   D. 组织图、组织手册、职位说明书
   E. 组织图、审核报告、职位说明书

43. 组织结构设计的主体阶段是
   A. 确立组织目标
   B. 划分业务工作
   C. 组织结构的基本框架设计
   D. 确定职责和权限
   E. 组织运作方式设计

44. 管理者将组织内各要素进行合理组合，建立和实施特定组织结构的过程称为
   A. 组织调整
   B. 组织变革
   C. 组织规划
   D. 组织设计
   E. 组织建设

45. 根据组织设计原则，从高层领导到基层领导适宜的管理层次是
   A. 1～3 层
   B. 2～4 层
   C. 3～5 层
   D. 4～6 层
   E. 5～7 层

46. 某医院护理部要求各科室提交的工作计划需根据医院的总体工作目标制定护理工作的总目标，内容清晰明确，高低适当。这体现的是护理管理组织原则中的
   A. 管理层次的原则
   B. 集权分权结合原则

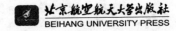

C. 任务和目标一致原则

D. 等级和统一指挥的原则

E. 专业化分工和协作原则

47. 护理组织中最高层次的文化是

A. 护理环境

B. 护理专业形象

C. 护理哲理

D. 护理道德规范

E. 护理制度

48. 护理组织文化的核心是

A. 护理理念

B. 护理程序

C. 整体护理

D. 护理价值观

E. 护理服务观

49. 个案护理的主要优点是

A. 分工明确，节省人力

B. 24 小时负责制，文字书写任务过重

C. 护士间容易沟通，护理系统性、连续性好

D. 对患者观察全面，护患关系融洽

E. 有利于实施整体护理，对护士能力要求较高

50. 关于小组护理的优点，描述正确的是

A. 节省人力、经费及时间

B. 分工明确，有利于按护士的能力分工

C. 患者获得连续的、全面的整体护理

D. 护士工作的独立性增强

E. 便于成员相互沟通，协调合作

51. 不属于护理工作组织方式的是

A. 小组护理

B. 责任制护理

C. 循证护理

D. 功能制护理

E. 个案护理

52. 以患者为中心，以护理计划为内容，有计划、有目的的护理工作模式为

A. 个案护理

B. 小组护理

C. 功能制护理

D. 责任制护理

E. 临床路径

53. 某病区护理人员的工作方式是：一位责任护士对其所管患者从入院到出院提供连续、全面、整体的护理。该种工作方式是

A. 个案护理

B. 责任制护理

C. 经验护理

D. 小组护理

E. 综合护理

54. 护士长为今天当班的护士小白、小兰、小于和小柯进行工作的安排，小白是处理医嘱的主班护士，小兰是治疗护士，小于是药疗护士，小柯是生活护理护士。每隔一段时间护士长安排她们进行调换岗位。这种工作方式被称为

A. 个案护理

B. 功能制护理

C. 责任制护理

D. 小组护理

E. 临床路径

55. "知人善任，扬长避短"体现了人员管理的

A. 职务明确原则

B. 责权一致原则

C. 用人之长原则

D. 系统管理原则

E. 公平竞争原则

56. 负责管理护士考核工作的部门是

A. 国家卫生部

B. 预防机构

C. 医学专业组织

D. 县级以上人民政府卫生行政部门

E. 县级以上医疗机构评审委员会

57. 人员管理的基本原则不包括

A. 职务要求明确原则

B. 责权利一致原则

C. 重点培养原则

D. 用人之长原则

E. 公平竞争原则

58. 某二级医院的护理管理架构是护理部主任 - 科护士长 - 病区护士长，该医院护理管理的层次数是

A. 5 级

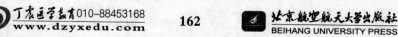

B. 4 级

C. 3 级

D. 2 级

E. 1 级

59. 护士配备是否合理并**不影响**

A. 护士的工作强度

B. 护理质量

C. 医院管理与卫生管理部门要求的一致性

D. 医院的经济效益

E. 对患者的服务水准

60. 根据卫生主管部门对医院护理人员编制的要求，医院护理人员一般应占卫生技术人员的

A. 25%

B. 30%

C. 40%

D. 50%

E. 10%

61. 护理人员数量与结构设置的主要依据是

A. 合理结构原则

B. 优化组合原则

C. 经济效能原则

D. 满足患者护理需要原则

E. 动态调整原则

62. 正确的护士工作分配原则**不包括**

A. 保证 24 小时连续性护理

B. 合理安排人员，新老搭配

C. 尽量保持各班工作量基本均衡

D. 做到工作有计划，每班备有机动人员

E. 根据需要经常轮换搭班人员

63. 工作时间最长的排班方法是

A. 单人双班制

B. 双人三班制

C. 每天三班制

D. 每天两班制

E. 每天四班制

64. 卫生主管部门对医院护理人员编制要求护理人员与床位比为

A. 4 : 1

B. 1 : 1

C. 0.4 : 1

D. 1 : 4

E. 1 : 0.4

65. 护理人员数量与结构设置的主要依据是

A. 合理结构原则

B. 最大优化组合原则

C. 提升经济效能原则

D. 满足患者护理需要原则

E. 动态调整原则

66. 护理人才的结构中，属于个体结构的是

A. 学历结构

B. 品德结构

C. 专业结构

D. 能级结构

E. 年龄结构

67. 根据卫生部《医院分级管理办法(试行草案)》中提出的三级医院床护比是

A. 1 : 0.30

B. 1 : 0.35

C. 1 : 0.40

D. 1 : 0.45

E. 1 : 0.50

68. 在进行新护士规范化培训时，可以选择的院外培训方式为

A. 临床实践

B. 专题讲座

C. 读书报告会

D. 短期培训班

E. 自学高考

69. 某护士能及时发现患者的病情变化并正确处理，说明该护士

A. 具有诚实的品格

B. 具有扎实的理论基础

C. 具有较强的实践能力

D. 具有敏锐的观察力和分析力

E. 具有较强的责任感

70. 护理人才的能力结构**不包括**

A. 获取知识的能力

B. 科学研究能力

C. 组织管理能力

D. 沟通能力

E. 表达能力

71. 权力性影响力的特点**不包括**
    A. 靠奖惩等附加条件起作用
    B. 对下属的影响具有强迫性
    C. 不稳定，随地位的变化而改变
    D. 下属被动地服从，激励作用有限
    E. 影响力持久，可起潜移默化的作用

72. 根据领导生命周期理论，随着下属从不成熟走向成熟，领导方式的变化顺序是
    A. 高工作低关系→高工作高关系→低工作高关系→低工作低关系
    B. 高工作高关系→高工作低关系→低工作高关系→低工作低关系
    C. 低工作低关系→高工作低关系→低工作高关系→高工作高关系
    D. 低工作高关系→高工作低关系→低工作低关系→高工作高关系
    E. 高工作低关系→低工作低关系→低工作高关系→高工作高关系

73. 领导效能的内容**不包括**
    A. 时间效能
    B. 用人效能
    C. 决策办事效能
    D. 组织整体贡献效能
    E. 结构效能

74. 某护士护理学院毕业十年，责任心及业务能力强。按照生命周期领导理论的观点，护士长对她的领导方式最好是
    A. 高工作、低关系
    B. 高工作、高关系
    C. 中工作、中关系
    D. 低工作、低关系
    E. 低工作、高关系

75. 授权的原则中最根本的准则是
    A. 权责对等
    B. 监督控制
    C. 合理合法
    D. 视能授权
    E. 奖惩分明

76. **不属于**授权原则的是
    A. 视能授权
    B. 公平竞争

    C. 合理合法
    D. 监督控制
    E. 权责对等

77. 关于授权的解释，正确的是
    A. 授权是让别人去做原本属于自己的事情
    B. 授权是将自身的权力授予下属
    C. 授权者自身有监督权和最终责任
    D. 授权者将自身的部分监督职能授予下属
    E. 授权最根本的准则是合理合法

78. 关于双因素激励理论的描述，正确的是
    A. 保健因素对员工也有激励作用
    B. 激励因素又称为维持因素
    C. 缺乏激励就会引起员工不满
    D. 员工的发展期望属于保健因素
    E. 激励因素与员工的工作本身有关

79. 防止激励效应弱化应
    A. 加强激励的针对性
    B. 加强激励的严肃性
    C. 加强激励的科学性
    D. 加强激励的合理性
    E. 加强激励的政策导向性

80. 领导理论中，**不属于**激励理论的是
    A. 需要层次论
    B. 双因素理论
    C. 公平理论
    D. 行为科学理论
    E. 期望理论

81. 期望理论公式"$M = V \times E$"中，E 表示
    A. 激励力，指调动一个人的积极性的强度
    B. 期望值，指调动一个人的积极性的强度
    C. 期望值，指一个人判断某一成果的可能性的大小
    D. 效价，指某项活动成果所能满足个人需要的程度
    E. 效价，指一个人判断某一成果的可能性的大小

82. 关于沟通的描述，**不正确**的是
    A. 沟通的核心是信息传递和理解
    B. 组织中应避免出现非正式沟通
    C. 手势和符号也是信息的表达方式
    D. 反馈在沟通过程也很重要

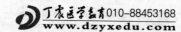
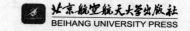

E. 信息传递需要相应的渠道

83. 人际沟通时的<u>不恰当</u>反应是
  A. 反复保证
  B. 沉默
  C. 复述
  D. 澄清
  E. 同感

84. 以社会关系为基础，不受组织的监督，自由选择沟通渠道的沟通方式为
  A. 垂直沟通
  B. 非正式沟通
  C. 横向沟通
  D. 正式沟通
  E. 全通道式沟通

85. 沟通的过程<u>不包括</u>
  A. 编码
  B. 传递信息
  C. 接收
  D. 解码
  E. 反馈

86. <u>不属于</u>非正式沟通重要作用的是
  A. 可以满足员工情感方面的需要
  B. 可以了解员工真实的心理倾向
  C. 可以有较强的约束力，易于保密
  D. 可以防止管理者滥用正式通道
  E. 可以减轻管理者的沟通压力

87. 将信息译成接收者能够理解的一系列符号的步骤是
  A. 传递信息
  B. 编码
  C. 解码
  D. 反馈
  E. 信息源

88. 沟通中的"几种媒介相互冲突"，属于
  A. 发送者障碍
  B. 接收者障碍
  C. 沟通通道的障碍
  D. 编码障碍
  E. 反馈障碍

89. 沟通障碍的类型主要包括

A. 发送者的障碍、编码的障碍、接收者的障碍
B. 发送者的障碍、编码的障碍、沟通通道的障碍
C. 发送者的障碍、沟通通道的障碍、反馈的障碍
D. 发送者的障碍、沟通通道的障碍、接收者的障碍
E. 发送者的障碍、接收者的障碍、反馈的障碍

90. 某护士在下班路上遇见了医院的护理部主任，便将病房最近发生的一起差错告诉主任。第二天上班后，护理部主任找该病房护士长了解情况，护士长告之护理部主任当时的情形，但护理部主任发现护士长和护士所描述的情景出入较大，她应该作如何打算
  A. 再次私下找该护士了解情况
  B. 再次找护士长核实情况
  C. 找发生差错的当事人了解情况
  D. 找病房的其他护士了解情况
  E. 通知护士长将事情的经过以书面形式报告给她

91. 关于有效沟通的方法，<u>错误</u>的是
  A. 创造良好的沟通环境
  B. 重视沟通细节的处理
  C. 增强语言的感染力
  D. 减少聆听时间
  E. 强化沟通能力

92. <u>不属于</u>有效沟通策略的是
  A. 考虑接收者的观点和立场
  B. 使用恰当的沟通方式
  C. 充分利用反馈机制
  D. 以语言强化行动
  E. 避免一味说教

93. 有助于有效交流的行为技巧是
  A. 说教
  B. 劝服
  C. 劝告
  D. 轻视
  E. 刺激

94. 有效沟通的要求包括

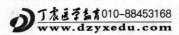
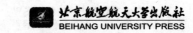

A. 目的明确、沟通及时、信息明确
B. 信息完整、沟通及时、目的明确
C. 目的明确、沟通及时、信息灵活
D. 目的明确、信息完整、信息灵活
E. 沟通及时、信息准确、信息完整

95. 某医院护理部李主任某日找到小儿科门诊护士小张，要她准备明天一整天参加一个培训班，回来后向全院介绍一下心得体会。小张非常紧张，她想："难道李主任对我另有安排？"于是，第二天清晨她向科里打了个电话说："我正在参加一个培训班，主任同意的。"护士长特别着急，"今天的班次怎么办？……"请问，李主任和小张的沟通违背了沟通的
　　A. 非正式沟通策略原则
　　B. 及时性原则
　　C. 组织结构完整性原则
　　D. 准确性原则
　　E. 有效性原则

96. 主持会议应把握的要点<u>不包括</u>
　　A. 紧扣议题
　　B. 激发思维
　　C. 引导合作
　　D. 维持秩序
　　E. 恪守时间

97. 某科室有些护士上班总是迟到，护士长为了尊重自己的员工，一直采用不点名批评或个人谈话来强化科室的规章制度，但迟到的现象还是存在，该护士长应注意采取的有效训导方法是
　　A. 对于反复发生的错误要具体指明问题所在
　　B. 对反复发生的错误要进行严厉批评
　　C. 对于反复发生的错误要对事不对人
　　D. 对于反复发生的错误，要逐步加重处罚
　　E. 对于反复发生的错误处理要平等、客观

98. "冲突是与生俱来的，组织应当接纳冲突，使之合理化"，这一观点来自于
　　A. 现代观点
　　B. 传统观点
　　C. 动态观点
　　D. 人际关系观点
　　E. 相互作用观点

99. 冲突产生后，找到双方共同点，使双方都退让一步，达成彼此接受的协议，此解决方法是
　　A. 协商
　　B. 仲裁
　　C. 推延
　　D. 妥协
　　E. 教育

100. 某病房护士小李在给患者进行输液治疗，由于时间紧张，工作内容多，小李扎输液干净、麻利、快。但患者直喊疼，小李说"扎针哪有不疼的"。于是收拾完用物去给下一位患者操作了。患者特别不满，导致了一场小纠纷。根据产生冲突的范围划分，此案例描述的是
　　A. 认知冲突
　　B. 破坏性冲突
　　C. 程序冲突
　　D. 群体冲突
　　E. 人际冲突

101. 协调工作的重要基础是
　　A. 勤于沟通
　　B. 目标导向
　　C. 整体优化
　　D. 利益一致
　　E. 灵活处理

102. "通过经常性的各种有效信息的传递，使组织成员建立密切关系"，体现了协调的
　　A. 灵活变通原则
　　B. 利益一致原则
　　C. 勤于沟通原则
　　D. 目标导向原则
　　E. 整体优化原则

103. 协调的具体方法<u>不包括</u>
　　A. 组织目标协调
　　B. 组织结构协调
　　C. 人际关系协调
　　D. 政策协调
　　E. 制度协调

104. 按照管理者控制和改进工作的不同方式，控制可分为
　　A. 质量控制和资金控制
　　B. 间接控制和直接控制

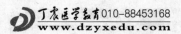 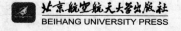

C. 日常控制和定期控制
D. 专项控制和全面控制
E. 技术控制和人员控制

105. "压疮的发生率"属于控制中的
A. 前馈控制
B. 同期控制
C. 过程控制
D. 反馈控制
E. 全面质量控制

106. 控制工作的特征<u>不包括</u>
A. 反馈及时
B. 具有明确的目的
C. 有准确的信息
D. 具有一行的灵活性
E. 有明确可衡量的标准

107. 控制的分类中，是按照管理者控制和改进工作的不同方式进行分类的是
A. 前馈控制和资金控制
B. 间接控制和直接控制
C. 同期控制和定期控制
D. 实施控制和全面控制
E. 技术控制和人员控制

108. 关于控制的叙述，<u>错误的</u>是
A. 监视各项活动以保证它们按计划进行并纠正各种重要偏差的过程
B. 控制的重要性包括在执行组织计划中的保障作用和在管理职能中的关键作用
C. 控制的类型包括前馈控制、同期控制和反馈控制
D. 控制的基本过程包括建立标准、衡量绩效和纠正偏差
E. 控制的基本方法包括预算控制、质量控制、进度控制和数据控制

109. 能反映其在计划实施前就采取预防措施的是
A. 定期控制
B. 间接控制
C. 前馈控制
D. 资金控制
E. 人员控制

110. 控制的基本过程包括
A. 评估形势
B. 建立计划
C. 衡量绩效
D. 纠正差错
E. 及时反馈

111. 关于质量与质量管理的相关描述，正确的是
A. 质量控制注重质量监测
B. 质量管理的职责是制定质量方针
C. 质量主要是指过程质量
D. 质量保证侧重于内部管理
E. 质量管理是管理者的职责

112. 有关持续质量改进的叙述，<u>不正确的</u>是
A. 强调通过检查手段提高质量
B. 强调顾客的需要和诚信
C. 强调对员工尊重、引导、激励、授权
D. 强调通过改进持续性提高质量
E. 强调全员参与

113. 全面质量管理的重要组成部分是
A. 强烈地关注顾客
B. 精确地度量
C. 持续质量改进
D. 向员工授权
E. 组织成员的质量培训

114. 护理质量管理标准化的表现形式<u>不包括</u>
A. 统一化
B. 规格化
C. 目标化
D. 系列化
E. 规范化

115. 标准是衡量事物的准则，将物质技术质量定型化和定量化称为
A. 统一化
B. 系列化
C. 规格化
D. 整体化
E. 系统化

116. 病房发生护理差错后，护士长应及时上报护理部，上报时间<u>不超过</u>
A. 24 小时

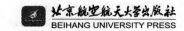

B. 6 小时

C. 48 小时

D. 2 小时

E. 12 小时

117. 不属于 PDCA 循环管理中计划阶段的步骤是

A. 调查分析质量现状，找出问题

B. 按照拟定的质量目标组织实施

C. 针对主要原因拟定对策和措施

D. 调查分析产生质量问题的原因

E. 找出影响质量的主要因素

118. PDCA 循环的特点是

A. 做好患者照顾的质量保证

B. 大环套小环，互相促进

C. 有效掌握医疗护理照顾的成本效益

D. 满足工作人员的需求

E. 落实患者和工作人员的安全措施

119. PDCA 循环是进行质量管理的方法，其特点不包括

A. 不断循环，不断提高

B. 大环套小环，互相促进

C. 完整性、统一性、连续性

D. 标准化运行，具有稳定性

E. 周而复始运转，阶梯式提高

120. PDCA 循环管理的关键在于

A. 计划阶段

B. 执行阶段

C. 检查阶段

D. 处理阶段

E. 反馈阶段

121. 病房发生护理差错后，护士长应及时上报护理部，上报的时间不超过

A. 2 小时

B. 12 小时

C. 6 小时

D. 24 小时

E. 48 小时

122. 专科疾病护理技术管理的基础工作是

A. 专科护理技术培训

B. 专科护理技术论证

C. 专科疾病护理技术常规的制定

D. 专科护理技术审批制度的建立

E. 专科护理技术操作考核评比

123. 关于社区护理质量管理的基本方法，不妥的是

A. 社区护理质量管理的基本方法包括标准化管理、评价和缺陷控制

B. 社区护理质量标准可分为国际标准、国家标准、行业标准等

C. 社区卫生服务中心可根据自身条件制定本中心的质量标准

D. 社区护理质量评价包括医护人员自我评价和社区居民评价

E. 社区护理质量缺陷控制是指预防和控制各种大的护理差错和事故

124. 日常护理工作中常有突发事件，有时无规律可言，反映护理信息特点的为

A. 随机性大

B. 来源广泛

C. 可靠性要求高

D. 内容繁杂

E. 质量要求高

125. 护士在工作时未认真核对，将患者液体输错，但及时发现未造成不良后果，属于

A. 一级医疗事故

B. 二级医疗事故

C. 三级医疗事故

D. 四级医疗事故

E. 不属于医疗事故

126. 对护士素质的叙述，不正确的是

A. 护士素质是护理工作所需要具备的身心素质

B. 评判性思维是护士应具备的专业素质

C. 护士素质的提高是终身学习的过程

D. 护士素质具有可塑性和不稳定性

E. 自控力、忍耐力属于护士的心理素质

127. 可用于分析护理意外事件发生的定性分析法是

A. 分层法

B. 排列图法

C. 调查表法

D. 因果分析图法

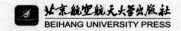

E. 控制图法

128. 把收集来的原始质量数据，按照一定的目的和要求加以分类整理，以分析质量问题及其影响因素的方法，称为
- A. 调查表法
- B. 分层法
- C. 排列图法
- D. 控制图
- E. 因果分析图

129. 不属于护理质量评价定性分析法的是
- A. 分层法
- B. 调查表法
- C. 排列图法
- D. 因果分析图
- E. 头脑风暴法

130. 护士执业注册后才能独立从事护理工作，每次注册的有效期限为
- A. 注册后 2 年内有效
- B. 注册后 3 年内有效
- C. 注册后 4 年内有效
- D. 注册后 5 年内有效
- E. 注册后 6 年内有效

131. 护理部制定护士年度培训计划时拟对全员护士加强常用抢救技术培训，不作为需全员培训项目的是
- A. 吸氧
- B. 吸痰
- C. 止血包扎法
- D. 骨折固定
- E. 血液净化

（132 − 133 题共用题干）

某医院手术室护士长在全年的护理质量检查中，发现一个外科手术包过期，随即召集科室护士开会，分析问题，查找原因，制定整改计划，并对直接责任人进行了批评和相应的处罚。

132. 问题 1：保证无菌物品的合格率属于质量控制中的
- A. 前馈控制
- B. 同期控制
- C. 后馈控制
- D. 反馈控制

E. 过程控制

133. 问题 2：关于手术室质量管理标准内容的叙述，不正确的是
- A. 手术室有定期清扫制度
- B. 无菌手术感染率小于 0.5%
- C. 不需要对无菌物品进行细菌培养
- D. 对感染手术严格执行消毒隔离制度
- E. 三类切口感染有追踪登记制度

（134 − 135 题共用备选答案）
- A. 提高劳动生产率
- B. 实行科学化管理
- C. 调动人的积极性
- D. 体现公平的分配制度
- E. 建立健全的管理系统

134. 科学管理理论的基本出发点为

135. 人际关系管理理论的核心为

（136 − 137 题共用备选答案）
- A. 合理性原则
- B. 系统性原则
- C. 重点原则
- D. 有效性原则
- E. 弹性原则

136. 制订计划时要分清主次轻重，着力解决影响全局的问题。遵循的是

137. 制订计划要全面考虑系统中各构成部分的关系以及他们与环境的关系，进行统筹规划。遵循的是

（138 − 140 题共用备选答案）
- A. 可考核性原则
- B. 系统性原则
- C. 重点原则
- D. 创新原则
- E. 弹性原则

138. 工作前制订计划时要求充分发挥创造力，提出一些新方法、新措施，这遵循的是

139. 计划工作必须始终坚持以目标为导向，目标应具体、可测量，遵循的是

140. 制定计划时必须留有一定调节余地，以预防及减少不确定因素对计划实施可能产生的冲击，这遵循的是

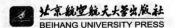

（141－142题共用备选答案）

A. 最重要的目标

B. 最优先的目标

C. 较重要的目标

D. 不太重要的目标

E. 必须完成的目标

141. 管理学家莱金提出的ABC时间管理方法中，B级目标是

142. 美国管理学家莱金提出的ABC时间管理方法中，C级目标是指

（143－144题共用备选答案）

A. 直线型组织结构

B. 职能型组织结构

C. 矩阵型组织结构

D. 直线-职能参谋型组织结构

E. 委员会组织结构

143. 按职能分工实行专业化管理，各职能部门在分管业务范围内直接指挥下属的组织结构称为

144. 组织系统职权从上层直接"流向"基层，组织内部不设参谋部的组织结构称为

（145－147题共用备选答案）

A. 用人权

B. 决策权

C. 指挥权

D. 经济权

E. 奖罚权

145. 护理部每年组织评选"优秀护士"，并对其予以经济上的奖励，这一做法行使了

146. 某院护理部主任根据对院内王护士的德、勤、能、绩进行考察，聘任其为护士长，这一做法行使了

147. 某院急诊科紧急接收大批中毒患者，护理部主任立即从其他科室调来6名护士支援，这一做法行使了

（148－149题共用备选答案）

A. 协商

B. 压制

C. 拖延

D. 妥协

E. 折中

148. 处理冲突的方式中，双方都得到部分满足的是

149. 处理冲突的方式中，通过上级命令解决冲突的是

（150－152题共用备选答案）

A. 造成患者生活不能自理的

B. 造成患者死亡、重度残疾的

C. 造成患者明显人身损害的其他后果的

D. 造成患者中度残疾、器官组织损伤导致严重功能障碍的

E. 造成患者轻度残疾、器官组织损伤导致一般功能障碍的

150. 对医疗事故分级描述不正确的是

151. 二级医疗事故是

152. 四级医疗事故是

（153－154题共用备选答案）

A. 违反护理规范、常规

B. 执行医嘱不当

C. 工作不认真，缺乏责任感

D. 护理管理不善造成的缺陷

E. 护理记录不全造成的缺陷

153. 不按时巡视病房，患者病情变化时未能及时发现，延误抢救，造成严重后果的，属于常见护理缺陷中的

154. 药物剂量查对失误，造成患者因用药剂量过大而中毒死亡，属于常见的护理缺陷中的

（155－158题共用备选答案）

A. 一级医疗事故

B. 二级医疗事故

C. 三级医疗事故

D. 四级医疗事故

E. 五级医疗事故

155. 造成患者明显人身损害的其他后果的属于

156. 造成患者器官组织损伤，导致严重功能障碍的属于

157. 造成患者轻度残疾属于

158. 造成患者死亡属于

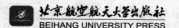

答案与解析

第一章　内科护理学

第一节　呼吸系统疾病

1．B。潮气量是指每次呼吸时吸入或呼出的气体量，正常成年人平静呼吸时潮气量为 400 ～ 600ml，平均为 500ml。

2．B。砖红色胶冻状痰常见于肺炎克雷伯杆菌肺炎。铁锈色痰常见于肺炎链球菌肺炎。大量恶臭味脓痰常见于厌氧菌感染。棕黄性脓性痰常见于细菌性感染，如金黄色葡萄球菌感染。白色泡沫痰常见于支气管哮喘发作。

3．A。根据咯血量不同，少量咯血（＜ 100ml/d）、中等量咯血（100 ～ 500ml/d）、大量咯血（＞ 500ml/d，或 1 次＞ 300ml）。

4．E。胸部叩击排痰正确的方法是患者取侧卧位或坐位，护士五指并拢，向掌心微弯曲呈空心掌状或握杯状（非扇形张开），自下而上，由外向内，频率 120 ～ 180 次 / 分。每次叩击 5 ～ 15 分钟，应在餐后 2 小时或餐前 30 分钟完成，以免叩击引发呕吐。

5．B。咯血患者首要的护理措施是维持呼吸道通畅，清除口、鼻腔内血凝块，或迅速用鼻导管接吸引器插入气管内抽吸，以清除呼吸道内积血。不应立即使用镇静、镇咳药。

6．A。急性上呼吸道感染由各种病毒和细菌引起，但 70% ～ 80% 以上为病毒。

7．C。急性上呼吸道感染最常见的致病菌是溶血性链球菌，其次为肺炎链球菌、流感嗜血杆菌。

8．C。对于痰液黏稠不易咳出者，可遵医嘱给予雾化吸入、祛痰药等稀化痰液，必要时再给予吸痰。对于青壮年患者，平素体健，现受凉后出现咳少量黏痰，护士应鼓励患者自行咳嗽以促进

分泌物排出。其余护理措施还包括适当休息，多饮水，咽痛可用淡盐水漱口，退热，祛痰，止咳等。有少量粘痰是不必吸痰。

9．A。各种病毒和细菌均可引起急性上呼吸道感染，但 70% ～ 80% 为病毒。成年人、年长儿以鼻部症状为主，喷嚏、鼻塞、流涕、干咳、咽痛或烧灼感，查体可见鼻咽部充血，扁桃体肿大，颌下与颈淋巴结肿大，肺部听诊一般正常。急性咽 - 扁桃体炎起病急，咽痛明显，伴发热，查体可见咽部明显充血，扁桃体肿大、充血，表面有黄色脓性分泌物。如出现耳痛、耳鸣、听力减退、外耳道流脓等常提示并发中耳炎，婴幼儿常见。淋雨、受凉、气候突变、过度劳累是急性上呼吸道感染的重要诱因。

10．A。各种病毒和细菌均可引起急性上呼吸道感染，但 70% ～ 80% 以上为病毒。

11．E。细菌感染者白细胞计数和中性粒细胞比例增高，出现核左移。

12．E。细菌感染者白细胞计数和中性粒细胞比例增高，出现核左移。

13．D。反复感染是慢性支气管炎病情加剧发展的重要因素。慢性支气管炎是气管、支气管黏膜及其周围组织的慢性非特异性炎症。反复感染会加重炎症。

14．B。病毒、细菌、支原体等感染是慢性支气管炎病情加剧发展的重要因素。吸烟、理化因素、环境因素是慢性支气管炎的病因，但并非病情加重的重要的原因。

15．B。引起慢性支气管炎的各种环境因素均可参与阻塞性肺气肿的发病，因此，慢性阻塞性肺气肿最常见的病因是慢性支气管炎。

16．E。慢性支气管炎发生的病因包括感染、吸烟、

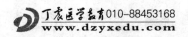
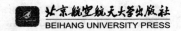

大气污染、气候寒冷以及机体内在因素（自主神经功能失调，过敏、年龄、营养、遗传因素等），不包括高热量饮食。

17．B。肺不张痰多无力咳出，烦躁不安，呼吸急促，查体右下肺叩诊实音，呼吸音消失。胸腔积液、脓胸叩诊浊音。气胸叩诊是鼓音。

18．D。慢性支气管炎临床上以咳嗽、咳痰为主要症状，或有喘息，每年发病持续3个月或更长时间，连续2年或2年以上。根据慢性支气管炎的临床症状即可作出慢支的诊断。

19．A。药物超声雾化吸入是稀释痰液、促进痰液排出的快速、有效方法。祛痰药多可刺激呼吸道，使呼吸道分泌增加，达到祛痰作用，但达到药效浓度需一定的时间。翻身拍背等对于痰液黏稠的患者不一定能起到很好的效果。限制水分摄入，会使痰液更加黏稠，不利于排出。

20．D。感染是慢性支气管炎病情加剧发展的重要因素。本病首要的治疗是病因治疗即控制感染，其次是营养支持，吸氧，镇咳，祛痰，平喘，抗过敏等对症治疗。

21．D。感染是慢性阻塞性肺气肿患者病情加剧发展的重要因素。本病最主要的治疗是病因治疗即控制感染，其次是吸氧，止咳，祛痰，平喘等对症治疗。各种治疗的目的在于延缓肺气肿病变的发展，改善呼吸功能提高患者工作、生活能力。

22．E。对肺气肿患者改善肺功能的重要措施是适当的长期家庭氧疗。控制感染是病因治疗。休息、保暖、多饮水、合理饮食是支持治疗。祛痰、止咳、平喘是对症治疗。

23．C。慢性阻塞性肺疾病患者，应进行呼吸肌功能训练，包括缩唇呼吸和腹式呼吸。

24．E。支气管哮喘是气道的一种慢性变态反应性炎症性疾病。哮喘主要由接触变应原触发或引起，本质是免疫介导的气道慢性炎症。

25．A。哮喘主要由接触变应原触发或引起，本质是免疫介导的气道慢性炎症。

26．B。哮喘主要由接触变应原触发或引起，本质是免疫介导的气道慢性炎症，气道慢性炎症反应是由多种炎症细胞、炎症介质和细胞因子共同

参与、相互作用的结果，也是导致哮喘患者气道高反应性和气道弥漫性、可逆性阻塞的病理基础。

27．E。环境因素是哮喘的激发因素，患者去春游回家后发生支气管哮喘，过敏原最大的可能就是花粉，哮喘主要由接触变应原触发或引起，应远离过敏原减少刺激。

28．A。小气道阻和肺组织病变、肺气肿均属呼气性呼吸困难；胸膜病变呼气、吸气都困难。

29．B。支气管哮喘、过敏性紫癜等变态反应性疾病，血常规检查常见嗜酸性粒细胞增高，并发感染者白细胞计数和中性粒细胞比例增高。

30．E。军团菌肺炎属于细菌感染，细菌感染者白细胞计数和中性粒细胞比例增高，核左移。肺炎患者血常规检查显示白细胞计数升高至（10～30）×10^9/L，中性粒细胞比例＞0.8。

31．D。吸烟是支气管炎、阻塞性肺气肿最重要的发病因素。感染是本病发生和加重的重要因素之一。大气污染是感染增加的有利条件，还包括遗传因素（α_1-抗胰蛋白酶缺乏）。精神因素与支气管炎、阻塞性肺气肿的发作无关。

32．E。慢性阻塞性肺疾病的个体因素包括遗传因素（α_1-抗胰蛋白酶缺乏），免疫功能紊乱，气道高反应性，年龄增大等。慢性阻塞性肺疾病多由慢性支气管炎发展而来，属于慢性感染性疾病，吸烟是重要的环境发病因素，还包括大气污染等。

33．B。慢性阻塞性肺疾病的个体因素包括遗传因素（α_1-抗胰蛋白酶缺乏），免疫功能紊乱，气道高反应性，年龄增大等。慢性阻塞性肺疾病多由慢性支气管炎发展而来，属于慢性感染性疾病，吸烟是重要的环境发病因素，还包括大气污染。

34．A。慢性阻塞性肺气肿多由慢性支气管炎发展而来，属于慢性感染性疾病。

35．C。肺功能检查是判断气流受限的主要客观指标。慢性阻塞性肺疾病时，残气容积增加，残气容积／肺总量＞45%。吸入支气管扩张药后的第1秒用力呼气量／肺活量（FEV_1/FVC）＜70%、第1秒用力呼气容积占预计值百分比（FEV_1预计值）＜80%，可确定为不能完全可逆的气流受限。

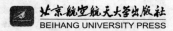

36．D。肺功能检查是判断气流受限的主要客观指标。慢性阻塞性肺疾病时，残气容积增加，残气容积 / 肺总量＞45%。

37．A。肺气肿患者行胸部 X 线检查时，可见胸廓扩张、肋骨低平、肋间隙增宽、膈低平，两肺透亮度增加。肺水肿检查可见肺部有云雾状阴影，近肺门处更显著。肺结核、肺脓肿可见密度减低的透亮区，为肺组织坏死液化与支气管相通经排出后形成空洞。肺癌可见不规则的肺门增大阴影或边缘不清或呈分叶状。

38．D。我国慢性肺心病中继发于慢性阻塞性肺疾病患者约占 80% ～ 90%，是最常见的病因。

39．D。慢性肺源性心脏病是由肺组织、肺血管或胸廓的慢性病变引起肺组织结构和（或）功能异常，造成肺血管阻力增加，肺动脉压力增高，继而右心室结构和（或）功能改变的疾病。肺动脉高压形成是慢性肺心病发病的关键环节。

40．C。缺氧、高碳酸血症和呼吸性酸中毒使肺血管收缩痉挛，其中缺氧是肺动脉高压形成最重要的因素。缺氧继发红细胞增多，血液黏稠度增加；缺氧可使醛固酮增加，导致水、钠潴留，血容量增多；血液黏稠度增加和血容量增多，可导致肺动脉高压。肺小动脉闭塞、肺泡内压力增加，压迫肺泡壁毛细血管均可使肺血管阻力增加，引起肺动脉高压，但不是主要因素。

41．B。由于肺循环阻力增加，肺动脉高压持续升高，肺动脉高压使右心室后负荷加重，超过右心室代偿能力，右心失代偿、排血量下降、舒张末压增高，引起右心室代偿性肥厚、扩张，逐渐发展为慢性肺源性心脏病。

42．B。慢性肺源性心脏病的发病机制是疾病造成患者呼吸系统功能和结构的明显改变，发生低氧血症，进而引起肺动脉高压，肺动脉高压使右心室后负荷加重，最终引起心室扩大、肥厚，甚至发生右心功能衰竭。

43．D。慢性肺源性心脏病是由肺组织、肺血管或胸廓的慢性病变引起肺组织结构和（或）功能异常，造成肺血管阻力增加，肺动脉压力增高，继而右心室结构和（或）功能改变的疾病。肺动脉高压形成是慢性肺心病发病的关键环节。

44．E。缺氧是肺动脉高压形成最重要的因素。缺氧继发红细胞增多，血液黏稠度增加；缺氧可使醛固酮增加，导致水、钠潴留，血容量增多；血液黏稠度增加和血容量增多，进而引起肺动脉高压。

45．D。确诊呼吸衰竭常用动脉血气分析。Ⅰ 型呼吸衰竭 PaO_2 ＜ 60mmHg，而 $PaCO_2$ 正常或低于正常。Ⅱ 型呼吸衰竭 PaO_2 ＜ 60mmHg 且 $PaCO_2$ ＞ 50mmHg。

46．D。X 线检查可发现肺、胸基础疾病及急性肺部感染的特征，是早期诊断慢性肺心病的辅助检查。心电图也是慢性肺心病常用的辅助检查。肺功能测定是判断持续气流受限的主要客观指标，是诊断慢性肺源性心脏病和支气管哮喘的重要检查。血气分析可用于判断呼吸衰竭的类型和程度。血常规检查没有特异性。

47．D。慢性肺心病急性加重期治疗措施为积极控制感染，保持呼吸道通畅，改善呼吸功能，纠正缺氧和二氧化碳潴留，控制呼吸衰竭和心力衰竭，处理并发症。利尿剂在心力衰竭控制感染、改善缺氧无效后使用。

48．C。肺性脑病患者长期缺氧和二氧化碳潴留并存，若吸入高浓度氧，使血氧迅速上升，解除了低氧对外周化学感受器的刺激，便会抑制患者呼吸，造成通气状况进一步恶化。

49．C。慢性肺源性心脏病患者出现烦躁时慎用镇静药，以免抑制呼吸，影响咳嗽反射，诱发肺性脑病。治疗措施包括控制感染；采用低浓度、低流量持续给氧；控制和纠正心力衰竭；高热量、高蛋白、高纤维饮食，限制水、钠摄入等。

50．D。慢性肺源性心脏病肺心功能失代偿期首要的护理措施是积极控制感染，纠正缺氧和二氧化碳潴留，保持呼吸道通畅，改善呼吸功能。其余护理措施还包括增加体育锻炼和呼吸肌锻炼；预防上呼吸道感染；皮肤护理；限制水、钠摄入，避免含糖高的食物；监测生命体征和意识状态，警惕肺性脑病的发生。

51．B。支气管扩张症是继发于急、慢性呼吸道感染和支气管阻塞后，由于反复发作支气管炎症，致使支气管壁结构破坏，引起支气管异常和持久

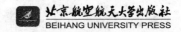

北京航空航天大学出版社
BEIHANG UNIVERSITY PRESS

性扩张。感染是引起支气管扩张症的最常见病因，致病菌包括细菌、真菌、分枝杆菌和病毒等，如儿童期的麻疹和百日咳感染。

52. D。支气管扩张症是由于 α_1- 抗胰蛋白酶缺乏、支气管 - 肺部感染（包括小儿麻疹、支气管炎症、肺部疾病等）、免疫缺陷、先天性结构受损引起。

53. C。支气管扩张症典型症状是慢性咳嗽、咳大量脓痰和反复咯血。肺结核典型症状是午后低热、盗汗、消瘦、乏力、食欲缺乏等。肺癌最早出现的症状是咳嗽，中央型肺癌常为痰中带血或间断血痰。慢性支气管炎的主要症状是咳嗽、咳痰或伴有喘息。

54. E。支气管扩张症主要指反复的气道感染与炎症所导致的支气管与细支气管的不可逆性扩张。反复气道感染和炎症时，病变部位闻及固定而持久的局限性湿啰音。病情严重尤其是合并慢性缺氧、肺心病、右心衰竭者可出现杵状指（趾）。

55. A。支气管扩张症发生大咯血又突然停止，出现表情恐怖、张口瞪眼、两手乱抓表现，考虑患者因大咯血堵塞呼吸道引起窒息。肺梗死常表现为呼吸困难、胸痛、咯血等。呼吸衰竭最早、最突出的症状是呼吸困难。心力衰竭表现为肺循环和（或）体循环静脉淤血，主要表现为呼吸困难及液体潴留的一组临床综合征。

56. B。胸部 CT 是确诊支气管扩张症的主要检查，可显示扩张的征象，明确病变部位、范围及性质。纤维支气管镜检查有助于发现患者的出血部位或阻塞原因。胸部 X 线有助于显示病变范围。支气管造影是确诊支气管扩张症的影像学检查，因其为创伤性检查，现已被高分辨率 CT 取代。

57. E。支气管扩张可表现为长期咳嗽、咳痰，痰液静置分 4 层。X 线检查可见囊状支气管扩张的气道表现为显著的囊腔，腔内可存在气液平面，典型者可见蜂窝状透亮阴影或沿支气管的卷发状阴影。纵切面可显示"双轨征"，横切面显示"环形阴影"，并可见气道壁增厚。

58. E。长期咳嗽和咳大量脓痰是支气管扩张症最主要的症状，多数患者可发生咯血，反复肺感染。肺部 X 线检查可见气道壁增厚。

59. D。支气管扩张症患者加强呼吸道痰液引流，

是减少肺部继发感染和全身中毒症状最关键的措施，抗生素、祛痰药、支气管扩张药是病因治疗或对症治疗措施。

60. B。支气管扩张症是由于急、慢性呼吸道感染和支气管阻塞后反复发生支气管炎症，使支气管壁结构破坏，引起的支气管异常和持久性扩张。炎症可致支气管壁血管增多，并伴相应支气管动脉扩张及支气管动脉和肺动脉吻合，有的毛细血管扩张形成血管瘤，以致患者常有咯血。

61. D。肺炎链球菌肺炎是由肺炎链球菌或称肺炎球菌所引起的肺炎，机体免疫功能受损时，有毒力的肺炎球菌入侵人体而致病。受凉、淋雨、疲劳、醉酒、病毒感染、昏迷或施行大手术等均可使机体免疫功能降低而致病。

62. E。肺炎链球菌肺炎的病原体是肺炎球菌，健康人鼻咽部可寄居，它不产生内、外毒素，不引起组织坏死或形成空洞，不留纤维瘢痕，其致病性主要是荚膜的侵袭作用。发病前常有受凉、淋雨、疲劳、醉酒、病毒感染史。

63. B。肺炎链球菌肺炎不产生内、外毒素，致病性主要是荚膜的侵袭作用，因此病变消散后肺组织、结构多无损坏，不留纤维瘢痕。

64. B。肺炎链球菌肺炎患者痰培养发现肺炎链球菌即可明确诊断。高热、咳嗽、血痰，白细胞总数、中性粒细胞增高，X 线片见大片状密度均匀阴影，呈肺叶或肺段分布均有助于诊断。

65. B。医院获得性肺炎常见病原菌多为金黄色葡萄球菌、铜绿假单胞菌、大肠埃希菌。

66. A。大叶性（肺泡性）肺炎常见病原体为肺炎链球菌，主要表现为肺实质炎症。

67. E。小儿重症肺炎消化系统可出现频繁呕吐、严重腹泻、肠鸣音消失等中毒性肠麻痹症状。循环系统出现呼吸困难、呼吸加快、心率增快、心音低钝、奔马律。神经系统表现烦躁、嗜睡、球结膜水肿、对光反应迟钝或消失、脑膜刺激征等。

68. C。支气管肺炎患者，典型 X 线征象是均匀一致点片状阴影，肺门阴影增浓。

69. B。细菌感染者白细胞计数和中性粒细胞比例增高，出现核左移。病毒感染者白细胞计数正

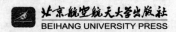

常或偏低，中性粒细胞比例降低，淋巴细胞比例增高。

70．A。细菌感染者白细胞计数和中性粒细胞比例增高，核左移。肺炎患者血常规检查显示白细胞计数升高至（10～30）×10⁹/L，中性粒细胞比例＞0.8，可见中毒颗粒及核左移。

71．A。细菌感染者白细胞计数和中性粒细胞比例增高，核左移。病毒感染者白细胞计数正常或偏低，中性粒细胞比例降低，淋巴细胞比例增高。

72．D。肺炎患者胸痛时应采取患侧卧位，以减轻疼痛，改善健侧通气。

73．C。入侵呼吸道的结核菌被肺泡巨噬细胞吞噬，因菌量、毒力和巨噬细胞非特异性杀菌能力的不同，被吞噬结核菌的命运各异。由T细胞介导的细胞免疫和迟发型过敏反应（即变态反应）于T细胞反应期形成，从而对结核病发病、演变及转归产生决定性影响。感染部位不属于决定肺结核发生与转归的因素。

74．E。入侵呼吸道的结核菌被肺泡巨噬细胞吞噬，因菌量、毒力和巨噬细胞非特异性杀菌能力的不同，被吞噬结核菌的命运各异。由T细胞介导的细胞免疫和迟发型过敏反应（即变态反应）于T细胞反应期形成，从而对结核病发病、演变及转归产生决定性影响。人体感染结核菌后是否发病与年龄因素无关。

75．D。大量毒力强的结核菌侵入机体而免疫力又下降时易发病。与患者的精神状态无明显关系。

76．A。结核病的传播途径以呼吸道传播为主，也可通过消化道传播、母婴传播或经皮肤伤口感染等。

77．C。飞沫传播是肺结核最重要的传播途径，感染途径为呼吸道感染。经消化道和皮肤等其他途径传播现已罕见。

78．C。继发型肺结核为成人结核最常见的类型。原发型肺结核为小儿肺结核的主要类型。

79．C。浸润型肺结核伴大片干酪样坏死灶时，常呈急性进展，出现严重毒性症状，临床上称为干酪样肺炎。干酪样坏死灶部分消散后，周围形成纤维包膜或空洞，空洞内干酪物难以排出，凝

成球形病灶，称"结核球"。

80．B。浸润型肺结核多见于成年人。原发型肺结核多见于少年儿童。血行播散型肺结核多见于婴幼儿和青少年。

81．A。原发性肺结核，是指初次感染结核菌而在肺内发生的病变，常见于小儿。继发性肺结核通常发生在曾受过结核菌感染的成年人。

82．C。继发型肺结核包括浸润性肺结核、空洞性肺结核、结核球、干酪性肺炎、纤维空洞性肺结核、结核性胸膜炎、其他肺外结核、菌阴肺结核。其中最常见的是浸润性肺结核。

83．A。肺结核大咯血时，血块易阻塞大呼吸道可引起窒息危及生命。

84．E。结核菌素（PPD）试验48～72小时测量皮肤硬结直径，直径＜5mm阴性（-）；5～9mm为阳性（+）；10～19mm为中度阳性（++）提示有结核菌感染；≥20mm为强阳性（+++）提示有活动性结核病的可能；除硬结外，还有水疱、破溃、淋巴管炎及双圈反应的为极强阳性（++++）。

85．E。痰结核杆菌检查在痰中找到结核杆菌是确诊肺结核最特异的方法，也是制订化疗方案和判断化疗效果的重要依据。

86．E。痰结核杆菌检查在痰中找到结核杆菌是确诊肺结核最特异的方法，也是制订化疗方案和判断化疗效果的重要依据。

87．E。痰结核杆菌检查在痰中找到结核杆菌是确诊肺结核最特异的方法，也是制订化疗方案和判断化疗效果的重要依据。

88．E。将痰吐在纸上用火焚烧是杀灭结核菌最简便有效的处理方法。75%乙醇2分钟、烈日曝晒2小时或煮沸1分钟均可使其灭活，但不是最简单易行的灭活方法。

89．A。肺结核患者取患侧卧位，有利于健侧通气，并防止病灶扩散，但无需绝对卧床。给予高热量、高蛋白、高维生素的易消化饮食，多饮水，需消化道隔离和对症治疗，密切观察病情变化和药物不良反应，加强心理护理和健康教育。

90．D。肺结核患者需呼吸道隔离和对症治疗。

有明显中毒症状、咯血或大量胸腔积液者应卧床休息，恢复期可适当增加活动；长期慢性患者或轻症患者可正常工作和生活，避免劳累和重体力活动。给予高热量、高蛋白、高维生素的易消化饮食，多饮水。咯血时禁止屏气，取患侧卧位，有利于健侧通气，并防止病灶扩散。

91．A。吸入性肺脓肿是临床上最常见的类型，多由吸入口、鼻、咽部病原菌（主要是厌氧菌）引起。

92．A。肺脓肿多为混合性感染，包括厌氧菌、需氧菌和兼性厌氧菌感染，其中最常见的是厌氧菌。

93．E。约 1/3～1/2 患者在不同病期有咯血，结核性炎症使毛细血管通透性增高，常表现血痰；病变损伤小血管则血量增加；若空洞壁的动脉瘤破裂则引起大咯血。胶冻样痰常见于肺炎克雷伯杆菌肺炎。粉红色泡沫痰常见于急性左心衰竭引起的肺水肿。

94．E。手术治疗的适应证是肺脓肿病程超过 3 个月，经内科治疗脓腔不缩小，或脓腔过大（5cm 以上）不易吸收者；大咯血内科治疗无效或危及生命者；并发支气管胸膜瘘或脓胸经抽吸、冲洗治疗效果不佳者；怀疑肿瘤阻塞支气管。

95．A。肺脓肿是以厌氧菌感染为主的混合性感染，一般对青霉素敏感，对青霉素过敏或不敏感者，可选用甲硝唑、林可霉素或克林霉素等。

96．B。吸烟是原发性支气管肺癌最重要的危险因素。开始吸烟年龄越早，吸烟时间越长，吸烟量越大，肺癌的发病率越高。原发性支气管肺癌发病的诱因还包括遗传因素、病毒感染、真菌感染、某些慢性肺部疾病等。

97．B。吸烟是原发性支气管肺癌最重要的危险因素。开始吸烟年龄越早，吸烟时间越长，吸烟量越大，肺癌的发病率越高。原发性支气管肺癌发病的诱因还包括遗传因素、病毒感染、真菌感染、某些慢性肺部疾病等。

98．D。肺癌为起源于支气管黏膜或腺体的恶性肿瘤。

99．B。小细胞癌的恶性程度最高，生长较快，较早的出现淋巴和血行转移，在各类型肺癌中预后最差。

100．B。鳞状细胞癌（简称鳞癌），常见于老年男性，与吸烟关系密切。腺癌目前已成为肺癌最常见的类型，女性多见。

101．D。原发性支气管肺癌临床表现常为痰中带血或间断血液，癌肿侵犯大血管时可引起大咯血。血源性肺脓肿可出现大量脓臭痰；肺炎链球菌肺炎可出现铁锈色痰；慢性支气管炎可出现透明黏液痰；慢性阻塞性肺气肿多为白色黏液和浆液泡沫状痰，偶可带血。

102．A。胸部 X 线是最基本、最主要、应用最广泛的检查方法，中央型肺癌可有不规则的肺门增大阴影，周围型肺癌可见边缘不清或呈分叶状，配合 CT 检查明确病灶。痰脱落细胞检查是简易有效的普查和早期诊断方法；纤维支气管镜检查是诊断肺癌最可靠的手段。

103．B。痰脱落细胞检查是简易有效的普查和早期诊断方法，找到癌细胞即可确诊。胸部 X 线是最基本、最主要、应用最广泛的检查方法。通过正侧位 X 线胸片发现肺部阴影，配合 CT 检查明确病灶。支气管镜检查是诊断肺癌最可靠的手段。

104．B。胸部 X 线检查是发现肺癌的最常用和首选的方法，通过正侧位 X 线胸片发现肺部阴影，配合 CT 检查明确病灶。

105．A。非小细胞癌（鳞癌、腺癌、大细胞癌）采取以手术治疗为主，辅以化学治疗和放射治疗的综合治疗。小细胞癌主要进行化学治疗和放射治疗。

106．A。引起呼吸衰竭最常见的病因是呼吸系统疾病如呼吸道疾病、肺组织病变、胸廓病变、肺血管疾病等，其中以支气管 - 肺疾病（如慢性阻塞性肺疾病、哮喘、肺炎、肺间质纤维化）最为多见。

107．C。呼吸道感染、呼吸道烧伤、异物、喉头水肿引起上呼吸道急性阻塞是引起急性Ⅱ型呼吸衰竭的常见病因。

108．C。各种累及肺泡和肺间质的病变，如肺部感染均可使有效呼吸面积减少、肺顺应性降低、通气 / 血流比例失调，加重缺氧和二氧化碳潴留，最终导致呼吸衰竭。

109．D。自发性气胸的发病机制是在原有肺部疾病基础上形成肺气肿、气肿性肺大泡破裂或直接胸膜损伤所致。临床表现为患侧胸廓饱满、胸痛、气促、叩诊鼓音、呼吸音消失。

110．A。自发性气胸典型的临床表现是突感一侧胸痛，继之出现胸闷、气促、干咳、呼吸困难等，常继发于慢性阻塞性肺疾病、肺结核、支气管哮喘等肺部基础疾病。心肌梗死主要表现为心前区剧烈疼痛。肺栓塞可突然出现胸痛、呼吸困难、咯血。左心衰竭以肺淤血为特征，典型表现为呼吸困难、咳白色或粉红色泡沫痰等。呼吸衰竭最早、最突出的症状是呼吸困难，重者可出现缺氧伴二氧化碳潴留。

111．E。自发性气胸典型的临床表现是突感一侧胸痛，继之出现胸闷、气促、干咳、呼吸困难等，不包括意识不清。

112．A。自发性气胸典型的临床表现是突感一侧胸痛，继之出现胸闷、气促、干咳、呼吸困难等，常继发于慢性阻塞性肺疾病、肺结核、支气管哮喘等肺部基础疾病。心肌梗死主要表现为心前区剧烈疼痛。肺栓塞可突然出现胸痛、呼吸困难、咯血。左心衰竭以肺淤血为特征，典型表现为呼吸困难、咳白色或粉红色泡沫痰等。呼吸衰竭最早、最突出的症状是呼吸困难，重者可出现缺氧伴二氧化碳潴留。

113．A。自发性气胸典型的临床表现是突感一侧胸痛，继之出现胸闷、气促、干咳、呼吸困难等，常继发于慢性阻塞性肺疾病、肺结核、支气管哮喘等肺部基础疾病。胸部 X 线检查是诊断气胸的首选检查方法；纤维支气管镜常用于中央型肺癌的诊断；血气分析常用于呼吸衰竭的诊断。

114．A。胸部 X 线是诊断气胸最准确、可靠的方法，可显示肺压缩的程度、肺内病变情况、是否存在纵隔移位、胸腔积液和胸膜粘连。

115．B。自发性气胸典型的临床表现是突感一侧胸痛，继之出现胸闷、气促、干咳、呼吸困难等，查体右侧上胸部叩诊鼓音，呼吸音减弱。胸部 X 线检查是诊断气胸的首选检查方法。心电图检查常用于诊断心律失常。胸腔诊断性穿刺常

用于诊断胸腔积液。胸部 CT 常用于诊断胸部占位性病变。

116．C。自发性气胸典型的临床表现是突感一侧胸痛，继之出现胸闷、气促、干咳、呼吸困难等，常继发于慢性阻塞性肺疾病、肺结核、支气管哮喘等肺部基础疾病。胸部 X 线检查是诊断气胸的重要方法。

117．C。自发性气胸典型的临床表现是突感一侧胸痛，继之出现胸闷、气促、干咳、呼吸困难。胸部 X 线检查是诊断气胸的首选检查方法。

118．D。胸腔积液者抽出血性胸水，可怀疑癌变的可能，为明确病因应行胸腔积液脱落细胞检查即可确诊。

119．D。胸腔闭式引流的护理措施包括插管、引流排气和伤口处理时注意无菌操作（定时更换引流瓶、每日更换伤口敷料）。保证引流瓶直立，低于胸部，定时挤捏引流管，防止阻塞、扭曲和受压，但切不可冲洗，记录引流液的颜色、性质和量。

120．B。呼吸衰竭是各种原因引起的肺通气和（或）换气功能严重障碍，呼吸困难是呼吸衰竭最早、最突出的症状。

121．B。判断机体低氧血症最敏感的指标是动脉血氧分压 PaO_2

122．E。慢性支气管炎肺气肿并发呼吸衰竭患者长期病变，导致缺氧和 CO_2 潴留，若吸入高浓度氧，使血氧迅速上升，解除了低氧对外周化学感受器的刺激，便会抑制患者呼吸，造成通气状况进一步恶化，应给予低流量持续吸氧。急性肺水肿、自发性气胸、休克型肺炎、急性上呼吸道感染均以缺氧为主，无明显 CO_2 潴留，应给予高流量高浓度给氧。

123．C。呼吸衰竭是各种原因引起的肺通气和（或）换气功能严重障碍，导致低氧血症伴（或不伴）高碳酸血症，主要的治疗目标是纠正缺氧和 CO_2 潴留。

124．C。呼吸衰竭的总体治疗原则是保持呼吸道通畅，迅速纠正缺氧和改善通气，积极治疗原发病，消除病因，纠正酸碱平衡失调及维持重要脏器的功能。不包括记录 24 小时出入量。

125．B。纠正慢性呼衰患者缺氧和二氧化碳潴留最重要的措施是保持呼吸道通畅，如呼吸道堵塞，氧疗、增加通气量等均为无效操作。

126．B。纠正缺氧和二氧化碳潴留的先决条件是呼吸道通畅，如有呼吸道堵塞，给予氧疗、增加通气量均为无效操作。

127．C。Ⅱ型呼吸衰竭血气分析 $PaO_2 < 60mmHg$ 且 $PaCO_2 > 50mmHg$，给予低浓度（< 35%）持续吸氧，不可给予高浓度氧，因高浓度氧可解除缺氧对外周化学感受器的刺激，加重二氧化碳潴留，使呼吸受到抑制，造成通气恶化。

128．C。下呼吸道感染临床表现为发热、肺部听诊啰音。支气管哮喘典型表现为反复发作性伴哮鸣音的呼气性呼吸困难。支气管扩张症的典型症状是慢性咳嗽、咳大量脓痰和反复咯血。肺结核常表现为低热、盗汗、乏力、食欲缺乏、消瘦等。

129．D。不洁饮食常引起消化道症状。下呼吸道感染多与多种病原体感染、理化因素（空调系统污染、雾化器带菌）、免疫功能受损、口腔菌误吸、过敏及药物有关。

130．E。预防下呼吸道感染，不可通过长期服用抗菌药物预防，以免发生菌群失调或耐药。应遵医嘱正确用药，认真洗手、保持室内空气新鲜、加强营养、多饮水、促进排痰。

131．B。阻塞性肺气肿典型症状是劳力性气促多在原有咳嗽、咳痰等慢支症状的基础上出现逐渐加重的呼吸困难。Ⅱ型呼吸衰竭是缺氧伴二氧化碳潴留，即 $PaO_2 < 60mmHg$ 且 $PaCO_2 > 50mmHg$。慢性支气管炎临床上以咳嗽、咳痰为主要症状，或有喘息，每年发病持续 3 个月，连续 2 年或 2 年以上。支气管哮喘典型表现为反复发作性伴哮鸣音的呼气性呼吸困难。

132．A。该患者已发生呼吸衰竭，为促进肺膨胀，利于改善呼吸，应取半卧位或坐位。

133．A。慢性阻塞性肺气肿的病理为终末细支气管远端的气道弹性减退、气腔异常扩大、伴有肺泡及其组成部分的病理改变。其体征可见桶状胸、呼吸运动减弱；触觉语颤减弱或消失；叩诊呈过清音，心浊音界缩小或不易叩出，肺下界和肝浊音界下移，肺下界活动度减小；听诊呼吸音

普遍减弱，呼气延长；可闻及干湿啰音。

134．C。血气分析结果 $PaO_2 50mmHg$，$PaCO_2 60mmHg$，提示已发生Ⅱ型呼吸衰竭，应给予低浓度（< 35%）持续吸氧，氧流量为 1.0 ～ 2.0L/min，不可给予高浓度氧。

135．A。Ⅱ型呼吸衰竭是缺氧伴二氧化碳潴留，即 $PaO_2 < 60mmHg$ 且 $PaCO_2 > 50mmHg$。为改善生命质量，首选的治疗是期家庭氧疗，给予低浓度（< 35%）持续吸氧，不可给予高浓度氧，因高浓度氧可造成通气恶化。

136．E。Ⅱ型呼吸衰竭患者为改善气急，需要训练和改变呼吸方式，护士应教会患者呼吸功能锻炼的方法，如缩唇呼吸、膈式或腹式呼吸等。

137．E。Ⅱ型呼吸衰竭患者表现为缺氧伴二氧化碳潴留，为改善呼吸困难首选积极控制感染，保持呼吸道通畅。Ⅱ型呼吸衰竭治疗总体原则保持呼吸道通畅，迅速纠正缺氧，改善通气，积极治疗原发病，消除病因，支持治疗等。

138．E。慢性支气管炎急性发作期指在 1 周内出现脓性或黏液脓性痰，痰量明显增加，或伴有发热、白细胞计数增高等炎症表现，或 1 周内咳嗽、咳痰、喘息中任何一项症状明显加剧；急性肺脓肿典型表现为高热、咳嗽和咳大量脓臭痰。阻塞性肺气肿典型症状是劳力性气促多在原有咳嗽、咳痰等慢支症状的基础上出现逐渐加重的呼吸困难。支气管哮喘典型表现为呼气性呼吸困难。支气管肺癌患者最早出现的症状是咳嗽，中央型肺癌常为痰中带血或间断血痰。

139．E。引起慢支的各种环境因素均可参与慢性阻塞性肺气肿的发病。支气管肺癌患者最早出现的症状是咳嗽，中央型肺癌常为痰中带血或间断血痰。自发性气胸典型临床表现为突发一侧胸痛伴呼吸困难。支气管扩张症的典型症状是慢性咳嗽、咳大量脓痰和反复咯血。

140．C。慢性支气管炎的治疗包括病因治疗和对症治疗，最主要的治疗是病因治疗即控制感染，其次是营养支持，吸氧，镇咳，祛痰，雾化吸入等对症治疗。

141．C。目前决定给氧方式的主要依据是 $PaCO_2$，无二氧化碳潴留，则给予高浓度给氧。

若患者存在二氧化碳潴留，则给予低流量、低浓度给氧。

142．D。慢性肺心病患者应给予持续低流量（1～2L/min）、低浓度（25%～29%）吸氧，保持 PaO_2 在 60mmHg 以上。

143．C。慢性肺源性心脏病咳嗽、咳痰，近 3 个月因受凉感冒上述症状加重，伴发绀、尿少，双下肢水肿，查体肺动脉第二心音（P_2）亢进，右心室肥大。支气管哮喘典型表现为反复发作性伴哮鸣音的呼气性呼吸困难。急性左心功能不全典型症状是咳粉红色泡沫痰。张力性气胸是可迅速致死的危急重症，患者有严重或极度的呼吸困难，严重者出现休克或窒息。

144．A。慢性肺源性心脏病患者长期 CO_2 潴留表现为先兴奋、后抑制；严重潴留时抑制神经中枢。出现意识障碍（神志淡漠、嗜睡和昏迷）、神志恍惚、躁动不安、抽搐、腱反射减弱或消失等肺性脑病的表现。支气管哮喘典型表现为反复发作性伴哮鸣音的呼气性呼吸困难。脑疝常表现为恶心、呕吐、视神经乳头水肿症状。张力性气胸是可迅速致死的危急重症，患者有严重或极度的呼吸困难，严重者出现休克或窒息。

145．C。肺心病患者，PaO_2 < 60mmHg 且 $PaCO_2$ > 50mmHg，提示该患者已发生Ⅱ型呼吸衰竭；吸入 45% 浓度氧 3 小时后，患者昏迷，$PaO_2$80mmHg，$PaCO_2$100mmHg，Ⅱ型呼吸衰竭患者高浓度吸氧后出现神经系统症状，考虑可能发生了肺性脑病。无感染病史，不考虑感染中毒性脑病；无高血压病史，不考虑高血压脑病。

146．B。肺心病合并Ⅱ型呼吸衰竭患者，应持续低流量（1～2L/min）、低浓度（25%～29%）给氧。

147．A。慢性肺源性心脏病患者，PaO_2 < 60mmHg 且 $PaCO_2$ > 50mmHg，提示已并发Ⅱ型呼吸衰竭；应持续低流量（1～2L/min）、低浓度（28%～30%）给氧，保持 PaO_2 在 60mmHg 以上，防止高浓度吸氧抑制呼吸，加重缺氧和二氧化碳潴留。

148．B。采用适当的氧浓度吸氧是因为呼吸中枢的化学感受器对 CO_2 敏感性降低，呼吸主要靠低氧血症对颈动脉体、主动脉体化学感受器的刺激来维持。若吸入高浓度氧，使血氧迅速上升，解除了低氧对外周化学感受器的刺激，便会抑制患者呼吸，造成通气状况进一步恶化。

149．A。慢性肺源性心脏病患者经治疗后病情好转拟近期出院，给予家庭氧疗指导，PaO_2 < 60mmHg 且 $PaCO_2$ > 50mmHg，缺氧和二氧化碳潴留未纠正，应给予鼻导管持续低流量（1～2L/min）、低浓度（28%～30%）给氧，每天吸氧时间 > 15 小时，夜间不可间断。

150．D。慢性肺源性心脏病患者长期 CO_2 潴留表现为先兴奋、后抑制；严重潴留时抑制神经中枢，可出现意识障碍（神志淡漠、嗜睡和昏迷）、抽搐、扑翼样震颤、腱反射减弱或消失等肺性脑病的表现。

151．D。肺心病患者并发心衰时，慎用镇静药，以免抑制呼吸，影响咳嗽反射，诱发肺性脑病。一般在控制感染、合理给氧后得到改善。若上述治疗无效，需使用利尿药、强心药或扩血管药物。

152．B。肺心病患者应持续低流量、低浓度给氧，保持 PaO_2 在 60mmHg 以上，防止高浓度吸氧抑制呼吸，加重缺氧和二氧化碳潴留。

153．E。支气管碘油造影前应进行充分的支气管引流使痰液尽量排出，否则会因为造影剂充盈不全而造成错误结论。有大咯血者，必须在停止咯血 2 周以上，才考虑支气管造影术。

154．A。大咯血并发了窒息变现为咯血中止，表情恐怖，张口瞪眼，两手乱抓。呼吸衰竭最早、最突出的症状是呼吸困难。心力衰竭常表现为肺循环和（或）体循环静脉淤血，主要表现为呼吸困难及液体潴留的一组临床综合征。休克常表现为面色苍白、脉搏细速、血压下降等。肺梗死常表现为呼吸困难、胸痛、咯血等。

155．D。一旦患者出现窒息征象，应立即取头低脚高 45° 俯卧位，面向一侧，轻拍背部，迅速排出在气道和口咽部的血块，或直接刺激咽部以咳出血块，用吸痰管进行负压吸引，保持呼吸道通畅，并给予高浓度吸氧。大咯血者遵医嘱使用血管加压素，迅速清除口喉部血块，必要时行气管切开或气管插管。

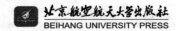

156．B。支气管扩张症大咯血患者要绝对卧床休息，取患侧卧位。大量咯血者应禁食，多饮水，多食富含纤维素食物，以保持排便通畅，避免排便时腹压增加而引起再度咯血。积极治疗原发病，密切病情观察。

157．B。支气管扩张症患者的痰液收集于玻璃瓶中静置后分为4层，上层为泡沫，中层为混浊黏液，下层为脓性黏液和坏死组织沉淀物。

158．D。大量咯血是＞500ml/d，或一次咯血量＞300ml。中等量咯血是100～500ml/d；少量咯血是＜100ml/d。

159．B。支气管扩张症患者咯血最可能的诱发因素是感染因素。支气管扩张症是继发于急、慢性呼吸道感染和支气管阻塞后，由于反复发作支气管炎症，使支气管管壁结构破坏，引起支气管异常和持久性扩张的疾病。炎症可致支气管壁血管增多，并伴相应支气管动脉扩张及支气管动脉和肺动脉吻合，有的毛细血管扩张形成血管瘤，以致患者常有咯血。

160．A。咯血中止，表情恐怖，张口瞪眼，两手乱抓，考虑患者因大咯血堵塞呼吸道，并发了窒息。肺性脑病典型表现是出现神志淡漠、扑翼样震颤、腱反射减弱或消失等。支气管哮喘典型表现为反复发作性伴哮鸣音的呼气性呼吸困难。低血容量性休克常表现为面色苍白、脉搏细速、血压下降等。

161．E。抢救窒息的主要措施是保持呼吸道通畅（体位引流、支气管镜吸引、气管插管等）。其他护理措施还包括心电监护，静脉补液，高流量吸氧，应用止血药、升压药等。

162．C。肺炎链球菌肺炎因受凉淋雨后突发寒战、高热、胸痛、咳嗽、气急、咳铁锈色痰，查体左下肺有实变体征及湿啰音。支原体肺炎是间质性肺炎，好发于儿童和青少年，典型症状为干咳，低热，可有咽痛、头痛、肌肉痛等症状。军团菌肺炎好发于中老年人、慢性病和免疫低下的人群。肺炎克雷伯杆菌肺炎痰液常为砖红色胶冻样痰。葡萄球菌肺炎痰液常为黄脓痰。

163．B。肺炎链球菌肺炎首选青霉素，对青霉素过敏或耐药者，应用喹诺酮类或头孢菌素类抗菌药。

164．A。畏寒、寒战时注意保暖，高热时给予物理降温，使用冰袋局部冷敷，温水或乙醇拭浴；降温时避免使用阿司匹林等解热药，必要时酌情小剂量应用，以免大量出汗导致虚脱；胸痛剧烈者取患侧卧位，气急时给予鼻导管吸氧，流量2～4L/min；进行健康教育，以防复发。

165．A。肺炎链球菌肺炎典型表现为咳铁锈色痰；X线检查实变期可见斑片状或大片状均匀一致的浸润阴影。支原体肺炎以刺激性干咳为主要临床表现，X线呈间质性改变，显示肺部可有多种形态的浸润影，节段性分布，以肺下野多见。军团菌肺炎X线示斑片状阴影或肺段实变。

166．C。体温41℃，首要的问题是体温过高与肺部感染有关，应立即进行降温措施，以防发生高热惊厥以及损伤其他器官。其次护理问题包括：清理呼吸道无效 与感染、发热及咳嗽无力有关；气体交换受损 与肺实质炎症致呼吸面积减少有关；疼痛 与炎症累及胸膜有关；潜在并发症：休克型肺炎。

167．B。肺炎链球菌肺炎典型表现为咳铁锈色痰；X线检查实变期可见斑片状或大片状均匀一致的浸润阴影。支原体肺炎是间质性肺炎典型症状为干咳，低热，可有咽痛、头痛、肌肉痛等症状。支气管肺癌患者最早出现的症状是咳嗽，中央型肺癌常为痰中带血或间断血痰。癌肿侵犯大血管时可引起大咯血。浸润型肺结核常表现为低热、盗汗、乏力、食欲缺乏、消瘦等。

168．C。肺炎链球菌肺炎首选青霉素，对青霉素过敏或耐药者，应用喹诺酮类或头孢菌素类抗菌药。

169．C。寒战时注意保暖，高热时给予物理降温，使用冰袋局部冷敷，温水或乙醇拭浴。降温时避免使用阿司匹林等解热药，必要时酌情小剂量应用，以免大量出汗导致虚脱。胸痛剧烈者取患侧卧位。气急时给予鼻导管吸氧，流量2～4L/min。进行健康教育，以防复发。

170．E。肺炎支原体肺炎表现为刺激性咳嗽，发热，双肺散在干啰音，胸片示左肺下野斑片状阴影。腺病毒肺炎胸片示片状阴影或融合成大病灶；呼吸道合胞病毒肺炎胸片示小点片状、斑片状阴影；肺炎链球菌胸片示斑片状或大片状均匀一致的浸润阴影；金黄色葡萄球菌肺炎胸片示 X 线可见脓肿、肺大泡、肺气胸等。

171．E。诊断支原体肺炎最佳的依据是血清支原体 IgM 抗体≥1：64，或恢复期抗体滴度有 4 倍增高。血清冷凝集试验≥1：32 或血清抗体检测可作为临床诊断参考。胸片、白细胞特异性差，不作为诊断最佳依据。

172．D。支原体、衣原体、军团菌均是非典型病原菌，它们与其他病原菌最大的区别是无细胞壁，β- 内酰胺类（青霉素、头孢菌素等）杀菌的作用机制是阻碍细胞壁粘肽合成，使菌体裂解，因此肺炎支原体对 β- 内酰胺类不敏感，而大环内酯类（红霉素）治疗有效。

173．C。肺炎支原体肺炎表现为刺激性咳嗽，发热，双肺散在干啰音，胸片示左肺下野斑片状阴影。肺炎链球菌肺炎典型表现为咳铁锈色痰。金黄色葡萄球菌肺炎典型表现为咳黄脓痰。铜绿假单胞菌肺炎典型表现为咳翠绿色痰。

174．C。支原体、衣原体、军团菌均是非典型病原菌，它们与其他病原菌最大的区别是无细胞壁，β- 内酰胺类（青霉素、头孢菌素等）杀菌的作用机制是阻碍细胞壁粘肽合成，使菌体裂解，因此肺炎支原体对 β- 内酰胺类不敏感，而大环内酯类（红霉素）治疗有效。

175．A。军团菌肺炎表现为高热、寒战、咳嗽，有少量黏液痰，痰中带血，胸痛，呼吸困难，伴有恶心、呕吐，水样腹泻。X 线示右肺下叶斑片状浸润阴影。支原体肺炎是间质性肺炎，X 线示肺部可有多种形态的浸润影，节段性分布，以肺下野多见。结核性胸膜炎常有午后低热、盗汗、消瘦等典型症状。金黄色葡萄球菌肺炎痰液为黄脓痰。急性肠炎常表现为恶心、呕吐、腹痛、腹泻，无咳嗽咳痰症状。

176．E。支原体、衣原体、军团菌对 β- 内酰胺类（青霉素、头孢菌素等）不敏感，而大环内酯类（红霉素）治疗有效。

177．B。咯血后突然中止，胸闷气促、发绀、面色苍白、烦躁不安，冷汗淋漓。可能是血流不

畅形成血块，堵塞气管，导致窒息。

178．E。咯血后突然中止，胸闷气促、发绀、面色苍白、烦躁不安，冷汗淋漓，可能血流不畅已发生窒息，应立即取头低足高位，迅速排出血块。

179．E。结核菌素（PPD）试验是在左前臂屈侧中部皮内注射 0.1ml（5U）的结核菌素后 48～72 小时测量皮肤硬结直径。

180．C。结核菌素试验最重要的判断指标是硬结直径。判断标准是硬结直径＜5mm 为阴性（-），5～9mm 为阳性 (+)，10～19mm 为中度阳性 (++)，≥20mm 或不足 20mm 但有水痛或坏死为强阳性 (+++)，除硬结外，还有水疱、破溃、淋巴管炎及双圈反应为极强阳性 (++++)。

181．B。结核菌素试验阴性除提示没有结核菌感染外，还见于初染结核菌 4～8 周内，机体变态反应尚未充分建立。机体免疫功能低下或受抑制时，可出现假阴性。其阳性结果仅表示曾有结核分枝杆菌病感染，并不一定患结核病。弱阳性可为卡介苗交叉反应。强阳性可支持结核病诊断。

182．E。大咯血患者应静脉给予垂体后叶素。垂体后叶素可收缩血管，特别是收缩毛细血管及小动脉。

183．E。咯血时禁止屏气，取患侧卧位，有利于健侧通气，并防止病灶扩散。咯血量多时采取患侧半卧位，保持气道通畅。该患者右上肺浸润型肺结核空洞，提示右侧为患侧，应取右侧卧位。

184．E。中、大量咯血应严格卧床，保持呼吸道通畅。大量咯血者静脉给予垂体后叶素。垂体后叶素可收缩血管，特别是收缩毛细血管及小动脉。

185．A。咯血时禁止屏气，取患侧卧位，有利于健侧通气，并防止病灶扩散。咯血量多时采取患侧半卧位，保持气道通畅。

186．B。肺结核患者大咯血不止，防止发生窒息，最关键的护理措施是保持呼吸道通畅。

187．E。肺脓肿是肺组织坏死形成的脓腔。临床特征为高热、咳嗽和咳大量脓臭痰。

188．D。肺脓肿的主要病原体是细菌，常为上呼吸道和口腔内的定植菌，多为混合感染，包括

厌氧菌、需氧菌和兼性厌氧菌感染，其中厌氧菌最常见。

189．D。肺脓肿主要的治疗原则是抗生素治疗和痰液引流。其他治疗还包括支持治疗、对症治疗和手术治疗。

190．B。自发性气胸典型的临床表现是突感一侧胸痛，继之出现胸闷、气促、干咳、呼吸困难等，常继发于慢性阻塞性肺疾病、肺结核、支气管哮喘等肺部基础疾病。肺栓塞典型的症状是呼吸困难、胸痛、咯血。急性左心衰典型的症状是咳粉红色泡沫痰。急性心肌梗死最早出现和最突出的症状是心前区剧烈疼痛。

191．D。自发性气胸首要的处理措施是立即排气减压，以解除气急，使肺复张。其次卧床休息，适当吸氧。根据患者病情给予镇静、镇痛、镇咳、扩张支气管等处理。

192．A。自发性气胸典型的临床表现是突感一侧胸痛，继之出现胸闷、气促、干咳、呼吸困难等，常继发于慢性阻塞性肺疾病、肺结核、支气管哮喘等肺部基础疾病。肺栓塞典型的症状是呼吸困难、胸痛、咯血。急性心机梗死最早出现和最突出的症状是心前区剧烈疼痛。急性左心衰典型的症状是咳粉红色泡沫痰。急性呼吸窘迫综合征最早出现的症状是呼吸加快，呼吸困难进行性加重等呼吸窘迫表现。

193．C。胸部X线是诊断气胸最准确、可靠的方法。心电图检查常用于诊断心律失常。超声心动图检查常用于诊断心肌病和瓣膜病。冠脉造影常用于诊断冠心病。血清心肌酶常用于诊断心肌梗死。

194．A。自发性气胸最有效的治疗措施是胸腔穿刺放气，以解除气促，使肺复张。

195．A。Ⅱ型呼吸衰竭是缺氧伴二氧化碳潴留，即 $PaO_2 < 60mmHg$ 且 $PaCO_2 > 50mmHg$。代偿性引起肺动脉高压，为减轻肺动脉高压，改善生命质量，首选的措施是长期家庭氧疗。其他辅助治疗还包括使用呼吸兴奋剂和降低肺动脉压药物，缩唇呼吸和腹式呼吸等呼吸肌功能训练。

196．A。Ⅱ型呼吸衰竭患者应给予低浓度（＜35%）持续吸氧，不可给予高浓度氧，因高浓度

氧可解除缺氧对外周化学感受器的刺激，使呼吸受到抑制，造成通气恶化。

197．B。自发性气胸典型临床表现为突然加剧的呼吸困难，胸痛。为进一步确诊，首选的检查方法是胸部X线。心电图常用于诊断心律失常。胸腔诊断性穿刺常用于诊断和治疗胸腔积液。

198．D。慢性阻塞性肺疾病典型症状为慢性咳嗽、咳痰多年。今晨起出现神志模糊，躁动不安。Ⅱ型呼吸衰竭是缺氧伴二氧化碳潴留，即 $PaO_2 < 60mmHg$ 且 $PaCO_2 > 50mmHg$。

199．D。呼吸衰竭最主要的诊断依据是血气分析，可判断呼吸衰竭和酸碱平衡严重程度。

200．E。血气分析 pH 的正常值为 $7.35 \sim 7.45$，该患者血气检查 pH7.25，应诊断为失代偿性酸中毒，$PaCO_2$ 为判断酸碱失衡的呼吸性指标，$PaCO_2$ 正常值为 $35 \sim 45mmHg$，该患者 $PaCO_2$75mmHg，应诊断为呼吸性酸中毒。HCO_3^- 为判断酸碱失衡的代谢性指标，HCO_3^- 正常值为 $22 \sim 27mmol/L$，$HCO_3^- < 22mmol/L$ 为代谢性酸中毒，$HCO_3^- > 27mmol/L$ 为代谢性碱中毒，该患者 HCO_3^- 27.6mmol/L，应诊断为代谢性碱中毒。

201．D。Ⅱ型呼吸衰竭血气分析 $PaO_2 < 60mmHg$ 且 $PaCO_2 > 50mmHg$。慢性阻塞性肺气肿特征性症状是慢性和进行性加重的呼吸困难，咳嗽和咳痰。左心衰竭以肺淤血为特征，典型表现为呼吸困难、咳白色或粉红色泡沫痰等。长期左心衰竭引起肺动脉压力增高，右心室后负荷加重，继而出现右心衰竭，即为全心衰竭。心律失常是指心脏冲动的频率、节律、起源部位、传导速度或激动次序的异常。

202．C。肺性脑病典型表现是严重 CO_2 潴留时抑制神经中枢，可出现神志淡漠、嗜睡、昏迷、抽搐、扑翼样震颤、腱反射减弱或消失等。

203．C。呼吸衰竭的处理原则是保持呼吸道通畅，纠正缺氧，改善通气，消除病因，治疗原发病等。

204．B。Ⅱ型呼吸衰竭是缺氧伴二氧化碳潴留，即 $PaO_2 < 60mmHg$ 且 $PaCO_2 > 50mmHg$。长期 CO_2 潴留表现为先兴奋、后抑制。兴奋表现为失眠、躁动、昼睡夜醒；抑制可出现神志淡漠、嗜睡、

昏迷、抽搐、扑翼样震颤、腱反射减弱或消失等。

205．D。呼吸衰竭患者应取半卧位或坐位，促进肺膨胀，有利于改善呼吸。

206．D。Ⅱ型呼吸衰竭是缺氧伴二氧化碳潴留，即 $PaO_2 < 60mmHg$ 且 $PaCO_2 > 50mmHg$。同时出现神经系统抑制（浅昏迷）症状，说明并发了肺性脑病。肺心病常表现为咳嗽、咳痰、气促、活动后心悸、呼吸困难、乏力和劳动耐力下降等。

207．E。肺气肿并呼吸衰竭病理变化是肺泡壁变薄，肺泡间隔变窄或断裂，肺泡孔扩大，扩张破裂的肺泡相互融合形成较大的囊腔，肺毛细血管明显减少，通气血流比值异常，最重要的护理问题是气体交换受损。

208．B。咳嗽咳痰 5 年，应考虑是慢性阻塞性肺疾病（COPD），1 周前咳嗽咳痰加重，呼吸困难不能平卧，查体颈静脉充盈、双下肢轻微水肿、三尖瓣区收缩期杂音，已发生右心衰竭体循环淤血表现，考虑病情发展为肺心病。血气分析结果 $PaO_2 40mmHg < 60mmHg$ 且 $PaCO_2 85mmHg > 50mmHg$。考虑发生了Ⅱ型呼吸衰竭。COPD 的发生发展过程一般为慢性支气管炎→肺气肿→COPD→肺心病。

209．C。血气分析 pH 的正常值为 7.35～7.45，该患者 pH7.25，应诊断为失代偿性酸中毒，$PaCO_2$ 为判断酸碱失衡的呼吸性指标，$PaCO_2$ 正常值为 35～45mmHg，$PaCO_2 < 35mmHg$ 为呼吸性碱中毒，$PaCO_2 > 45mmHg$ 为呼吸性酸中毒，本题 $PaCO_2 85mmHg$，应诊断为呼吸性酸中毒。该患者酸碱失衡的类型是呼吸性酸中毒合并代谢性碱中毒。

210．B。气道湿化和雾化适用于痰液黏稠和排痰困难者。

211．E。机械吸痰法是指利用负压原理，经口、鼻腔或人工气道吸出气道分泌物的方法。适用于痰液黏稠无力咳出、意识不清或建立人工气道者。

212．C。胸部叩击适用于久病体弱、长期卧床、排痰无力者。

213．B。喘息型慢支除咳嗽、咳痰外，尚有喘息症状，长期病变引起气道狭窄、阻力增加和气流受限，表现为呼气性呼吸困难。

214．E。劳力性呼吸困难是左心衰竭最早出现的症状；随着病情加重逐渐出现夜间阵发性呼吸困难→端坐呼吸→急性肺水肿。

215．C。鼓音正常情况下可见于胃泡区和腹部，病理状态下可见于肺内空洞、气胸、气腹等。肺不张叩诊呈实音。胸腔积液、脓胸叩诊浊音。

216．E。正常情况下儿童因胸壁薄可叩出相对过清音，慢性阻塞性肺气肿患者由于肺组织含气量增多、弹性减弱，胸部叩诊音为过清音。

217．E。氨茶碱是茶碱类药物，其药理作用是舒张支气管平滑肌，强心，利尿等。阿托品属于 M 胆碱受体拮抗剂，主要的药理作用有四个，分别是增加心率、减少腺体分泌、松弛平滑肌和散大瞳孔。哌替啶也称度冷丁，常用于镇痛。苯巴比妥钠常用于抗癫痫、镇静、催眠。

218．A。尼可刹米的是最常用的呼吸中枢兴奋药；氨茶碱是茶碱类药物；阿托品属于 M 胆碱受体拮抗剂；苯巴比妥钠常用于抗癫痫、镇静、催眠。

219．B。后负荷是压力负荷，右心室收缩时遇到的压力是肺动脉压力。肺源性心脏病是指由支气管 - 肺组织、胸廓或肺血管病变致肺血管阻力增加，产生肺动脉高压，肺动脉高压使右心室后负荷加重，进而引起右心室肥厚、扩大，甚至发生右心功能衰竭。

220．D。压力负荷（后负荷）过重常见于左、右心室收缩期射血阻力增加的疾病。左心室后负荷增加的疾病有原发性高血压、主动脉瓣狭窄等。右心室后负荷增加的疾病有肺动脉高压、肺动脉瓣狭窄等。

221．E。金黄色葡萄球菌肺炎患者对苯唑西林耐药时，可选用万古霉素、去甲万古霉素、替考拉宁等。大环内酯类抗菌药常用于支原体肺炎。

222．D。支原体肺炎表现为干咳，X 线示肺边缘模糊斑片阴影，冷凝集试验阳性。治疗首选大环内酯类药物。如红霉素、罗红霉素和阿奇霉素，对大环内酯类抗生素过敏者，可选用四环素类或喹诺酮类药物治疗。

223．D。大肠埃希菌为兼性厌氧菌，大肠埃希菌感染肺炎痰液常为脓痰有恶臭气味。

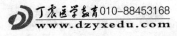
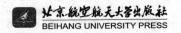

224．A。肺炎链球菌肺炎典型表现为咳铁锈色痰。

225．B。金黄色葡萄球菌痰液为黏稠黄脓痰或脓血痰。肺炎克雷伯杆菌肺炎咳砖红色胶冻样痰，粉红色泡沫样痰常见于急性左心衰竭引起的肺水肿。

226．D。肺实变常见于大叶性肺炎的病理改变，当大量肺泡或肺腺泡充满炎性渗出物变得密实无气时，整个肺叶实变。出现语音震颤增强，叩诊呈实音。

227．E。胸廓塌陷常见于广泛胸膜粘连增厚，肺不张，肺纤维化等。

228．A。叩诊音的不同取决于被叩击部位组织或器官的致密度、弹性、含气量及与体表的间距；根据音响的频率、振幅和是否乐音，临床上将叩诊音分为清音、鼓音、过清音、浊音、实音五种；鼓音病理状态下可见于肺内空洞、气胸、气腹等。过清音常见于肺气肿。语颤增强常见于大叶性肺炎实变期、肺脓肿等。气过水声为腹部听诊音。

229．A。异烟肼是治疗结核病的主要药物，药物过量时常引起中枢神经系统兴奋症状、周围神经炎，偶可见肝功能损害。乙胺丁醇对几乎所有类型的结核分枝杆菌均具有高度抗菌活性，球后视神经炎是最严重的毒性反应。链霉素主要的不良反应是听力障碍、眩晕、肾功能损害。利福平的主要不良反应是肝功能损害和过敏反应。吡嗪酰胺的主要不良反应是胃肠道不适、肝功能损害、高尿酸血症、关节痛。

230．E。乙胺丁醇对几乎所有类型的结核分枝杆菌均具有高度抗菌活性，球后视神经炎是最严重的毒性反应。

231．B。链霉素主要的不良反应是听力障碍、眩晕、肾功能损害，肾功能衰竭者忌用。

232．D。乙胺丁醇最严重的毒性反应是球后视神经炎。异烟肼药物过量时常引起中枢神经系统兴奋症状、周围神经炎，偶可见肝功能损害。链霉素主要的不良反应是听力障碍、眩晕、肾功能损害。利福平的主要不良反应是肝功能损害和过敏反应。对氨基水杨酸钠最常见的不良反应胃肠功能障碍。

233．C。链霉素主要的不良反应是听力障碍、眩晕、肾功能损害。

234．A。Ⅱ型呼吸衰竭血气分析 $PaO_2 < 60mmHg$ 且 $PaCO_2 > 50mmHg$，应给予低浓度（< 35%）持续吸氧，不可给予高浓度氧，因高浓度氧可解除缺氧对外周化学感受器的刺激，使呼吸受到抑制，造成通气恶化。

235．A。Ⅱ型呼吸衰竭血气分析 $PaO_2 < 60mmHg$ 且 $PaCO_2 > 50mmHg$，应给予低浓度（< 35%）持续吸氧，不可给予高浓度氧，因高浓度氧可解除缺氧对外周化学感受器的刺激，使呼吸受到抑制，造成通气恶化。

236．E。Ⅰ型呼吸衰竭仅存在缺氧而无二氧化碳潴留，即 $PaO_2 < 60mmHg$，而 $PaCO_2$ 正常或低于正常，正常的 $PaCO_2$ 在 $35 \sim 45mmHg$ 之间。

237．D。Ⅱ型呼吸衰竭是缺氧伴二氧化碳潴留，即 $PaO_2 < 60mmHg$ 且 $PaCO_2 > 50mmHg$。

238．B。吸烟是慢性支气管炎重要的发病因素，病毒、细菌和支原体感染是本病发生及加重的重要因素之一。常表现为晨间咳嗽较重，痰多为白色黏液或泡沫状，当感染时，痰量增多。X线可见肺纹理增多、紊乱，两下肺较明显。

239．B。吸烟是慢性支气管炎重要的发病因素，病毒、细菌和支原体感染是本病发生及加重的重要因素之一。常表现为晨间咳嗽较重，痰多为白色黏液或泡沫状，当感染时，痰量增多。X线可见肺纹理增多、紊乱，两下肺较明显。

240．C。咳嗽是支气管肺癌中出现最早的症状，多为刺激性干咳或少量黏液痰，癌肿引起支气管狭窄时，咳嗽加重，为持续性高调金属音或刺激性呛咳，常表现为痰中带血或间断血痰。癌肿侵犯大血管时可引起大咯血。X线检查常显示中央型肺癌可有不规则的肺门增大阴影，周围型肺癌可见边缘不清或呈分叶状。

241．C。咳嗽是支气管肺癌中出现最早的症状，多为刺激性干咳或少量黏液痰，癌肿引起支气管狭窄时，咳嗽加重，为持续性高调金属音或刺激性呛咳，常表现为痰中带血或间断血痰。癌肿侵犯大血管时可引起大咯血。X线检查常显示中央型肺癌可有不规则的肺门增大阴影，周围型肺癌可见边缘不清或呈分叶状。

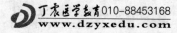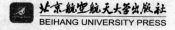

242．B。肺炎克雷伯杆菌感染的患者痰液为砖红色胶冻状样。透明黏液痰常见于支气管炎、支气管哮喘患者。粉红色泡沫痰常见于急性左心衰。铁锈色痰常见于肺炎链球菌肺炎。脓臭痰常见于厌氧菌感染。

243．C。急性左心衰患者常咳粉红色泡沫样痰，是急性肺水肿的表现，由于血浆渗入肺泡所致。

244．A。透明黏液痰常见于支气管炎、支气管哮喘患者。

第二节　循环系统疾病

1．C。心脏传导系统包括窦房结、房室结、房室束和浦肯野纤维。不包括冠状窦。

2．A。迷走神经活动增强时心率减慢。交感神经活动增强时心率加快，心肌收缩力增强，周围血管收缩。

3．C。呼吸道感染是导致心力衰竭最常见、最重要的诱因，其次为感染性心内膜炎。其他诱发因素有心律失常、原发性高血压、肺栓塞、劳力过度、情绪变化、妊娠和分娩、贫血和出血等。

4．B。原发性心肌损害如心肌炎是慢性心力衰竭的直接病因，非诱因。呼吸道感染是慢性心衰最常见、最重要的诱因。其他因素如血容量增加、生理或心理压力过大（剧烈运动、情绪激动等）、治疗不当、原有心脏疾病加重或合并其他疾病（如贫血）、分娩、气候急剧变化等均可诱发慢性心衰。

5．D。呼吸道感染是心力衰竭最常见、最重要的诱因。其他诱发因素还包括心律失常、过度疲劳、高血压、血脂异常、肺栓塞、妊娠和分娩、贫血与出血等。

6．D。肝硬化水肿和右心衰竭均可表现为踝部水肿、肝大、腹部膨隆、体重增加等。右心衰竭主要表现为体循环静脉淤血，水肿是由于体循环静脉压力增高所致。

7．E。慢性心力衰竭的基本病因包括心肌病变（如缺血性心肌损害、心肌炎、心肌病等），心肌代谢障碍（如糖尿病、甲状腺疾病），心脏负荷过重（如压力负荷和容量负荷）。不包括血容量增加。

8．C。左心衰竭患者心肌收缩力减弱，左心室射血减少，左心房压和肺静脉压升高，以至于血液淤积在肺部，引起患者肺淤血和肺水肿。心绞痛患者以发作性胸痛为主要临床表现。右心衰竭患者以体循环淤血为主要表现。肺源性心脏病发展缓慢，临床上除原有支气管、肺和胸廓疾病的各种症状和体征外，主要是逐步出现肺、心功能障碍以及其他脏器功能损害的征象。高血压是以体循环动脉压升高为主要临床表现的心血管综合征。

9．B。硝普钠扩张小动脉和小静脉，见光易变质，滴注过程中应避光，黑纸遮挡。保存和应用不超过 12 小时。使用时应现配现用。

10．B。速尿可抑制髓袢升支粗段 Na^+-K^+-$2Cl^-$ 同向转运体，NaCl 的重吸收和 K^+ 的重吸收减少，大剂量的速尿还可以抑制近曲小管的碳酸酐酶活性，使 HCO_3^- 排泄也增加。长期使用速尿可引起低血钾、低血镁及低氯性碱中毒，需口服补钾。静脉补钾时浓度不超过 0.3%，500ml 液体氯化钾不应超过 0.15g。安体舒通和氨苯蝶啶均是保钾利尿药，常与排钾利尿药合用以防止发生低钾血症。

11．C。血管扩张药治疗心衰时最常见的不良反应是血压降低。该药通过降低心室充盈压和全身血管阻力，减轻心脏负荷。扩张容量血管（小静脉）可减轻心脏前负荷，扩张外周阻力血管（小动脉）可减轻心脏后负荷。

12．B。急性肺水肿患者的护理措施有协助患者取端坐位，双腿下垂，以减少静脉回流，降低心脏前负荷。给予高流量乙醇湿化给氧，使氧饱和度≥95%，高流量氧气吸入，氧流量为 6～8L/min，使肺泡内压力增高，减少肺泡内毛细血管渗出液产生；乙醇湿化可以减低肺泡内泡沫的表面张力，使泡沫破裂消散，从而改善肺泡通气。遵医嘱给予平喘、强心药物，以舒张周围血管，加速体液排出，减少回心血量，减轻心脏负荷。

13．E。后负荷过重是左、右心室收缩期射血阻力增加的疾病。左心室后负荷增加的疾病有原发性高血压、主动脉瓣狭窄等。右心室后负荷增加的疾病有肺动脉高压、肺动脉瓣狭窄等。

14．E。慢性心功能不全的基本病因包括原发性

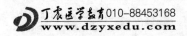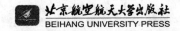

心肌损害、继发性心肌损害、心脏舒张受限、心脏负荷过重（容量负荷过重，压力负荷过重）。诱因包括感染、过度劳累、心律失常、情绪激动或药物使用不当等。

15．D。心力衰竭的诱发因素主要有感染（最常见为呼吸道感染）、心律失常、过度体力劳动和情绪激动、钠盐摄入过多、药物使用不当、妊娠和分娩、输液或输液过多过快等。其中最常见的是感染。

16．D。Ⅰ级是体力活动不受限，日常活动（一般活动）不引起明显的气促、乏力或心悸。Ⅱ级是体力活动轻度受限，休息时无症状，日常活动（一般活动）如平地步行 200 ～ 400m 或以常速上 3 层以上楼梯的高度时，出现气促、乏力和心悸。Ⅲ级是体力活动明显受限，稍事活动或轻于日常活动（一般活动）如平地步行 100 ～ 200m 或以常速上 3 层以下楼梯的高度时，即引起显著气促、乏力或心悸。Ⅳ级是体力活动重度受限，休息时也有气促、乏力或心悸，稍有体力活动症状即加重，任何体力活动均会引起不适。

17．B。右心衰竭时，心肌收缩力明显降低、右心室前后负荷突然加重，引起右心室输出量骤降，体循环压力突然升高，周围阻力增加，体循环静脉压增高，出现体循环淤血。食欲缺乏、恶心是胃肠道长期慢性淤血（体循环淤血）所致。水肿是体循环淤血所致。

18．E。Ⅰ级是体力活动不受限，日常活动（一般活动）不引起明显的气促、乏力或心悸；Ⅱ级是体力活动轻度受限，休息时无症状，日常活动（一般活动）如平地步行 200 ～ 400m 或以常速上 3 层以上楼梯的高度时，出现气促、乏力和心悸；Ⅲ级是体力活动明显受限，稍事活动或轻于日常活动（一般活动）如平地步行 100 ～ 200m 或以常速上 3 层以下楼梯的高度时，即引起显著气促、乏力或心悸；Ⅳ级是体力活动重度受限，休息时也有气促、乏力或心悸，稍有体力活动症状即加重，任何体力活动均会引起不适。

19．D。右心功能不全以体循环淤血为特征，临床表现为颈静脉怒张、肝颈反流征阳性、肝脾肿大、双下肢水肿等。左心功能不全以肺循环淤血为特征，典型的临床表现是呼吸困难、咳粉红色泡沫痰。

20．A。心室收缩时，必须克服大动脉血压，才能将血液射入动脉内，大动脉血压是心室收缩时所遇到的后负荷，反映心脏后负荷的检测指标即为血压。

21．E。硝普钠直接扩张静脉和动脉。硝酸甘油扩张静脉和选择性扩张冠状动脉与大动脉。酚妥拉明可引起血管扩张和血压降低，以小动脉为主，静脉次之。潘生丁（双嘧达莫）对冠状血管有较强扩张作用。心得安（普萘洛尔）主要作用是降低窦房结、心房和普肯野纤维自律性，减少儿茶酚胺所致的迟后除极发生减慢房室结传导，延长房室交界细胞的有效不应期。

22．A。噻嗪类利尿药属排钾利尿药，通过排钠、排水，减轻液体潴留。可能出现的电解质紊乱是低钾、低钠血症。

23．D。心力衰竭（慢性心功能不全急性发作）的诱发因素主要有感染（最常见为呼吸道感染）、过度体力劳动和情绪激动、钠盐摄入过多、心律失常、妊娠和分娩、输液或输液过多过快、药物作用等。其中最常见的诱因是感染。

24．C。房颤的心电图特点是窦性 P 波消失，代之以小而不规则的基线波动（f 波），频率 350 ～ 600 次 / 分，一般情况下 QRS 波群形态正常。QRS 波群节律不规则，致使 RR 间期绝对不等。心室率极不规则，通常在 100 ～ 160 次 / 分。室颤的心电图表现为 QRS 波群与 T 波消失，呈完全无规则的波浪状曲线，形状、频率、振幅高低各异。心房扑动的心电图特点是正常的窦性 P 波消失，出现以大小、形态相同、节律规则、快速的、连续锯齿样 F 波。房性期前收缩的心电图表现为 P 波提早出现，其形态与窦性 P 波不同，PR 间期大于 0.12 秒，QRS 波群形态与正常窦性心律的 QRS 波群相同，期前收缩后有不完全代偿间歇。室性期前收缩心电图检查表现为 QRS 波提前出现，T 波与 QRS 波方向相反，随之出现完全代偿间歇。

25．D。心房颤动的心电图特征是窦性 P 波消失，代之以小而不规则的基线波动（f 波），频率 350 ～ 600 次 / 分，一般情况下 QRS 波群形态正常。心室率极不规则，通常在 100 ～ 160 次 / 分。

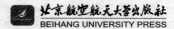

26．A。心房颤动的心电图特征是窦性 P 波消失，代之以小而不规则的基线波动（f 波），频率 350～600 次／分，一般情况下 QRS 波群形态正常。心室率极不规则，通常在 100～160 次／分。

27．C。期前收缩是指由于窦房结以外的异位起搏点兴奋性增高，过早发出冲动引起的心脏搏动，也称为早搏，是临床上最常见的心律失常。

28．D。三度房室传导阻滞又称为完全性房室传导阻滞。症状的严重程度取决于心室率的快慢，常见的症状有疲倦、乏力、头晕、晕厥、心绞痛、心衰等。因心室率过慢或出现长停搏，可引起阿 - 斯综合征，容易发生猝死。室性早搏或室早，是最常见的一种心律失常，大多数患者无症状，可有心悸、失重感或代偿间歇后心脏有力的搏动感。听诊室性期前收缩后出现较长的停歇，脉搏减弱或不能触及。房性早搏或房早正常人 24 小时心电检测多数有发生。房颤是心脏瓣膜病最常见的心律失常。室上速常见于无器质性心脏病的正常人。

29．D。由于心脏结构、节律及收缩力改变使心排血量突然减少或心脏停搏，导致脑组织缺氧而发生晕厥为心源性晕厥。最严重的为阿 - 斯综合征，在心搏停止 5～10 秒钟可出现晕厥。

30．E。急性下壁心肌梗死常易发生完全性房室传导阻滞。

31．E。可引起阿斯综合征的心律失常类型是病态窦房结综合征。

32．D。室性期前收缩是 QRS 波群提前出现，形态宽大畸形，QRS 时限＞0.12 秒，其前无相关的 P 波；T 波常与 QRS 波群的主波方向相反；期前收缩后有完全代偿间歇。

33．A。心电图检查是诊断心律失常最重要最简便的一项无创伤性检查技术。

34．D。持续性房颤患者转复的首选药物是胺碘酮，因其很少引起致命性心律失常，特别适合于器质性心脏病的患者。洋地黄、西地兰有正性肌力作用，多用于治疗心衰。利多卡因常用于治疗室性心律失常。阿托品用于迷走神经过度兴奋所致的缓慢心律失常。

35．A。二度Ⅱ型房室传导阻滞伴阿 - 斯综合征患者宜及早安置永久性人工心脏起搏器。

36．D。洋地黄中毒引起的室速不宜用电复律，以免引起室颤，应给予药物治疗。

37．D。胺碘酮化学结构与甲状腺素相似，其作用和不良反应与甲状腺素受体有关。可抑制多种离子通道，主要用于抗心律失常。最严重的不良反应是肺纤维化，长期使用可致死亡，应严密监测呼吸功能，及早发现肺损伤。常见的不良反应有窦性心动过缓、房室传导阻滞，静脉给药时低血压常见。少数患者可出现甲状腺功能亢进或减退。胃肠道反应有恶心、呕吐、便秘等。长期应用还可发生角膜色素沉积，停药可恢复，不影响视力。

38．B。电复律后应持续心电监护 24 小时，严密观察患者的心率及心律变化，房颤患者还应观察足背动脉搏动情况，防止血栓脱落引起栓塞。

39．D。主动脉瓣狭窄表现为活动后心前区疼痛，查体胸骨左缘第 3、4 肋间可闻收缩期杂音。超声心动图是诊断瓣膜病和判定狭窄程度最可靠的方法。

40．A。风湿热是二尖瓣狭窄的主要病因，是由咽喉部 A 组 β 溶血性链球菌感染后反复发作的全身结缔组织炎症。其产生的机制是由于该细菌荚膜与人体关节、滑膜之间有共同抗原。链球菌感染后体内产生的抗链球菌抗体与这些共同抗原形成循环免疫复合物，沉积于人体关节滑膜、心肌、心瓣膜，激活补体成分产生炎性病变。其他少见的病因有先天畸形，退行性改变和结缔组织病等。

41．D。在我国，心脏瓣膜病以风湿性心脏病最为常见，与 A 组 β（A 族乙型）溶血性链球菌反复感染有关。其中，二尖瓣最常受累，其次为主动脉瓣。

42．A。风湿热是二尖瓣关闭不全的主要病因，由咽喉部 A 组 β 溶血性链球菌感染后反复发作的全身结缔组织炎症，主要累及关节、心脏、皮肤和皮下组织。其产生的机制是由于该细菌荚膜与人体关节、滑膜之间有共同抗原。链球菌感染后体内产生的抗链球菌抗体与这些共同抗原形成循环免疫复合物，沉积于人体关节滑膜、心肌、

丁震医学教育 010-88453168　www.dzyxedu.com　北京航空航天大学出版社　BEIHANG UNIVERSITY PRESS

心瓣膜，激活补体成分产生炎性病变。其他少见的病因有先天畸形,退行性改变和结缔组织病等。

43．D。风湿炎症导致的瓣膜损害称为风湿性心脏病,简称风心病。随着生活及医疗条件的改善,风湿性心脏病的人群患病率正在降低,但我国瓣膜性心脏病仍以风湿性心脏病最为常见。

44．A。主动脉瓣关闭不全的病因有风湿性心脏病、感染性心内膜炎、先天性畸形、主动脉瓣脱垂、马方综合征、梅毒性主动脉炎、创伤、主动脉夹层等,其中最常见的是风湿性心脏病。

45．C。在我国,风湿性心脏瓣膜病以风湿性心脏病最为常见,与A组β（A族乙型）溶血性链球菌反复感染有关。二尖瓣最常受累,其次为主动脉瓣。

46．B。急性肺水肿为重度二尖瓣狭窄的严重并发症。发生肺水肿的主要原因是由于舒张期血流流入左心室受阻而导致左心房压力升高,造成肺静脉压和肺毛细血管压增高,导致肺水肿。

47．A。二尖瓣狭窄时,舒张期血流流入左心室受阻而导致左心房压力升高,造成肺静脉压和肺毛细血管压增高。导致肺水肿。即最先累及的心腔是左心房。

48．B。正常情况下,风湿性心脏病患者以脑栓塞最多见,栓子多来自于扩大的左心房伴心房颤动者。但该患者长期卧床,出现下肢静脉血栓脱落,可导致肺栓塞。由于栓子脱落,随静脉回流至右心房,进入肺动脉,可阻塞肺动脉形成栓塞。

49．E。二尖瓣狭窄患者出现痰中带血丝与支气管炎、肺部感染、肺充血或肺支气管黏膜血管扩张破裂有关。肺水肿时出现粉红色泡沫痰。肺梗死时咯胶冻状暗红色痰。

50．C。二尖瓣关闭不全的典型体征是心尖部全收缩期吹风样杂音。主动脉瓣关闭不全的特征性体征为主动脉瓣第二听诊区（胸骨左缘第3、4肋间）可闻及高调叹气样舒张期杂音。二尖瓣狭窄特征性的心脏杂音为心尖区舒张中晚期低调的隆隆样杂音。主动脉瓣狭窄最主要的体征是主动脉瓣听诊区（胸骨右缘第2肋间）可闻及粗糙、响亮的收缩期吹风样杂音。

51．D。左心室后负荷（压力负荷）,即心脏收缩时遇到的大动脉压力。引起大动脉压力增加的主要因素是各种原因（如高血压引起的血管硬化、宫腔狭窄等）导致外周血管阻力增加。

52．E。洋地黄中毒表现为心脏毒性反应、胃肠道反应和神经系统反应。心脏毒性反应主要表现为房室传导阻滞或窦性心动过缓,心率或脉搏 < 60次/分。消化道反应出现食欲缺乏、恶心、呕吐等表现。神经系统反应主要表现为头痛、头晕、视物模糊、黄绿视。

53．E。主动脉关闭不全,严重主动脉瓣反流患者收缩压升高、舒张压降低、脉压增大,出现周围血管征包括点头征、水冲脉、毛细血管搏动征、股动脉枪击音等。吸停脉常见于心包填塞。

54．A。心瓣膜病变最常见的合并症及死因是心律失常,以房颤最为常见。房颤时心房收缩功能丧失,左心室充盈减少,使心排血量减少20% ～ 25%,常致心衰加重,最终因心力衰竭死亡。

55．D。风心病二尖瓣狭窄伴心房颤动已10年,1天前发生右半身麻木,活动不灵,可能发生了脑动脉栓塞。血栓栓塞是二尖瓣狭窄常见的并发症,以脑栓塞最常见,约占2/3,亦可发生于四肢、脾、肾和肠系膜等动脉栓塞,栓子多来自扩大的左心房伴房颤者。来源于右心房的栓子可造成肺栓塞。

56．C。二尖瓣狭窄特征性的心脏杂音为心尖区舒张中晚期低调的隆隆样杂音。二尖瓣关闭不全的典型体征是心尖部全收缩期吹风样杂音。三尖瓣狭窄胸骨左缘第4、5肋间或剑突附近有紧随开瓣音后舒张期隆隆样杂音。

57．E。心电图无法反映瓣膜病变,可鉴别各种心律失常,诊断心肌疾病以及反映高钾、低钾血症等。超声心动图是明确诊断瓣膜病最可靠的方法,可评估瓣膜的病理改变和狭窄的严重程度,还可提供房室大小、心室功能、室壁厚度和运动、肺动脉压等方面的信息。

58．B。血培养标本使用血培养瓶,主要是检测血液中的病原体。

59．D。最易诱发冠心病患者心绞痛发作的天气是寒冷。寒冷、劳累、激动等可使心脏负荷增加,

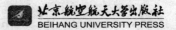

心肌耗氧增加，而动脉供血不能相应增加，因而诱发心绞痛。

60．D。最易诱发冠心病患者心绞痛发作的天气是寒冷。寒冷、劳累、激动等可使心脏负荷增加，心肌耗氧增加，而动脉供血不能相应增加，因而诱发心绞痛。

61．E。冠状动脉粥样硬化性心脏病可用冠状动脉造影确诊，可发现冠状动脉系统病变的范围和程度。而心电图检查心绞痛缓解期时，可无任何表现。

62．D。冠心病的主要危险因素包括年龄（＞40岁）、血脂异常、高血压、吸烟、糖尿病或糖耐量异常、肥胖、家族遗传、缺少体力活动者。其他危险因素还包括A型性格、口服避孕药、性别、缺少体力活动（久坐不动）、饮食不当等。

63．B。正常情况下心肌的需氧和冠状动脉的供氧两者保持着动态平衡。当冠状动脉粥样硬化时，冠脉血管狭窄，安静时尚能代偿，而运动、心动过速、情绪激动等心肌需氧量增加，冠脉狭窄失代偿引起一过性心肌缺血，心绞痛发作。

64．D。冠心病的主要危险因素包括年龄（＞40岁）、血脂异常、高血压、吸烟、糖尿病或糖耐量异常、肥胖、家族遗传、缺少体力活动者。其他危险因素还包括A型性格、口服避孕药、性别、缺少体力活动（久坐不动）、饮食不当等。

65．E。冠心病是多种因素作用于不同环节所致的冠状动脉粥样硬化，这些因素亦称为危险因素，包括年龄、性别、血脂异常、高血压、吸烟、糖尿病和糖耐量异常、肥胖及家族史。运动不属于冠心病的危险因素。

66．C。心绞痛常因体力劳动或情绪激动而诱发，疼痛主要位于胸骨体上段或中段之后及心前区，持续3～5分钟，很少超过15分钟，疼痛特点是压迫、发闷、紧缩感，也可有烧灼感，偶伴濒死、恐惧感，不会有针刺或刀割样锐痛。休息或舌下含服硝酸甘油缓解。

67．A。心绞痛主要在胸骨体上、中段之后及心前区，范围有手掌大小。多至左肩，沿左臂尺侧达无名指和小指，向上可达颈、咽部和下颌部。

68．A。心肌耗氧的多少主要由心肌张力、心肌

收缩力和心率所决定，故常用心率与收缩压的乘积作为估计心肌耗氧的指标。

69．C。冠状动脉造影是诊断冠状动脉最有价值的检查，可发现狭窄性病变的部位及程度。对选择治疗方案及判断预后极为重要。

70．D。稳定性心绞痛典型症状：发作性胸痛和胸部不适，一般持续3～5分钟。冠状动脉造影是目前确诊冠心病的主要检查手段。多数稳定型心绞痛患者静息时心电图和超声心动图检查无异常。胸部X线检查对稳定型心绞痛并无特异的诊断意义。

71．D。稳定性心绞痛典型症状：发作性胸痛和胸部不适，一般持续3～5分钟。缓解发作最有效的方法是舌下含服硝酸甘油。硝酸甘油通过扩张冠状动脉、外周静脉和动脉，改善心肌缺血和缺氧状态，缓解心绞痛症状。钙通道阻滞剂（硝苯地平）和β受体阻滞剂（倍他洛克）缓解期治疗的药物，用于改善缺血，减轻症状。双嘧达莫可抑制血小板聚集，用于预防心肌梗死，改善预后。

72．A。不稳定型心绞痛常表现为静息状态下发生心绞痛或原有稳定型心绞痛的恶化、加重。最优先考虑的护理诊断为疼痛。

73．C。急性心肌梗死的基本病因是冠状动脉在粥样斑块的基础上形成血栓，出现固定狭窄或部分闭塞。极少数情况下虽无严重粥样硬化，因痉挛也可使管腔闭塞。而侧支循环未充分建立，一旦血供急剧减少或中断，使心肌严重而持久地发生急性缺血达20～30分钟以上，即可发生急性心肌梗死。

74．D。冠状动脉在粥样斑块的基础上形成血栓，出现固定狭窄或部分闭塞，极少数情况下虽无严重粥样硬化，因痉挛也可使管腔闭塞。而侧支循环未充分建立，一旦血供急剧减少或中断，使心肌严重而持久地发生急性缺血达20～30分钟以上，即可发生急性心肌梗死。

75．E。急性心肌梗死是指在冠状动脉病变的基础上，因冠状动脉供血急剧减少或中断，使相应的心肌严重而持久地缺血导致心肌坏死使心脏收缩力持续减弱，左心室心排血量持久下降可致患

者发生休克。

76．B。多数急性心肌梗死患者会出现心律失常，多发生在起病1～2周内，而以24小时内最多见，以室性心律失常最多，如频发室早（每分钟5次以上）、成对期前收缩、短阵室速、多源性室早或RonT室早，为室颤的先兆。室颤常是急性心肌梗死早期，特别是入院前患者死亡最主要的原因。

77．A。心肌梗死患者多数会在发病1～2天出现心律失常，尤其是24小时内，以室性心律失常最多见。如频发室早（每分钟5次以上）、成对期前收缩、短阵室速、多源性室早或RonT室早，为室颤的先兆。室颤常是急性心梗早期，特别是入院前患者死亡最主要的原因。

78．A。心绞痛常因体力劳动或情绪激动而诱发，疼痛主要位于胸骨体上段或中段之后及心前区，持续3～5分钟，很少超过15分钟，休息或舌下含服硝酸甘油缓解。急性心肌梗死疼痛的部位和性质与心绞痛相同，但诱因不明显，常发生于安静时，程度更加剧烈，持续时间10～20分钟以上，经休息和含服硝酸甘油不能完全缓解。患者常伴有大汗、呼吸困难、恐惧和濒死感。

79．B。急性心肌梗死多数患者会在发病1～2天出现心律失常，尤其是24小时内，以室性心律失常最多见。如频发室早（每分钟5次以上）、成对期前收缩、短阵室速、多源性室早或RonT室早，为室颤的先兆。室颤常是急性心梗早期，特别是入院前患者死亡最主要的原因。

80．E。多数急性心肌梗死患者会出现心律失常，多发生在起病1～2周内，而以24小时内最多见，以室性心律失常最多，如频发室早（每分钟5次以上）、成对期前收缩、短阵室速、多源性室早或RonT室早，为室颤的先兆。室颤常是急性心肌梗死早期，特别是入院前患者死亡最主要的原因。

81．D。急性心肌梗死是指在冠状动脉病变的基础上，发生冠状动脉血急剧减少或中断，使相应心肌严重、持久地缺血而导致的部分心肌急性坏死。饱餐特别是进食大量脂肪后、重体力活动、情绪激动、用力大便等会使左心室负荷过重，心肌耗氧量剧增，加大梗死面积。

82．C。急性心肌梗死最早出现和最突出的症状是心前区剧烈疼痛，持续时间10～20分钟以上，经休息和含服硝酸甘油不能完全缓解。心绞痛在体力劳动、情绪激动、饱餐、寒冷、吸烟等因素诱发下发作，疼痛一般持续3～5分钟，一般会在原来诱发疼痛的活动停止后缓解。

83．A。急性心肌梗死患者疼痛期中常见血压下降，如疼痛缓解后收缩压仍低于80mmHg，同时伴有烦躁不安、面色苍白、皮肤湿冷、脉搏细速、尿量减少，则为心源性休克。为心肌大面积坏死，心肌收缩无力，心排血量骤减所致。休克多在起病后数小时至1周内发生，发生率约为20%左右。

84．D。发生急性心梗后，血清肌酸激酶同工酶（CK-MB）升高较早（4～6小时），恢复也较快（3～4天），对判断心肌坏死的临床特异性较高。肌酸磷酸激酶（CPK）、乳酸脱氢酶（LDH）、天冬氨酸氨基转移酶（AST）等特异性和敏感性均较差，已不用于诊断急性心梗。

85．D。肌钙蛋白cTnT或cTnI的出现和增高是反映心肌急性坏死的指标。cTn是诊断心肌坏死最特异和敏感的首选标志物，是诊断急性心梗最有意义的心脏生物标志物，但因持续时间长（7～14天），对判断是否有新的梗死不利。发生急性心梗后，肌酸激酶同工酶（升高较早（4～6小时），恢复也较快（3～4天），对判断心肌坏死的临床特异性也较高，特异性较肌钙蛋白差，但适用于诊断再发心梗，其峰值是否前移还可判定溶栓治疗后梗死冠脉是否再通。肌酸磷酸激酶（CPK）、乳酸脱氢酶、天冬氨酸氨基转移酶等心肌酶的特异性和敏感性均较差，已不用于诊断急性心梗，但近年来考试常考CPK，将CPK作为诊断心肌梗死最有价值的指标，考生应在正确掌握知识的基础上兼顾考试。肌红蛋白在急性心梗后出现最早、最敏感，但特异性不强。

86．C。血清心肌坏死标志物的检查是诊断心肌梗死的敏感指标。出、凝血时间检测主要反映血液系统疾病。全血胆碱酯酶活力测定是诊断有机磷农药中毒的特异性指标。

87．A。稳定性心绞痛典型症状：发作性胸痛和胸部不适，一般持续3～5分钟，含服硝酸甘油可缓解。急性心肌梗死心前区疼痛持续2小时不

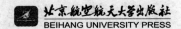

缓解，确诊急性心肌梗死首选心电图和心肌酶学检查。心电图特征性改变表现为在面向透壁心肌坏死区的导联上出现宽而深的 Q 波（病理性 Q 波），ST 段弓背向上抬高，T 波倒置。而在背向梗死区的导联上出现 R 波增高，ST 段压低，T 波直立并增高。心肌酶学检查是诊断心肌梗死的敏感指标。

88．E。吗啡可减轻患者交感神经过度兴奋和濒死感，常作为急性心梗解除疼痛的首选药物。硝酸酯类药物（硝酸甘油、亚硝酸异戊酯、消心痛）通过扩张冠状动脉及外周静脉，增加冠状动脉血流量以及增加静脉容量，而降低心室前负荷。罂粟碱常用于脑血栓形成、脑栓塞、肺栓塞、肢端动脉痉挛及动脉栓塞性疼痛，心绞痛、新近心梗或卒中、胃肠道蠕动缓慢或麻痹性肠梗阻、肝肾功能不全者慎用。

89．B。护士在应用硝酸甘油的护理措施包括遵医嘱服药，不要擅自增减药量，随身携带硝酸甘油，以备发作时急救。硝酸甘油见光易分解，应避光放在棕色瓶内。药瓶开封后每 6 个月更换一次，确保疗效。如患者服用后疼痛在 3～5 分钟内仍不缓解可再服 1 片。对于心绞痛发作频繁或含服硝酸甘油效果差的患者，遵医嘱静滴硝酸甘油，监测血压及心率的变化，注意滴速的调节，并嘱患者及家属切不可擅自调节滴速而引起低血压。

90．E。心肌梗死患者溶栓后溶栓成功的指标胸痛 2 小时内基本消失；心电图的 ST 段于 2 小时内回降＞50%；2 小时内出现再灌注性心律失常；血清 CK-MB 峰值提前出现（14 小时以内），或根据冠状动脉造影直接判断冠脉是否再通，不包括 24 小时的心电图 Q 波消失。

91．A。心肌梗死患者溶栓后溶栓成功的指标胸痛 2 小时内基本消失。心电图的 ST 段于 2 小时内回降＞50%。2 小时内出现再灌注性心律失常。血清 CK-MB 峰值提前出现（14 小时以内），或根据冠状动脉造影直接判断冠脉是否再通。

92．A。地高辛属洋地黄药物，又称强心苷。口服地高辛的目的是增强心肌收缩力，同时不增加心肌耗氧量，还有减慢心率的作用。

93．D。室颤常是急性心梗早期，特别是入院前患者死亡最主要的原因，应尽快采用非同步直流电除颤。

94．C。急性心肌梗死的护理诊断为疼痛、活动无耐力、有便秘的危险、潜在并发症：猝死和心力衰竭，其中疼痛为最早出现和最突出的症状，与心肌缺血、缺氧有关。

95．E。对心肌梗死患者，急救护士应协助患者立即平卧，保持病房安静。鼻导管间断吸氧。观察生命体征。建立静脉通路遵医嘱给药。不包括备好抢救的气管插管。

96．C。冠心病指冠状动脉粥样硬化，血管管腔狭窄、阻塞和（或）因冠状动脉痉挛导致心肌缺血、缺氧，甚至坏死而引起的心脏病。其他主要危险因素包括年龄（＞40 岁）、血脂异常（总胆固醇过高、低密度脂蛋白胆固醇增高、甘油三酯增高、高密度脂蛋白胆固醇降低）、高血压、吸烟、糖尿病或糖耐量异常、肥胖、家族遗传。其他危险因素还包括 A 型性格、口服避孕药、性别、缺少体力活动（久坐不动）、饮食不当等。

97．E。冠心病的危险因素包括高血压、血脂异常（总胆固醇过高、低密度脂蛋白胆固醇增高、高密度脂蛋白胆固醇降低）、超重或肥胖、高血糖或糖尿病等。吸烟、不合理饮食（高脂肪、高胆固醇、高热量）、缺少体力活动、过量饮酒、社会心理因素等。

98．E。血清心肌坏死标志物是诊断心肌梗死的敏感指标，心绞痛无心肌坏死的表现。心前区痛休息即止见于心绞痛，疼痛时间一般持续 3～5 分钟，不超过 30 分钟。发作时，患者往往不自觉地停止原来的活动，一般会在原来诱发疼痛的活动停止后缓解。急性心肌梗死常发生于安静时，程度更加剧烈，持续时间 10～20 分钟以上，经休息和含服硝酸甘油不能完全缓解。患者常伴有大汗、呼吸困难、恐惧和濒死感。

99．E。急性心肌梗死是指在冠状动脉病变的基础上，发生冠状动脉血急剧减少或中断，使相应心肌严重、持久地缺血而导致的部分心肌急性坏死。心电图特征性改变为病理性 Q 波。稳定型心绞痛的心电图特征是 ST 段压低。高钾血症的心电图特征是 T 波高尖。

100．C。心绞痛发作期可见ST段压低≥0.1mV，T波倒置。心肌梗死心电图的特征性改变是在面向透壁心肌坏死区的导联上出现宽而深的Q波（病理性Q波），ST段弓背向上抬高，T波倒置。而在背向梗死区的导联上出现R波增高，ST段压低，T波直立并增高。多数患者T波倒置和病理性Q波永久存在。

101．A。急性心肌梗死的特征性心电图改变是ST段弓背向上抬高。急性心包炎的特征性心电图改变是ST段弓背向下。稳定型心绞痛的特征性心电图改变ST段压低。

102．D。变异型心绞痛发作时心电图显示ST段暂时性抬高。ST段压低常见于稳定型心绞痛。QRS波形宽大畸形常见于室性心动过速。病理性Q波常见于心肌梗死。T波高尖常见于高钾血症。

103．C。导致动脉粥样硬化发生的指标包括高密度脂蛋白降低、总胆固醇增高、甘油三酯增高、低密度脂蛋白增高、极低密度脂蛋白增高。

104．B。变异型心绞痛首选钙通道阻滞剂，能抑制钙离子流入细胞内，从而抑制心肌收缩，减少心肌氧耗；扩张冠状动脉，解除冠状动脉痉挛，改善心内膜下心肌的供血；扩张周围血管，降低动脉压，减轻心脏负荷；降低血液黏稠度，抗血小板聚集，改善心肌的微循环。

105．C。急性心肌梗死在发病3小时内行溶栓治疗，梗死血管的开通率增高，病死率明显降低。常用药物有链激酶、尿激酶、人重组组织型纤溶酶原激活剂等。

106．A。不稳定型心绞痛患者最优先的护理诊断是疼痛　主要与心肌缺血、缺氧有关。

107．A。急性心肌梗死患者日常生活护理的内容是发病12小时内绝对卧床休息，保持环境安静，谢绝探视，解除焦虑。需禁食至胸痛消失，然后给予流质、半流质饮食，逐步过渡到普通饮食，避免饱餐。间断吸氧。建立静脉通道遵医嘱给药。防治便秘。监测生命体征等。其中最重要的是注意休息，休息可降低心肌耗氧量和交感神经兴奋性。

108．E。急性心肌梗死的护理措施有发病12小时内绝对卧床休息，保持环境安静，谢绝探视，解除焦虑。需禁食至胸痛消失，然后给予流质、半流质饮食，逐步过渡到普通饮食，避免饱餐。间断吸氧。建立静脉通道遵医嘱给药。监测生命体征。防治便秘等。用力排便导致心律失常或心力衰竭，甚至心脏破裂。

109．B。心功能Ⅱ级患者，护士指导活动原则是适当限制体力活动，可从事轻体力活动和家务劳动，增加午睡时间，劳逸结合。

110．D。护士对冠心病患者的健康指导包括随身携带硝酸甘油，以备发作时急救。硝酸甘油见光易分解，应避光放在棕色瓶内。药瓶开封后每6个月更换1次，确保疗效。心绞痛发作时即刻休息或含服硝酸甘油。避免心绞痛诱因，勿过劳。适量运动可帮助建立侧支循环。治疗动脉粥样硬化危险因素。

111．B。引起心脏骤停的病因包括心脏病（以冠心病最多见）、严重的电解质紊乱和酸碱平衡失调、意外事件、药物中毒或过敏、某些治疗、手术或麻醉意外。

112．C。引起心脏骤停的最常见因素是冠心病，其他还包括急性病毒性心肌炎、原发性心肌疾病、瓣膜病、先天性心脏病及严重的心律失常等。

113．C。引起心脏骤停的最常见因素是冠心病，其他还包括急性病毒性心肌炎、原发性心肌疾病、瓣膜病、先天性心脏病及严重的心律失常等。

114．C。心脏骤停发生后，大部分患者将在4～6分钟内开始发生不可逆脑损害。其损害基本病理是脑缺氧和脑水肿。心脏骤停后脑组织由于缺氧而发生脑水肿，导致颅内压增高甚至脑疝，若不积极采取措施，则可能因脑组织发生永久性损害而使患者成为植物状态。

115．C。判断心脏骤停的指标包括突然倒地，意识丧失。大动脉搏动消失。呼吸停止或呈叹息样呼吸。双侧瞳孔散大，对光反射消失。听诊心音消失、血压测不出、脉搏摸不到。

116．D。判断心脏骤停的指标包括突然倒地，意识丧失。大动脉搏动消失。呼吸停止或呈叹息样呼吸。双侧瞳孔散大，对光反射消失。听诊心音消失、血压测不出、脉搏摸不到。

117．D。判断心脏骤停最可靠和最迅速的依据是意识丧失及大动脉搏动消失。临床上只要发现患者有此表现，就可以做出心脏骤停的诊断，并立即开始抢救。

118．A。判断心脏骤停最可靠和最迅速的依据是意识丧失及大动脉搏动消失。临床上只要发现患者有此表现，就可以做出心脏骤停的诊断，并立即开始抢救。

119．B。判断有无发生心跳骤停的指标是大动脉（颈动脉或股动脉）搏动消失。

120．C。心脏骤停早期最常见的心电图类型是室颤。

121．E。室颤一旦发生，应立即进行非同步直流电除颤。电除颤是终止室颤最有效的方法。

122．C。成人不论两人施救还是单人施救，胸外按压：人工呼吸均为 30∶2。

123．E。心脏骤停复苏后的处理措施是严格作好心电监测，维持循环功能，以便及时发现心脏骤停的再次发生。心脏骤停时间较长或复苏后持续低血压，易发生急性肾衰竭，应监测尿量和尿比重；血压维持在 80～90/50～60mmHg，而尿量少于 30ml/h，可用速尿。只要血气分析结果正常，即可认为患者呼吸功能正常。保证患者摄入足够的热量和营养，每日热量供给不低于 2000cal。

124．E。高血压病发病的可能相关因素包括遗传（基因显性遗传和多基因关联遗传两种方式）、饮食（高钠低钾、高蛋白质、高饱和脂肪酸、饮酒、缺乏叶酸等）、精神应激（心理因素）、吸烟、肥胖、药物（口服避孕药、糖皮质激素、非甾体抗炎药）、睡眠呼吸暂停低通气综合征等。与运动量大无直接关系。

125．E。经常性的体育锻炼不会引起原发性高血压，适度体育锻炼可以预防高血压。原发性高血压的病因为多因素，尤其是遗传和环境因素交互作用的结果。其主要相关因素为遗传、高盐低钾、高蛋白质、饮酒、缺乏叶酸等、精神应激、吸烟、肥胖等。

126．E。高血压病发病的可能相关因素包括遗传（基因显性遗传和多基因关联遗传两种方式）、饮食（高钠低钾、高蛋白质、高饱和脂肪酸、饮酒、缺乏叶酸等）、精神应激（情绪紧张）、吸烟、肥胖、药物（口服避孕药、糖皮质激素、非甾体抗炎药）、睡眠呼吸暂停低通气综合征等。与体力劳动无关。

127．E。高血压的血流动力学特征主要是总外周阻力增高，心脏后负荷加重。高级神经中枢功能失调在高血压发病中占主导地位，机制为交感神经系统活动亢进，血浆儿茶酚胺浓度升高，阻力小动脉收缩增强而导致高血压。

128．E。高血压病发病的可能相关因素包括遗传（基因显性遗传和多基因关联遗传两种方式）、饮食（高盐低钾、高蛋白质、高饱和脂肪酸、饮酒、缺乏叶酸等）、精神应激、吸烟、肥胖、药物（口服避孕药、糖皮质激素、非甾体抗炎药）、睡眠呼吸暂停低通气综合征等。

129．B。心脏前负荷（容量负荷），即心室舒张末期容积。心脏后负荷（压力负荷），即心脏收缩时遇到的大动脉压力。原发性高血压患者长期血压升高使全身小动脉痉挛、硬化、管腔狭窄，外周阻力增加，从而心脏收缩时阻力增大，即左心室后负荷加重。

130．A。恶心、呕吐、视物模糊、头晕血压增高的表现，主要的发病机制是高级神经中枢功能紊乱。高级神经中枢功能障碍在高血压发病过程中占主导地位，机制为交感神经系统活动亢进，血浆儿茶酚胺浓度升高，阻力小动脉收缩增强而导致高血压。

131．D。高血压是一种以体循环动脉收缩压和（或）舒张压的持续升高为主要表现的临床综合征。血流动力学特征主要是总外周阻力增高，心脏后负荷加重。高血压时，主动脉压升高，致左心室后负荷增加。

132．D。高血压是一种以体循环动脉收缩压和（或）舒张压持续升高为主要表现的临床综合征。血流动力学特征主要是总外周阻力增高，心脏后负荷加重。高血压时，主动脉压升高，致左心室后负荷增加。

133．D。长期高血压使全身小动脉痉挛、硬化、管腔狭窄，外周阻力增加，从而心脏收缩时阻力增大，左心室后负荷增加。随着病程延长，出现左心室代偿性肥厚→扩大→左心衰竭→肺淤血。高血压心脏病必须具备的先决条件是左心室肥厚。

134．E。高血压定义为在未使用降压药物的情况下，非同日3次测量血压，均有收缩压≥140mmHg和（或）舒张压≥90mmHg。1级高血压（轻度）是指收缩压140～159mmHg和（或）舒张压≥90mmHg；2级高血压（中度）是指收缩压160～179mmHg和（或）100～109mmHg；3级高血压（重度）是指收缩压≥180mmHg和（或）舒张压≥110mmHg（当收缩压和舒张压分属于不同级别时，以较高的分级为准）。

135．E。血管紧张素转换酶抑制剂主要作用于肾素-血管紧张素-醛固酮系统，抑制血管紧张素Ⅰ转化为血管紧张素Ⅱ，进而抑制血管紧张素Ⅱ收缩血管、醛固酮释放减少，使血压降低。

136．A。硝普钠常作为高血压急症的首选用药，可同时扩张静脉和动脉，降低前、后负荷，从而降低血压。硝酸甘油扩张静脉和选择性扩张冠状动脉与大动脉，降低动脉压作用不及硝普钠，主要用于稳定型心绞痛发作的缓解治疗、高血压急症伴急性心力衰竭或急性冠状动脉综合征。高血压急症治疗开始时不宜使用强力利尿药（甘露醇）。乌拉地尔也可用于治疗高血压危象、重度和极重度高血压以及手术前、中、后对高血压的控制性降压（静脉注射），但不作为高血压急症的首选用药。

137．C。高血压药物治疗的原则是从小剂量开始，优先选择长效制剂，联合2种或2种以上药物，个体化治疗。初始治疗采用小剂量，根据需要逐渐增加剂量。优先选择长效制剂，以有效控制夜间血压与晨峰血压，更有效预防心脑血管并发症。联合用药可提高疗效，减轻药物不良反应。个体化是根据患者的具体情况、药物有效性和耐受性、经济条件及个人意愿，选择适合患者的降压药物。

138．D。1级高血压（轻度）是指收缩压140～159mmHg和（或）舒张压≥90mmHg；2级高血压（中度）是指收缩压160～179mmHg和（或）100～109mmHg；3级高血压（重度）是指收缩压≥180mmHg和（或）舒张压≥110mmHg（当收缩压和舒张压分属于不同级别时，以较高的分

级为准）。3级高血压应立即行降压治疗。

139．D。高血压危象包括高血压急症和亚急症，处理原则最主要的是降低血压。高血压急症和亚急症降压治疗的紧迫程度不同，前者需要迅速降低血压，采用静脉途径给药；后者需要在24～48小时内降低血压，可使用快速起效的口服降压药。

140．D。高血压脑血管意外应物理降温，特别是头部降温，可降低脑细胞耗氧量，减轻脑水肿。

141．C。高血压患者应给予低盐、低脂、低胆固醇饮食，限制动物脂肪、内脏（猪肝）、甲壳类食物的摄入，补充适量蛋白质，多吃新鲜蔬菜、水果。多食含钾丰富的蔬菜（油菜、香菇、红枣等）、水果（柑橘、香蕉等），防止便秘。

142．C。对高血压患者正确的健康教育包括教育患者服药剂量必须遵医嘱执行，按时按量，不可自行停药，强调终身治疗的重要性。定期监测血压。坚持低盐、低脂、低胆固醇、限热量饮食。戒除不良嗜好，戒烟限酒。劳逸结合，控制体重。保证充足睡眠，保持乐观情绪。

143．D。心肌炎是心肌的炎症性疾病。最常见病因为病毒感染，尤其是柯萨奇病毒B组，占发病的半数以上。细菌、真菌、螺旋体、立克次体、原虫、蠕虫等感染也可引起心肌炎，但相对少见。

144．D。病毒性心肌炎以肠道和呼吸道感染病毒最常见，尤其是柯萨奇病毒B组，占发病的半数以上，其次为埃可病毒、脊髓灰质炎病毒、腺病毒、轮状病毒等。

145．A。病毒性心肌炎的主要病理改变是非特异性心肌间质炎症，显微镜下表现为心肌纤维之间与血管四周的结缔组织中单核细胞浸润。心肌细胞可有变性、溶解或坏死。

146．E。先天性心脏病典型表现为青紫，杵状指（趾），缺氧等。风湿性心脏病是A组β溶血性链球菌感染后反复发作的炎症，累及心脏时以心肌炎和心内膜炎多见。肥厚型心肌病最常见的症状是劳力性呼吸困难和乏力。川崎病为全身性血管炎，临床多表现为发热、球结合膜充血、草莓舌、口唇充血、手足硬性水肿和掌拓红斑。

147．B。病毒性心肌炎为自限性疾病，尚无特

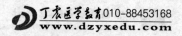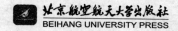

殊治疗手段。护理措施重点是充分休息，加强营养。卧床休息至体温稳定后 3～4 周，保证充分睡眠，待症状消失，心肌酶、病毒中和抗体、白细胞等实验室检查指标及体征正常后，方可逐渐增加活动。加强营养，应给予易消化、富含维生素和优质蛋白质的饮食。注意保持大小便通畅、控制补液速度，以减轻心脏负荷。

148．A。急性病毒性心肌炎为自限性疾病，尚无特殊治疗手段。最重要的护理措施是充分休息，其次是加强营养。卧床休息至体温稳定后 3～4 周，保证充分睡眠，待症状消失，心肌酶、病毒中和抗体、白细胞等实验室检查指标及体征正常后，方可逐渐增加活动。恢复期继续限制活动，总休息时间不少于 6 个月。加强营养，应给予易消化、富含维生素和优质蛋白质的饮食，同时给予吸氧、进行心电监护。

149．D。复律术前禁食 6 小时，排空膀胱。治疗时需仰卧于硬板床上，给予吸氧，遵医嘱用地西泮 0.3～0.5mg/kg，至患者睫毛反射开始消失的深度，治疗中严密观察心电监护是否转为窦律。

150．C。直流电复律的组成装置不包括脉冲发生器。

151．C。慢性心房颤动患者电复律治疗最易并发脑梗死的时间是术后 24～48 小时。

152．A。该患者风湿性心脏瓣膜病、二尖瓣狭窄 10 余年。二尖瓣狭窄血流动力学改变是舒张期血流流入左心室受阻而导致左心室舒张充盈受限，左心房压力升高，导致左心房衰竭。

153．B。心力衰竭的诱发因素有感染、过度劳动、心律失常、用药不当、气候变化、肺栓塞、妊娠和分娩、贫血和出血等。其中主要的诱因是呼吸道感染。

154．B。Ⅰ级是体力活动不受限，日常活动（一般活动）不引起明显的气促、乏力或心悸。Ⅱ级是体力活动轻度受限，休息时无症状，日常活动（一般活动）如平地步行 200～400m 或以常速上 3 层以上楼梯的高度时，出现气促、乏力和心悸。Ⅲ级是体力活动明显受限，稍事活动或轻于日常活动（一般活动）如平地步行 100～200m 或以常速上 3 层以下楼梯的高度时，即引起显著气促、乏力或心悸。Ⅳ级是体力活动重度受限，休息时也有气促、乏力或心悸，稍有体力活动症状即加重，任何体力活动均会引起不适。

155．C。心力衰竭患者的护理措施是失代偿期需卧床休息，多做被动运动以预防深部静脉血栓形成。病情缓解或稳定后，鼓励适当活动，防止肌肉废用性萎缩。注意保暖，避免受凉。给予鼻导管间歇吸氧，使氧饱和度 ≥ 95%。每天测体重，准确记录液体出入量。遵医嘱给予心电血压监护。不包括取平卧位，头偏向一侧。

156．E。呋塞米，属于袢利尿药，通过排钠、排水，减轻液体潴留，可显著减轻肺淤血，降低体重，从而改善心功能和运动耐量。氢氯噻嗪属于噻嗪类利尿药，仅适用于轻度液体潴留、伴高血压且肾功能正常的患者。安体舒通是保钾利尿药，利尿作用较弱，常与排钾利尿药合用以防止发生低钾血症，对肝硬化和肾病综合征顽固性水肿有效。

157．C。扩张性心肌病引起心力衰竭的病理生理变化是病变的心肌收缩力减弱将触发神经 - 体液机制，产生水钠潴留、加快心率、收缩血管以维持有效循环。但是这一代偿机制将使病变的心肌雪上加霜，造成更多心肌损害，心室重构。

158．B。心脏前负荷（容量负荷）即心室舒张末期的容积，减轻心脏负荷的护理措施有半卧位、限制钠盐的摄入、嘱患者应保持身心休息、控制输液速度等。不包括持续吸氧。

159．D。心力衰竭患者长期卧床水肿的分布特点是以腰背部、骶尾部明显。心力衰竭时，心肌收缩力明显降低、心脏负荷加重，造成心输出量骤降，肺、体循环压力突然升高，周围阻力增加，肺、体循环静脉压增高，出现肺循环淤血和体循环淤血。长期卧床重力作用使血液滞留于身体低位，即腰背部、骶尾部明显。

160．A。下肢静脉血栓形成时，易造成栓塞的部位是肺动脉。下肢静脉形成的栓子随血流进入下腔静脉→右心房→右心室→肺动脉。

161．C。心力衰竭患者需保持大便通畅。大便时勿用力，必要时使用缓泻药（开塞露），但禁忌大剂量灌肠，以免增加心脏负担。其他还需注意进食容易消化的食物和含纤维素多的食物。养

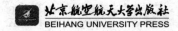

成定时大便的习惯。

162．E。Ⅰ级是体力活动不受限，日常活动（一般活动）不引起明显的气促、乏力或心悸。Ⅱ级是体力活动轻度受限，休息时无症状，日常活动（一般活动）如平地步行 200～400m 或以常速上 3 层以上楼梯的高度时，出现气促、乏力和心悸。Ⅲ级是体力活动明显受限，稍事活动或轻于日常活动（一般活动）如平地步行 100～200m 或以常速上 3 层以下楼梯的高度时，即引起显著气促、乏力或心悸。Ⅳ级是体力活动重度受限，休息时也有气促、乏力或心悸，稍有体力活动症状即加重，任何体力活动均会引起不适。

163．D。心力衰竭患者病情加重的诱发因素有感染、心律失常、过度劳动、盐摄入过多、情绪变化、肺栓塞、妊娠和分娩、贫血和出血等。其中主要的诱因是呼吸道感染。

164．D。地高辛属洋地黄制剂，该药的治疗剂量和中毒剂量接近，易发生中毒，使用后应重点观察其中毒反应。心脏毒性反应是洋地黄类药物较严重的毒性反应，主要表现为房室传导阻滞或窦性心动过缓，心率或脉搏＜60 次 / 分。神经系统反应主要表现为头痛、头晕、视物模糊、黄绿视。消化道反应出现食欲缺乏、恶心、呕吐等表现。

165．D。洋地黄药物（地高辛）治疗剂量和中毒剂量接近，易发生中毒，使用后应重点观察其中毒反应。心脏毒性反应是洋地黄类药物较严重的毒性反应，主要表现为房室传导阻滞或窦性心动过缓，心率或脉搏＜60 次 / 分。神经系统反应主要表现为头痛、头晕、视物模糊、黄绿视。消化道反应出现食欲缺乏、恶心、呕吐等表现。呼吸有烂苹果味常见于糖尿病酮症酸中毒。呼吸有烂苹果味应为酸中毒。

166．E。发生洋地黄中毒时，应立即停用洋地黄，严格卧床，半卧位；同时停用排钾利尿药，积极补钾，快速纠正心律失常。心动过缓常用阿托品治疗。室早如无明显症状可不必使用药物治疗；如心悸症状明显，影响工作及生活者，药物可选用 β 受体阻滞剂、美西律、普罗帕酮等。

167．C。Ⅰ级是体力活动不受限，日常活动（一般活动）不引起明显的气促、乏力或心悸。Ⅱ级是体力活动轻度受限，休息时无症状，日常活动（一般活动）如平地步行 200～400m 或以常速上 3 层以上楼梯的高度时，出现气促、乏力和心悸。Ⅲ级是体力活动明显受限，稍事活动或轻于日常活动（一般活动）如平地步行 100～200m 或以常速上 3 层以下楼梯的高度时，即引起显著气促、乏力或心悸。Ⅳ级是体力活动重度受限，休息时也有气促、乏力或心悸，稍有体力活动症状即加重，任何体力活动均会引起不适。

168．E。呼吸道感染是导致心力衰竭最常见、最重要的诱因。该患者因受凉引发上呼吸道感染，从而引发心力衰竭。其他诱发因素有心律失常、原发性高血压、肺栓塞、劳力过度、情绪变化、妊娠和分娩、贫血和出血等。

169．C。根据患者所能耐受的日常体力活动将心功能分为四级，心功能Ⅰ级一般体力活动不受限；心功能Ⅱ级一般体力活动稍受限制，休息时无自觉症状；心功能Ⅲ级体力活动明显受限，休息时无不适，轻微日常活动即感不适，心悸，呼吸困难或既往有心力衰竭病史者；心功能Ⅳ级不能进行任何体力活动，休息状态下即出现心衰症状，体力活动后加重。

170．B。体力活动明显受限，轻微日常活动即感不适，最适合的活动方式是卧床休息为主，限制日常体力活动，鼓励或协助患者自理日常生活。

171．A。房颤患者关键性的急救措施尽快有效控制房颤的心室率。一些房颤随着心室率减慢，血流动力学改善，可转变为窦性心律。

172．E。风心病、二尖瓣狭窄伴房颤患者，控制心室率首选洋地黄类药物（毛花苷丙）。特发性房颤或心功能正常者，控制心室率首选非二氢吡啶类钙通道阻滞剂，如维拉帕米。

173．B。心尖部全收缩期吹风样杂音是二尖瓣关闭不全的典型体征，在心尖区最响，伴有震颤，第一心音减弱或不能闻及。二尖瓣狭窄特征性的心脏杂音为心尖区舒张中晚期低调的隆隆样杂音。三尖瓣狭窄特征性的心脏杂音为胸骨左缘第 4、5 肋间或剑突附近有紧随开瓣音后舒张期隆隆样杂音。主动脉瓣狭窄特征性的心脏杂音为胸骨右缘第 2 肋间（主动脉瓣听诊区）可闻及粗糙、响亮的收缩期吹风样杂音。主动脉瓣关闭不全特

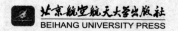

征性的心脏杂音为主动脉瓣第二听诊区（胸骨左缘第3、4肋间）可闻及高调叹气样舒张期杂音。

174．C。超声心动图是明确诊断瓣膜病最可靠的方法，可评估二尖瓣的病理改变和狭窄的严重程度。

175．B。稳定性心绞痛表现为劳力性心前区疼痛、上楼时会出现胸部疼痛，休息后可缓解，发作时做心电图ST段压低。其护理措施是心绞痛发作时立即停止活动，就地休息，缓解期的患者一般不需要卧床休息。指导适当运动有利于侧支循环建立。评估患者疼痛的部位、性质、程度及持续时间。安慰患者，解除紧张不安情绪，以减少心肌耗氧量。调整饮食，避免饱餐。

176．B。I级是一般体力活动(如步行和登楼)不受限，仅在强、快或持续用力时发生心绞痛。II级是一般体力活动轻度受限，快步、饭后、寒冷或刮风中、精神应激或醒后数小时内发作心绞痛，一般情况下平地步行200m以上或登楼一层以上受限。III级是一般体力活动明显受限，一般情况下平地步行200m内，或登楼一层引起心绞痛。IV级是轻微活动或休息时即可发生心绞痛。

177．D。急性心肌梗死表现为胸骨后疼痛，持续不缓解，实验室检查肌红蛋白和肌钙蛋白均增高。心电图II，III，aVF导联可见病理性Q波，ST段弓背向上抬高，T波正负双向，提示梗死部位在下壁。前壁心肌梗死时在 V_3 ～ V_5 导联出现异常Q波或QS波。前间壁心肌梗死时在 V_1 ～ V_3 导联出现异常Q波或QS波。后壁心肌梗死在 V_7 ～ V_9 导联出现异常Q波或QS波。

178．C。急性心肌梗死患者首要的护理诊断是疼痛　与心肌缺血、缺氧有关。其他护理诊断还包括：潜在并发症心律失常、休克、急性左心衰竭、猝死。活动无耐力　与心肌氧的供需失调有关。恐惧　与剧烈疼痛造成的濒死感有关。便秘的危险　进食少、活动少、不习惯床上排便有关。

179．E。急性心肌梗死患者前3天绝对卧床休息。第4天起可进行关节主动运动，坐位洗漱、进餐、床上静坐，床边使用坐便器。第2周坐椅子上就餐、洗漱等。第3周在帮助下洗澡、上厕所，试着上下一层楼梯。第4周起若病情稳定，体力增进，可考虑出院。

180．A。心肌梗死患者最主要的护理诊断为疼痛　主要与心肌缺血、缺氧有关。

181．C。心电图II、III、aVF导联有异常Q波，提示心肌梗死发生在下壁。后壁心肌梗死时， V_7 ～ V_9 导联出现异常Q波或QS波。前壁心肌梗死时， V_3 ～ V_5 导联出现异常Q波或QS波。

182．C。心肌梗死患者发病12小时内绝对卧床休息，保持环境安静，谢绝探视，解除焦虑。休息可降低心肌耗氧量和交感神经兴奋性。

183．A。发生室颤时，护士应迅速通知医生，尽快采用非同步直流电除颤。

184．D。急性心梗患者需禁食至胸痛消失，然后给予流质、半流质饮食，逐步过渡到普通饮食。给予低钠、低脂、低热量、低胆固醇、清淡、易消化饮食，少量多餐，避免饱餐。绝对卧床休息。保持情绪稳定。吸氧。建立静脉通道遵医嘱给药。密切观察生命体征。观察疼痛缓解情况。

185．B。急性心肌梗死患者胸痛已经缓解，绝对卧床休息的时间为卧床1～3天，休息可降低心肌耗氧量和交感神经兴奋性。

186．C。室性早搏的心电图特征为提前出现宽大畸形的QRS波群，其前无P波，T波与QRS波群主波方向相反。房性早搏的心电图特征为P′波提早出现，其形态与窦性P波不同，QRS波群形态与正常窦性心律的QRS波群相同。

187．A。冠心病、心绞痛患者晚餐后出现持续胸骨后压榨性疼痛，放射至左肩、背部，含硝酸甘油无效，心电图 V_1 ～ V_3 导联出现异常Q波伴ST段弓背向上抬高。最可能的诊断是急性左室前间壁心肌梗死。左前壁心肌梗死时在 V_3 ～ V_5 导联出现异常Q波或QS波。左高侧壁心肌梗死时仅在I、aVF导联有异常Q波。

188．C。心肌梗死的基本病因是冠状动脉粥样硬化，当冠状动脉管腔狭窄部粥样斑块增大、破溃、出血，局部血栓形成、栓塞或出现血管持续痉挛，管腔完全闭塞，侧支循环未完全建立，心肌缺血达1小时以上，即可发生心肌梗死。饱餐特别是进食高脂肪餐后血脂增高，血液黏稠度增高，血小板易于集聚而形成血栓，发生心肌梗死。

189．D。二尖瓣关闭不全可在心尖区2/6级吹风

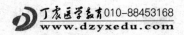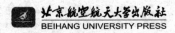

样收缩期杂音。导致左心室容量负荷增大，代偿性左心室扩大，现心肌梗死后 4 周，心电图 ST 段仍持续抬高，考虑可能并发了心室壁瘤。

190．E。急性心梗患者需禁食至胸痛消失，然后给予流质、半流质饮食，逐步过渡到普通饮食。给予低钠、低脂、低热量、低胆固醇、清淡、易消化饮食，少量多餐，避免饱餐。

191．B。急性心肌梗死最早出现和最突出的症状是心前区剧烈疼痛，经休息和含服硝酸甘油不能完全缓解，心电图特征性改变是 ST 段弓背向上抬高，出现病理性 Q 波。

192．E。心肌梗死患者首要的护理诊断为疼痛，主要与心肌缺血、缺氧有关。

193．B。左心衰竭表现为气急不能平卧，并有奔马律，两肺散在细湿啰音，肝颈静脉反流征阴性，经吸氧后，患者仍出现气急、咳泡沫痰。右心衰竭最典型表现是体循环淤血。

194．B。肌酸激酶同工酶（CK-MB）对判断心肌坏死的临床特异性较高，发生急性心梗后，CK-MB 升高较早（4～6 小时），恢复也较快（3～4 天）。丙氨酸氨基转移酶、门冬氨酸氨基转移酶、碱性磷酸酶、乳酸脱氢酶等特异性和敏感性均较差，已不用于诊断急性心梗。

195．B。发生室颤时，护士应迅速通知医生，尽快采用非同步直流电除颤。

196．C。急性心肌梗死心电图检查有宽而深的 Q 波，ST 段抬高呈弓背向上。劳力性心绞痛是由运动或其他心肌需氧量增加等情况所诱发的心绞痛。静息性心绞痛与劳力性心绞痛相比，疼痛持续时间一般较长，程度较重，且不易为硝酸甘油所缓解。混合性心绞痛是劳力性和静息性心绞痛同时并存。

197．C。心肌酶是诊断心肌梗死的敏感指标，如肌钙蛋白、肌酸激酶同工酶、肌红蛋白等。X 线检查和血常规对心肌梗死诊断价值不大。运动负荷试验通过运动增加心脏负荷而诱发心肌缺血，其风险高，一般不作为首选检查。

198．A。溶栓治疗具有快速、简便、经济、易操作的特点。无条件实施经皮冠状动脉介入治疗的患者，应立即（30 分钟内）行溶栓疗法。在

发病 3 小时内行溶栓治疗，梗死血管的开通率增高，病死率明显降低。

199．D。休克多在起病后数小时至 1 周内发生，见于约 20% 的患者，主要是心源性，为心肌广泛（40% 以上）坏死、心排出量急骤下降所致。

200．C。急性心肌梗死患者，多数会在发病 1～2 天出现心律失常，尤其是 24 小时内，以室性心律失常最多见，尤其是室性期前收缩。如频发室早（每分钟 5 次以上）、成对期前收缩、短阵室速、多源性室早或 RonT 室早，为室颤的先兆。室颤常是急性心梗早期，特别是入院前患者死亡最主要的原因。

201．E。溶栓再通的指标包括胸痛 2 小时内基本消失。心电图的 ST 段于 2 小时内回降 > 50%。2 小时内出现再灌注性心律失常。血清 CK-MB 酶峰提前出现（14 小时以内），或根据冠状动脉造影直接判断冠脉是否再通。

202．A。急性心肌梗死患者应鼓励患者进入高一个阶段训练的情况是心率增加 10～20 次/分为正常反应，运动时心率增加小于 10 次/分。若运动时心率增加超过 20 次/分，收缩压降低超过 15mmHg，出现心律失常，或心电图 ST 段缺血型下降 > 0.1mV 或上升 > 0.2mV，则应退回到前一运动水平，若仍不能纠正，应停止活动。

203．A。急性心肌梗死患者入院后，嘱绝对卧床休息，给予吸氧、心电监护，吗啡肌内注射及其他对症处理。若运动时心率增加超过 20 次/分，收缩压降低超过 15mmHg，出现心律失常，或心电图 ST 段缺血型下降 > 0.1mV 或上升 > 0.2mV，则应退回到前一运动水平，若仍不能纠正，停止活动。若运动时心率增加 < 10 次/分，可加大运动量，进入高一阶段的训练。

204．D。心肌梗死后综合征于心肌梗死后数周至数月内发生，表现为心包炎、胸膜炎或肺炎，有发热、胸痛等症状，心前区可闻及心包摩擦音。

205．B。急性前壁心肌梗死的心电图特征是 V_1～V_4 出现异常 Q 波伴 ST 段弓背向上抬高。急性下壁心肌梗死的心电图特征是 Ⅱ、Ⅲ、aVF 出现异常 Q 波，伴 ST 段弓背向上抬高。稳定型心绞痛的心电图特征是 ST 段压低，T 波倒置。

206．A。高血压危象包括高血压急症和高血压亚急症，高血压急症是指原发性或继发性高血压患者在某些诱因作用下，血压突然和明显升高，超过 180/120mmHg，同时伴有进行性心、脑、肾等重要靶器官功能不全的表现。高血压亚急症是指血压明显升高但不伴靶器官损害。高血压合并急性左心衰竭常有急性肺淤血和心排血量降低表现。

207．C。硝普钠通常为高血压危象的首选药物。可同时扩张动脉和静脉，分别降低心脏的后、前负荷。硝普钠口服不吸收，静脉给药后 5 分钟即见效，停药后作用仅维持 3 ～ 5 分钟，故只可静脉滴注。因其降压迅速，使用时应调整给药速度，严密监测血压变化，有条件者可用输液泵控制滴速。应现用现配，保存和应用不超过 12 小时。滴注过程中应避光，黑纸遮挡。溶液不可添加其他药物。

208．A。恶性高血压是是指病情发展急骤、舒张压持续≥ 130mmHg，除有头痛、视力模糊、眼底出血、渗出和乳头水肿外，还有突出的肾脏损害表现，如持续性蛋白尿、血尿与管型尿。收缩期高血压是收缩压≥ 140mmHg 和舒张压＜ 90mmHg，常见于老年和妇女。临界高血压是是指血压在正常血压至确诊高血压之间的血压值，常无明显症状。高血压危象是指原发性或继发性高血压患者在某些诱因作用下，血压突然和明显升高，超过 180/120mmHg，同时伴或不伴有进行性心、脑、肾等重要靶器官功能不全的表现。

209．A。恶性高血压首选药物是硝普钠，硝普钠可同时扩张动脉和静脉，分别降低心脏的后、前负荷，从而降低血压。硝苯地平属于钙通道阻滞剂，是高血压伴冠心病患者的首选药物，通过阻止 Ca^{2+} 由细胞外流入细胞内，达到舒张血管的作用，主要舒张动脉。阿替洛尔是 β 受体阻滞剂，其降压的机制是抑制心肌收缩力、减慢心率、抑制肾素释放、抑制交感神经系统活性而降低血压。氢氯噻嗪是利尿药，适用于老年高血压、单独收缩期高血压或伴心力衰竭患者，通过促进体内电解质（主要为 Na^+）排出，增加尿量，减少血容量，从而降低血压。

210．C。高血压定义为在未使用降压药物的情况下，非同日 3 次测量血压，均有收缩压≥

140mmHg 和（或）舒张压≥ 90mmHg。1 级高血压（轻度）是指收缩压 140 ～ 159mmHg 和（或）舒张压≥ 90mmHg；2 级高血压（中度）是指收缩压 160 ～ 179mmHg 和（或）100 ～ 109mmHg；3 级高血压（重度）是指收缩压≥ 180mmHg（当收缩压和舒张压分属于不同级别时，以较高的分级为准）。

211．E。根据高血压是否合并其他心血管危险因素以及靶器官损害程度，将高血压患者分为低危、中危、高危和很高危。3 级高血压收缩压≥ 180mmHg，其中 3 级高血压合并 1 ～ 2 个其他危险因素是极高危。

212．D。对高血压患者及家属解释高血压对健康的危害，了解控制血压及终生治疗的必要性。教育患者服药剂量必须遵医嘱执行，按时按量，不可自行停药。高血压药物治疗应遵循的原则是从小剂量开始，优先选择长效制剂，联合 2 种或 2 种以上药物，个体化治疗。

213．D。非药物降压措施适用于所有高血压患者。包括合理膳食，补充钾盐，限制钠盐摄入，减少膳食脂肪，戒烟限酒。增加运动。减轻体重。减轻精神压力，保持心理平衡。

214．A。高血压定义为在未使用降压药物的情况下，非同日 3 次测量血压，均有收缩压≥ 140mmHg 和（或）舒张压≥ 90mmHg。1 级高血压（轻度）是指收缩压 140 ～ 159mmHg 和（或）舒张压≥ 90mmHg；2 级高血压（中度）是指收缩压 160 ～ 179mmHg 和（或）100 ～ 109mmHg；3 级高血压（重度）是指收缩压≥ 180mmHg 和（或）舒张压≥ 110mmHg（当收缩压和舒张压分属于不同级别时，以较高的分级为准）。

215．B。1 级高血压首选的治疗方法是非药物治疗，1 级高血压的治疗以促进身心休息为主，经过数周的生活方式干预后，血压仍≥ 140/90mmHg 时，再开始降压药物治疗。

216．E。非药物治疗最合理的体育运动安排是每天体力活动约 30 分钟，每周有 3 次以上有氧体育锻炼。

217．D。高血压危象包括高血压急症和高血压

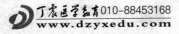 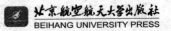

亚急症，高血压急症是指原发性或继发性高血压患者在某些诱因作用下，血压突然和明显升高，超过 180/120mmHg，同时伴有进行性心、脑、肾等重要靶器官功能不全的表现。高血压亚急症是指血压明显升高但不伴靶器官损害。目前首位护理诊断为知识缺乏　与缺乏药物治疗有关知识有关。

218．D。高血压患者使用阿替洛尔及氢氯噻嗪降压目的是联合用药提高疗效，减轻药物不良反应。高血压药物治疗的原则是从小剂量开始，优先选择长效制剂，联合 2 种或 2 种以上药物，个体化治疗。初始治疗采用小剂量，根据需要逐渐增加剂量。优先选择长效制剂，以有效控制夜间血压与晨峰血压，更有效预防心脑血管并发症。联合用药可提高疗效，减轻药物不良反应。个体化是根据患者的具体情况、药物有效性和耐受性、经济条件及个人意愿，选择适合患者的降压药物。

219．E。对高血压患者的健康教育是向患者及家属解释高血压对健康的危害，了解控制血压及终生治疗的必要性。教育患者服药剂量必须遵医嘱执行，按时按量，不可自行停药，定期监测血压，坚持低盐、低脂、低胆固醇、限热量饮食。戒除不良嗜好，戒烟限酒。劳逸结合，保证充足睡眠，保持乐观情绪。

220．C。全心功能不全时，心肌收缩力明显降低、心脏负荷加重，造成心输出量骤降，肺、体循环压力突然升高，周围阻力增加，肺、体循环静脉压增高，出现肺循环淤血和体循环淤血。

221．D。右心功能不全时，心肌收缩力明显降低、右心室前后负荷突然加重，引起右心室输出量骤降，体循环压力突然升高，周围阻力增加，体循环静脉压增高，出现体循环淤血。

222．E。左心功能不全时，心肌收缩力明显降低、心肌负荷突然加重，引起左心室输出量骤降，肺循环压力突然升高，肺循环静脉压增高，出现肺循环淤血。

223．A。急性肺水肿宜高流量乙醇湿化给氧，使氧饱和度≥95%，高流量氧气吸入，氧流量为 6～8L/min，使肺泡内压力增高，减少肺泡内毛细血管渗出液产生；因乙醇能减低肺泡内泡沫的表面张力，使泡沫破裂消散，从而改善肺泡通气，迅速缓解缺氧症状。

224．B。急性心肌梗死患者宜采用的吸氧方式是中流量持续给氧（氧流量 4～6L/min），以改善心肌供氧，减轻缺血和疼痛。

225．D。慢性肺源性心脏病患者应合理氧疗，采用低浓度、低流量持续给氧，氧流量为 1～2L/min，24 小时持续不间断地吸氧。

226．C。二度Ⅰ型房室传导阻滞的心电图特征是 PR 间期进行性延长，直至 P 波不能下传心室，QRS 波群脱落，传导的比例为 3：2 或 5：4，之后 PR 间期又趋缩短，之后又渐延长，如此周而复始。

227．B。二度Ⅱ型房室传导阻滞的心电图特征是 P-R 间期固定，时限正常或延长，QRS 波群间歇性脱落，传导比多为 2：1 或 3：1。

228．D。三度房室传导阻滞的心电图特征是全部心房冲动均不能传导至心室，心房和心室各自独立活动，P 波与 QRS 波群完全脱离关系，心房率快于心室率。

229．A。一度房室传导阻滞的心电图特征是 PR 间期＞0.20 秒，每个 P 波之后都有 1 个下传的 QRS 波群。

230．B。直流非同步电复律适用于室颤和室扑，此时已无心动周期，也无 QRS 波，应即刻于任何时间放电。

231．A。室性心动过速药物疗效不满意时应及早用同步直流电复律。同步直流电复律放电时电流正好与 R 波同步，即电流刺激落在心室肌的绝对不应期，从而避免在心室的易损期放电导致室速或室颤。

232．E。心房颤动转复并维持窦性心律时应首选药物是胺碘酮，胺碘酮是Ⅲ类抗心律失常药，可以抑制心脏多种离子通道，延长心肌细胞动作电位时程和有效不应期。因其很少引起致命性心律失常，特别适合于器质性心脏病的患者。

233．B。高血压患者的饮食原则是低盐、低脂、低胆固醇饮食，限制动物脂肪、内脏、甲壳类食物的摄入，补充适量蛋白质，多吃新鲜蔬菜、水果。多食含钾丰富的蔬菜、水果。肝功能不全的饮食原则是高热量、适量蛋白质、高维生素、易消化饮食，禁止饮酒，适当摄入脂肪。

234．C。高血压伴糖尿病的饮食原则是低脂少盐，控制饮食三餐热量且要合理分配。高血压患者应给予低盐、低脂、低胆固醇饮食，限制动物脂肪、内脏、甲壳类食物的摄入，补充适量蛋白质。糖尿病患者严格按照糖尿病饮食进餐，三餐热量合理分配。严格定时进食，严格限制甜食。炒菜宜用植物油，少食动物内脏等含胆固醇高的食物。限制饮酒，限盐＜6g/d。

235．A。心功能Ⅲ级伴水肿的饮食原则是少食多餐，限制总热量，避免增加心脏负担。进食低盐、低脂、易消化、高维生素、高纤维素、高蛋白质、不胀气的食物。

236．E。非洛地平是钙通道阻滞剂。药理作用的主要机制是阻止 Ca^{2+} 由细胞外流入细胞内，达到舒张血管的作用，主要舒张动脉。吲哚帕胺是利尿药。美洛托尔是 β 受体阻滞剂。依那普利是血管紧张素转换酶抑制剂（ACEI）。

237．D。氯沙坦是血管紧张素Ⅱ受体拮抗剂（ARB），可阻止血管紧张素Ⅱ与其受体结合，从而发挥拮抗血管紧张素Ⅱ的作用，降低血压。

238．D。慢性肺源性心脏病是由肺组织、肺血管或胸廓的慢性病变引起肺组织结构和（或）功能异常，造成肺血管阻力增加，肺动脉压力增高，早期右心室代偿引起右心肥厚、扩大。

239．C。长期高血压引起全身小动脉收缩，外周血管阻力增高，心脏后负荷加重，早期左心室代偿引起左心室肥厚、扩大。

240．B。二尖瓣狭窄主要是右心室后负荷加重。在心脏舒张时，左心房的血液经由二尖瓣进入左心室，由于二尖瓣狭窄，导致左心房的容量负荷（前负荷）过重，肺静脉回流至左心房的血液受阻，肺静脉压力增高，出现肺循环淤血等左心衰竭的表现。肺淤血继而导致肺动脉的压力被动升高，而长期肺动脉高压引起肺小动脉痉挛，最终导致肺小动脉硬化，更加重肺动脉高压。肺动脉高压增加右心室后负荷加重，引起右心室肥厚扩张，终致右心衰竭。

241．E。输液过多可造成两心室前负荷增加（如急性肺水肿），主要是心脏在舒张期所承担的容量负荷，全身血容量增加导致。还见于严重贫血、甲状腺功能亢进等。

242．D。高血压是一种以体循环动脉收缩压和（或）舒张压的持续升高为主要表现的临床综合征。血流动力学特征主要是总外周阻力增高，心脏后负荷加重。高血压时，主动脉压升高，致左心室后负荷增加。

243．C。主动脉瓣关闭不全舒张期时，左室内压力大大低于主动脉内压力，大量血液反流入左心室，使左心室舒张末容量负荷（前负荷）增加。

244．A。血清心肌坏死标志物是诊断心肌梗死的敏感指标。肌酸激酶同工酶（CK-MB）在发生急性心肌梗后升高较早（4～6小时），恢复也较快（3～4天），对判断心肌坏死的临床特异性也较高。肌酸磷酸激酶（CPK）、乳酸脱氢酶、天冬氨酸氨基转移酶等心肌酶的特异性和敏感性均较差，已不用于诊断急性心肌梗死，但近年来考试常考 CPK，将 CPK 作为诊断心肌梗死最有价值的指标，考生应在正确掌握知识的基础上兼顾考试。

245．A。血清心肌坏死标志物是诊断心肌梗死的敏感指标。肌酸激酶同工酶（CK-MB）在发生急性心梗后升高较早（4～6小时），恢复也较快（3～4天），对判断心肌坏死的临床特异性也较高。

246．C。硝苯地平属二氢吡啶类钙通道阻滞剂，常见不良反应为颜面潮红、头痛、眩晕、心悸、踝部及胫前水肿、牙龈增生等，踝部及胫前水肿非因水钠潴留，而是由毛细血管扩张所致。氯沙坦属于血管紧张素Ⅱ受体拮抗剂（ARB），少数患者用药后出现眩晕，较少发生干咳。卡托普利属于血管紧张素转换酶抑制剂（ACEI），常见的不良反应是无痰干咳，也有血管神经性水肿。普萘洛尔属于 β 受体阻滞剂，常见不良反应有恶心、呕吐、轻度腹泻等胃肠道反应，偶见过敏性皮疹。呋塞米为高效能的排钾利尿药，主要的不良反应是易引起低钠、低钾、低氯、低钙、低镁血症性碱中毒，其中低钾血症最危险。

247．D。普萘洛尔为 β 受体阻滞剂，诱发哮喘是其严重的不良反应，机制是阻滞 $β_2$ 受体，使支气管收缩，因此患有支气管哮喘、心动过缓、房室传导阻滞、重度心力衰竭患者禁用。

248．C。硝苯地平属二氢吡啶类钙通道阻滞剂，其药理作用的主要机制是阻止 Ca^{2+} 由细胞外流入细胞内，达到舒张血管的作用，主要舒张动脉，达到降低血压的作用。扩张外周阻力血管，可用于治疗高血压，还可扩张冠状动脉，用于缓解心绞痛。扩张脑血管，可治疗高血压脑病及脑血管栓塞、痉挛等疾病；扩张外周血管，治疗周围血管痉挛性疾病。

249．D。硝酸酯类药物能扩张冠状动脉，增加心肌血供，扩张外周静脉，减轻心脏前负荷，不宜用于明显的低血压患者。氨茶碱主要舒张支气管平滑肌，强心，利尿等。米力农为磷酸二酯酶抑制剂，适用于重症或顽固性心衰的短期治疗，可增加心排血量，降低心脏前、后负荷。二氢吡啶类的硝苯地平，其药理作用的主要机制是阻止 Ca^{2+} 由细胞外流入细胞内，达到舒张血管的作用，主要舒张动脉。氢氯噻嗪（双氢克尿噻）为口服利尿、降压药，仅适用于轻度液体潴留、伴高血压且肾功能正常的患者。

250．E。心功能不全患者呼吸困难最早表现为劳力性呼吸困难。夜间阵发性呼吸困难是最典型的表现。端坐呼吸是晚期肺淤血的表现，可加重肺水肿。

251．C。心源性呼吸困难最早表现为劳力性呼吸困难。夜间阵发性呼吸困难是心源性呼吸困难最典型的表现。端坐呼吸是晚期肺淤血的表现，可加重肺水肿。

252．A。二尖瓣狭窄最常见的早期症状是呼吸困难，特征性的心脏杂音为心尖区舒张中晚期低调的隆隆样杂音，伴舒张期震颤。二尖瓣关闭不全患者心尖部全收缩期吹风样杂音是典型体征，在心尖区最响，伴有震颤，第一心音减弱或不能闻及。

253．C。主动脉瓣关闭不全的特征性体征为主动脉第二听诊区（胸骨左缘第3、4肋间）可闻及高调叹气样舒张期杂音。

第三节　消化系统疾病

1．B。消化道中最膨大的部位是胃。

2．B。胰腺可分为外分泌腺和内分泌腺两部分，外分泌腺由腺泡和导管构成，分泌含有消化酶（胰蛋白酶、胰淀粉酶、胰脂肪酶等）和碳酸氢盐的胰液，具有很强的消化作用。内分泌腺由胰岛组成，胰岛按形态及所分泌激素的种类可分为A细胞、B细胞、D细胞、PP细胞。胰腺B细胞分泌胰岛素。胰腺A细胞分泌胰高血糖素。胰腺D细胞分泌生长抑素。胰腺PP细胞分泌胰多肽。

3．E。G细胞分泌促胃液素。主细胞分泌大量胃蛋白酶原。壁细胞分泌盐酸和内因子。

4．C。肝是人体内最大的腺体器官。

5．C。果酱样便常见于肠套叠、阿米巴痢疾。白陶土色便提示胆管梗阻。白色"米泔水"样便常见于霍乱、副霍乱。黑便提示上消化道出血。

6．E。急性应激胃炎的病因包括严重创伤、大手术、大面积烧伤、脑血管意外和重要脏器功能衰竭、休克、败血症等。非甾体抗炎药是急性化学性损伤胃炎的病因。

7．B。慢性胃炎是由多种病因引起的胃黏膜慢性炎症，主要由幽门螺杆菌感染引起，根据悉尼胃炎新分类系统以及结合我国实际情况将慢性胃炎分为非萎缩性、萎缩性和特殊类型。萎缩性胃炎又分为多灶性和自身免疫性萎缩性胃炎。多灶萎缩性胃炎以胃窦为主，多由幽门螺杆菌感染引起慢性浅表性胃炎发展而来。

8．D。慢性浅表性胃炎的病因包括幽门螺杆菌感染、十二指肠-胃反流、自身免疫、胃黏膜损伤因素（长期食用过冷、过热、高盐、粗糙的食物，饮浓茶，酗酒，服用非甾体抗炎药、糖皮质激素等）。其中最主要的病因是幽门螺杆菌感染。

9．A。幽门螺杆菌是十二指肠溃疡的主要病因。

10．B。慢性胃炎的预防原则包括避免诱发因素（彻底治疗口、鼻、咽感染灶）；避免过冷、过热、辛辣等刺激性食物及浓茶、咖啡；避免使用对胃黏膜有刺激的药物。戒烟戒酒；不包括保持大便通畅。

11．E。幽门螺杆菌感染是慢性胃炎最主要的病因，其引起慢性胃炎的主要机制是幽门螺杆菌产生的毒素直接损伤胃黏膜上皮细胞、诱发炎症反应及免疫反应。

12．C。幽门螺杆菌感染是慢性胃炎最主要的病因，其引起慢性胃炎的主要机制是产生的毒素直接损伤胃黏膜上皮细胞、诱发炎症反应及免疫反应。

13．B。正常情况下维生素 B_{12} 进入胃内与壁细胞分泌的内因子结合，形成内因子 - 维生素 B_{12} 复合物，可保护维生素 B_{12} 免遭肠内水解酶破坏。运行至远侧回肠后吸收。发生慢性萎缩性胃炎时，壁细胞分泌内因子减少，维生素 B_{12} 吸收障碍，从而影响红细胞的生成，造成恶性贫血。

14．C。慢性胃炎的表现有上腹饱胀不适、钝痛、烧灼痛，餐后常加重，伴反酸、嗳气、食欲缺乏、恶心等消化不良的表现。其中，上腹饱胀不适是慢性胃炎的典型表现。贫血常见于自身免疫性胃炎。

15．D。壁细胞主要分布在胃底和胃体，慢性胃窦胃炎时，血清壁细胞抗体多为阴性。不引起恶性贫血。慢性胃窦胃炎的临床表现包括上腹饱胀不适，钝痛、烧灼痛，餐后常加重，伴反酸、嗳气、食欲缺乏、恶心、呕吐等消化不良的表现，常与溃疡病同在。

16．D。消化性溃疡泛指胃肠道黏膜在某种情况下被胃酸、胃蛋白酶自身消化而造成的溃疡。胃溃疡的发生主要是防御修复因素减弱，十二指肠溃疡主要是侵袭因素增强。高浓度胃酸和能水解蛋白质的胃蛋白酶是主要的侵袭因素，在消化性溃疡尤其是十二指肠溃疡的发病机制中起主导作用，而胃蛋白酶的活性又受胃酸制约，故胃酸是消化性溃疡发生的决定性因素。

17．B。消化性溃疡的发病机制是对胃和十二指肠黏膜有损害作用的侵袭因素与黏膜自身的防御修复因素之间失去平衡。胃溃疡的发生主要是防御修复因素减弱，十二指肠溃疡主要是侵袭因素增强。高浓度胃酸和能水解蛋白质的胃蛋白酶是主要的侵袭因素。

18．E。消化性溃疡的病因包括幽门螺杆菌感染，非甾体抗炎药等药物，吸烟，遗传因素，胃、十二指肠运动异常，应激和心理因素（长期精神紧张、焦虑或情绪波动通过迷走神经影响胃酸分泌和黏膜血流的调控），烈性酒、高盐饮食、浓茶、咖啡及某些刺激性饮料除直接损伤黏膜外，还能增加胃酸分泌。不包括大肠埃希菌。

19．E。消化性溃疡发生的基本机制是对胃和十二指肠黏膜有损害作用的侵袭因素与黏膜自身的防御修复因素之间失去平衡。高浓度胃酸和能水解蛋白质的胃蛋白酶是主要的侵袭因素，在消化性溃疡尤其是十二指肠溃疡的发病机制中起主导作用。

20．A。幽门螺杆菌感染是消化性溃疡的主要病因，它一方面损害黏膜防御修复，破坏胃、十二指肠的黏膜屏障；另一方面增强侵袭因素，引起高胃泌素血症，使胃酸和胃蛋白酶分泌增加，促使胃、十二指肠黏膜损害，形成溃疡。痢疾杆菌是中毒型细菌性痢疾的病原菌。

21．A。消化性溃疡的发病机制是对胃和十二指肠黏膜有损害作用的侵袭因素与黏膜自身的防御修复因素之间失去平衡。胃溃疡的发生主要是防御修复因素减弱，十二指肠溃疡主要是侵袭因素增强。高浓度胃酸和能水解蛋白质的胃蛋白酶是主要的侵袭因素，幽门螺杆菌感染是消化性溃疡的主要原因。

22．B。消化性溃疡的发病机制是对胃和十二指肠黏膜有损害作用的侵袭因素与黏膜自身的防御修复因素之间失去平衡。胃溃疡的发生主要是防御修复因素减弱，十二指肠溃疡主要是侵袭因素增强。高浓度胃酸和能水解蛋白质的胃蛋白酶是主要的侵袭因素。粗糙食物除直接损伤黏膜外，还能增加胃酸分泌。反流的胆汁、胰酶对胃黏膜有损伤作用。神经、精神因素通过迷走神经影响胃酸分泌和黏膜血流的调控。幽门螺杆菌感染一方面破坏胃、十二指肠的黏膜屏障，另一方面使胃酸和胃蛋白酶分泌增加，直接损害黏膜。

23．B。消化性溃疡最主要的临床表现是上腹疼痛，其他症状有反酸、嗳气、恶心、呕吐、食欲减退等，出现并发症时表现为呕血、黑便、出血、贫血、消瘦等。

24．C。幽门梗阻患者呕吐是最为突出的症状，呕吐物为发酵隔夜食物，且量很大，有大量黏液，不含胆汁，有腐败酸臭味。上消化道出血轻者仅表现为排柏油样便，重者可出现呕血甚至低血容量性休克。溃疡穿孔典型表现为突发刀割样剧烈腹痛。发生癌变时，疼痛节律可变为无规律性。急性胰腺炎常为持续性剧烈腹痛，呕吐物多是胃内容物。

25．C。胃镜检查是消化性溃疡最可靠的首选诊断方法。胃镜下可直接观察溃疡部位、病变大小、性质，取活组织还可作出病理诊断。消化性溃疡出血 24～48 小时行急诊纤维胃镜检查，可判断溃疡的性质、出血的原因，确定出血部位，还可以在内镜下进行止血治疗。

26．A。隐血试验阳性提示溃疡有活动。如胃溃疡患者隐血试验持续阳性，且伴疼痛节律性改变，提示有癌变的可能。溃疡处于缓解期时，大便隐血试验可为阴性。

27．E。胃镜检查是消化性溃疡最可靠的首选诊断方法，也是最有价值的检查方法。胃溃疡多见于中壮年男性，好发于胃小弯、胃角或胃窦，腹痛多于进餐后 0.5～1 小时开始，持续 1～2 小时后消失。进食后疼痛加剧，服用抗酸药物疗效不明显。

28．B。胃、十二指肠溃疡急性穿孔主要表现为突发性上腹部刀割样剧痛，并迅速波及全腹，伴反跳痛和腹肌强直。患者疼痛难忍，有面色苍白、出冷汗、脉搏细速、血压下降、四肢厥冷等表现。常伴恶心、呕吐。80% 患者的立位腹部 X 线检查可见膈下新月状游离气体影。

29．B。十二指肠溃疡典型的疼痛节律是进餐 - 餐后缓解 - 空腹疼痛，常为夜间痛、饥饿痛。胃镜检查是消化性溃疡最可靠的首选诊断方法，也是最可靠和最有价值的检查方法。X 线钡剂检查见龛影是溃疡的直接征象，也是诊断溃疡较可靠的依据。胃黏膜活检常用于诊断胃癌。

30．C。呕血与黑便是上消化道出血的特征性表现，其中呕血多为棕褐色，呈咖啡渣样。上消化道出血最常见的原因为消化性溃疡，胃镜检查是消化性溃疡最可靠的首选诊断方法，也是最可靠和最有价值的检查方法。胃镜下可直接观察溃疡

部位、病变大小、性质，取活组织还可做出病理诊断。

31．B。三腔二囊管压迫止血在药物治疗无效的大出血时暂时使用，因患者痛苦、并发症多、早期再出血率高，不可长期使用，不推荐为首选措施。消化性溃疡出血常用质子泵抑制剂、H_2 受体拮抗剂止血。冰盐水洗胃可收缩胃黏膜血管，减少血流。纤维胃镜常用于消化性溃疡出血的诊断同时用高频电灼止血。

32．D。消化性溃疡的治疗在于消除病因、缓解症状、愈合溃疡、防止复发和防治并发症。具体措施包括避免病因（刺激性食物），抑制胃酸分泌（质子泵抑制剂和 H2 受体拮抗剂），根除幽门螺杆菌，保护胃黏膜（硫糖铝和枸橼酸铋钾）。

33．C。枸橼酸铋钾服用期间口中可能带有氨味，并可使舌、粪染成黑色，但停药后即消失。

34．D。枸橼酸铋钾餐前 0.5 小时服，不可与抗酸药同时服。达喜在餐前 0.5～1 小时或疼痛时嚼服，或餐后 1～2 小时或睡前嚼服。奥美拉唑晨起吞服或早晚各服 1 次，不可咀嚼。法莫替丁餐中或餐后即刻、睡前，与抗酸药间隔 1 小时以上。硫糖铝餐前 1 小时及睡前嚼服。

35．E。消化性溃疡治疗目标为去除病因，控制症状，促进溃疡愈合、预防复发和避免并发症。对于大量出血经内科治疗无效、急性穿孔、瘢痕性幽门梗阻、胃溃疡疑有癌变及正规治疗无效的顽固性溃疡可选择手术治疗。

36．E。胃出血为胃大部切除术后常见的近期并发症，术后 3 天最重要的措施是密切观察胃管引流液和血压的变化。同时还需观察体温、呼吸、脉搏以及液体出入量等。

37．C。少食多餐，可使胃酸规律分泌。多食会增加消化道负担，增加胃酸分泌，尤其对胃溃疡不利，会加重溃疡疼痛。但饥饿又对十二指肠溃疡不利，虽然饥饿可使胃酸分泌减少，但会使胃黏膜直接暴露在胃酸环境下，加重十二指肠溃疡疼痛。饥饿使胃酸分泌减少，并不能中和胃酸。所以，只能是少食，防止饥饿不适感。

38．E。消化性溃疡患者应规律进食，定时定量，少量多餐，细嚼慢咽，每天进餐 4～5 次，以中

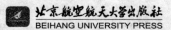

和胃酸。避免餐间零食，避免急食及过饱，以减少胃酸分泌。避免食用过咸、过甜、过硬、生冷、刺激性食物（如辣椒）或饮料（如浓茶、咖啡）、粗纤维食物（如芹菜、韭菜）和油炸食品。溃疡活动期以清淡、营养丰富、无刺激的饮食为主。缓解期给予高热量、高蛋白、高维生素、易消化的饮食。症状较重者以面食为主，因面食柔软易消化，且含碱，可有效中和胃酸。

39．D。幽门螺杆菌感染是消化性溃疡的主要原因，幽门螺杆菌一方面损害黏膜防御修复，破坏胃、十二指肠的黏膜屏障；另一方面增强侵袭因素，引起高胃泌素血症，使胃酸和胃蛋白酶分泌增加，促使胃、十二指肠黏膜损害，形成溃疡。降低消化性溃疡复发的关键是根除幽门螺杆菌。劳逸结合、合理饮食、避免精神紧张也可降低消化性溃疡复发，但不是关键因素。

40．E。大量蛋白尿是肾病综合征的起病根源，可使白蛋白丢失，血液胶体渗透压降低，有效血容量减少，是最根本和最重要的病理生理改变，也是导致其他三大临床表现的基本原因，对机体的影响最大。

41．A。在我国，肝硬化最常见的病因是病毒性肝炎。乙型、丙型和丁型病毒性肝炎均可发展为肝硬化，以乙型病毒性肝炎最常见。甲型和戊型肝炎一般不会发展为肝硬化。

42．E。在我国，肝硬化最常见的病因是病毒性肝炎。肝硬化进展的基本特点是肝细胞坏死、再生、肝纤维化和肝内血管增生、循环紊乱。广泛的肝细胞变性坏死，引起正常肝小叶结构破坏。而欧美国家则以慢性酒精中毒多见。

43．D。肝硬化患者可建立和开放的侧支循环包括食管下段和胃底静脉曲张、腹壁静脉曲张、痔静脉扩张、脐周静脉曲张、腹膜后吻合支曲张、脾肾分流等。不包括下肢静脉曲张。

44．B。肝硬化腹水形成的机制主要为门静脉压力增高、低蛋白血症、有效循环血容量不足、肝脏对醛固酮和抗利尿激素灭活作用减弱、肝淋巴液生成过多。主要是门静脉压力增高、低蛋白血症使组织液回吸收减少而漏入腹腔，其性质是漏出液。

45．C。肝硬化患者内分泌紊乱症状包括雌激素增多（肝对雌激素的灭活功能减退）、雄激素减少，男性出现性欲减退、不育、乳房发育及睾丸萎缩；女性出现月经失调、闭经、不孕等。雌激素增多的突出体征有蜘蛛痣和肝掌。肾上腺皮质激素减少，常表现为面部和其他暴露部位皮肤色素沉着。醛固酮和抗利尿激素增多，导致腹水形成。

46．D。肝硬化失代偿期症状较明显，主要有肝功能减退和门静脉高压两类临床表现。腹水是肝功能减退和门静脉高压的共同结果，是肝硬化失代偿期最突出的临床表现。

47．C。白蛋白和大多数球蛋白主要由肝脏产生，肝病时常引起白蛋白减少，球蛋白增加。

48．D。肝脏是合成白蛋白唯一的场所，在没有蛋白丢失的情况（如蛋白尿）时，血清白蛋白量常能反映肝脏储备功能。肝硬化患者肝功能明显减退，白蛋白合成减少，可下降50%左右。

49．D。肝穿刺对肝硬化，特别是早期肝硬化确诊和明确病因有重要价值。凝血酶原时间延长及有腹水者可经颈静脉、肝静脉做活检，安全、并发症少。

50．E。鉴别右心衰竭与肝硬化水肿的依据是颈静脉怒张，其他症状均为共有体征。颈静脉充盈、怒张是右心衰竭的最早征象，怒张与静脉压升高程度成正比。右心衰竭消化道症状可出现恶心、呕吐、食欲缺乏。水肿是右心衰竭的典型体征，从足、踝开始，逐渐向上蔓延，呈对称性、凹陷性。心源性肝硬化时可出现腹水，致腹围增加。肝硬化失代偿期最早可出现腹水，是由于门静脉压力增高所致，可导致腹围增大。出现低白蛋白血症，常有下肢水肿出现。肝硬化可出现食欲减退，常伴恶心、呕吐。

51．D。确诊肝硬化最有价值的检查结果是肝穿刺活检示有假小叶形成。肝细胞受损时，血清ALT升高，肝硬化时不一定升高。尿胆红素和尿胆原增加对诊断肝硬化价值不大。肝硬化常引起门静脉高压，食管X线钡餐检查示胃底静脉呈菊花样充盈缺损，但诊断的敏感性不如胃镜检查。

52．C。原发性肝癌的病因有病毒性肝炎、黄曲霉毒素、亚硝胺类化合物、饮酒、饮水污染、遗

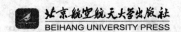

传因素、毒物、寄生虫等。其中污染食物导致肝癌的是黄曲霉菌，主要来源于霉变的玉米和花生等。

53．C。在我国，肝癌最常见的病因是乙型肝炎及其导致的肝硬化。肝癌患者常有乙型肝炎病毒感染→慢性肝炎→肝硬化→肝癌的病史。黄曲霉毒素、亚硝胺类化合物、饮酒、饮水污染、遗传因素、毒物、寄生虫等也可诱发原发性肝癌。

54．A。原发性肝癌的病因有病毒性肝炎、黄曲霉毒素、亚硝胺类化合物、饮酒、饮水污染、遗传因素、毒物、寄生虫等。其中最常见的病因是乙型病毒性肝炎。其病程发展常表现为乙型肝炎病毒感染→慢性肝炎→肝硬化→肝癌。

55．C。原发性肝癌的病因有病毒性肝炎、黄曲霉毒素、亚硝胺类化合物、饮酒、饮水污染、遗传因素、毒物、寄生虫等。其中污染食物导致肝癌的是黄曲霉菌，主要来源于霉变的玉米和花生等。

56．B。在我国，肝癌最常见的病因是乙型肝炎及其导致的肝硬化。肝癌患者常有乙型肝炎病毒感染→慢性肝炎→肝硬化→肝癌的病史。

57．E。在我国，原发性肝癌最常见的病因是病毒性肝炎。乙型、丙型和丁型病毒性肝炎均可发展为肝硬化，以乙型病毒性肝炎最常见。此外饮用水污染、黄曲霉素、亚硝胺类物质都可诱发原发性肝癌。

58．C。在我国，肝癌最常见的病因是乙型肝炎及其导致的肝硬化。肝癌患者常有乙型肝炎病毒感染→慢性肝炎→肝硬化→肝癌的病史。此外还有黄曲霉毒素、亚硝胺类化合物、饮酒、饮水污染、遗传因素、毒物、寄生虫等。粗纤维饮食不是导致原发性肝癌的原因。

59．B。原发性肝癌的病因有病毒性肝炎、肝硬化、黄曲霉毒素、饮用水污染及其他因素等。幽门螺杆菌是消化性溃疡的致病菌。金黄色葡萄球菌会引起感染性心内膜炎、疖、痈、新生儿脐炎、急性淋巴管炎、化脓性骨髓炎、化脓性关节炎等。溶血性链球菌可引起风湿热等。结核分枝杆菌常引起结核病。

60．C。黄曲霉素是致肝癌的病因之一，不是主

要致病因素。某些化学物质和药物如亚硝胺类、偶氮芥类、有机氯农药、藻类毒素、雄激素以及某些类固醇均是诱发肝癌的危险因素。乙型、丙型和丁型病毒性肝炎均可发展为肝硬化，以乙型病毒性肝炎最常见。

61．C。原发性肝癌常先有肝内转移，再出现肝外转移。经门静脉系统的肝内转移是最主要的途径。肝外血行转移常见于肺，其次为骨、脑等。左锁骨上淋巴结转移常见于胃癌。

62．D。原发性肝癌并发癌结节破裂时，如限于包膜下可形成压痛性血肿；也可破入腹腔引起急性腹痛和腹膜刺激征，严重可致出血性休克或死亡。原发性腹膜炎又称自发性细菌性也膜炎，一般具有全身中毒症状重而腹部体征相对较轻的特点。继发性腹膜炎是由腹内脏器炎症、外伤、梗阻、血管栓塞或术后并发症引起。最常见于急性阑尾炎、其次是胃、十二指肠溃疡穿孔。急性梗阻性胆囊炎常表现为右上腹部剧烈绞痛或胀痛，疼痛常放至右肩或右背部，伴恶心呕吐。

63．A。甲胎蛋白是诊断肝癌的特异性指标，有助于早期肝癌定性检查，广泛用于肝癌的普查、诊断、判断治疗效果及预测复发。

64．B。B超检查是肝癌筛查和早期定位的首选检查。甲胎蛋白是诊断肝癌的特异性指标，有助于早期肝癌的定性检查，广泛用于普查、诊断、判断治疗效果及预测复发。CT检查具有较高的分辨率，可提高直径＜1.0cm小肝癌的检出率，是诊断及确定治疗策略的重要手段。癌胚抗原对诊断肝癌特异性差。

65．B。甲胎蛋白现已广泛用（常用）于肝癌的普查、诊断、判断治疗效果和预测复发。B超检查是目前肝癌筛查的首选检查方法，AFP结合B超检查是早期诊断肝癌的主要方法。CT是肝癌诊断的重要手段，为临床疑诊肝癌者和确诊为肝癌拟行手术治疗者的常规检查。

66．D。甲胎蛋白（AFP）是诊断肝癌的特异性指标，有助于诊断早期肝癌的定性检查，广泛用于普查、诊断、判断治疗效果及预测复发。血清AFP＞400μg/L，并能排除妊娠、活动性肝病、生殖腺胚胎瘤等，即可考虑肝癌。

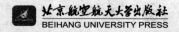

67．D。普查早期肝癌的常用方法是AFP+B超。甲胎蛋白（AFP）是肝癌的定性检查，有助于诊断早期肝癌，广泛用于普查、诊断、判断治疗效果及预测复发。B超是肝癌筛查和早期定位的首选检查，具有方便易行、经济、无创等优点，能显示直径为1cm以上的肿瘤，可作为高危人群的普查手段。

68．C。甲胎蛋白（AFP）是诊断原发性肝癌的特异性指标，是肝癌的定性检查，有助于诊断早期肝癌。谷氨酰转移酶同工酶Ⅱ（GGT-Ⅱ）、血清岩藻糖苷酶（AFU）、异常凝血酶原（APT）等有助于AFP阴性肝癌的诊断和鉴别诊断，联合多种标志物可提高诊断率。

69．B。甲胎蛋白是诊断肝癌的特异性指标，有助于早期肝癌的定性检查，广泛用于普查、诊断、判断治疗效果及预测复发。

70．B。甲胎蛋白（AFP）是诊断肝癌的特异性指标，是肝癌的定性检查，有助于诊断早期肝癌，广泛用于普查、诊断、判断治疗效果及预测复发。血清AFP＞400μg/L，并能排除妊娠、活动性肝病、生殖腺胚胎瘤等，即可考虑肝癌的诊断。

71．A。甲胎蛋白（AFP）是简便而确诊率高的定性诊断方法，有助于诊断早期肝癌，广泛用于普查、诊断、判断治疗效果及预测复发。B超检查是肝癌筛查和早期定位的首选检查。肝穿刺针吸细胞学检查是确诊肝癌最可靠的方法。CT和MRI具有较高的分辨率，可提高直径＜1.0cm小肝癌的检出率，是诊断及确定治疗策略的重要手段。

72．A。B超检查是肝癌筛查和早期定位的首选检查。具有方便易行、经济、无创等优点。能显示直径为1cm以上的肿瘤，可作为高危人群的普查手段。CT和MRI检查具有较高的分辨率，可提高直径＜1.0cm小肝癌的检出率，是诊断及确定治疗策略的重要手段。肝动脉造影是创伤性检查，必要时才采用，作为肝癌诊断的重要补充手段，常用于小肝癌的诊断。

73．A。甲胎蛋白（AFP）是诊断肝癌的特异性指标，有助于早期肝癌的定性检查，广泛用于普查、诊断、判断治疗效果及预测复发。B超检查是肝癌筛查和早期定位的首选检查。CT和MRI

检查具有较高的分辨率，可提高直径＜1.0cm小肝癌的检出率，是诊断及确定治疗策略的重要手段。

74．B。CT和MRI检查具有较高的分辨率，可提高直径＜1.0cm小肝癌的检出率，是诊断及确定治疗策略的重要手段。外科学教材将直径≤2cm者划分为微小肝癌，2cm＜直径≤5cm为小肝癌，5cm＜直径≤10cm为大肝癌，直径＞10cm为巨大肝癌。甲胎蛋白是肝癌的定性检查。

75．B。CT和MRI具有较高的分辨率，可提高直径＜1.0cm小肝癌的检出率，是诊断及确定治疗策略的重要手段。B超检查是肝癌筛查和早期定位的首选检查。AFP测定是肝癌的定性检查，有助于诊断早期肝癌。肝穿刺针吸细胞血检查是确诊肝癌最可靠的方法。选择性腹腔动脉造影常用于出血部位的检查。

76．B。甲胎蛋白（AFP）是诊断肝癌的特异性指标，是肝癌的定性检查，有助于诊断早期肝癌，广泛用于普查、诊断、判断治疗效果及预测复发。血清AFP＞400μg/L，并能排除妊娠、活动性肝病、生殖腺胚胎瘤等，即可考虑肝癌的诊断。

77．A。原发性肝癌目前采用以手术切除为主的综合治疗。肝动脉化疗栓塞治疗是肝癌非手术疗法中的首选方法。其他治疗包括放射治疗、分子靶向治疗、生物治疗、中医中药治疗等。

78．E。肝动脉栓塞化疗术1周后，因肝缺血影响肝糖原储存和蛋白质的合成，应根据医嘱静脉输入白蛋白，适量补充葡萄糖液，并维持水电解质平衡。肝动脉栓塞化疗术后出现栓塞后综合征的护理措施包括腹痛48小时内，可根据需要按医嘱注射哌替啶以缓解疼痛。发热与栓塞有关，少数患者于术后4～8小时体温升高，持续1周左右，应观察体温变化，中、低度发热不需特殊处理，如持续高热应报告医生进行对症处理。

79．D。肝癌患者的疼痛护理应观察疼痛特点，帮助患者减轻疼痛，必要时应用镇痛药物。同时护理人员应创造舒适，安静的环境，教会患者放松的技巧，给予心理支持等。

80．B。肝癌患者肝动脉栓塞化疗术后护理包括穿刺部位压迫止血15分钟，再加压包扎，沙袋压迫6小时，保持穿刺侧肢体伸直24小时，并观察穿刺部位有无血肿及渗血。术后禁食2～3天，鼓励患者深呼吸、排痰，预防肺部感染，必要时吸氧，提高氧分压，有利于肝细胞的代谢。

81．C。肝癌最常见的病因是乙型肝炎及其导致的肝硬化，预防原发性肝癌最重要的措施即病因预防。其他预防措施还包括戒烟、忌酒，不吃腌制和霉变食物，防止饮水污染及积极防治寄生虫感染等。

82．D。肝癌患者肝动脉栓塞化疗术后护理正确的是穿刺部位压迫止血15分钟，再加压包扎，沙袋压迫6小时，保持穿刺侧肢体伸直24小时，并观察穿刺部位有无血肿及渗血。术后禁食2～3天，腹痛可根据需要按医嘱注射哌替啶以缓解疼痛。

83．A。肝动脉栓塞术后护理措施正确的是术后禁食2～3天，进食初期进流质并少食多餐，穿刺部位压迫止血15分钟，再加压包扎，沙袋压迫6小时，保持穿刺侧肢体伸直24小时，发热与栓塞有关，少数患者于术后4～8小时体温升高，持续1周左右，应观察体温变化，中、低度发热不需特殊处理，如持续高热应报告医生进行对症处理。

84．E。肝性脑病的常见诱因包括上消化道出血（最常见）、高蛋白饮食、饮酒、便秘、感染、尿毒症、低血糖、严重创伤、外科手术、大量排钾利尿、过多过快放腹水、应用催眠镇静药和麻醉药等。

85．C。肝性脑病常见诱因包括上消化道出血（最常见）、高蛋白饮食、饮酒、便秘、感染、尿毒症、低血糖、严重创伤、外科手术、大量排钾利尿、过多过快放腹水、应用催眠镇静药和麻醉药等。

86．B。多次灌肠和导泻可使大便通畅，减少氨的吸收，防止病情加重。大量排钾利尿、高蛋白饮食、感染均可使氨的产生和吸收增多，加重病情。镇静剂对肝脏有毒害作用，尽量避免使用。

87．A。正常生理情况下来自肠道内的氨经门静脉入肝，在肝内转变为尿素、谷氨酰胺、门冬酰胺及其他非必需氨基酸以清除血氨。如果存在门-体分流，氨可绕过肝直接进入体循环，并通过血

-脑屏障进入中枢神经系统，游离的NH_3有毒性，影响大脑的能量代谢，引起肝性脑病。

88．B。肝性脑病的发病机制主要是氨导致脑的能量代谢紊乱。血氨增加对诊断肝性脑病最有帮助。

89．B。肝性脑病综合治疗原则正确的是及早识别和去除诱因，即纠正电解质和酸碱平衡紊乱；止血和清除肠道积血；避免使用镇静药及损害肝功能的药物，出现烦躁不安或抽搐时，禁用吗啡、水合氯醛、哌替啶及巴比妥类药物，可用地西泮、氯苯那敏等。减少肠内毒物的生成和吸收，即口服乳果糖可减少肠内氨的生成和吸收。

90．D。肝性脑病急性期发作首日禁食蛋白质，减少蛋白质分解而产生的氨。每天供给足量的热量和维生素，即无蛋白、高热量饮食，以糖类为主，限制摄入脂肪类食物。禁用维生素B_6，以免多巴在外周神经处转为多巴胺，影响多巴进入脑组织，减少中枢神经系统正常递质的传导。

91．A。肝性脑病主要是由氨中毒引起，弱碱性溶液灌肠有助于氨的吸收，加重病情，鼻饲50%碳酸镁导泻保持大便通畅，以免增加氨的吸收。静脉滴注葡萄糖，以减少体内蛋白质代谢产氨。精氨酸静滴有助于氨转化为尿素。谷氨酸钾或谷氨酸钠可促进氨的代谢。

92．D。急性胰腺炎是由多种病因导致胰酶在胰腺内被激活，引起胰腺及其周围组织水肿、出血甚至坏死等炎性损伤。其病因包括胆道疾病（胆石症、胆道感染、胆道蛔虫）、酗酒和暴饮暴食、胰管阻塞（胰管结石、胰管狭窄）等。

93．C。急性胰腺炎的病因包括胆道疾病（胆道梗阻）、酗酒和暴饮暴食、胰管阻塞、十二指肠液反流、手术创伤、内分泌与代谢障碍（高脂血症）、药物、感染等。其中，在我国急性胰腺炎的最常见病因是胆道疾病。西方国家多由大量饮酒导致。

94．B。急性胰腺炎指多种病因使胰酶在胰腺内被激活引起胰腺组织自身消化，从而导致水肿、出血甚至坏死的炎症反应。出血坏死型常继发感染、腹膜炎和低血容量性休克等症状。

95．D。急性阑尾炎的腹痛特点是转移性右下腹

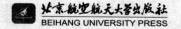

痛，腹痛始发于上腹部，逐渐转移至脐周，2小时～1天后转移并局限于右下腹，右下腹麦氏点固定压痛。

96．B。淀粉酶是胰腺炎早期最常用和最有价值的检查方法，血清淀粉酶于起病后2～12小时开始升高，48小时开始下降，持续3～5天。血清脂肪酶于起病后24～72小时开始升高，持续7～10天。

97．A。血淀粉酶测定是胰腺炎早期最常用和最有价值的首选检查方法。血清淀粉酶于起病后2～12小时开始升高，48小时开始下降，持续3～5天。血清脂肪酶于起病后24～72小时开始升高，持续7～10天。

98．A。上消化道出血常见的原因包括消化性溃疡、食管-胃底静脉曲张、急性糜烂出血性胃炎、胃癌等。其中，最常见的是消化性溃疡。

99．E。上消化道急性大出血是指在数小时内失血量超过1000ml或循环血容量的20%，表现为周围循环衰竭，早期出现头晕、心悸、乏力、口渴、晕厥等组织缺血的表现。处理不及时可发展为休克状态，表现为面色苍白、血压下降、脉搏细速、呼吸急促、四肢湿冷、尿量减少等。反复呕血或黑便次数增多，血红蛋白浓度、血细胞比容继续下降，网织红细胞计数增高只能判断有活动性出血，但不能说明是大出血。

100．A。纤维胃镜检查是上消化道出血病因诊断的首选方法。一般在上消化道出血后24～48小时内进行紧急内镜检查，可以直接观察到出血部位，获得病因诊断，同时可经内镜对出血灶进行紧急的止血治疗。

101．A。上消化道急性大出血是指在数小时内失血量超过1000ml或循环血容量的20%，表现为周围循环衰竭，早期出现头晕、心悸、乏力、口渴、晕厥等组织缺血的表现。处理不及时可发展为休克状态，表现为面色苍白、血压下降、脉搏细速、呼吸急促、四肢湿冷、尿量减少等。上消化道大出血患者护理最主要的观察项目是周围循环衰竭状况。

102．D。上消化道出血患者出血控制理想的指标是血压稳定，反复呕血或黑便次数增多，血红

蛋白浓度、血细胞比容继续下降，网织红细胞计数增高，血尿素氮持续或再次增高均说明还存在活动性出血。

103．B。三腔二囊管充气加压12～24小时应放松牵引，放气15～30分钟，必要时可重复注气压迫。出血停止后，放气并保留管道继续观察24小时，未再出血可考虑拔管。气囊压迫一般为3～4天，继续出血者可适当延长时间。

104．A。肠结核最主要的病变部位在回盲部，因为回盲部淋巴丰富，且结核分枝杆菌停留时间长，故为好发部位。

105．B。肠结核是结核分枝杆菌侵犯肠管所引起的慢性特异性感染。回盲部淋巴丰富，且结核分枝杆菌停留时间长，为好发部位。体征为右下腹肿块，较固定，质地中等，可伴有轻、中度压痛。

106．E。纤维结肠镜检查可观察到肠内典型病变，取活组织行病理检查可确诊。X线钡剂造影具有重要的诊断价值，但不是确诊检查。血沉增加无特异性。

107．B。溃疡性肠炎的病因和发病机制尚未明确，已知肠道黏膜免疫系统异常反应所导致的炎症过程在炎症性肠病发病中起重要作用，由多因素相互作用所致，主要包括环境、遗传、感染与肠道菌群和免疫等因素。不包括营养因素。

108．C。溃疡性结肠炎的病因是环境因素作用于遗传易感者，在肠道菌群的参与下，启动了难以停止的、发作与缓解交替的肠道天然免疫及获得性免疫反应，导致肠黏膜屏障损伤、溃疡经久不愈、炎性增生等病理改变。多见于20～40岁，男女无明显差别。理化因素与溃疡性结肠炎无关。

109．D。溃疡性结肠炎病变主要位于大肠，呈连续性、弥漫性分布，多数在直肠和乙状结肠，可扩展到降结肠和横结肠，也可累及全结肠，甚至回肠末端。

110．D。慢性萎缩性胃炎可见黏膜呈颗粒状、黏膜血管显露、色泽灰暗、皱壁细小；营养性巨幼细胞贫血典型血象呈大细胞性贫血。巨幼细胞贫血主要是由叶酸或维生素B_{12}缺乏所致，正常情况下维生素B_{12}进入胃内与壁细胞分泌的内因子结合，形成内因子-维生素B_{12}复合物，可保

护维生素 B_{12} 免遭肠内水解酶破坏。纠正贫血最主要的治疗护理措施是注射维生素 B_{12}。

111．E。慢性萎缩性胃炎伴营养性巨幼细胞贫血最有意义的检查是血清壁细胞抗体和内因子抗体。X线钡餐检查适用于怀疑有食管至回肠的消化道疾病的病例。血淀粉酶常用于胰腺炎的诊断。X线腹部平片常用于诊断胃肠穿孔、肠梗阻、不透X线的胆结石。

112．D。胃镜检查可在镜下取活组织做病理学检查，有效诊断早期胃癌，是目前最可靠、最有价值、最有意义的检查手段。幽门螺杆菌检查可用于胃癌病因诊断。X线钡餐检查可见中晚期胃癌不规则充盈缺损或腔内壁龛影。胃液分析检查对胃癌诊断价值不大。

113．D。三腔二囊管压迫止血在药物治疗无效的大出血时暂时使用。因患者痛苦、并发症多、早期再出血率高，不可长期使用，不推荐为首选措施。患者出现黑便、呕出暗红色血液 600ml。应建立静脉通道，补充血容量。奥美拉唑静脉滴注止血。卧床休息，取平卧位并将下肢略抬高，以保证脑部供血。呕血时头偏向一侧，防止误吸，保持呼吸道通畅，必要时吸氧。禁饮食。严密观察患者生命体征及血红蛋白测定。

114．C。肝硬化患者突发呕血，给予三腔二囊管压迫止血，出血停止后，放气并保留管道继续观察 24 小时，未再出血可考虑拔管。

115．E。肝硬化患者突发呕血，出现神志恍惚、心悸，四肢厥冷、无尿，呼吸急促，血压 70/50mmHg，判断其出血量 > 1000ml。短时间内出血量 > 1000ml，可出现休克表现，即面色苍白、血压下降、脉搏细速、呼吸急促、四肢湿冷、尿量减少等。

116．C。肝性脑病主要是氨中毒引起，常见的诱因包括上消化道出血（最常见）、高蛋白饮食、饮酒、便秘、感染、尿毒症、低血糖、严重创伤、外科手术、大量排钾利尿、过多过快放腹水、应用催眠镇静药和麻醉药等。

117．A。肝脏功能正常情况下，血液中各种激素都保持一定含量，多余的激素经肝脏处理而被灭活。当患肝病时，可出现雌激素灭活障碍，导

致雌激素增多，雄激素相对减少。男性出现性欲减退、毛发脱落、不育及乳房发育；女性出现月经失调、闭经、不孕等。雌激素增多的突出体征有蜘蛛痣和肝掌。

118．B。三腔二囊管压迫止血在药物治疗无效的大出血时暂时使用。因患者痛苦、并发症多、早期再出血率高，不可长期使用，不推荐为首选措施。经一般止血后效果不佳时，应选择三腔二囊管压迫止血。

119．D。肝性脑病是晚期肝硬化的最严重并发症，是最常见的死亡原因。肝硬化是导致肝性脑病的最主要原因，常见诱因包括上消化道出血（最常见）、高蛋白饮食等。感染常见于抵抗力降低、门 - 腔静脉侧支循环开放等易导致细菌感染。原发性肝癌在短期内病情迅速恶化，肝脏进行性增大，表面凹凸不平，持续性肝区疼痛。肝肾综合征主要表现为在难治性腹水基础上出现少尿、无尿及氮质血症，肾脏无明显器质性损害。

120．C。肝硬化患者常有内分泌失调表现，肾上腺皮质激素减少，常表现为面部和其他暴露部位皮肤色素沉着。醛固酮和抗利尿激素增多，导致腹水形成。肝脏对雌激素的灭活功能减退（雌激素增多），突出体征有蜘蛛痣和肝掌。

121．D。在我国，最常见的病因是病毒性肝炎；而欧美国家则以慢性酒精中毒多见。

122．B。肝癌患者肝区胀痛，是由于癌肿迅速生长使肝包膜被牵拉所致。癌结节破裂出血可致剧烈腹痛和腹膜刺激征，出血量大时可导致休克。

123．A。肝硬化失代偿期，腹水检查阳性，门静脉压升高，白蛋白降低，凝血酶原时间延长，则最主要的护理问题是体液过多　与门静脉高压、低蛋白血症导致的水钠潴留有关。其他护理问题还包括营养失调：低于机体需要量、有皮肤完整性受损的危险、有感染的危险，潜在并发症：上消化道出血、肝性脑病等。

124．D。有肝硬化病史，现腹胀伴呼吸困难 5 天，考虑肝硬化并发了腹水，目前患者的评估重点是检查腹部外形及移动性浊音来判断腹水的量。

125．C。肝硬化失代偿伴严重腹水、肝功能显著损害时，应限制或禁食蛋白质，病情好转后逐

渐增加输入量，并以植物蛋白为主。同时限制钠盐1.2～2.0g/d，24小时液体入量＜1000ml。

126．C。肝性脑病嗜睡，行为异常、言语不清、书写障碍、定向力障碍，有扑翼样震颤，脑电图异常。肝性脑病的发病机制主要是氨中毒引起，弱碱性溶液灌肠有助于氨的吸收，加重病情，肝性脑病应限制蛋白饮食，可用弱酸性溶液灌肠或乳果糖口服保持大便通畅，精氨酸滴注促进氨转化为尿素。

127．D。肝性脑病的发病机制主要是肝脏功能受损时，对氨的代谢能力降低，游离的NH_3有毒性，且能透过血-脑屏障，阻碍脑细胞的三羧酸循环，使大脑细胞能量供应不足，导致代谢紊乱出现一系列中枢神经系统异常表现。肝硬化大出血后，血液积在肠道，产氨增多，加重病情。

128．B。肝性脑病合并肾功能不全、尿少或无尿者慎用或禁用谷氨酸钾。

129．D。肝性脑病患者避免应用催眠镇静药、麻醉药和对肝脏有毒性作用的药物等。出现烦躁不安或抽搐时，禁用吗啡、水合氯醛、哌替啶及巴比妥类药物，可用地西泮、氯苯那敏等，使用量为常规用量的1/3～1/2，并减少给药次数。

130．B。肝性脑病急性期发作首日禁食蛋白质，减少蛋白质分解而产生的氨。每天供给足量的热量和维生素，即无蛋白、高热量饮食，以糖类为主，限制摄入脂肪类食物。昏迷患者鼻饲25%葡萄糖液供给热量，以减少体内蛋白质代谢产氨。

131．B。昏迷前期表现为嗜睡，行为异常、言语不清、书写障碍、定向力障碍、腱反射亢进，有扑翼样震颤，脑电图异常。前驱期表现为无意识障碍，心理或智力测试轻微异常，无扑翼样震颤，脑电图正常。昏睡期表现为昏睡，精神错乱，神经体征持续存在或加重，有扑翼样震颤，脑电图异常；昏迷期表现为昏迷，浅昏迷肌张力、腱反射亢进；深昏迷降低或消失，无法引出扑翼样震颤，脑电图明显异常。

132．C。肝性脑病的发病机制主要是肝脏功能受损时，对氨的代谢能力降低，游离的NH_3有毒性，且能透过血-脑屏障，阻碍脑细胞的三羧酸循环，使大脑细胞能量供应不足，导致代谢紊乱出现一系列中枢神经系统异常表现。因此饮食中应限制蛋白质的含量，前驱期和昏迷前期患者开始数天应限制蛋白质在每天20g以内。

133．C。肝性脑病患者神志清楚后，可逐渐增加蛋白质摄入，但短期内每天饮食中蛋白质不应超过40～50g。

134．D。肝性脑病患者完全恢复后，为维持其基本的氮平衡，蛋白质可增加到每天每千克体重0.8～1.0g。

135．A。淀粉酶是胰腺炎早期最常用和最有价值的检查方法，但淀粉酶升高的幅度和病情严重程度不成正比。腹痛体征与胰腺病理改变相平行，腹痛多在暴饮暴食或酗酒后突发，多位于中、左上腹，疼痛剧烈而持续，向腰背部呈带状放射。水肿型病情较轻，腹痛消失快。出血坏死型病情危重，腹痛持续时间长。

136．A。腹痛是急性胰腺炎的主要表现和首发症状，多于暴饮暴食或酗酒后突然发作，疼痛剧烈而持续。其他症状还包括腹胀、恶心、呕吐、发热、水、电解质及酸碱平衡紊乱、低血压或休克等。

137．E。急性胰腺炎的病因包括胆道疾病（胆道梗阻）、酗酒和暴饮暴食、胰管阻塞、十二指肠液反流、手术创伤、内分泌与代谢障碍（高脂血症）、药物、感染等。其中，在我国急性胰腺炎的最常见病因是胆道疾病。西方国家多由大量饮酒导致。

138．A。急性胰腺炎的治疗原则为减轻腹痛，减少胰液分泌，防治并发症。减少胰液分泌是治疗急性胰腺炎最主要的措施，而减少胰液分泌首要的措施是禁食、禁水和胃肠减压。其他治疗还包括早期抗感染，止痛，静脉输液和营养支持等。

139．C。多年消化性溃疡患者，呕血和排黑便多次，先发现神情恍惚、四肢厥冷，考虑是上消化道急性大出血引起的失血性周围循环衰竭。上消化道急性大量出血是指在数小时内失血量超过1000ml或循环血容量的20%。

140．C。首先应考虑的护理诊断是潜在并发症：休克　与大量失血有关。其他护理问题还包括恐惧　与呕血、黑便及出血威胁生命有关。有窒息

的危险 与呕血多次有关。

141．B。用三腔二囊管压迫止血，出血停止后，放气并保留管道继续观察24小时，未再出血可考虑拔管。气囊压迫一般为3～4天，继续出血者可适当延长时间。

142．E。上消化道大出血表现为呕出暗红色血块，皮肤、巩膜黄染，移动性浊音阳性，脾肋下可触及。上消化道急性大出血是指在数小时内失血量超过1000ml或循环血容量的20%。可表现为失血性周围循环衰竭。现出血1000ml，考虑最先可能出现失血性休克。

143．A。发生失血性休克后，应立即配血，可先用血浆代用品尽快补充血容量，尽早输血，以恢复和维持血容量及有效循环，因此，护士对该患者应首先输入的是706-代血浆。

144．E。三腔气囊管插入前的准备工作正确的是向患者解释操作的过程及目的、配合方法等，以消除恐惧心理。仔细检查三腔气囊管的性能。先向胃囊注气约150～200ml，再向食管气囊注气约100ml，并且是插管中护理，并不是插入前准备工作。

145．E。最能反映血容量变化的观察项目是脉搏。

146．A。上消化道急性大出血是指在数小时内失血量超过1000ml或循环血容量的20%。故目前最主要的护理诊断是体液不足。其他护理诊断还包括活动无耐力 与失血性周围循环衰竭有关。恐惧 与呕血、黑便及出血威胁生命有关。

147．B。上消化道大出血患者，应绝对卧床休息，取平卧位略抬高下肢，以保证脑部血液供应，呕吐时头偏向一侧，防止误吸或窒息。其他护理措施还包括保持呼吸道通畅，建立静脉通道，观察呕血、黑便的颜色及次数，减轻患者的紧张情绪等。

148．D。提示患者继续出血或再出血的指标有肠鸣音亢进，反复呕血或黑粪次数增加，红细胞计数与比容、血红蛋白持续下降，网织红细胞计数增高，血尿素氮持续或再次增高。

149．A。纤维胃镜检查是上消化道出血病因诊断的首选方法。一般在上消化道出血后24～48小时内进行紧急内镜检查，可以直接观察到出血

部位，获得病因诊断，同时可经内镜对出血灶进行紧急的止血治疗。

150．B。青光眼或前列腺肥大者禁用阿托品。检查前3天进少渣饮食，术前1天进流食，检查前1天晚服缓泻剂，检查当日禁食。检查开始取左侧卧位，双腿屈曲。插管时嘱患者全身放松，深呼吸。怀疑有穿孔、严重心肺功能不全者不宜做结肠镜检查。

151．E。溃疡性结肠炎的典型症状是反复发作的腹泻、黏液脓血便及腹痛，肠镜检查示乙状结肠血管纹理不清，黏膜颗粒状。氨基水杨酸制剂有抗菌、抗炎和免疫抑制的作用，是治疗溃疡性结肠炎的首选药。急性期应卧床休息，给流质饮食，需禁食者，给予静脉营养。腹痛时给予解痉止痛药。肾上腺皮质激素适用于氨基水杨酸制剂疗效不佳的轻、中型患者。免疫抑制药适用于对激素治疗效果不佳或对激素依赖的慢性持续型病例。

152．C。纤维结肠镜检查患者一般取左侧卧位，双腿屈曲。

153．D。柳氮磺胺吡啶口服主要通过分解后产物5-氨基水杨酸起作用，其作用机制是5-氨基水杨酸与肠壁结缔组织络合后较长时间停留在肠壁组织中起抗菌消炎和免疫抑制作用，同时抑制前列腺素的合成以及其他炎症介质白三烯的合成。

154．B。溃疡性结肠炎的典型症状是反复发作的腹泻、黏液脓血便及腹痛。中毒性巨结肠可出现肠型、腹部压痛、肠鸣音减弱或消失等表现。

155．B。行内镜下结肠息肉切除术，对手术最有影响的术前准备是肠道清洁，肠道清洁干净与否，直接影响诊疗效果。其他对手术有影响的术前准备还包括检查前2～3天进少渣饮食，检查前1天进流食或半流食，检查当天空腹或饮少量糖水。向患者说明手术的目的、方法、注意事项，消除紧张、恐惧心理。术前可适当给予解痉镇静止痛药。术前常规肛门指诊，以扩张肛门并指导进镜。

156．D。行内镜下结肠息肉切除术，术前肠道准备禁用甘露醇，以免发生意外，因甘露醇可在

肠道内被细菌分解，产生易燃气体，当进行高频电凝手术时，达到可燃浓度可能引起爆炸。其他如番泻叶、蓖麻油、硫酸镁均可于检查前一晚服用，以清洁肠道。

157．E。术后2小时出现腹痛，护士应主要观察患者生命体征变化，若同时还出现其他表现，如腹胀、面色苍白、脉率及心率增快、血压下降等表现，提示可能并发肠出血、肠穿孔，应及时报告医生，采取紧急处理措施。

158．E。枸橼酸铋钾的作用机制是形成胃黏膜保护屏障，兼有抗Hp的作用。不良反应有便秘和粪便变黑，恶心，一过性转氨酶升高，过量蓄积会引起神经毒性，需经肾脏排泄，有肾毒性。

159．C。硫糖铝在酸性环境中发挥保护胃、十二指肠黏膜的作用，不宜与碱性药合用。牛奶、稀饭、面条等是偏碱性食物，硫糖铝应与偏碱性食物分开服用。

160．C。最适宜在餐前1小时服用的药物为硫糖铝，其作用机制是保护胃黏膜，刺激内源性前列腺素合成，增加黏膜血流量。

161．C。十二指肠球部溃疡并活动性出血常表现为大便潜血试验持续阳性。

162．A。食管静脉曲张破裂大出血最常见的症状是呕大量鲜红色血液。柏油样大便常见于胃溃疡伴上消化道出血。黏液脓血便常见于细菌性痢疾和溃疡性结肠炎。长期反复解鲜红色血便常见于直肠癌。

163．C。血清脂肪酶常在发病后24～72小时开始升高，持续7～10天。脂肪酶超过正常值3倍即可诊断。

164．A。淀粉酶测定是胰腺炎早期最常用和最有价值的检查方法。血清淀粉酶于起病后2～12小时开始升高，48小时开始下降，持续3～5天。血清淀粉酶超过正常值3倍即可诊断。尿淀粉酶于24小时才开始升高，48小时达高峰后缓慢下降，1～2周后逐渐降至正常。

165．C。粪便做涂片或培养病原体时，患者应排便于消毒便盆内，护士用无菌棉签取中央部分或黏液脓血部分粪便2～5g放入培养瓶内，盖紧送检。

166．E。作粪便隐血试验时应素食3天后留取粪便标本送检，以免造成假阳性。

167．E。CT和MRI检查可显示椎管形态、椎间盘突出的程度和突出的部位，MRI还能显示脊髓、髓核、脊神经根和马尾神经情况。

168．C。脑电图演变与肝性脑病的严重程度一致，可帮助判断肝性脑病分期的检查。正常脑电图呈a波，每秒8～13次。肝性脑病患者的脑电图表现为节律变慢，二至三期病人出现普遍性每秒4～7次δ波或三相波；昏迷时表现为高波幅的δ波，每秒少于4次。脑电图异常提示较为明显的脑功能改变，对肝性脑病预后判断有一定价值。

169．C。呕血与黑便是上消化道出血的特征性表现，其中黑便常呈柏油样，黏稠而发亮，由血红蛋白中的铁与肠内硫化物作用形成黑色的硫化铁所致，出血量大时，粪便可呈暗红或鲜红色。

170．B。泌尿系统感染可见白细胞尿或脓尿，即新鲜离心尿液每高倍视野白细胞＞5个，或新鲜尿液白细胞计数＞40万个。

171．D。贫血是血液病最常见的症状之一，血红蛋白浓度（Hb）是反映贫血最重要的检查指标，在海平面地区，成年男性Hb＜120g/L，女性Hb＜110g/L即可诊断为贫血。

172．A。糖尿病酮症酸中毒是糖尿病的一种急性并发症，尿液检查常提示尿糖、尿酮体阳性。

173．D。口服乳果糖或乳梨醇可以酸化肠道，有利于不产尿素酶的乳酸杆菌生长，使肠道细菌产氨减少。同时，肠道的酸性环境可减少氨的吸收，促进血液中的氨渗入肠道并排出体外。乳果糖也可稀释后保留灌肠。

174．E。支链氨基酸制剂可竞争性抑制芳香族氨基酸进入大脑，从而减少假神经递质的形成。

175．B。十二指肠溃疡好发于十二指肠球部，前壁较常见，其腹痛节律特点为"进餐—餐后缓解—空腹疼痛"。疼痛常在餐后3～4小时出现，若不服药或进餐则持续至下次进餐后才缓解，多数患者可有午夜痛，原因为胃内食物排空，胃酸对溃疡面的刺激所致。胃溃疡患者有"进餐—餐后疼痛—空腹缓解"的特点。

176．C。腹痛是急性胰腺炎患者主要表现和首发症状，规律为进食—疼痛—疼痛，多于暴饮暴食或酗酒后突然发作。疼痛多剧烈而持续，可有阵发性加剧，多位于中、左上腹，向腰背部呈带状放射，取弯腰屈膝侧卧位可减轻疼痛，进食后疼痛加重，一般胃肠解痉药不能缓解。

177．E。溃疡性结肠炎患者多有轻或中度腹痛，为左下腹或下腹的阵痛，亦可波及全腹。有"疼痛—便意—便后缓解"的规律，大多伴有里急后重感。

第四节　泌尿系统疾病

1．D。成人1天尿的比重为1.015～1.025，尿的pH值正常为4.5～7.5，平均pH值为6，呈弱酸性。气味来自尿中的挥发性酸。

2．B。新鲜尿沉渣每高倍视野红细胞＞3个或1小时尿红细胞计数＞10万个，称镜下血尿。尿液外观为洗肉水样或血样即为肉眼血尿，提示1L尿液中含有1ml以上血液。

3．A。血肌酐和血尿素氮测定有助于判断肾功能损害的程度。黄疸指数是监测肝功能的指标。中心静脉压是监测心功能的指标。凝血酶原时间、纤维蛋白原、鱼精蛋白副凝试验（3P试验）等可了解有无凝血功能异常。

4．D。夜尿量超过白天尿量或夜尿持续＞750ml称为夜尿持续增多，其尿比重低而固定，提示肾小管浓缩功能减退。

5．E。内生肌酐清除率是评价肾小球滤过功能最常用的方法，24小时内生肌酐清除率正常为80～120ml/min，＜80ml/min提示肾小球滤过功能下降，＜10ml/min提示已进入尿毒症期。血肌酐和血尿素氮测定有助于判断肾功能损害的程度。

6．C。每天尿蛋白定量超过150mg或尿蛋白定性试验阳性，称为蛋白尿。

7．E。急性肾小球肾炎是以急性肾炎综合征为主要临床表现的一组疾病，多见于溶血性链球菌感染后。

8．C。急性肾小球肾炎是以急性肾炎综合征为主要临床表现的一组疾病。其特点为急性起病，多有前驱感染，出现血尿、蛋白尿、水肿和高血压，并可伴有一过性肾功能不全。多见于溶血性链球菌感染后。

9．C。急性肾小球肾炎临床表现主要为血尿、蛋白尿、水肿和高血压。肾病综合征主要表现为高脂血症、大量蛋白尿、水肿、低白蛋白血症。

10．A。严重循环充血由于水钠潴留，血浆容量增加而出现循环充血。轻者仅有轻度呼吸增快，肝大；严重者表现明显气急、端坐呼吸、咳嗽、咳粉红色泡沫痰，两肺布满湿啰音，心脏扩大，心率增快，有时可出现奔马律等症状。

11．A。肾小球为肾单位的起始部位，由入球小动脉毛细血管丛、出球小动脉及系膜组织构成。急性肾小球肾炎的发病机制是绝大多数病例属急性溶血性链球菌感染后引起的免疫复合物性肾小球肾炎。临床表现有血尿、蛋白尿、水肿和高血压。其中，血尿是最基本的临床表现。水肿是最常见和最早出现的症状。

12．E。急性肾小球肾炎患者急性期应卧床休息，待肉眼血尿消失、水肿消退及血压恢复正常后逐步增加活动量。急性期应予低盐（每天3g以下）饮食。肾功能正常者不需限制蛋白质入量，但肾功能不全时可考虑限制蛋白质摄入，并以优质动物蛋白为主。明显少尿者应注意控制液体入量。

13．E。新鲜尿离心沉渣后每高倍镜视野红细胞＞3个，或尿沉渣Addis计数12小时排泄的红细胞数＞50万，均可诊断为镜下血尿。

14．E。肾功能损害呈慢性进行性损害，可出现夜尿增多。感染、劳累、妊娠、血压升高、肾毒性药物、预防接种及高蛋白、高脂或高磷饮食可诱发肾功能急剧恶化，去除诱因后肾功能可有一定程度的缓解。心脏早搏不会加重肾损害。

15．D。慢性肾小球肾炎的临床表现有蛋白尿、血尿、高血压、水肿、肾功能损害等。不包括尿路刺激征。

16．A。慢性肾小球肾炎简称慢性肾炎，是一组以蛋白尿、血尿、高血压和水肿为临床特征的肾小球疾病，尿液检查蛋白尿（＋～＋＋＋），镜

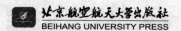

下可见多形性红细胞和红细胞管型。B超检查双肾缩小，皮质变薄。该患者血压180/100mmHg，尿蛋白（++），尿红细胞20个/Hp，B超示双肾体积缩小，可诊断为肾性高血压。急进性肾炎发病前可有上呼吸道感染史，尿液常为肉眼血尿。原发性高血压肾损害可见肾小动脉硬化，晚期出现慢性肾衰竭。

17．B。慢性肾衰竭肾功能失代偿期也称氮质血症期，表现为肌酐清除率20～50ml/min，血肌酐178～445μmol/L。血尿素氮的正常值为成人3.2～7.1mmol/L。

18．E。慢性肾盂肾炎患者进行药物治疗时，应正确应用抗生素，坚持完成疗程。不可随意换药、停药。

19．C。血管紧张素转换酶抑制剂主要作用于肾素-血管紧张素-醛固酮系统，抑制血管紧张素Ⅰ转化为血管紧张素Ⅱ，进而抑制血管紧张素Ⅱ收缩血管、醛固酮释放减少，从而降血压。醛固酮的作用是保钠保水排钾，醛固酮减少，应特别注意观察有无血钾升高。

20．B。感染是原发性肾病综合征常见的并发症和致死原因，也是导致肾病综合征复发及疗效不佳的主要原因，其发生与蛋白质营养不良、免疫功能紊乱及应用糖皮质激素等有关。

21．D。原发性肾病综合征是由各种肾疾病所致的，以大量蛋白尿（尿蛋白＞3.5g/d）、低白蛋白血症（血浆白蛋白＜30g/L）、水肿、高脂血症为临床表现的一组综合征。其中，前两项为诊断本病的必备条件。

22．C。肾病综合征患者一般给予正常量的优质蛋白（动物蛋白），摄入量以0.8～1.0g/（kg·d）为宜。肾功能不全时根据内生肌酐清除率调整蛋白质摄入量，保证足够的热量，以30～35kcal/（kg·d）为宜。为减轻高脂血症，应少进富含饱和脂肪酸的食物，多吃不饱和脂肪酸及富含可溶性纤维食物。水肿时限制钠盐＜3g/d，避免腌制食品。

23．E。原发性肾病综合征患者要低盐饮食，每天＜3g，减轻水肿，告诉患者优质蛋白、高热量、低脂、高膳食纤维和低盐饮食的重要性，卧床休息，勤翻身，以免发生肢体血栓等并发症。绝对卧床休息患者要在臀部可垫上橡皮圈或棉圈。长期使用糖皮质激素应注意有无消化道溃疡、继发感染、满月脸及向心性肥胖等不良反应，激素治疗期间注意每日血压、尿量、尿蛋白、血浆蛋白的变化情况，准确记录24小时出入量。

24．E。原发性肾病综合征患者饮食护理，一般给予正常量优质蛋白，足够热量，少量脂肪，高纤维素，注意补充维生素、铁、钙，给予低盐饮食。

25．D。肾盂肾炎最常见的感染途径是上行感染，致病菌多为大肠埃希菌，经尿道进入膀胱，甚至沿输尿管播散至肾脏。而血行感染较少见，多为体内感染灶的致病菌侵入血液循环后累及泌尿系统，致病菌多为金黄色葡萄球菌。

26．D。肾盂肾炎患者尿常规和尿细胞计数检查表现为尿蛋白少量，尿沉渣白细胞、红细胞增多（脓尿）和血尿。血常规表现为急性期血白细胞计数增高并可见中性粒细胞核左移，血沉增快。

27．C。肾盂肾炎患者表现为白细胞尿或脓尿，新鲜离心尿液每高倍视野白细胞＞5个，或新鲜尿液白细胞计数＞40万个。

28．A。急性肾盂肾炎患者作中段尿细菌培养，尿细菌定量培养≥10^5/ml为真性菌尿，可确诊尿路感染。抗菌首选对革兰阴性杆菌有效的药物。

29．A。急性肾损伤（AKI）以往称为急性肾衰竭（ARF），是指由多种病因引起的肾功能快速下降而出现的临床综合征。根据病因发生的解剖部位不同可分为肾前性AKI（55%）、肾性AKI（40%）和肾后性AKI（5%）。其中肾前性AKI最常见的病因是有效血容量不足。

30．E。容易引起急性肾衰竭的外伤是直接肾脏损伤，选项中只有腹部穿透伤符合题干。

31．B。急性肾损伤（AKI）以往称为急性肾衰竭（ARF）。感染是AKI最常见的并发症。多为肺部、尿路、胆道等部位感染和败血症，应尽早根据细菌培养和药物敏感试验合理应用对肾脏无毒性作用的抗生素治疗，并注意调整药物剂量。

32．B。急性肾衰竭是指由各种原因引起的短时间内肾功能急剧下降而出现的临床综合征。根据病变发生的解剖部位不同可分为肾前性，肾性和

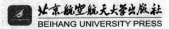

肾后性。急性肾小管坏死是最常见的急性肾衰类型。少尿期一般持续 7～14 天，由于尿排钾减少、分解代谢释放钾离子、酸中毒时细胞内钾转移至细胞外等因素可出现高钾血症。行肾活检可明确诊断。

33．C。慢性肾衰竭的病因在我国以原发性慢性肾小球肾炎最多见。在发达国家，糖尿病肾病、高血压肾小动脉硬化为主要病因。

34．D。慢性肾功能不全的病因在我国以原发性慢性肾小球肾炎最多见。在发达国家，糖尿病肾病、高血压肾小动脉硬化为主要病因。

35．D。慢性肾衰竭为各种慢性肾脏病持续进展的共同结局。它是以代谢产物潴留，水、电解质及酸碱代谢失衡和全身各系统症状为表现的一种临床综合征。食欲减退是其最早期和最常见的症状，还可出现恶心、呕吐、腹胀、腹泻、消化道出血。血压升高、呼吸困难、心前区疼痛、头晕心慌是心血管系统表现，主要发生于进入终末期肾病的患者。

36．E。食欲缺乏和晨起恶心、呕吐是尿毒症（慢性肾衰竭晚期）常见的早期表现。晚期患者胃肠道的任何部位都可出现黏膜糜烂、溃疡，而发生胃肠道出血。

37．C。皮肤瘙痒是慢性肾衰竭最常见症状之一，与钙沉着于皮肤有关。

38．C。慢性肾衰竭可表现为代谢紊乱，即出现糖耐量异常、高三酰甘油血症、高胆固醇血症和血浆白蛋白水平降低等。代谢产物蓄积导致机体尿浓缩功能障碍，临床上可根据血肌酐和肌酐清除率值反映代谢产物蓄积程度。

39．C。内生肌酐清除率是评价肾小球滤过功能最常用的方法，24 小时内生肌酐清除率正常为 80～120ml/min，50～80ml/min 提示肾功能代偿期，25～50ml/min 提示肾功能失代偿期，10～25ml/min 提示肾衰竭期，＜10ml/min 提示尿毒症期。

40．C。慢性肾功能衰竭患者发生尿闭，应严格限水。

41．A。腹膜炎是腹膜透析最主要的并发症。多由于在腹膜透析操作时接触污染、胃肠道炎症、腹透管出口处或皮下隧道感染引起，常见病原体为革兰阳性球菌。临床表现为腹痛、发热、腹部压痛、反跳痛、腹透透出液浑浊等。

42．D。急性肾小球肾炎，血清 C_3 及总补体发病初期下降，8 周内逐渐恢复正常，对本病诊断意义很大。

43．C。肾活检术后嘱患者少量多次饮水以免血块阻塞尿路，防止 1 次大量饮水引起胃不适、恶心呕吐诱发出血。术后平卧 24 小时，如有肉眼血尿应及时处理，延长卧床时间，直到肉眼血尿消失。定时观察患者生命体征、尿色及有无腰痛、腹痛。注意包扎腹带，局部沙袋压迫穿刺部位，24 小时后解除，嘱继续平卧利用自身体重压迫。遵医嘱术后 3 天使用止血药及抗生素。

44．B。急性肾小球肾炎为自限性疾病，无特异治疗。主要是休息，控制水钠摄入，对症治疗及防治严重并发症。不宜使用糖皮质激素和细胞毒药物治疗。

45．D。肾病综合征的典型表现是大量蛋白尿（尿蛋白＞3.5g/d）、低白蛋白血症（血浆白蛋白＜30g/L）、水肿、高脂血症。

46．E。肾病综合征患者一般给予正常量的优质蛋白（动物蛋白），摄入量以 0.8～1.0g/（kg·d）为宜。肾功能不全时根据内生肌酐清除率调整蛋白质摄入量，保证足够的热量，以 30～35kcal/（kg·d）为宜。为减轻高脂血症，应少进富含饱和脂肪酸的食物，多吃不饱和脂肪酸及富含可溶性纤维食物。水肿时限制钠盐＜3g/d，避免腌制食品。

47．A。泼尼松是糖皮质激素，是原发性肾病综合征首选的治疗药物，疗程为 8～12 周，可抑制免疫炎症反应，减少醛固酮和抗利尿激素分泌。

48．E。急性肾盂肾炎表现为尿频、尿急、尿痛，发热，左肾区叩击痛，白细胞尿、血尿、蛋白尿。急性膀胱炎无肾区叩击痛。

49．A。首次发生急性肾盂肾炎，其致病菌 80% 为大肠埃希菌，在留取尿细菌检查标本后应立即开始治疗，首选对革兰阴性杆菌有效的药物。

50．D。慢性肾衰竭尿毒症期血肌酐 ≥707μmol/L，内生肌酐清除率＜10ml/min。治疗饮食应给

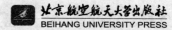

予优质低蛋白饮食。

51．E。给予优质低蛋白饮食，能减少含氮代谢产物生成，减轻症状及相关并发症，延缓病情进展。适当应用必需氨基酸，避免负氮平衡。

52．E。我国根据肾功能损害程度，将慢性肾衰竭分为 4 期。分别为肾功能代偿期、肾功能失代偿期、肾衰竭期、尿毒症期（血肌酐≥707μmol/L）。

53．C。慢性肾衰竭尿毒症期的蛋白质摄入量一般控制在 0.4～0.8g/（kg·d）。

54．D。慢性肾衰竭患者有出血倾向，主要与血小板功能障碍及凝血因子减少等有关。纠正出血倾向的主要措施是血液透析。血液透析可清除体内过多的水分、毒素；有利于肾损伤细胞的修复和再生等。

55．C。慢性肾小球肾炎是一组以蛋白尿、血尿、高血压和水肿为临床特征的肾小球疾病。其中，蛋白尿是本病必有的表现。

56．B。肾病综合征是由各种肾疾病所致的，以大量蛋白尿（尿蛋白＞3.5g/d）、低白蛋白血症（血浆白蛋白＜30g/L）、水肿、高脂血症为临床表现的一组综合征。水肿是肾病综合征患者最常见和最突出的体征。低白蛋白血症导致血浆胶体渗透压下降是水肿的主要原因。

57．A。尿镜检查见红细胞管型是急性肾小球肾炎的重要特征。

58．B。肾盂肾炎患者尿中可见白细胞管型，对肾盂肾炎有诊断价值，但不会出现大量蛋白尿。

59．A。急性肾小球肾炎的发病机制是绝大多数病例属急性溶血性链球菌感染后引起的免疫复合物性肾小球肾炎。临床表现有血尿、蛋白尿、水肿和高血压。其中，血尿是最特征性的尿液改变。

60．C。急性肾盂肾炎多由尿路上行感染所致，革兰阴性杆菌是尿路感染最常见的致病菌，以大肠埃希菌最为常见，尿液最特征性的改变是脓尿。

61．B。慢性肾小球肾炎的临床表现有蛋白质、血尿、水肿、高血压、肾功能损害等，其中，蛋白质是本病必有表现，尿蛋白定量常在 1～3g/d。

62．E。肾前性急性肾衰发病机制主要为有效循环血容量减少，肾脏灌注减少，肾缺血。常见尿液改变是少尿或无尿。

63．E。骨髓为人体最主要的造血器官，受损可致全血细胞减少。

64．C。泌尿系统感染时，尿液中含有大量的脓细胞、红细胞、上皮细胞和细菌，排出的新鲜尿液即呈白色絮状浑浊。

65．D。尿比重测定是判断肾功能最简单的方法，严重者尿比重固定在 1.010～1.012。蜡样管型对诊断有意义。肾衰竭所有患者必有轻、中度贫血，为正细胞性、正色素性贫血。血常规检查为红细胞计数下降，血红蛋白多在 80g/L 以下，最低达 20g/L，白细胞与血小板正常或偏低。

66．B。肾小球滤过膜屏障功能受损，通透性增加可导致原尿中蛋白含量增多，形成大量蛋白尿（尿蛋白＞3.5g/d）。

67．B。深度呼吸又称为库斯莫呼吸（Kussmaul 呼吸）、深大呼吸、深长呼吸，其特点是呼吸逐渐加深且频率稍快，常见于糖尿病、尿毒症等引起的代谢性酸中毒的患者。

68．A。急性肾盂肾炎的病原体以革兰阴性杆菌为主，最常见的致病菌为大肠埃希菌。上行感染是最常见的感染途径，致病菌经尿道进入膀胱，甚至沿输尿管播散至肾脏。

69．E。再生障碍性贫血血象检查呈正细胞正色素性贫血，全血细胞减少，但三系细胞减少的程度不同。

第五节　血液及造血系统疾病

1．A。卵黄囊是胚胎期最早出现的造血场所，卵黄囊退化后，肝、脾代替其造血，胚胎后期至出生后，骨髓、胸腺及淋巴结开始造血。此后，血细胞几乎都在骨髓内形成。青春期后胸腺逐渐萎缩，淋巴结生成淋巴细胞和浆细胞，骨髓成为成人造血的主要器官。

2．B。血红蛋白浓度是反映贫血最重要的检查指标。在海平面地区，成年男性血红蛋白＜

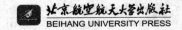

120g/L，女性血红蛋白＜110g/L即可诊断为贫血。

3．C。白细胞分类计数正常值为(4～10)×10⁹/L，中性粒细胞（包括杆状核及分叶核）数量占白细胞总数的0.5～0.7。

4．B。根据血红蛋白（Hb）降低的程度临床上将贫血分为四度，轻度Hb＞90g/L，中度Hb在60～90g/L，重度Hb在30～59g/L，极重度＜30g/L。

5．C。白细胞分类计数正常值为(4～10)×10⁹/L，中性粒细胞（包括杆状核及分叶核）数量占白细胞总数的0.5～0.7。

6．D。正常成人的网织红细胞在外周血中占0.2%～1.5%。网织红细胞增多可见于溶血性贫血、急性失血性贫血或贫血的有效治疗后。网织红细胞减少，表示骨髓造血功能低下，常见于再生障碍性贫血。

7．D。血液疾病患者化疗期间最主要的观察项目就是血常规，白细胞＜1×10⁹/L，实行保护隔离。

8．C。慢性失血是引起缺铁性贫血最常见和最重要的病因。青少年偏食、妇女妊娠或哺乳铁摄入不足、胃大部分切除术铁吸收障碍、食物中供铁不足均可引起贫血，但不是主要原因。

9．C。月经过多是成人女性缺铁性贫血常见的原因。铁摄入量不足是妇女、小儿缺铁性贫血的主要原因。铁吸收不良引起的缺铁性贫血常见于胃大部切除、慢性胃肠道疾病等。

10．A。缺铁性贫血的病因可能是月经初潮早，铁丢失过多。铁的摄入不足是妇女、小儿缺铁性贫血的主要原因。铁的吸收不良由胃酸分泌不足或肠道功能紊乱影响铁的吸收。常见于胃大部切除、慢性胃肠道疾病等。

11．A。慢性失血是成年人缺铁性贫血最常见和最重要的病因，如消化性溃疡出血、痔出血、月经过多、钩虫病等。

12．D。临床营养性缺铁性贫血最常见的年龄阶段是6个月至2岁。

13．E。贫血由于血红蛋白含量减少，血液携氧能力下降，引起全身各组织和器官缺氧与功能障

碍。基本表现为皮肤黏膜苍白（无发绀）、乏力、头晕、心悸、气短、食欲下降等。血压降低不属于贫血的基本表现。

14．C。缺铁性贫血是体内储存铁缺乏，导致血红蛋白合成减少而引起的一种小细胞低色素性贫血，组织缺铁表现为皮肤干燥、萎缩、无光泽，毛发干枯易脱落，指（趾）甲扁平、脆薄易裂，出现反甲或匙状甲。黏膜损害常有舌炎、口角炎、舌乳头萎缩，严重者吞咽困难。无出血症状。

15．A。缺铁性贫血由于缺血、缺氧和含铁酶及铁依赖酶的活性降低，常引起黏膜损害，表现为舌炎、舌乳头萎缩、口角炎、胃酸缺乏及胃功能紊乱，约1/3患者有慢性萎缩性胃炎。严重者引起吞咽困难，其特点为吞咽时感觉食物黏附在咽部，是缺铁的特殊表现之一。

16．D。血红蛋白（Hb）浓度是反映贫血最重要的检查指标，在海平面地区，符合我国贫血诊断标准的是成年男性Hb＜120g/L，成年女性Hb＜110g/L，孕妇＜100g/L。

17．C。贮存铁缺乏时，血清铁降低，转铁蛋白饱和度降低，总铁结合力升高，铁粒幼细胞少于50%，血象可见血红蛋白减少。

18．E。缺铁性贫血患者铁剂治疗后，若症状很快减轻，网织红细胞计数逐渐上升，表明治疗有效。血红蛋白2周左右开始升高，约1～2个月恢复正常，但仍然需要继续服用铁剂3～6个月，以补充贮存铁。其注意事项还包括从小剂量开始，于两餐之间服用；可与维生素C或各种果汁同服，但避免与茶、咖啡、牛奶、植酸盐等同服，以免影响铁吸收；向患者说明服用铁剂可出现黑便；口服液体铁剂使用吸管，服后漱口，避免牙齿染黑。

19．B。缺铁性贫血口服铁剂治疗时，从小剂量开始，于两餐之间服用。可与维生素C或各种果汁同服，但避免与茶、咖啡、牛奶、植酸盐等同服，以免影响铁吸收。向患者说明服用铁剂可出现黑便；口服液体铁剂使用吸管，服后漱口，避免牙齿染黑。血红蛋白恢复正常后仍需要继续服用铁剂3～6个月，以补充贮存铁。

20．A。与贫血所致全身组织缺氧最有关的护理

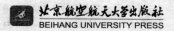

问题是活动无耐力。贫血导致组织、器官缺氧，引起活动无耐力。

21．B。贫血患者最常见的护理诊断是活动无耐力 与贫血导致组织、器官缺血有关。

22．C。牛奶会改变胃内的酸性环境，从而抑制铁的吸收。

23．D。口服铁剂治疗缺铁性贫血时服用维生素C可防止二价铁氧化，有利于铁的吸收。避免与茶、咖啡、牛奶或含钙、镁、磷酸盐等同服，以免影响铁吸收。

24．A。口服铁剂治疗缺铁性贫血可饮用橙汁，因橙汁维生素C丰富，可防止二价铁氧化，有利于铁的吸收。避免与茶、咖啡、牛奶或含钙、镁、磷酸盐等同服，以免影响铁吸收。

25．C。缺铁性贫血患者口服铁治疗，应从小剂量开始，于两餐之间服用。可与维生素C和稀盐酸同时服用，维生素C可防止二价铁氧化，稀盐酸可使三价铁转变为二价铁而利于铁的吸收。但避免与茶、咖啡、牛奶、植酸盐等同服，以免影响铁吸收。饮食应给予高蛋白、高维生素、含铁丰富的饮食。

26．D。营养性巨幼细胞贫血多由维生素 B_{12}、叶酸缺乏所致。病因治疗是有效治疗或根治的关键，有精神神经症状者，以维生素 B_{12} 治疗为主，不可单用叶酸治疗，以免加重神经、精神症状。在应用维生素 B_{12} 的基础上，口服叶酸。

27．E。营养性巨幼细胞贫血由于叶酸和（或）维生素 B_{12} 缺乏所引起的一类贫血。体内维生素 B_{12} 全部由食物供给，维生素 B_{12} 通过与胃体壁细胞分泌的内因子结合，在回肠末端吸收，体内贮存可供机体应用约 3～6 年。B_{12} 缺乏原因多为内因子缺乏所致。叶酸易被光照、煮沸分解破坏，人体叶酸全部从食物中获得，体内贮存仅供 1～4 个月使用，故缺乏叶酸多见。

28．A。再生障碍性贫血是一种由多种原因引起的骨髓造血功能衰竭征，其典型血象呈正细胞正色素性贫血、全血细胞减少，但三系细胞减少的程度不同，是判断再生障碍性贫血有价值的检查。

29．D。再生障碍性贫血是由多种原因引起的骨髓血造血功能衰竭征，典型血象呈正细胞正色素性贫血、全血细胞减少，但三系细胞减少的程度不同。

30．D。再生障碍性贫血是一种由多种原因引起的骨髓造血功能衰竭征，其骨髓象可见巨核细胞明显减少或缺如，典型血象呈正细胞正色素性贫血、全血细胞减少，但三系细胞减少的程度不同，是诊断再生障碍性贫血最有力的证据。

31．C。再生障碍性贫血患者主要表现为进行性贫血、出血、反复感染而肝、脾、淋巴结多无肿大。血象检查呈正细胞正色素性贫血，全血细胞减少，但三系细胞减少的程度不同。网织红细胞绝对值低于正常。白细胞计数减少，以中性粒细胞减少为主。血小板减少。骨髓象检查为确诊再障的主要依据，骨髓颗粒极少，脂肪滴增多。

32．B。慢性再生障碍性贫血骨髓象增生降低或呈局灶性增生，但巨核细胞均减少。

33．A。再生障碍性贫血简称再障，是一种可能由不同病因和机制引起的骨髓造血功能衰竭症。急性再生障碍性贫血起病急，进展快，病情重。主要表现为骨髓造血功能低下、全血细胞减少和进行性贫血、出血、反复感染而肝、脾、淋巴结多无肿大。无全身骨骼疼痛症状。

34．C。骨髓象为确诊再生障碍性贫血的最主要依据，骨髓颗粒极少，脂肪滴增多。血清铁的检查、血清铁蛋白测定、总铁结合力测定是检查缺铁性贫血的指标。血常规检查并无特异性。

35．B。再生障碍性贫血是由于多种原因导致的骨髓造血功能衰竭，主要表现为骨髓造血功能低下、全血细胞减少和贫血、出血、感染，肝、脾、淋巴结多无肿大。

36．D。再生障碍性贫血表现为面色苍白、乏力，皮肤可见散在性出血点，肝脾未触及，红细胞、血红蛋白、网织红细胞、白细胞及血小板均降低。营养性巨幼细胞贫血常有血清维生素 B_{12} 和叶酸低于正常。缺铁性贫血常见白细胞、血小板正常或减低。

37．A。再生障碍性贫血简称再障，是一种可能由不同病因和机制引起的骨髓造血功能衰竭症。雄激素（丙酸睾酮）为治疗非重型再障的首选药物，作用机制是刺激肾产生促红细胞生成素，对骨髓有直接刺激红细胞生成的作用。泼尼松常用于治疗重型再障。

38．B。白细胞降低，最主要的护理诊断有感染的危险。其他护理诊断还有活动无耐力　与贫血导致组织缺氧有关。血小板降低，可有潜在并发症颅内出血。

39．D。海洋性贫血也称地中海贫血，是由于一种或几种正常珠蛋白肽链合成障碍而引起的遗传性潜血性疾病。缺铁性贫血是体内储存铁缺乏，导致血红蛋白合成减少而引起的一种小细胞低色素性贫血。再生障碍性贫血是一种可能由不同病因和机制引起的骨髓造血功能衰竭症。营养性巨幼细胞贫血由于叶酸和（或）维生素 B_{12} 缺乏所引起的一类贫血。

40．B。缺铁性贫血是体内用来制造血红蛋白的贮存铁缺乏，血红蛋白合成减少、红细胞生成障碍引起的小细胞、低色素性贫血，是临床上最常见的一种贫血。

41．B。缺铁性贫血临床表现为皮肤黏膜苍白（无发绀）、乏力、头晕、心悸、气短等。该患者由于胃大部切除后胃酸分泌不足、肠道功能紊乱，导致机体铁吸收不良，因此出现贫血。

42．E。贫血是指人体外周血红细胞容量减少，低于正常范围下限，不能运输足够的氧至组织而产生的综合征。临床表现为皮肤黏膜苍白（无发绀）、乏力、头晕、心悸、气短等。

43．D。特发性血小板减少性紫癜患者血象检查血小板减少，功能一般正常。红细胞和血红蛋白下降，白细胞多正常。骨髓象检查可见巨核细胞数量正常或增加，有血小板形成的巨核细胞显著减少，粒、红两系正常。

44．B。特发性血小板减少性紫癜是一种由免疫介导的血小板过度破坏所致的出血性疾病。

45．C。血小板进入血液后，其寿命为 7～14 天，但它只在最初两天具有生理功能。血小板的破坏随血小板的日龄增高而增多。衰老的血小板在脾、肝和肺组织中被吞噬破坏。脾脏为破坏血小板最主要的器官。

46．E。过敏性紫癜是一种常见的血管变态反应性出血性疾病。血小板计数、凝血时间均正常。

特发性血小板减少性紫癜是各种原因引起血小板减少的出血性疾病。

47．E。血小板低于 $20\times10^9/L$ 时，应绝对卧床休息，以防颅内出血。

48．E。特发性血小板减少性紫癜常表现为全身皮肤出现瘀点、紫癜及大小不等的瘀斑，好发于四肢，以下肢为多见。血象示血小板减少，白细胞多正常，血红蛋白多少与出血程度有关。

49．A。糖皮质激素是特发性血小板减少性紫癜的首选药物，其作用机制是抑制单核 - 巨噬细胞系统对血小板的破坏；减少自身抗体生成及减轻抗原抗体反应；改善毛细血管通透性；刺激骨髓造血及血小板向外周血的释放等。

50．A。特发性血小板减少性紫癜又称原发免疫性血小板减少症，首选药物为糖皮质激素，可减少血小板自身抗体生成及减轻抗原抗体反应，抑制单核 - 吞噬细胞破坏血小板，降低毛细血管通透性和刺激骨髓造血及促进血小板向外周的释放。脾脏切除术适用于糖皮质激素治疗无效或有糖皮质激素使用禁忌证的患者。也可使用免疫抑制药，但一般不作首选。血小板 $< 20\times10^9/L$，出血严重而广泛，疑有或已存在颅内出血者可输血和输血小板。

51．B。糖皮质激素是特发性血小板减少性紫癜的首选药物，其作用机制是抑制单核 - 巨噬细胞系统对血小板的破坏；减少自身抗体生成及减轻抗原抗体反应；改善毛细血管通透性；刺激骨髓造血及血小板向外周血的释放等。

52．C。血小板 $< 20\times10^9/L$，有颅内出血的危险。

53．B。多数过敏性紫癜患者发病前 1～3 周有全身不适、低热、乏力及上呼吸道感染等前驱症状，随之出现典型四肢皮肤紫癜，可伴腹痛、关节肿痛及血尿。最常见的首发症状为皮肤紫癜。

54．C。糖皮质激素有抗过敏及降低毛细血管壁通透性的作用，对关节型有较好疗效。

55．A。过敏性紫癜是某些致敏物质引起的变态反应性疾病。治疗时应优先考虑消除致病因素，尽可能寻找并防止接触过敏原。

56．D。急性白血病引起感染的原因主要是成熟

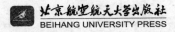

粒细胞缺乏或功能缺陷。最常见的致病菌为革兰阴性杆菌，如肺炎克雷伯杆菌、铜绿假单胞菌、大肠埃希菌等。疾病后期常伴真菌感染，与长期应用广谱抗生素、激素、化疗药物有关。

57．E。急、慢性白血病的根本区别是白血病细胞的分化程度。根据病程和白血病细胞成熟程度，可分为急性和慢性两类。急性白血病起病急，进展快，病程短，仅为数月，以原始细胞及早期幼稚细胞为主。慢性白血病起病缓，进展慢，病程长，可达数年，以较成熟的幼稚细胞和成熟细胞为主。

58．B。白血病是一类造血干细胞的恶性克隆性疾病，骨髓中大量白血病细胞异常增生，使正常造血受到抑制。临床上常表现有贫血、发热、出血和肝、脾、淋巴结不同程度肿大等。出血主要由血小板减少引起，严重时可出现颅内出血。

59．B。急性早幼粒细胞白血病易并发弥散性血管内凝血而出现全身广泛性出血，是急性白血病亚型中出血倾向最明显的一种。

60．A。白血病是一类造血干细胞的恶性克隆性疾病，骨髓中大量白血病细胞异常增生，使正常造血受到抑制。临床上常表现贫血、发热、出血和肝、脾、淋巴结不同程度肿大。出血主要由血小板减少引起，可发生在全身任何部位，以颅内出血最严重，出现头痛、呕吐，甚至突然死亡。

61．A。白血病是一类造血干细胞的恶性克隆性疾病，骨髓中大量白血病细胞异常增生，使正常造血受到抑制。临床上常表现有贫血、发热、出血和肝、脾、淋巴结不同程度肿大等。贫血的主要原因是正常红细胞生成减少，此外，也与无效性红细胞生成、溶血及失血有关。

62．A。急性白血病患者继发感染的主要原因是由于成熟粒细胞减少，其次与人体免疫力降低有关。感染发生的部位以口腔炎、牙龈炎、咽峡炎最常见，也可有肺炎、肠炎、肾盂肾炎、肛周炎、肛周脓肿。

63．D。白血病是一类造血干细胞的恶性克隆性疾病，骨髓中大量白血病细胞异常增生，使正常造血受到抑制。临床上常表现有贫血、发热、出血和肝、脾、淋巴结不同程度肿大等。贫血的主

要原因是正常红细胞生成减少，此外，也与无效性红细胞生成、溶血及失血有关。

64．C。移植物抗宿主病是供者骨髓造血干细胞与受者组织发生免疫反应，导致组织损伤。主要表现为皮肤红色斑丘疹、腹泻、肝功能异常等。

65．C。急性白血病表现为发热、出血、胸骨压痛、脾大，外周血红细胞、血小板减少，白细胞增高。再生障碍性贫血、阵发性睡眠性血红蛋白尿、脾功能亢进均表现为外周血三系减少，但无胸骨压痛和脾肿大。营养性巨幼细胞贫血常表现为红细胞减少，白细胞和血小板正常。

66．E。慢性淋巴细胞白血病的主要死亡原因为骨髓功能衰竭引起的严重感染、贫血和出血。慢性淋巴细胞白血病90%的患者50岁以上发病，外周血中单克隆淋巴细胞持续性增多，骨髓象示骨髓有核细胞增生明显活跃。淋巴细胞比例≥40%，以成熟淋巴细胞为主。可并发自身免疫性溶血性贫血。

67．C。慢性粒细胞白血病患者用原来治疗有效的白消安治疗无效，出现高热、贫血，骨髓原始细胞0.12，考虑患者病程进入加速期。慢性粒细胞白血病按自然病程可分为慢性期、加速期和急性变期。加速期多表现为高热、体重下降、虚弱、脾进行性肿大，骨骼疼痛及逐渐出现的贫血、出血，对原来有效的药物发生耐药，可维持数月到数年。

68．A。慢性粒细胞白血病患者用原来治疗有效的白消安治疗无效，出现高热、贫血，骨髓原始细胞0.12，考虑患者病程进入加速期。慢性粒细胞白血病按自然病程可分为慢性期、加速期和急性变期。加速期多表现为高热、体重下降、虚弱、脾进行性肿大，骨骼疼痛及逐渐出现的贫血、出血，对原来有效的药物发生耐药，可维持数月到数年。

69．B。慢性粒细胞白血病慢性期的治疗应首选的药物是羟基脲。羟基脲是一种核糖核酸还原酶抑制剂，较白消安药效作用迅速，但持续时间短，用药后2～3天白细胞数下降，停药后很快回升，需长期维持巩固。存活期较白消安长，不良反应小，且急变率低，是目前治疗慢粒白血病的首选药物。

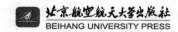

70．E。化疗时常出现恶心、呕吐，必要时遵医嘱在治疗前 1～2 小时给予止吐药物，如 5- 羟色胺抑制剂格拉司琼、托烷司琼等。

71．A。白血病是一类造血干细胞的恶性克隆性疾病，骨髓中大量白血病细胞异常增生，使正常造血受到抑制。临床上常表现有贫血、发热、出血和肝、脾、淋巴结不同程度肿大等。出血主要由血小板减少引起，可发生在全身任何部位，以颅内出血最严重，出现头痛、呕吐，甚至突然死亡。

72．A。白血病患者服用化疗药物造成大量白血病细胞破坏，血清和尿液中尿酸浓度增高，可发生尿酸性肾结石，严重者可发生急性肾衰竭。此时嘱患者多饮水（每天饮水量＞2000ml）并碱化尿液，遵医嘱给予别嘌醇抑制尿酸合成。记录 24 小时出入量，注意观察有无腰痛、血尿。化疗给药前、后的一段时间里遵医嘱给予利尿药，定时检查血、尿中尿酸的含量。

73．D。白血病伴高热患者，禁用乙醇拭浴，乙醇拭浴降温主要是通过刺激皮肤使血管扩张而散热，白血病患者血小板低，有出血的风险。

74．A。急性早幼粒白血病易并发弥漫性血管内凝血而出现全身广泛出血。眼底出血可致视力障碍，严重时发生颅内出血，消化道或呼吸道的大出血。出血主要原因为血小板减少，但血小板功能异常、凝血因子减少、白血病细胞的浸润和感染毒素对血管的损伤等也可引起出血。

75．A。做骨髓穿刺术时，抽取骨髓液 0.1～0.2ml 滴于载玻片上，迅速做有核细胞计数及涂片做形态学及细胞化学染色检查。

76．A。在骨髓移植过程中，由于超剂量的放疗和化疗、为预防移植物抗宿主病应用的免疫抑制药，使患者骨髓造血及免疫功能严重损害，粒细胞可降至零，机体免疫力极度低下，使机体的天然屏障受到破坏，易发生感染。预防和控制感染是移植成败的关键，故患者必须实行全方位保护。

77．B。再生障碍性贫血出现高热时，可物理降温（温水拭浴）或遵医嘱给予药物降温。血小板明显降低者忌用乙醇拭浴，以免刺激皮肤血管扩张，引起或加重出血。

78．C。为预防患者出血，护理时应注意保持床

铺平整、衣物柔软，避免皮肤摩擦、划伤、挤压；保持皮肤清洁，定期洗澡。再生障碍性贫血患者应高蛋白、高热量、高维生素、易消化饮食。

79．C。小细胞低色素性贫血患者，予铁剂治疗。正确的护理措施应从小剂量开始，于两餐之间服用，稀盐酸可使三价铁转变为二价铁而利于铁的吸收，可与维生素C或各种果汁同服，但避免与茶、咖啡、牛奶、植酸盐等同服，以免影响铁吸收。注射铁剂时需深层肌内注射并经常更换注射部位，减少疼痛与硬结形成。

80．C。小细胞低色素性贫血首要的护理问题是营养失调：低于机体需要量　与铁需求量增加，体内铁不足有关。

81．E。注射铁剂时患者可出现面部潮红、头痛、头昏、恶心、发热、荨麻疹、关节和肌肉痛、淋巴结炎、低血压等全身反应。

82．B。再生障碍性贫血呈贫血貌，外周血象全血细胞减少，网织红细胞明显减少。骨髓象提示骨髓增生低下。急性白血病多数患者骨髓象增生明显活跃或极度活跃，以原始细胞和幼稚细胞为主。缺铁性贫血骨髓象增生活跃或明显活跃，以中、晚幼红细胞为主。营养性巨幼细胞贫血骨髓象增生活跃，红系增生明显。

83．E。再生障碍性贫血发生高热（39.1～41℃）时，可物理降温（冰袋置于前额或头顶，冰囊可置于体表大血管分布处）或遵医嘱给予药物降温。血小板明显降低者忌用乙醇拭浴，以免刺激皮肤血管扩张，引起或加重出血。

84．A。特发性血小板减少性紫癜（ITP）患者若血小板≤40×10⁹/L 以下，减少活动，增加卧床休息时间。血小板≤20×10⁹/L 时，绝对卧床，避免严重出血或颅内出血。

85．C。糖皮质激素是特发性血小板减少性紫癜的首选药物。脾切除适用于糖皮质激素无效者。免疫抑制药适用于糖皮质激素和脾切除治疗效果不理想者，但不作为首选，常用的药物有长春新碱、环磷酰胺、硫唑嘌呤等。输浓缩血小板悬液适用于血小板＜20×10⁹/L，出血严重而广泛，疑有或已存在颅内出血者。

86．D。白血病患者服用化疗药物造成大量白血

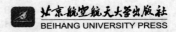

病细胞破坏，血清和尿液中尿酸浓度增高，可发生尿酸性肾结石，严重者可发生急性肾衰竭。别嘌醇可抑制黄嘌呤氧化酶，使次黄嘌呤及黄嘌呤不能转化为尿酸，即尿酸合成减少，进而降低血中尿酸盐在骨、关节及肾脏的沉着，进而预防肾脏疾病。

87．C。该患儿发热、鼻腔牙龈出血1天，发热，胸骨下压痛，肝、脾、淋巴结肿大，皮肤瘀斑，骨髓象示有核细胞增生活跃，正常幼红细胞和巨核细胞减少，考虑为急淋白血病。在我国，儿童以急性淋巴细胞白血病多见，成人以急性粒细胞白血病多见。

88．D。该患儿突然出现头痛、头晕、昏迷。脑脊液检查示压力增高，白细胞计数增加，葡萄糖定量减少，考虑出现了中枢神经系统白血病。

89．A。化学药物治疗是目前白血病治疗最主要的方法，也是造血干细胞移植的基础，可分为诱导缓解及缓解后治疗两个阶段。急性髓系白血病最常用的是去甲氧柔红霉素（IDA）、阿糖胞苷（A）组成的IA方案和柔红霉素（DNR）、阿糖胞苷（A）组成的DA方案。

90．B。化学药物治疗是目前白血病治疗最主要的方法，也是造血干细胞移植的基础，可分为诱导缓解及缓解后治疗两个阶段。长春新碱（VCR）和泼尼松（P）组成的VP方案是急性淋巴细胞白血病的基础用药。

第六节　内分泌与代谢性疾病

1．C。甲状腺激素能促进机体的新陈代谢和生长发育，特别对脑和骨骼的正常发育和功能有重要作用。甲状腺激素缺乏引起婴幼儿呆小症，成人黏液性水肿。巨人症由生长激素过多引起。侏儒症由生长激素不足引起。艾迪森氏病是肾上腺皮质和醛固酮不足引起。尿崩症由抗利尿激素不足引起。

2．D。体重指数（BMI）＝体重（kg）/[身高（m）]^2，BMI在18.5～23.9为正常，＜18.5为消瘦，24～27.9为超重，≥28为肥胖。

3．B。甲状腺素能促进机体的新陈代谢和生长

发育，能加速肠黏膜吸收葡萄糖、外周组织利用糖以及糖原的合成与分解，因而可提高糖代谢速率。生长激素可抑制外周组织摄取和利用葡萄糖，减少葡萄糖消耗。

4．B。Graves病属自身免疫性甲状腺疾病，有遗传倾向。在感染、精神创伤等因素作用下诱发体内免疫功能紊乱。未经治疗的Graves病患者血中TSH受体抗体阳性率可达75%～96%，有早期诊断意义。

5．C。各种病因所致的甲状腺功能亢进症中，以弥漫性毒性甲状腺肿甲状腺功能亢进症（Graves）最为常见，属自身免疫性甲状腺疾病，血清中存在针对甲状腺细胞TSH受体的特异性自身抗体，可导致甲状腺细胞增生和甲状腺激素合成、分泌增加，有遗传倾向。此外，细菌感染、性激素、应激、创伤、劳累、精神刺激和锂剂等环境因素对本病有促发作用。

6．D。甲状腺危象表现为所有甲亢症状的急剧加重和恶化，多发生于较重甲亢未予治疗或治疗不充分，导致大量T$_3$、T$_4$释放入血引起。

7．D。Graves病属自身免疫性甲状腺疾病，有遗传倾向。Graves病常有程度不等的甲状腺肿大，呈弥漫性、对称性，质地中等，无压痛。甲状腺上下极可触及震颤，闻及血管杂音。其中，甲状腺触及震颤，闻及血管杂音是本病具有诊断意义的体征。

8．E。甲状腺危象表现为原有的甲亢症状加重，并出现高热、大汗、心动过速（140次/分以上）、烦躁不安、谵妄、呼吸急促、恶心、呕吐、腹泻，严重者可有心衰、休克及昏迷等。

9．A。甲亢患者主要表现为高代谢综合征，常有心悸、乏力、怕热、多汗、消瘦、食欲亢进等。糖尿病患者常表现为"三多一少"，即多尿、多饮、多食和体重减轻。甲亢、糖尿病共有的临床表现是多食、消瘦。

10．D。甲亢合并甲状腺毒症心脏病时，可出现心脏增大和心力衰竭，心律失常则以心房颤动多见。

11．D。甲状腺功能亢进症的临床表现包括TH分泌过多所致的甲状腺毒症、甲状腺肿和眼征。

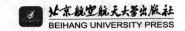

出现高代谢综合征即食欲亢进、多食、消瘦等。心血管系统可致心动过速，以房性期前收缩最常见；心搏出量增加可致收缩压增高，外周血管扩张，血管阻力下降，可致舒张压下降，导致脉压增大。

12．C。单侧喉返神经损伤引起声音嘶哑，可由健侧声带向患侧过度内收而代偿。双侧喉返神经损伤可引起两侧声带麻痹、失声或呼吸困难，甚至窒息，需立即行气管切开。呼吸困难和窒息是甲亢术后最危急的并发症，切口内出血，常见原因有喉头水肿，气管塌陷，双侧喉返神经损伤等。音调降低常因喉上神经外支损伤所致。误咽呛咳常因喉上神经内支损伤所致。

13．D。非浸润性突眼的特征是眼球向前突出，突眼度一般小于 18mm；双眼向下看时，上眼睑不能随眼球同时下垂；瞬目减少；上眼睑挛缩，睑裂增宽。向上看时，前额皮肤不能皱起；双眼视近物时，辐辏不良；眼睑闭合困难、常有异物感、畏光、流泪、眼球活动度变小甚至固定、球结膜及角膜外露均为浸润性突眼的特征。

14．B。甲状腺功能亢进症是甲状腺激素过多，引起以神经、循环、消化等系统兴奋性增高和代谢亢进为主要表现的一组临床综合征。典型表现为高代谢综合症，甲状腺肿，眼征。

15．A。T_3 抑制试验是先测基础摄 ^{131}I 率，后口服一定剂量 T_3 再做摄 ^{131}I 率，甲亢时不受抑制，而单纯性甲状腺肿时受抑制。此试验可作为甲亢与单纯性甲状腺肿的鉴别。

16．A。甲状腺 ^{131}I 摄取率是诊断甲状腺功能亢进症的传统方法，甲状腺功能亢进时可见甲状腺 ^{131}I 总摄取量增加，摄取高峰前移。

17．B。三碘甲状腺原氨酸（T_3）抑制试验用于鉴别单纯性甲状腺肿和甲亢，甲亢患者在试验中甲状腺 ^{131}I 摄取率不能被抑制，也有学者提出本试验可作为抗甲状腺药物治疗甲亢的停药指标。

18．D。甲状腺自身抗体测定对 Graves 病有早期诊断意义，可判断病情活动和复发，还可作为治疗停药的重要指标。血清甲状腺素测定是诊断甲亢的首选指标。促甲状腺素测定是检查甲状腺功能最敏感的指标。T_3 抑制试验常用于鉴别单纯

性甲状腺肿和甲亢。

19．D。抗甲状腺药物可引起粒细胞缺乏，发生在服药的任何时间，表现为发热、咽痛、全身不适等，严重者可出现菌血症或脓毒症，甚至死亡。治疗中应定期复查血象，在用药第 1 个月，每周查 1 次白细胞，1 个月后每 2 周查 1 次白细胞。

20．B。T_3 抑制试验常用于甲亢与单纯性甲状腺肿的鉴别。此试验是先测基础摄 ^{131}I 率，后口服一定剂量 T_3 后再做摄 ^{131}I 率，甲亢时不受抑制，而单纯性甲状腺肿时受抑制。

21．C。诊断甲状腺功能减退症最敏感的指标是TSH 升高。甲状腺功能减退症患者 T_3、T_4 降低，TSH 升高，亚临床甲状腺功能减退症患者 T_3、T_4 正常，TSH 升高。

22．B。甲状腺激素能促进机体新陈代谢、增强能量代谢和生长发育，是影响神经系统发育最重要的激素。生长激素的作用主要是促进生长和调节物质代谢。

23．C。抗甲状腺药物的不良反应有粒细胞减少、皮疹、皮肤瘙痒、中毒性肝病和血管炎等。粒细胞缺乏是最严重的不良反应，可发生在服药的任何时间，表现为发热、咽痛、全身不适等，严重者可出现菌血症或脓毒症，甚至死亡。

24．D。放射性碘禁用于妊娠和哺乳期妇女、肝肾功能差及活动性结核等。

25．D。甲亢术前用药以降低基础代谢率，提高患者对手术的耐受性，预防术后并发症。术前不用阿托品，以免引起心动过速。通常用碘剂进行术前准备，每天 3 次，第 1 天每次 3 滴，第 2 天每次 4 滴，依此逐日每次增加 1 滴至每次 16 滴止，碘剂具有刺激性，可在饭后经凉开水稀释服用，或把碘剂滴在饼干、面包片上吞服，以减少对口腔和胃黏膜的刺激。单用普萘洛尔或与碘剂合用做术前准备。用药后不引起腺体充血、增大变脆，有利于手术操作。最后 1 次须在术前 1～2 小时服用，术后继续口服 4～7 天。

26．E。甲亢危象患者服用复方碘正确的方法是首剂 30～60 滴，以后每 6～8 小时 5～10 滴，一般使用 3～7 天后停药。

27．B。抗甲状腺药可分为硫脲类和咪唑类。抗

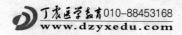 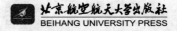

甲状腺药物的不良反应有粒细胞减少、皮疹、皮肤瘙痒、中毒性肝病和血管炎等。粒细胞缺乏是最严重的不良反应，可发生在服药的任何时间，表现为发热、咽痛、全身不适等，严重者可出现菌血症或脓毒症，甚至死亡。

28．B。高枕卧位、限制钠盐摄入、使用利尿药可减轻球后水肿，改善眼部症状。

29．C。甲亢患者应遵医嘱服药，不可随意减量或停药，并注意观察药物的疗效及其不良反应，警惕粒细胞缺乏，定期复查血象，在用药第1个月，每周查1次白细胞，1个月后每2周查1次白细胞，长期用药患者不可任意间断、变更药物剂量或停药。

30．B。甲亢危象患者首选的药物是丙基硫氧嘧啶，其作用机制是迅速减少甲状腺激素合成及外周组织中 T_4 转化为 T_3。

31．C。抗甲状腺药物（丙硫氧嘧啶）的不良反应有粒细胞减少、皮疹、皮肤瘙痒、中毒性肝病和血管炎等。粒细胞缺乏是最严重的不良反应，可发生在服药的任何时间，表现为发热、咽痛、全身不适等，严重者可出现菌血症或脓毒症，甚至死亡。

32．D。抗甲状腺药物的不良反应有粒细胞减少、皮疹、皮肤瘙痒、中毒性肝病和血管炎等。粒细胞缺乏是最严重的不良反应，可发生在服药的任何时间，表现为发热、咽痛、全身不适等，严重者可出现菌血症或脓毒症，甚至死亡。

33．A。抗甲状腺药物的不良反应有粒细胞减少、皮疹、皮肤瘙痒、中毒性肝病和血管炎等。粒细胞缺乏是最严重的不良反应，可发生在服药的任何时间，表现为发热、咽痛、全身不适等，严重者可出现菌血症或脓毒症，甚至死亡。

34．A。甲亢患者饮食护理首先要求禁碘饮食，给予高热量、高蛋白、高维生素及矿物质丰富的饮食，注意补充失去的水分，但忌饮浓茶、咖啡等兴奋性饮料，禁食刺激性食物。

35．D。甲状腺危象常在应激状态（感染、手术、放射性碘治疗等），严重躯体疾病，口服过量 TH 制剂，严重精神创伤，手术中过度挤压甲状腺情况下诱发。

36．E。甲状腺功能亢进症突眼征的护理，轻度以局部治疗和控制甲亢为主，如戴有色眼镜或棱镜，使用人工泪液，抬高床头，适量使用利尿药可减轻眼周及球后水肿。

37．D。抗甲状腺药物（他巴唑）的不良反应有粒细胞减少、皮疹、皮肤瘙痒、中毒性肝病和血管炎等。粒细胞缺乏是最严重的不良反应，可发生在服药的任何时间，表现为发热、咽痛、全身不适等，严重者可出现菌血症或脓毒症，甚至死亡。

38．C。甲状腺功能亢进症患者易激动，烦躁易怒，多虑，最主要的护理措施是心理护理，缓解多虑，控制情绪。

39．B。浸润性突眼应高枕卧位和限制钠盐摄入可减轻球后水肿，改善眼部症状。外出戴深色眼镜，减少光线、灰尘和异物的侵害。常点眼药，防止干燥。睡前涂抗生素眼膏，并覆盖纱布或眼罩。眼睛勿向上凝视，以免加剧眼球突出和诱发斜视。

40．A。甲亢患者饮食护理首先要求禁碘饮食，给予高热量、高蛋白、高维生素及矿物质丰富的饮食，注意补充失去的水分，但忌饮浓茶、咖啡等兴奋性饮料，禁食刺激性食物。高枕卧位和限制钠盐摄入可减轻球后水肿，改善眼部症状。口服药物第1个月每周复查血常规1次，以观察药物的疗效及其不良反应，警惕粒细胞缺乏。

41．C。甲状腺功能减退症需长期服用甲状腺制剂替代治疗，用药期间观察有无心悸、心律失常、胸痛、出汗、情绪不安等药物过量的症状，应6～12个月检测血 TSH。

42．B。库欣综合征的异位肾上腺皮质增多，系垂体以外肿瘤分泌大量 ACTH（促肾上腺皮质分泌激素）刺激肾上腺皮质增生，分泌过量的皮质醇，最常见的是肺癌（约占50%），其次是胸腺癌、胰腺癌（各约占10%）和甲状腺髓样癌等。

43．B。血游离皮质醇升高特点，血浆皮质醇水平增高且昼夜节律消失，早晨高于正常，晚上不显著低于早晨。

44．A。皮质醇增多症的患者饮食护理，给予低盐、高钾、高蛋白、低糖类、低热量饮食，鼓励患者

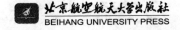

食用橘子、枇杷、香蕉、南瓜等含钾高的水果蔬菜，并摄取富含钙及维生素 D 的食物。

45．E。糖尿病发生可能与以下因素有关：内分泌疾病、遗传因素、自身免疫反应、环境因素（如都市化生活）、高热量饮食、超重等。

46．C。1 型糖尿病是指由于胰岛 B 细胞破坏和胰岛素绝对缺乏所引起的糖尿病，但不包括已阐明病因的 B 细胞破坏所致的糖尿病类型。1 型糖尿病病因和发病机制尚未完全阐明，目前认为与遗传因素、环境因素及自身免疫因素均有关。

47．D。糖尿病酮症酸中毒常见的诱因有急性感染、胰岛素不适当减量或突然中断治疗、饮食不当、胃肠疾病、脑卒中、心肌梗死、创伤、手术、妊娠、分娩、精神刺激等。与胰岛注射过量无关。

48．D。引起糖尿病酮症酸中毒最常见的诱因是急性感染，胰岛素不适当减量或突然中断治疗、饮食不当、严重疾病、创伤、手术、妊娠、分娩、精神刺激等也可引起。胰岛素注射过量易引起低血糖症。

49．A。引起糖尿病酮症酸中毒最常见的诱因是急性感染。胰岛素不适当减量或突然中断治疗、饮食不当、严重疾病、创伤、手术、妊娠、分娩、精神刺激等也可引起。

50．E。自身免疫性 1 型糖尿病是指存在自身免疫发病，爆发性 1 型糖尿病无自身免疫反应证据的一种疾病，认为与遗传因素、病毒感染和妊娠有关且预后凶险的特殊类型糖尿病，1 型糖尿病患者体内存在胰岛细胞抗体；2 型糖尿病主要与多基因遗传和多种环境因素有关，胰岛素抵抗和 B 细胞功能缺陷。

51．D。糖尿病患者代谢紊乱，导致机体各种防御功能缺陷，对入侵微生物的反应能力减弱，因而极易感染，且常较严重，同时血糖过高和血糖控制不佳，有利于致病菌的繁殖，尤其是呼吸道、泌尿道、皮肤和女性患者外阴部，足癣、体癣等皮肤真菌感染较常见。

52．C。微血管病变是糖尿病的特异性并发症，以肾脏和视网膜病变最为严重。糖尿病肾病表现为蛋白尿，眼睑或下肢水肿，高血压，肾功能减退、肾衰竭，血尿素氮和肌酐升高等；糖尿病视网膜病变多见于病程超过 10 年者，是糖尿病患者失明的主要原因之一。

53．A。糖尿病慢性并发症中心脏微血管病变和心肌代谢紊乱可引起心肌广泛灶性坏死，称为糖尿病心肌病，可诱发心力衰竭、心律失常、心源性休克和猝死，是糖尿病最严重的慢性并发症。

54．B。糖尿病主要临床表现是多饮、多食、多尿、消瘦，"三多一少"；甲亢临床表现心悸、乏力、怕热、多汗、消瘦、食欲亢进等。糖尿病和甲亢的共有临床表现为消瘦。

55．E。糖尿病酮症酸中毒是最常见的糖尿病急症。对称性肢体疼痛、白内障、下肢坏疽、皮肤化脓性感染是糖尿病慢性并发症。

56．D。在糖尿病患者中有 40% ～ 60% 发生糖尿病肾病，是 1 型糖尿病的主要死因，在 2 型糖尿病中的严重性仅次于心、脑血管疾病。

57．B。糖尿病酮症酸中毒为最常见的糖尿病急症，1 型糖尿病有自发糖尿病酮症酸中毒的倾向。

58．A。神经病变以周围神经病变最为常见，呈对称性，下肢较上肢严重，表现为四肢麻木、刺痛感、蚁走感、袜套样感，感觉过敏或消失。

59．C。出现低血糖的原因主要包括不适当的高胰岛素血症或胰岛素反应性释放过多，或注射胰岛素后未按时进食。可出现心悸、疲乏、饥饿感、出冷汗、脉速、恶心、呕吐，重者抽搐、昏迷，甚至死亡的低血糖症状。

60．C。糖尿病患者服用胰岛素促泌剂和注射胰岛素等药物后，或通常在没有进餐的情况下，可出现心悸、疲乏、饥饿感、出冷汗、脉速、恶心、呕吐，重者抽搐、昏迷，甚至死亡，发生低血糖反应。

61．D。糖尿病酮症酸中毒临床表现主要是乏力和"三多一少"，恶心、呕吐、头痛、嗜睡、呼吸深快有烂苹果味，随病情发展会出现严重失水、尿量减少、皮肤弹性差、脉细速、血压下降，晚期出现迟钝甚至是昏迷，血酮体多在 3.0mmol/L 以上，血糖一般为 16.7 ～ 33.3mmol/L，甚至更高。

62．C。低血糖的诱因，使用外源性胰岛素或胰岛素促泌剂；未按时进食或进食过少；运动量增

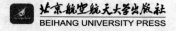

加；酒精摄入，尤其是空腹饮酒；胰岛素瘤等疾病；胃肠外营养治疗等。表现为注射胰岛素后运动突然头晕、心悸、大汗，随后晕倒，昏迷。

63．C。糖尿病肾病呈弥漫性或结节性肾小球硬化，表现为蛋白尿，眼睑或下肢水肿，高血压、肾功能减退、肾衰竭等。

64．B。低血糖反应指在服用胰岛素促泌剂和注射胰岛素等药物后，通常在没有进餐的情况下，可出现心悸、疲乏、饥饿感、出冷汗、脉速、恶心、呕吐，重者抽搐、昏迷，甚至死亡。

65．D。空腹及餐后2小时血糖升高是诊断糖尿病的主要依据，是判断糖尿病病情和控制情况的主要指标。

66．C。糖尿病理想控制的标准为：空腹血糖4.4～6.1mmol/L，非空腹血糖4.4～8.0mmol/L；血糖化红蛋白＜6.5%；血脂，总胆固醇＜4.5mmol/L、甘油三酯＜1.5mmol/L；血压＜130/80mmHg；体重指数BMI，男性＜25、女性＜24。

67．A。糖尿病患者由于机体细胞及体液免疫功能减退、血管及周围神经病变等原因易并发各种感染，其中以肾盂肾炎和膀胱炎常见，常反复发作，肾盂肾炎尿液检查可见白细胞尿。

68．E。糖尿病肾病的肾小球病变又称为肾小球硬化症，表现为蛋白尿，眼睑或下肢水肿，高血压，肾功能减退、肾衰竭等。

69．C。胰岛素对糖代谢的作用是：促进糖原合成、抑制糖异生、促进葡萄糖的利用和转化。

70．B。磺脲类药物主要是刺激胰岛β细胞分泌胰岛素。α-葡萄糖苷酶抑制剂主要抑制葡萄糖异生。双胍类药物减少肝糖异生及肝糖输出。

71．C。输液迅速扩血容量是抢救糖尿病酮症酸中毒的首要和关键措施，只有在组织灌注得到改善后，胰岛素的生物效应才能充分发挥。

72．C。普通胰岛素于餐前半小时皮下注射，宜选择上臂外侧、臀部、大腿前侧、腹部等脂肪多的部位，腹部吸收最快。若患者自己注射，以腹部和大腿前侧最方便。注射部位应有计划地交替使用，以免形成局部硬结和脂肪萎缩，影响药物吸收及疗效。如产生硬结，可用热敷。在同一区域注射，必须与上一次注射部位相距1cm以上。

73．C。普通胰岛素于餐前半小时皮下注射，宜选择上臂外侧、臀部、大腿前侧、腹部等脂肪多部位，腹部吸收最快。注射部位应交替使用，以免形成局部硬结和脂肪萎缩，影响药物吸收及疗效。

74．A。格列吡嗪是磺脲类降糖药，磺脲类降糖药要在饭前半小时服用。

75．A。达美康（格列齐特）为第二代口服磺酰脲类降血糖药，可刺激胰岛素分泌，对成年型糖尿病患者有降低血糖作用。

76．A。格列本脲（优降糖）属磺酰脲类，主要适用于新诊断的2型糖尿病非肥胖患者、用饮食和运动治疗控制血糖不理想时，从小剂量开始，于早餐前半小时口服。

77．D。国际糖尿病联盟统计2型糖尿病的控制目标为空腹血糖4.4～6.5mmol/L、非空腹血糖4.4～9.0mmol/L、糖化血红蛋白（HbAlc）＜7.0%、血压＜130/80mmHg。BMI体重指数（kg/m²）＜18.5为体重过低，18.5～23.9为正常；24.0～27.9为超重；≥28为肥胖，BMI≥30kg/m²或BMI≥27kg/m²伴有合并症的患者可使用一种减肥药物治疗。

78．E。糖尿病酮症酸中毒患者，当pH≤6.9的严重酸中毒者应采用等渗碳酸氢钠溶液静脉输入，一般仅给1～2次且不宜过快，以避免诱发或加重脑水肿。补液是抢救糖尿病酮症酸中毒的首要和关键措施，开始补液速度要快，常先补给生理盐水，补液总量可按发病前体重的10%估计，在第一阶段2小时内输入生理盐水1000～2000ml，第二阶段当血糖降至13.9mmol/L时补充5%葡萄糖液或葡萄糖盐液，患者清醒后鼓励饮水（或盐水）。

79．D。控制饮食是治疗糖尿病最基本的措施，凡糖尿病患者都需要饮食治疗，饮食治疗应以控制总热量为原则，制订总热量根据患者理想体重、工作性质、生活习惯、劳动强度计算每天所需总热量，理想体重（kg）＝身高（cm）－105，成年人休息状态下每天需要热量25～30kcal/kg，轻体力劳动30～35kcal/kg，中等体力劳动35～

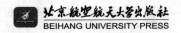

40kcal/kg，重体力劳动 40kcal/kg 以上，儿童、孕妇、乳母、营养不良及消耗性疾病患者相应增加 5kcal/kg，过重或肥胖者相应减少 5kcal/kg。

80．D。糖尿病患者运动以有氧运动为主，最佳运动时间是餐后 1 小时，运动前后要监测血糖情况，不宜空腹运动和注射胰岛素后运动，防止低血糖。常见的不良反应是低血糖、高血糖、酮症、心血管意外和运动损伤。

81．B。控制饮食是治疗糖尿病最基本的措施，凡糖尿病患者都需要饮食治疗。饮食治疗应以控制总热量为原则，实行低糖、低脂（以不饱和脂肪酸为主）、适当蛋白质、高纤维素（可延缓血糖吸收）、高维生素饮食。

82．B。空腹及餐后 2 小时血糖升高是诊断糖尿病的主要依据，是判断糖尿病病情和控制情况的主要指标。

83．C。控制饮食是治疗糖尿病最基本的措施，凡糖尿病患者都需要饮食治疗，饮食治疗应以控制总热量为原则，实行低糖、低脂（以不饱和脂肪酸为主）、适当蛋白质、高纤维素（可延缓血糖吸收）、高维生素饮食，药物的不良反应会使体重增加，需要定测测量体重。

84．E。运动治疗协助血糖控制，适当运动提高胰岛素敏感性，有助于减轻体重，有规律运动，每次 30 分钟，最佳运动时间是餐后 1 小时，避免空腹运动，运动前后要加强血糖监测。

85．C。低血糖反应是在糖尿病患者服用胰岛素促泌剂和注射胰岛素等药物后，通常在没有进餐的情况下，可出现心悸、疲乏、饥饿感、出冷汗、脉速、恶心、呕吐，重者抽搐、昏迷，甚至死亡。

86．B。理想体重（kg）= 身高（cm）− 105，成年人休息状态下每天需要热量为 25 ～ 30kal/kg（理想体重），过重或肥胖者相应减少 5kal/kg，该患者身高 175cm，体重 85kg，属肥胖，计算每天需要的能量为 1400 ～ 1750kal。

87．A。运动治疗协助血糖控制，适当运动提高胰岛素敏感性，有助于减轻体重，有规律运动，每次 30 分钟，最佳运动时间是餐后 1 小时，避免空腹运动，运动前后要加强血糖监测。

88．E。低钾血症最早出现的表现是肌无力，先是四肢无力，以后可延及躯干和呼吸肌。常有膝腱反射减弱或消失。为明确诊断，应首选血电解质测定及甲状腺功能测定。

89．C。血 钾 2.8mmol/L（血钾正常值 3.5 ～ 5.5mmol/L），已存在低血钾，应静脉滴注氯化钾及胰岛素。

90．A。甲亢危象的临床表现是高热（体温＞39℃），大汗，心动过速（140 ～ 240 次／分），常有心房颤动或心房扑动，烦躁，焦虑不安，谵妄，恶心，呕吐，腹泻，危重患者可有心力衰竭、休克及昏迷，病死率在 20% 以上。

91．A。甲状腺功能亢进症为高代谢疾病，应给予高热量、高蛋白、高维生素及矿物质丰富的饮食。

92．E。抗甲状腺药物的不良反应有粒细胞减少、皮疹、皮肤瘙痒、中毒性肝病和血管炎等。粒细胞缺乏是最严重的不良反应，可发生在服药的任何时间，表现为发热、咽痛、全身不适等，严重者可出现菌血症或脓毒症，甚至死亡。

93．A。糖化血红蛋白为血红蛋白两条 β 链 N 端的缬氨酸与葡萄糖化合的不可逆性反应物，其浓度与平均血糖呈正相关，糖化血红蛋白在总血红蛋白中所占的比例能反映取血前 8 ～ 12 周的平均血糖水平，与点值血糖相互补充，作为血糖控制的监测指标，并已经成为判断糖尿病控制的金标准。

94．B。糖尿病前期症状包括多饮、多尿伴乏力，血压高，空腹血糖高于正常值。口服葡萄糖耐量试验（OGTT），适用于血糖高于正常范围而又未达到诊断糖尿病标准者。

95．D。糖尿病前期症状包括多饮、多尿伴乏力，血压高，空腹血糖高于正常值。口服葡萄糖耐量试验（OGTT），适用于血糖高于正常范围而又未达到诊断糖尿病标准者。

96．C。糖尿病患者应坚持早期、长期、综合治疗及治疗方法个体化的原则，以饮食治疗和运动锻炼为基础，并严密监测血糖变化，适时调整治疗方案。

97．B。糖尿病酮症酸中毒诱因有急性感染、胰岛素不适当减量或突然中断治疗、饮食不当、严

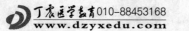 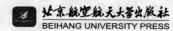

重疾病、创伤、手术、精神刺激等，其临床表现主要是乏力和"三多一少"，恶心、呕吐、头痛、嗜睡、呼吸深快有烂苹果味，随病情发展会出现严重失水，尿量减少、皮肤弹性差、脉细速、血压下降，晚期出现迟钝甚至是昏迷，血酮体多在3.0mmol/L以上，血糖一般为 $16.7 \sim 33.3$ mmol/L，甚至更高。

98．A。补液是抢救糖尿病酮症酸中毒的首要和关键措施，开始补液速度要快，在 2 小时内输入等渗生理盐水 $1000 \sim 2000$ ml，改善周围循环和肾衰竭，在补液后应给予小剂量胰岛素治疗，即 0.1 U/（kg·h）的短效胰岛素加入生理盐水中持续静滴或者泵入，以达到血糖快速、稳定而又不易发生低血糖反应的效果。

99．A。治疗基本糖尿病酮症酸中毒，严重失水 24 小时补液量可达到 $6000 \sim 10\,000$ ml，当血糖降至 16.7mmol/L 时，即可改用 5% 葡萄糖溶液加入短效胰岛素控制血糖，一般不补碱，密切观察患者神志，及早发现和防治脑水肿，积极消除诱因和治疗各种并发症。

100．B。脑水肿患者需立即进行脱水、利尿药来降低颅内压，防止脑疝的发生。

101．C。皮质醇是肾上腺皮质束状带分泌的激素，属糖皮质激素的一种，其参与物质代谢、抗炎、免疫抑制和抗过敏、抗休克作用。生长激素的主要作用是促进骨和软组织生长。醛固酮具有保钠保水排钾的作用。胰岛素通过增加血糖去路及减少血糖来源而降低血糖。

102．D。甲状腺素能促进机体的新陈代谢和生长发育，特别对脑和骨骼的正常发育和功能有重要的作用。甲状腺激素缺乏引起婴幼儿呆小症，成人黏液性水肿。

103．D。甲减是由于甲状腺激素（TH）合成和分泌减少或组织利用不足而引起的全身代谢减低综合征。典型表现为畏寒少汗、乏力少言，低体温、脉搏缓慢、关节疼痛、手足肿胀感，记忆力减退、反应迟钝、嗜睡、抑郁、便秘，厌食等。

104．A。甲亢是各种原因引起甲状腺激素分泌过多所致的一组临床综合征。患者常有低热（体温 < 38℃）、心悸（脉搏 $100 \sim 120$ 次/分）、乏力、怕热、多汗、食欲亢进、多食消瘦等。

105．C。甲亢危象是原有甲亢症状加重，继而出现高热（体温 > 39℃），大汗，心动过速（$140 \sim 240$ 次/分），常有心房颤动或心房扑动，烦躁，焦虑不安，谵妄，恶心，呕吐，腹泻，危重患者可有心力衰竭、休克及昏迷，病死率在 20% 以上。

106．B。甲状腺激素分泌不足可引起婴幼儿的呆小症、成人的黏液性水肿，分泌过多可致甲状腺功能亢进。

107．C。皮质醇增多症是一组因下丘脑 - 垂体 - 肾上腺（HPA）轴调控失常，分泌过多糖皮质激素而导致的以向心性肥胖、满月脸、多血质外貌、紫纹、高血压和骨质疏松等症状为表现的临床综合征，也称库欣综合征，其中以垂体促肾上腺皮质激素分泌亢进所引起的临床类型最为多见，称为库欣病。

108．D。瑞格列奈属于"格列奈类"胰岛素，其药理作用为刺激胰岛素的早时相分泌而降低餐后血糖。适用于控制餐后高血糖。

109．C。阿卡波糖属于葡萄糖苷酶抑制剂，可抑制小肠 α- 葡萄糖苷酶而延缓糖类的吸收，降低餐后高血糖。

110．E。罗格列酮的药理作用为增强靶组织对胰岛素的敏感性，改善胰岛素抵抗，而降低血糖。适用于肥胖、胰岛素抵抗明显者。

第七节 风湿性疾病

1．E。患肢经长时间固定或未行功能锻炼，静脉血和淋巴液回流不畅，患肢组织中有浆液纤维性渗出物和纤维蛋白沉积，可使关节内、外组织发生纤维粘连。同时由于关节囊及周围肌肉的挛缩，关节活动可有不同程度的障碍，称关节僵硬。

2．C。系统性红斑狼疮患者常于日光曝晒后发病，推测是因某些波长的紫外线使皮肤上皮细胞出现凋亡，新抗原暴露而成为自身抗原，因此紫外线照射是本病重要诱因。

3．C。系统性红斑狼疮是一种具有多系统损害表现的慢性自身免疫病，多见于女性，患病年龄以 20～40 岁最多。

4．A。系统性红斑狼疮是一种慢性自身免疫性结缔组织疾病，女性患者比例明显高于男性，推测是由于女性体内雌激素与淋巴细胞受体结合，增进淋巴细胞的活化及生存，延长了免疫反应的持续时间。

5．E。系统性红斑狼疮患者常于日光曝晒后发病，推测是因某些波长的紫外线使皮肤上皮细胞出现凋亡，新抗原暴露而成为自身抗原，是本病的诱发因素。环境寒冷潮湿是类风湿关节炎的诱因。

6．A。系统性红斑狼疮是一种具有多系统、多脏器损害表现，有明显免疫紊乱的慢性自身免疫性结缔组织疾病，血清中存在以抗核抗体为代表的多种致病性自身抗体。

7．E。系统性红斑狼疮的患者要给予高热量、高蛋白、高维生素、低脂肪、易消化的饮食。系统性红斑狼疮的诱因与遗传、雌激素、日光、食物（芹菜、香菜、无花果、蘑菇及烟熏食物等）、过度疲劳、药物（氯丙嗪、普鲁卡因胺、异烟肼、青霉胺、甲基多巴等）、病原微生物感染和精神刺激等因素有关。

8．B。血清中存在多种自身抗体是系统性红斑狼疮的重要特征，也是诊断系统性红斑狼疮的主要依据，还可指示疾病活动性及可能累及的脏器。常见的自身抗体为抗核抗体谱、抗磷脂抗体和抗组织细胞抗体，抗核抗体阳性可见于几乎所有的系统性红斑狼疮患者，是系统性红斑狼疮首选的筛选检查。

9．B。补体降低常提示系统性红斑狼疮病情活动的可能，可作为评价疗效和监测病情复发的指标之一。

10．A。血清中存在多种自身抗体是系统性红斑狼疮的重要特征，也是诊断系统性红斑狼疮的主要依据，还可指示疾病活动性及可能累及的脏器。常见的自身抗体为抗核抗体谱、抗磷脂抗体和抗组织细胞抗体，抗核抗体阳性可见于几乎所有的系统性红斑狼疮患者，是系统性红斑狼疮首选的筛选检查。

11．A。抗核抗体可见于几乎所有的系统性红斑狼疮患者，是系统性红斑狼疮首选的筛选检

查。抗 Sm 抗体，特异性高达 99%，敏感性低仅 25%，是系统性红斑狼疮的标志抗体之一，与活动性无关，有助于早期和不典型患者的诊断或回顾性诊断。抗双链 DNA 抗体，特异性高达 95%，是系统性红斑狼疮的标志抗体之一，多见于活动期，其滴度与疾病活动性密切相关，与疾病预后有关。

12．C。抗 Sm 抗体是系统性红斑狼疮的标志抗体之一，特异性高达 99%。

13．D。系统性红斑狼疮最具特征性的皮肤损害是蝶形红斑，抗 Sm 抗体是系统性红斑狼疮的标志抗体之一，特异性高达 99%，有助于早期和不典型患者的诊断或回顾性诊断。

14．E。羟氯喹属于免疫抑制药类药物，羟氯喹常见的不良反应为眼底病变，需定期检查眼底，还会出现胃肠道损害，神经系统症状，偶有肝功能损害和心肌功能损害。

15．A。糖皮质激素是目前治疗重症系统性红斑狼疮的首选药，具有显著抑制炎症反应和抗免疫作用，肾上腺糖皮质激素对胃部的刺激比较严重，应在晨起饭后服用。治疗免系统性红斑狼疮患者应进食低盐、高蛋白和含钾丰富的食物，将患者安置于单间，注意保暖，减少探视，严格执行无菌操作，预防感染，同时监测血糖、尿糖，理解并安慰患者，鼓励其表达内心感受，耐心解答疑问，介绍治疗成功的病例增强患者信心，指导家属加强情感支持。

16．C。系统性红斑狼疮皮肤护理，保持皮肤清洁干燥，不可涂油膏。每天用温水冲洗，忌用碱性肥皂或化妆品，避免阳光直晒，皮疹或红斑处忌用化妆品，可遵医嘱局部涂抹药膏止痒，保持口腔清洁，口腔黏膜破损患者每天晨起、睡前、吃饭前后漱口，预防感染，有口腔感染者可用 1%～4% 碳酸氢钠液漱口，或用 2.5% 制霉菌素甘油涂敷患处，有口腔溃疡者，漱口后用中药冰硼散或锡类散涂敷溃疡部位。

17．D。系统性红斑狼疮患者应保持皮肤清洁干燥，可用温水冲洗或擦洗，避免过热、过凉、碱性肥皂及化妆品，防止刺激皮肤。外出时注意遮阳，避免阳光直接照射裸露皮肤，必要时穿长袖衣裤，戴遮阳帽、打伞，禁忌日光浴。合理饮

食，给予高热量、高蛋白、高维生素、低脂肪、易消化的饮食，少食多餐，避免刺激性食物，避免食用含补骨脂素的食物。急性活动期应卧床休息，慢性期或病情稳定者可逐渐增加活动量，适当参与社会活动和日常工作，注意避免劳累，预防感染。

18．E。系统性红斑狼疮患者外出时注意遮阳，避免阳光直接照射裸露皮肤，必要时穿长袖衣裤，戴遮阳帽、打伞，禁忌日光浴。患者急性活动期应卧床休息，高热时给予物理降温，慢性期或病情稳定者可逐渐增加活动量，适当参与社会活动和日常工作，注意避免劳累，口腔溃疡处涂抹1%碘甘油，预防感染。避免服用苯妥英钠。

19．A。系统性红斑狼疮健康教育，维持其良好的心理状态，患者可逐步增加活动，参加社会活动和日常工作，但要注意劳逸结合，避免过度劳累，保持心情愉快，避免一切可能诱发或加重病情的因素，如日晒、化妆、妊娠、分娩、口服避孕药及手术等，保持皮肤清洁及口腔卫生，防止感染，坚持严格按医嘱用药，不可擅自增减剂量或停药，给予高热量、高蛋白、高维生素、低脂肪、易消化的饮食。

20．C。系统性红斑狼疮用药指导，坚持严格按医嘱治疗，不可擅自改变药物剂量或突然停药，定期随访，保证治疗计划得到落实。无中枢神经系统、肾脏或其他脏器严重损害，病情处于缓解期达半年以上者，一般能安全妊娠，妊娠前3个月至妊娠期应用免疫抑制药能影响胎儿的生长发育，故必须停用半年以上方能妊娠，一旦妊娠后也要避免阳光直接照射在皮肤上。

21．E。系统性红斑狼疮患者出院后护理措施，保持皮肤清洁、可用温水冲洗或擦洗，避免使用碱性肥皂和化妆品，防止刺激皮肤，外出时注意遮阳，避免阳光直接照射裸露皮肤，必要时穿长袖裤，戴遮阳帽、打伞，禁忌日光浴；给予高热量、高蛋白、高维生素、低脂肪、易消化的饮食，少食多餐，避免刺激性食物，避免食用含补骨脂素的食物，如芹菜、香菜、蘑菇、无花果等，肾功能不全者给予低盐、优质低蛋白饮食，限制水钠摄入，意识障碍者予以鼻饲流质饮食。

22．C。类风湿关节炎是以慢性侵蚀性、对称性

多关节炎为主要表现的异质性、全身性自身免疫性疾病。其基本病理改变是滑膜炎和血管炎，滑膜炎是关节表现的基础，血管炎是关节外表现的基础，炎症破坏软骨和骨质，最终可致关节畸形和功能丧失。

23．E。X线检查有助于诊断类风湿关节炎、监测疾病进展和判断疾病分期，以手指及腕关节的X线平片最有价值。

24．C。X线检查有助于诊断类风湿关节炎、监测疾病进展和判断疾病分期，以手指及腕关节的X线平片最有价值。

25．E。关节畸形是类风湿关节炎的结局，最常见的关节畸形有腕和肘关节强直、手指尺侧偏斜、掌指关节半脱位、天鹅颈样及纽扣花样改变等。病情缓解后，为防止肢体畸形最重要的是鼓励患者及早进行功能锻炼，运动量要适当，循序渐进，由被动运动过渡到主动运动，防止关节僵硬和肌肉萎缩。注意训练手的灵活性和协调性，练习手部抓握、搓揉动作，伸腰、踢腿及其他全身性伸展运动等。

26．D。类风湿关节炎患者活动期发热或关节疼痛明显时应卧床休息，限制受累关节活动，保持正确的体位，但不宜绝对卧床，病变发展至关节强直时，应保持关节功能位，以保持肢体生理功能，避免肢体受压，晨僵患者戴手套保暖，晨起后温水浴或用热水泡手15分钟，加强皮肤护理，对受累关节采取局部按摩、热敷、热水浴、红外线等理疗方法改善血液循环，缓解肌肉痉挛，缓解疼痛，也可用谈话、听音乐等形式分散疼痛注意力。

27．D。类风湿关节炎患者活动期发热或关节疼痛明显时应卧床休息，限制受累关节活动，保持正确的体位，但不宜绝对卧床，病变发展至关节强直时，应保持关节功能位，以保持肢体生理功能，避免肢体受压，晨僵患者戴手套保暖，晨起后温水浴或用热水泡手15分钟。

28．C。晨僵护理最重要的是保持关节功能位，避免病变关节受压，以保持肢体生理功能，鼓励患者早晨起床后行温水浴，或用热水浸泡僵硬的关节，而后活动关节，夜间睡眠戴弹力手套保暖，可减轻晨僵程度。

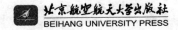

29．E。类风湿关节炎患者活动期发热或关节疼痛明显时应卧床休息，限制受累关节活动，保持正确的体位，但不宜绝对卧床，病变发展至关节强直时，应保持关节功能位（可使用矩形支架和夹板），以保持肢体生理功能，避免肢体受压，晨僵患者戴手套保暖，晨起后温水浴或用热水泡手15分钟。

30．E。焦虑与病情反复发作、迁延不愈、面容毁损及多脏器功能损害有关。疼痛与自身免疫力有关。潜在并发症是慢性肾衰竭。

31．A。系统性红斑狼疮的首优护理问题是皮肤完整性受损　与疾病所致的血管炎性反应等因素有关。

32．C。口腔黏膜受损与自身免疫力、长期使用激素等因素有关。

33．B。类风湿关节炎患者的护理问题是疼痛与关节炎性反应有关。关节晨僵、功能障碍的护理问题是有失用综合征的危险与关节畸形引起的躯体移动障碍有关。悲伤与疾病久治不愈、关节可能致残、形象生活质量有关，自理缺陷与关节功能障碍、疼痛、疲乏有关。

34．D。类风湿关节炎患者的护理问题是悲伤与疾病久治不愈、关节可能致残、形象生活质量有关。

第八节　理化因素所致疾病

1．B。毒物被吸收后进入血液，在体内主要在肝经过氧化、还原、水解、结合等作用进行代谢。大多数毒物经代谢后毒性降低，但有少数毒物代谢后毒性反而增加。气体和易挥发的毒物吸收后，大部分以原形经呼吸道排出。

2．B。有机磷农药的主要中毒机制是抑制体内胆碱酯酶的活性，有机磷农药能与体内胆碱酯酶迅速结合成稳定的磷酰化胆碱酯酶，使胆碱酯酶丧失分解能力，导致大量乙酰胆碱蓄积，引起毒蕈碱样、烟碱样和中枢神经系统症状和体征，严重者可因呼吸衰竭而死亡。

3．C。有机磷农药能与体内胆碱酯酶迅速结合

成稳定的磷酰化胆碱酯酶，使胆碱酯酶丧失分解能力，导致大量乙酰胆碱蓄积，引起毒蕈碱样、烟碱样和中枢神经系统症状和体征，严重者可因呼吸衰竭而死亡。

4．B。CO中毒的机制是一氧化碳（CO）与血红蛋白（Hb）结合形成稳定的碳氧血红蛋白（COHb）。CO与Hb的亲和力比O_2与Hb亲和力大240倍，COHb不能携氧且不易解离，发生组织和细胞缺氧。

5．D。全血胆碱酯酶活力测定是诊断有机磷农药中毒的特异性指标，对判断中毒程度、疗效和预后极为重要。胆碱酯酶活性降至正常人的70%以下即可诊断。

6．D。全血胆碱酯酶活力测定是诊断有机磷农药中毒的特异性指标，对判断中毒程度、疗效和预后极为重要，胆碱酯酶活性降至正常人的70%以下即可诊断。血液COHb测定是诊断一氧化碳中毒的特异性指标，需在脱离中毒现场8小时内采集标本。

7．D。全血胆碱酯酶活力测定是诊断有机磷农药中毒的特异性指标，对判断中毒程度、疗效和预后极为重要。胆碱酯酶活性降至正常人的70%以下即可诊断。有机磷农药中毒患者可有毒蕈碱样症状和烟碱样症状，呼吸有特殊大蒜气味。碱性磷酸酶测定不属于诊断有机磷农药中毒依据。

8．D。有机磷中毒患者主要护理问题，体液过多与中毒毒蕈碱样症状有关。气体交换受损与烟碱样症状，呼吸肌麻痹引起的呼吸衰竭有关。意识障碍与中枢神经症状，脑中乙酰胆碱酯酶浓度＜60%有关。有自伤的危险与患者意识里想要自杀有关。一般不包括知识缺乏。

9．D。阿托品化瞳孔较前扩大，意识清楚或模糊，心率≤120次／分、快而有力，颜面潮红、皮肤干燥，体温正常或稍高，阿托品解除有机磷农药中毒导致的呼吸中枢抑制，肺部湿啰音逐渐消失。

10．C。有机磷农药中毒立即脱离中毒现场，迅速脱去污染衣服。用肥皂水冲洗皮肤、头发和指甲，禁用热水或乙醇。眼部污染用清水、生理盐水、2%碳酸氢钠溶液或3%硼酸溶液冲洗。口服中毒者要用清水、生理盐水、2%碳酸氢钠或

1∶5000 高锰酸钾洗胃。使用阿托品解毒时应早期、联合、足量、反复给药。

11．C。该患者在喷洒农药后出现头晕、恶心、腹痛、呼吸有蒜味，考虑该患者为有机磷农药中毒，清除患者污染皮肤时，禁忌用温开水，防止皮肤血管扩张，促进毒物吸收。

12．C。有机磷农药中毒，清除患者污染皮肤时，禁忌用温开水，防止皮肤血管扩张，促进毒物吸收。

13．E。有机磷中毒预防措施有加强有机磷农药中毒的相关知识，生产和加工农药过程中要严格执行安全操作规程，生产设备定期检修，员工定期检查，在喷洒农药的过程中要加强个人防护，穿长衣长裤、口罩、手套，专业盛放农药的器具，严禁盛放食物，规范喷洒农药的操作，以防误伤自己。一般不严格规定要注意个人卫生。

14．C。有机磷农药中毒患者出院后需在家休息2～3周，以防发生迟发型神经症。少数患者在急性中度或重度中毒症状消失后2～3周，可出现感觉型和运动型多发性神经病变，主要表现为肢体末端烧灼、疼痛、麻木以及下肢无力、瘫痪、四肢肌肉萎缩等，称为迟发性多发性神经病。

15．C。CO中毒主要导致细胞水平的氧输送和氧利用障碍。CO吸入体内后，与血液中红细胞的血红蛋白结合，形成稳定的COHb。CO与血红蛋白的亲和力比氧与血红蛋白的亲和力大240倍。吸入较低浓度CO即可产生大量COHb。COHb不能携带氧，且不易解离，是氧合血红蛋白解离速度的1/3600。COHb还能使血红蛋白氧解离曲线左移，血氧不易释放给组织而造成细胞缺氧。脑组织对缺氧最为敏感，首先出现缺氧损害。

16．A。一氧化碳中毒的发病机制主要是引起氧输送和氧利用障碍。一氧化碳可与血红蛋白结合，形成稳定的碳氧血红蛋白。CO与血红蛋白（Hb）的亲和力比氧与Hb亲和力大240倍，碳氧血红蛋白不能携氧且不易解离，发生组织和细胞缺氧。

17．C。一氧化碳（CO）可与血红蛋白（Hb）结合，形成稳定的碳氧血红蛋白（COHb），CO与Hb的亲和力比氧与Hb亲和力大240倍，COHb不能携氧且不易解离，发生组织和细胞缺氧。

18．D。急性一氧化碳中毒迟发脑病指患者神志清醒后，经过一段看似正常的假愈期（多为2～3周）后发生以痴呆、精神症状和锥体外系异常为主的神经系统疾病。

19．E。一氧化碳轻度中毒，血液中碳氧血红蛋白浓度（COHb）10%～20%，中度中毒COHb浓度30%～40%，重度中毒COHb浓度大于50%。

20．B。血液中碳氧血红蛋白浓度是诊断一氧化碳中毒的指标，也可进行分辨中毒的严重程度，碳氧血红蛋白浓度越高，说明中毒越严重。

21．A。一氧化碳中毒主要引起氧输送和氧利用障碍，一氧化碳（CO）可与血红蛋白（Hb）结合，形成稳定的碳氧血红蛋白（COHb），CO与Hb的亲和力比氧与Hb亲和力大240倍，COHb不能携氧且不易解离，发生组织和细胞缺氧，血液中碳氧血红蛋白浓度是诊断一氧化碳中毒的指标，也可进行分辨中毒的严重程度。

22．C。纠正一氧化碳中毒最有效的方法是高压氧舱治疗。一氧化碳中毒主要导致细胞水平的氧输送和氧利用障碍。高压氧舱治疗可增加血液中物理溶解氧、提高总体氧含量、促进氧释放并加速一氧化碳排出，可迅速纠正组织缺氧，缩短昏迷时间和病程，预防一氧化碳中毒引发的迟发性脑病。持续低流量吸氧主要为COPD、肺心病患者的给氧方式。

23．D。急性一氧化碳中毒迟发脑病指患者神志清醒后，经过一段看似正常的假愈期（多为2～3周）后发生以痴呆、精神症状和锥体外系异常为主的神经系统疾病。患者清醒后应至少休息2周，警惕迟发性脑病的发生。

24．C。一氧化碳中毒可行高压氧舱治疗，高压氧舱是一氧化碳中毒者最好的给氧方法，无高压氧舱指征者应高浓度吸氧治疗。CO轻度中毒特征性临床表现口唇黏膜呈樱桃红色、面色苍白、脉快、头晕、恶心、昏迷、甚至休克、肺水肿。

25．E。中暑是指在高温（室温＞32℃）、湿度大（＞60%）及无风的环境中，因体温调节中枢功能障碍、汗腺功能衰竭和水电解质丧失过多，导致以中枢神经系统和心血管功能障碍为主要表现的热损伤性疾病。在高温环境下长时间工作会诱发中暑。

26．D。大量出汗和饮用低张液体后可引起低钠、低氯血症而发生热痉挛。表现为头痛、头晕，四肢、腹部和背部肌肉痉挛和疼痛，以腓肠肌最常见，呈对称性和阵发性。

27．B。热衰竭发病机制为体液和钠盐丢失过多，外周血管扩张，血容量不足。好发于老年人、产妇、儿童和慢性病患者，表现为面色苍白、大汗淋漓、脉搏细速、血压下降、晕厥甚至休克。

28．D。中暑是指在高温（室温＞32℃）、湿度大（＞60%）及无风的环境中，因体温调节中枢功能障碍、汗腺功能衰竭和水电解质丧失过多，导致以中枢神经系统和心血管功能障碍为主要表现的热损伤性疾病。年老体弱、产妇、营养不良、慢性疾病、睡眠不足、工作时间过长、劳动强度过大、过度疲劳等易诱发中暑。

29．D。高温劳动时，患者大量饮用不含盐分的纯水后，会引起低钠、低氯血症，导致热痉挛。热衰竭由体液和钠盐丢失过多，外周血管扩张，血容量不足所致。热射病是由于热应激机制失代偿，使中心体温骤升，导致中枢神经系统和循环系统功能障碍。水中毒患者机体水分摄入量超过排出量，可见于肾功能不全等情况。

30．B。热射病患者，应用氯丙嗪降温时，因氯丙嗪注射或口服大剂量是可引起体位性低血压，因此用药时应监测血压，用药后应静卧 1 ～ 2 小时，血压过低时可静脉滴注去甲肾上腺素或麻黄碱升压。但不可用肾上腺素，以防血压降得更低。

31．D。热射病患者，应用氯丙嗪降温时，因氯丙嗪注射或口服大剂量是可引起体位性低血压，因此用药时应监测血压，用药后应静卧 1 ～ 2 小时，血压过低时可静脉滴注去甲肾上腺素或麻黄碱升压。但不可用肾上腺素，以防血压降得更低。

32．D。热射病患者直肠体温常 ≥ 41℃，首优的护理问题是体温过高，需要立即快速降温，快速降温是治疗的首要措施，病死率与体温过高及持续时间密切相关，如果降温延迟，死亡率明显增加。

33．B。病情观察要严密监测肛温，每 10 ～ 15 分钟测量 1 次，无论何种降温法，肛温 38℃时即可暂停降温，避免体温过低，注意观察生命体征、皮肤出汗和末梢循环情况，出现呼吸抑制、深昏迷、血压下降则停用药物降温。

34．B。重度中暑患者，护士应严密监测肛温，每 10 ～ 15 分钟测量 1 次。无论何种降温方法，肛温 38℃时即可暂停降温，避免体温过低。注意观察生命体征、皮肤出汗和末梢循环情况，出现呼吸抑制、深昏迷、血压下降则停用药物降温。

35．D。快速降温是治疗中暑的基础和关键，降温速度决定患者预后。该患者体温 41℃诊断为热射病，应迅速采取物理降温＋药物降温等各种降温措施，并在 1 小时内将直肠温度降至 38.0℃左右。

36．D。轻度中暑指在高温环境下活动一定时间后，出现乏力多汗、头晕口渴、胸闷恶心，体温 ＞ 38℃，常有烦躁不安、血压下降、脉搏增快等早期循环衰竭症状。轻症中暑应立即远离高温环境搬至阴凉通风处，口服淡盐水或含盐清凉饮料，安静休息即可恢复。对有循环功能紊乱者，缓慢静脉滴注 5% 葡萄糖溶液，加强观察，可在 3 ～ 4 小时恢复。

37．C。有机磷农药中毒清洗要用肥皂水冲洗皮肤、头发和指甲，禁用热水或乙醇，眼部污染用清水、生理盐水、2% 碳酸氢钠溶液或 3% 硼酸溶液冲洗。

38．A。全血胆碱酯酶活力测定是诊断有机磷农药中毒的特异性指标，对判断中毒程度、疗效和预后极为重要，胆碱酯酶活性降至正常人的 70% 以下即可诊断。尿中有机磷杀虫药代谢物测定对硫磷和甲基对硫磷在体内氧化分解为对硝基酚，美曲膦酯代谢为三氯乙醇，尿液检出对硝基酚或三氯乙醇有助于诊断。

39．A。阿托品是治疗有机磷农药中毒最常用的药物，阿托品属 M 胆碱能神经受体拮抗剂，能竞争性地与 M 胆碱受体结合，阻断乙酰胆碱与副交感神经和中枢神经系统的 M 胆碱受体结合，能有效缓解 M 样症状和呼吸中枢抑制、呼吸肌麻痹，但对 N 样症状（肌纤维颤动）无明显作用。

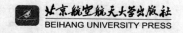

40．E。CO 轻度中毒头痛、头晕、乏力、恶心、呕吐、心悸、四肢无力；中度中毒胸闷、呼吸困难、烦躁、幻觉、视物不清、判断力降低、运动失调、腱反射减弱、嗜睡、浅昏迷等，口唇黏膜可呈樱桃红色，瞳孔对光反射、角膜反射可迟钝；重度中毒昏迷、呼吸抑制、肺水肿、心律失常和心力衰竭，各种反射消失，可呈去大脑皮质状态。

41．B。一氧化碳中毒主要引起氧输送和氧利用障碍，一氧化碳（CO）可与血红蛋白（Hb）结合，形成稳定的碳氧血红蛋白（COHb），CO 与 Hb 的亲和力比氧与 Hb 亲和力大 240 倍，COHb 不能携氧且不易解离，发生组织和细胞缺氧，血液中碳氧血红蛋白蓄积浓度是诊断一氧化碳中毒的指标，也可进行分辨中毒的严重度。

42．C。氧疗是治疗 CO 中毒最有效的方法，头痛、恶心、碳氧血红蛋白浓度＞40% 者可行高压氧舱治疗，高压氧舱是 CO 中毒者最好的给氧方式。无高压氧舱条件要给予高浓度吸氧治疗。

43．B。有机磷农药中毒无论表现轻重均有特殊大蒜气味。

44．A。一氧化碳中毒主要临床表现为缺氧导致呼吸抑制。

45．C。洋地黄心脏毒性反应引起的心律失常。铅中毒主要表现为严重的中枢神经系统病变如癫痫样发作，运动过度，攻击性行为等。阿托品中毒表现口渴、红疹、声音嘶哑、幻听、谵妄、共济失调等。

46．A。一氧化碳中毒主要表现为缺氧导致呼吸抑制。

47．D。有机磷农药的主要中毒机制是抑制体内胆碱酯酶的活性。

48．A。一氧化碳中毒后昏迷属中、重度中毒，应行高压氧治疗。常压下鼻导管吸氧改善缺氧需要很长时间，与标准氧疗相比，高压氧治疗能增加血液中物理溶解氧含量，提高总体氧含量，缩短昏迷时间和病程，预防迟发性脑病发生，一般在中毒后 4 小时内进行为佳。

49．B。急性肺水肿患者采取高浓度吸氧。

50．D。慢性阻塞性肺疾病患者应采用持续低流量吸氧。急性肺水肿患者采取高浓度吸氧。一氧化碳中毒患者高压氧疗。

51．B。一氧化碳（CO）可与血红蛋白（Hb）结合，形成稳定的碳氧血红蛋白（COHb）。CO 与 Hb 的亲和力比氧与 Hb 亲和力大 240 倍，COHb 不能携氧且不易解离，发生组织和细胞缺氧。大脑对缺氧最敏感，故最先受累。

52．A。有机磷农药能与体内胆碱酯酶迅速结合成稳定的磷酰化胆碱酯酶，使胆碱酯酶丧失分解能力，导致大量乙酰胆碱蓄积，引起毒蕈碱样、烟碱样和中枢神经系统症状和体征，严重者可因呼吸衰竭而死亡。

53．C。氧疗是治疗 CO 中毒最有效的方法。头痛、恶心、COHb 浓度＞40% 者可行高压氧舱治疗，高压氧舱是 CO 中毒者最好的给氧方式。

54．D。一氧化碳中毒时应立即切断煤气来源，将患者迅速转移到空气新鲜处，保持呼吸道通畅。

第九节　传染病

1．D。每种传染病都是由特异性病原体引起的，其基本特征为：病原体、传染性、流行病学特征（流行性、地方性、季节性）、免疫性。其中最主要的特征是有病原体，临床上检出病原体对诊断具有重要意义。

2．A。严密隔离的患者设专用隔离病室，患者住单间病室，关闭门窗，病室采用单向负压通风，病室外挂有明显标志，禁止陪伴和探视，禁止患者离开病室，患者的分泌物、呕吐物及排泄物须经严格消毒处理，污染敷料装袋、标记后焚烧，室内空气、地面及 2 米以下的墙壁、家具采用喷洒消毒液或紫外线照射消毒，每天 1 次。

3．E。潜伏期是确定传染病检疫期的重要依据，对一些传染病的诊断也有一定的参考意义。

4．D。潜伏期是确定传染病检疫期的重要依据，对一些传染病的诊断也有一定的参考意义。

5．E。乙型病毒性肝炎的传播途径主要是血液-体液传播，其次是生活密切接触传播、性传播和母婴传播。

6．C。绝大多数肝炎患者都可恢复健康，治疗原则以适当休息，合理营养为主，适当辅以药物，防止感染，避免饮酒，过度劳累和使用对肝脏有损害的药物。不包括大量饮水。

7．B。乙型肝炎发生肝衰竭称为重型肝炎，系指迅速发生的严重肝功能不全，凝血酶原活动度降至 40% 以下，血清总胆红素迅速上升。凝血酶原活动度与凝血酶原时间的意义相同，反映肝细胞受损害的程度，是判断重型肝炎的预后的一项重要指标。血胆红素是临床上判定黄疸和肝功能的重要依据。

8．B。血清 HBV-DNA 是 HBV 复制及有传染性的直接标志。急性 HBV 感染时，血清 HBV-DNA 出现较早。在慢性 HBV 感染者，血清 HBV-DNA 可持续阳性目前一般采用实时荧光定量 PCR 法进行检测，血清 HBV-DNA 定量检测不仅用于 HBV 感染的诊断，也是疗效考核的重要指标。

9．D。丙氨酸氨基转移酶（ALT）在肝功能检测中最为常用，是判断肝细胞损害的重要指标，ALT 增高首先应考虑是肝炎。

10．C。急性黄疸型肝炎、阻塞性黄疸尿液检查中常见大量胆红素。

11．A。抗 HBe 阳性提示两种可能，病毒复制减少或静止、传染性降低，仍复制活跃、甚至病情加重；抗 HBc IgG 阳性提示过去感染或近期低水平感染，该患者两项指标均升高提示以往曾经感染过乙型病毒性肝炎。

12．E。乙型肝炎主要传播途径为血液接触、性接触以及母 - 婴传播。乙型肝炎主要经血液、体液等胃肠外途径传播，而非消化道、呼吸道传播。对于易感人群（即将暴露者或意外暴露的高危人群)可注射乙型肝炎疫苗或乙型肝炎免疫球蛋白。丙种球蛋白主要用于防治甲肝。

13．E。急性肝炎应卧床休息，降低代谢率，增加肝脏血流量，利于肝细胞修复，待症状好转、黄疸减轻、肝功能改善后逐渐增加活动量，急性期应卧床休息 1～4 个月。

14．A。流行性乙型脑炎的主要传染源是猪（仔猪）。

15．C。流行性脑脊髓膜炎简称流脑，主要表现为突起高热、剧烈头痛、频繁呕吐、皮肤黏膜瘀点瘀斑、颅内压增高及脑膜刺激征。若颅内压持续增高，可诱发脑疝。脑疝是颅脑疾病发展过程中的一种紧急而严重的情况，疝出的脑组织压迫脑的重要结构或生命中枢，如发现不及时或救治不力，往往导致严重后果甚至危及生命，必须予以足够重视。

16．D。流行性乙型脑炎（乙脑）是由乙脑病毒引起的以脑实质炎症为主要病变的中枢神经系统急性传染病。乙脑经蚊虫叮咬传播，常流行于夏、秋季，重症患者病死率高。因此对流脑患者的隔离类型为虫媒隔离。

17．D。获得性免疫缺陷综合征由人类免疫缺陷病毒（HIV）感染引起，其特征为免疫功能缺陷伴机会性感染和（或）继发性肿瘤。临床表现为发热、乏力、体重下降、全身淋巴结肿大及神经系统症状。

18．D。艾滋病的传播途径包括性接触传播为主要的传播途径，血液传播，共用针具静脉吸毒、输入被 HIV 污染的血制品及介入医疗操作等，母婴传播，通过胎盘、阴道分娩、产后血性分泌物和哺乳等传播。一般的社交活动如握手、共同进餐、礼节性的接吻、昆虫叮咬等不会传播艾滋病。

19．D。齐多夫定的不良反应主要有抑制骨髓、恶心、头痛、疲劳、药物热、皮疹、肌炎等，用药期间注意有无严重的骨髓抑制作用和耐药发生，定期检查血象。

20．D。社交孤立与患者强制性隔离、被人歧视有关，有感染的危险与 HIV 感染后免疫功能障碍有关，营养失调、低于机体需要量与艾滋病并发各种机会性感染和肿瘤消耗有关，恐惧与艾滋病预后不良、担心受到歧视有关，活动无耐力与艾滋病感染并发各种机会性感染和肿瘤有关。

21．D。血液 - 体液隔离适用于乙型肝炎、丙型肝炎、艾滋病、梅毒等通过直接或间接接触血液、体液传播的疾病。

22．B。艾滋病在急性感染期和艾滋病期由于免疫缺陷，应卧床休息，保护性隔离。无症状感染

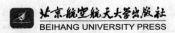

期或无症状的病毒携带者可以正常工作，但应避免劳累。

23．E。艾滋病健康教育，应广泛开展宣传教育和综合治理，应加强性道德的教育，严禁献血、捐献器官、精液，性生活应使用避孕套，预防机会性感染，出现症状、并发感染或恶性肿瘤者，应住院治疗，已感染HIV的育龄妇女应避免妊娠、生育，减少母婴传播。

24．B。肾综合征出血热既往也称流行性出血热，本病是由汉坦病毒引起的自然疫源性传染病，鼠为主要传染源。

25．E。伤寒是由伤寒沙门菌引起的急性肠道传染病，伤寒沙门菌属于沙门菌属D群，菌体呈短杆状，革兰染色阴性，伤寒杆菌不产生外毒素，菌体裂解时产生的内毒素在发病机制中起重要作用。本菌主要有菌体"O"抗原、鞭毛"H"抗原和表面"Vi"抗原，感染机体后诱生相应的抗体，但均为非保护性抗体。

26．A。肠穿孔是伤寒病最严重的并发症，多见于病程第2～3周，发生率1%～4%，好发回肠末段。

27．A。肠出血是伤寒较常见的肠道并发症，多发生于病程第2～3周，可有粪便隐血阳性至大量便血，发生率为2%～15%，体温骤降后很快回升，脉搏增快，伴头晕、面色苍白、烦躁、出冷汗、血压下降等休克表现。

28．B。急性细菌性痢疾患者要给予高热量、高蛋白、高维生素、低脂肪、少渣、少纤维素，易消化清淡流质或半流饮食为原则，避免生冷、多渣、油腻或刺激性食物，少量多餐，可饮糖盐水，病情好转后可由流质半流质饮食逐步过渡至正常饮食。

29．C。流行性脑脊髓膜炎脑组织体积增大（脑水肿）、脑脊液增多（脑积水）可引起颅内压增高，颅内高压严重可导致脑疝，颅内高压时瞳孔变化可提示发生脑疝。

30．B。流行性脑脊髓膜炎（流脑）是由脑膜炎奈瑟菌所致的急性化脓性脑膜炎。流脑主要经呼吸道传播，多发于冬春季节，因此对流脑患者的隔离类型为呼吸道隔离。

31．C。流行性脑脊髓膜炎皮肤护理，保护出现瘀点和瘀斑的部位，病变局部不宜穿刺；当瘀点迅速增多或鼻出血等表现时，要考虑弥漫性血管内凝血，应及时处理；水疱发生破溃时，先用无菌生理盐水清洗，再涂以抗生素软膏保护，以防发生继发感染；昏迷患者应定时翻身、拍背，防止发生压疮，床褥保持清洁、平整，内衣裤应柔软、宽松、勤换洗，修剪并包裹患者指甲，避免抓破皮肤。

32．C。急性甲型肝炎的临床表现，黄疸前期持续5～7天，常有食欲减退、恶心呕吐伴发热畏寒，黄疸期尿色加深呈浓茶样，巩膜、皮肤黄染，肝大有压痛，辅助检查丙氨酸氨基转移酶在肝功能检测中最为常用，是判断肝细胞损害的重要标志，急性淤胆型病例血清 T-Bil 显著升高。

33．D。血清抗 -HAV-IgM 是甲型病毒性肝炎近期感染的指标，是确诊甲型肝炎最简便可靠的标记物。血清抗 -HAV-IgG 为保护性抗体，阳性提示疫苗接种后或既往感染甲型病毒性肝炎的患者，一般用于流行病学调查。

34．A。该患儿属于急性黄疸性肝炎黄疸期，应卧床休息，降低代谢率，增加肝脏血流量，利于肝细胞修复，宜进食清淡、易消化、富含维生素的流质饮食，必要时遵医嘱静脉补液。

35．B。甲型病毒性肝炎早期发现并予以隔离，隔离期自发病日算起共 3 周，患儿隔离后对其居住、活动频繁地区尽早进行终末消毒，托幼机构发现甲型肝炎后，除患病儿童隔离治疗外，应对接触者进行医学观察 45 日。

36．E。流行性脑脊髓膜炎临床特点前驱期低热、咽痛，败血症期起病急，突发寒战、高热，体温39 ～ 40℃，伴头痛、精神萎靡、全身乏力及关节疼痛、食欲缺乏、呕吐等败血症状，约70%～90% 的患者于发病后数小时出现皮肤、眼结膜或软腭黏膜瘀点或瘀斑，脑膜炎期脑膜刺激征阳性。

37．C。脑脊液检查是流行性脑脊髓膜炎确诊的重要方法，表现为外观浑浊，压力增高，白细胞计数及中性粒细胞比例明显升高，蛋白质含量明显增高，糖含量明显下降。

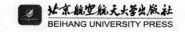

38．A。由于耐药菌株的出现，应早期、足量应用细菌敏感又能透过血脑屏障的抗菌药物，青霉素 G 为高效、低毒、价廉的杀菌药物，国内尚无明显的耐药报道，目前仍为高度敏感的杀菌药物，是流行性脑脊髓膜炎患者常用药物。氯霉素适用于对青霉素过敏的患者，用药期间注意监测血象，防止出现骨髓抑制。头孢菌素价格较贵，用于病情较重或不能用青霉素 G、氯霉素的患者。磺胺类不良反应大，目前已少用或不用。

39．B。流行性脑脊髓膜炎患者应绝对卧床休息，治疗护理操作要集中进行，尽量减少搬动患者，避免诱发惊厥。呕吐时，将患者头偏向一侧，防止误吸，颅内高压的患者需抬高头部，早期发现患者立即就地隔离，呼吸道隔离至症状消失后 3 天，但不少于发病后 7 天。

40．C。流行性脑脊髓膜炎的传播途径是为呼吸道传染病，多见于冬、春季，以脑膜炎表现为主，脑炎表现不突出。

41．E。流行性乙型脑炎的传播途径是通过蚊虫叮咬传播，主要传播媒介是三带喙库蚊。

42．D。伤寒是由伤寒杆菌引起的急性肠道传染病，伤寒是一种全身性的疾病，并非只局限于肠道受损，其传播途径是通过消化道传播。

第十节　神经系统疾病

1．B。昏睡是较嗜睡重的意识障碍，患者处于沉睡状态，正常的外界刺激不能唤醒，需大声呼唤或较强烈的刺激才能使其觉醒，可做含糊、简单而不完全的答话，停止刺激后很快入睡。嗜睡患者表现为睡眠时间过长，但能被唤醒，醒后可勉强配合检查及回答简单问题，停止刺激后患者又继续入睡；浅昏迷是意识完全丧失，可有较少的无意识自发动作，对周围事物及声、光刺激全无反应，对强烈的疼痛刺激可有回避动作及痛苦表情，但不能觉醒；深昏迷是对外界任何刺激均无反应，全身肌肉松弛，无任何自主运动，眼球固定，瞳孔散大，各种反射消失，大小便失禁。

2．D。浅昏迷表现为意识丧失，没有言语应答，压迫眼眶有躲避反应，无意识的自主动作，瞳孔

对光反射、吞咽反射、角膜反射存在的表现。深昏迷指对外界任何刺激均无反应，无自主运动，眼球固定，瞳孔散大，各种反射消失，生命体征明显变化如血压下降等。

3．A。脑电图是脑组织生物电活动通过脑电图仪放大约 100 万倍记录下来的曲线，由不同的脑波组成，主要了解大脑功能有无障碍。

4．D。20% 甘露醇 250ml 降低颅内压，应在 15～30 分钟内快速静滴完，防治脑水肿，降低颅内压。

5．D。浅昏迷指意识完全丧失，可有较少的无意识自发动作，对强刺激的防御反射、角膜反射及瞳孔对光反射减弱，生命体征无变化。谵妄是一种急性的脑高级功能障碍，表现为紧张、恐惧和兴奋不安等。嗜睡患者可被唤醒，醒后能进行简单的交谈和配合检查，刺激停止后又入睡。昏睡患者处于沉睡状态，正常外界刺激不能被唤醒，可做含糊、简单而不完全的答话，停止刺激后很快入睡。深昏迷指对外界任何刺激均无反应，无自主运动，眼球固定，瞳孔散大，各种反射消失，生命体征明显变化如血压下降等。

6．A。该患者上呼吸道感染后 2 周，出现四肢进行性对称性肌无力，伴手套、袜套状感觉减退，诊断该患者为急性炎症性脱髓鞘性多发性神经病。住院要严密监测血气，当肺活量降至正常的 25%～30%，血氧饱和度降低，血气分析血氧分压低于 70mmHg 时，一般应先行气管插管，如 1 天以上无好转，则行气管切开，使用呼吸机辅助。

7．C。急性炎症性脱髓鞘性多发性神经病患者最严重的护理问题是低效性呼吸型态，清理呼吸道无效，与周围神经损害、呼吸肌麻痹有关。要持续低流量给氧、保持呼吸道通畅，必要时呼吸机辅助。

8．A。急性炎症性脱髓鞘性多发性神经病是一种自身免疫介导的周围神经病，主要损害多数脊神经根和周围神经，也常累及脑神经。

9．B。急性炎症性脱髓鞘性多发性神经病典型的脑脊液检查为细胞数正常而蛋白质明显增高，称蛋白 - 细胞分离现象。

10．E。急性炎症性脱髓鞘性多发性神经病典型

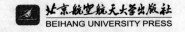

的脑脊液检查为细胞数正常而蛋白质明显增高，称蛋白 - 细胞分离现象。

11．D。急性炎症性脱髓鞘性多发性神经病典型的脑脊液检查为细胞数正常而蛋白质明显增高，称蛋白 - 细胞分离现象。

12．A。原发性癫痫原因不明，可能与遗传因素有关。

13．B。癫痫是指多种原因导致的大脑神经元高度同步化异常放电所引起的短暂大脑功能失调的临床综合征。具有发作性、短暂性、刻板性、重复性。癫痫持续状态是内科常见急症，若治疗不及时可导致永久性脑损害，致残率和病死率均很高。患者可表现为感觉、运动、意识、精神、行为、自主神经功能障碍。发病机制迄今为止未完全阐明，神经系统具有复杂的调节兴奋和抑制的机制。

14．D。该患者意识突然丧失、全身肌肉抽搐、口吐白沫伴尿失禁，首先考虑为癫痫大发作。癫痫大发作症状：意识突然丧失、跌倒在地，强直期眼球上翻或凝视、咀嚼肌收缩张口，随后突然闭合，可咬伤舌尖，喉部肌肉痉挛易导致呼吸抑制，颈部和躯干肌肉收缩使颈和躯干先屈曲、后反张，上肢由上举后旋转为内收前旋，下肢先屈曲后猛烈伸直；阵挛期全身抽搐，发作后期造成牙关紧闭和大小便失禁，意识逐渐清醒，不能回忆。

15．B。癫痫是指多种原因导致的大脑神经元高度同步化异常放电所引起的短暂大脑功能失调的临床综合征。该患者激动后出现四肢抽动，呼之不应，无尿失禁，每次持续 2 ～ 3 分钟，共发作 4 次，考虑发生了癫痫。脑电图是诊断癫痫最重要的检查方法，对发作性症状的诊断有很大价值，有助于明确癫痫的诊断、分型和确定特殊综合征。

16．E。癫痫患者药物治疗原则，从小剂量开始，单一用药为主，尽量避免联合用药，坚持长期服药，定时服用，不可随意增减药物剂量、停药或换药，停药应遵医嘱缓慢、逐渐减量，不少于 1 ～ 1.5 年，撤换药物时应遵循一增一减的原则，不宜过快，需要有 5 ～ 10 天的过渡期，强直 - 阵挛性发作完全控制 4 ～ 5 年后再停药，并定期测量血中药物浓度。

17．D。癫痫发作首先使用牙垫或压舌板防止舌咬伤、舌后坠，以防阻塞气道，保持呼吸道通畅。勿用力按压抽搐肢体，以防骨折及关节脱位，放置保护性床挡。取头低侧卧或平卧头侧位，下颌稍向前。

18．C。癫痫患者护理措施，保持呼吸道通畅是癫痫发作时的首要护理措施，有专人看护，动态发作时，应抱住患者缓慢就地放倒，癫痫发作勿用力按压抽搐肢体，不可强行约束肢体，防止骨折及关节脱位；使用牙垫或压舌板防止舌咬伤，放置保护性床挡，防止自伤，取头低侧卧或平卧头侧位；松开领带、衣扣和裤带，防止过紧压迫呼吸，取下活动性义齿，将舌拉出，防止舌后坠阻塞呼吸道，不可强行喂药、喂水、喂食，防止误吸。

19．D。癫痫患者护理措施，保持呼吸道通畅是癫痫发作时的首要护理措施。有专人看护，动态发作时，应抱住患者缓慢就地放倒，癫痫发作勿用力按压抽搐肢体，防止骨折及关节脱位，使用牙垫或压舌板防止舌咬伤，放置保护性床挡，防止自伤。取头低侧卧或平卧头侧位，松开领带、衣扣和裤带，防止过紧压迫呼吸，取下活动性义齿，将舌拉出，防止舌后坠阻塞呼吸道，不可强行喂药、喂水、喂食，防止误吸。

20．D。癫痫患者护理措施，保持呼吸道通畅是癫痫发作时的首要护理措施，动态发作时，应抱住患者缓慢就地放倒，癫痫发作勿用力按压抽搐肢体，防止骨折及关节脱位，使用牙垫或压舌板防止舌咬伤，放置保护性床挡，应取头低侧卧或平卧头侧位，松开领带、衣扣和裤带，防止过紧压迫呼吸，取下活动性义齿，将舌拉出，防止舌后坠阻塞呼吸道，不可强行喂药、喂水、喂食，防止误吸。

21．A。先天性动脉瘤破裂是蛛网膜下腔出血最常见的病因（约占 50% ～ 80%），其中先天性粟粒样动脉瘤约占 75%，还可见高血压等。血管畸形约占蛛网膜下腔出血病因的 10%，其他如血液系统疾病、颅内静脉系统血栓和抗凝治疗并发症等，此外还有 10% 患者病因不明。

22．D。脑动脉粥样硬化是脑血栓最常见和最基本的病因，常伴有高血压。

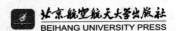

23．C。脑出血发病机制，动脉硬化或产生小动脉瘤，当血压骤然升高时易造成血管破裂，高血压脑出血好发部位为基底节区，此处豆纹动脉从大脑中动脉近端呈直角发出，受高压血流冲击最大，最易破裂出血。

24．E。短暂性脑缺血发作多伴高血压、糖尿病、高血脂、动脉粥样硬化，发作突然，持续时间短暂，一般在 1 小时内恢复，最多不超过 24 小时，为局灶性神经功能丧失，不留神经功能缺失，反复发作。脑血栓发病缓慢，一般有前驱症状。

25．B。在脑血管疾病诊断方面 CT 能够作出早期诊断，准确的鉴别诊断，并能直接显示出病变部位、范围和出血数量。

26．D。脑血管疾病是指在脑血管病变或血流障碍的基础上发生的局限性或弥漫性脑功能障碍，急性脑血管疾病包括脑血栓形成、脑栓塞、脑出血、蛛网膜下腔出血等。CT 检查是急性脑血管意外最主要的辅助检查。脑血栓形成早期多无变化，24 小时后出现低密度灶脑梗死区；脑栓塞早期多无改变，24 ～ 48 小时后出现低密度灶脑梗死区；脑出血即可出现高密度病灶；蛛网膜下腔出血，蛛网膜下腔显示高密度影响。

27．C。脑动脉粥样硬化是脑血栓形成最常见和基本的病因，常伴有高血压，多在休息或睡眠时发病，神经症状取决于梗死灶的大小和部位，如偏瘫、失语、偏身感觉障碍和共济失调等，多无意识障碍。头颅 CT 是最常用的检查，早期多无改变，24 小时后出现低密度灶脑梗死区。

28．B。脑血栓形成临床症状，脑动脉粥样硬化是最常见和基本的病因，常伴有高血压，多在休息或睡眠时发病，神经症状取决于梗死灶的大小和部位，如偏瘫、失语、偏身感觉障碍和共济失调等，头颅 CT 是最常用的检查，早期多无改变，24 小时后出现低密度灶脑梗死区。

29．D。溶栓治疗的主要并发症是出血，最严重的是颅内出血，发生率约 1% ～ 2%，发生者近半数死亡，用药前应充分评估出血的危险性，必要时应配血，做好输血准备。溶栓前宜留置外周静脉套管针，以方便溶栓中取血监测出、凝血时间，避免反复穿刺血管。

30．A。一级预防指发病前的预防，对有卒中倾向，尚无卒中病史的个体，通过早期改变不健康的生活方式，积极主动地控制各种危险因素，达到使脑血管疾病不发生或推迟发生的目的，是脑血管病三级预防中的最关键一环。

31．D。偏瘫患者护理措施，保持床单位清洁、干燥，减少对皮肤的机械性刺激，将患肢置于功能位，被动锻炼，防止关节受损功能退化、肌肉萎缩，定时给予翻身、拍背，预防压疮，做好大小便的护理，预防尿路感染。口腔卫生，防止口腔感染，慎用热水袋，肢体障碍，防止烫伤引起继发感染。

32．E。对呼吸正常，呼吸道无明显分泌物，无抽搐以及血压正常的脑血栓形成患者，尽早配合高压氧舱治疗，提高血氧供应，促进侧支循环形成，增加病变部位脑血液灌注，脑组织有氧代谢增强，能量产生增多，加速酸性代谢产物的清除，为神经组织的再生和神经功能的恢复提供了良好的物质基础。

33．D。溶栓治疗的主要并发症是出血，最严重的是颅内出血，发生率约 1% ～ 2%，发生者近半数死亡，用药前应充分评估出血的危险性，必要时应配血，做好输血准备。溶栓前宜留置外周静脉套管针，以方便溶栓中取血监测出、凝血时间，避免反复穿刺血管。

34．D。脑出血急性期患者应卧床休息，取平卧位，发病 24 ～ 48 小时避免搬动患者，治疗、护理操作集中进行，避免各种引起颅内压增高的因素，保持病室安静，脑出血急性期一般不首先使用降压药物，因患者血压升高是在颅内压增高的情况下，为了保证脑组织供血出现的脑血管自动调节反应，当颅内压下降后，血压也随着下降，故首先应先脱水，降低颅内压，密切监测患者生命体征、瞳孔变化，防止并发脑疝，给予高蛋白、高维生素、高纤维素、低盐、低脂的半流质饮食，保持大小便通常。

35．C。一级预防指发病前的预防，是脑血管疾病的三级预防中最关键的一环，在社区人群中首先筛选可干预的危险因素，找出高危人群，积极治疗相关疾病，进行预防干预。

36．C。高血压并发细小动脉硬化为脑出血最常

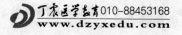 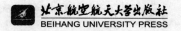

见的病因，最重要的健康指导是控制高血压，规律服药，避免使血压骤然升高的各种因素，指导患者注意病情，每天定时测血压，定期随诊。

37．C。帕金森病又名震颤麻痹，是一种常见于中老年的神经系统变性疾病，临床上以静止性震颤、运动迟缓、肌强直和姿势平衡障碍为主要特征。治疗帕金森病首选复方左旋多巴，是最基本、最有效的药物，对震颤、强直、运动迟缓等均有较好疗效。

38．A。帕金森病患者首要的护理问题是躯体活动障碍 与黑质病变、锥体外系功能障碍所致震颤、肌强直、体位不稳、随意运动异常有关，其次是自尊低下，知识缺乏，便秘，语言沟通障碍，无能性家庭应对，潜在并发症外伤、压疮、感染等。

39．E。帕金森病临床表现常为60岁以后发病，男性稍多，起病缓慢，进行性发展，首发症状多为震颤，静止样震颤典型"搓丸样"，其次为步行障碍和肌强直多从一侧的上肢或下肢近端开始，逐渐蔓延至远端、对侧和全身的肌肉，呈"铅管样强直"、"齿轮样强直"和运动迟缓，面部肌肉僵硬，造成面具脸、"写字过小症"等。帕金森病患者首要的护理问题是躯体活动障碍，与黑质病变、锥体外系功能障碍所致震颤、肌强直、体位不稳、随意运动异常有关。其次是自尊低下，知识缺乏，便秘，语言沟通障碍，无能性家庭应对，潜在并发症外伤、感染等。

40．C。帕金森患者康复指导保证充足的睡眠、保持头部直立，预防畸形，卧床时尽量不要垫枕头，应定时取仰卧姿势；坚持主动运动，如散步、打太极等，保持关节活动的最大范围，做力所能及的家务劳动，温水浴、按摩等物理治疗有助于缓解肌肉僵硬，并可预防痉挛；指导患者目视前方，不要将注意力集中于地面，尽量跨大步，以舒展的步伐行走，双臂自然摆动，脚抬高，足跟先着地。

41．C。帕金森患者最重要的护理措施是安全护理，躯体活动障碍由黑质病变、锥体外系功能障碍所致震颤、肌强直、体位不稳、随意运动异常导致的。安全护理要床档保护、设置扶手，预防烫伤和烧伤，防自伤、自杀、走失、伤人等意外发生，如患者出现幻觉、错觉、忧郁、欣快等精神症状或意识模糊、智能障碍，应专人陪护，禁

止患者自行使用锐利器械和危险品。

42．D。帕金森病（震颤麻痹）应坚持主动运动，如散步、太极拳等，以保持关节运动达到最大范围，防止和推迟关节僵直和肢体挛缩；温水浴、按摩等物理治疗有助于缓解肌肉僵硬，并可预防挛缩。告知迈步困难或木僵者思想放松，目视前方，不要将注意力集中于地面，尽量跨大步，双臂自然摆动，脚抬高，足跟先着地。

43．A。帕金森患者康复指导坚持主动运动，如散步、打太极等，保持关节活动的最大范围，做力所能及的家务劳动，温水浴、按摩等物理治疗有助于缓解肌肉僵硬，并可预防痉挛；保证充足的睡眠、保持头部直立，预防畸形，卧床时尽量不要垫枕头，应定时取仰卧姿势；指导患者目视前方，不要将注意力集中于地面，尽量跨大步，双臂自然摆动，脚抬高，足跟先着地。

44．C。75%～85%的重症肌无力患者有胸腺异常，其中60%～70%为胸腺增生，10%为胸腺瘤。胸腺肌样上皮细胞表面存在AchR，在病毒感染和特定的遗传素质影响下自身免疫耐受机制受到损害。产生自身AchR（抗乙酰胆碱受体）抗体，并经分子模拟和交叉免疫反应引起神经肌肉-接头损害，导致重症肌无力的发生。系统性红斑狼疮是一种有多系统损害的慢性自身免疫性疾病，主要病理改变为炎症反应和血管异常，可以出现在身体任何器官。类风湿关节炎主要临床表现为关节疼痛，晨僵。帕金森病主要临床表现为静止性震颤、运动迟缓、肌强直和姿势步态障碍。癫痫主要临床表现为突发突止的痉挛、强直、失神。

45．B。重症肌无力危象，肌无力患者在某种因素作用下突然发生严重呼吸困难，甚至危及生命危象，是疾病严重发展的表现，注射新斯的明后显著好转为其特点。胆碱能危象是抗胆碱酯酶药物过量引起的呼吸困难，常伴有瞳孔缩小、多汗、唾液分泌增多等。反拗危象是在服用抗胆碱酯酶药物期间，因感染、手术、分娩等致患者对药物治疗无效，而出现呼吸困难。

46．D。糖皮质激素可抑制自身免疫反应，减少乙酰胆碱受体抗体的生成及促使运动终板再生和修复，改善神经-肌肉接头的传递功能，适合各

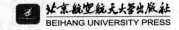

种症状重症肌无力、尤其是危重症，特别是已经进行气管插管或呼吸机治疗者。

47．D。腰椎穿刺后脑脊液压力在 60～80mmH$_2$O 以下，常见低颅压头痛，患者于坐起头痛明显加剧，平卧或头低时头痛即可减轻或缓解。

48．C。椎 - 基底动脉系统病变属脑血管病变，最有效的影像学检查是脑血管造影。脑血管造影在判断血管狭窄的程度和范围、观察侧支循环情况、判断病变供应动脉的来源、数量、引流静脉的去向等方面，优于其他影像学检查，目前临床仍视其为诊断脑血管病变的"金标准"。

49．B。腰椎穿刺后头痛是最常见的并发症，发生机制为脑脊液经穿刺部位持续渗漏，造成颅内压减低。腰穿后头痛大多于穿刺后 24 小时出现，可持续 5～8 天。咳嗽、喷嚏或站立时症状加重，严重者还可伴有恶心、呕吐和耳鸣。平卧位可使头痛减轻，应鼓励患者大量饮水，必要时可静脉输入生理盐水。

50．C。癫痫全面强直 - 阵挛发作的临床症状：意识丧失、跌倒在地，强直期眼球上翻或凝视、咀嚼肌收缩张口，随后突然闭合，可咬伤舌尖，喉部肌肉痉挛易导致呼吸抑制，颈部和躯干肌肉收缩使颈和躯干先屈曲、后反张，上肢由上举后旋转为内收前旋，下肢先屈曲后猛烈伸直；阵挛期全身抽搐，发作后期造成牙关紧闭和大小便失禁，意识逐渐清醒，不能回忆。

51．C。癫痫患者药物治疗原则，从小剂量开始，单一用药为主，尽量避免联合用药，坚持长期、定时服用，不可随意增减药物剂量、停药或换药，停药应遵医嘱缓慢、逐渐减量，不少于 1～1.5 年，撤换药物时应遵循一增一减的原则，不宜过快，需要有 5～10 天的过渡期。强直 - 阵挛性发作完全控制 4～5 年后再停药，并定期测量血中药物浓度，临床无癫痫症状而仅表现为脑电图异常、偶尔发病、年龄小于 5 岁及每次发作均有发热的儿童，一般不服用抗癫痫药物。

52．C。失神发作表现为意识短暂丧失，持续 3～15 秒，无先兆或局部症状，持续时间短，发作后仍继续原有的动作。单纯部分性发作表现发作时程短，一般不超过 1 分钟，起始与结束均较突然，表现为一侧肢体局部肌肉感觉障碍或节律性

抽搐征，可出现幻觉，但无意识障碍。癫痫持续状态，新的定义是指一次全面强直 - 阵挛发作持续 5 分钟以上，旧定义是指若发作间歇期仍有意识障碍，或癫痫发作持续 30 分钟以上，或在短时间内频繁发作。

53．D。癫痫全面强直 - 阵挛发作的症状意识丧失、跌倒在地，强直期眼球上翻或凝视、咀嚼肌收缩张口，随后突然闭合，可咬伤舌尖，喉部肌肉痉挛易导致呼吸抑制，颈部和躯干肌肉收缩使颈和躯干先屈曲、后反张，上肢由上举后旋转为内收前旋，下肢先屈曲后猛烈伸直，阵挛期全身抽搐，发作后期造成牙关紧闭和大小便失禁，意识逐渐清醒，不能回忆等。

54．C。地西泮较大剂量进入人体时可诱导入睡，与巴比妥类催眠药比较，它具有催眠指数高、对呼吸影响小，对肝药酶无影响，以及大剂量时，亦不引起麻醉等特点，是目前临床上最常用的催眠药。

55．A。阿司匹林主要通过抑制前列腺素、缓激肽组胺等的合成产生解热、镇痛和抗炎作用。其解热作用机制可能是通过作用于下丘脑体温调节中枢，使外周血管扩张，皮肤血流增加，出汗，散热增加而降温。其镇痛作用属于外周性镇痛药，但不排除中枢镇痛的可能性。

56．D。脑栓塞病因及发病机制，各种栓子随血流进入颅内动脉，使血管腔急性闭塞或严重狭窄引起脑缺血坏死及功能障碍，心源性栓子为脑栓塞最常见的病因，其中又以风湿性心瓣膜病患者房颤时附壁血栓脱落最多见。

57．A。脑动脉粥样硬化是脑血栓最常见和基本的病因，常伴有高血压。

58．E。短暂性脑缺血发作一般不会出现生活自理缺陷的问题。脑栓塞和脑血栓形成的有失用综合征的危险，与意识障碍、偏瘫所致长期卧床有关。脑出血自理缺陷，与脑出血所致偏瘫、共济失调或绝对卧床有关。蛛网膜下腔出血的自理缺陷与长期卧床有关。

59．D。蛛网膜下腔出血常见护理问题是疼痛，头痛与脑水肿、颅内高压、血液刺激脑膜或继发性脑血管痉挛有关。

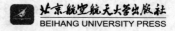

第二章 外科护理学

1．D。成年男性体液量约占体重的60%，女性因脂肪组织较多，体液约占体重50%。

2．C。$PaCO_2$反映酸碱平衡的呼吸性因素，正常值为35～45mmHg（4.67～6.0kPa）。血标本测定的pH值不受呼吸因素的影响，可反映代谢性酸碱平衡情况。CO_2CP同时受代谢和呼吸双重因素的影响，并非反映呼吸性酸碱平衡的最佳指标。BE（剩余碱）反映代谢性酸碱平衡情况，不受呼吸因素的影响。SB（标准碳酸氢盐）反映代谢性酸碱平衡情况，不受呼吸因素的影响。

3．C。等渗性脱水是指水和钠成比例丧失，血清钠和细胞外液渗透压维持在正常范围。

4．D。大量呕吐、长期胃肠减压引流可导致大量含Na^+消化液丢失而只补充水或仅输入葡萄糖溶液可导致低渗性脱水。

5．A。重度低渗性脱水患者，血钠浓度在120mmol/L以下，患者可有神志不清，肌痉挛性抽痛，常出现四肢发凉、体温低、脉细弱而快等休克表现。

6．E。高钾血症典型的心电图改变为早期T波高而尖，Q-T间期延长，随后出现QRS波增宽。低钾血症心电图可见T波低平，ST段下降，Q-T间期延长，出现u波。

7．C。代谢性酸中毒是最常见的酸碱平衡紊乱，主要由细胞外液的H^+增加或HCO_3^-丢失导致。代谢性碱中毒系因体内H^+丢失或HCO_3^-增多所致。呼吸性酸中毒和呼吸性碱中毒血中HCO_3^-变化不大，主要由于呼吸性因素导致。

8．E。休克代偿期外周和内脏的微血管平滑肌收缩，大量毛细血管网关闭，同时直捷通路和动－静脉短路开放，使回心血量增加，组织灌流量减少，血液在体内重新分布，以保证心、脑等重要脏器的血液供应。

9．E。休克是机体有效循环血容量减少、组织灌注不足，细胞代谢紊乱和功能受损的病理生理过程。

10．E。休克早期儿茶酚胺、血管升压素和醛固酮分泌增加，引起肾血管收缩、血流量减少，使肾小球滤过率降低，尿量减少；同时血容量不足还会引起抗利尿激素分泌增多；休克晚期可因肾皮质长时间缺血导致肾内血流重新分布并主要转向髓质，使肾皮质血流量明显减少，肾小管上皮细胞大量坏死，最终引起急性肾衰竭。

11．B。急性出血性坏死型胰腺炎病变以胰腺实质出血、坏死为特征。可有脉搏细速、血压下降乃至休克。早期休克主要是由低血容量所致，后期继发感染使休克原因复杂化且难以纠正。

12．D。肾后性肾衰竭因双侧输尿管或肾的尿液突然受阻所致，多见于双侧输尿管结石、前列腺肥大、盆腔肿瘤压迫输尿管等。

13．B。引起局麻药毒性反应的原因包括用药过量；药物误注入血管内；注射部位血液供应丰富或局麻药中未加入血管收缩药；患者全身情况差，对局麻药耐受能力降低等。

14．E。麻醉前使用异丙嗪的目的是抗组胺，解除平滑肌和血管痉挛。

15．C。高位硬膜外阻滞麻醉的穿刺部位是颈5～胸6之间，适用于甲状腺、上肢或胸壁手术。

16．E。心跳呼吸骤停行口对口人工呼吸，可使患者的PaO_2达到75～85mmHg。

17．C。巡回护士和器械护士的共同职责是术前、关腹前清点器械。器械护士的职责包括术前访视与准备；与巡回护士清点、核对物品；协助医师消毒皮肤和铺无菌巾；正确传递用物；保持器械和用物整洁；配合抢救；标本管理；协助医师包扎；整理用物。巡回护士的职责包括术前准备用物；核对患者信息；安置体位；与器械护士清点、核对物品；术中配合；术后整理手术间。

18．A。脊髓是疼痛信号处理的初级中枢。神经系统内还存在一个以脑中线结构为中心，由许多脑区组成的调制痛觉的神经网络系统。丘脑和大脑皮质也直接或间接参与痛觉信息的调制过程。

19．C。内脏痛由内脏神经感觉纤维传入的疼痛，感受胃肠道膨胀等机械和化学刺激。其特点为疼痛定位模糊，范围大，不准确。对切、刺、割、灼等刺激迟钝，对牵拉、膨胀、痉挛、缺血及炎症刺激敏感。常伴有恶心、呕吐等消化道症状。

20．D。阿司匹林为解热镇痛药、为非麻醉性镇痛药。可待因、吗啡、度冷丁、美沙酮均为阿片类镇痛药，为麻醉性镇痛药。

21．D。饥饿初期，体内以糖原供能为主，糖原分解增加；人体的糖原储备在饥饿状态下供能的最长时间是24小时，之后体内储存的脂肪转为主要能源。

22．C。饥饿1周后，为使生命能持久维持，机体对整个代谢活动进行调整，一些不太重要的代谢逐步减缓或停止，仅维持与生命有密切关联的代谢。连续7天以上不能正常进食的患者应给予营养支持治疗。

23．C。精氨酸可促进免疫球蛋白的合成，增强体液免疫功能。

24．B。肠外营养时，应首选中心静脉营养，静脉营养导管严禁输入其他液体、药物及血液，也不可在此处采集血标本或测中心静脉压。怀疑出现导管性脓毒症者，应做营养液细菌培养及血培养；更换输液袋及输液管。肠外营养时，应检测血糖。无3L袋时，可采用多瓶输液系统，无全营养混合液输注条件时，可采用单瓶输注。

25．C。外科感染的分类按致病菌特性分为非特异性感染和特异性感染。特异性感染指由一些特殊的病菌、真菌等引起的感染，可引起较为独特的病变如结核、破伤风、气性坏疽、念珠菌病等。非特异性感染又称化脓性感染，其致病菌有金黄色葡萄球菌、溶血性链球菌、大肠埃希菌、铜绿假单胞菌、变形杆菌等。

26．C。革兰阳性球菌感染多见于严重的痈、蜂窝织炎及骨关节化脓性感染，最常见的致病菌为金黄色葡萄球菌，发热呈稽留热或弛张热。其外毒素能使周围血管麻痹、扩张，易经血液播散，可在体内形成转移性脓肿，感染性休克出现较晚。胃肠道、胆道、泌尿生殖系统感染以革兰阴性杆菌为主。

27．B。急性淋巴管炎分为网状淋巴管炎和管状淋巴管炎。管状淋巴管炎常见于四肢，而以下肢为多。网状淋巴管炎又称丹毒，好发于下肢和面部。

28．B。怀疑菌血症者应作血培养确诊，患者已经抗菌药物治疗且不能停药，血液培养不易得到阳性结果，故应多次取血，最好在抗菌治疗之前，以正在寒战或发冷发热前0.5小时为宜，以提高阳性率，尽量避免抗生素的直接作用时间及部位，不可由静脉导管抽取血液标本。采血时培养基与血液之比以10：1为宜，采血后立即送检，如不能立即送检可置室温，而不能置冰箱。

29．B。细菌学检查应在患者寒战、发热时采血，因寒战高热时细菌在血液中大量繁殖，此时进行血培养较易发现致病菌。

30．E。外科感染的分类按致病菌特性分为非特异性感染和特异性感染。特异性感染指由一些特殊的病菌、真菌等引起的感染。如结核、破伤风、气性坏疽、念珠菌病等，可引起较为独特的病变。非特异性感染又称化脓性感染，其致病菌有金黄色葡萄球菌、溶血性链球菌、大肠埃希菌、铜绿假单胞菌、变形杆菌等。

31．C。休克是烧伤后48小时内最大的危险，也是导致患者死亡的最主要原因，大面积烧伤使毛细血管通透性增加，大量血浆外渗至组织间隙及创面，引起有效循环血量锐减而发生低血容量性休克。

32．B。深Ⅱ度伤及真皮乳头层以下，痛觉迟钝，创面苍白与潮红相间，水疱较小，疱壁较厚。Ⅰ度烧伤为红斑性烧伤，痛觉过敏，无水疱；浅Ⅱ烧伤伤及真皮浅层（乳头层），产生大小不一的水疱,疱壁薄,含黄色液体,基底潮红,疼痛剧烈;Ⅲ度伤及皮肤全层,皮下、肌肉或骨骼痛觉消失,创面无水疱。

33．B。休克是烧伤后 48 小时内最大的危险,也是导致患者死亡的最主要原因。大面积烧伤使毛细血管通透性增加,大量血浆外渗至组织间隙及创面,引起有效循环血量锐减而发生低血容量性休克。

34．C。移植术后急性排斥反应最常见,但是发生时间各版本教材说法不统一。人卫社临床八年制第 3 版教材外科学(上册)P231 的描述为急性排斥反应多发生于术后 5～15 天。人卫社护理本科 6 版教材外科护理学 P186 的描述为急性排斥反应多发生在术后 5 天～6 个月内。综合几版教材的观点,本题答案选 1～2 周。

35．C。心跳停止后,供者各器官内均无血液循环,处于热缺血状态。作为供移植器官,热缺血时间应限制在 30 分钟之内,超过 30 分钟器官可发生不可逆损害,甚至出现移植术后器官暂时甚至长期无功能。

36．C。恶性肿瘤细胞从原发部位侵入淋巴管、血管或体腔,迁徙到其他部位,继续生长,形成同样类型的肿瘤,这个过程称为转移。发生转移是恶性肿瘤的特点,但并非所有恶性肿瘤都会发生转移。

37．E。病理学检查是目前确定肿瘤直接而可靠的方法,包括细胞学检查和组织学检查。

38．D。甲状腺由两层被膜包裹,外层被膜是甲状腺假被膜,包绕并固定甲状腺于气管和环状软骨上,与甲状腺有关的肿瘤多表现为颈部出现圆形或椭圆形结节,随吞咽上下移动。可与其他颈部肿物鉴别。

39．E。测定基础代谢率计算公式为基础代谢率(%)=(脉率+脉压)－111。正常值为 ±10%;增高至 ＋20%～30% 为轻度甲亢,＋30%～60% 为中度,＋60% 以上为重度。

40．D。乳头破损或皲裂导致细菌沿淋巴管入侵是引起急性乳腺炎的主要途径,主要致病菌为金黄色葡萄球菌。

41．E。乳腺癌致病因素包括激素分泌紊乱,雌激素(雌酮和雌二醇)对乳腺癌的发病有直接关系;月经婚育史,月经初潮早(< 12 岁)、绝经期晚(> 52 岁)、不孕或初次足月产迟(> 35 岁)均与乳腺癌发病有关;乳腺良性疾病;饮食与营养,营养过剩、肥胖、高脂饮食;环境和生活方式及遗传因素等。营养不良者不属于乳腺癌高危人群。

42．C。乳腺癌患者癌细胞累及 Cooper 韧带,使其缩短而致皮肤表面凹陷,出现"酒窝征"是乳腺癌的特征性体征。癌细胞侵入乳管可使之缩短,把乳头牵向癌肿方向,造成乳头内陷。癌细胞阻塞皮下淋巴管,引起皮肤"橘皮样"改变。

43．B。乳腺癌患者分期按照国际抗癌组织制定的 TNM 分期,T 代表原发肿瘤,N 代表淋巴结,M 为远处转移,再根据肿块大小、浸润程度在字母后标以数字 0～4,表示肿瘤的发展程度。1 代表小,4 代表大,0 代表无。有远处转移为 M_1,无为 M_0。Ⅰ 期乳癌是指 $T_1N_0M_0$,T_1 是指肿瘤最大直径≤ 2cm。

44．A。疝内容物是进入疝囊的腹内脏器或组织,腹外疝的疝内容物以小肠最多见,大网膜次之。

45．C。嵌顿性疝常表现为腹内压骤增时,疝块突然增大,并伴有明显疼痛,平卧或用手推送不能使疝回纳。易复性斜疝腹股沟区有肿块和偶有胀痛,肿块出现后平卧或用手推送可完全回纳而消失。难复性斜疝疝块不能完全回纳,但并不引起严重症状。

46．A。继发性化脓性腹膜炎最常见的致病菌主要是胃肠道内的常驻菌群,其中以大肠埃希菌最为多见,其次为厌氧杆菌、链球菌、变形杆菌等。

47．E。腹腔内空腔脏器穿孔、损伤引起的腹壁或内脏破裂,是急性继发性化脓性腹膜炎最常见的原因,其中以急性阑尾炎坏疽穿孔最为常见,胃、十二指肠溃疡急性穿孔次之。

48．A。继发性化脓性腹膜炎最常见的致病菌主要是胃肠道内的常驻菌群,其中以大肠埃希菌最为多见,其次为厌氧杆菌、链球菌、变形杆菌等。

49．B。人体最大的体腔是腹膜腔。

50．E。继发性腹膜炎是继发于腹腔内脏器的炎症、破裂、穿孔、腹部创伤或手术等引起的大量

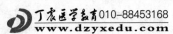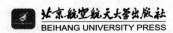

消化液及细菌进入腹膜腔所导致的急性炎症。原发性腹膜炎又称自发性腹膜炎，腹腔内或邻近组织没有原发病灶，致病菌多为溶血性链球菌、肺炎链球菌或大肠埃希菌，二者最主要区别点为腹腔有无原发病灶。

51．C。盆腔处于腹腔最低位，急性腹膜炎患者腹腔内的炎性渗出物或脓液易积聚于此形成盆腔脓肿。

52．E。腹部闭合性损伤常因坠落、碰撞、挤压、冲击、拳打脚踢、棍棒等钝性暴力所致。开放性损伤常由刀刃、枪弹、弹片等利器所引起。

53．A。腹膜对各种刺激极为敏感，胃液多为强酸性，pH < 3，对腹膜刺激极为强烈，可即刻发生化学性腹膜炎。对腹膜刺激性胃液最强，其余依次为胆汁、胰液，肠液次之，血液为中性，对腹膜的刺激较轻。

54．A。对疑有腹部损伤的患者，诊断性腹腔穿刺是最有意义的检查，腹腔内出血时因血液为中性，对腹膜的刺激较轻，腹膜的间皮细胞含有纤维蛋白溶酶原激活因子，激活纤维蛋白溶酶原成为纤维蛋白溶酶，可以水解纤维蛋白，使腹腔内积血不凝，抽到不凝血，提示为实质性器官或血管破裂所致的内出血。腹腔内有较多液体留存时，可有移动性浊音阳性，肝浊音界缩小，常见于腹水和实质脏器损伤引起的大出血患者。腹膜刺激征常见于空腔脏器损伤的患者。

55．B。消化性溃疡发生的基本机制是对胃和十二指肠黏膜有损害作用的侵袭因素与黏膜自身的防御修复因素之间失去平衡。十二指肠溃疡形成的最重要因素是胃酸分泌过多。胃溃疡形成的最重要因素是胃黏膜屏障受损。

56．E。胃镜检查是消化性溃疡最可靠的首选诊断方法，也是最有价值的检查方法。胃镜下可直接观察溃疡部位、病变大小、性质，取活组织还可作出病理诊断。

57．B。胃癌的转移途径包括直接浸润、淋巴转移、血行转移和腹腔种植4种途径，淋巴转移是最主要的转移途径，终末期胃癌可经胸导管向左锁骨上淋巴结转移。血行转移多发生在晚期，以肝转移最常见。

58．A。大便潜血阳性提示存在消化道出血，消化道癌症早期，有20%的患者可出现潜血试验阳性，晚期患者的潜血阳性率可达到90%以上，呈持续性阳性。大便潜血持续阳性考虑为胃癌。消化道出血、消化道溃疡患者粪便潜血试验多呈间断性阳性。

59．A。早期发现、早期诊断和早期治疗是提高胃癌治愈率的关键。当前我国早期胃癌诊断率很低，影响预后，提高早期诊断率将显著改善胃癌的5年生存率。

60．C。阑尾为一细长盲管，腔内富含微生物，肠壁内有丰富的淋巴组织，容易发生感染，致病菌多为肠道内的各种革兰阴性杆菌和厌氧菌。

61．E。急性化脓性阑尾炎阑尾明显肿胀，浆膜高度充血，表面覆以纤维素性渗出，阑尾黏膜溃疡面可深达肌层和浆膜层，腔内有积脓。急性单纯性阑尾炎病变只局限于黏膜和黏膜下层。坏疽性及穿孔性阑尾炎病理改变为阑尾管壁坏死或部分坏死，是急性阑尾炎最严重的类型。急性阑尾炎穿孔进程较慢时，穿孔的阑尾被大网膜及邻近肠管包绕，形成阑尾周围脓肿。

62．B。肠梗阻时梗阻以上的肠腔内细菌数量显著增加，细菌繁殖产生大量毒素。绞窄性肠梗阻时肠壁血运障碍，通透性增加，细菌和毒素可以透过肠壁引起腹腔内感染，并经腹膜吸收引起全身性感染，从而导致感染性休克。

63．C。低位小肠梗阻会有大量碱性消化液丢失，加之组织缺氧，代谢产物积聚，可导致代谢性酸中毒；高位肠梗阻呕吐丢失大量胃酸和氯离子，致代谢性碱中毒。呼吸性碱中毒不是肠梗阻的病理生理变化。肠梗阻发生后，梗阻以上肠蠕动增强，以克服阻塞的障碍，肠腔积气、积液；梗阻以下肠管则塌陷、空虚或仅存少量粪便。急性完全性梗阻时，肠管迅速膨胀，肠壁变薄，肠腔内压力不断升高，使肠壁静脉回流受阻，肠壁充血、水肿，液体外渗；肠壁及毛细血管通透性增加，血性渗出液进入肠腔和腹腔，发生绞窄还可使大量血浆和血液丢失，血容量下降。

64．D。单纯性肠梗阻仅有肠内容物通过受阻，而肠管无血运障碍。绞窄性肠梗阻因肠系膜血管或肠壁小血管受压、血管腔栓塞或血栓形成而使

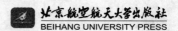

相应肠段急性缺血，引起肠坏死、穿孔。二者最主要区别是局部肠管有无血运障碍。

65．A。肠的一段套入其相连的肠管腔内称为肠套叠。X线钡剂灌肠检查可见钡剂在结肠受阻，阻断钡影呈"杯口"状或"弹簧状"阴影。乙状结肠扭转患者X线可见鸟嘴状阴影。单纯性肠梗阻患者X线可见鱼肋骨刺征。

66．C。肠漏患者由于大量消化液丢失，可出现水、电解质紊乱及酸碱代谢失衡。由于营养物质吸收障碍及大量含氮物质从瘘口丢失，患者可表现明显的体重下降、皮下脂肪消失、骨骼肌萎缩。肠外瘘发展期，可出现肠袢间脓肿，膈下脓肿或瘘口周围脓肿，表现为发热、血象升高、腹部胀痛。机体处于应激状态，分解代谢增强，可出现脉速、气促、负氮平衡和低蛋白血症。

67．D。直肠癌有直接浸润、淋巴转移、血行转移和种植转移四种转移途径。淋巴转移是主要途径，上段直肠癌向上沿直肠上动脉、肠系膜下动脉及腹主动脉周围淋巴结转移；下段直肠癌（以腹膜返折为界）向上方和侧方转移为主，向下方转移的比例非常低。在我国，中下段直肠癌占大多数，直接种植的机会较少；上段直肠癌可发生种植转移。

68．B。结肠癌患者DukesB期是指癌肿已穿出深肌层，侵入浆膜层、浆膜外或直肠周围组织，但无淋巴结转移。结肠癌DukesA期是指癌肿未穿出肌层，无淋巴结转移。C期癌肿侵犯肠壁全层或未侵犯全层，但伴有淋巴结转移。C1期癌肿伴有癌灶附近肠旁及系膜淋巴结转移；C2期癌肿伴有系膜根部淋巴结转移，尚能根治切除。D期癌肿伴有远处器官转移、局部广泛浸润或淋巴结广泛转移不能根治性切除。

69．D。结、直肠癌患者用纤维结肠镜检查，并在直视下获取活组织行病理学检查，是诊断结、直肠癌最有效、可靠的方法。

70．B。齿状线以下为复层扁平上皮，血供来源于肛门动脉，回流至下腔静脉，淋巴引流至腹股沟浅淋巴结，受躯体神经支配，痛觉敏锐。齿状线以上为单层柱状上皮，血供来源于直肠上、下动脉，回流至肝门静脉，淋巴引流至肠系膜下淋巴结和髂内淋巴结，受内脏神经支配，无疼痛感。

71．A。在我国，以肝炎后肝硬化导致的肝内型门静脉高压症最常见。肝外门静脉血栓形成、门静脉先天性畸形、上腹部肿瘤压迫、缩窄性心包炎及严重右心衰竭等也可引起门静脉高压症。

72．C。门脉高压症典型的病理变化包括3方面，有脾大、脾功能亢进，静脉交通支扩张和腹水。当门脉高压达到200mmH$_2$O以上时，持续的门静脉高压引起回心血液流经肝脏受阻，使门静脉交通支开放并扩张，形成侧支循环。腹水是肝功能严重损害的表现，门静脉压力增高为腹水形成的决定性因素。

73．D。门脉高压症典型的病理变化包括3方面，有脾大、脾功能亢进，静脉交通支扩张和腹水。其中不包括中心静脉压增高，中心静脉压增高常提示患者心功能不全。

74．A。血吸虫病所致的门静脉高压症的主要阻塞部位在肝内窦前。血吸虫在门脉系内发育成熟、产卵，形成虫卵栓子，顺着门脉血流抵达肝小叶间汇管区的门脉小分支，引起这些小分支的虫卵栓塞、内膜炎和其周围的纤维化，以致门脉的血流受阻，门脉压力增高。

75．C。正常人门静脉压力为13～24cmH$_2$O，平均18cmH$_2$O。门静脉高压症时，压力大都增至30～50cmH$_2$O。

76．B。肝门静脉高压症患者门静脉系压力增高，加之本身无静脉瓣，门静脉血流受阻，血流淤滞，最早出现的病理改变为充血性脾大。长期的充血可引起脾内纤维组织增生和脾组织再生，继而发生不同程度的脾功能亢进。

77．B。门静脉高压症患者门静脉压力增高，加之本身无静脉瓣，门静脉血流受阻，血流淤滞，最早出现的病理改变为充血性脾大。长期的充血可引起脾内纤维组织增生和脾组织再生，继而发生不同程度的脾功能亢进。

78．C。肝小叶是肝显微结构的基本单位，中央静脉位于小叶中间，肝细胞围绕该静脉放射状排列成单层细胞索，即肝细胞索，肝细胞索之间为肝窦（窦状隙），肝窦壁上附有Kupffer细胞。几个肝小叶之间为结缔组织构成的汇管区，其中有肝动脉、门静脉和胆管小分支。

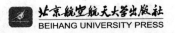

79．D。原发性支气管肺癌简称肺癌，是最常见的肺部原发性恶性肿瘤，起源于支气管黏膜或腺体，常有区域性淋巴转移和血行转移。

80．A。B超检查是肝癌筛查和早期定位的首选检查。甲胎蛋白是诊断肝癌的特异性指标，是肝癌的定性检查，广泛用于普查等。

81．D。肝脓肿向膈下间隙穿破形成膈下脓肿，是肝脓肿患者最常见的并发症。其他并发症包括脓胸、心包积液、急性腹膜炎、上消化道大出血等。

82．D。胆囊容积仅为 40 ～ 60ml，但 24 小时内能接纳约 500ml 胆汁。胆囊黏膜吸收水和电解质的功能很强，可将胆汁浓缩 5 ～ 10 倍而储存于胆囊内。

83．E。胆汁的作用包括清除肝代谢产物、乳化脂肪、中和胃酸、刺激肠蠕动、胆盐抑制肠道内致病菌的生长繁殖和内毒素的形成等。

84．A。胆管结石多为胆色素结石，与胆道感染、胆汁淤积、胆管节段性扩张及胆道异物（胆道蛔虫、华支睾吸虫等）有关。最主要的原因为胆道细菌感染。

85．A。单纯胆囊结石患者多无症状，当结石嵌顿于胆囊颈部或并发胆囊炎时出现胆绞痛。胆囊结石主要为胆固醇结石或以胆固醇为主的混合性结石，大的单发结石不易发生嵌顿。结石长期嵌顿于胆囊壶腹但无感染时，胆色素被胆囊黏膜吸收，并分泌黏液性物质，导致胆囊形成透明无色积液，称"白胆汁"。胆囊结石和炎症的反复刺激可诱发胆囊癌变。

86．B。胆结石按成分可分为胆固醇结石、胆色素结石和混合性结石 3 种。胆色素结石是胆管石常见的类型，胆道感染和胆汁淤滞是胆色素结石形成的主要因素。

87．E。胰腺的外分泌功能主要为分泌胰液，主要成分为由腺泡细胞分泌的各种消化酶以及由中心腺泡细胞和导管细胞分泌的水和碳酸氢盐，胰消化酶主要包括胰蛋白酶、糜蛋白酶、胰淀粉酶、胶原酶、胰脂肪酶等。胰腺的内分泌来源于胰岛，主要分泌胰岛素、胰高血糖素等。

88．C。急性胰腺炎有多种致病危险因素，在我国以胆道疾病为主，占 50% 以上，称胆源性胰

腺炎。西方国家多由大量饮酒导致。

89．B。大量饮酒和暴饮暴食均引起胰液分泌增加，并刺激 Oddi 括约肌痉挛，造成胰管内压增高，损伤腺泡细胞，是急性胰腺炎的第二位病因和重要诱因，也是导致其反复发作的主要原因。

90．D。淀粉酶测定是胰腺炎早期最常用和最有价值的检查方法。血清淀粉酶在发病后数小时开始升高，8 ～ 12 小时标本最有价值，24 小时达高峰，持续 4 ～ 5 天后恢复正常。血清淀粉酶超过正常值 3 倍即可诊断。

91．C。淀粉酶测定是胰腺炎早期最常用和最有价值的检查方法。血清淀粉酶在发病后数小时开始升高，8 ～ 12 小时标本最有价值，24 小时达高峰，持续 4 ～ 5 天后恢复正常。血清淀粉酶超过正常值 3 倍即可诊断。淀粉酶升高的幅度和病情严重程度不成正比。

92．C。淀粉酶测定是胰腺炎早期最常用和最有价值的检查方法。血清淀粉酶在发病后数小时开始升高，8 ～ 12 小时标本最有价值，24 小时达高峰，持续 4 ～ 5 天后恢复正常。尿淀粉酶于 24 小时才开始升高，48 小时达高峰后缓慢下降，1 ～ 2 周后逐渐降至正常。

93．E。对疑有腹部损伤的患者，诊断性腹腔穿刺是最有意义的检查。抽到不凝血，提示为实质性器官或血管破裂所致的内出血。抽到血液迅速凝固，提示误入血管或血肿。穿刺液中淀粉酶含量增高，提示胰腺或胃十二指肠受损。

94．E。血栓闭塞性脉管炎患者发病的外来因素主要与吸烟、寒冷潮湿、慢性损伤、感染、吸烟等因素有关；内在因素主要与自身免疫功能紊乱、男性激素和前列腺素失调及遗传等有关。与血脂高无关。

95．A。血栓闭塞性脉管炎是一种主要累及四肢远端中小动、静脉的慢性、节段性、周期性发作的血管炎性病变，以下肢中、小动脉多见，主要又称 Buerger 病，简称脉管炎。

96．D。血栓闭塞性脉管炎是一种主要累及四肢远端中小动、静脉的慢性、节段性、周期性发作的血管炎性病变，以下肢小动脉多见，又称 Buerger 病，简称脉管炎，好发于男性青壮年，

早期症状为间歇性跛行。

97. E。在颅内压增高的发生发展过程中，机体通过减少颅内血容量和脑脊液量来代偿。由于脑组织需保持一定的血流量以维持其正常功能，因此以脑脊液量的减少为主要调节颅内压的方式。

98. C。颅内压增高最严重的后果为脑疝，移位的脑组织压迫脑的重要结构或生命中枢，如不及时救治，常危及患者生命。脑疝是神经系统疾病最严重的症状之一，是颅内高压危象和引起死亡的主要原因。

99. E。颅内压增高危象和引起死亡的主要原因是脑疝，移位的脑组织压迫脑的重要结构或生命中枢，如不及时救治，常危及患者生命。

100. E。脑疝是神经系统疾病最严重的症状之一，是颅内压增高危象和引起死亡的主要原因。

101. B。颅底骨折以线性骨折为主，易撕裂硬脑膜，产生脑脊液外漏，为开放性骨折。根据骨折部位分为颅前窝骨折、颅中窝骨折和颅后窝骨折。

102. E。改变眼球活动和瞳孔调节功能由动眼、滑车及外展等脑神经管理，它们的神经核均位于脑干，脑干损伤时双侧瞳孔时大时小、变化不定、不等圆，临床上有定位意义。中脑损伤时，初期两侧瞳孔不等大，伤侧瞳孔散大，对光反应消失，眼球向下外倾斜；两侧损伤时，两侧瞳孔散大，眼球固定。脑桥损伤时，可出现两瞳孔极度缩小，光反射消失，两侧眼球内斜，同向偏斜或两侧眼球分离等征象。

103. C。多根多处肋骨骨折局部胸壁失去完整肋骨支撑而软化，可出现反常活动，软化区范围较大时，吸气和呼气时双侧胸腔内压力差发生变化，会出现纵隔摆动，表现为吸气时纵隔向健侧移位，呼气时右移回患侧。

104. C。多根多处骨折软化区范围较大时，由于呼吸时两侧胸膜腔的压力发生变化，可出现吸气时纵隔向健侧移位，呼气时又移回患侧，导致纵隔位置随呼吸而左右摆动，称为纵隔扑动。

105. D。开放性气胸呼吸时两侧胸膜腔的压力发生变化，可出现吸气时纵隔向健侧移位，呼气时又移回患侧，导致纵隔位置随呼吸而左右摆动，

称为纵隔扑动。

106. E。开放性气胸患侧胸膜腔与外界大气相通，呼吸时两侧胸膜腔的压力发生变化，可出现吸气时纵隔向健侧移位，呼气时又移回患侧，导致纵隔位置随呼吸而左右摆动，称为纵隔扑动，是开放性气胸特有的病理生理变化。

107. C。小量气胸肺萎陷在 30% 以下多无明显症状；中等量气胸指肺萎陷在 30% ～ 50% 左右；50% 以上则为大量气胸，可出现限制性通气障碍。

108. C。胸膜腔积血后，随胸膜腔内血液积聚和压力增高，患侧肺受压萎陷，纵隔被推向健侧。当血液在胸腔迅速积聚且积血量超过肺、心包及膈肌运动所起的去纤维蛋白作用时，胸腔内积血发生凝固，称为凝固性血胸。凝血块机化形成纤维板，限制肺及胸廓活动，进而损害呼吸功能。肺裂伤出血因循环压力低，出血量少而缓慢多能自行停止。患者受伤后可因活动致肋骨骨折断端刺破肋间血管或血管破裂处血凝块破裂脱落，发生延迟出现的胸腔积血，称为迟发性出血。

109. B。胸腔穿刺抽出血液和气体是诊断外伤性血气胸最简便可靠的依据。胸透见有液气面及胸部超声探查见有液平面考虑为气胸伴积血或积液。气胸和血胸患者均可出现呼吸困难、气管向一侧移位。

110. E。一般急性脓胸的病程超过 3 个月即进入慢性脓胸期。

111. B。对化疗较敏感但愈后较差的肺癌病理类型是小细胞癌，小细胞癌在各病理类型中对化疗最为敏感，但小细胞癌生长速度快，恶性程度高，侵袭力强，远处转移早，较早出现淋巴和血行转移，在各型肺癌中预后较差。

112. B。在我国，食管癌的发病年龄多在 40 岁以上，以 60 ～ 64 岁年龄组发病率最高。

113. D。第一心音的产生主要是由于二尖瓣和三尖瓣瓣膜关闭（即房室瓣关闭），瓣叶突然紧张产生振动而发出声音。标志心室收缩开始，为浊音，音调较第二心音低钝，心尖部听诊最清楚。

114. C。冠状动脉造影术是临床诊断冠心病的"黄金标准"，有助于选择最佳治疗方案及判断预后。可准确了解粥样硬化的病变部位、血管狭窄程度

和狭窄远端冠状动脉血流通畅情况。

115．D。排泄性尿路造影亦称为静脉肾盂造影（IVP），需静脉注射有机碘造影剂，造影前应做碘过敏试验，做碘过敏试验，对离子型造影剂过敏者，可用非离子型造影剂。实验前为获得清晰的显影，在造影前1天口服缓泻剂排空肠道，以免粪块或肠内积气影响显影效果；禁食、禁水6～12小时，使尿液浓缩，增加尿路造影剂浓度，使显影更加清晰。妊娠，甲亢，严重肝、肾、心血管疾病及造影剂过敏为其禁忌证。

116．B。静脉肾盂造影＋尿路平片可显示尿路形态，有无扩张、推移、受压和充盈缺损等，同时可了解双侧肾功能。B超可显示肾肿块、结石、积水情况；测定残余尿、测量前列腺体积等；也应用于检查阴囊肿块以判断囊肿或实质性肿块。MRI适用于肾动脉瘤、肾动脉狭窄、肾静脉血栓形成、肾动-静脉瘤、肾癌分期、肾移植术后血管情况等的判定。血肌酐、尿素氮增高的程度与肾实质损害程度成正比，可判断病情和预后。尿常规检查包括尿液的物理检查、化学定性及显微镜检查。

117．A。肾挫伤损伤最轻，症状轻微，可自愈；肾实质部分裂伤伴肾包膜破裂及肾周血肿，通常不需手术，可自行愈合，但需绝对卧床；肾全层裂伤症状严重，常有肾周血肿、严重的血尿，需手术治疗；肾蒂损伤较少见但最严重，肾蒂或肾段血管部分或完全撕裂可引起大出血、休克，常来不及就诊即死亡。肾损伤患者多有血尿，但血尿与损伤程度不成比例。肾挫伤时可能出现肉眼血尿，而严重的肾裂伤可只有轻微血尿或无血尿。肾损伤后血肿和尿外渗引起组织纤维化，压迫肾盂输尿管交界处可引起肾积水。

118．B。前尿道（球部、阴茎部）损伤多发生于球部，多见于会阴部骑跨伤。后尿道（前列腺部、膜部）损伤多发生于膜部，多由骨盆骨折造成。

119．E。上尿路（肾、输尿管）结石以草酸钙结石多见；下尿路（膀胱、尿道）结石以磷酸镁胺结石常见。

120．E。肾结核为最常见的泌尿系结核，通常继发于肺部结核。

121．A。结核分枝杆菌经血行播散进入肾，主要在双侧肾皮质的肾小球周围毛细血管丛内，形成多发性微小结核病灶。如未及时治疗，结核分枝杆菌随尿流下行可播散到输尿管、膀胱、尿道及男性生殖系统。

122．E。尿频是前列腺增生最常见的早期症状，夜间更为明显。进行性排尿困难是前列腺增生的典型症状。梗阻加重或由久坐、劳累等因素诱发可发生尿失禁、尿潴留。前列腺增生合并感染或结石可有尿频、尿急、尿痛症状。长期梗阻可引起严重肾积水、肾功能损害。增生的腺体表面黏膜血管破裂时，可发生不同程度的无痛性肉眼血尿。长期排尿困难导致腹压增高，还可引起腹股沟疝、内痔或脱肛等。

123．B。膀胱癌是最常见的泌尿系统肿瘤。近年来我国前列腺癌发病率明显上升，其次为肾癌、肾盂癌。

124．B。嗜铬细胞瘤是起源于肾上腺髓质嗜铬细胞的肿瘤，约占90%。

125．E。骨牵引常应用于颈椎骨折或脱位、肢体开放性骨折及肌肉丰富处的骨折，对于青壮年，肌力强大处及不稳定骨折等，收效好。牵引力量大、持续时间长，可达2～3个月。骨牵引属有创牵引方式，操作较复杂，且牵引时间较长，会使患者产生一定的痛苦。牵引重量根据病情、部位和患者体重确定。下肢牵引重量一般是体重的1/10～1/7，颅骨牵引重量一般为6～8kg，不超过15kg。

126．D。骨折按病因可分为创伤性骨折和病理学骨折。创伤性骨折多见，如交通事故、坠落或跌倒等。骨髓炎、骨结核、骨肿瘤等疾病导致骨质破坏，在轻微外力作用下即发生的骨折，称为病理性骨折。

127．E。骨折晚期患者病变部位已基本愈合，不会发生脂肪组织进入血液循环产生脂肪栓塞的情况。脂肪栓塞发生于骨折早期，骨折后，血液中出现大量非脂化脂肪栓子，多因骨折处髓腔内血肿张力过大，骨髓被破坏，脂肪滴进入破裂的静脉窦内导致，可引起肺、脑脂肪栓塞。

128．A。伸直型肱骨髁上骨折由于近折端向前

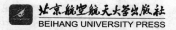北京航空航天大学出版社 BEIHANG UNIVERSITY PRESS

下移位，极易压迫或刺破肱动脉，加上损伤后的组织反应，局部肿胀严重，均会影响远端肢体血液循环，导致前臂骨筋膜室综合征，如果早期未能作出诊断及正确的治疗，可导致前臂缺血性肌挛缩，严重影响手的功能及肢体的发育。

129．A。骨盆骨折患者若低血压经快速输血后仍未好转，血压不能维持时，有条件的医院可行急症动脉造影，作单侧或双侧髂内动脉栓塞。

130．C。再植程序依次为彻底清创、重建骨的连续性、缝合肌腱、重建血循环、缝合神经、闭合创口、包扎。

131．C。急性血源性骨髓炎最常见的致病菌是金黄色葡萄球菌，其次为β溶血性链球菌。

132．E。急性骨髓炎X线检查早期无异常，起病2周后显示干骺端稀疏，散在虫蚀样骨破坏。局部分层穿刺抽出脓液可以确诊急性骨髓炎。CT可以发现骨膜下脓肿。MRI有助于早期发现骨组织炎性反应。核素骨显像发病48小时内可发现感染灶核素浓聚，具有早期诊断价值。

133．B。骨与关节结核好发于儿童和青少年，脊柱结核多见，其次为膝关节结核和髋关节结核。

134．C。腰椎间盘退行性变是腰椎间盘突出症的基本病因。积累损伤是椎间盘退变的主要原因，最易由反复弯腰、扭转等动作引起。此外也与长期震动、过度负荷、外伤、遗传、妊娠、发育异常、吸烟和糖尿病等有关。

135．D。腰椎间盘突出症好发部位主要为脊柱活动大，承重较大或活动较多处，以腰（L）4～5和腰5至骶（S）1最易发生。

136．C。腰椎管狭窄症先天性椎管狭窄病多因骨发育不良。后天性椎管狭窄常由椎管退行性变所致。

137．A。骨肿瘤目前最常用G-T-M外科分期系统。G（grade）表示病理分级，共分3级：G_0 为良性，G_1 为低度恶性，G_2 为高度恶性。T（tumor）表示肿瘤与解剖学间室的关系，分为：T_0 肿瘤局限于囊内，T_1 囊外、间室内，T_2 间室外。M（metastasis）表示远处转移，分为：M_0 无远处转移，M_1 有远处转移。

138．A。超急性排斥反应主要发生在异种移植时，通常是由于受者体内预先存在针对供者特异性抗原的抗体，多发生于移植术后24小时之内。

139．A。甲胎蛋白（AFP）是诊断肝癌的特异性指标，是肝癌的定性检查，有助于诊断早期肝癌，广泛用于普查、诊断、判断治疗效果及预测复发。

140．B。甲胎蛋白（AFP）是诊断肝癌的特异性指标，是肝癌的定性检查，有助于诊断早期肝癌，广泛用于普查、诊断、判断治疗效果及预测复发。

141．B。胆总管结石合并感染时，表现为典型的Charcot三联症，即腹痛、寒战与高热、黄疸，实验室检查可见白细胞计数升高，血清总胆红素及结合胆红素增高。急性胆囊炎主要表现为阵发性胆绞痛，伴消化道症状。急性胰腺炎患者主要表现为腹痛、腹胀、恶心、呕吐，呕吐后腹痛不缓解。胆道蛔虫病患者主要表现为剑突下钻顶样剧烈绞痛，可吐出蛔虫。肝脓肿患者主要表现为寒战、高热，肝区疼痛。

142．B。Murphy征（墨菲征）阳性是急性胆囊炎的典型体征。B超检查是检查胆道疾病的首选方法，对诊断常见胆道疾病具有较高的敏感性和特异性。

143．D。胆总管结石合并感染时，表现为典型的Charcot三联症，即腹痛、寒战与高热、黄疸。胆总管结石首选的检查为B超，可发现胆总管增粗，内有结石影像。

144．C。胸腔穿刺抽出脓液可确立诊断急性脓胸。

145．C。休克代偿期时，可出现精神紧张、烦躁不安、面色苍白、四肢湿冷、脉搏在100次/分以下、呼吸急促，血压正常或稍升高，但脉压缩小，尿量正常或减少。

146．D。代谢性酸中毒时，细胞外液中 H^+ 浓度偏高，通过 H^+-K^+ 交换使 H^+ 移向细胞内，K^+ 移向细胞外，发生高钾血症。

147．B。在急性危重病情况下，出现两个或者两个以上器官或系统同时或先后发生功能不全或衰竭，称为多器官功能障碍综合征（MODS）。

148．C。目前对于肿瘤分期的方法常用的为国际抗癌联盟提出的TNM分期法，T指原发肿瘤，

N 指区域淋巴结，M 指远处转移。

149．C。良性肿瘤与恶性肿瘤之间最根本的区别在于肿瘤细胞的分化程度。良性肿瘤分化程度分化好，异型性小；恶性肿瘤不同程度分化障碍，甚至未分化，异型性大。

150．A。原发性甲亢患者在甲状腺肿大同时出现功能亢进症状，好发于 20 ～ 40 岁，表现为腺体弥漫性肿大、两侧对称肿大，常伴有眼球突出，又称"突眼性甲状腺肿"。

151．A。普萘洛尔（心得安）是一种肾上腺素能 β 受体阻滞剂，能控制甲亢的症状，缩短手术前准备的时间，且用药后不会引起腺体充血，有利于手术操作。由于普萘洛尔（心得安）在体内半衰期不到 8 小时，故于术前 1 ～ 2 小时必须再口服 1 次，术后继续服用 4 ～ 7 天。

152．C。门脉高压症典型的病理变化包括 3 方面，有脾大、脾功能亢进，静脉交通支扩张和腹水。当门脉高压达到 200mmH$_2$O 以上时，持续的门静脉高压引起回心血液流经肝脏受阻，使门静脉交通支开放并扩张，形成侧支循环。腹水是肝功能严重损害的表现，门静脉压力增高为腹水形成的决定性因素。门静脉高压症患者可见门静脉高压性胃病，胃黏膜病理改变主要为黏膜及黏膜下血管扩张，而非炎症性损害。

153．D。门静脉高压症门体分流手术方式可分为非选择性分流和选择性分流。非选择性分流常用的有门静脉与下腔静脉端侧分流术、中心性脾肾静脉分流术及肠系膜上、下腔静脉间桥式 H 形分流术；选择性分流术常用的有远端脾肾静脉分流术、"限制性"门腔静脉分流术、门 - 腔的静脉"桥式"（H 形）分流。

154．B。颈椎损伤患者合并脊髓损伤可能很快出现呼吸困难乃至呼吸衰竭表现，在车祸现场应最优先抢救，保持呼吸道通畅。开放性气胸、多发性肋骨折者，病情也较危急，但进展较颈椎损伤合并脊髓损伤慢。

155．B。多根多处骨折若软化区范围较大，可致呼吸时双侧胸腔内压力不平衡，造成纵隔左右摆动，即吸气时纵隔摆向健侧，呼气时移向患侧。

156．C。下肢牵引时，应抬高床尾 15 ～ 30cm，

以保持反牵引力，达到更好的牵引效果。

157．B。胫骨结节牵引牵引重量应根据患者的体重及伤情决定，一般为体重的 1/10 ～ 1/7。患者体重为 60kg，牵引的重量应为 6 ～ 8.57kg。

158．D。丹毒是皮肤淋巴管网受乙型溶血性链球菌侵袭感染所致的急性非化脓性炎症，好发于下肢与面部，致病菌为乙型溶血性链球菌。

159．E。急性脓胸多为继发性感染，最主要的原发病灶是肺部感染，最常见的致病菌为金黄色葡萄球菌，其他如肺炎链球菌、链球菌、大肠埃希菌、真菌、结核杆菌和厌氧菌等。

160．A。甲状腺癌组织学分型主要包括乳头状癌、滤泡状癌、未分化癌及髓样癌 4 类。乳头状癌分化好，恶性程度较低，早期出现颈部淋巴结转移，但预后较好。滤泡状癌和髓样癌中度恶性，较早发生淋巴和血行转移，预后较乳头状癌及滤泡状癌差，但较未分化癌好。

161．C。甲状腺癌中未分化癌高度恶性，预后最差。

162．B。典型的腹外疝由疝囊、疝内容物和疝外被盖组成。疝囊是壁腹膜经疝环向外突出的憩室样或囊袋状物，疝囊颈又称疝门，疝环在此部位，是疝内容物突向体表的门户，是腹壁的薄弱或缺损处。疝内容物是进入疝囊的腹内脏器或组织，以小肠最多见，其次是大网膜。疝外被盖是覆盖在疝囊外的各层组织，多由筋膜、皮下组织和皮肤等组成。

163．E。典型的腹外疝由疝环、疝囊、疝内容物和疝外被盖等组成。疝囊是壁腹膜的憩室样突出部。疝环是疝突向体表的门户，亦即腹壁薄弱区或缺损所在。疝内容物是进入疝囊的腹内脏器或组织。疝外被盖是指疝囊以外的各层组织。

164．C。疝外被盖是覆盖在疝囊外的各层组织，多由筋膜、皮下组织和皮肤等组成。

165．D。疝内容物是进入疝囊的腹内脏器或组织，以小肠最多见，其次是大网膜。

166．D。股疝疝块不大，多在腹股沟韧带下方卵圆窝处有一半球形的突起，多见于 40 岁以上妇女，妊娠导致的腹内压增高是引起股疝的主要

原因。平卧回纳内容物后，疝块可消失或不完全消失。

167．B。腹股沟直疝多见于老年男性或体弱者，是腹内脏器或组织经腹壁下动脉内侧的直疝三角区突出而形成的疝，回纳疝块后压住深环疝块仍可突出。

168．A。B超检查是肝癌筛查和早期定位的首选检查。

169．E。细针穿刺行组织学检查是确诊肝癌最可靠的方法、可明确组织病理类型。

170．D。静脉血栓形成是指血液在静脉腔内不正常凝结，阻塞静脉腔，导致静脉回流障碍，病变以深静脉为主，尤其多见于下肢。

171．A。血栓闭塞性脉管炎是一种主要累及四肢远端中小动、静脉的慢性、节段性、周期性发作的血管炎性病变，以下肢小动脉多见，又称Buerger病，简称脉管炎。

172．A。胸腔积气时叩诊呈鼓音；胸腔积液、肺实变、胸膜粘连与增厚叩诊可呈浊音。

173．C。肺气肿时叩诊呈过清音。

174．B。泌尿系统X线平片能发现90%以上的结石，且操作简便。泌尿系统平片未显示结石，排泄性尿路造影有充盈缺损而不能确诊时，可借助内镜明确诊断和进行治疗。

175．A。排泄性尿路造影可显示尿路形态，有无扩张、推移、受压和充盈缺损等，同时可了解双侧肾功能。

176．B。结核分枝杆菌经血行播散入肾后，如果患者免疫力低下，细菌数量大或毒力较强，肾皮质内的病灶不愈合且逐渐扩大，结核分枝杆菌经肾小管到达髓质，由于该处血流缓慢、血液循环差，易发展为肾髓质结核。病变在肾髓质继续发展，穿破肾乳头到达肾盏、肾盂，发生结核性肾盂肾炎，出现临床症状及影像学改变，称为临床肾结核。

177．E。病变由肾蔓延至膀胱，结核结节形成，并相互融合形成溃疡，可累及全膀胱，病变愈合致使膀胱壁广泛纤维化和瘢痕收缩，使膀胱壁失去伸张能力，膀胱容量显著减少（＜50ml），称为膀胱挛缩。

178．D。少数患者全肾广泛钙化时，肾功能完全丧失，输尿管常完全闭塞，含有结核分枝杆菌的尿液不能流入膀胱，膀胱继发性结核病变逐渐好转和愈合，膀胱刺激症状也逐渐缓解甚至消失，尿液检查趋于正常，这种情况称为"肾自截"。

179．E。造成皮质醇增多症患者出现高血压的原因是水钠代谢紊乱。人的糖皮质激素以皮质醇为主，糖皮质激素与醛固酮结构相似，有一定的醛固酮样作用（指保钠、保水和排钾作用）。肾上腺皮质功能亢进时患者可出现血容量增加、血压升高。

180．C。人的糖皮质激素以皮质醇为主，糖皮质激素可促进肝外组织，特别是肌肉组织的蛋白质分解，促进氨基酸转运至肝脏，作为糖异生的原料；同时又抑制蛋白质的合成，出现淋巴组织萎缩，骨质疏松，皮肤变薄，肌肉组织萎缩和肌无力，伤口延迟愈合等情况。

181．B。造成皮质醇增多症患者向心性肥胖的原因是脂肪重新分布。糖皮质激素可提高四肢脂肪酶的活性，促进脂肪水解和脂肪酸在肝内的氧化。在肾上腺皮质功能亢进的患者，出现四肢脂肪组织减少，而颜面、颈部和躯干的脂肪组织增加伴体重增加呈"向心性肥胖"。

182．D。皮质增多症醇症可导致性腺功能紊乱，分泌大量雄激素（如脱氢表雄酮、雄烯二酮、睾酮），女性患者表现为痤疮、多毛、不孕。

183．B。骨肉瘤是最常见的骨恶性肿瘤。

184．A。良性骨肿瘤包括骨软骨瘤、骨样骨瘤、软骨瘤等，其中以骨软骨瘤发病率最高。卵巢囊肿属于卵巢肿瘤可为良性也可为恶性。宫颈不典型增生不是肿瘤，属于癌前病变。

185．C。骨巨细胞瘤为交界性或行为不确定性肿瘤，为潜在恶性肿瘤。

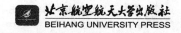

第三章 妇产科护理学

1. E。女性外生殖器由阴阜、大阴唇、小阴唇、阴蒂、阴道前庭组成。

2. A。正常成年妇女子宫长 7～8cm，宽 4～5cm，厚 2～3cm，位于骨盆腔中央、坐骨棘之上，呈倒置梨形。妊娠期子宫峡部逐渐伸展变长，妊娠末期可达 7～10cm，形成子宫下段，成为软产道的一部分。子宫颈内腔呈梭形，称为子宫颈管，成年妇女长 2.5～3.0cm。子宫体与子宫颈的比例因年龄和卵巢功能而异，成人子宫体与子宫颈比例为 2：1，婴儿期为 1：2。

3. A。输卵管肌肉的收缩和黏膜上皮细胞的形态、分泌及纤毛摆动，均受性激素的影响而有周期性变化。输卵管由 3 层构成，外层为浆膜层，中层为平滑肌层，内层为黏膜层。黏膜层组织有纤毛细胞、无纤毛细胞、楔状细胞和未分化细胞 4 种。纤毛细胞的纤毛通过摆动协助运送受精卵。输卵管由外向内分为伞部、壶腹部、峡部及间质部，其内侧与子宫角相连，外侧游离。

4. B。女性内生殖器位于真骨盆内，包括阴道、子宫、输卵管和卵巢。阴蒂属于外生殖器。

5. C。宫骶韧带起自子宫体和子宫颈交界处后面的上侧方，向两侧绕过直肠到达第 2、3 骶椎前面的筋膜。宫骶韧带短厚有力，同阔韧带互相配合向后向上牵引子宫颈，间接维持子宫前倾位置。

6. A。成年妇女子宫长 7～8cm，宽 4～5cm，厚 2～3cm，位于盆腔中央、坐骨棘之上，呈倒置梨形，站立时呈前倾前屈位。妊娠期子宫峡部逐渐伸展变长，形成子宫下段，妊娠末期可达 7～10cm。子宫体与子宫颈的比例因年龄和卵巢功能而异，青春期前为 1：2，育龄期妇女为 2：1，绝经后为 1：1。子宫颈内腔呈梭形，称为子宫颈管，成年妇女长 2.5～3.0cm。

7. C。阴道前壁长 7～9cm，与膀胱和尿道相邻；后壁长 10～12cm，与直肠贴近。其下端开口于阴道前庭后部，上端环绕子宫颈形成阴道穹窿。阴道后穹窿最深，其顶端为直肠子宫凹陷，是盆腔最低点。阴道壁富有静脉丛，损伤后易出血或形成血肿。

8. E。骨盆底由内向外分为三层，内层为盆膈，是骨盆底最坚韧的一层，由肛提肌及其内、外面各覆一层筋膜组成。盆膈能封闭骨盆出口，承托并保持盆腔脏器（如内生殖器、膀胱及直肠等）于正常位置。

9. C。出生后 4 周内为新生儿期；从出生 4 周到 12 岁左右称儿童期；世界卫生组织规定青春期为 10～19 岁；性成熟期一般从 18 岁开始，历时约 30 年；围绝经期（更年期）可始于 40 岁，历时短至 1～2 年，长至 10～20 年；一般妇女 60 岁以后机体逐渐老化进入老年期。比较之下，性成熟期历时最长。

10. B。雌激素能够使子宫内膜增生变厚，出现增生期变化。孕激素能够使子宫内膜由增生期转变为分泌期。

11. D。雌激素能协同促性腺激素促使卵泡发育、外生殖器发育、促进乳腺管增生、乳头乳晕着色。孕激素能使增生期子宫内膜转化为分泌期内膜，有利于受精卵着床；可降低子宫平滑肌兴奋性及其对缩宫素的敏感性，抑制子宫收缩；促进乳腺腺泡发育；对体温调节中枢有兴奋作用，使得正常女性在排卵后基础体温可升高 0.3～0.5℃。

12. D。下丘脑 - 垂体 - 卵巢轴为完整的正反馈调节系统，同时卵巢通过分泌雌孕激素对下丘脑 - 垂体产生正负反馈作用。下丘脑主要分泌激素为垂体促性腺激素释放激素，能够调节垂体合成和分泌促卵泡激素和黄体生成素，两者能共同促进

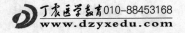
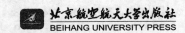

卵泡发育及成熟、促进排卵并形成黄体。卵巢主要分泌激素为性激素，包括雌激素和孕激素。

13．E。子宫内膜分泌期为月经周期第 15～28 天，与卵巢周期中的黄体期相对应。黄体能够产生雌激素与孕激素，随着黄体的发育，分泌量逐渐增高，雌孕激素水平均上升。

14．A。雌激素能够促进和维持子宫发育，促进子宫内膜增生和修复，子宫发育不良时可用雌激素治疗。孕激素有利于受精卵与胎儿在子宫腔内生长发育。卵泡刺激素主要功能为促进卵泡发育。促性腺激素和黄体生成素可共同促进卵泡发育及成熟、促进排卵并形成黄体。

15．B。出血的第 1 天为月经周期的开始，两次月经第 1 天的间隔称为 1 个月经周期。月经初潮时，中枢对雌激素的正反馈机制尚未成熟，为无排卵性月经。月经周期可分为 3 期即增生期、分泌期、月经期，其中分泌期与卵巢周期中的黄体期对应，是从下次月经周期前 14 天开始到下次月经第 1 天，一般为 14 天，对月经周期长短无影响。月经血呈暗红色，其中含有前列腺素及来自子宫内膜的大量纤维蛋白溶酶，由于纤维蛋白溶酶对纤维蛋白有溶解作用，故月经血不凝，只有出血多或出血速度过快的情况下出现血凝块。经量为 1 次月经的总失血量，正常月经量为 20～60ml，超过 80ml 为月经过多。

16．B。每次月经出血的持续时间称为经期，一般为 2～8 天，平均 4～6 天。经量为 1 次月经的总失血量，正常月经量为 20～60ml，超过 80ml 为月经过多。月经血呈暗红色，其中除血液外还有子宫内膜碎片、宫颈黏液及脱落的阴道上皮细胞。月经血中含有前列腺素及来自子宫内膜的大量纤维蛋白溶酶，由于纤维蛋白溶酶对纤维蛋白有溶解作用，故月经血不凝，只有出血多或出血速度过快的情况下出现血凝块。正常月经具有周期性，出血的第 1 天为月经周期的开始，两次月经第 1 天间的间隔称为 1 个月经周期。

17．D。排卵多发生在两次月经之间，一般在下次月经来潮之前 14 天左右。该妇女月经周期规律为 33 天，33 － 14 ＝ 19 天，其排卵日大约在月经周期的第 19 天。

18．C。能够确定子宫内膜变化的方法是做诊断性刮宫、进行子宫内膜活检。正常女性排卵后基础体温可升高 0.3～0.5℃，体温监测可推断周期变化。性激素含量会随卵泡、黄体的发育和萎缩发生周期性波动，可监测激素水平以推测内膜变化。月经周期第 6～7 天时宫颈黏液检查可见羊齿植物叶状结晶，至排卵期时最为清晰典型；排卵后涂片检查时结晶逐步模糊，至月经第 22 天左右完全消失，代之以排列成行的椭圆体。以上都可用于推断内膜周期性变化，但易受其他因素影响出现变化，只能作辅助判断。B 超不能检测出子宫内膜的周期变化。

19．D。受精卵着床约在受精后第 6～7 天开始，第 11～12 天结束，需经过定位、黏附和侵入三个阶段。

20．C。母血的免疫物质里只有 IgG 可通过胎盘。血管合体膜表面可能有 IgG 专一受体，IgG 虽为大分子物质，仍能够通过胎盘，使胎儿得到抗体，对胎儿起保护作用。

21．B。人绒毛膜促性腺激素是在受精卵着床后由合体滋养细胞分泌，在妊娠 8～10 周时分泌达高峰，持续 1～2 周后迅速下降，持续至分娩。

22．B。脐带是由胚胎发育过程中的体蒂发展而来，脐带的表面由羊膜覆盖，内有 1 条管腔大而管壁薄的脐静脉和 2 条管腔小而管壁厚的脐动脉。

23．A。按照蜕膜与囊胚的位置关系，蜕膜能分为三部分。与囊胚及滋养层接触的蜕膜为底蜕膜，会发育成胎盘的母体部分；覆盖在胚泡上面的蜕膜为包蜕膜；覆盖子宫腔表面的蜕膜为壁蜕膜。

24．D。羊水肌酐测定能够检测胎儿的肾成熟度。羊水卵磷脂／鞘磷脂比值能够检测胎儿的肺成熟度。羊水脂肪细胞出现率能够测定胎儿皮肤成熟度。羊水胆红素类物质含量测定能够检测胎儿的肝成熟度。

25．A。4 周末时便可以辨认出胚盘和体蒂，此时便有早期胎盘形成。

26．D。受精卵着床后，在孕雌激素的作用下，子宫内膜腺体增大，腺上皮细胞内糖原增加，结缔组织细胞肥大，血管充血，此时的子宫内膜为蜕膜。按照蜕膜与囊胚的位置关系，将蜕膜分为

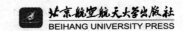

三部分，包括底蜕膜、包蜕膜、壁蜕膜。

27．B。自妊娠 12～14 周起，子宫出现不规则的无痛性收缩，可在腹部触及，其特点为稀发、不规律和不对称，是因为宫缩时宫腔内压力低，故无疼痛感觉，称之为 Braxton Hicks 收缩。妊娠时子宫变大变软，足月时子宫大小为 35cm×25cm×22cm，重量约 1100g，宫腔容积增加至 5000ml，与妊娠前比增加近 20 倍。妊娠 12 周时子宫增大超出盆腔，在耻骨联合上方可触及宫底。妊娠晚期子宫多呈不同程度右旋，与盆腔左侧有乙状结肠占据有关。

28．D。妊娠满 24 周时手测子宫底高度在脐上 1 横指。满 12 周时手测子宫底高度为耻骨联合上 2～3 横指，满 16 周时在脐与耻骨联合之间，满 20 周为脐下 1 横指，满 28 周为脐上 3 横指，满 32 周时为脐与剑突之间，满 36 周时为剑突下 2 横指，满 40 周时在脐与剑突之间或略高。

29．E。骨盆外测量包括髂棘间径，正常值为 23～26cm；髂嵴间径为 25～28cm；骶耻外径正常值为 18～20cm；坐骨结节间径（出口横径）正常值为 8.5～9.5cm；出口后矢状径正常值为 8～9cm；耻骨弓角度正常值为 90°。坐骨棘间径、对角径及坐骨切迹宽度属于骨盆内测量。

30．D。坐骨结节间径（出口横径）是测量孕妇两坐骨结节内缘间距离，正常值为 8.5～9.5cm。出口后矢状径是指坐骨结节间径中点至骶骨尖的距离，正常值为 8～9cm。一般出口横径与出口后矢状径之和大于 15cm 者，足月胎儿可以娩出。在已知出口横径小于正常值时，须进一步测量出口后矢状径。

31．E。胎心监护可用于监测胎儿心脏发育、是否缺氧等，在胎儿正常发育无缺氧时无须进行胎心监护。一般孕期检查和监护包括测腹围、宫高、测血压、孕妇自测胎动计数等。

32．A。触诊第一步检查者双手置于子宫底部，了解子宫外形并摸清子宫底高度，估计胎儿大小与妊娠月份是否相符。然后以双手指腹相对轻推，判断子宫底部的胎儿部分为胎头还是胎臀。第二步检查者两手分别置于腹部左右两侧，一手固定，另一手轻轻深按检查，两手交替，分辨胎背及胎儿四肢的位置。第三步检查者右手置于耻骨联合上方，拇指与其余 4 指分开，握住胎先露部，进一步查清是胎头或胎臀，并左右推动以确定是否衔接。第四步检查者两手分别置于胎先露部的两侧，向骨盆入口方向向下深压，再次判断先露部的诊断是否正确，并确定先露部入盆的程度。

33．D。胎头由顶骨、额骨、颞骨各两块及枕骨一块构成。颅骨间膜状缝隙为颅缝，两颅缝交界处的较大空隙称为囟门，位于胎头前方的囟门呈菱形称前囟（大囟门），位于胎头后方的囟门呈三角形称后囟（小囟门）。

34．E。将胎儿及其附属物从宫腔内逼出的力量称为产力。产力包括子宫收缩力（简称宫缩）、腹壁肌及膈肌收缩力（统称腹压）和肛提肌收缩力。其中子宫收缩力是临产后的主要产力，贯穿于整个分娩产程。

35．E。第一产程又称宫颈扩张期，从临产开始至宫口开全。初产妇宫颈口扩张较慢，约需 11～12 小时；经产妇宫颈口扩张较快，约需 6～8 小时。

36．D。总产程超过 24 小时称为滞产。潜伏期超过 16 小时为潜伏期延长。活跃期超过 8 小时称为活跃期延长。第二产程超过 2 小时称为第二产程延长。在胎儿娩出 30 分钟后，胎盘仍未排除被称为胎盘滞留，会导致出血。

37．C。产褥期子宫修复时，胎盘附着处的子宫内膜完全修复需 6 周，未附着处为 3 周。

38．A。哺乳姿势不正确使婴儿只包含乳头、在口腔负压大时拉出乳头，婴儿的较大吮吸力使乳头皲裂。

39．A。高危妊娠因素包括孕妇年龄＜16 岁或≥35 岁、妊娠前体重过轻或超重、身高＜145cm、家属中有遗传性疾病；孕妇有吸烟、嗜酒、吸毒等不良嗜好；孕妇有过流产、异位妊娠及异常分娩史；有妊娠合并症，如心脏病、高血压等；有妊娠并发症，如前置胎盘、胎盘早剥等；有可能造成难产的因素，如胎位异常、巨大儿、多胎妊娠等。

40．D。胎心率的基线摆动包括摆动幅度和摆动频率。正常胎心率基线摆动幅度为 6～25 次／分，摆动频率为≥6 次／分。

 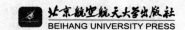

41．B。胎儿在急性缺氧早期为一过性缺氧，胎儿交感神经兴奋，血压上升，心率加快，体内血流重新分布以维持胎儿重要脏器的血流量正常。

42．C。阴道后穹窿穿刺是诊断异位妊娠破裂的简单可靠的方法，由于腹腔内血液易积聚于子宫直肠陷凹，即使血量不多，也能经阴道后穹窿穿刺抽出。

43．B。轻度子痫前期的临床表现为血压≥140/90mmHg，尿蛋白≥0.3g/24h 或（+），尿蛋白 / 肌酐≥0.3，伴头痛及上腹部不适等症状。

44．B。妊娠早期先兆流产史不属于胎盘早期剥离的病因。胎盘早剥多发生于妊娠期高血压疾病、高血压及慢性肾疾病的孕妇，这些疾病可引起全身血管痉挛、硬化，从而引起远端毛细血管缺血坏死而破裂出血，在底蜕膜层与胎盘之间形成血肿，导致胎盘从子宫壁剥离。羊水过多突然破膜时，羊水流出过快或双胎分娩时第一胎儿娩出过快，使宫内压骤减，子宫突然收缩而导致胎盘早剥。

45．E。胎膜早破不属于胎盘早剥的病因。胎盘早剥主要与孕妇子宫胎盘血管病变（妊娠期高血压疾病、高血压、慢性肾疾病或全身血管疾病）、机械因素（外伤特别是腹部受撞击或挤压）、脐带过短、宫腔内压力骤减、子宫静脉压突然升高、高龄多产妇等因素有关。

46．B。妊娠合并糖尿病患者高血糖刺激胎儿胰岛素分泌增加，形成高胰岛素血症，使胎儿需氧量增加，供氧量减少，导致胎儿缺氧，严重者引起死胎。早孕期高血糖环境是胎儿畸形的高危因素，高于非糖尿病孕妇 2～3 倍，胎儿畸形以心血管畸形和神经系统畸形最常见，是构成围生儿死亡的重要原因。新生儿多种并发症的概率增加，可引起呼吸窘迫综合征、新生儿低血糖、新生儿红细胞增多症、新生儿高胆红素血症等。合并糖尿病的新生儿抵抗力弱，无论体重大小，都应按早产儿护理。

47．B。贫血是妊娠期常见的合并症，以缺铁性贫血最常见。血红蛋白＜110g/L，血细胞比容（红细胞压积）＜0.33 或红细胞计数＜3.5×10¹²/L，可诊断为妊娠期贫血。

48．C。滞产指总产程超过 24 小时者。

49．C。先天性宫颈组织结构薄弱、宫颈内口松弛可引起前羊膜囊受压不均而破裂，宫颈内口紧缩不是胎膜破裂的原因。胎膜早破的原因包括生殖道感染、羊膜腔压力增高、胎膜受力不均、营养素缺乏和创伤。机械性刺激如创伤、妊娠晚期性生活频繁等均有可能引起胎膜早破。当宫腔内压力过高如双胎妊娠、羊水过多等，可使覆盖于宫颈内口处的胎膜成为薄弱环节而容易发生破裂。感染是引起胎膜早破的主要原因，70% 胎膜早破有绒毛膜羊膜炎的组织学证据。

50．E。胎膜早破时行阴道液 pH 值测定，正常阴道液 pH 值为 4.5～5.5，羊水 pH 值为 7.0～7.5，如阴道液 pH 值＞6.5，提示胎膜早破可能性大。

51．B。产后出血指胎儿娩出后 24 小时内失血量超过 500ml，是分娩期严重并发症，在我国居产妇死亡原因的首位。

52．A。产后出血指胎儿娩出后 24 小时内失血量超过 500ml，是分娩期严重并发症，在我国居产妇死亡原因的首位。

53．D。头盆不称产妇在临产后，胎先露部下降受阻，强有力的子宫收缩使子宫下段逐渐变薄，而子宫上段更加增厚变短，在子宫体部和子宫下段之间形成明显的环状凹陷，称为病理缩复环。若不尽快处理，将发生子宫破裂。

54．B。产褥病率是指分娩 24 小时以后的 10 天之内，用口表每天测量体温 4 次，间隔 4 小时，有 2 次≥38℃。产褥病率常由产褥感染引起，但也可由生殖道以外感染如泌尿系统感染、呼吸系统感染及乳腺炎等引起。

55．C。晚期产后出血是指分娩 24 小时后，在产褥期内发生的子宫大量出血。以产后 1～2 周最常见。

56．E。双合诊是盆腔检查中最重要的项目。检查者一手的两指或一指放入阴道内，另一手放在腹部配合检查，称为双合诊检查。目的在于检查阴道、宫颈、宫体、输卵管、卵巢及宫旁结缔组织和韧带，以及盆腔内壁情况。不易查清子宫直肠陷凹。

57．D。无性生活史、阴道闭锁、经期不宜做双合诊检查者或有其他原因不宜行双合诊检查的患者可行直肠 - 腹部诊。充盈的膀胱影响妇科检查，手术时易误伤，因此除尿失禁患者外，检查前嘱咐患者排空膀胱，必要时先导尿排空膀胱。除尿瘘患者有时需取膝胸位外，一般妇科检查均取膀胱截石位，患者臀部置于检查台缘，头部略抬高，两手平放于身旁，以使腹肌松弛。检查时使用无菌手套和检查器械，一人一换，一次性使用，以避免感染或交叉感染。

58．B。生理情况下，雌激素使阴道上皮增生变厚并增加细胞内糖原含量，阴道上皮细胞分解糖原为单糖，阴道乳酸杆菌将单糖转化为乳酸，维持阴道正常的酸性环境（pH ≤ 4.5，多在 3.8 ～ 4.4），抑制其他病原体生长，称为阴道自净作用。

59．B。生理情况下，雌激素使阴道上皮增生变厚并增加细胞内糖原含量，阴道上皮细胞分解糖原为单糖，阴道乳酸杆菌将单糖转化为乳酸，维持阴道正常的酸性环境（pH ≤ 4.5，多在 3.8 ～ 4.4），抑制其他病原体生长，称为阴道自净作用。

60．E。外阴阴道假丝酵母菌病的诱发因素不包括长期服用维生素 C。常见诱因有妊娠、肥胖、糖尿病、大量应用免疫抑制药及广谱抗生素、大量雌激素治疗、穿紧身化纤内裤等。妊娠时机体免疫力下降，雌激素水平增高，可致阴道组织内糖原增加，酸度增高，有利于假丝酵母菌生长。糖尿病患者机体免疫力下降，阴道内糖原增加，适合假丝酵母菌繁殖。长期应用抗生素，抑制了乳杆菌生长，有利于假丝酵母菌繁殖。

61．E。黄体功能不足可因黄体期孕激素分泌不足或黄体过早衰退，导致子宫内膜分泌反应不良，从而引起月经频发。

62．B。hCG 定量测定是葡萄胎随访最重要的项目。葡萄胎清宫后每周 1 次，直到连续 3 次阴性，随后每个月 1 次共 6 个月，再每 2 个月 1 次共 6 个月，自第 1 次阴性后共计 1 年。

63．D。侵蚀性葡萄胎全部继发于葡萄胎。绒癌可继发于葡萄胎妊娠，也可继发于流产、足月妊娠、异位妊娠。

64．C。绒毛膜癌可继发于葡萄胎妊娠，也可继发于流产、足月妊娠、异位妊娠。可突向宫腔或穿破浆膜，广泛侵入子宫肌层并破坏血管，造成出血坏死，恶性程度极高，发生转移早而广泛，镜下滋养细胞极度不规则增生，绒毛或水泡状结构消失。侵蚀性葡萄胎绒毛结构及滋养细胞增生和分化不良，绒毛结构也可退化，仅见绒毛阴影。葡萄胎滋养细胞不同程度增生，绒毛间质水肿，间质内血管稀少或消失。

65．B。子宫颈癌以鳞癌为主，其次为腺癌，鳞癌以外生型最常见，好发于鳞 - 柱状上皮交界处。

66．B。肌壁间肌瘤的特点是位于子宫肌壁间，大肌瘤可见月经改变和下腹包块，常有白带增多，一般无腹痛。黏膜下肌瘤的特点为向宫腔方向生长，突出于宫腔，多有月经改变，有肿物脱出于阴道外，常有白带增多，肌瘤脱出时有腹痛。浆膜下肌瘤常向子宫浆膜面生长，突出于子宫表面，少有月经改变，常见有下腹包块，一般无白带改变，常发生肌瘤蒂扭转并伴有腹痛。

67．E。卵巢肿瘤中最常见的功能性肿瘤是颗粒细胞瘤，肿瘤属于低度恶性肿瘤，能分泌雌激素，有女性化作用。

68．A。皮样囊肿又称成熟畸胎瘤，属于生殖细胞肿瘤，不属于非赘性囊肿。卵巢非赘生性肿瘤是卵巢增大的主要原因，一般无需特殊治疗，囊肿会自行消失，包括滤泡囊肿、黄体囊肿、黄素囊肿、多囊卵巢、卵巢子宫内膜异位囊肿。

69．B。外阴鳞状细胞癌是最常见的外阴恶性肿瘤，占外阴恶性肿瘤的 80% ～ 90%，多发生于绝经后妇女。

70．E。阑尾炎手术时在腹部右侧，距膀胱及输尿管较远，一般不会造成误伤。尿瘘的常见病因为产伤、盆腔手术损伤、外伤、放射治疗后、膀胱结核、子宫托安放不当等。

71．A。凡婚后未避孕、有正常性生活、夫妇同居 1 年而未受孕者，称为不孕症；从未妊娠者称为原发不孕，有过妊娠而后不孕者称为继发不孕。该夫妇未避孕 1 年仍未孕称为原发性不孕。

72．A。孕妇体重于妊娠 12 周前应无明显变化，之后体重平均每周增加 350g，正常不应超过 500g，至妊娠足月时，体重平均约增加 12.5kg，其中包括胎儿、胎盘、羊水、子宫、乳房、血液、组织间液、脂肪沉积等。

73．C。胎心率正常、无胎儿缺氧窒迫现象，胎膜未破、骨盆大小也正常，且胎儿为头先露，孕39周已足月，应选择等待自然分娩。该经产妇现宫口已开4cm，在初产妇宫口开全、经产妇宫口扩张4cm且宫缩规律有力时，应做好接产准备工作。目前该产妇最佳处理方法是送至产房待产。

74．A。无应激试验（NST）有反应型是指连续监护20分钟，在监护时间内出现2次或2次以上的胎心加速。NST无反应型是指超过40分钟没有足够的胎心加速。

75．B。前庭大腺炎炎症多发于一侧，局部皮肤红肿、灼热、压痛明显。可致行走不便，有时会致大小便困难。脓肿形成时，疼痛加剧，可触及波动感。外阴炎表现为外阴皮肤瘙痒、疼痛、烧灼感，于活动、性交、排尿及排便时加重，局部可见抓痕。尿道炎表现为尿痛，排尿困难。外阴白色病变又称外阴白癜，表现为外阴奇痒，局部皮肤黏膜色素减退，常有水肿。

76．C。急性盆腔炎常见症状为起病时下腹疼痛，活动后加重，体温可达38～40℃。典型体征为急性面容，下腹压痛。宫颈举痛，活动受限。后穹窿穿刺抽出脓液可明确诊断。异位妊娠时直肠子宫陷凹可抽出不凝血。

77．D。子宫肌瘤的治疗方法包括手术治疗、药物治疗和随访观察。患者子宫较大，肌瘤应较大，且希望生育，无其他疾病，可以选择肌瘤剔除术。手术治疗是目前子宫肌瘤的主要治疗方法，适用于肌瘤较大、症状明显或经保守治疗无效时。

78．D。经测量该孕妇子宫底位于脐与剑突之间，宫高为30cm，腹围90cm，一般妊娠满32周时宫底在脐与剑突之间，满40周时在脐与剑突之间或略高，且妊娠满40周时，耻上子宫底高度为33cm，该孕妇应为妊娠第32周末。在脐下右侧听诊胎心时最清楚，则胎背位于右腹靠近腹壁处，胎位为头位，胎方位可诊断出为枕右前位，即ROA。

79．C。孕妇最常用又简便的监测胎儿发育情况

的方法是胎动计数，此方法能够及时发现胎儿缺氧等状况。一般妊娠18～20周时，孕妇便可自觉胎动，平均为3～5次/小时。若12小时内胎动累计数小于10次或逐日下降大于50%而不能恢复者，应及时就诊。

80．C。该患者为转移性腹痛，在下腹部与髂嵴水平处有压痛及反跳痛，腹肌紧张，且有发热、恶心和呕吐，与急性阑尾炎症状相符，可判断为妊娠合并急性阑尾炎。主要与卵巢囊肿蒂扭转鉴别，蒂扭转时有恶心、呕吐等消化道症状，但为下腹一侧突发性疼痛，不伴疼痛转移。

81．C。急性阑尾炎若不及时处理易出现穿孔、炎症扩散，造成弥漫性腹膜炎。妊娠期阑尾炎的消化道症状与早孕反应易混淆，腹痛与其他妊娠期腹痛病易混淆，典型的疼痛体征也不明显，易误诊漏诊；且是造成流产、早产的一方面原因。

82．D。妊娠期急性阑尾炎一般不主张保守治疗。一旦确诊，应在积极抗感染治疗的同时，立即手术治疗，尤其在妊娠中、晚期时。高度怀疑急性阑尾炎，若一时难以确诊，应尽早剖腹探查，以免贻误病情。

83．D。子宫肌瘤常见的变性包括肌瘤囊性变，表现为子宫肌瘤变软，内部出现大小不等的囊腔，内含清亮液体，或呈胶冻状；玻璃样变又叫透明变性，最常见，其肌瘤剖面漩涡状结构消失，代之以均匀透明样物质；红色变性，表现为剧烈腹痛伴恶心呕吐、发热，白细胞计数升高，肌瘤迅速增大，有压痛；肉瘤样变，非常少见，绝经后妇女的肌瘤增大，需要警惕恶变的可能；钙化，多见于蒂部细小、血供不足的浆膜下肌瘤以及绝经后妇女的肌瘤。

84．E。现需禁食禁饮的手术统一为术前2小时开始禁食清淡流质，术前6小时开始禁食清淡饮食，术前8小时开始禁食肉类、油炸和高脂饮食，为固定时间，护士可独立完成健康宣教。术前是否输血、手术是否经腹、手术种类均需在与医生沟通确定后，根据不同情况做不同的健康宣教。

85．A。雌激素能使子宫颈口松弛，宫颈黏液分泌增加、性状变稀薄、易拉丝，有利于精子通过；还能促进和维持子宫发育，增加子宫平滑肌对缩宫素的敏感性，促使阴道上皮增生、角化，促进

骨中钙质沉着，促进子宫内膜增生和修复。

86．B。孕激素能使增生期子宫内膜转化为分泌期内膜，有利于受精卵着床；可降低子宫平滑肌兴奋性及其对缩宫素的敏感性，从而抑制子宫收缩，有利于受精卵与胎儿在子宫腔内生长发育；能使子宫颈口闭合，黏液变黏稠，阻止精子及微生物进入；促进乳腺腺泡发育。

87．C。雄激素能促使阴蒂、阴唇和阴阜的发育，促进阴毛、腋毛的生长；雄激素过多会对雌激素产生拮抗作用；还能促进蛋白合成和肌肉生长，刺激骨髓中红细胞的增生。在性成熟期，雄激素能促使长骨骨基质生长和钙的沉积；性成熟后可导致骨骺的关闭，使生长停止；还可促使肾远曲小管对水、钠的重吸收并保留钙。

88．A。第二产程又称胎儿娩出期，指从宫口开全至胎儿娩出。初产妇约 1 ～ 2 小时；经产妇一般数分钟即可完成，也有长达 1 小时者。

89．E。第一产程又称宫颈扩张期，指从临产开始至宫口开全。初产妇宫颈口扩张较慢，约 11 ～ 12 小时；经产妇宫颈口扩张较快，约 6 ～ 8 小时。

90．E。从胎盘娩出至产妇全身各器官（除乳腺外）恢复或接近正常未孕状态所需的一段时间，称产褥期，一般为 6 周（42 天）。

91．A。在胎盘娩出后，子宫圆而硬，宫底在脐下 1 指，产后第 1 天稍上升平脐，以后每天下降 1 ～ 2cm，产后 10 天降入骨盆腔内，于耻骨联合上方不可触及。

92．D。临产妇女常使用阴道检查，了解胎先露的下降情况及宫颈口的软化程度。

93．E。无性生活史、阴道闭锁、经期不宜做双合诊检查者或有其他原因不宜行双合诊检查的患者可行直肠 - 腹部诊，即肛腹诊。

94．E。无性生活史、阴道闭锁、经期不宜做双合诊检查者或有其他原因不宜行双合诊检查的患者可行直肠 - 腹部诊。

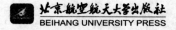

第四章　儿科护理学

1．C。生长发育通常遵循由上到下、由近到远、由粗到细、由低级到高级、由简单到复杂的顺序或一般规律。

2．C。儿童在生长发育的过程中各器官的发育有先有后、快慢不一，如神经系统发育早于其他系统组织，尤其是脑的发育最为迅速。

3．B。胎龄满28周至出生后7足天称围生期。从出生脐带结扎到出生后满28天称为新生儿期。

4．B。自出生到1周岁之前为婴儿期。自胎儿娩出脐带结扎到出生后28天称新生儿期。自满1周岁到满3周岁之前为幼儿期。自满3周岁到6～7岁入小学前为学龄前期。

5．D。正常足月儿生后第1个月体重增加可达1～1.7kg，生后3～4个月体重约等于出生时体重的2倍，1岁时约3倍，2岁时约4倍（12～13kg）。

6．B。5个月小儿的体重最接近出生时的2倍。正常足月儿生后第1个月体重增加可达1～1.7kg，生后3～4个月体重约等于出生时体重的2倍，1岁时约3倍，2岁时约4倍。

7．E。5岁时小儿的头围标准约为50cm，2～12岁儿童身高计算公式为：年龄×7＋75（cm），即（110－75）cm÷7＝5（岁）。1～12岁儿童的体重计算公式为：年龄×2＋8（kg），即（18－8）kg÷2＝5（岁）。

8．C。小儿在出生时前囟约1.5～2cm，后随颅骨发育而增大，6个月后逐渐骨化而变小，一般在1～1.5岁时闭合。

9．D。儿童在生长发育的过程中各器官的发育有先有后、快慢不一，神经系统发育早于其他系统组织，生后2年内发育最快，6～7岁基本达成人水平；生殖系统发育较晚，淋巴系统则先快

而后回缩，皮下脂肪在发育年幼时较发达，肌肉组织的发育到学龄期才加速。生长发育具有顺序性，一般生长发育遵循由上到下、由近到远、由粗到细、由低级到高级、由简单到复杂的顺序规律。

10．D。小儿生后4～10个月（多数8个月时）乳牙开始萌出，13个月龄后仍未萌芽称为萌芽延迟，一般在2～2.5岁时出齐，最晚会在3岁前出齐。

11．C。人一生有两副牙齿，即乳牙（共20个）和恒牙（共28～32个）。小儿生后4～10个月乳牙开始萌出，3岁前出齐，若13个月龄后仍未萌牙称为萌牙延迟。6岁左右开始出第1颗恒牙，17～18岁以后出第3恒磨牙（智齿），但也有终生不出智齿者。

12．E。小儿在10～12个月时可寻找不同声响的来源，听懂自己的名字。小儿在6个月时能区别父母的声音，唤名有反应；7～9个月可确定声源，区别语言的意义。

13．D。小儿在3～4个月时头眼协调较好，可追物180°，辨别彩色和非彩色物体；6～7个月时目光可随上下移动的物体垂直方向转动，开始认识自己的母亲和常见的物品，如奶瓶。

14．C。疫苗种类分为主动性免疫制剂和被动性免疫机制两类，其中被动性免疫制剂包括特异性免疫血清、丙种球蛋白、胎盘球蛋白，主动性免疫制剂包括灭活疫苗（死疫苗）、组分疫苗、类毒素疫苗、基因工程疫苗、活疫苗（减毒活疫苗）。脊髓灰质炎疫苗、卡介苗、麻疹疫苗都属于减毒疫苗。流脑疫苗属于组分疫苗。

15．A。世界卫生组织推荐的4种预防接种疫苗是卡介苗、麻疹疫苗、百白破混合疫苗、脊髓灰质炎疫苗。

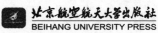丁震医学教育 010-88453168　www.dzyxedu.com　北京航空航天大学出版社　BEIHANG UNIVERSITY PRESS

16．E。通过有计划地使用生物制品进行预防接种，以提高人群的免疫水平，达到控制和消灭传染病的目的，属于保健行为。

17．C。白喉、破伤风属类毒素，百日咳属灭活疫苗，卡介苗、麻疹、脊髓灰质炎、乙型脑炎属减毒活疫苗。根据疾病对应的疫苗属性进行排序对应，选择白喉、百日咳、卡介苗。

18．A。蛋白质与各种生命的功能和活动密切相关，食物中的蛋白质可用于机体的生长发育和组织修复。由于婴幼儿生长旺盛，需要足够的能量来保证生长发育的需求，保证蛋白质供给的质与量是非常重要的。

19．E。维生素D缺乏性佝偻病主要是由于维生素D不足引起钙、磷代谢失常所致，母乳中钙含量虽低但钙、磷比例适当，易吸收，利于维生素D缺乏性佝偻病的预防。

20．D。全脂奶粉按重量1：8（1份奶粉加8份水）或按容量（体积）1：4（1勺奶粉加4勺水）配成牛奶，其成分与鲜牛奶相似。

21．C。小儿添加辅食的原则为循序渐进、从少到多、从稀到稠、从细到粗、由一种到多种，逐步过渡到固体食物。

22．D。添加一些固体食物的月龄应从7～9个月开始。婴儿4～6个月龄后，随着生长发育的逐渐成熟，纯乳类喂养不能满足其需要，需向固体食物转换，以保障婴儿的健康。7～9个月龄主要为末状食物，引入的食物为粥、烂面、烤馒头片、饼干、鱼、全蛋、肝泥、肉末等，大多为固体食物。4～6个月龄主要为泥状食物，引入的食物为含铁配方米粉、配方奶、菜泥、水果泥等，大多为流质食物。

23．B。全脂奶粉按重量1：8（1份奶粉加8份水）或按容量1：4（1勺奶粉加4勺水）配成牛奶，其成分与鲜牛奶相似。

24．B。婴儿期脂肪需要量为4g/（kg·d），所提供热量占总热量的35%～50%；年长儿需2.5～3g/（kg·d），占总热量比为25%～30%。

25．D。新生儿出生数天内，因失水较多和胎粪排出导致体重下降，出生后3～4天最低，但不超过10%（一般3%～9%）。产瘤也称先锋头，

见于头位产婴儿，是由于先露部位头皮血液及淋巴循环受压所致的软组织水肿。出生时出现边界不清的梭状局部肿胀，数天内自行吸收消失。足月儿生后2～3天出现黄疸，出生后10～12小时开始排出墨绿色胎粪，2～3天可排完。新生儿呼吸节律不规则，40～45次/分，以腹式呼吸为主。

26．B。新生儿的特殊生理状态包括生理性黄疸、生理性体重下降、假月经、乳腺肿大、"马牙"和"螳螂嘴"。

27．D。新生儿颅内出血的病因有早产，缺血缺氧、迅速大量输液，高渗液体输入不当，产程过短或过长以及使用高位产钳等导致大脑镰、小脑幕撕裂而致硬脑膜下出血等。

28．A。当胎儿红细胞的Rh血型和母亲不合时，若胎儿红细胞所具有的抗原为母体所缺少，一旦胎儿红细胞经胎盘进入母体循环，母体产生相应的血型抗体，由于初次致敏，免疫反应发展缓慢且产生的是不能通过胎盘的IgM抗体，到以后产生IgG时胎儿已经娩出，因此Rh溶血病一般不会在第1胎发生。ABO血型不合多为母亲O型，婴儿A型或B型，如母亲为AB型或婴儿为O型则均不会发生溶血。由于自然界广泛存在A、B血型物质，因此O型血妇女通常在孕前已接触过A、B血型物质的抗原物质刺激，其血清中产生了相应的抗A、抗B的IgG，妊娠时经胎盘进入胎儿血循环引起溶血，ABO血型不合者约50%在第1胎便可发病。

29．B。新生儿肺透明膜病又称新生儿呼吸窘迫综合征，多见于早产儿，由于缺乏肺表面活性物质所致，是新生儿期重要的呼吸系统疾病。

30．D。因羊水感染而致的新生儿肺炎，以革兰阴性杆菌为主，如大肠埃希菌。

31．C。新生儿败血症的病原菌随地区不同而不同，我国仍以葡萄球菌、大肠埃希菌、表皮葡萄球菌为主，其中葡萄球菌最为常见。

32．E。寒冷、早产、感染、窒息是产生新生儿寒冷综合征的主要病因。低体重儿能量贮备少，产热少，也是新生儿寒冷综合征的病因之一。

33．A。复温是治疗新生儿硬肿症最关键的护理

措施，其原则为循序渐进，逐渐复温。

34．A。营养不良是由于缺乏热量和（或）蛋白质引起的一种营养缺乏症，常由喂养不当、消化吸收不良、需求量增加所致。

35．C。营养不良是由于缺乏热量和（或）蛋白质引起的一种营养缺乏症，常由喂养不当、消化吸收不良、需求量增加所致。

36．C。儿童期肥胖可延续至成年，增加患高血压、糖尿病、冠心病、胆结石、痛风等疾病的风险。白血病是造血组织中某一血细胞系统过度增生、进入血流并浸润到各组织和器官，进而引起一系列临床表现的恶性血液病，与肥胖症无关。

37．A。小儿单纯性肥胖症是由于长期能量摄入超过人体的消耗，使体内脂肪过度积聚、体重超过一定范围的一种营养障碍性疾病。

38．E。人类皮肤中的 7- 脱氢胆固醇经日光中紫外线照射后转化为胆骨化醇，即内源性维生素 D_3。皮肤的光照合成是儿童和青少年维生素 D 的主要来源。

39．C。人类皮肤中的 7- 脱氢胆固醇经日光中紫外线照射后转化为胆骨化醇，即内源性维生素 D_3。皮肤的光照合成作用是儿童和青少年维生素 D 的主要来源。

40．D。婴幼儿肠壁薄，通透性高，屏障功能差，肠内毒素、消化不全产物及过敏原等易通过肠黏膜吸收进入体内。婴幼儿肠道相对比成人长，分泌吸收面积较大，利于消化吸收。肠系膜柔软而长且活动度大，易患肠套叠及肠扭转。肠蠕动协调能力差，易导致粪便滞留或功能性肠梗阻。

41．E。胃容量在新生儿约为 30 ~ 60ml，1 ~ 3 个月 90 ~ 150ml，1 岁时 250 ~ 300ml。

42．E。小肠是消化吸收的主要场所，小肠内的胰液、胆汁和小肠液对食物进行全面化学性消化，食物经过小肠后消化过程基本完成，未被消化的食物残渣进入大肠。

43．B。年龄越小，体液总量占体重的百分比越高，主要是间质液比例较高，血浆、细胞内液占体重的比例与成人相近。

44．D。婴幼儿体内含水量相对较成人多，主要

分布的区域是间质液。血浆、细胞内液占体重的比例与成人相近。

45．A。纯母乳喂养儿粪便呈黄色或金黄色、糊状，偶有细小乳凝块，或较稀薄、绿色、不臭，呈酸性反应，每天排便 2 ~ 4 次。人工喂养儿粪便呈淡黄色或灰黄色，较稠，为碱性或中性，量多，有臭味，每天 1 ~ 2 次。部分母乳喂养儿粪便与人工喂养儿相似，但较软、黄。添加谷类、蛋、肉及蔬菜等辅食后，粪便性状均接近成人。

46．D。婴幼儿腹泻的易感因素包括小儿消化系统发育不完善；机体防御功能差；生长发育快；新生儿尚未建立正常肠道菌群，或因滥用广谱抗生素使正常菌群失调；人工喂养易受污染，且与母乳相比，SIgA、乳铁蛋白等可抗感染的物质缺乏，或在加热中被破坏。并不包括母乳喂养。

47．E。坏死性小肠结肠炎大便开始以水样或黏液样便，继而出现赤豆汤样血水便或红色果酱样便，粪便有特殊腥臭味。

48．B。高渗性脱水是指水和钠同时丢失，但失水多于失钠。等渗性脱水是指水、钠等比例丢失；低渗性脱水是指失钠多于失水。

49．D。呼吸系统以环状软骨为界划分为上、下呼吸道。

50．D。婴幼儿急性上呼吸道感染以发热等全身症状为主，常有呼吸道症状，局部症状较轻。

51．B。毛细支气管炎的主要病原体是呼吸道合胞病毒，主要表现为上感后 2 ~ 3 天出现持续性干咳和发作性憋喘。

52．A。肺炎是婴幼儿时期的常见病，其中以支气管肺炎最为常见。

53．C。肺炎支原体肺炎以 2 岁以下的婴幼儿多见，以刺激性干咳为突出症状。主要表现为发热，呼吸增快，胸部体征早期不明显、以后可听到较固定的中、细啰音。

54．D。哮喘性支气管炎多见于 3 岁以下婴幼儿，泛指一组以喘息为突出表现的婴幼儿急性支气管炎，临床特点有类似哮喘的临床表现，如呼气性呼吸困难，肺部叩诊呈鼓音，听诊两肺布满哮鸣音及少量湿啰音等。

55．A。胚胎在第 2 周开始形成原始心脏，第 8 周时内脏器官基本形成，B 超可见胎心搏动。

56．A。血流动力学的关键在于肺动脉狭窄，决定了法洛四联症的严重程度。

57．C。出生后 3～4 个月约 80% 婴儿会形成动脉导管的解剖闭合；到 1 岁时会有约 95% 的婴儿形成动脉导管的解剖闭合。

58．E。蹲踞时下肢屈曲受压，体循环阻力增加，使右向左分流减少，可使肺血流量增加，同时下肢屈曲，使静脉回心血量减少，减轻了右心室负荷，使右向左分流减少，从而缺氧症状暂时得以缓解。

59．B。按缺损部位可将房间隔缺损分为第一孔型缺损（原发孔型缺损）、第二孔型缺损（继发孔性缺损）、静脉窦型缺损，其中第二孔型缺损约占房间隔缺损的 70%，最为常见。

60．B。法洛四联症（TOF）由肺动脉狭窄（右室流出道狭窄）、室间隔缺损、主动脉骑跨、右心室肥厚 4 种畸形组成，其中以肺动脉即右室流出道狭窄最主要。

61．D。病毒性心肌炎的病因以肠道和呼吸道感染的病毒最常见，尤其是柯萨奇病毒 B 组，其次为埃可病毒、脊髓灰质炎病毒、腺病毒、轮状病毒等，并不包括麻疹病毒。

62．C。白细胞分类出现两次交叉的年龄是 4～6 天及 4～6 岁。白细胞分类主要是中性粒细胞和淋巴细胞比例的变化，出生时中性粒细胞约占 60%～65%，淋巴细胞占 35%，随着白细胞总数下降，中性粒细胞比例也相应下降，生后 4～6 天两者比例相等，随后淋巴细胞比例逐渐上升，约占 60%，中性粒细胞占 35%，至 4～6 岁时两者又相等，此后以中性粒细胞为主，逐渐达成人水平。

63．E。小儿贫血的病因有红细胞生成减少（造血祖细胞异常、造血调节异常、造血原料不足或利用障碍），红细胞破坏过多，失血，其最常见的原因为造血物质缺乏。

64．E。铁摄入不足是妇女、小儿缺铁性贫血的主要原因。

65．D。网织红细胞数上升是铁剂治疗缺铁性贫血最早出现的有效指征。

66．A。原发性血小板减少性紫癜是一种由免疫介导的血小板过度破坏所致的出血性疾病，是最常见的血小板减少性疾病。

67．E。婴幼儿每天排尿量少于 200ml、学龄前儿童少于 300ml、学龄儿童少于 400ml 时为少尿；每天尿量少于 50ml 为无尿。

68．C。在 1.5～3 岁之间，儿童主要通过控制尿道外括约肌和会阴肌控制排尿。

69．C。急性肾小球肾炎是以急性肾炎综合征为主要临床表现的一组疾病，病原体主要是 A 组 β 溶血性链球菌。

70．C。急性肾小球肾炎以血尿、蛋白尿、高血压、水肿为主要症状。最常见的病因是为 A 组 β- 溶血性链球菌引起的急性上呼吸道感染或皮肤感染后的一种免疫复合物性肾小球肾炎。

71．D。肾上腺糖皮质激素是治疗肾病综合征的首选药物。

72．C。任何致病菌均可引起泌尿道感染，但绝大多数为革兰阴性杆菌，如大肠埃希菌、变形杆菌、肺炎克雷伯菌、铜绿假单胞菌，少数为肠球菌和葡萄球菌。大肠埃希菌是泌尿道感染中最常见的致病菌，约占 60%～80%。

73．B。泌尿道感染最主要的感染途径是上行感染。其他途径还包括血行感染，直接感染，淋巴道感染等。

74．A。清洁中段尿细菌培养，菌落计数超过 10^5/ml 便可确诊泌尿系统感染。菌落计数在 10^4～10^5/ml 为可疑，菌落计数少于 10^4/ml 或多种杂菌生长时，则尿液污染的可能性大。

75．A。生长激素是由腺垂体的生长素细胞分泌和储存，它的释放受下丘脑分泌的生长激素释放激素（GHRH）和生长激素释放抑制激素（GHIH）的调节，促进人体各种组织细胞增大和增殖，使骨骼、肌肉和各系统器官生长发育，骨骼的增长即导致个体长高；促合成代谢，促肝糖原分解，促进脂肪组织分解和游离脂肪酸的氧化生酮，促进骨骺软骨细胞增殖并合成含有胶原及硫酸黏多

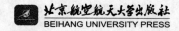

糖的基质。

76．D。觅食反射、拥抱反射、握持反射、迈步反射、吸吮反射及颈肢反射等出生时已存在以后逐渐消失。角膜反射出生时存在且终身不消失。提睾反射、膝腱反射、腹壁反射出生时不存在，出现后永不消失。

77．C。大肠埃希菌、肺炎链球菌、脑膜炎双球菌、流感嗜血杆菌、金黄色葡萄球菌均可引起化脓性脑膜炎。暴发性脑膜炎的致病菌是脑膜炎双球菌。亚急性化脓性脑膜炎最常见的病原菌是流感嗜血杆菌。

78．A。暴发型化脓性脑膜炎患儿起病急，发热、头痛、脑膜刺激征阳性；皮肤迅速出现出血点或瘀斑、意识障碍、血压下降和弥散性血管内凝血，进行性休克的症状，治疗若不及时24小时内死亡。

79．A。病毒性脑炎80%为肠道病毒（柯萨奇病毒、埃可病毒）感染，其次为单纯疱疹病毒、腮腺炎病毒和虫媒病毒等。

80．D。风湿热引起的心内膜炎主要侵犯二尖瓣，其次为主动脉瓣，风湿热与感染A组β型溶血性链球菌咽峡炎引起的变态反应和自身免疫有关。

81．A。发热为皮肤黏膜淋巴结综合征最早出现的症状，体温可达到40℃以上，呈稽留热或弛张热。

82．B。血清苯丙氨酸浓度测定是苯丙酮尿症诊断的主要依据，正常浓度＜120μmol/dl，典型＞1200μmol/L，中度为360～1200μmol/L，轻度为120～360μmol/L。

83．D。糖原累积病是一组罕见的影响糖原代谢的遗传性疾病。Ⅰ型最常见，是由于肝肾等组织内葡萄糖-6-磷酸酶活力缺陷所致。

84．E。传染病的基本特征，病原体、传染性、流行病学特征、感染后免疫。

85．D。水痘-带状疱疹病毒在体外抵抗力弱，不耐酸和热，对有机溶剂敏感，能被乙醚等消毒剂灭活，不能在痂皮中存活。

86．C。中毒型细菌性痢疾流行病学特征，普遍

易感，年龄分布有2个高峰，第1个高峰为学龄前儿童，第2个高峰为青壮年期。患者和带菌者均为传染源，经粪-口途径传播，夏、秋季节为高发季，病后产生的免疫力短暂且不稳定。

87．A。X线检查是筛查儿童肺结核的重要手段。可早期发现肺结核，有助于明确诊断，判断分型，指导治疗及了解病情变化。其他检查如痰中找到结核杆菌和纤维支气管镜检查对诊断也有重要价值。

88．A。结核菌素（PPD）试验常用于结核感染的流行病学指标，也是卡介苗接种后效果的验证指标。婴幼儿阳性反应表示体内有新的结核病灶；年长儿临床症状不明显却呈现阳性反应，提示有结核感染史。

89．C。小儿原发型肺结核的肺部原发病灶多位于胸膜下，肺上叶底部和下叶的上部，右侧较多见。

90．D。小儿惊厥最常见的原因是高热，高热惊厥多由上呼吸道感染引起。颅内感染多由各种细菌、病毒等引起的脑膜炎、脑炎，常表现为反复而严重的惊厥发作；颅外感染包括热性惊厥、感染中毒性脑病等。

91．A。婴儿颅内压增高早期主要体征为前囟饱满、张力增高、颅缝裂开、头围增大，婴儿因前囟未闭及颅缝裂开可部分缓解颅内高压，故其头痛不如成人严重。

92．E。心力衰竭以先天性心脏病引起者最常见，也可继发于缺血性心脏病或原发性心肌病变引起的心肌收缩障碍，婴幼儿时期最常见的是由支气管肺炎、毛细支气管炎引起的肺源性心力衰竭，儿童期常见哮喘持续状态。

93．C。7～8个月的小儿能无意识地发"妈妈"、"爸爸"等复音。3～4个月的小儿可咿呀发音，6个月能听懂自己的名字；10个月有意识叫"爸爸""妈妈"，12个月能说简单的单词，如"再见""没了"。

94．A。6个月～6岁小儿贫血的诊断标准是血红蛋白（Hb）＜110g/L。

95．D。病毒性脑膜脑炎病毒学检查，部分患儿病毒培养阳性及特异性抗体检测阳性，恢复期血

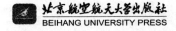丁震医学教育 010-88453168
www.dzyxedu.com

北京航空航天大学出版社
BEIHANG UNIVERSITY PRESS

清特异性抗体滴数高于急性期 4 倍。

96．C。急性炎症性脱髓鞘性多发性神经病临床特征，肢体对称性弛缓性肌无力为首发症状，自肢体远端开始呈上行性麻痹进展，由双下肢开始逐渐累积躯体肌、脑神经，急性起病者在 24 小时内可因呼吸肌麻痹瘫痪导致呼吸困难。

97．A。感染性腹泻大便多为黄色或黄绿色水样稀便，每天 5 ～ 6 次，多症状较轻，伴发热、恶心、呕吐等。外周血白细胞及分类多数正常，少数可轻度升高。细菌性痢疾表现脓血便，里急后重。肠炎表现带少量黏液。消化不良性腹泻伴未消化食物。

98．A。感染性腹泻诊断检查，电镜或免疫电镜检查直接观察粪便中的病原体，具有快捷、简便的优点。

99．C。营养性巨幼细胞贫血患者检查血涂片可见红细胞大小不等，以大细胞为多，易见点彩红细胞，中性粒细胞呈分叶过多现象。重型地中海贫血外周血象呈小细胞低色素性贫血，红细胞大小不等，中央浅染区扩大，出现异形、靶形、碎片红细胞和有核红细胞、点彩红细胞；遗传性球形红细胞增多症外周血涂片可见胞体小、染色深、中心浅染区消失的球形红细胞增多；红细胞葡萄糖 -6- 磷酸脱氢酶缺乏症正常滤纸片呈紫蓝色中间型呈淡蓝色，显著缺乏者呈红色。

100．A。缺铁性贫血血象外周血涂片可见红细胞大小不等，以小细胞为多，中央淡染区扩大。

101．C。腹壁反射、提睾反射及腱反射在 1 岁后出现并逐渐形成稳定。吞咽反射、角膜反射、瞳孔对光反射出生时存在且终身不消失；觅食反射出生时存在以后逐渐消失。

102．B。觅食反射出生时存在以后逐渐消失。

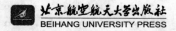

第五章　护理健康教育学

1．D。传播、教育和干预是健康教育所使用的手段。健康教育是通过信息传播和行为干预，帮助个人和群体掌握卫生保健知识、树立健康观念、充分利用医疗卫生资源、自觉采纳健康生活行为和生活方式的教育活动与过程。

2．D。健康教育的核心是促使个体和群体改变不健康的生活方式。

3．B。健康教育的目标是改善对象的健康相关行为，从而防治疾病，增进健康，而不是作为一种辅助方法为卫生工作某一时间的中心任务服务。

4．A。一级预防又称病因预防，是针对病因或病原体所采取的措施，主要措施包括改善环境、增进健康、特殊保护。二级预防是在疾病的临床前期做好早期发现、早期诊断、早期治疗。三级预防是对已患病的患者采取及时、有效的治疗措施，防止疾病恶化、复发和转移等。

5．D。促进健康的行为有日常健康行为、保健行为、避免有害环境行为、戒除不良嗜好行为、预警行为、求医行为、遵医行为。危害健康的行为有不良生活方式、致病行为模式、不良疾病行为、违规行为。

6．B。健康教育是有计划、有组织、有评价的系统干预活动，它以调查研究为前提，以传播健康信息为主要措施，以改善对象的健康相关行为为目标，从而达到预防疾病，促进健康，提高生活质量的最终目的。并不只是传播卫生知识。

7．C。健康教育的核心是教育人们树立健康意识，养成良好的行为和生活方式，保护和促进个体和群体的健康。

8．E。学校健康教育的对象包括学龄前儿童，中、小学生及大学生。

9．D。健康教育的目的是消除或减轻影响健康的危险因素，预防疾病，促进健康，提高生活质量。

10．E。健康教育的核心是教育人们树立健康意识，养成良好的行为和生活方式，保护和促进个体和群体的健康。

11．E。医院健康教育的意义包括提高患者依从性、心理治疗、消除致病因素、密切关注医患关系、降低医疗成本。

12．C。健康教育是通过教育的途径，帮助民众利用生活各方面的经验综合成有系统的程序，以增进个人及社会有关的健康知识、态度与行为等。健康教育不仅是简单地传授健康知识，还要使人们树立健康观念，并逐渐形成一种健康的行为习惯。卫生宣教是健康教育的重要内容和手段之一，但它是一种卫生知识的单向传播，其对象比较泛化，缺乏针对性，不注重信息的反馈和效果。健康教育与卫生宣教既相互区别又紧密联系，两者的目标一致，但是内涵有所不同。

13．B。健康教育的研究领域按目标人群分为学校健康教育、职业人群健康教育、医院健康教育、社区健康教育。

14．E。健康教育学相关基础理论学科包括医学科学理论、行为科学理论、传播学理论、管理科学理论等。

15．A。以学习者为中心，应让学习者针对自身来发现问题，在讨论和辩论中澄清观念和树立正确的价值观，运用各种方法寻找问题的解决方法。在多种解决方案中明智作出选择，在亲身参与中实地体验和学会实践的技能。

16．A。健康教育的程序是评估、设立目标、制订计划、实施计划、效果评价。健康教育是教育者与学习者双方的互动过程，首先需要评估学习

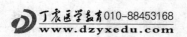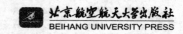

者的需求及能力、学习资源、教育者的准备情况，评估的过程即是调查研究的过程。

17．B。健康促进是指运用行政或组织手段，广泛动员和协调社会各相关部门以及社区、家庭和个人，使其履行各自对健康的责任，共同维护和促进健康的一种社会行为和社会战略，属于行动领域。

18．C。健康促进的领域有制定促进健康的公共政策、创造支持环境、加强社区行动、发展个人技能、调整卫生服务方向。

19．C。健康促进实质上是政治和社会运动，通过健康共治，制定和实施健康的公共政策和动员全社会的参与，来营造健康的支持性环境，使"健康选择成为每个人既方便又实惠的选择"。

20．C。健康教育的核心是促使个体和群体改变不健康的生活方式。

21．D。现代护理发展的初期，一切诊疗活动都是以治疗疾病为目的，从而形成了"以疾病为中心"的医学指导思想。此阶段护理教育者和管理者都将护理操作技能作为护理工作质量的关键，护理的中心是治疗及护理住院患者，护士的主要工作场所是医院。由于医学模式的转变，如今以人的健康为中心，护理的服务对象为所有年龄段的健康人及患者，服务场所从医院扩展到了社区、家庭及各种机构，并以护理理论指导护理实践。对护理的定义：护理服务的对象是整体的人，是协助人们达到其最佳的健康潜能状态。凡是有人的场所，就需要护理服务。

22．A。被动发展阶段一般在0～3岁内，此阶段的行为主要依靠遗传和本能的力量发展而成，如婴儿的吸吮、抓握、啼哭等行为。

23．C。人类行为的特性有目的性、可塑性、差异性。目的性是人类行为区别于动物行为的重要标志。

24．E。在整个生命周期中，人类行为的形成和发展可分为被动发展阶段、主动发展阶段、自主发展阶段、巩固发展阶段，并不包括成熟固定阶段。

25．D。行为是有机体在外界环境刺激下引起的反应，包括内在的生理和心理变化。

26．E。高可变性行为是指通过健康教育的干预，某行为较容易发生定向改变，正处于发展时期的行为还无定型，较容易受到影响并改变。形成时间已久的行为、植根于文化传统或传统的生活方式之中的行为、既往无成功改变实例的行为属于低变性行为。

27．B。低可变性行为是形成时间已久的行为，深深植根于文化传统或传统生活方式之中的行为，既往无成功改变实例的行为。

28．C。人类行为的发展过程分为被动发展阶段、主动发展阶段、自主发展阶段、巩固发展阶段。

29．B。人类行为的主要适应形式有反射、自我控制、调适、顺应、应对和应激。调适指个体与他人之间、群体与群体之间相互配合、相互适应的方式和过程。调适一般发生在协调矛盾、解决冲突的过程中。

30．A。人类的本能行为由人的生物性所决定，是人类的最基本行为。

31．D。人类的本能行为由人的生物性所决定，是人类的最基本行为，如摄食行为、性行为、躲避行为、睡眠等。

32．A。主动发展阶段一般在3～12岁内，此阶段的行为有明显的主动性，主要表现为爱探究、好攻击、易激惹、喜欢自我表现等。

33．B。自主发展阶段一般自12～13岁起延续至成年，此阶段人们开始通过对自己、他人、环境、社会的综合认识，调整自己的行为。主动发展阶段一般在3～12岁内，此阶段的行为有明显的主动性，主要表现为爱探究、好攻击、易激惹、喜欢自我表现等。巩固发展阶段一般在成年后，持续终生，此阶段的行为已基本定型，但由于环境、社会及个人状况均在不断变化，人们必须对自己的行为加以不断的调整、完善和充实。被动发展阶段一般在0～3岁内，此阶段的行为主要依靠遗传和本能的力量发展而成，如婴儿的吸吮、抓握、啼哭等行为。

34．C。影响行为的因素有遗传因素、环境因素及学习因素。学习因素中第一种学习方式为模仿，人们可以通过无意效仿获得日常生活行为。

35．A。自然环境和社会环境是人类行为发展的

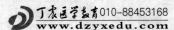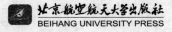

外在大环境，它对人类行为的影响可以是间接的或潜在的。

36．B。糖尿病患者学习注射胰岛素，有很强的主动性，为有意模仿，可提高学习效果，增加用药的依从性。

37．E。影响行为的因素有遗传因素、环境因素及学习因素。环境因素指自然环境和社会环境，社会环境是人类行为发展的外在大环境。生态环境、人文地理、医疗卫生、风俗信仰、教育环境、制度与法规、经济基础、事物发展的规律及意外事件等是人类行为发展的外在大环境，对人类行为的影响可以是间接的或潜在的。

38．B。不良疾病行为指个体从感知到自身患病到疾病康复过程中所表现出来的不利于疾病治疗和健康恢复的行为，如瞒病、恐病、讳疾忌医、不遵医嘱等。

39．D。不良疾病行为指个体从感知到自身患病到疾病康复过程中所表现出来的不利于疾病治疗和健康恢复的行为，如瞒病、恐病、讳疾忌医、不遵医嘱等。日常危害健康行为指日常生活、职业活动中危害健康的行为、习惯。保健行为指有效、合理利用卫生资源，维护自身健康的行为。致病性行为模式指可导致特异性疾病发生的行为模式。不良疾病行为指个体从感知到自身患病到疾病康复过程中所表现出来的不利于疾病治疗和健康恢复的行为。

40．C。健康相关行为是指人类个体和群体与健康和疾病有关的行为。健康相关行为可分为促进健康行为和危害健康行为两大类。

41．E。日常健康行为指日常生活中有益于健康的行为，如合理营养、充足睡眠、适量运动等。

42．D。预警行为指对可能发生的危害健康事件的预防性行为及在事故发生后正确处置的行为，如驾车时使用安全带、事故发生后的自救和他救行为等。日常健康行为如合理营养、充足睡眠、适量运动等。避开有害环境行为如离开污染环境、积极应对各种紧张生活事件等。戒除不良嗜好行为如戒烟、不嗜酒、不滥用药物等。保健行为如定期体检、预防接种、患病后及时就医、遵医嘱等行为。

43．C。保健行为指有效、合理利用卫生资源，维护自身健康的行为，如定期体检、预防接种、患病后及时就医、遵医嘱等行为。日常健康行为指日常生活中有益于健康的行为。避开有害环境行为指避免暴露于自然环境和社会环境中有害健康危险因素的行为。戒除不良嗜好行为指自觉抵制不良嗜好的行为。预警行为指对可能发生的危害健康事件的预防性行为及在事故发生后正确处置的行为。

44．E。避开有害环境行为指避免暴露于自然环境和社会环境中有害健康危险因素的行为，如离开污染环境、积极应对各种紧张生活事件等。日常健康行为指日常生活中有益于健康的行为。戒除不良嗜好行为指自觉抵制不良嗜好的行为。预警行为指对可能发生的危害健康事件的预防性行为及在事故发生后正确处置的行为。保健行为指有效、合理利用卫生资源，维护自身健康的行为。保健行为指有效、合理利用卫生资源，维护自身健康的行为。

45．C。低可变性行为包括形成时间已久的行为、深深植根于文化传统或传统生活方式之中的行为、既往无成功改变实例的行为。正处于发展时期的行为、已有成功改变实例的行为及与文化传统无关的行为属于高可变性行为。

46．A。致病性行为模式指可导致特异性疾病发生的行为模式，如 A 型行为模式与冠心病的发生密切相关。

47．A。知信行模式是改变人类健康相关行为的模式之一，它将人类行为的改变分为获取知识、产生信念及形成行为三个连续过程，其中知识是基础，信念是动力，行为的产生和改变是目标。

48．D。知信行模式是改变人类健康相关行为的模式之一，它将人类行为的改变分为获取知识、产生信念及形成行为三个过程。"知"为知识、学习，"信"为信念、态度，"行"为行为、行动。根据知信行模式，知识是基础，信念是动力，行为的产生和改变是目标。

49．B。"知 - 信 - 行模式"将人类的改变分为获取知识、产生信念及形成行为三个过程，即知识 - 信念 - 行为。

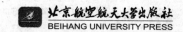

50．B。健康信念模式是运用社会心理方法解释健康相关行为的理论模式。根据健康信念模式，人们要采取某种促进健康行为或戒除某种危害健康行为，必须具备三方面的认识。一是认识到某种疾病或危险因素的严重性和易感性，二是认识到采纳或戒除某种行为的困难及益处，三是对自身采纳或戒除某种行为能力的自信。

51．D。健康教育内容中，健康生活方式知识属于卫生常识。

52．B。选择大众媒体应遵循针对性原则（根据目标人群状况选择大众传播媒体）、速度快原则、可及性原则、经济性原则和综合性原则。传播者的喜好并不是选择媒介时需考虑的内容。

53．A。传播的要素为传播者、信息与讯息、传播媒介、受众、传播效果。

54．A。大众传播是指职业性传播机构通过广播、电视、电影、报刊、书籍等大众传播媒介向范围广泛、为数众多的社会人群传递信息的过程。

55．E。传播效果的因素包括传播者因素、信息因素、传播媒体因素、受传者因素、环境因素，并不包括反馈因素。

56．E。传播是一种社会性传递信息的行为，是个体之间、集体之间以及个体与集体之间交换、传递新闻、事实、意见的信息过程。

57．D。传播渠道即传播媒介，它是信息的载体，是将传播过程中各种要素相互联系起来的纽带。

58．B。人际传播时，应谈话内容明确，可围绕一个主题，避免涉及内容过广。涉及到重点内容时，可适当重复，以加强对方的理解及记忆。谈话过程中语速适中，可适当停顿，给对方思考、提问的时间。交谈中要注意对方的表情、动作等非语言表达形式，以便及时了解对方的理解程度。

59．B。人类的传播活动按照传播的规模，可将人类传播活动分为人际传播、群体传播、大众传播、组织传播、自我传播。组织传播是指组织之间、组织内部成员之间的信息交流活动，是有组织、有领导进行的有一定规模的信息传播。现代社会中，组织传播已发展成为一个独立的研究领域，即公共关系学。

60．E。健康传播的主要特点包括健康传播传递的是健康信息、健康传播具有明确的目的性、健康传播的过程具有复合性、健康传播对传播者有特殊素质要求。

61．A。人际传播又称亲身传播，是指人与人之间面对面直接的信息交流，是个体之间相互沟通。

62．E。人际传播的技巧有谈话、提问、倾听、反馈。

63．B。人际传播是信息在个体与个体之间的传播，其主要形式是面对面的传播。

64．A。常用的人际传播形式有咨询、交谈或个别访谈、劝服及指导四种。

65．C。人际传播的谈话技巧的特点，一是内容明确，一次谈话围绕一个主题，避免涉及内容过广；二是重点突出，重点内容应适当重复，以加强对象的理解和记忆；三是语速适当谈话的速度要适中，适当停顿，给对象思考、提问的机会；四是注意反馈交谈中，注意观察对象的表情、动作等非语言表现形式，以及时了解对象的理解程度。

66．D。模糊性反馈是指当需要暂时回避对方某些敏感问题或难以回答的问题时，可做出无明确态度和立场的反应，如"是吗"、"哦"等。

67．D。模糊性反馈是指当需要暂时回避对方某些敏感问题或难以回答的问题时，可做出无明确态度和立场的反应。肯定性反馈对对方的正确言行表示赞同和支持时，应适时插入肯定性语言或点头、微笑等非语言形式予以肯定，以鼓舞对方。否定性反馈是当发现对方不正确的言行或存在的问题时，应先肯定对方值得肯定的一面，然后以建议的方式指出问题的所在，使对方保持心理上的平衡，易于接受批评和建议。

68．B。封闭式提问的问题比较具体，对方用简短、确切的语言即可做出回答，如"是"或"不是"等。适用于收集简明的事实性资料。

69．E。人际传播的特点包括全身心的传播、以个体化信息为主、反馈及时。其中以个体化信息为主，在人际传播过程中，情感信息的交流占重要地位。

70．E。非语言传播技巧包括动态体语、仪表形象、同类语言、时空语。

71．D。模糊性反馈是指当需要暂时回避对方某些敏感问题或难以回答的问题时，可做出无明确态度和立场的反应，如"是吗"、"哦"等。

72．C。大众传播是间接性传播，传播者与受传者之间的关系是间接性的。覆盖面广，传播速度快，资源利用率高。大众传播媒介具有时效性，传播的信息一要新、二要快。

73．B。群体中的"舆论领袖"对人们的认知和行为改变具有引导作用，往往是开展健康传播的切入点。

74．B。群体传播时，应根据讨论的主题选择相关的人员组成小组，小组讨论的人数一般以 6～10 人为宜。根据讨论小组人员的特点及讨论时间的长短选择讨论的时间和地点。讨论时间一般掌握在 1 小时左右。

75．B。小组讨论时，座位应围成圆圈式或马蹄形，以利于参与者面对面地交谈。

76．E。传播媒介具有决定性原则的是经济原则。媒体的选择要考虑多种因素，如媒介的效应、传播活动覆盖面、受众拥有该种媒介的比例、经费和其他资源情况等，还要考虑是否适合特定信息的表达。选择媒体的原则有效果原则、速度原则、经济原则、针对性原则。在保证准确、有针对性、快速的基础上，考虑经济因素，尽量减少传播者与受者的经济负担。

77．B。科学性是健康信息的生命，是取得健康传播效果的根本保证。

78．C。影响健康信息传播效果的主要因素包括传播者、信息、传播途径、受者和环境。

79．D。使用文字进行健康教育的首要条件是学习者必须有阅读能力。健康传播者应因人、因地、因时地选择传播途径，以保证传播的效果，应针对具体受者、具体情况，选择传播途径。

80．A。受者对信息的选择性包括选择性接受、理解、记忆，受者一般选择与自己观念一致、自己需要、关心的信息接受。

81．A。受传者在接触信息时普遍存在着"5 求"心理，即求真（真实可信），求新（新鲜、新奇、吸引人），求短（短小精悍，简单明了），求近（与受传者在知识、生活经验、环境空间及需求欲望方面接近），求情厌教（要求与传播者情感交流，讨厌过多居高临下的说教）。婴幼儿保健母亲更愿意相信医务人员的指导，体现了受者的求真心理。

82．D。在选择传播途径时，健康传播者应遵循准确性原则、针对性原则、速度快原则、经济性原则。针对性原则是针对具体受者、具体情况，选择传播途径。

83．B。信息的科学性是健康信息的生命，是取得健康传播效果的根本保证。

84．B。选择传播途径的原则包括准确性原则、针对性原则、速度性原则及经济性原则。

85．C。认为母乳比代乳品好是一种意愿和态度，属于倾向因素。倾向因素是指产生某种行为的动机、愿望，或是诱发某行为的因素，知识、信念、态度和价值观。

86．C。学生不愿家长吸烟是一种愿望，属于倾向因素。倾向因素是指产生某种行为的动机、愿望，或是诱发某行为的因素，包括知识、信念、态度和价值观。

87．C。强化因素是指激励行为维持、发展或减弱的因素。主要来自社会的支持、同伴的影响和领导、亲属以及保健人员的劝告等。

88．D。护理健康教育学的产生，在护理工作中实现的重要突破包括领域、理念、模式、性质。

89．D。低可变性行为是形成时间已久的行为，深深植根于文化传统或传统生活方式之中的行为，既往无成功改变实例的行为。

90．E。行为诊断的主要目的是确定导致目标人群疾病或健康问题发生的行为危险因素，其主要任务包括三个方面，一是区别引起疾病或健康问题的行为与非行为因素；二是区别重要行为与相对不重要行为；三是区别高可变性行为与低可变性行为。

91．C。健康教育诊断是指在面对人群健康问题时，通过系统地调查、测量来收集各种有关事实资料，并对这些资料进行分析、归纳、推理、判断，确定或推测与此健康问题有关的行为和行为影响因素，以及获取健康教育资源的过程，从而为确定健康教育干预目标、策略和措施提供基本依据。

92．B。社会诊断是生物－心理－社会医学模式的具体体现。社会诊断的主要目的是从分析广泛的社会问题入手，了解社会问题与健康问题的相关性，其重点内容包括社会环境和生活质量。

93．C。流行病学诊断的主要任务是要客观地确定目标人群的主要健康问题以及引起健康问题的行为因素和环境因素。流行病学诊断要描述人群的躯体健康问题、心理健康问题、社会健康问题以及相对应的各种危险因素的发生率、频率、强度等，以确定健康问题的相对重要性，并揭示健康问题随年龄、性别、种族、生活方式、住房条件和其他环境因素变化而变化的规律。

94．E。在干预对象开始尝试健康行为时应采取的干预策略是指导、支持。

95．A。乡政府为鼓励住院分娩而做出的决定属于行政干预。行政是指除了立法和司法以外的全部国家职能的总称。法规是指国家机关制定的规范性文件。

96．E。干预方案的内容应包括目标人群、干预策略、干预活动的内容、方法、日程及人员培训、评价计划等。

97．E。总结评价是指形成评价、过程评价、效应评价和结局评价的综合以及对各方面资料做出总结性的概括，能全面反映健康教育项目的成功之处与不足，为今后的计划制定和项目决策提供依据。目标人群吸烟行为的改变程度属于总结性的概括。

98．E。健康教育效应评价内容包括倾向因素、促成因素、强化因素、健康相关行为。

99．A。回归因素是指由于偶然因素，个别被测试对象的某特征水平过高或过低，但在以后的测试中可能又恢复到原有的实际水平的现象。在测试中，可采用重复测量的方法以减少回归因素对评价结果正确性的影响。

100．A。时间因素又称历史因素。所谓的时间因素是指在健康教育计划的执行和评价过程中发生的重大的、可能对目标人群产生影响的事件，如与健康相关的公共政策的颁布、重大生活条件的改变、自然灾害（地震）或社会灾害等。

101．C。健康教育评价的种类分为形成评价、过程评价、结局评价、总结评价。

102．B。健康教育计划的目标应具有具体的、可测量的、可完成的、可信的、有时间性等要求。

103．C。医院健康教育对疾病的预防、治疗、护理、康复、管理等许多具体环节具有特殊的意义和作用，能够提高患者依从性，进行心理治疗，消除致病因素，密切医患关系，降低医疗成本。

104．C。医院健康教育，又称临床健康教育或患者健康教育，是以患者为中心，针对到医院接受医疗保健服务的患者个体及其家属所实施的有目的、有计划、有系统的健康教育活动，其目的是防治疾病，促进身心康复。

105．D。入院教育的主要内容是医院的有关规章制度，如生活制度、探视制度、卫生制度等，以帮助患者及家属尽快熟悉住院环境，遵守住院制度，配合治疗。入院教育所要达到的结果是遵医行为、配合治疗。

106．E。健康教育处方指在诊疗过程中，以医嘱的形式对患者的行为和生活方式给予指导。

107．E。住院教育是指在住院治疗期间对患者进行的健康教育。住院教育主要包括入院教育、病房教育和出院教育。该患者在住院期间需要进行的健康教育内容有直肠癌的病因、发病机制、症状、并发症、治疗原则、生活起居等。

108．C。门诊教育主要包括候诊教育、随诊教育、咨询教育和健康教育处方。健康教育处方指在诊疗过程中，以医嘱的形式对患者的行为和生活方式给予指导。

109．C。门诊教育主要包括候诊教育、随诊教育、咨询教育和健康教育处方。候诊教育指在患者候诊期间，针对候诊知识及该科的常见性疾病的防治所进行的健康教育。

110．B。出院教育指医护人员在患者出院时进行的教育。出院教育的内容主要包括医疗效果、病情现状、继续用药、定期复查等注意事项，以

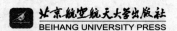

帮助患者出院后继续巩固疗效、防止复发。

111．B。入院教育指医护人员在患者入院时对患者及家属进行的教育。入院教育的主要内容是医院的有关规章制度，如生活制度、探视制度、卫生制度等，以帮助患者及家属尽快熟悉住院环境，遵守住院制度，配合治疗。

112．E。结局评价着眼于健康教育项目实施后所导致目标人群健康状况及生活质量的变化。健康教育的最终目的是提高目标人群的生活质量。

113．A。健康教育不是单向的健康信息的传递，而是教学者和学习者之间的沟通和互动，教育者与学习者共同参与。

114．E。健康教育是由健康教育的教学者把健康相关信息借以教学活动传达给学习者，从而把人类有关医学或健康科学的知识和技术转化为有益于人们健康的行为，学习的技能目标是能利用。

115．B。闭合性损伤是伤后皮肤黏膜保持完整，包括挫伤、扭伤、挤压伤、震荡伤、关节脱位和半脱位、闭合性骨折、闭合性内脏伤。开放性损伤损伤部位的皮肤黏膜破损，深部组织经伤口与外界相通，包括擦伤、切割伤、刺伤、撕脱伤、火器伤、裂伤等。

116．C。C型行为模式是一种与肿瘤发生有关的行为模式。C型行为可促进癌前病变恶化、易发肿瘤，其核心行为表现是情绪压抑，性格自我克制，表面处处依顺、谦和善，回避矛盾，内心却是强压怒火，生闷气。

117．C。不良疾病行为指个体从感知到自身患病到疾病康复过程中所表现出来的不利于疾病治疗和健康恢复的行为，如瞒病、恐病、讳疾忌医、不遵医嘱等。日常危害健康行为指日常生活、职业活动中危害健康的行为、习惯。致病性行为模式指可导致特异性疾病发生的行为模式。违规行为指违反法律法规、道德规范并危害健康的行为。预警行为指对可能发生的危害健康事件的预防性行为及在事故发生后正确处置的行为。

118．D。C型行为可促进癌前病变恶化、易发肿瘤，故C型行为又称"肿瘤易发性行为"。

119．B。住院教育是指在住院治疗期间对患者进行的健康教育。由于患者住院时间相对较长，

医护人员对患者比较了解，可根据患者的病情、心理变化，进行有针对性的教育。该患者现在存在紧张、恐惧等情绪，护士应对该患者的问题进行分析并给予心理指导。

120．D。出院教育指医护人员在患者出院时进行的教育。出院教育的内容主要包括医疗效果、病情现状、继续用药、定期复查等注意事项，以帮助患者出院后继续巩固疗效、防止复发。该患者直肠癌造瘘术后应指导患者摄入低脂肪、适量蛋白及富含纤维素食物的均衡饮食，多吃新鲜蔬菜；学会自我护理人工肛门，每 1～2 周扩张造口 1 次，持续 3 个月，以防人工肛门狭窄，每日定时结肠灌洗，训练定时排便习惯；术后 1～3 个月勿参加重体力劳动，适当掌握活动强度。保持心情舒畅；坚持术后化疗，3～6 个月门诊复查一次。对该患者指导的重点是养成定时排便的习惯。

121．A。自主发展阶段一般自 12～13 岁起延续至成年，此阶段人们开始通过对自己、他人、环境、社会的综合认识，调整自己的行为。巩固发展阶段一般在成年后，持续终生，此阶段的行为已基本定型，但由于环境、社会及个人状况均在不断变化，人们必须对自己的行为加以不断的调整、完善和充实。被动发展阶段一般在 0～3 岁内，此阶段的行为主要依靠遗传和本能的力量发展而成，如婴儿的吸吮、抓握、啼哭等行为。

122．C。主动发展阶段一般在 3～12 岁内，此阶段的行为有明显的主动性，主要表现为爱探究、好攻击、易激惹、喜欢自我表现等。

123．E。人类行为的主要适应形式有反射、自我控制、调适、顺应、应对和应激。自我控制是当某种行为可导致正负两方面的结果时，个体常常对自己的部分行为进行控制，以达到社会适应。

124．D。调适指个体与他人之间、群体与群体之间相互配合、相互适应的方式和过程。

125．B。被动发展阶段一般在 0～3 岁内，此阶段的行为主要依靠遗传和本能的力量发展而成，如婴儿的吸吮、抓握、啼哭等行为。巩固发展阶段一般在成年后，持续终生，此阶段的行为已基本定型，但由于环境、社会及个人状况均在不断变化，人们必须对自己的行为加以不断的调

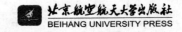

整、完善和充实。自主发展阶段一般自 12 ～ 13 岁起延续至成年，此阶段人们开始通过对自己、他人、环境、社会的综合认识，调整自己的行为。

126．C。主动发展阶段一般在 3 ～ 12 岁内，此阶段的行为有明显的主动性，主要表现为爱探究、好攻击、易激惹、喜欢自我表现等。

127．A。日常健康行为指日常生活中有益于健康的行为，如合理营养、充足睡眠、适量运动等。避开有害环境行为如离开污染环境、积极应对各种紧张生活事件等。戒除不良嗜好行为如戒烟、不酗酒、不滥用药物等。预警行为如驾车时使用安全带、事故发生后的自救和他救行为等。保健行为如定期体检、预防接种、患病后及时就医、遵医嘱等行为。

128．D。预警行为指对可能发生的危害健康事件的预防性行为及在事故发生后正确处置的行为，如驾车时使用安全带、事故发生后的自救和他救行为等。日常健康行为如合理营养、充足睡眠、适量运动等。避开有害环境行为如离开污染环境、积极应对各种紧张生活事件等。戒除不良嗜好行为如戒烟、不酗酒、不滥用药物等。保健行为如定期体检、预防接种、患病后及时就医、遵医嘱等行为。

129．D。在健康教育中，常用的人际传播形式有咨询、交谈或个别访谈、劝服及指导四种。指导是通过向健康教育对象传授相关的知识和技术，使其学习、掌握自我保健的技能。咨询是针对前来咨询者的健康问题，答疑解难，帮助其澄清观念，做出决策。劝服是针对教育对象存在的健康问题，说服其改变不正确的健康态度、信念及行为习惯。

130．B。交谈通过与教育对象面对面的直接交流，传递健康信息和健康知识，帮助其改变相关态度。

131．B。开放式提问的问题比较笼统，旨在诱发对方说出自己的感觉、认识、态度和想法，适用于了解对方真实的情况。封闭式提问的问题比较具体，对方用简短、确切的语言即可做出回答。开放式提问的问题比较笼统，适用于了解对方真实的情况。探索式提问的问题为探索究竟、追究原因的问题。

132．A。封闭式提问的问题比较具体，对方用简短、确切的语言即可做出回答，如"是"或"不是"，适用于收集简明的事实性资料。此提问具体到"胃溃疡"这种疾病，属于封闭式提问。

133．C。探索式提问又称探究式提问，探索式提问的问题为探索究竟、追究原因的问题，如"为什么"，以了解对方某一问题、认识或行为产生的原因，适用于对某一问题的深入了解。

134．A。封闭式提问的问题比较具体，对方用简短、确切的语言即可做出回答，适用于收集简明的事实性资料。

135．D。效应评价是对目标人群因健康教育项目所导致的相关行为及其影响因素的变化进行评价。与健康结局相比，健康相关行为的影响因素及行为本身较早发生改变，又称近中期效果评价。

136．A。形成评价是对项目计划进行的评价活动，是一个完善项目计划，避免工作失误的过程，包括评价计划设计阶段进行目标人群选择、策略确定、方法设计等，其目的在于使计划符合的实际情况。

137．C。过程评价起始于健康教育计划实施开始之时，贯穿于计划执行的全过程。

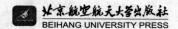

第六章　医院感染护理学

1. C。医院感染的发生包括 3 个环节,即感染源、传播途径和易感人群。

2. E。医院感染的主要研究对象是住院患者和医院工作人员。

3. B。医院感染的排除标准为皮肤黏膜开放性伤口只有细菌定植而无炎症表现;新生儿经胎盘获得(出生后 48 小时内发病)的感染;患者原有的慢性感染在医院内急性发作;由于创伤或非生物因子刺激而产生的炎症表现。

4. B。各种侵袭性操作如机械通气、气管插管,抗菌药物的不合理使用等因素都会为医院感染的发生创造条件。母婴同室不属于医院感染危险因素。

5. A。医院感染的诊断标准包括无明确潜伏期的感染,入院 48 小时后发生的感染;由于诊疗措施激活的潜在性感染,如疱疹病毒、结核杆菌的感染等。

6. C。医院感染又称医院获得性感染、医院内感染,是指任何人在医院活动期间由于遭受病原体侵袭而引起的诊断明确的感染均称为医院感染。由于门急诊患者、陪护人员、探视人员及其他流动人员在医院内停留时间相对短暂常难以确定其感染是否来自医院,所以医院感染的对象主要为住院患者。

7. A。医院内感染是指住院患者、医院工作人员在医院内获得的感染,包括患者住院期间发生的感染和在医院内获得而出院后发生感染症状。新生儿经胎盘获得的感染来源于母亲的感染,不属于医院感染的范畴。

8. C。无明确潜伏期的感染,入院 48 小时后发生的感染属于医院感染。

9. E。内源性感染是指患者自身携带病原体引起的感染,又称自身感染。通常情况下,寄居在人体内的正常菌群或条件致病菌是不致病的,只有当人体免疫力低下、健康不佳及正常菌群发生移位时才会导致感染。

10. B。内源性感染也称自身感染,引起这类感染的微生物来自患者体内或体表的正常菌群或条件致病菌,包括虽从其他患者或周围环境中来的,但已在该患者身上定植的微生物。

11. E。高危器械物品是指使用时需进入无菌组织的物品,如针头、注射器、手术器械、注射液体、尿道插管等。

12. D。传染源、传播途径和易感人群为传染病流行的 3 个基本条件,必须同时存在,若切断任何一个环节,流行即可终止。为预防医院感染,应采取综合性预防措施即管理传染源、切断传播途径、保护易感人群。还应定期进行消毒灭菌效果监测。加强预防性用药除外。

13. D。内源性感染的病原体来自患者自身,为患者体内或体表的常居菌或暂居菌。

14. C。口腔中的链球菌以及阴道中的乳杆菌等可产生 H_2O_2,对其他细菌有抑制或杀伤作用,是正常菌群的定植抵抗力作用。

15. C。患者出现临床症状,细菌学检查查出致病菌可确诊发生了医院感染,为判断医院感染提供有利证据,其余选项均不能确诊发生了医院感染。

16. B。发生三度失调的原因常为广谱抗菌药物的大量应用使大部分正常菌群消失,而代之以暂居菌或外来菌,并大量繁殖而成为该部位的优势菌。

17. E。发生三度原位菌群失调的原因常为广谱抗菌药物的大量应用使大部分正常菌群消失,而

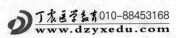
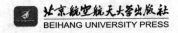

代之以暂居菌或外来菌，并大量繁殖而成为该部位的优势菌。

18．E。移位菌群失调也称定位转移或易位，是指正常菌群由原籍生境转移到外籍生境或本来无菌的部位定植或定居，如大肠中的埃希菌、铜绿假单胞菌转移到呼吸道或泌尿道定居。

19．E。移位菌群失调的原因多为不适当地使用抗菌药物，外科手术、插管等侵入性诊疗，患者免疫力低下，并不包括细菌结构变化。

20．D。原位失调是指正常菌群虽仍生活在原来部位，亦无外来菌入侵，但发生了数量或结构上的变化。根据失调程度不同，原位菌群可分为3类。一度失调是在外环境因素、宿主患病或所采取的医疗措施的作用下，一部分细菌受到了抑制，而另一部分细菌却得到了过度生长的机会，造成某些部位正常菌群的结构和数量发生暂时性的变动。二度失调是指正常菌群的结构、比例失调呈相持状态，不易恢复。三度失调是原正常菌群大部分被抑制，只有少数菌种占决定性优势。

21．B。细菌只有牢固地黏附在机体的黏膜上皮细胞上，才不会被分泌物、宿主的运动或其器官的蠕动冲击掉，这是细菌能够在人体定植的关键。

22．A。去污染是指人为地将机体的正常菌群或已定植的细菌，部分或全部去除的一种防止感染措施。消毒是指清除或杀灭芽胞以外的所有病原微生物。灭菌是指杀灭所有微生物，包括细菌芽胞和真菌孢子。隔离是指采用各种方法、技术，防止病原体从患者及携带者传播给他人的措施。

23．D。克雷伯杆菌易在患者的上呼吸道定植，是ICU最常见的条件致病菌。

24．D。白色念珠菌属于真菌。克雷伯杆菌、铜绿假单胞菌属于革兰阴性杆菌。金黄色葡萄球菌属于革兰阳性杆菌。

25．B。疟疾的病原体是疟原虫，疟疾的典型症状是突发性高热、寒战、大量出汗。氯喹药物对红细胞内裂殖体有迅速杀灭作用，属控制发作的药物，口服吸收快，排泄慢，作用持久，为疟疾首选药物。伯氨喹能杀灭配子体和红外期的迟发型子孢子，有病因预防和防止复发的作用，主要用于间日疟及卵形疟控制复发。

26．B。属于革兰阴性杆菌的是克雷伯杆菌。曲霉菌和白色念珠菌属于真菌。金黄色葡萄球菌属于革兰阳性杆菌。

27．A。克雷伯杆菌属于革兰阴性杆菌，是人和动物肠道和上呼吸道的正常菌群的组成部分，可引起呼吸道、泌尿道、手术切口及血液的感染，是ICU最常见的条件致病菌。

28．B。有明确潜伏期的感染，自入院起超过平均潜伏期后发生的感染可判定为医院感染。二重感染是指原正常菌群大部分被抑制，只有少数菌种占决定性优势，多因广谱抗菌药物的大量应用使大部分正常菌群消失，而代之以暂居菌或外来菌，并大量繁殖而成为该部位的优势菌。移位菌群失调是指正常菌群由原籍生境转移到外籍生境或本来无菌的部位定植或定居。

29．B。克雷伯杆菌易在患者的上呼吸道定植，是ICU最常见的条件致病菌。

30．E。查阅病历的重点应放在细菌及真菌培养阳性的患者，长期使用免疫制剂或抗菌药物的患者，以及发热和接受过手术或侵入性操作、器官移植、恶性肿瘤、免疫功能低下、长期卧床、昏迷和老人、幼儿、早产儿等易感患者。不包括女性和少数民族患者。

31．C。卫生部《医院感染管理规范（试行）》中规定医院应对抗感染药物的使用率进行统计，力争控制在50%以下。

32．B。医院对重点项目进行目标监测的期限不应＜1年。

33．C。当出现医院感染散发病例时，经治医师应及时向本科室医院感染监控小组负责人报告，并于24小时内填表报告医院感染管理科。

34．D。医院感染病例监测包括资料收集、资料整理、资料分析、资料报告，并不包括资料统计。

35．D。医院感染罹患率＝（观察期间医院感染病例数／观察期间同期暴露于危险因素的人群人数）×100%，即该医院感染罹患率＝（2/10）×100%＝20%。

36．C。医院感染发病率是指在一定时间内和一定人群（通常为住院患者）中新发生的医院感染

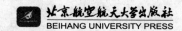

的频率。

37．A。当发生医院感染流行或爆发时，临床科室必须及时查找原因，协助调查及执行控制措施；医院感染管理科应对怀疑患者同类感染的病例进行确诊，计算其罹患率，证实是否有流行或爆发，提出初步假设，确定调查目标，进行现场调查（病例、感染源、感染途径、采集标本及其他资料），制定和组织落实有效的控制措施（对患者作适当治疗，进行正确的消毒处理，必要时隔离患者甚至暂停接收新患者），分析调查资料，写出调查报告，总结经验，制定防范措施。

38．C。调查医院感染暴发流行的基本原则和主要手段是边调查边采取措施，以争分夺秒的精神阻止感染进一步暴发。

39．A。消毒是指用物理、化学或生物的方法清除或杀灭环境中和媒介物上除芽胞以外的所有病原微生物的过程。

40．E。水是微波强吸收介质，用湿布包裹物品或炉内放些水会提高消毒效果。微波消毒法可杀灭各种微生物，包括细菌繁殖体、真菌、病毒、细菌芽胞及真菌孢子等。微波是频率在 30 ～ 300 000MHz，波长在 0.001 ～ 1m 左右的电磁波。微波对人体有一定伤害，应避免大剂量照射和小剂量长期接触。微波无法穿透金属面，不能使用金属容器盛放消毒物品。

41．C。非传染患者用过的医疗物品和器材的消毒程序是去污→清洗→消毒或灭菌。

42．C。消毒灭菌的原则包括在环境与物体表面，一般情况下先清洁，再消毒；重复使用的诊疗器械、物品，使用后应先清洁再进行消毒或灭菌；耐热、耐湿的手术器械首选压力蒸汽灭菌；当受到患者的血液、体液等污染时，先去除污染物，再清洁消毒；疑似或确诊朊病毒感染的患者应选用一次性诊疗器械、器具和物品。

43．A。环氧乙烷消毒适用于不耐高温、潮湿的光学仪器、电子诊疗器械、化纤织物、书籍文件等，如血压计、手电筒、书籍、毛衣等。家具应用含氯消毒剂擦拭。

44．A。防止交叉感染，具有针对性的措施是在操作过程中注意无菌原则，一套无菌物品仅供一位患者使用。

45．C。使用中紫外线灯的强度应不低于 70μW/cm²。

46．A。对于不耐热、不耐湿的物品，宜采用低温灭菌法，如环氧乙烷、过氧化氢低温等离子灭菌或低温甲醛蒸汽灭菌等。

47．C。常用的消毒灭菌方法有两大类，即物理消毒灭菌法和化学消毒灭菌法。物理消毒灭菌法是利用物理因素如热力、辐射、过滤等清除或杀灭病原微生物的方法；化学消毒灭菌法是采用各种化学消毒剂来清除或杀灭病原微生物的方法。熏蒸法属于化学消毒灭菌法。

48．C。红外线烤灯治疗压疮时，首先评估患者的整体情况以及局部皮肤，解释操作的目的及注意事项，取得患者以及家属的同意，暴露发生压疮的部位，烤灯距治疗部位 30 ～ 50cm，以患者感觉到温热为宜，治疗时间为 20 ～ 30 分钟，不可过久，以免烫伤。

49．C。用过的布类用品若污染严重，尤其是恶性肿瘤患者手术用过的布类，需先放入专用污物池，用消毒剂浸泡 30 分钟后，再洗涤。

50．B。紫外线灯管消毒法主要适用于空气、物品表面和液体的消毒。杀菌作用最强的波段是 250 ～ 270nm。

51．E。中度危险性物品是指仅和皮肤、黏膜相接触，而不进入无菌组织内的物品，如体温表、压舌板、呼吸机管道、胃肠道内镜、气管镜、喉镜、避孕环等。

52．C。环氧乙烷气体易燃、易爆，要远离火源、静电，不需放于冰箱保存。75% 乙醇消毒体温计要求浸没 30 分钟。苯扎溴铵（新洁尔灭）是阳离子表面活性剂，与肥皂、碱、碘酊同用时效力会减弱。碘酊的成分中含乙醇，有刺激性，不可用于黏膜及敏感部位皮肤的消毒，皮肤过敏者禁用。过氧化氢对金属物品有腐蚀性，对纺织品有漂白作用，故可去掉陈旧性血迹。

53．E。0.1% 醋酸溶液用于铜绿假单胞菌感染。1% ～ 3% 过氧化氢溶液遇有机物放出新生氧，达到抗菌、除臭的作用。2% ～ 3% 硼酸溶液属酸性防腐剂，具有抑菌作用。1% ～ 4% 碳酸氢钠溶液为碱性溶液，用于真菌感染。0.02%呋喃西林溶液可清洁口腔，广谱抗菌。

54．B。碘酒（碘酊）有强氧化作用，能使金属腐蚀，不可用金属容器盛装。

55．C。高度危险性物品是指进入人体无菌组织、器官、脉管系统，或有无菌液体从手中流过的物品，或接触破损皮肤、破损黏膜的物品，如手术器械、穿刺针、腹腔镜、活检钳、脏器移植物等。低度危险物品是指不进入人体组织、不接触黏膜，仅直接或间接地和健康无损的皮肤相接触的物品。中度危险性物品是指仅和皮肤、黏膜相接触，而不进入无菌组织内的物品。

56．D。为防止交叉感染，一套无菌物品仅供给一位患者使用。

57．E。煮沸法消毒时海拔每增高300m，消毒时间延长2分钟。煮沸法适用于耐高温、耐潮湿物品，如金属、搪瓷、玻璃、橡胶等，但不能用于外科手术器械的灭菌。加入碳酸氢钠达到1%～2%浓度时，水的沸点可达105℃，既可增强杀菌效果，又可去污、防锈。物品消毒后应及时取出，置于无菌容器中。

58．D。中效消毒剂包括碘伏、乙醇、低浓度含氯消毒剂等。戊二醛属于高效灭菌剂。含氯消毒剂属于高、中效消毒剂。洗必泰（氯己定）属于低效消毒剂。

59．A。待消毒的物品必须先清洗擦干，否则消毒剂活性减低。2%戊二醛溶液是有效的灭菌剂，适用于不耐热诊疗器械、器具与物品的浸泡消毒与灭菌，对皮肤和黏膜有刺激性。含氯消毒剂配置的溶液性质不稳定，应现配现用，使用时间≤24小时。碘伏适用于手、皮肤、黏膜及伤口的消毒，对二价金属制品有腐蚀性。

60．B。压力蒸汽灭菌适用于耐热、耐湿诊疗器械、器具和物品的灭菌，如各类器械、敷料、搪瓷、橡胶、玻璃制品等的灭菌。等离子体灭菌适用于不耐热、不耐湿的诊疗器械如电子仪器、光学仪器等的灭菌。电离辐射灭菌适用于不耐热的物品如一次性医用塑料制品、食品等在常温下的灭菌。戊二醛适用于不耐热的诊疗器械、器具与物品的浸泡消毒与灭菌。紫外线消毒适用于室内空气和物体表面的消毒。

61．D。高水平消毒法可杀灭一切细菌繁殖体（包括结核分枝杆菌）、病毒、真菌及其孢子和绝大多数细菌芽胞。

62．C。高效灭菌剂包括戊二醛、过氧乙酸、环氧乙烷、甲醛等。含氯化合物属于高、中效消毒剂。碘伏、乙醇属于中效消毒剂。洗必泰（氯己定）属于低效消毒剂。

63．D。肝炎属于传染性疾病，对传染病患者换下的衣服，应消毒后存放在住院处。

64．C。2%戊二醛适用于浸泡不耐热的金属器械和精密仪器如内镜。过氧乙酸适用于耐腐蚀物品、环境、室内空气等的消毒。高压灭菌适用于耐热、耐湿诊疗器械、器具和物品的灭菌。福尔马林适用于不耐热，对湿、热敏感且易腐蚀的医疗器械的消毒灭菌。过氧化氢适用于外科伤口、皮肤黏膜冲洗消毒，室内空气的消毒。

65．E。压力蒸汽灭菌时器械包重量不宜超过7kg，敷料包重量不宜超过5kg。

66．C。高效消毒剂包括过氧化氢、高浓度含氯消毒剂、碘酊等。碘伏、乙醇属于中效消毒剂。苯扎溴铵、氯己定属于低效消毒剂。

67．D。苯扎溴铵（新洁尔灭）适用于手、黏膜、环境及物品表面的消毒。过氧乙酸、甲醛、碘酊、乙醇对人体有刺激性，一般不用于伤口的消毒。

68．B。结核分枝杆菌对热、紫外线和乙醇等较敏感，75%乙醇2分钟、烈日曝晒2小时或煮沸1分钟可使其灭活。氯己定（洗必泰）适用于皮肤黏膜、创面消毒及口腔感染治疗，对结核杆菌无效。

69．C。乙醇是中效消毒剂，有刺激性，长时间浸泡硅胶制品会使硅胶管老化变硬。高压蒸汽法适用于耐高温、耐高压、耐潮湿的物品，如各类器械、敷料、搪瓷、玻璃制品、橡胶及溶液的灭菌。煮沸法适用于耐高温、耐潮湿物品，如金属、搪瓷、玻璃、橡胶等。过氧乙酸浸泡法和环氧乙烷熏蒸法均可用于硅胶管的消毒。

70．B。臭氧对人体有毒，使用时关闭门窗，人员离开，消毒结束后30分钟方可进入；臭氧还可损坏物品，使金属生锈、橡胶老化、织物漂白褪色等。

71．C。根据消毒因子的浓度、强度、作用时间和对微生物的杀灭能力，可将消毒灭菌方法分为四个作用水平，即灭菌，高水平消毒法，中水平消毒法，低水平消毒法。

72．E。氯己定又称洗必泰，属低效类消毒剂，可杀灭细菌繁殖体、亲脂病毒，不可杀灭细菌芽胞与分枝杆菌。戊二醛属灭菌剂，可杀灭一切微生物。微波消毒法常用于食品、餐具的处理，医疗文件、药品及耐热非金属材料的消毒灭菌，但不能用于金属物品。紫外线灯管消毒法主要适用于空气、物品表面和液体的消毒。煮沸法适用于耐高温、耐潮湿物品，如金属、搪瓷、玻璃、橡胶等，但不能用于外科手术器械的灭菌。

73．D。对有机物污染严重的器具消毒应做到加大消毒剂的使用剂量，延长消毒作用时间。

74．C。低度危险物品是指不进入人体组织、不接触黏膜，仅直接或间接地和健康无损的皮肤相接触的物品。这类物品虽有微生物污染，但一般情况下无害，只有当受到一定量致病菌污染才可造成危害，包括生活卫生用品和患者、医务人员生活和工作环境中的物品。

75．C。干烤法是将物品置于特制的密闭烤箱内灭菌，热力传播主要依靠空气对流和介质传导。适用于高温下不易变质、损坏和蒸发的物品，如粉剂、油剂、玻璃器皿及金属制品的灭菌；灭菌时间160℃，2小时；170℃，1小时；180℃，30分钟。燃烧法常用于破伤风梭菌、气性坏疽杆菌等特殊感染细菌的敷料处理；也适用于无保留价值的物品，如污染纸张、医用垃圾等的处理。煮沸法主要适用于耐高温、耐潮湿物品，如金属、搪瓷、玻璃、橡胶等的消毒。压力蒸汽灭菌法主要适用于各类器械、敷料、搪瓷、玻璃制品、橡胶及溶液的灭菌。熏蒸法常用于手术室、换药室或病室的空气消毒及某些物品消毒。

76．B。煮沸消毒时加入碳酸氢钠达到1%～2%浓度时，水的沸点可达105℃，既可增强杀菌效果，又可去污、防锈。

77．B。苯扎溴铵（新洁尔灭）适用于手、黏膜、环境及物品表面的消毒。过氧乙酸、乙醇、碘酊对黏膜均有刺激性，不用于黏膜的消毒。

78．B。消毒空气常用纯乳酸（0.12ml/m³）。该病房的空间约为60m³，因此需要纯乳酸7.2ml。

79．D。取用无菌溶液时，首先核对瓶签上的药名、浓度、剂量、有效期，检查瓶盖有无松动、瓶身有无裂缝，确定溶液有无浑浊、变色、沉淀或絮状物，无需查看药品说明书。

80．C。压力蒸汽灭菌适用于耐热、耐湿诊疗器械、器具和物品的灭菌，如各类器械、敷料、搪瓷、橡胶、玻璃制品等的灭菌。甲醛适用于不耐热、对湿、热敏感且易腐蚀的医疗器械的消毒灭菌。环氧乙烷适用于不耐高温、湿热如电子仪器、光学仪器等诊疗器械的灭菌。高温煮沸适用于耐湿、耐高温的物品，不能用于外科手术器械的灭菌。

81．D。含氯消毒剂常用于餐具、环境、水、疫源地等的消毒。常用的有液氯、漂白粉精、次氯酸钠及84消毒液等。人体分泌物、排泄物消毒可用5份加含氯消毒剂干粉1份搅拌（10g/L），放置2小时以上。

82．E。环氧乙烷熏蒸法适用于不耐高温、潮湿的光学仪器、电子诊疗器械、化纤织物、书籍文件等。羊绒衫不耐高温，遇高温易使纤维织物扭曲变形，可直接排除压力蒸汽灭菌法和煮沸法。过氧乙酸对纺织品有漂白作用。食醋熏蒸法常适用于空气消毒。

83．D。压力蒸汽灭菌法是物理灭菌法中应用最广、效果最可靠的首选灭菌方法。利用高压高温饱和蒸汽所释放的潜热杀灭所有微生物及其芽胞。适用于耐高温、耐高压、耐潮湿的物品，如各类器械、敷料、搪瓷、玻璃制品、橡胶及溶液的灭菌。燃烧法常用于破伤风梭菌、气性坏疽杆菌等特殊感染细菌的敷料处理；也适用于无保留价值的物品，如污染纸张、医用垃圾等的处理。微波消毒法可杀灭各种微生物，包括细菌繁殖体、真菌、病毒、细菌芽胞及真菌孢子等。常用于食品、餐具的处理，医疗文件、药品及耐热非金属材料的消毒灭菌，但不能用于金属物品。煮沸法适用于耐高温、耐潮湿物品，如金属、搪瓷、玻璃、橡胶等，但不能用于外科手术器械的灭菌。

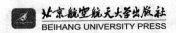丁震医学教育 010-88453168　www.dzyxedu.com　北京航空航天大学出版社 BEIHANG UNIVERSITY PRESS

84．E。医用物品灭菌效果监测合格率必须达到100%。

85．D。使用戊二醛溶液灭菌的常用灭菌浓度为2%～2.5%，浸泡时间为 10 小时。

86．C。应根据消毒、灭菌剂的性能定期监测，对戊二醛的监测应每周不少于 1 次。

87．C。2%戊二醛对皮肤、黏膜有刺激性，对人体有毒性，不宜用于做手消毒剂。

88．A。常用手消毒剂包括乙醇、异丙醇、氯己定、碘伏、乙醇与氯己定的复合制剂等。液体皂液为洗手用的清洁剂。

89．C。洗手指征为直接接触每个患者前后；从同一个患者身体的污染部位移动到清洁部位时；接触患者黏膜、破损皮肤或伤口前后；接触患者血液、体液、分泌物、排泄物、伤口敷料等之后；接触患者周围环境及物品后；穿脱隔离衣前后，脱手套之后；进行无菌操作、接触清洁、无菌物品之前；处理药物或配餐前。不包括接触血液、体液和被污染物品前。

90．D。护士在导尿操作过程中发现手套破损或可疑污染，应立即更换。

91．C。应用卫生手消毒的指征为接触患者的血液、体液和分泌物后，直接为传染病患者进行检查、治疗、护理后，接触被传染性致病微生物污染的物品后，处理传染患者污物后。接触同一患者不同部位不需要用消毒剂搓洗手。

92．B。黏膜消毒时，应用碘伏 250～500mg/L 擦拭 3～5 分钟。

93．E。用过氧化氢液进行口腔和咽部消毒，其浓度为 2%。

94．B。静脉导管留置时间一般不超过 3 天，检查透明敷贴，若有卷边、浸湿应给予更换，在新的敷贴上应标注原穿刺日期。

95．A。Ⅱ类环境包括非洁净手术部（室）、产房、导管室、血液病病区、烧伤病区等保护性隔离病区，重症监护室，新生儿室等。

96．E。被患者血液、呕吐物、排泄物或病原微生物污染时，根据具体情况采用中水平以上的消

毒方法。

97．B。环境物体表面、地面应保持清洁，不得检查出致病性微生物，如无明显污染，采用湿式清洁，如受到肉眼可见污染时应及时清洁、消毒。

98．B。环境、病床、床头柜的消毒处理原则为湿式清扫，一床一套（巾），一桌一抹布，用后消毒。

99．C。空气消毒采用的方法包括层流通风法、紫外线照射、化学消毒剂熏蒸或喷雾等。甲醛对人体有一定毒性和刺激性，消毒后应去除残留甲醛气体，需设置专用排气系统，不适用于空气消毒。

100．D。血液 - 体液隔离适用于直接或间接接触血液、体液而传染的疾病，如疟疾、乙型肝炎、丙型肝炎、艾滋病、梅毒等。麻疹属于呼吸道隔离。脊髓灰质炎属于肠道隔离。皮肤白喉属于接触隔离。霍乱属于严密隔离。

101．A。标准预防的原则是无论是否确定患者有传染性，均采取防护措施，即把血液、体液、分泌物、排泄物均视为具有传染性进行隔离预防。

102．E。隔离室患者体温计专人使用，用后须经高水平消毒才能用于其他患者。

103．C。隔离衣应无破损，系带领扣齐全，长短以遮住工作服为宜。隔离衣的外面为无菌面，内面及衣领属清洁面。隔离衣挂在半污染区，清洁面朝外；挂在污染区，污染面向外。隔离衣每天更换，如有潮湿或污染，应立即更换。

104．D。戴无菌手套应注意，戴好无菌手套后的手应始终保持在腰部以上视线范围内。戴无菌手套时首先应检查并核对手套的号码、灭菌日期及包装是否干燥、完整。然后用一手拇指和食指同时捏住两只手套的反折部分（手套内面），取出手套，先戴一只手，再用已戴好手套的手指插入另一手套的反折内面（手套外面），戴上另一只手。手套的外面为无菌区，已戴手套的手不可触及未戴手套的手及另一只手套的内面。脱下手套时，用戴手套的手捏住另一只手套的套口外面翻转脱下，已脱下手套的手指再插入另一只手套内，捏住内面将手套翻转脱下。勿使手套的外面（已被污染）接触到皮肤。

105．E。清洁区包括医务人员的值班室、消毒

间、卫生间、男女更衣室、药房、浴室以及储物间，配餐间等。潜在污染区包括医务人员的办公室、治疗室、护士站、患者用后的物品和医疗器械等的处理室、化验室、内走廊等。污染区包括病室、分诊处、患者卫生间及浴室、处置室、污物间、外走廊以及患者入院和出院处理室等。

106．A。乙肝患者需安置在隔离室。隔离是指将处于传染期内的患者、可疑传染患者和病原携带者同其他患者分开，或将感染者置于不能传染给他人的条件下。

107．D。患者出院或死亡后，将被服放入污衣袋，关闭病室门窗，打开床头桌，摊开棉被，竖起床垫，用消毒液熏蒸或紫外线照射消毒，消毒后打开门窗，用消毒溶液擦拭家具、地面。

108．A。血液-体液隔离适用于直接或间接接触血液、体液而传染的疾病，如乙型肝炎、丙型肝炎、艾滋病、梅毒等。

109．D。隔离是指将处于传染期内的患者、可疑传染患者和病原携带者同其他患者分开，或将感染者置于不能传染给他人的条件下，目的是切断感染链中的传播途径，保护易感者，最终控制或消灭感染源。

110．B。呼吸道隔离适用于通过空气、飞沫传播的感染性疾病，如经空气传播的开放性肺结核、麻疹、水痘及经飞沫传播的流行性脑脊髓膜炎、百日咳、流行性腮腺炎、流行性感冒等。化脓性脑膜炎不属于呼吸道隔离。

111．B。菌尘是指物体表面的传染性物质干燥后形成带菌尘埃，通过空气传播降落在伤口上或被吸入呼吸道，引起直接或间接传播。

112．B。控制医院感染最简单、直接而有效的方法是利用消毒、隔离技术来阻断传播途径。

113．E。保护性隔离适用于抵抗力特别低下的患者，如血液病、大面积烧伤、器官移植、艾滋病、早产儿等。该患儿由于烧伤面积大，导致抵抗力低下、极易感染，对其的护理中要加强保护性隔离措施，降低感染的概率。

114．A。血液-体液传播是乙型病毒性肝炎的主要传播方式，其次是生活密切接触传播和母婴传播。

115．D。肠道隔离常见于伤寒、细菌性痢疾、病毒性肠炎、甲肝、戊肝、脊髓灰质炎。该患者表现为稽留热、玫瑰疹，可以判断为伤寒，应采取肠道隔离。

116．C。β-内酰胺类抗生素静脉滴注时，一定要采用间歇给药的方法。

117．E。在治疗感染性疾病时，考虑使用抗菌药物同时要考虑病原体对抗菌药物的敏感性。

118．D。红霉素应用注射用水溶液溶解后放入盐水中静点，防止水解失效。发现感染时应确定感染类型、明确感染病原、了解患者病理生理状况与药物特点，制订正确的用药方案，尽可能避免使用广谱抗菌药物，防止宿主自身菌群失调。静脉滴注抗菌药物必须注意配伍禁忌，原则上2种抗菌药物不宜置于同一溶液中静注或滴注以免发生相互作用，而致抗菌药物的活力受到影响，或导致溶液变色、浑浊、沉淀等。抗菌药物治疗应用剂量足够，疗程够长，取得稳定的疗效后方可停用，中途不可随便减量或停药，以免治疗不彻底造成疾病复发。氨基糖苷类抗菌药不宜静脉推注，也不宜与β-酰胺类药物同瓶滴注。

119．A。预防性用药手术在术前0.5～2小时内给药，或麻醉开始时给药，使手术切口暴露时局部组织中已达到足以杀灭手术过程中入侵切口细菌的药物浓度。

120．A。红霉素应采用连续给药方案，以避免毒性反应。青霉素类、氨苄西林、双氯西林、头孢菌素类药物属于β-内酰胺类抗生素应采用间歇给药方案。

121．B。在治疗感染性疾病时，应考虑病原体对抗菌药物的敏感性。发现感染时应确定感染类型、明确感染病原、了解患者病理生理状况与药物特点，制订正确的用药方案，尽可能避免使用广谱抗菌药物，防止宿主自身菌群失调。两种抗菌药物联合应用可能产生协同、相加、无关与拮抗作用，联合用药并不一定全部取得比单一用药更好的结果。应尽量避免皮肤、黏膜等局部应用抗菌药物，以防止过敏反应和耐药菌的产生。抗菌药物只对各种细菌和真菌感染治疗有效，缺乏细菌感染的证据者均无用药指征。

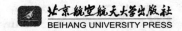

122．A。甲状腺手术属于清洁手术，手术野无污染，通常不需预防性应用抗菌药物。人工心脏瓣膜置换术为使用人工材料或人工装置的手术，术前需预防性应用抗生素。经阴道子宫切除术、开放性骨关节伤为Ⅱ类切口和Ⅲ类切口手术，需预防性使用抗生素。严重烧伤免疫力低，易患感染，需预防性使用抗生素。

123．B。清洁手术（如甲状腺手术、疝修补术、输卵管结扎术、膝软骨摘除术等）手术野无污染，通常不需预防性应用抗菌药物。

124．D。预防性用药手术在术前 0.5～2 小时内给药，或麻醉开始时给药，使手术切口暴露时局部组织中已达到足以杀灭手术过程中入侵切口细菌的药物浓度。

125．C。手术时间超过 4 小时可再次给予抗生素。万古霉素不可作为常规的预防性用药。预防性用药手术在术前 0.5～2 小时内给药，或麻醉开始时给药，使手术切口暴露时局部组织中已达到足以杀灭手术过程中入侵切口细菌的药物浓度。在手术中维持组织和血清内的治疗性水平，至少至手术切口关闭后的几小时。

126．C。艾滋病的传播途径，性接触传播为主要的传播途径，血液传播，共用针具静脉吸毒、输入被 HIV 污染的血制品及介入医疗操作等，母婴传播，通过胎盘、阴道分娩、产后血性分泌物和哺乳等传播。一般的社交活动如握手、共同进餐、礼节性的接吻、昆虫叮咬等不会传播艾滋病。

127．E。抗感染药物相关性腹泻的临床诊断为近期曾应用或正在应用抗菌药物，出现腹泻，可伴大便性状改变如水样便、血便或见斑块状条索状假膜，可合并以下情况之一，发热≥38℃；腹痛或腹部压痛、反跳痛；周围白细胞升高。

128．C。抗菌药物相关性腹泻的临床诊断为近期曾应用或正在应用抗菌药物，出现发热、腹泻，可伴大便性状改变如水样便、血便或见斑块状条索状假膜，检查可见周围白细胞升高、肠壁充血、水肿、出血或见到灰黄（白）色斑块假膜等。急性细菌性痢疾主要表现为高热、腹痛、腹泻、里急后重，大便性状为黏液脓血便。急性胃肠道感染多由细菌感染引起。病毒性腹泻以呕吐、腹泻

水样便为主要临床特征的一组急性肠道传染病。

129．D。预防性用药手术在术前 0.5～2 小时内给药，或麻醉开始时给药，使手术切口暴露时局部组织中已达到足以杀灭手术过程中入侵切口细菌的药物浓度。

130．D。预防血管相关性感染发生的措施包括留置导管的时间不宜过长；置入导管时除了严格的无菌技术外，还应注意选择合适的导管，如口径相宜、质地柔软而光洁，以及熟练的插管技术，从而避免发生血小板黏附及导管对腔壁的机械性损伤；加强插管部位的护理及监测；一旦发生局部感染或全身感染征象应立即拔出导管，并做相应的处理。

131．E。预防血管相关性感染的措施包括配置液体及高营养液时应在洁净环境中进行，做好消毒、隔离，严格的洗手和无菌操作是预防感染最基本的重要措施，操作时应注意选择合适的导管，留置导管的时间不宜过长，在侵入性操作中使用的一次性医疗用品必须有合格证。

132．B。预防下呼吸道感染，湿化瓶及导管要按照卫生部规范严格终末消毒，干燥保存，用时加无菌水，连续使用时每天更换无菌水。

133．A。医院感染最常见最主要的是泌尿道感染、手术部位切口感染、下呼吸道医院感染、血管相关性感染等，不包括软组织感染。

134．D。防止手术部位感染最有效的对策是严格无菌操作，应用无菌生理盐水冲洗切口，并对疑有感染的切口做好标本留取，及时送检。

135．E。预防血管相关性感染的措施包括配置液体及高营养液时应在洁净环境中进行；采用各种导管应有明确指征；操作时应注意选择合适的导管；留置导管的时间不宜过长；在侵入性操作中使用的一次性医疗用品必须有合格证等。

136．B。护理使用呼吸机的患者时应使用声门下分泌物引流；湿化瓶及导管要按照卫生部规范严格终末消毒，干燥保存，用时加无菌水，连续使用时每天更换无菌水；使用中的呼吸机管道系统应及时清除冷凝水防止冷凝水倒流，及时倾倒并认真洗手；呼吸机管道视情况定期更换；做好气道护理及有效的吸痰，拍背等措施。

137．B。老年患者由于脏器功能低下，抗感染能力减弱，尤其是有基础疾患长期卧床的老年人，由于呼吸系统的纤毛运动和清除功能下降、咳嗽反射减弱，导致防御机能失调，易发生坠积性肺炎。

138．C。有关 ICU 医院感染的原则是提倡非侵入性监护方法，尽量减少侵入性血流动力学监护的使用频率。

139．B。预防 ICU 医院感染的原则应是提倡非侵入性监护方法，尽量减少侵入性血流动力学监护的使用频率。

140．D。对于老年患者使用抗菌药物时应根据感染程度、细菌培养和药敏试验结果以及药品不良反应等具体情况，结合老年人的生理特点合理使用，并根据肾功能调整用药剂量及给药时间间隔，以达到安全、有效的用药目的。对住院的老年患者必须特别加强生活护理，做好患者口腔和会阴的卫生。保持室内环境清洁、空气新鲜，严格探视制度及消毒隔离制度。

141．E。对于老年患者使用抗菌药物时应根据感染程度、细菌培养和药敏试验结果以及药品不良反应等具体情况，结合老年人的生理特点合理使用，并根据肾功能调整用药剂量及给药时间间隔，以达到安全、有效的用药目的。对住院的老年患者必须特别加强生活护理，做好患者口腔和会阴的卫生。协助患者进行增加肺活量的训练，促进排痰和胃肠功能恢复。用于呼吸道诊疗的各种器械要做到严格消毒。保持室内环境清洁、空气新鲜，严格探视制度及消毒隔离制度。

142．B。重症监护病房患者的特点包括有多数患者都是因其他危重疾病继发感染后转入；患者多数较长时期使用各类抗菌药物，细菌的耐药性均较强；加强监护所使用的各种侵入性检查、治疗，都可能为细菌侵入机体和正常菌群移位提供条件；患者与护理人员频繁接触会增加发生交叉感染的机会。不包括患者的细菌定植能力下降。

143．C。洗手是指用肥皂（皂液）和流动水洗手，去除手部皮肤污垢、碎屑和部分致病菌的过程，是预防医院感染最重要且易行的措施。

144．C。被抗原阳性血液污染的针头等锐利器

械刺破皮肤或溅污眼部、口腔黏膜者，应立即注射高效免疫球蛋白，以防感染发生。

145．B。当护士接触患者血液或体液、有创伤的皮肤黏膜、进行体腔及血管的侵入性操作、或在接触和处理被患者体液污染的物品和锐器时，均应戴手套操作，但不是所有操作均戴手套。

146．C。医务人员在执业过程中发生锐器伤后应立即挤血并冲洗伤口，再清创、消毒、包扎、报告和记录、跟踪监测。

147．D。医院感染中与不恰当的医疗护理操作有关的百分比是 30% ～ 50%。

148．D。主要经血液传播的肝炎病毒为 HBV（乙型肝炎）、HCV（丙型肝炎）、HDV（丁型肝炎）。HAV（甲型肝炎）主要经粪 - 口传播。

149．E。对甲型肝炎患者室内地面、墙壁、家具表面、衣物、被褥、排泄物、呕吐物及其容器、餐（饮）具、食物、家用物品、家具和玩具、纸张、书报、运输工具、厕所与垃圾等的消毒，可采用煮沸或流通蒸气消毒 30 分钟，或 250 ～ 500mg/L 有效氯浸泡 30 分钟。

150．B。对甲型肝炎患者室内地面、墙壁、家具表面、衣物、排泄物、呕吐物及其容器、餐（饮）具、食物、家用物品、纸张、厕所与垃圾等的消毒，可采用煮沸或流通蒸气消毒 30 分钟，或 250 ～ 500mg/L 有效氯浸泡 30 分钟；不耐热的衣物可采用过氧乙酸熏蒸方法消毒（$1g/m^3$），或置入环氧乙烷消毒柜中，浓度为 800mg/L，温度为 54℃，相对湿度为 80%，消毒 4 ～ 6 小时，或压力蒸汽灭菌；废弃物焚烧；对手与皮肤的消毒，可用 0.5% 碘伏消毒，0.5% 氯己定醇等手消毒剂进行消毒。

151．C。近年来新发、再发传染病的流行，很大程度上受到了社会因素的影响。乙型肝炎属于传染病，入住传染科限制患者活动属于社会因素的需要。

152．E。进食被鼠类携带病毒的排泄物所污染的食物可经口腔或胃肠道黏膜感染。流行性出血热是由汉坦病毒属的各型病毒引起的，以鼠类为主要传染源的一种自然疫源性疾病。人普遍易感，但人不是主要传染源，可垂直传播。

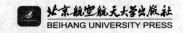
丁震医学教育 010-88453168
www.dzyxedu.com

北京航空航天大学出版社
BEIHANG UNIVERSITY PRESS

153．D。炭疽病患者要采取严密隔离，室内空气、地面及 2m 以下的墙壁、家具采用喷洒消毒液或紫外线照射消毒。炭疽患者用过的治疗废弃物和有机垃圾应全部焚烧，已确诊为炭疽的家畜应整体焚烧，严禁解剖。

154．B。已确诊为炭疽的家畜应整体焚烧，严禁解剖。

155．A。结核患者咳嗽或打喷嚏时用双层纸巾遮掩，将痰吐在纸上用火焚烧是最简便有效的方法，或留置于容器的痰液经灭菌处理后再弃去。餐具煮沸消毒，被褥、书籍曝晒 6 小时以上。

156．B。当出现医院感染散发病例时，经治医师应及时向本科室医院感染监控小组负责人报告，并于 24 小时内填表报告医院感染管理科。

157．E。调查的项目包括空间分布、人群分布、时间分布、暴发因素的分析。

158．D。当出现医院感染散发病例时，经治医师应及时向本科室医院感染监控小组负责人报告，并于 24 小时内填表报告医院感染管理科，并按规定报告当地卫生行政部门。

159．E。高压灭菌适用于耐热、耐湿诊疗器械、器具和物品的灭菌，如各类器械、敷料、搪瓷、橡胶、玻璃制品等的灭菌，不适用于油类和粉剂的灭菌。

160．D。生物监测通常是将含对热耐受力较强的非致病性嗜热脂肪杆菌芽胞的菌片制成标准生物测试包或生物 PCD（灭菌过程挑战装置），或使用一次性标准生物测试包，放入标准实验包的中心部位或待灭菌容器内最难灭菌的部位，并设阳性对照和阴性对照，灭菌后取出培养，如无指示菌生长则表明达到灭菌效果，是监测高压蒸汽灭菌效果最可靠的方法。

161．A。用手刷蘸清洁剂，按前臂、腕部、手背、手掌、手指、指缝到指甲的顺序，彻底刷洗，流水冲净。每只手刷 30 秒，两遍共刷 2 分钟。刷洗范围应超过被污染范围。

162．C。血液 - 体液隔离适用于乙型肝炎、丙型肝炎、艾滋病、梅毒等通过直接或间接接触血液、体液传播的疾病。对患者的钱币应用甲醛熏蒸消毒。甲醛熏蒸法既能保证消毒效果，又适合纸质

物品的消毒。钱币是纸质物件，不宜采用浸泡擦拭和日光曝晒的方法，而紫外线照射的穿透力弱，主要适用于空气、物品表面和液体的消毒。过氧乙酸喷雾法不用于纸质物品的消毒。

163．D。小儿腹泻是一组由多病原、多因素引起的以大便次数增多和大便性状改变为特点的消化综合征，其病因分为感染因素和非感染因素。感染因素分为肠道内感染和肠道外感染，其中肠道内感染以轮状病毒引起的秋冬季腹泻最为常见，其次有星状病毒、柯萨奇病毒等。肠道外感染也可出现腹泻症状，多因发热及病原体释放的毒素作用而致腹泻。

164．B。传染病隔离的种类有严密隔离、接触隔离、呼吸道隔离、肠道隔离、血液 - 体液隔离、昆虫隔离、保护性隔离。消化道隔离适用于通过粪便、消化道分泌物直接或间接传播的疾病，如细菌性痢疾、伤寒、病毒性肝炎等。呼吸道隔离适用于通过空气、飞沫传播的感染性疾病，如经空气传播的开放性结核、麻疹、水痘及经飞沫传播的百日咳、流行性感冒等。严密隔离适用于经飞沫、空气、分泌物、排泄物直接或间接传播的鼠疫、霍乱等甲类或传染性极强的乙类传染病。保护性隔离适用于抵抗力特别低下的患者，如血液病、大面积烧伤、器官移植等。

165．B。肠道隔离适用于通过粪便、消化道分泌物直接或间接传播的疾病，如细菌性痢疾、伤寒、病毒性肠炎、甲型肝炎、戊型肝炎、脊髓灰质炎等。该患者近日疲乏无力、厌油、食欲缺乏，皮肤巩膜黄染，丙氨酸氨基转移酶（ALT）升高，考虑患者患有甲型病毒性肝炎，应采取肠道隔离。

166．C。肠道隔离的患者应根据不同病种患者最好分室居住，如同居一室，须做好床边隔离，每张病床应加隔离标记，患者之间不可互换物品，以防交叉感染。患者食具、便器各自专用，严格消毒，剩余食物及排泄物应消毒处理后才能排放。被粪便污染的物品要随时装袋，做好标记后送消毒或焚烧处理。

167．E。口罩使用后，及时取下并将污染面向内折叠，放入胸前小袋内或小塑料袋内。口罩不能挂在胸前，手不可接触口罩的污染面。纱布口罩使用 2 ～ 4 小时应更换，口罩潮湿应立即更换。

使用一次性口罩不得超过 4 小时。

168．E。霍乱排出物起初为黄色稀便，后为黄色水样变，腹泻严重时排出白色浑浊的"米泔水"样大便。

169．A。霍乱应严密隔离。严密隔离适用于经飞沫、空气、分泌物、排泄物直接或间接传播的鼠疫、霍乱、肺炭疽、重症急性呼吸综合征等通过甲类或传染性极强的乙类传染病。每次接触严密隔离患者后应立即更换口罩。

170．A。预防性用药手术在术前 0.5 ～ 2 小时内给药，或麻醉开始时给药，使手术切口暴露时局部组织中已达到足以杀灭手术过程中入侵切口细菌的药物浓度。

171．B。清洁手术（如甲状腺手术、疝修补术、输卵管结扎术、膝软骨摘除术等）手术野无污染，通常不需预防性应用抗菌药物。

172．C。白色念珠菌属于真菌。

173．A。细菌性肺炎是最常见的肺炎，也是最常见的感染性疾病之一。

174．C。金黄色葡萄球菌属于革兰阳性杆菌。白色念珠菌、曲霉菌属于真菌。

175．B。克雷伯杆菌属于革兰阴性杆菌。

176．B。受到病原微生物污染时，应用一定浓度的含氯消毒剂或过氧乙酸喷洒或擦拭。

177．A。2% 戊二醛使用方法为浸泡不耐热的金属器械和精密仪器，如内镜等。

178．C。环氧乙烷熏蒸法适用于不耐高温、潮湿的光学仪器、电子诊疗器械、化纤织物、书籍文件等。

179．C。环氧乙烷适用于不耐高温、潮湿的光学仪器、电子诊疗器械、化纤织物、书籍文件等。肝炎患者的物品消毒需要强效消毒剂，环氧乙烷属灭菌剂，可杀灭包括细菌芽胞在内的一切微生物。

180．A。无菌盘铺好后，未使用，可保存的有效期为 4 小时。

181．E。压力蒸汽灭菌法灭菌的物品是用纺织物包裹的，而使用纺织品材料包装的无菌物品如存放环境符合要求，有效期为 14 天，否则一般为 7 天。

182．B。无菌包应定期灭菌，有效期为 7 天。已开包未被污染的无菌包，包内物品的有效期为 24 小时。

183．E。空气消毒首选紫外线灯管消毒法，有效照射距离不超过 2m，照射时间不少于 30 分钟。

184．B。物品表面消毒时有效照射距离不超过 25 ～ 60cm，照射时间 20 ～ 30 分钟。

185．E。Ⅰ类环境包括层流洁净手术室、层流洁净病房和无菌药物制剂室等，要求空气中的菌落总数 ≤ 10CFU/m³，且未检出致病菌。

186．C。Ⅱ类环境包括普通手术室、产房、婴儿室、早产儿室、普通保护性隔离室、烧伤病区、重症监护病区等，要求空气中的菌落总数 ≤ 200CFU/m³。

187．A。Ⅲ类环境包括儿科病区、妇产科检查室、治疗室、注射室、换药室、急诊室、化验室、各类普通病区和诊室等，要求空气中的菌落总数 ≤ 500CFU/m³。

188．C。Ⅱ类环境是指普通手术室、产房、婴儿室、早产儿室普通保护性隔离室、供应室无菌区、烧伤病房、重症监护病房。Ⅰ类环境是指层流洁净手术室、层流洁净病房如 ICU 病房。Ⅲ类环境是指儿科病房、妇产科检查室、注射室、换药室、供应室、清洁区、急诊室、化验室、各类普通病房和诊室。

189．B。Ⅳ类环境是指传染病科及病房。

190．A。Ⅰ类、Ⅱ类区域物品表面消毒效果的消毒合格标准为细菌总数 ≤ 5CFU/cm²，且并未检出致病菌。

191．A。Ⅰ类、Ⅱ类区域物品表面消毒效果的消毒合格标准为细菌总数 ≤ 5CFU/cm²，且并未检出致病菌。

192．B。Ⅲ类区域物品表面消毒效果的消毒合格标准为细菌总数 ≤ 10CFU/cm²，且并未检出致病菌。

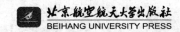

193．C。Ⅰ类环境包括层流洁净手术室、层流洁净病房和无菌药物制剂室等，要求空气中的菌落总数≤10CFU/m³，且未检出致病菌。

194．D。Ⅱ类环境包括非洁净手术部（室）、产房、导管室、血液病病区、烧伤病区等保护性隔离病区，重症监护室，新生儿室等，要求空气中的菌落总数≤200CFU/m³，且未检出致病菌。

195．B。Ⅰ类环境包括层流洁净手术室、层流洁净病房和无菌药物制剂室等，要求空气中的菌落总数≤10CFU/m³，且未检出致病菌。

196．E。Ⅳ类环境包括普通门急诊及其检查、治疗室、感染性疾病科门诊及病区要求物体表面的菌落总数≤15CFU/m²，且未检出致病菌。

197．A。Ⅱ类环境包括非洁净手术部（室）、产房、导管室、血液病病区、烧伤病区等保护性隔离病区，重症监护室，新生儿室等，要求物体表面的细菌总数≤5CFU/cm²，且并未检出致病菌。

198．D。接触隔离是对确诊或可疑感染了经接触传播疾病如肠道感染、多重耐药菌感染、皮肤感染等采取的隔离与预防。戊型肝炎属于肠道隔离。艾滋病属于血液－体液隔离。腮腺炎属于呼吸道隔离。

199．B。严密隔离适用于经飞沫、空气、分泌物、排泄物直接或间接传播的鼠疫、霍乱等甲类或传染性极强的乙类传染病。

200．A。血液－体液隔离适用于直接或间接接触血液、体液而传染的疾病，如乙型肝炎、丙型肝炎、艾滋病、梅毒等。

201．B。接触隔离是对确诊或可疑感染经接触传播疾病如肠道感染、多重耐药菌（耐甲氧西林金黄色葡萄球菌、耐万古霉素的金黄色葡萄球菌）感染、皮肤感染等采取的隔离与预防。

202．C。呼吸道隔离是对经由飞沫传播的疾病如百日咳、水痘、麻疹、流行性感冒等特殊急性呼吸道传染性疾病采取的隔离与预防。

203．D。天花应使用严密隔离。严密隔离适用于经飞沫、空气、分泌物、排泄物直接或间接传播的鼠疫、霍乱等甲类或传染性极强的乙类传染病。

204．C。血液－体液隔离适用于乙型肝炎、丙型肝炎、艾滋病、梅毒等通过直接或间接接触血液、体液传播的疾病。

205．B。接触隔离适用于经体表或伤口直接或间接接触而感染的疾病，如破伤风、丹毒、气性坏疽、狂犬病、铜绿假单胞菌感染等。

206．A。保护性隔离适用于抵抗力特别低下的患者，如血液病、大面积烧伤、器官移植、艾滋病、早产儿等。

207．C。血液－体液隔离适用于乙型肝炎、丙型肝炎、艾滋病、梅毒等通过直接或间接接触血液、体液传播的疾病。

208．D。严密隔离适用于经飞沫、空气、分泌物、排泄物直接或间接传播的鼠疫、霍乱、肺炭疽、重症急性呼吸综合征等通过甲类或传染性极强的乙类传染病。

209．D。红霉素静脉滴注的给药方式是持续缓慢给药，避免毒性反应。

210．B。青霉素静脉滴注的给药方式是每天给药2次。

211．A。乙肝传播途径为母婴传播、血液传播、生活密切接触传播，经消化道传播感染几率最高。流脑、肺结核主要由呼吸道传播。狂犬病主要是通过病兽咬伤、抓伤、舔伤人体的皮肤或黏膜侵入人体内。

212．D。梅毒主要是通过性行为进行传播。

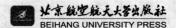

第七章　护理管理学

1．A。人是保持组织有效运作的首要资源，是管理的核心。

2．A。管理的二重性是指自然属性和社会属性。自然属性指不因生产关系、社会文化的变化而变化，只与生产力发展水平相关。社会属性指个同的生产关系、不同的社会文化和经济制度都会使管理思想、管理目的以及管理方式呈现出一定的差别，使管理具有特殊性和个性。

3．E。管理的职能包括计划职能、组织职能、人员管理、领导职能和控制职能。计划职能是管理的首要职能。

4．E。管理的职能包括计划、组织、人力资源管理、领导和控制。

5．C。近几年管理思想的转变主要表现在向不同层次、多元化管理转变；从一维分散管理向系统管理转变；从重视硬件管理向重视软件、信息管理转变；从定性或定量管理向定性与定量结合的管理转变；从经验决策向科学决策转变；从短期行为向社会的长期目标转变；从重视监督管理向重视激励因素转变；管理人才从技术型的"硬专家"向"软专家"转变。

6．A。中国古代管理思想有社会管理思想、系统管理思想、战略管理、用人思想。社会管理思想如《论语》、《管子》中的"君子不器"；系统管理思想如万里长城、都江堰水利枢纽工程的建筑和管理；战略管理思想如《孙子兵法》；用人思想如"知人善任"等。

7．D。人际关系学说的主要内容包括人是"社会人"，不仅仅是"经济人"，其工作态度受多种因素的影响；劳动效率主要取决于职工的积极性；职工中的非正式小群体更能影响职工的情绪，甚至左右职工的行为；科学的领导者应善于和职工沟通与倾听。

8．B。德国心理学家库尔特·卢因在1944年提出群体力学理论，重点研究组织中的群体行为。其主要内容是群体是一种非正式组织，是处于平衡状态的一种"力场"；群体行为就是各种相互影响力的结合，这种"力场"可修正个人的行为；群体的内聚力可以用每个成员对群体忠诚、责任感、对外攻击的防御、友谊等态度来说明。

9．C。传统组织理论把人当作"经济人"，认为金钱是刺激人积极性的唯一动力，梅奥通过霍桑实验证实了人们的行为动机并不是单纯的追求金钱，还有社会、心理方面的需要，即人是"社会人"，而非"经济人"。

10．D。统一指挥原则是指组织内各部门必须服从于它的上一级部门领导的命令和指挥，并且强调只能服从一个上级的命令和指挥。该责任护士的上一级领导人是护士长，应首先报告病区护士长。

11．E。20世纪30年代梅奥等人在西方电气公司进行了"霍桑实验"，发现决定工作效率最重要的是人际关系和安全感，在1933年提出了人际关系学说，为现代行为科学奠定了基础。

12．B。人本原理强调以人的管理为核心，以激励人的行为，调动人的积极性为根本。人本原理的前提是人不是单纯的"经济人"，而是具有多种需要的复杂的"社会人"，管理者要注意满足其自我实现的需求。

13．D。人本管理所对应的管理原则有能级原则、动力原则、参与管理原则。能级原则的基本内容包括建立合理稳定的能级结构；不同的能级主体应授予不同的权力，完成不同的职责；不同能级的主体应给予与之相应的岗位。

丁震医学教育 010-88453168 www.dzyxedu.com　　北京航空航天大学出版社 BEIHANG UNIVERSITY PRESS

14．E。策略是指一个组织为全面实现目标而对整体行动过程、工作部署以及资源进行布置的总纲。计划是指工作或行动之前拟定的方案，包括要实现的具体目标、内容、方法和步骤等。目标是在目的或任务指导下，整个组织所要达到的具体成果。规程是根据时间顺序而确定的一系列相互关联的活动，它规定了处理问题的方法、步骤。

15．E。计划按时间划分为长期计划、中期计划和短期计划；按内容划分为综合计划和专项计划；按层次划分为战略计划、战术计划、作业计划；按重复性划分为持续性计划和一次性计划；按范围划分为整体计划和职能计划。

16．C。计划是根据需要解决的问题，经过科学的预测，权衡客观的需要和主观的可能，制定出组织目标，统一指导组织内部各部门及人员的活动，以实现组织的宗旨，是人们对未来的筹划和安排。从本质上讲，制订计划的过程就是一个决策过程，因此管理中计划工作的核心是决策。

17．D。评估形势的主要内容包括市场、社会需求，社会竞争，服务对象的需求，组织资源，组织内部的优势和劣势。

18．C。计划的可考核性原则指计划工作必须始终坚持以目标为导向，目标应具体、可测量、可考核，作为计划执行过程和评价过程的标准和尺度。系统性原则指计划工作要从组织系统的整体出发，全面考虑系统中各构成部分的关系以及它们与环境的关系，进行统筹规划。创新原则指计划是一个创造性的管理活动，要求充分发挥创造力，提出一些新思路、新方法、新措施。弹性原则指留有一定调节余地，以预防及减少不确定因素对计划实施可能产生的冲击及影响，以确保计划目标的实现。重点原则指计划的制定既要考虑全局，又要分清主次轻重，抓住关键及重点，着力解决影响全局的问题。

19．E。拟定备选方案应考虑到方案与组织目标的相关程度、可预测的投入与效益之比、公众的接受程度、下属的接受程度、时间因素等。例如，护理部的目标是提高护理人员的业务素质，则可行的备选方案是聘请护理专家进行专题讲课、招聘一定数量大学毕业的护理人员、加强护士在职培训、加强护士学历教育等。

20．C。计划的步骤为估量机会、确定目标、建立计划工作前提条件、拟定备选的可行方案、评价和比较备选方案、选定方案、制定辅助或派生计划、编制预算。

21．A。计划的步骤分为分析评估、确定目标、建立计划工作前提条件、拟定备选的可行方案、评价和比较备选方案、选定方案、制定辅助或派生计划、编制预算八个阶段。分析评估是指护理管理者必须对其部门及所属下级部门的外部条件和内部条件进行全面评估，应充分分析组织自身优势与劣势以及组织外部环境中存在的机会和威胁，分析评估可采用SWOT分析方法。该医院护理部为制定护理发展规划，对该院内、外部条件进行全面分析，是计划中的分析评估阶段。

22．B。在制定分目标时目标应具体、可测量、有时间规定，便于考核；目标数目不宜太多，但应包括主要的工作特征；由责任人参与协商分解组织目标，以明确确定和认可个人的职责；目标方向正确，目标值恰当，既切合实际又有挑战性。

23．D。目标管理是以共同制定的目标为依据来检查和评价目标达到情况的一种管理方法。

24．C。目标管理的实施分为制定目标、实施目标、考核目标三个阶段，第一步是制定目标。

25．A。目标管理的特点包括员工参与管理、以自我管理为中心、强调自我评价、重视成果。

26．D。目标管理中，执行阶段的步骤依次是咨询指导、调节平衡、反馈控制。

27．C。目标管理的特点包括员工参与管理、以自我管理为中心、强调自我评价、重视成果。

28．E。制定的分目标应具体、可测量、有时间规定，便于考核；目标方向正确，目标值恰当，既切合实际又有挑战性。该医院护理部采用目标管理法为提高全院护理服务质量，制定目标最有效的是一年内使全体护理人员的护理技术操作合格率达90%以上。

29．D。时间管理是指在时间消耗相等的情况下，为提高时间利用率和有效性而进行的一系列活动，包括对时间进行有效的计划和分配，以保证重要工作的顺利完成，并能及时处理突发事件或紧急变化。

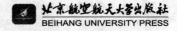

30．C。浪费时间的主观原因（内在因素）包括授权不足而忙碌被动；工作松懈、拖拉；主次不分、计划不周或缺乏计划；工作目标与方针制定欠缺；不善于拒绝；无计划的随时接待来访者；处理问题犹豫不决，缺乏果断性；文件、物品管理无序；目标不清，盲目决策或缺乏决策能力；个人不良习惯延误。

31．C。时间管理的方法有 ABC 时间管理法、四象限时间管理法、记录统计法、拟定时间进度法。记录统计法是通过记录和总结每日的时间消耗情况，以判断时间耗费的整体情况和浪费状况，分析时间浪费的原因，采取适当的措施节约时间。

32．E。ABC 时间管理法中，A 级为最重要且必须完成的目标，B 级为较重要很想完成的目标，C 级为不太重要可以暂时搁置的目标。

33．B。战术决策是为完成战略决策所规定的目标而制定的组织在未来一段较短的时间内的具体的行动方案，解决的是"如何做"的问题。

34．E。决策方案拟定通常有两条途径，一是经验，二是创造。

35．A。战略决策指与确定组织发展方向和长远目标有关的重大问题的决策，具有全局性、长期性与战略性，解决的是"干什么"的问题。程序化决策指对经常出现的活动的决策。战术决策解决的是"如何做"的问题。

36．C。团体决策的方法包括头脑风暴法、名义集体决策法、德尔菲法、电子会议法。不包括记录统计法。

37．D。直线型组织结构又称单线型组织结构，是最古老、最简单的一种组织结构类型。其特点是组织系统职权从组织上层"流向"组织基层。上下级关系是直线关系，即命令与服从的关系。组织内部不设参谋部门。

38．A。直线职能型结构是一种下级成员除接受一位直接上级的命令外，又可以接受职能部门管理者指导的组织结构。该结构的优点是既可以统一指挥，严格责任制，又可根据分工和授权程度，发挥职能人员的作用。该医院设置院长、护理部、医务科、内科、外科，这种组织结构属于直线职能型结构。

39．C。直线组织结构的优点是组织关系简明，各部门目标明确，能为评价各部门或个人对组织目标的贡献提供方便。其缺点是组织结构较简单，不适用于较大规模、业务复杂的组织。

40．A。直线型组织结构又称单线型组织结构，是最古老、最简单的一种组织结构类型。其特点是组织系统职权从组织上层"流向"组织基层。

41．C。职能型组织结构又称多线型组织结构，是为分管某项业务的职能部门或岗位而设立且赋予相应职权的组织结构。

42．D。组织结构的模式可以表示为组织图、职位说明书、组织手册。

43．C。组织结构是指构成组织各要素之间相对稳定的关系模式，表现为组织各部分排列顺序、空间位置、聚散状态、联系方式以及各要素之间相互关系的一种模式，是整个管理系统的框架。组织结构的基本框架设计是组织结构设计的主体阶段。

44．D。组织设计是指管理者将组织内各要素进行合理组合，建立和实施一种特定组织结构的过程，是有效管理的必备手段之一。

45．B。根据组织设计的最少层次原则，一般情况下，组织越大层次越多，但从高层领导到基层领导以 2～4 层为宜。

46．C。目标明确原则（任务和目标一致的原则）是指组织的设计及建立，必须有明确的总目标，各部门及单位也必须有明确的分目标，整个组织的活动要始终围绕组织的总目标运转。

47．C。护理组织文化是在一定的社会文化基础上形成的具有护理专业自身特征的一种群体文化。它是被全体护理人员接受的价值观念和行为准则，也是全体护理人员在实践中创造出来的物质成果和精神成果的集中表现。护理哲理是组织的最高层次的文化，主导、制约着护理文化其他内容的发展方向，护理价值观是组织文化的核心。

48．D。护理组织文化是在一定的社会文化基础上形成的具有护理专业自身特征的一种群体文化。它是被全体护理人员接受的价值观念和行为准则，也是全体护理人员在实践中创造出来的物质成果和精神成果的集中表现。护理哲理是组织的最高层次的文化，主导、制约着护理文化其他内容的发展方向，护理价值观是组织文化的核心。

49．D。个案护理的特点是护士负责完成患者全部护理活动且能全面掌握患者情况，责任明确；能及时满足患者的各种护理需要并建立良好的护患关系；同时在工作中可以充分发挥护士的才能，体现个人才华。但此方法耗费人力，且只能实现在班负责，不能实施连续性护理。

50．E。小组护理的优点是便于小组成员协调合作，相互沟通，工作气氛好；护理工作有计划，有评价，患者得到较全面的护理；充分发挥本组各成员的能力、经验与才智，工作满意度较高。

51．C。临床护理组织方式包括个案护理、功能制护理、小组护理、责任制护理。

52．D。责任制护理是由责任护士和相应辅助护士对患者从入院到出院进行有计划、有目的的整体护理。以患者为中心，以护理计划为内容，根据患者自身特点和个体需要，提供针对性护理，解决存在的健康问题。责任制护理与小组护理相结合，明确分工责任，进行整体护理，是目前倡导的护理工作模式。

53．B。责任制护理是由责任护士和相应辅助护士对患者从入院到出院进行有计划、有目的的整体护理；以患者为中心，以护理计划为内容，根据患者自身特点和个体需要，提供针对性护理，解决存在的健康问题；责任制护理与小组护理相结合，明确分工责任，进行整体护理，是目前倡导的护理工作模式。小组护理是护理人员和患者各分成若干小组，以小组形式负责一组患者的护理模式，组长制定护理计划和措施，小组成员共同合作完成患者的护理。个案护理指一名护理人员负责一个患者的全部护理工作，实施个体化护理的护理工作模式，常用于危重症、多器官功能衰竭、器官移植及大手术后需要特殊护理的患者。综合护理是一种通过有效地利用人力资源，恰当地选择并综合运用上述几种工作方式，为患者提供低成本、高质量、高效率护理服务的工作方式。

54．B。本案例中的工作方式为功能制护理。功能制护理是指将工作以岗位分工，以各项护理活动为中心的护理模式，每个护士从事相对固定的护理活动；如处理医嘱的主班护士、治疗护士、

药疗护士、生活护理护士等。个案护理指一名护理人员负责一个患者的全部护理工作，实施个体化护理的护理工作模式。责任制护理是由责任护士和相应辅助护士对患者从入院到出院进行有计划、有目的的整体护理。小组护理指护理人员和患者各分成若干小组，以小组形式负责一组患者的护理模式。临床路径是指医疗机构中包括医生、护士及医技人员等的一组成员，共同针对某一病种建立一套标准化治疗模式与治疗程序，制定从入院到出院最佳的、时间要求准确、工作顺序严格的整体诊疗计划。

55．C。用人之长原则是知人善任、用人所长、扬长避短，才能充分发挥人员的才能，取得最佳效果，获得最大效益。职务要求明确原则是指对设置的职务及相应的职责应有明确要求。责权利一致原则是指为达到工作目标，应使人员的职责、权利和利益（物质和精神上的待遇）相一致。系统管理原则是指将人员的选拔、使用、考评和培训作为紧密联系的整体，在使用中加强培训与考评。公平竞争原则是指对组织内外人员一视同仁，采取公平竞争，才能得到合适的人选。

56．D。国务院卫生主管部门负责全国的监督管理工作。县级以上地方人民政府卫生主管部门负责本行政区域内的监督管理工作。

57．C。人员管理的基本原则包括职务要求明确原则、责权利一致原则、公平竞争原则、用人之长原则、系统管理原则。

58．C。管理层次是组织结构中纵向管理系统所划分的等级数量。一般情况下，组织越大层次越多，但从高层领导到基层领导以 2～4 个层次为宜。本题中护理部主任 - 科护士长 - 病区护士长，是三级负责制的半垂直管理。

59．D。护士配备是否合理直接影响了护士的工作强度、护理质量、医院管理与卫生管理部门要求的一致性以及对患者服务水准。

60．D。按照卫生部《综合医院组织编制原则试行草案》要求，卫生技术人员占医院总编设的 70%～72%，其中护理人员占 50%，医师占 25%，其他卫生技术人员占 25%。

61．D。患者的护理需要是编设护理人员数量与

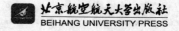

结构的主要依据，同时还要根据医院的类型、等级、规模、科室设置等实际情况进行综合考虑。

62．E。护士工作分配原则包括保证24小时连续性护理；保持各班工作量基本均衡；合理安排人员，新老搭配；做到工作有计划，每班备有机动人员等。根据需要经常轮换搭班人员不能实施连续性护理，且耗费大量人力。

63．D。为保持护理工作的连续性特点，根据各班次工作时间的长短，一般采用每天三班制。将一天24小时分为8小时制（早班、中班、晚班各8小时）、10小时制（每周工作4天，每天工作10小时）、12小时制（白班、夜班各12小时）和24小时制。每天两班制是12小时制，白班、夜班各12小时，工作时间最长。

64．C。根据卫生部《医院分级管理办法（试行草案）》，卫生主管部门对医院护理人员编制要求护理人员与床位比为0.4∶1。

65．D。患者的护理需要，是编设护理人员数量与结构的主要依据，同时还要根据医院的类型、等级、规模、科室设置等实际情况进行综合考虑。

66．B。护理人才的个体结构有品德结构、知识结构、智能结构。

67．C。根据卫生部《医院分级管理办法（试行草案）》，卫生主管部门对医院护理人员编制的要求是护理人员∶床位为0.4∶1。

68．E。院外培训方法有全脱产学习、业余大学培训、电视大学、自学高考、网络学院、国内外进修、参观及各种形式的学术交流。

69．C。护士应具备合理的知识结构及比较系统、完整的专业理论知识和较强的实践技能。具有敏锐的观察和综合分析、判断能力；树立整体护理观念，能用护理程序解决患者能力，勇于创新进取。护士能及时发现患者的病情变化并正确处理，说明该护士具有较强的实践能力。

70．D。护理人才个体结构中能力结构由获取知识的能力、表达能力、实际操作能力、组织管理能力、科学研究能力和创新能力等要素组合而成。

71．E。权力性影响力包括对下属的影响具有强迫性，不可抗拒性；下属被动地服从，激励作用有限；不稳定，随地位的变化而改变；靠奖惩等附加条件起作用。非权力性影响力持久，可起潜移默化的作用；下属信服、尊敬，激励作用大；比较稳定，不随地位而变化；对下属态度和行为的影响起主导作用。

72．A。随着下属由不成熟走向成熟，领导的行为逐步推移为高工作与低关系→高工作与高关系→低工作与高关系→低工作与低关系。

73．E。领导效能的基本内容包括时间效能、用人效能、决策办事效能、组织整体贡献效能。

74．D。根据下属的成熟度，工作行为与领导行为构成了四个阶段即高工作、低关系；高工作、高关系；低工作、高关系；低工作、低关系。其中低工作、低关系是领导者对成熟的下属，采取高度信任、充分授权，提供极少的指导与支持，使下属人尽其才，才尽其用。

75．D。授权的原则有视能授权、合理合法、监督控制、权责对等，其中视能授权是授权最根本的准则。

76．B。授权的原则包括视能授权、合理合法、监督控制、权责对等。

77．C。授权是指在不影响个人原来的工作责任的情形下，将自己的某些任务改派给另一个人，并给予执行过程中所需要的职务上的权利。授权者对被授权者有指挥权和监督权。授权是让每个层次的管理者在实际工作中，为了充分利用人才的知识和技能或出现新增业务的情况下，将部分解决问题、处理业务的权利暂时授予下属的行为。授权的原则包括视能授权、合理合法、监督控制、权责对等，其中视能授权是授权最根本的准则。

78．E。双因素理论认为引起人们工作动机的因素有保健因素和激励因素。保健因素又称维持因素，是与工作条件有关的因素，能使员工不满意或没有不满意。若保健因素处理不好，就会引发员工对工作不满情绪的产生，因此保健因素又称维持因素，本身不会对个体产生激励作用。激励因素是指与人们的满意情绪有关的因素，是属于工作本身或工作内容方面的，包括工作上的成就感、对未来的良好期望、职务上的责任感、工作表现机会和工作带来的愉悦等。

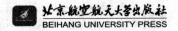

79．D。激励效应弱化的主要原因，一是奖惩过滥，弱化了激励的吸引力和威慑力；二是奖惩不兑现，弱化了人们对激励的信任度和积极性；三是激励措施不合理，缺乏科学性和可行性；四是奖惩凭长官意志，缺乏公平性。因此为防止激励效应弱化应加强激励措施的合理性。

80．D。激励理论有需要层次理论、双因素理论、行为改造理论、公平理论、期望理论。

81．C。期望理论公式中 E 表示期望值，指一个人根据经验判断的某项活动导致某一成果的可能性的大小，即数学上的概率，数值在 0～1 之间；M 表示激励力，指调动一个人的积极性、激发出人的内部潜力的强度；V 表示效价，指某项活动成果所能满足个人需要的程度。

82．B。沟通是一个复杂的过程，任何沟通都是发送者将信息传递到接受者的过程，可以分解为信息源、编码、传递信息、解码、反馈五个步骤。编码是发送者将这些信息译成接收者能够理解的一系列符号，如语言、文字、图表、照片、手势等，即信息。反馈是确定沟通是否有效的重要环节。传递信息是通过某种通道（媒介物）将信息传递给接收者。正式沟通由于依靠组织系统层层传递，速度较慢，不够灵活，因此组织为顺利进行工作，必须要依赖非正式沟通以补充正式沟通的不足。

83．A。护患沟通过程中，不当的沟通技巧会导致信息传递受阻，甚至产生信息被完全扭曲或沟通无效等现象，从而影响或破坏护患关系。护士应避免的沟通方法有突然改变话题、虚假的或不恰当的保证、主观判断或说教、快速下结论或提供解决问题的方法、调查式或过度提问、表示不赞成、言行不一致。

84．B。非正式沟通是在正式沟通渠道之外的信息交流和传递，它以社会关系为基础的沟通方式，它不受组织的监督，自由选择沟通渠道，如朋友聚会、小道消息等。正式沟通是一种通过正式的组织程序和组织所规定的正式渠道进行的沟通，是组织沟通的一种主要形式，如组织内的文件传达、定期召开的会议、上下级定期汇报以及组织间的公函来往等。

85．C。沟通的过程包括信息源、编码、传递信息、解码、反馈。

86．C。非正式沟通是在正式沟通渠道之外进行的信息交流和传达方式，与正式沟通不同，非正式沟通的沟通对象、时间及内容等各方面，都是未经计划和不确定的。非正式沟通传递的信息容易失真、不确切、难以控制，有可能形成小集团和小圈子，影响员工关系的稳定和组织的凝聚力，非正式沟通不具有较强的约束力和保密性。

87．B。编码是接收者将通道中加载的信息翻译成接收者理解的形式。

88．C。沟通通道的障碍包括不适当的沟通渠道、几种媒介互相冲突、沟通渠道过长、不合理的组织结构。发送者的障碍包括目的不明、表达模糊、选择失误、言行不当。接受者的障碍包括过度加工、知觉偏差、心理障碍、思想观念上的差异。

89．D。沟通障碍的类型主要包括发送者的障碍、接收者的障碍、沟通通道的障碍。

90．B。该护士长或护士可能存在回避一些对自己不利的信息的情况，造成一定程度的沟通障碍与信息失真，出现信息的扭曲、偏差、失误。该护理部主任为了解本次差错，应该再次进行核实情况。

91．D。有效沟通的方法包括创造良好的沟通环境、学会有效地聆听、强化沟通能力、增强语言文字的感染力、"韧"性沟通、重视沟通细节的处理。

92．D。有效沟通的策略包括使用恰当的沟通方式、考虑接受者的观点和立场、充分利用反馈机制、以行动强化语言、避免一味说教。

93．B。劝服技巧有助于有效沟通。有效沟通是彼此之间的人际交往与心灵交流，说教、轻视、刺激的方式与人交往则违背了这个原则，患者感到护士不理解自己，进而不会再做任何尝试去与护士讨论其所担心的问题，护士与患者的沟通将局限在较低的层次上。

94．E。有效沟通的要求包括沟通及时、信息准确、信息完整。

95．C。组织结构完整性原则指在进行管理沟通时，要注意沟通的完整性。根据统一指挥原则，

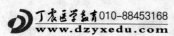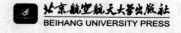

上级领导不能越级直接发布命令进行管理，否则会使中间的管理者处于尴尬境地。若确实需要越级沟通，应先同下级管理者沟通。该护理部主任在安排护士小张参加培训班时未通知小张科室护士长，是越级沟通违背了组织结构完整性原则。

96．D。主持会议具体要把握紧扣议题、激发思维、引导合作、恪守时间四个要点。

97．D。有效训导的方法包括以平等、客观、严肃的态度对待下属；具体指明问题所在；批评对事不对人；允许下属表达自己对问题的看法和理解；控制讨论；对今后如何防范错误提出建议，达成共识；对于反复发生的错误，逐步加重处罚。对于护士反复迟到现象，护士长应逐步加重处罚。

98．D。人际关系观点认为对于所有组织来说，冲突都是与生俱来的。由于冲突不可能彻底消除，有时它还会对组织的工作绩效有益，组织应当接纳冲突，使之合理化。

99．D。处理冲突的传统方法中，妥协是当协商不能解决问题时，寻找仲裁人，仲裁人采取妥协的办法，让每一方都得到部分的满足。作为领导者，首先根据公平的原则，迅速找到双方的共同点，然后找出他们之间最大的可容点和心理接受点，从而使双方都退让一步，达成彼此可以暂时接受的协议。

100．E。人际冲突指个人与个人之间发生的冲突，即由于个人之间生活背景、教育、年龄、文化、价值观及态度和行为方式等的差异，或者双方潜在利益的对立，而导致的一种对抗性相互交往方式。

101．D。利益是工作关系协调的基础。共同的利益能使组织成员结合起来，按照组织的需要而积极行动。协调、平衡好利益关系是协调工作的重要基础。

102．C。协调的勤于沟通原则是通过经常性的各种有效的信息传递，使组织成员彼此间建立起密切的关系，有利于解决矛盾，消除误会。

103．D。协调的主要方法包括通过组织目标协调；通过制度协调；通过组织结构协调；通过会议协调；通过文件、书信协调；通过人际关系协调。不包括政治协调。

104．B。控制按管理者控制和改进工作的方式不同，可分为间接控制和直接控制。

105．D。反馈控制又称后馈控制、结果质量控制，这类控制作用发生在行动之后。压疮的发生率是在压疮发生后进行控制的，因此属于反馈控制。

106．E。有效控制的特征有明确的目的性、信息的准确性、反馈的及时性、经济性、灵活性、适用性、标准合理性、战略高度、强调例外、多重标准、纠正措施。

107．B。控制按照控制手段，可以分为直接控制和间接控制。

108．E。同期控制是护理管理者通过现场监督检查、指导和控制下属人员的活动，对执行计划的各个环节质量进行控制，当发现不符合标准的偏差时立即采取纠正措施。控制的重要性包括在执行组织计划中的保障作用和在管理职能中的关键作用。控制依据纠正偏差措施的作用环节不同，控制可分为前馈控制、同期控制和反馈控制。控制的基本过程包括建立标准、衡量绩效、纠正偏差。控制的基本方法包括预算控制、质量控制、进度控制、目标控制。

109．C。前馈控制是指通过观察情况、收集整理信息、掌握规律、预测趋势，正确预计未来可能出现的问题，提前采取措施，将可能发生的偏差消除在萌芽状态中，为避免在未来不同发展阶段可能出现的问题而事先采取的措施。

110．C。控制的基本过程包括建立标准、衡量绩效、纠正偏差。

111．A。质量控制即对质量的管理，主要采用数理统计方法将各种统计资料汇总、加工整理，得出有关统计指标、数据，衡量工作进展情况和计划完成情况，找出偏差及其发生的原因，采取措施达到控制、监测的目的。质量管理包括质量方针的制定及所有产品、过程或服务方面的质量保证和质量控制的组织、实施。质量除产品质量外，还包括过程质量和工作质量。质量保证是向顾客保证企业能够提供高质量的产品。质量保证帮助企业建立质量信誉，同时也大大强化了内部质量管理。

112．A。质量管理要点的主要内容包括强调顾

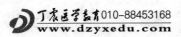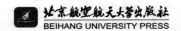

客的需要，应以诚信来长期维系主顾关系；强调全员参与，帮助职工掌握各项技能；强调工作指标是动态的持续性提高的；强调质量是制造出来的，不再依赖质检提高质量；强调对员工尊重、引导、激励、授权；强调持续质量改进是对质量持续、渐进的提高和改进的过程。

113．C。持续质量改进是全面质量管理的重要组成部分，其本质是持续地、渐进地变革。

114．C。护理质量管理标准化的表现形式有统一化、规格化、系列化、规范化。

115．C。规格化是物质性质量标准的主要形式，其实质是将物质技术质量定型化和定量化。统一化是对重复性的同类工作和事物规定统一的质量要求，以保证护理服务质量。系列化是同一项工作中各个工作环节同时进行标准化的一种形式。

116．A。发生护理差错后，当事人应立即报告护士长及科室相关领导，护士长应在 24 小时内填写报表上报护理部。

117．B。计划阶段分为调查分析质量现状，找出存在的问题；分析调查产生质量问题的原因；找出影响质量的主要因素；针对主要原因，拟定对策、计划和措施四个步骤。

118．B。PDCA 循环的特点是大环套小环，互相促进以及阶梯式运行，每转动一周就提高一步。

119．D。PDCA 循环的特点是完整性、统一性、连续性；大环套小环，小环保大环，相互联系，相互促进；不断循环，不断提高。PDCA 四个阶段周而复始地运转，每循环一圈就要使质量水平和管理水平提高一步，呈阶梯式上升。

120．D。PDCA 循环就是计划、执行、检查、处理四个阶段的循环反复过程，是一种程序化、标准化、科学化的管理方式。PDCA 循环的关键在于"处理阶段"，就是总结经验，肯定成绩，纠正失误，找出差距，避免在下一循环中重犯错误。

121．D。发生护理差错后，当事人应立即报告护士长及科室相关领导，护士长应在 24 小时内填写报表上报护理部。

122．C。专科疾病护理技术常规是实施专科疾病护理的依据，也是专科疾病护理技术管理的基础工作。

123．E。社区卫生服务中心建立标准时，应明确标准的类型、标准的水平，是否具备实行标准的条件，是否有评价方法可以测量，是否反映服务对象的需求和实践需要等。护理质量评价包括护理人员的评价和临床护理活动的评价。

124．A。护理工作中常有临床突发事件、技术难题，无规律可言，反映了护理信息的随机性大。

125．E。医疗事故是指医疗机构及其医务人员在医疗活动中，违反医疗卫生管理法律、行政法规、部门规章和诊疗护理规范、常规，过失造成患者人身损害的事故。该护士虽然将液体输错，但尚未造成不良后果，不属于医疗事故。

126．D。护士素质是指个体完成工作活动与任务所具备的基本条件与潜在能力，是人与生俱来的自然特点与后天获得的一系列稳定的社会特点的有机结合，是人所特有的一种实力。

127．D。因果分析图又称特性因素图、树枝图、鱼刺图。因果分析图运用系统分析方法，以结果出发，首先找出影响质量问题的大原因，然后再从影响质量的大原因中找出中原因，再进一步找出影响质量的小原因。以此类推，步步深入，一直找到能够采取改进措施为止。

128．B。分层法是把收集来的原始质量数据，按照一定的目的和要求加以分类整理，以分析质量问题及其影响因素的一种方法。

129．E。常用的质量评价统计方法包括分层法、调查表法、排列图法、因果分析图、控制图。

130．D。护士执业注册有效期为 5 年。

131．E。常用抢救技术管理主要包括给氧、吸痰、洗胃、止血包扎法、骨折固定、心电监护、心内注射、胸外心脏按压、人工呼吸机的使用等管理。

132．A。前馈控制是指通过观察情况、收集整理信息、掌握规律、预测趋势，正确预计未来可能出现的问题，提前采取措施，将可能发生的偏差消除在萌芽状态中，为避免在未来不同发展阶段可能出现的问题而事先采取的措施。

133．C。手术室质量标准为巡回护士和洗手护

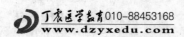
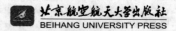

士遵守手术室各岗位工作制度，每月定期对手术室空气、医护人员的手及物品进行细菌培养。严格执行无菌操作规程及消毒隔离制度，对感染手术严格执行消毒隔离制度，手术室清洁安静、有定期清扫制度，衣帽鞋按要求穿戴，对参观人员、实习人员有管理要求，高压灭菌达到无菌要求，各种登记制度健全。

134．A。科学管理理论的基本出发点是提高劳动生产效率，其主要内容是使工作方法、劳动工具、工作环境标准化；确定合理的工作量；挑选和培训工人使其掌握标准工作方法；实行差别工资制；实行职能工长制。

135．C。行为科学理论强调护理管理者要建立良好的人际关系，采取各种激励措施维持和调动护理人员的积极性。

136．C。计划的重点原则指计划的制定既要考虑全局，又要分清主次轻重，抓住关键及重点，着力解决影响全局的问题。弹性原则指留有一定调节余地，以预防及减少不确定因素对计划实施可能产生的冲击及影响，以确保计划目标的实现。

137．B。计划的系统性原则是指计划工作要从组织系统的整体出发，全面考虑系统中各构成部分的关系以及它们与环境的关系，进行统筹规划。创新原则指计划是一个创造性的管理活动，要求充分发挥创造力，提出一些新思路、新方法、新措施。

138．D。计划是一个创造性的管理活动，创新原则要求充分发挥创造力，提出一些新思路、新方法、新措施。系统性原则指计划工作要从组织系统的整体出发，进行统筹规划。重点原则指计划的制定既要考虑全局，又要分清主次轻重，抓住关键及重点。

139．A。计划的可考核性原则指计划工作必须始终坚持以目标为导向，目标应具体、可测量、可考核，作为计划执行过程和评价过程的标准和尺度。

140．E。计划的弹性原则指留有一定调节余地，以预防及减少不确定因素对计划实施可能产生的冲击及影响，以确保计划目标的实现。

141．C。ABC 时间管理法中，A 级为最重要且

必须完成的目标，B 级为较重要很想完成的目标。

142．E。ABC 时间管理法中，C 级为不太重要可以暂时搁置的目标。

143．B。职能型组织结构又称多线型组织结构，其特点是采用按职能分工实行专业化的管理办法代替直线型的全能管理者，各职能部门在分管业务范围内直接指挥下属。矩阵型结构是一种按组织目标管理与专业分工管理相结合的组织结构，直线部门管理者有纵向指挥权，按职能分工的管理者有横向指挥权。委员会是由来自不同部门的专业人员和相关人员组成的、研究各种管理问题的组织结构。

144．A。直线型组织结构又称单线型组织结构，是最古老、最简单的一种组织结构类型。其特点是组织系统职权从组织上层"流向"组织基层。

145．E。领导的奖罚权是指领导者对下属拥有奖励和处罚的权力。该护理部予以经济上的奖励是行使了奖罚权。

146．A。领导的用人权是领导者有权对下属按德、勤、能、绩进行考察，聘任或免去其职务；决策权就是行动的选择权。经济权是指领导者有权支配自己范围内的财物，以求更合理的使用物力、财力，达到开源节流，减少消耗，增加效益的目的。该院护理部主任对院内王护士进行考察，聘任其为护士长是行使了用人权。

147．C。领导的指挥权是领导者在日常工作和突发事件中，有权调度人、财、物、时间和信息，以达到最有效地利用。该院护理部主任在急诊科紧急接收大批中毒患者时从其他科室调护士支援是行使了指挥权。

148．D。处理冲突的传统方法中，妥协是当协商不能解决问题时，寻找仲裁人，仲裁人采取妥协的办法，让每一方都得到部分的满足。作为领导者，首先根据公平的原则，迅速找到双方的共同点，然后找出他们之间最大的可容点和心理接受点，从而使双方都退让一步，达成彼此可以暂时接受的协议。

149．B。处理冲突的传统方法中，压制冲突是建立一定法规，或以上级命令压制冲突，它虽可收效于一时，但并没有消除冲突的根源。

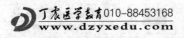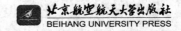

150．A。根据对患者人身造成的损害程度，医疗事故分为四级。一级医疗事故是指造成患者死亡、重度残疾的。二级医疗事故是指造成患者中度残疾、器官组织损伤导致严重功能障碍的。三级医疗事故是指造成患者轻度残疾、器官组织损伤导致一般功能障碍的。四级医疗事故是指造成患者明显人身损害的其他后果的。

151．D。根据对患者人身造成的损害程度，医疗事故分为四级。一级医疗事故是指造成患者死亡、重度残疾的。二级医疗事故是指造成患者中度残疾、器官组织损伤导致严重功能障碍的。

152．C。根据对患者人身造成的损害程度，医疗事故分为四级。三级医疗事故是指造成患者轻度残疾、器官组织损伤导致一般功能障碍的。四级医疗事故是指造成患者明显人身损害的其他后果的。

153．C。常见的护理缺陷包括违反护理规范、常规；执行医嘱不当；工作不认真，缺乏责任感；护理管理不善造成的缺陷。护士责任心不强，例

如不按时巡视病房，患者病情变化时未能及时发现，延误抢救，造成严重后果等。

154．A。常见的护理缺陷包括违反护理规范、常规；执行医嘱不当；工作不认真，缺乏责任感；护理管理不善造成的缺陷。药物剂量查对失误导致患者中毒死亡属于违反护理规范、常规。

155．D。根据对患者人身造成的损害程度，医疗事故分为四级。四级医疗事故是指造成患者明显人身损害的其他后果的。

156．B。根据对患者人身造成的损害程度，医疗事故分为四级。二级医疗事故是指造成患者中度残疾、器官组织损伤导致严重功能障碍的。

157．C。根据对患者人身造成的损害程度，医疗事故分为四级。三级医疗事故是指造成患者轻度残疾、器官组织损伤导致一般功能障碍的。

158．A。根据对患者人身造成的损害程度，医疗事故分为四级。一级医疗事故是指造成患者死亡、重度残疾的。

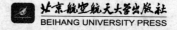